CB002954

Bases biomecânicas do movimento humano

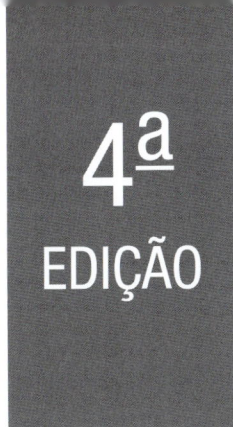

4ª EDIÇÃO

Bases biomecânicas do movimento humano

Joseph Hamill, PhD
Professor, Department of Kinesiology
University of Massachusetts at Amherst
Amherst, Massachusetts

Kathleen M. Knutzen, PhD
Professor, Department of Physical Education and
Kinesiology
Dean, School of Social Sciences and Education
California State University
Bakersfield, California

Timothy R. Derrick, PhD
Professor, Department of Kinesiology
Iowa State University
Ames, Iowa

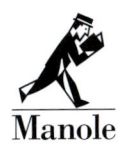

Manole

Título do original em inglês: *Biomechanical Basis of Human Movement – Fourth Edition*

Copyright © 2015, 2009, 2003, 1995 Lippincott Williams & Wilkins/Wolters Kluwer Health Inc., EUA. Todos os direitos reservados.

Publicado mediante acordo com Lippincott Williams & Wilkins/Wolters Kluwer Health Inc., EUA, mas sem sua participação na tradução.

Este livro contempla as regras do Acordo Ortográfico da Língua Portuguesa de 1990, que entrou em vigor no Brasil.

Editor-gestor: Walter Luiz Coutinho
Editora de traduções: Denise Yumi Chinem
Produção editorial: Karen Daikuzono e Cláudia Lahr Tetzlaff
Assistência editorial: Gabriela Rocha Ribeiro

Tradução das atualizações da 4ª edição: Priscila Pereira Mota Hidaka
Tradução da 3ª edição: Fernando Gomes do Nascimento

Revisão científica: Ricardo da Silveira Chaves
        Professor de Biomecânica e Atletismo da Universidade Federal Rural do Rio de Janeiro (UFRRJ)
        Mestre em Saúde e Educação pelo Centro Universitário de Volta Redonda (UniFOA)
        Especialista em Docência para o Ensino Superior pelo UniFOA
        Graduado em Educação Física pelo UniFOA

Revisão: Depto. editorial da Editora Manole
Diagramação: Luargraf Serviços Gráficos Ltda. – ME
Adaptação da capa para a 4ª edição: Aline Shinzato da Silva
Coordenação de arte: Ricardo Yoshiaki Nitta Rodrigues

Dados Internacionais de Catalogação na Publicação (CIP)
(Câmara Brasileira do Livro, SP, Brasil)

Hamill, Joseph
    Bases biomecânicas do movimento humano /
Joseph Hamill, Kathleen M. Knutzen, Timothy R.
Derrick ; [tradução Fernando Gomes do Nascimento,
Priscila Pereira Mota Hidaka ; revisão científica
Ricardo da Silveira Chaves]. -- 4. ed. -- Barueri,
SP : Manole, 2016.

    Título original: Biomechanical basis of human
movement
    Bibliografia.
    ISBN 978-85-204-4670-6

    1. Biomecânica 2. Mecânica humana 3. Movimento
I. Knutzen, Kathleen M. II. Derrick, Timothy R.
III. Título.

16-00573   CDD-612.76

Índices para catálogo sistemático:
1. Homem : Movimento : Funções motoras :
    Ciências médicas 612.76
2. Movimento humano : Bases biomecânicas :
    Fisiologia humana : Ciências médicas
612.76

1ª edição brasileira – 1999
2ª edição brasileira – 2008
3ª edição brasileira – 2012
4ª edição brasileira – 2016

Direitos em língua portuguesa adquiridos pela:
Editora Manole Ltda.
Av. Ceci, 672 – Tamboré
06460-120 – Barueri – SP – Brasil
Tel.: (11) 4196-6000 – Fax: (11) 4196-6021
www.manole.com.br
https://atendimento.manole.com.br/

Impresso no Brasil
Printed in Brazil

PARA NOSSO AMIGO E MENTOR B. T. BATES,
E PARA NOSSAS FAMÍLIAS.

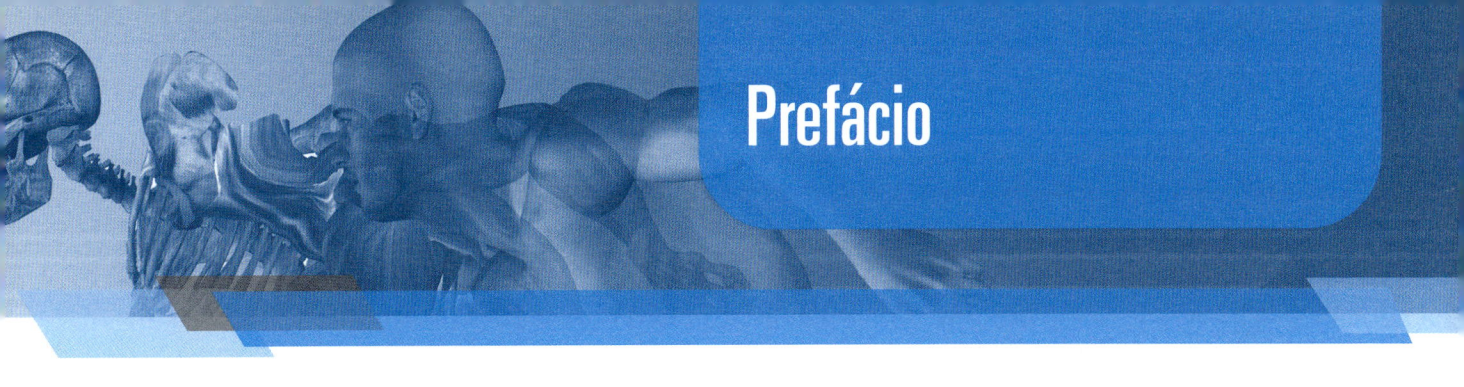

Prefácio

A biomecânica consiste em um campo quantitativo de estudo inserido na disciplina da ciência do exercício. *Bases Biomecânicas do movimento humano* é um livro introdutório que enfatiza a natureza quantitativa, mais que a qualitativa, da biomecânica. Embora essa abordagem valorize a quantificação do movimento humano, esta obra também é acessível àqueles que possuem conhecimentos matemáticos básicos. Os exemplos quantitativos estão apresentados de maneira detalhada e lógica, com destaque para os tópicos de interesse. O livro tem como objetivo, portanto, oferecer uma introdução à biomecânica que integre anatomia básica, física, cálculo e fisiologia para o estudo do movimento humano. Optamos por essa abordagem porque exemplos numéricos são significativos e facilmente desfazem concepções equivocadas concernentes à mecânica do movimento humano.

Organização

Este livro está organizado em três seções principais: Seção I, Fundamentos do movimento humano; Seção II, Anatomia funcional; e Seção III, Análise mecânica do movimento humano. Os capítulos estão ordenados de modo a proporcionar uma progressão lógica do conteúdo essencial para a compreensão da biomecânica do movimento humano.

A primeira seção abrange os Capítulos 1 a 4. Intitulado "Terminologia básica", o Capítulo 1 apresenta boa parte da terminologia e nomenclatura geralmente utilizadas na biomecânica. O Capítulo 2, "Considerações esqueléticas sobre o movimento", aborda o sistema esquelético com particular ênfase nas articulações. O Capítulo 3, "Considerações musculares sobre o movimento", discute a organização do sistema muscular. Por fim, o Capítulo 4, "Considerações neurológicas sobre o movimento", traz os sistemas de controle e ativação para o movimento humano. Essa seção apresenta informações recentes de áreas como atividade física e formação óssea, osteoartrite, osteoporose, fatores que influenciam no desenvolvimento da força e da velocidade dos músculos e efeitos do treinamento na ativação muscular.

A segunda seção inclui os Capítulos 5 a 7 e trata das regiões específicas do corpo: membro superior, membro inferior e tronco, respectivamente. Cada capítulo integra as informações gerais apresentadas na Seção I relacionadas a cada região. Nesta edição, como na anterior, as informações sobre músculos e ligamentos que antes apareciam nos apêndices estão integradas aos capítulos dessa seção, a fim de facilitar a revisão de sua localização e ações. Os tópicos sobre exercícios oferecem exemplos comuns usados para cada região. E, por fim, a análise das atividades selecionadas, no final de cada capítulo, inclui uma análise muscular abrangente e baseada nos resultados dos estudos eletromiográficos.

A terceira seção, formada pelos Capítulos 8 a 11, abrange as técnicas mecânicas quantitativas para a análise do movimento humano. Os Capítulos 8 e 9 fornecem os conceitos de cinemática linear e angular. Convenções para o estudo do movimento linear e angular na análise do movimento humano também estão detalhadas em ambos. Uma parte de cada um deles é dedicada a uma revisão da literatura de pesquisa da locomoção humana, propulsão da cadeira de rodas e golfe. Essas atividades são empregadas ao longo dessa última seção para ilustrar as técnicas quantitativas apresentadas. Os Capítulos 10 e 11 apresentam os conceitos de cinética linear e angular, inclusive com discussões sobre as forças e torques que atuam no corpo humano durante as atividades cotidianas. As leis do movimento são oferecidas e explicadas. Incluímos aqui uma discussão sobre as forças e torques aplicados nos segmentos do corpo durante o movimento.

Embora esta obra siga uma ordem progressiva, as seções principais geralmente são independentes. Portanto, essa organização permite que o professor suprima ou minimize a ênfase em certas seções. A primeira e a segunda seções, por exemplo, podem ser utilizadas em um curso tradicional de cinesiologia; e a terceira pode ser aplicada no contexto de um curso de biomecânica.

Características

Cada capítulo se inicia com uma relação de seus **objetivos** a fim de possibilitar que o estudante se concentre nos pontos-chave do material; do mesmo modo, apresenta um **sumário** para orientar o leitor sobre o conteúdo discutido no capítulo. **Quadros** são encontrados ao longo do livro para destacar informações importantes, e **questões** são apresentadas para auxiliar o estudante a revisar brevemente um determinado assunto. Um **resumo** no final de cada capítulo retoma os principais conceitos.

Cada capítulo é acompanhado por **questões para revisão** (com respostas do tipo verdadeiro ou falso e de múltipla escolha) para desafiar o estudante e também para ajudá-lo a assimilar e incorporar o material. Um **glossário** é apresentado no final do livro, definindo os termos nele abordados e servindo como fonte de reforço e referência. Finalmente, quatro apêndices apresentam informações sobre unidades de medida, funções trigonométricas e amostras de dados.

Ilustrações dos princípios do movimento humano são facilmente observadas na maioria dos exemplos esportivos, mas, nesta nova edição, ilustrações atualizadas incluem aplicações na ergonomia, ortopedia e no exercício, com referências da literatura recente sobre biomecânica. Dessa maneira, abrange-se o *continuum* integral das possibilidades do movimento humano.

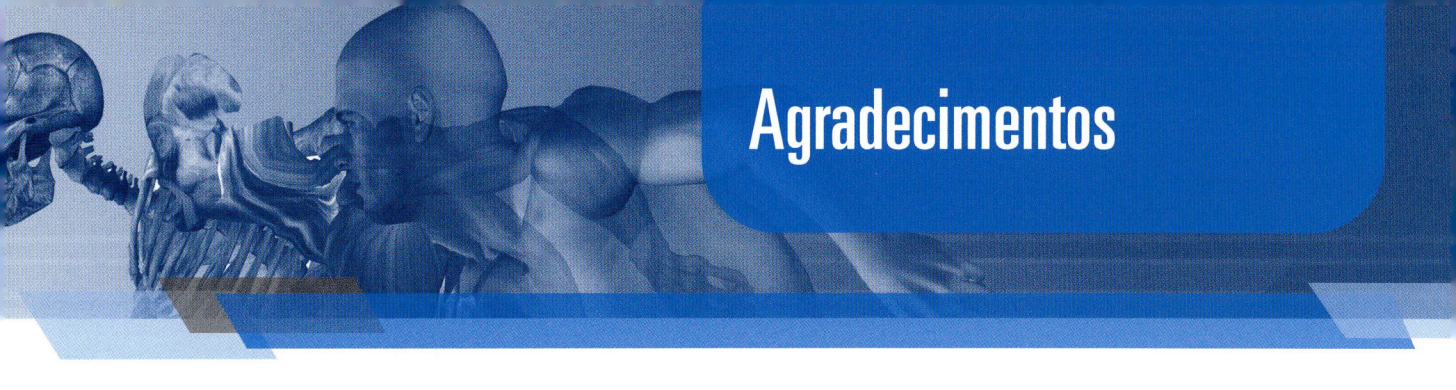

Agradecimentos

Àqueles que revisaram esta edição do livro e que fizeram uma enorme contribuição para seu desenvolvimento, expressamos nossos sinceros agradecimentos. Também gostaríamos de agradecer à gerente de produção editorial Kristin Royer, à editora de aquisições Emily Lupash e à gerente de marketing Shauna Kelley, todas da Wolters Kluwer Health/Lippincott Williams & Wilkins, pela habilidade ao longo de todo o processo de editoração. E um agradecimento especial para Nic Castona e Nike, Inc., pelas fotografias utilizadas em todo o livro.

Sumário

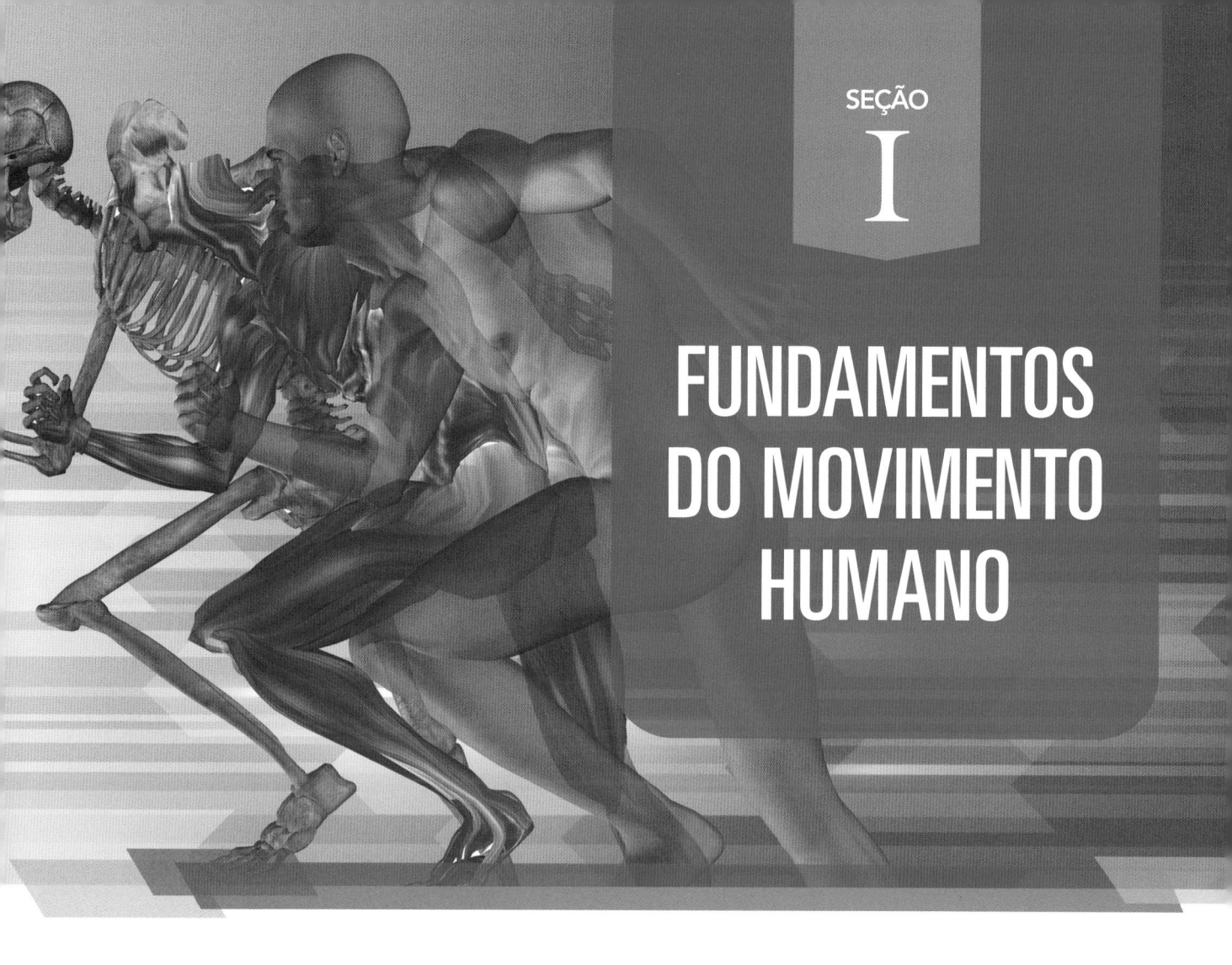

FUNDAMENTOS DO MOVIMENTO HUMANO

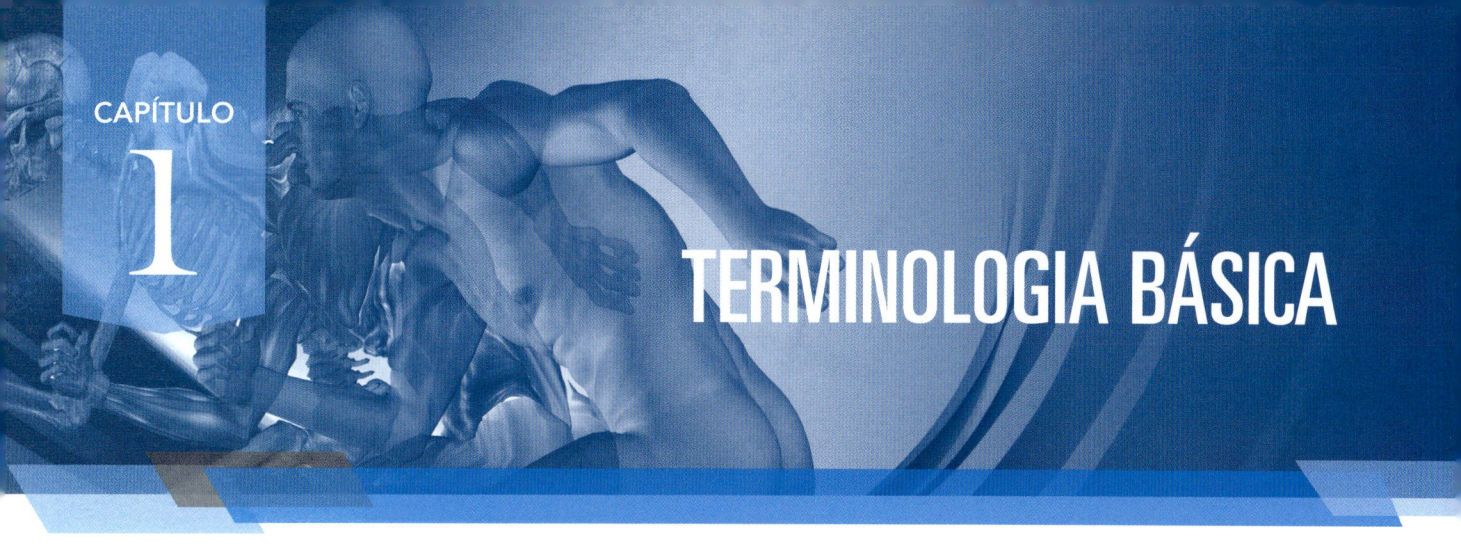

CAPÍTULO 1

TERMINOLOGIA BÁSICA

OBJETIVOS

Após ler este capítulo, o estudante será capaz de:

1. Definir mecânica, biomecânica e cinesiologia e diferenciar seus usos na análise do movimento humano.

2. Definir e fornecer exemplos de movimento linear e angular.

3. Definir cinemática e cinética.

4. Descrever a localização de segmentos ou pontos de referência usando termos anatômicos corretos, por exemplo, medial, lateral, proximal e distal.

5. Identificar os segmentos por seu nome correto, definir todos os descritores de movimentos dos segmentos e fornecer exemplos específicos no corpo.

6. Explicar a diferença entre sistemas de referência relativos e absolutos.

7. Definir os planos sagital, frontal e transverso, bem como os eixos mediolateral, anteroposterior e longitudinal correspondentes. Fornecer exemplos de movimentos humanos que ocorrem em cada plano.

8. Explicar grau de liberdade e exemplificar graus de liberdade associados a diversas articulações no corpo.

CONTEÚDO

Para ler este livro, é preciso que o leitor esteja disposto a dar início ou renovar seu estudo da cinesiologia e da biomecânica. Lembre-se de que o movimento humano é o tema e de que o enfoque do estudo recai sobre ambas as disciplinas. Uma compreensão abrangente dos diversos aspectos do movimento humano pode facilitar um ensino mais proveitoso, um treinamento bem-sucedido, uma terapia mais atenta, uma prescrição adequada de exercícios e novas ideias para pesquisa. Movimento é o meio pelo qual interagimos com nosso ambiente, seja simplesmente para fazer uma caminhada num parque, fortalecer os músculos fazendo supino com halteres, realizar um salto em altura numa competição de atletismo universitário ou fazer alongamento ou se reabilitar de uma articulação lesionada. Movimento envolve mudança de lugar, posição ou postura com relação a algum ponto no ambiente.

Este livro se concentra no desenvolvimento do conhecimento na área do movimento humano de tal modo que o leitor se sentirá confortável ao observar o movimento humano e solucionar problemas motores. São muitas as abordagens ao estudo do movimento, por exemplo, a observação do movimento usando apenas o olho humano e a coleta de dados sobre parâmetros motores utilizando equipamentos laboratoriais. Os observadores de atividades também têm preocupações diferentes: o treinador pode estar interessado no resultado final de um serviço de tênis, enquanto o terapeuta pode estar interessado em identificar o momento, no serviço, em que o atleta está aplicando a tensão no cotovelo com tendinite. Algumas aplicações da biomecânica e da cinesiologia dependerão apenas da visualização superficial de um movimento como, por exemplo, a inspeção visual da posição do antebraço de um jogador de basquete durante o arremesso em suspensão. Outras aplicações, como a avaliação das forças aplicadas pela mão na bola de basquete durante o arremesso, necessitarão de algum conhecimento avançado e do uso de equipamentos e técnicas sofisticadas.

Não há necessidade de equipamento elaborado para aplicar o material nesta obra, mas será necessário compreender e interpretar os exemplos numéricos coletados com o uso desses equipamentos complicados. Os exemplos qualitativos neste texto descrevem as características do movimento. Uma **análise qualitativa** é uma avaliação não numérica do movimento com base na observação direta. Esses exemplos podem ser diretamente aplicados a uma situação particular de movimento empregando observação visual ou vídeo.

Este livro também apresenta informação quantitativa. Uma **análise quantitativa** é uma avaliação numérica do movimento com base em dados coletados durante o desempenho. Exemplificando, as características do movimento podem ser apresentadas para descrever as forças ou os componentes temporais e espaciais da atividade. A aplicação deste material a um cenário prático, como o ensino de uma habilidade esportiva, é mais difícil, por ser uma ação mais abstrata e porque, com frequência, não pode ser visualmente observada. Contudo, a informação quantita-tiva é muito importante, pois corrobora o que está sendo observado visualmente numa análise qualitativa. Também orienta a técnica instrucional, uma vez que análise quantitativa identifica a origem de um movimento. Por exemplo, um salto mortal frontal pode ser qualitativamente avaliado por meio da observação visual, mediante o enfoque em detalhes, tais como: se as pernas estão unidas e retas, a coluna arqueada, se a aterrissagem foi estável e se o exercício foi demasiadamente rápido ou lento. Mas é por meio da análise quantitativa que a origem do movimento, a magnitude das forças geradas, pode ser identificada. Uma força não pode ser avaliada qualitativamente, entretanto saber que ela é a origem do movimento ajudará na avaliação qualitativa de seus efeitos, ou seja, o sucesso do salto mortal.

Este capítulo introduz a terminologia que será utilizada ao longo de todo o livro. O capítulo começa pela definição e introdução das diversas áreas de estudo para a análise do movimento. Essa será a primeira exposição das áreas que serão apresentadas em profundidade muito maior mais adiante neste texto. Em seguida, o capítulo discute métodos e terminologia que descrevem como chegamos às propriedades mecânicas básicas das diversas estruturas. Por fim, estabelece um vocabulário de trabalho para a descrição do movimento, tanto no nível estrutural como no nível do corpo inteiro.

Áreas de estudo fundamentais

BIOMECÂNICA *VERSUS* CINESIOLOGIA

Os estudiosos do movimento humano frequentemente discordam quanto ao uso dos termos *cinesiologia* e *biomecânica*. O primeiro pode ser utilizado de duas maneiras. Em primeiro lugar, **cinesiologia** como o estudo científico do movimento humano pode ser um termo abrangente utilizado para a descrição de qualquer forma de avaliação anatômica, fisiológica, psicológica ou mecânica do movimento humano. Consequentemente, este termo tem sido utilizado por diversas disciplinas para descrever muitas áreas de conteúdos diferentes. Alguns departamentos de educação física e das ciências do movimento avançaram o bastante para adotar *cinesiologia* como nome de seus departamentos. Em segundo lugar, descreve o conteúdo de uma classe em que o movimento humano é avaliado pelo exame de sua origem e características. Contudo, uma aula sobre cinesiologia pode compor-se principalmente de anatomia funcional em uma universidade e exclusivamente de biomecânica em outra.

Historicamente, cursos de cinesiologia vêm fazendo parte dos currículos universitários desde que existem programas de educação física e de ciências do movimento. Originalmente, o curso enfatizava o sistema musculoesquelético, a eficiência dos movimentos do ponto de vista anatômico e as ações das articulações e dos músculos durante movimentos simples e complexos. Uma atividade estudantil típica no curso de cinesiologia consistia em identificar fases distintas numa atividade, descrever os movimentos segmentados que ocorrem em cada fase e identificar os principais músculos que contribuem para cada movimento articular. Assim, se o estudante estivesse completando uma análise cinesiológica do ato de levantar-se de uma cadeira, os movimentos seriam a extensão dos quadris, a extensão dos joelhos e a flexão plantar por meio dos grupos musculares dos isquiocrurais, quadríceps femoral e tríceps sural, respectivamente. A maioria das análises cinesiológicas são consideradas qualitativas, porque envolvem a observação de um movimento e propõem o detalhamento das habilidades e a identificação das contribuições musculares para o movimento.

O conteúdo do estudo da cinesiologia está incorporado em muitos cursos de biomecânica, sendo utilizado como precursor para a introdução do conteúdo biomecânico mais quantitativo. Neste livro, *biomecânica* será utilizada como um termo abrangente na descrição do conteúdo previamente tratado em cursos de cinesiologia, bem como do conteúdo desenvolvido como resultado do crescimento da área de biomecânica.

Durante os anos 1960 e 1970, a biomecânica foi desenvolvida como uma área de estudos nos currículos universitários e de pós-graduação por toda a América do Norte. O conteúdo da biomecânica foi extraído da mecânica, uma área da física que consiste no estudo do movimento e do efeito das forças incidentes em um objeto. A mecânica é utilizada por engenheiros para planejar e construir estruturas e máquinas, pois fornece instrumentos para a análise da resistência das estruturas e modos de prever e medir o movimento de uma máquina. Foi uma transição natural a apropriação dos instrumentos da mecânica e a sua aplicação em organismos vivos. Biomecânica é o estudo da estrutura e da função dos sistemas biológicos por meio dos métodos da biomecânica (1). Outra definição, proposta pela European Society of Biomechanics (2), é "o estudo das forças atuantes e geradas no interior do corpo e dos efeitos dessas forças nos tecidos, fluidos ou materiais utilizados no diagnóstico, tratamento, ou pesquisa".

A análise biomecânica avalia o movimento de um organismo vivo e o efeito de determinadas forças sobre ele. A abordagem biomecânica sobre a análise do movimento pode ser qualitativa, com a observação e descrição do movimento, ou quantitativa, o que significa que algum aspecto do movimento será medido. O uso do termo *biomecânica* neste livro incorpora componentes qualitativos com uma abordagem quantitativa mais específica. Nessa abordagem, as características dos movimentos de um ser humano ou objeto são descritas utilizando-se parâmetros como velocidade e direção, a maneira como o movimento é criado por meio da aplicação de forças tanto internas como externas ao corpo e as posições e ações ideais do corpo para um movimento eficiente e efetivo. Exemplificando, para avaliar biomecanicamente o movimento de se levantar de uma cadeira, tentamos medir e identificar as forças articulares atuantes no quadril, no joelho e no tornozelo, juntamente com a força entre o pé e o solo – todas interagindo em conjunto de modo a gerar o movimento de elevação e afastamento da cadeira. Os componentes de uma análise biomecânica e cinesiológica do movimento são apresentados na Figura 1.1. Agora, examinaremos individualmente alguns desses componentes.

ANATOMIA *VERSUS* ANATOMIA FUNCIONAL

Anatomia, a ciência da estrutura do corpo, é a base da pirâmide a partir da qual se desenvolve a experiência sobre o movimento humano. É útil formar um entendimento consistente da anatomia regional de modo que, para uma região específica como o ombro, possam ser identificados os ossos, a disposição dos músculos, a inervação desses músculos, sua irrigação sanguínea e outras estruturas significativas (p. ex., ligamentos). O conhecimento da anatomia poderá ter bom uso se, por exemplo, estivermos tentando avaliar uma lesão. Suponhamos que um paciente esteja sentindo dor no lado interno do cotovelo. Nosso conhecimento de anatomia nos permite identificar o epicôndilo medial do úmero como a estrutura óssea saliente do cotovelo medial. Isso também indica que os músculos que tracionam a mão e os dedos na direção do antebraço, num movimento de flexão, estão inseridos no epicôndilo.

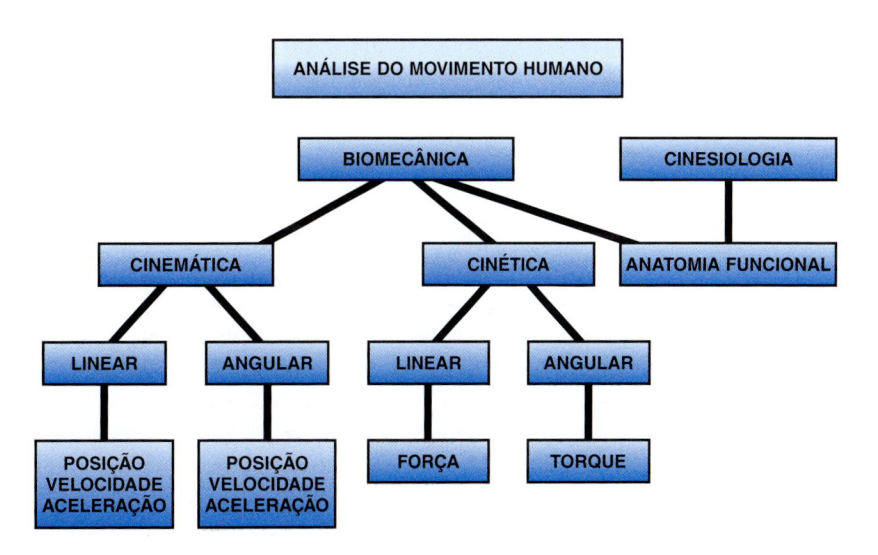

FIGURA 1.1 Tipos de análise do movimento. O movimento pode ser analisado pela avaliação das contribuições anatômicas para sua ocorrência (anatomia funcional), pela descrição de suas características (cinemática) e pela determinação de sua causa (cinética).

Portanto, a familiaridade com a anatomia pode conduzir ao diagnóstico de epicondilite medial, possivelmente causada pelo uso excessivo dos músculos flexores da mão.

A **anatomia funcional** é o estudo dos componentes do corpo necessários para a obtenção ou realização de um movimento ou função humana. A abordagem da anatomia funcional, utilizada na análise de uma elevação lateral do braço com um haltere, identifica os músculos deltoide, trapézio, levantador da escápula, romboide e supraespinal como contribuidores para a rotação para cima e elevação do cíngulo do membro superior e para a abdução do braço. O conhecimento da anatomia funcional será útil em diversas situações, como a organização de um programa de treinamento com exercícios ou pesos e a avaliação do potencial de lesão num movimento ou esporte ou ao serem estabelecidas técnicas de treinamento e de exercícios para atletas. A principal preocupação da anatomia funcional não é a localização do músculo, mas o movimento gerado pelo músculo ou pelo grupo muscular.

MOVIMENTO LINEAR *VERSUS* MOVIMENTO ANGULAR

Movimento é uma mudança de local, de posição ou de postura, que ocorre ao longo do tempo e em relação a algum ponto no ambiente. Há dois tipos de movimento presentes num movimento humano ou num objeto impulsionado por uma pessoa. Em primeiro lugar, há o **movimento linear**, frequentemente denominado *movimento de translação* ou *translacional*. É o movimento ao longo de um trajeto retilíneo ou curvilíneo em que todos os pontos num corpo ou objeto cobrem a mesma distância no mesmo intervalo de tempo. São exemplos: a trajetória de um velocista, a trajetória de uma bola de beisebol, o movimento da barra no exercício supino com halteres e o movimento do pé durante um chute com a bola de futebol ainda no ar. O enfoque dessas atividades está localizado na direção, na trajetória e na velocidade do movimento do corpo ou do objeto. A Figura 1.2 ilustra dois pontos focais para a análise do movimento linear.

Habitualmente, o centro de massa do corpo, de um segmento ou de um objeto é o ponto monitorado numa análise linear (Fig. 1.2). O centro de massa é o ponto no qual a massa do objeto parece estar concentrada e representa o ponto no qual o efeito total da gravidade atua no objeto. Entretanto, qualquer ponto pode ser selecionado e avaliado para o movimento linear. Na análise de habilidade, por exemplo, frequentemente é útil monitorar o movimento do alto da cabeça para adquirir uma indicação de certos movimentos do tronco. O exame da cabeça durante uma corrida é um ótimo exemplo. A cabeça se movimenta para cima e para baixo? De um lado para o outro? Em caso afirmativo, essa é uma indicação de que a massa central do corpo também está se movimentando nessas direções. A trajetória da mão ou da raquete é importante nos esportes de arremesso ou de raquete e, assim, a monitoração visual do movimento linear da mão ou da raquete ao longo de

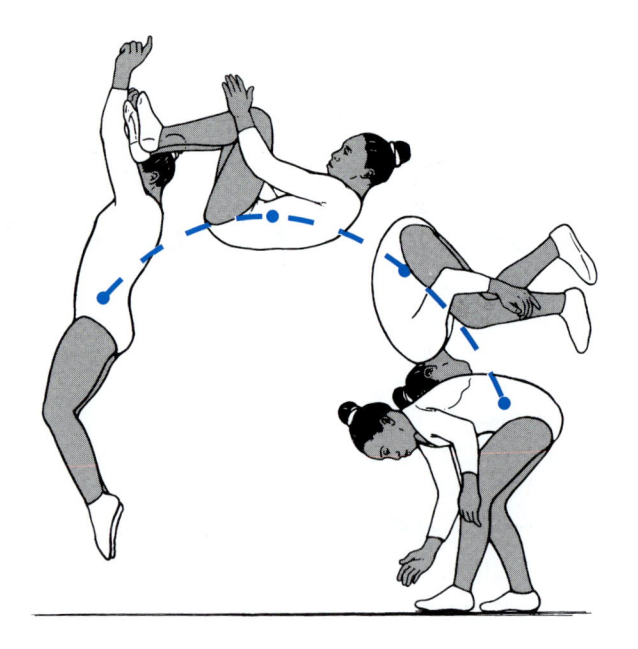

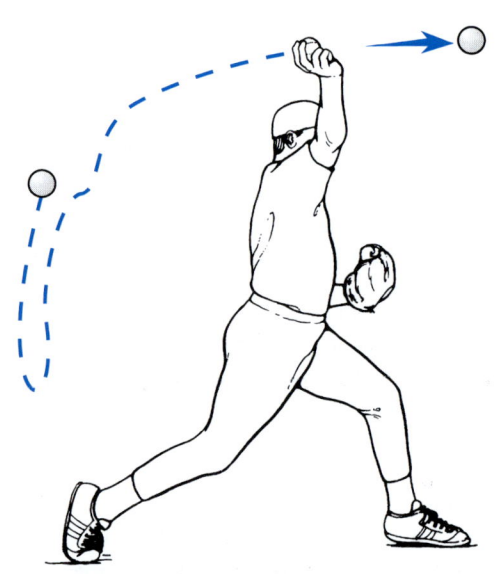

FIGURA 1.2   Exemplos de movimento linear. Analisar o movimento do centro de gravidade ou o trajeto de um objeto são exemplos de como a análise do movimento linear é aplicada.

toda a execução do movimento é benéfica. Numa atividade como a corrida de velocidade, o movimento linear do corpo inteiro é o componente mais importante a ser analisado, pois o objetivo da corrida é mobilizar rapidamente o corpo de um ponto para outro.

O segundo tipo de movimento é o **movimento angular**, o qual se dá em torno de algum ponto, de modo que diferentes regiões do mesmo segmento do corpo ou objeto não se movimentem na mesma distância em determinado período de tempo. Conforme ilustra a Figura 1.3, o giro em torno de uma barra elevada representa movimento angular porque o corpo todo gira em torno do ponto de contato com a barra. Para fazer um giro completo em

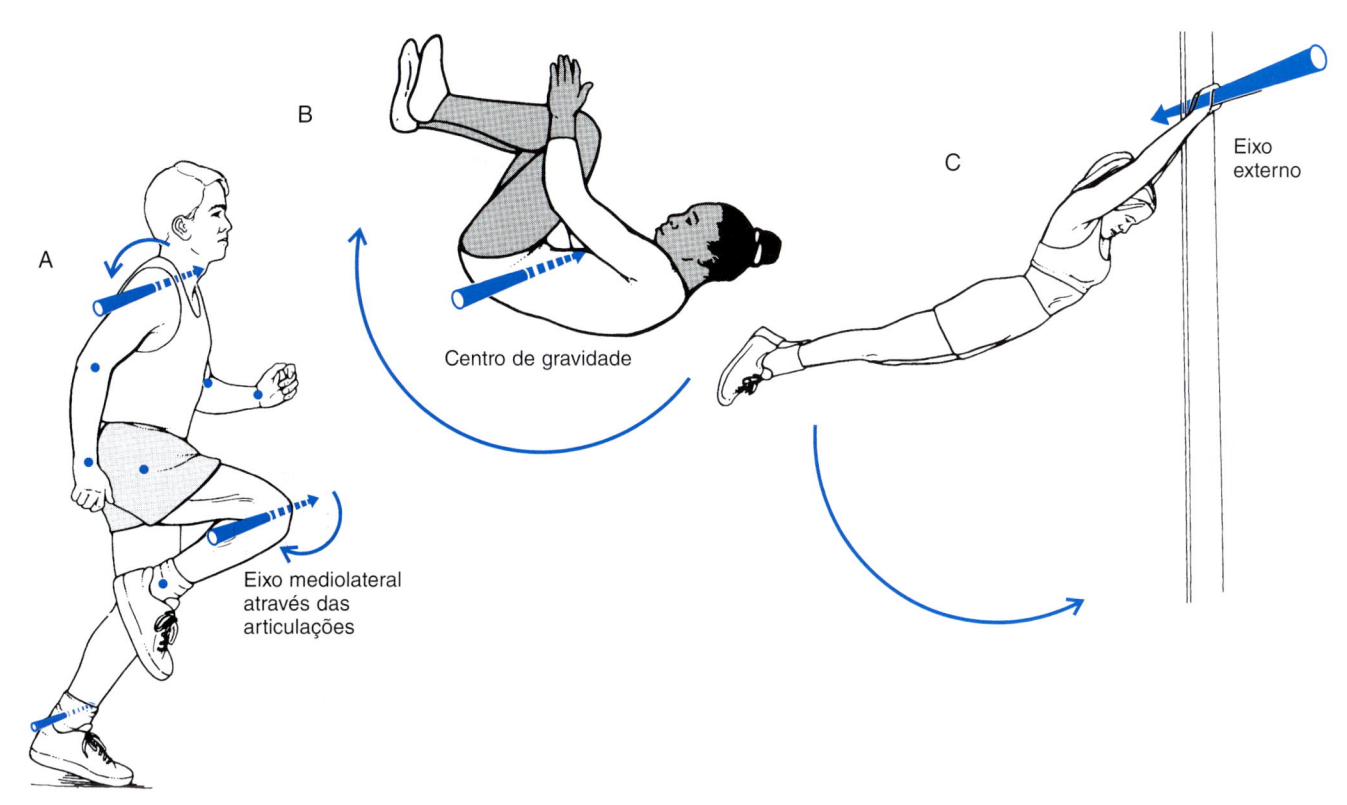

FIGURA 1.3   Exemplos de movimento angular. O movimento angular do corpo, de um objeto ou de um segmento pode ocorrer em torno de um eixo que atravessa uma articulação (**A**), o centro de gravidade (**B**) ou um eixo externo (**C**).

torno da barra, os pés se deslocam por uma distância muito maior do que os braços, pois os pés estão mais distantes do ponto de rotação. Na biomecânica, é típico examinar as características do movimento linear de uma atividade e, em seguida, examinar mais cuidadosamente os movimentos angulares que criam o movimento linear e contribuem para ele.

Todos os movimentos lineares do corpo humano e de objetos impulsionados por seres humanos ocorrem como consequência de contribuições angulares. Há exceções a essa regra, por exemplo, os movimentos executados ao saltar de paraquedas ou em queda livre, em que o corpo é mantido numa posição que permita que a gravidade crie o movimento linear para baixo, e quando uma tração ou empurrão externo move o corpo ou um objeto. É importante identificar os movimentos angulares e sua sequência, que constituem uma habilidade ou movimento humano, porque são os movimentos angulares que determinarão o sucesso ou o fracasso do movimento linear.

Movimentos angulares ocorrem em torno de uma linha imaginária chamada eixo de rotação. O movimento angular de um segmento, como, por exemplo, o braço, ocorre em torno de um eixo que atravessa a articulação. Exemplificando, abaixar o corpo num movimento de agachamento profundo está vinculado ao movimento angular da coxa em torno da articulação do quadril, ao movimento angular da perna em torno da articulação do joelho e ao movimento angular do pé em torno da articulação talocrural. O movimento angular também pode ocorrer

em torno de um eixo que atravessa o centro de massa. São exemplos desse tipo de movimento angular um salto mortal no ar e um giro vertical de um patinador artístico. Por fim, o movimento angular pode ocorrer em torno de um eixo externo fixo. Exemplificando, o corpo segue uma trajetória de movimento angular quando está girando em torno de uma barra elevada, que funciona como eixo de rotação.

Para que sejamos competentes na análise do movimento humano, é necessário identificar as contribuições dos movimentos angulares para o movimento linear do corpo ou de um objeto. Isso fica evidente numa atividade simples como, por exemplo, chutar uma bola o mais distante possível. A intenção do chute é fazer um contato entre o pé que se desloca em alta velocidade linear e que está se movendo na direção correta e uma bola, a fim de enviá-la na direção desejada. O movimento linear de interesse é a trajetória e a velocidade da bola depois que ela deixa de estar em contato com o pé. Para atingir altas velocidades e a trajetória correta, os movimentos angulares da perna que está chutando são sequenciais, retirando velocidade uns dos outros, de modo que a velocidade do pé seja determinada pelo somatório das velocidades individuais dos segmentos em conexão. A perna do chute se move numa fase preparatória, recapitulando os movimentos angulares da coxa, da perna e do pé. A perna se move para trás muito rapidamente, paralela à coxa, enquanto esta começa a se mover para a frente para iniciar o chute. Na fase de potência do chute, a coxa se desloca vigorosamente para a frente e, com rapidez, estende a perna e o pé para a frente, em velocidades angulares bastante elevadas. Ao ocorrer o contato com a bola, o pé está se deslocando com muita rapidez porque as velocidades da coxa e da perna foram transferidas para o pé. A observação atenta do movimento humano permite que a relação entre movimentos angulares e lineares demonstrada neste exemplo funcione como base para técnicas utilizadas na correção ou facilitação de um padrão de movimento ou habilidade motora.

CINEMÁTICA *VERSUS* CINÉTICA

Uma análise biomecânica pode ser realizada a partir de duas perspectivas. A primeira, a da **cinemática,** leva em consideração as características do movimento e o examina a partir de uma perspectiva espacial e temporal, sem referência às forças causadoras do movimento. A análise cinemática envolve a descrição do movimento para determinar com que rapidez um objeto está se movendo, qual a altura que atinge ou a que distância se desloca. Assim, posição, velocidade e aceleração são os componentes de interesse numa análise cinemática. São exemplos de análise cinemática linear o exame das características projéteis de um atleta de salto em altura e um estudo do desempenho de nadadores de elite. São exemplos de análise cinemática angular a observação da sequência de movimentos articulares para um serviço de tênis e o exame das velocidades e acelerações segmentares num salto vertical. A Figura 1.4 apresenta um exemplo angular (*acima*) e um exemplo linear (*abaixo*) da cinemática do movimento de tacada do golfe (*swing,* ou balanço, do golfista). Pelo exame cinemático de um movimento angular ou linear, podemos identificar segmentos de um movimento que precisam ser aprimorados, podemos obter ideias e progressos técnicos a partir de profissionais de elite ou decompor uma habilidade em partes identificáveis. Por cada um desses procedimentos, podemos aumentar nossa compreensão sobre o movimento humano.

Ao empurrarmos uma mesa, podemos ou não movê--la, dependendo da direção e da força do empurrão. Um empurrão ou tração entre dois objetos que possa ou não resultar em movimento é chamado de *força*. **Cinética** é a área de estudo que examina as forças que atuam num sistema, por exemplo, o corpo humano ou qualquer objeto. A análise cinética do movimento tenta definir as forças causadoras de um movimento. A análise cinética do movimento é mais difícil que a análise cinemática, tanto para sua compreensão como para sua avaliação, porque forças não podem ser visualizadas (Fig. 1.5). Apenas os efeitos das forças podem ser observados. Observe alguém levantar uma barra com carga de 100 kg num agachamento. Quanta força foi aplicada? Considerando que a força não pode ser visualizada, não há modo de avaliá-la com precisão, a menos que ela possa ser medida com instrumentos registradores. Uma estimativa provável da força é de, no mínimo, 981 N, que é o peso da barra. A estimativa poderia estar significativamente equivocada se o peso do corpo levantado e a velocidade da barra não fossem levados em consideração.

As forças geradas durante o movimento humano são importantes por serem responsáveis pela criação de todos os nossos movimentos e pela manutenção das posições ou posturas sem movimento. A avaliação dessas forças representa o maior desafio técnico no campo da biomecânica, pois exige equipamento sofisticado e experiência considerável. Portanto, para o analista do movimento ainda novato, os conceitos relacionados à maximização ou à minimização

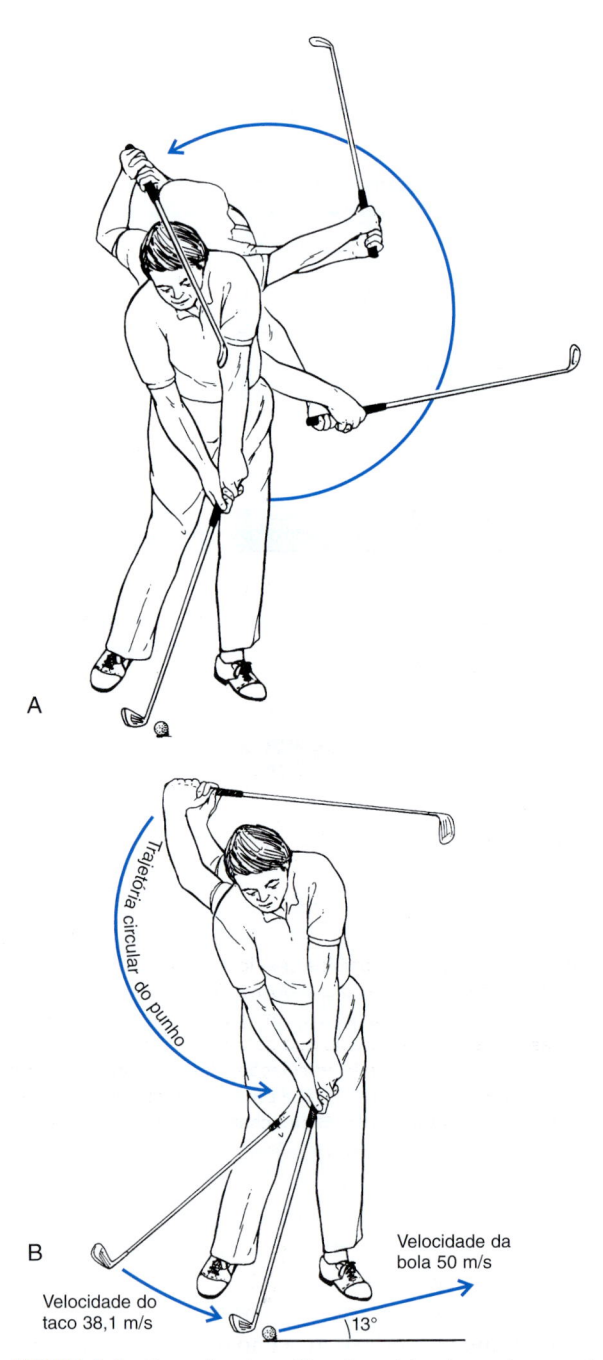

FIGURA 1.4   Exemplos de análise cinemática do movimento. A análise cinemática se concentra na quantidade e no tipo de movimento, em sua direção e na velocidade ou variação da velocidade do corpo ou de um objeto. A tacada de golfe é apresentada a partir de duas dessas perspectivas: os componentes angulares do *swing* do golfista (**A**) e a direção e a velocidade do taco e da bola (**B**).

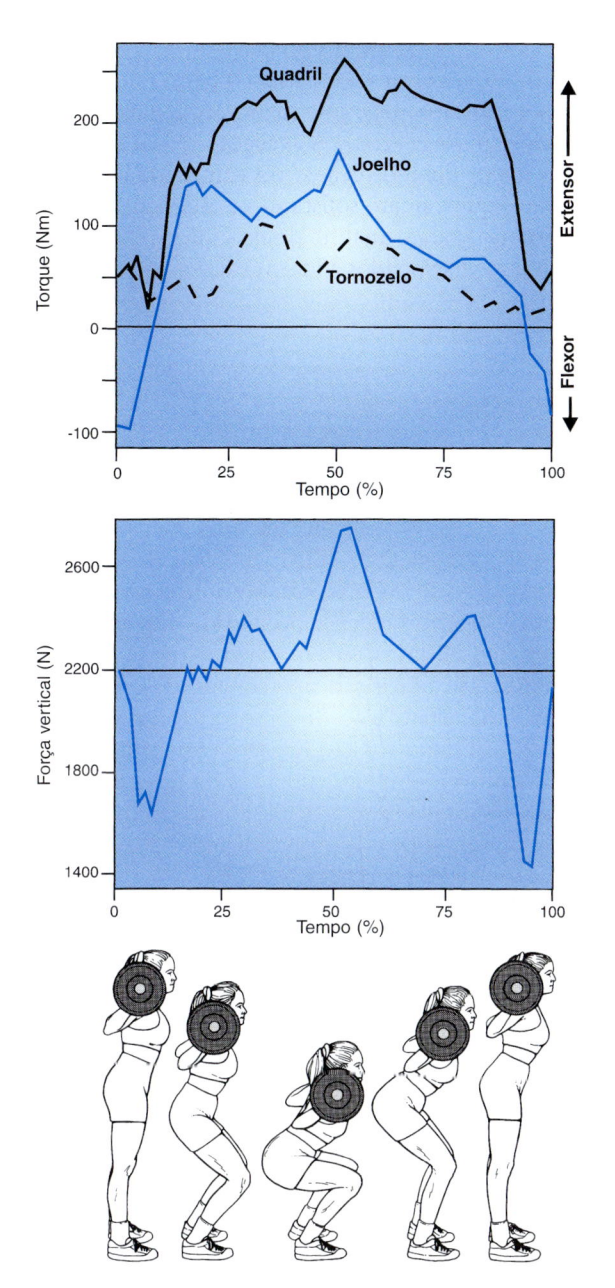

FIGURA 1.5 Exemplos de análise cinética do movimento. A análise cinética se concentra na causa do movimento. A halterofilista demonstra como o levantamento do peso pode ser analisado observando-se as forças verticais no solo que geram o levantamento (linear) e os torques produzidos nas três articulações dos membros inferiores que geram a força muscular necessária para o levantamento. [Reproduzido de Lander, J. et al. (1986). Biomechanics of the squat exercise using a modified center of mass bar. *Medicine and Science in Sports and Exercise*, 18:469-478.]

da produção de forças no corpo serão mais importantes do que a avaliação das próprias forças atuantes.

A análise cinética pode oferecer ao professor, terapeuta, treinador ou pesquisador informações valiosas acerca de como o movimento é produzido ou de como uma posição é mantida. Essa informação pode orientar o condicionamento e o treinamento para um esporte ou movimento. Exemplificando, análises cinéticas realizadas por pesqui-

sadores identificaram posições fracas e fortes em vários posicionamentos e movimentos articulares. Dessa forma, sabemos que a posição mais fraca para dar início a uma rosca direta é com os pesos pendentes e o antebraço estendido. Se o mesmo exercício for iniciado com o cotovelo ligeiramente flexionado, mais peso poderá ser levantado.

A análise cinética também identifica as partes importantes de uma habilidade em termos de produção do movimento. Por exemplo, qual é a melhor técnica para maximizar um salto vertical? Após medirem as forças geradas contra o solo, que são utilizadas para a impulsão do corpo para cima, pesquisadores concluíram que saltos verticais que incorporam uma queda muito rápida para baixo e uma ação do tipo "parada e disparo para cima" (frequentemente chamada ação de contramovimento) geram forças mais efetivas no solo do que o salto lento e profundo.

Por último, a cinética tem desempenhado um papel crucial na identificação dos aspectos de uma habilidade ou movimento que fazem com que haja uma tendência para lesão no praticante. Por que 43% dos participantes e 76% dos instrutores de aeróbica de alto impacto sofrem lesão (3)? A resposta foi nitidamente identificada por meio de uma análise cinética que descobriu que as forças nos exercícios aeróbicos típicos de alto impacto tinham magnitude de 4 a 5 vezes o peso corporal (4). Para um indivíduo que pesa 667,5 N (68 kg), a repetida exposição a forças de 2.670 a 3.337,5 N (272 a 340 kg) contribui parcialmente para a ocorrência de lesão no sistema musculoesquelético.

O exame dos componentes cinemáticos e cinéticos é essencial para a total compreensão de todos os aspectos de um movimento. Também é importante estudar as relações cinemáticas e cinéticas, visto que qualquer aceleração de um membro, de um objeto ou do corpo humano é resultado de uma força aplicada em algum ponto, num momento particular, de determinada magnitude e durante um intervalo de tempo específico. Embora tenha alguma utilidade a mera descrição das características do movimento sob o ponto de vista cinemático, também devemos explorar as origens cinéticas antes que nos seja possibilitada uma compreensão completa de um movimento ou habilidade.

ESTÁTICA *VERSUS* DINÂMICA

Examine a postura empregada para sentar-se numa cadeira e trabalhar num computador. Há forças sendo exercidas? Sim. Embora não haja movimento, há forças entre as costas e a cadeira e entre os pés e o solo. Além disso, forças musculares atuam ao longo de todo o corpo para contrabalançar a gravidade e manter a cabeça e o tronco eretos. Forças estão presentes num cenário sem movimento e são geradas continuamente para manter posições e posturas que não envolvem movimento. Princípios de estática são utilizados para avaliar a postura sentada. **Estática** é um ramo da mecânica que examina sistemas que não se encontram em movimento ou que se movem a uma velocidade constante. Considera-se que os sistemas estáticos estão em equilíbrio. Equilíbrio é um estado de estabilidade em que não ocorre aceleração, porque as forças que fazem com que uma pessoa ou objeto comece a se movimentar, acelerar ou diminuir a velocidade são neutralizadas por forças opostas neutralizadoras.

A estática também é útil para a determinação de cargas incidentes nas estruturas anatômicas no corpo e a identificação da magnitude das forças musculares e da força que resultaria na perda do equilíbrio. Quanta força gerada pelo músculo deltoide se faz necessária para manter o braço afastado do lado do corpo? Por que é mais fácil manter o braço ao lado do corpo se a pessoa abaixar o braço, de modo que ele não fique mais perpendicular ao corpo? Qual é o efeito do aumento da curvatura, ou hiperlordose, nas forças que passam pelas vértebras lombares? Esses são os tipos de pergunta que a análise estática pode responder. Tendo em vista que o caso estático não envolve mudança na cinemática do sistema, a análise estática é comumente realizada utilizando-se técnicas cinéticas para identificar as forças e o local de aplicação das forças responsáveis pela manutenção da postura, da posição ou da velocidade constante. As análises cinemáticas, entretanto, podem ser aplicadas à estática para comprovar se há equilíbrio na ausência da aceleração.

Para deixar a mesa do computador e levantar-se da cadeira, é preciso gerar forças nos membros inferiores e sobre o solo. **Dinâmica** é o ramo da mecânica utilizado na avaliação desse tipo de movimento por examinar sistemas que estão sendo acelerados. A dinâmica emprega uma abordagem cinemática ou cinética para analisar o movimento. A análise da dinâmica de uma atividade como correr, por exemplo, pode incorporar uma análise cinemática em que são descritos o movimento linear do corpo como um todo e o movimento angular dos segmentos. A análise cinemática pode estar relacionada a uma análise cinética que descreve forças aplicadas ao solo e pelas articulações, na medida em que a pessoa corre. Considerando que este livro lida com numerosos exemplos envolvendo movimentos do ser humano ou de um objeto movido pelo ser humano, a dinâmica será estudada de forma detalhada em capítulos específicos sobre cinemática e cinética lineares e angulares.

Descritores dos movimentos anatômicos

NOMES DOS SEGMENTOS

Ao analisar um movimento, é importante identificar corretamente os nomes dos segmentos e usá-los de forma consistente. Para flexionar o ombro, a pessoa faz o movimento de elevação do braço com pesos na mão ou eleva o braço inteiro à frente? Qualquer que seja a interpretação dada ao nome do segmento, a denominação *braço* determinará o tipo de movimento realizado. A interpretação correta da flexão do ombro é elevar o braço inteiro, pois o braço é o segmento entre o ombro e o cotovelo, não o segmento

entre o cotovelo e o punho ou o segmento da mão. Uma revisão dos nomes dos segmentos constitui uma preparação valiosa para seu uso mais amplo no estudo da biomecânica.

A cabeça, o pescoço e o tronco são segmentos que compõem a maior parte do corpo, ou o **esqueleto axial**. Essa parte do corpo é responsável por mais de 50% do peso de uma pessoa, e comumente se movimenta com lentidão muito maior do que as demais partes do corpo. Por causa de seu grande tamanho e sua baixa velocidade, o tronco é um bom segmento para observação visual quando se está aprendendo a analisar o movimento ou acompanhando a atividade corporal total.

Os membros superiores e inferiores constituem o **esqueleto apendicular**. Em termos gerais, à medida que se localizam mais afastados do tronco, os segmentos se tornam menores, exibem movimentos mais rápidos e sua observação se torna mais difícil por causa de seu tamanho e velocidade. Assim, a flexão do ombro consiste em elevar o membro superior à frente do corpo, enquanto a flexão do antebraço descreve um movimento no cotovelo. Os movimentos do braço são tipicamente descritos por sua ocorrência na articulação do ombro; os movimentos do antebraço são descritos em relação à atividade da articulação do cotovelo e os movimentos da mão são descritos em relação à atividade da articulação radiocarpal. A Figura 1.6 ilustra as regiões axial e apendicular do corpo com os nomes corretos dos segmentos.

No membro inferior, a coxa é a região entre as articulações do quadril e do joelho, a perna é a região entre as articulações do joelho e talocrural e o pé é a região distal à articulação do tornozelo. Caracteristicamente, o movimento da coxa é descrito em sua ocorrência na articulação do quadril, o movimento da perna é descrito pelas ações na articulação do joelho e os movimentos do pé são determinados pela atividade na articulação talocrural.

TERMOS ANATÔMICOS

A descrição da posição de um segmento ou de um movimento articular é tipicamente expressa com relação a uma posição inicial designada. Essa posição de referência, a **posição anatômica**, tem sido um ponto de referência padrão utilizado há muitos anos por anatomistas, biomecânicos e profissionais da medicina. Nessa posição, o corpo está numa postura ereta, com a cabeça voltada para a frente, os braços ao lado do tronco com as palmas voltadas para a frente e as pernas juntas com os pés apontando para a frente. Alguns biomecânicos preferem usar o que é chamado de **posição fundamental** como posição de referência. Essa posição de referência é semelhante à posição anatômica, exceto pelo fato de os braços se encontrarem numa posição mais relaxada nas laterais, com as palmas das mãos voltadas na direção do tronco. Qualquer que seja a posição inicial utilizada, todas as descrições de movimentos dos segmentos são feitas com relação a alguma posição de referência. As duas posições descritas estão ilustradas na Figura 1.6.

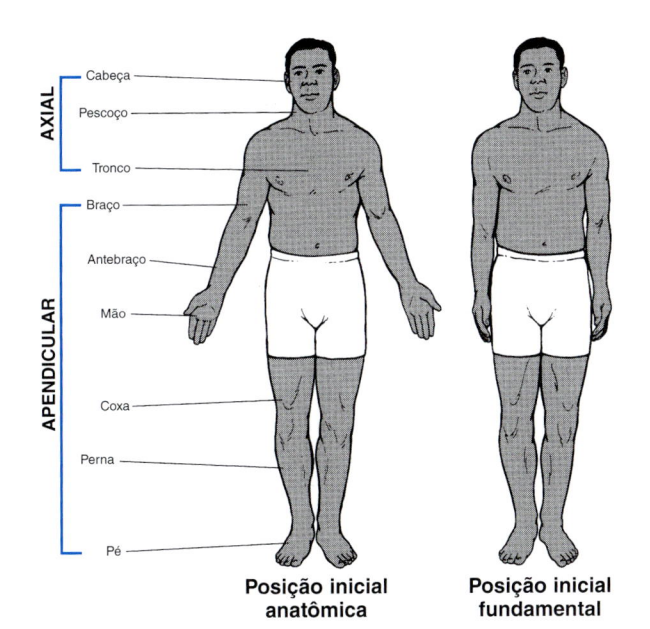

Posição inicial anatômica

Posição inicial fundamental

FIGURA 1.6 Posição inicial anatômica *versus* posição inicial fundamental. As posições iniciais anatômica e fundamental servem como pontos de referência para a descrição dos movimentos articulares.

Para que possamos discutir a posição articular, precisamos definir o **ângulo da articulação** ou, mais corretamente, o ângulo relativo entre dois segmentos. **Ângulo relativo** é o ângulo compreendido entre dois segmentos (Fig. 1.7). O cálculo do ângulo relativo será apresentado no Capítulo 9 deste livro.

A posição inicial também é chamada de posição zero, ou origem, para a descrição da maioria dos movimentos articulares. Exemplificando, quando uma pessoa está de pé, há movimento zero na articulação do quadril. Se a coxa

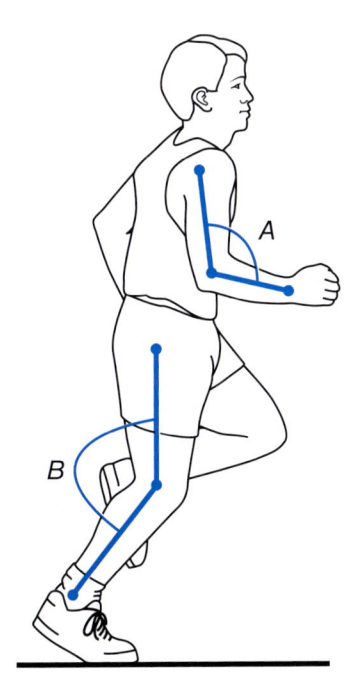

FIGURA 1.7 Ângulos relativos do cotovelo (*A*) e do joelho (*B*).

está levantada ou em rotação para dentro ou para fora, a quantidade de movimento é descrita com relação à posição inicial fundamental ou anatômica. Na maioria das vezes, as posições iniciais parecem ser bastante evidentes, visto que, habitualmente, há uma linha reta entre os dois segmentos, de modo que não ocorre formação de ângulo relativo entre eles. Posição zero no tronco ocorre quando o tronco está na vertical e alinhado com o membro inferior. A posição zero no joelho é verificada na postura de pé, quando não existe ângulo entre a coxa e a perna. Uma posição zero não tão evidente é a que ocorre na articulação talocrural. Para essa articulação, considera-se a posição zero para a postura em que o pé está em um ângulo reto com a perna.

A descrição de um movimento ou localização anatômica pode ser apresentada de maneira mais adequada utilizando-se a terminologia universalmente aceita e compreendida. Os termos descritivos de movimentos devem fazer parte de um vocabulário de trabalho, independentemente do nível necessário de aplicação da cinesiologia. O desenvolvimento de um conhecimento sólido das características dos movimentos das diversas fases de um movimento humano ou habilidade esportiva pode melhorar a eficácia do ensino de determinada habilidade, ajudar na correção de imperfeições no desempenho, na identificação de movimentos e segmentos importantes para ênfase no condicionamento e na identificação de aspectos da habilidade que podem estar associados a lesões. O pesquisador, treinador ou professor experiente pode determinar os movimentos mais relevantes em certa habilidade e deverá utilizar um vocabulário de termos específico para instrução de alunos ou atletas. Nessa situação, um conjunto padronizado de termos será de extrema utilidade.

Os termos anatômicos descritivos da posição ou direção relativa estão ilustrados na Figura 1.8. O termo **medial** refere-se a uma posição relativamente próxima à linha mediana do corpo ou objeto ou a um movimento que se desloca na direção da linha mediana. Na posição anatômica, o dedo mínimo e o dedão do pé (hálux) localizam-se no lado medial do membro, visto estarem no lado do membro mais próximo à linha mediana do corpo. Do mesmo modo, apontar os dedos do pé para a linha mediana do corpo é considerado um movimento medial. O oposto de medial é **lateral**, ou seja, uma posição relativamente distante da linha mediana, ou um movimento de afastamento da linha mediana. Na posição anatômica, o polegar e o quinto dedo do pé estão na região lateral da mão e do pé, respectivamente, visto estarem mais afastados da linha mediana. Do mesmo modo, apontar os dedos do pé para fora é um movimento lateral. Os pontos de referência também são comumente designados como mediais ou laterais, com base em sua posição relativa à linha mediana, por exemplo, côndilos, epicôndilos e maléolos medial e lateral.

Proximal e **distal** são termos utilizados para descrever a posição relativa com respeito a um ponto de referência designado, em que "proximal" representa uma posição mais próxima ao ponto de referência, e "distal" é um ponto mais afastado da referência. A articulação do cotovelo é proximal

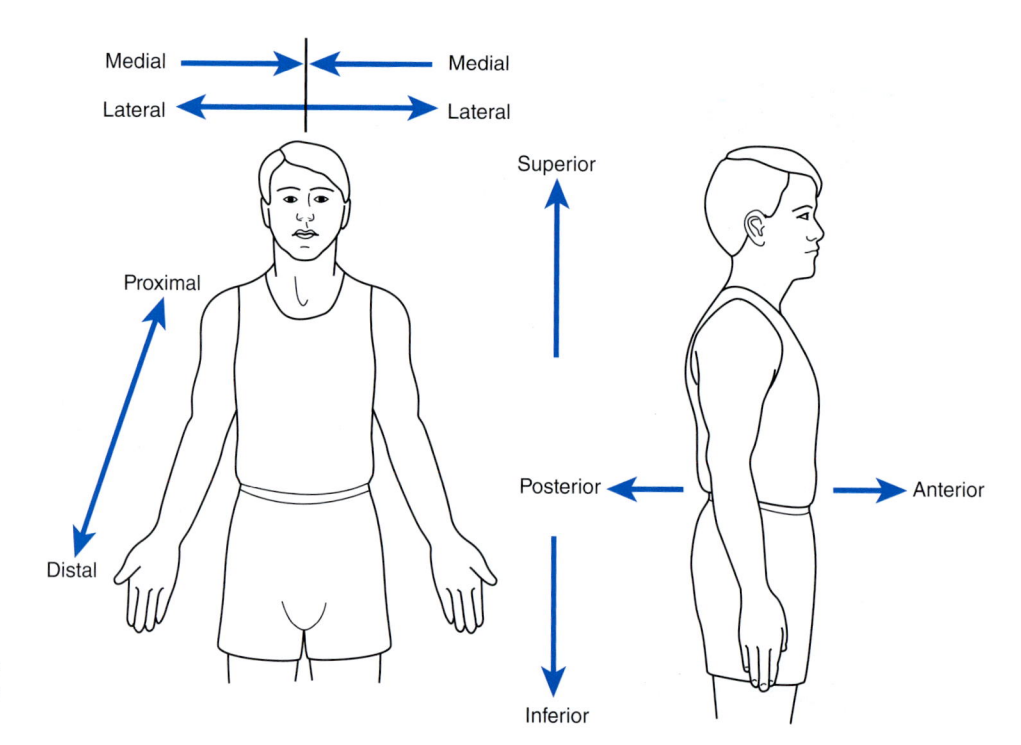

FIGURA 1.8 Termos anatômicos utilizados na descrição da posição ou direção relativa.

e a articulação radiocarpal é distal com relação à articulação do ombro. A articulação talocrural é proximal e a articulação do joelho é distal com relação ao ponto de contato do calcanhar com o solo. Tanto proximal como distal devem ser expressos em relação a algum ponto de referência.

Um segmento ou ponto de referência anatômico pode situar-se na região **superior** do corpo, colocando-se acima de determinado ponto de referência ou mais próximo ao alto da cabeça. Ele também pode situar-se numa região **inferior**, ou seja, mais baixa do que um segmento ou ponto de referência. Exemplificando, a cabeça está posicionada superiormente ao tronco, o tronco é superior à coxa etc. O trocanter maior está localizado na extremidade superior do fêmur e o epicôndilo medial do úmero está localizado na extremidade inferior do úmero.

A localização de um objeto ou de um movimento em relação à parte da frente ou de trás é **anterior** ou **posterior**, respectivamente. Assim, o grupo do músculo quadríceps está localizado na parte anterior da coxa, enquanto o grupo muscular dos isquiocrurais está localizado na parte posterior. *Anterior* é também sinônimo de **ventral** para uma localização no corpo humano, enquanto *posterior* se refere à superfície ou posição **dorsal** no corpo humano.

O termo **ipsilateral** descreve atividade ou localização de um segmento ou ponto de referência posicionado no mesmo lado onde se encontra determinado ponto de referência. Ações, posições e localizações de pontos de referência no lado oposto podem ser designadas como **contralaterais**. Dessa maneira, quando uma pessoa levanta a perna direita para a frente, ocorre grande atividade muscular no músculo iliopsoas dessa perna, a perna ipsilateral, e grande atividade no glúteo médio da perna contralateral, para que sejam mantidos o equilíbrio e a sustentação. Ao caminhar, enquanto o membro inferior ipsilateral está osci-

lando para a frente, o outro membro, o contralateral, está fazendo pressão no solo para impulsionar para a frente a pessoa que está andando.

DESCRIÇÃO DOS MOVIMENTOS

Movimentos básicos

Ocorrem seis movimentos básicos em combinações variadas nas articulações do corpo. Os dois primeiros movimentos, flexão e extensão, são movimentos observados em praticamente todas as articulações de livre movimentação no corpo, inclusive dos dedos do pé, tornozelo, joelho, quadril, tronco, ombro, cotovelo, punho e dedos da mão. Flexão é um movimento de curvatura em que se diminui o ângulo relativo da articulação entre dois segmentos adjacentes. **Extensão** é um movimento de retificação em que o ângulo relativo da articulação entre dois segmentos adjacentes aumenta à medida que a articulação retorna à posição zero ou posição de referência. A Figura 1.9 fornece diversos exemplos de flexão e de extensão. Um indivíduo também pode realizar **hiperflexão** se o movimento de flexão se prolongar para além da amplitude normal de flexão. Exemplificando, isso pode ocorrer no ombro apenas quando o braço se movimenta para a frente e para cima em flexão com amplitude de 180° até que fique ao lado da cabeça, e em seguida hiperflexiona ao continuar seu deslocamento, passando pela cabeça em direção às costas. **Hiperextensão** pode ocorrer em muitas articulações quando o movimento de extensão continua para além da posição zero original. É comum observar movimentos de hiperextensão de tronco, braço, coxa e mão.

Um movimento de toque dos dedos do pé se vincula à flexão das articulações vertebrais, do ombro e do quadril. O retorno à posição ereta envolve os movimentos

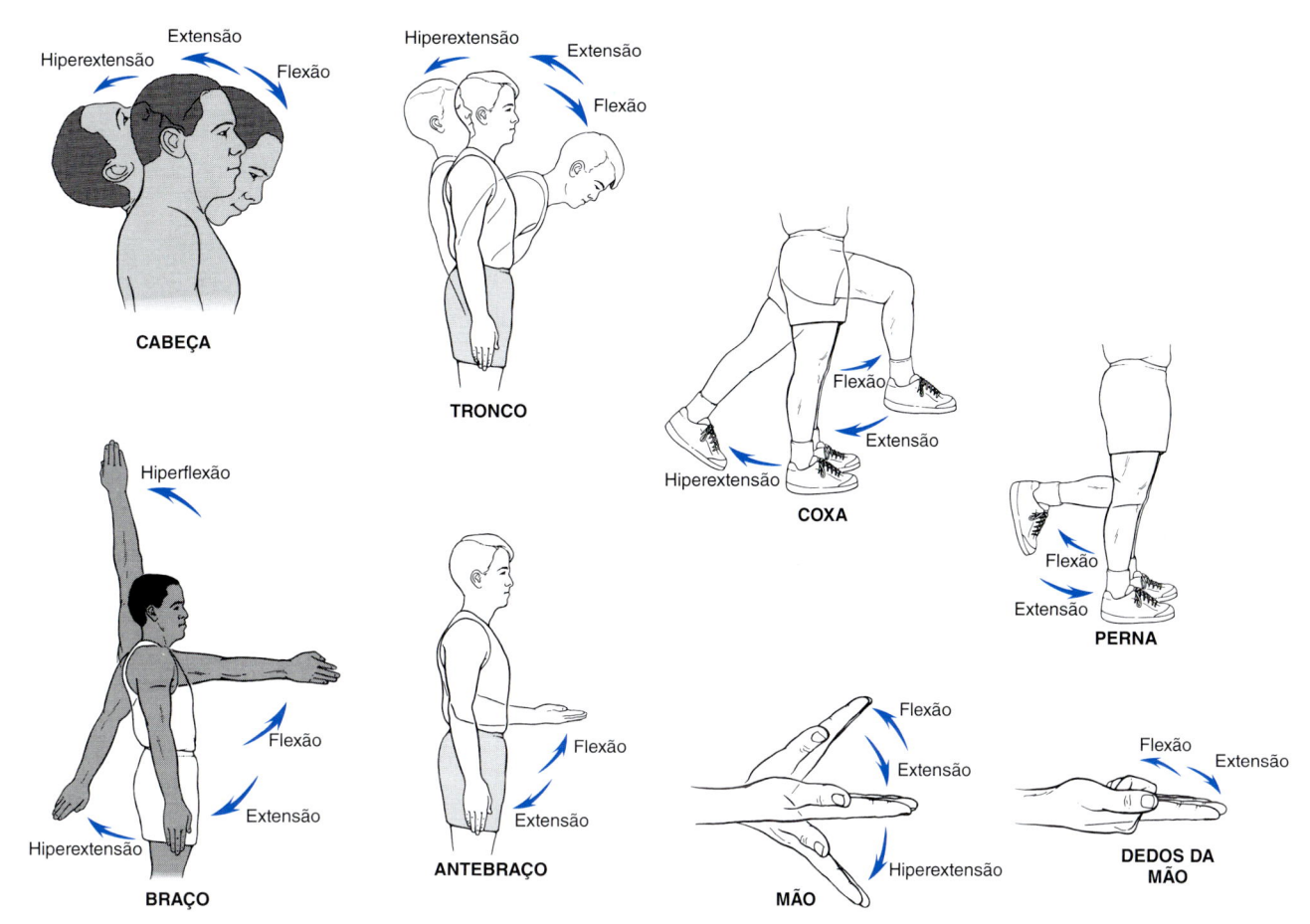

FIGURA 1.9   Flexão e extensão. Esses movimentos ocorrem em muitas articulações do corpo, incluindo as metacarpofalângicas, interfalângicas, metatarsofalângicas, e as das vértebras, ombro, cotovelo, punho, quadril e joelho.

opostos: de extensão das vértebras, quadril e ombro. A fase de potência do arremesso em suspensão *(jump)* se concretiza mediante uma sincronização perfeita entre os membros inferiores – com a extensão do quadril, joelho e tornozelo – e o membro arremessador – com a flexão do ombro, a extensão do cotovelo e a flexão do punho. Esse exemplo ilustra a importância dos movimentos de extensão dos membros inferiores para a geração de potência. Frequentemente, a extensão dos membros inferiores funciona como geradora de impulsão superior, trabalhando contra a tração exercida pela gravidade. Ocorre o oposto na articulação do ombro, em que os movimentos de flexão são principalmente utilizados para a realização de impulsão superior, contra a gravidade, para elevação do membro.

O segundo par de movimentos, abdução e adução, não é tão comum quanto flexão e extensão e ocorre apenas nas articulações metatarsofalângicas (pé), do quadril, do ombro, do punho e metacarpofalângicas (mão). Muitos desses movimentos são apresentados na Figura 1.10. **Abdução** é um movimento de afastamento da linha mediana do corpo ou segmento. Elevação de um braço ou perna em afastamento do lado do corpo ou a separação (abertura) dos dedos da mão ou do pé são exemplos de abdução. **Hiperabdução** pode ocorrer na articulação do ombro quando o braço se movimenta mais de 180°

lateralmente, avançando até acima da cabeça. **Adução** é o movimento de retorno do segmento na direção da linha mediana do corpo ou segmento. O retorno dos braços para junto do tronco, a união das pernas e o fechamento dos dedos da mão ou do pé são exemplos de adução. **Hiperadução** ocorre frequentemente no braço e na coxa quando a adução tem continuidade além da posição zero, de modo que o membro cruza o corpo. Comumente, esses movimentos de um lado para outro são utilizados para a manutenção do equilíbrio e estabilidade durante o desempenho de habilidades esportivas com os membros superiores e inferiores. O controle ou impedimento de movimentos de abdução e adução da coxa é especialmente crucial para a manutenção da estabilidade pélvica e dos membros durante os atos de andar e correr.

Os dois últimos movimentos básicos são rotações de segmento, ilustradas na Figura 1.11. A **rotação** pode ser medial (também conhecida como interna) ou lateral (também conhecida como externa). Rotações são designadas como direita e esquerda apenas para a cabeça e o tronco. Quando o indivíduo encontra-se na posição inicial fundamental, rotação medial ou interna refere-se ao movimento de um segmento com relação a um eixo vertical que o atravessa, de modo que a superfície anterior do segmento movimenta-se na direção da linha mediana do corpo,

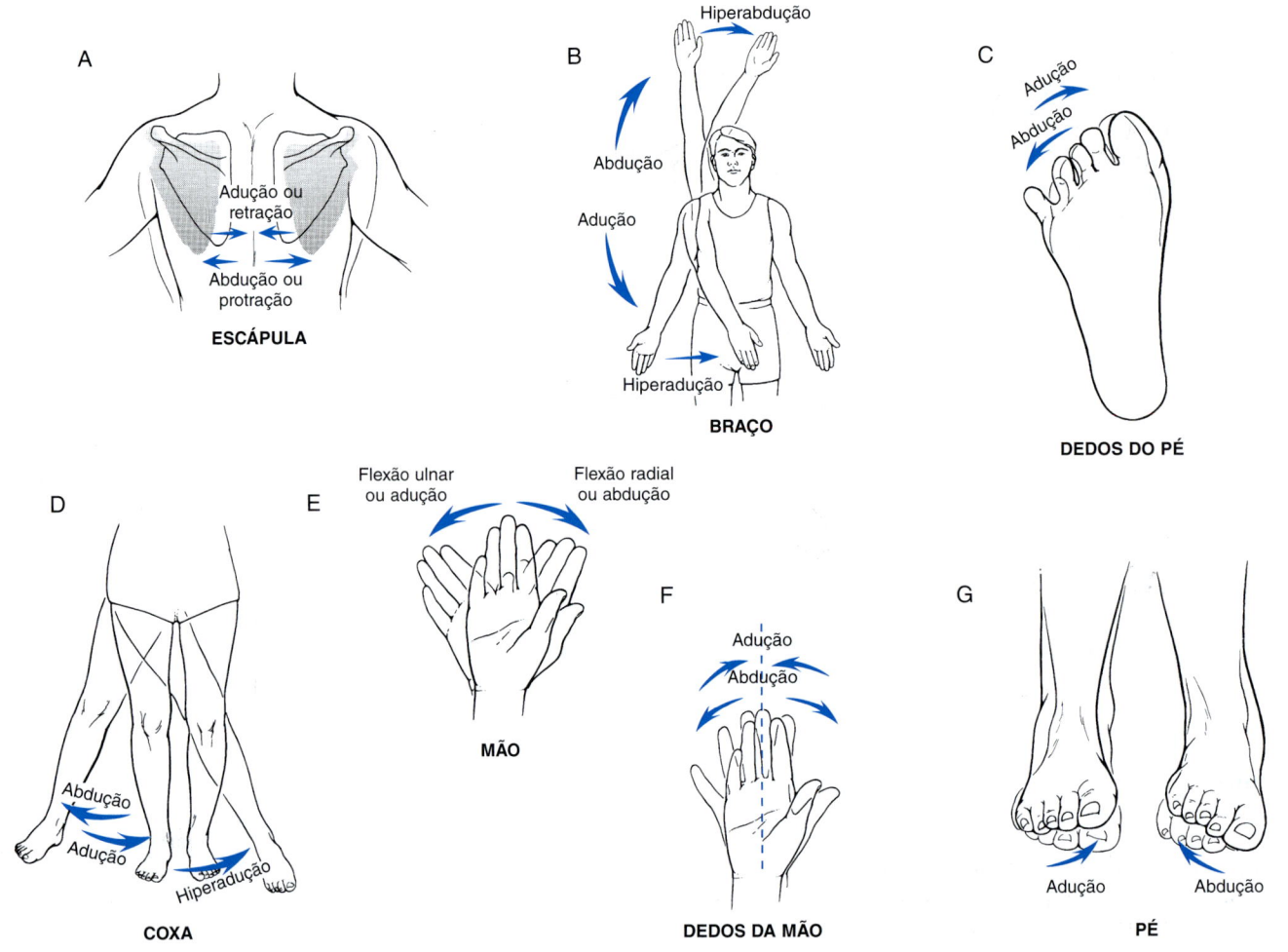

FIGURA 1.10   Abdução e adução. Esses movimentos ocorrem nas articulações esternoclavicular, metacarpofalângicas, intertarsais, metatarsofalângicas, do ombro, do punho e do quadril.

enquanto a superfície posterior se movimenta afastando-se da linha mediana. Rotação lateral ou externa é o movimento oposto, em que a superfície anterior se movimenta afastando-se da linha mediana do corpo e a superfície posterior do segmento se movimenta na direção da linha mediana. Como a linha mediana avança através dos segmentos do tronco e da cabeça, as rotações nesses segmentos são descritas como esquerda ou direita com relação à perspectiva do indivíduo que executa o movimento. Rotação direita é o movimento da superfície anterior do tronco de tal modo que esse segmento fica voltado para a direita, enquanto a superfície posterior fica voltada para a esquerda. A rotação esquerda é o movimento oposto, em que o tronco anterior fica voltado para a esquerda, enquanto o tronco posterior fica voltado para a direita. Rotações ocorrem nas articulações das vértebras, ombro, quadril e joelho. Os movimentos de rotação são importantes na fase de potência de habilidades esportivas envolvendo tronco, braço ou coxa. Para o arremesso, o braço arremessador faz rotação lateral na fase preparatória e rotação medial nas fases de potência e de acompanhamento. O tronco complementa a ação do braço com rotação direita na fase preparatória (arremessador destro) e com rotação esquerda na fase de potência

e de acompanhamento. Do mesmo modo, a coxa direita faz rotação lateral na fase preparatória e rotação medial até que o membro inferior deixe o solo na fase de potência.

Descritores dos movimentos especiais

Nomes de movimentos especiais são atribuídos a diversos movimentos segmentares (Fig. 1.12). Embora a maioria desses movimentos esteja tecnicamente entre os seis movimentos básicos, o nome do movimento especial é a terminologia comumente utilizada por profissionais do movimento. **Flexão lateral** direita e esquerda aplica-se apenas ao movimento da cabeça ou do tronco. Quando o tronco ou a cabeça se inclina para um lado, o movimento é chamado *flexão lateral*. Se o lado direito do tronco ou da cabeça se move de modo a ficar voltado para baixo, o movimento é denominado *flexão lateral direita*, e vice-versa.

O cíngulo do membro superior tem nomes de movimentos especiais que podem ser descritos mais apropriadamente pela observação dos movimentos da escápula. O ato de levantar a escápula, como ocorre quando a pessoa encolhe os ombros, é chamado **elevação**, enquanto o movimento oposto, de abaixamento, é chamado **depressão**. Se as duas escápulas se movimentam em afastamento,

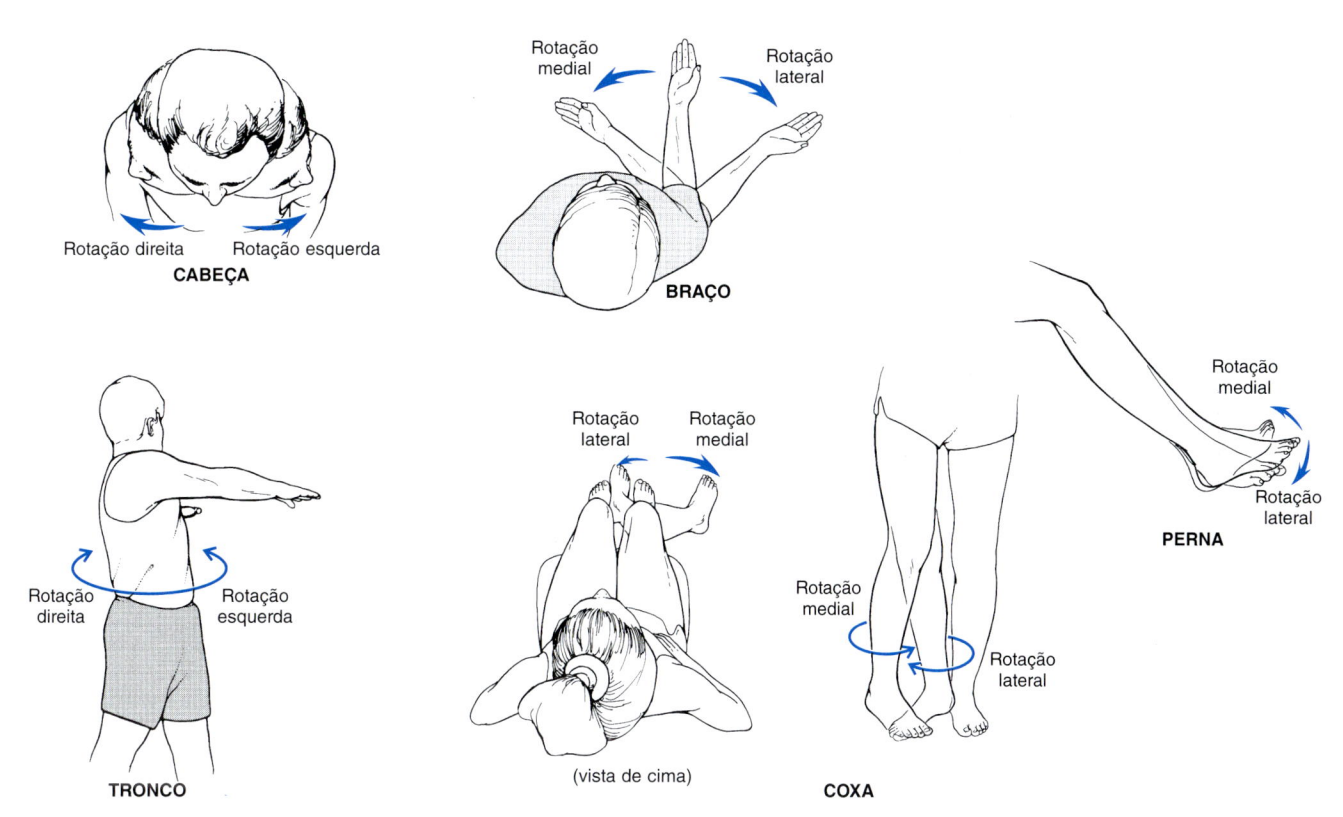

FIGURA 1.11 Rotação. A rotação ocorre nas articulações das vértebras, do ombro, do quadril e do joelho.

como ocorre quando o indivíduo arredonda os ombros, o movimento é chamado **protração**. O movimento de retorno, em que as escápulas se movimentam em aproximação com os ombros para trás, é chamado **retração**. Por fim, as escápulas podem fazer um movimento circular para fora, de modo que a base da escápula se afaste do tronco e a parte superior desse osso se movimente em direção ao tronco. Esse movimento é chamado **rotação para cima**; o movimento de retorno, quando a escápula executa um movimento circular para baixo para assumir a posição de repouso, é a **rotação para baixo**.

Nos segmentos do braço e da coxa, uma combinação de flexão e adução é chamada **adução horizontal**, e uma combinação de extensão e abdução é chamada **abdução horizontal**. A adução horizontal, às vezes denominada *flexão horizontal*, é o movimento do braço ou da coxa cruzando o corpo, na direção da linha mediana, horizontalmente ao solo. Abdução horizontal, ou extensão horizontal, é um movimento horizontal do braço ou da coxa em afastamento da linha mediana do corpo. Esses movimentos são utilizados em uma ampla variedade de habilidades esportivas. A ação do braço no lançamento do disco é um bom exemplo do uso da abdução horizontal na fase preparatória e da adução horizontal nas fases de potência e de acompanhamento. Muitas habilidades do futebol utilizam a adução horizontal da coxa para levantar a perna e cruzar esse segmento em relação ao corpo, para o chute ou passe.

No antebraço, a pronação e a supinação ocorrem quando a extremidade distal do rádio faz rotação sobre a ulna e por trás dela, nas articulações radioulnares. **Supinação** é o movimento do antebraço em que a palma gira de modo a ficar voltada para a frente a partir da posição inicial fundamental. **Pronação** é o movimento em que as palmas ficam voltadas para trás. Os movimentos articulares de supinação e pronação também são chamados, respectivamente, de *rotação lateral* e *rotação medial*. Quando o antebraço se desloca de uma posição de supinação para uma posição de pronação, esse segmento passa pela posição de semipronação, em que as palmas das mãos ficam voltadas para a linha mediana do corpo, com os polegares para a frente. As ações de pronação e supinação do antebraço são utilizadas com movimentos de rotação do braço para aumentar a amplitude de movimento, incrementar o giro, aumentar a potência e mudar a direção durante as fases de aplicação de força nos esportes de raquete, voleibol e arremesso.

Na articulação radiocarpal, o movimento da mão na direção do polegar é chamado **flexão radial**, enquanto o movimento oposto da mão, na direção do dedo mínimo, é chamado **flexão ulnar**. Esses nomes de movimentos especiais são mais fáceis de lembrar, porque não dependem da posição do antebraço ou do braço, como é o caso da interpretação da abdução e da adução, e podem ser facilmente interpretados se for conhecida a localização do rádio (lado do polegar) e da ulna (lado do dedo mínimo). Flexão ulnar e flexão radial são movimentos importantes em esportes de raquete, para seu controle e estabilização. Do mesmo modo, no voleibol, a flexão ulnar é um componente importante do passe com o antebraço, pois ajuda a manter a posição do braço estendido e aumenta a área de contato dos antebraços.

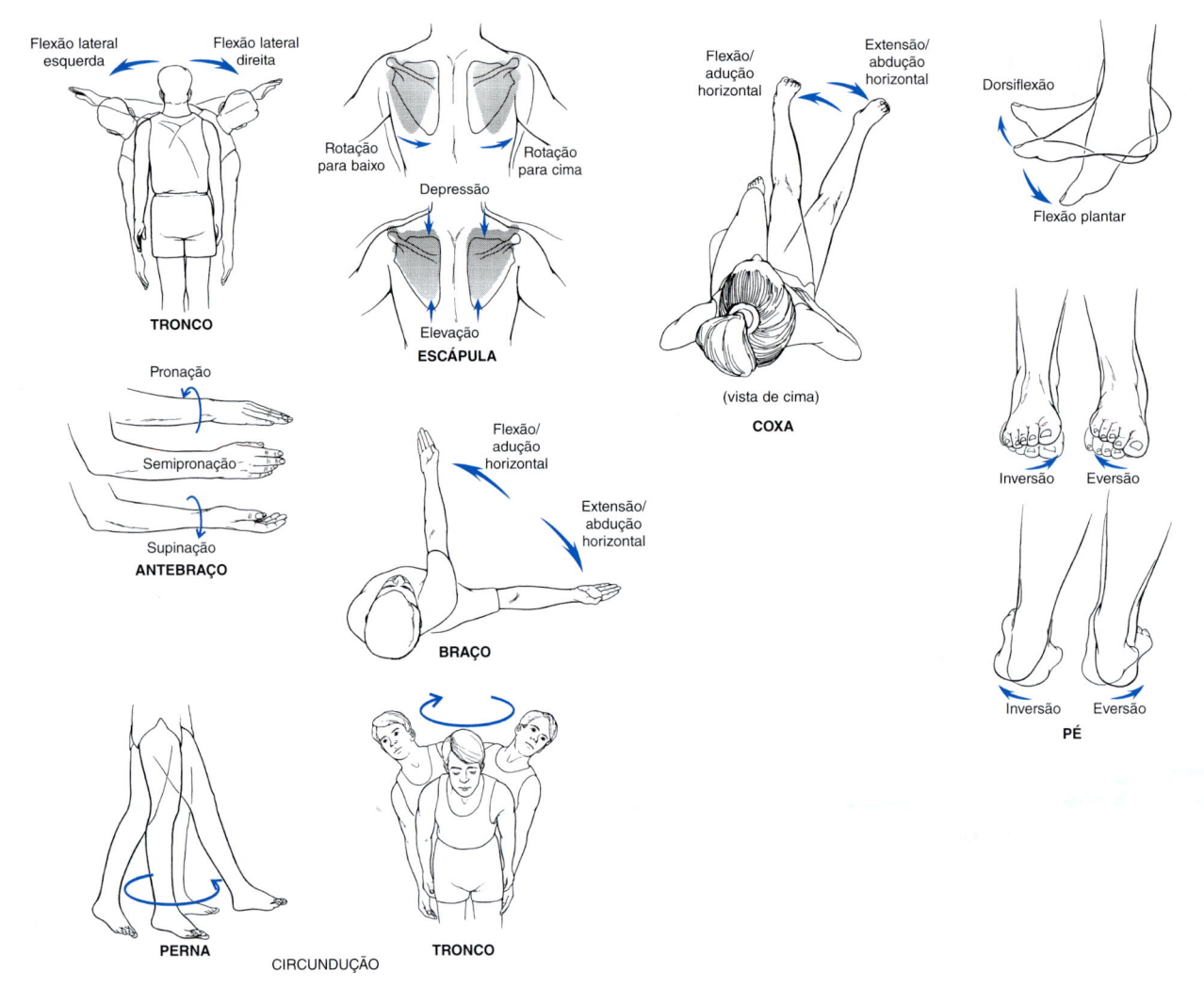

FIGURA 1.12 Exemplos de movimentos especiais. Alguns movimentos articulares são designados com nomes especiais, embora possam tecnicamente ser um dos seis movimentos básicos.

No pé, *flexão plantar* e *dorsiflexão* são nomes especiais para a extensão e flexão do pé, respectivamente. **Flexão plantar** é o movimento em que a base ou planta do pé movimenta-se para baixo e aumenta o ângulo formado entre o pé e a perna. Esse movimento pode ser criado pela elevação do calcanhar, de modo que o peso seja transferido para os dedos, ou pelo posicionamento do pé plano no solo à frente, movimentando a perna para trás, de modo que o peso do corpo se situe na parte posterior do pé. **Dorsiflexão** é o movimento do pé na direção da perna, que diminui o ângulo relativo entre a perna e o pé. Esse movimento pode ser criado pela aplicação do peso nos calcanhares, levantando em seguida os dedos dos pés ou mantendo os pés planos no solo e abaixando com o peso centrado sobre o pé. Qualquer ângulo entre pé e perna superior a 90° é considerado flexão plantar, e qualquer ângulo entre pé e perna inferior a 90° é considerado dorsiflexão.

O pé apresenta outro grupo de movimentos especiais, chamados *inversão* e *eversão*, que ocorrem nas articulações intertarsais e metatarsais. **Inversão** do pé ocorre quando a margem medial do pé se levanta, de modo que a planta do pé fique voltada na direção do outro pé. **Eversão** é o movimento oposto do pé: a margem lateral do pé se levanta, de modo que a planta do pé fique voltada na direção oposta ao outro pé.

Frequentemente, há confusão com relação ao uso dos termos *inversão* e *eversão* e com o uso popularizado de *pronação* e *supinação* como descritores dos movimentos do pé. Inversão e eversão não são a mesma coisa que pronação e supinação; na verdade, são apenas uma parte da pronação e da supinação. De fato, pronação do pé é um conjunto de movimentos que consiste em dorsiflexão na articulação talocrural, eversão e abdução do antepé. A supinação é criada por meio de flexão plantar do tornozelo, inversão e adução do antepé. Pronação e supinação são movimentos dinâmicos do pé e do tornozelo que ocorrem, particularmente, quando o pé está sobre o solo durante uma corrida ou caminhada. Esses dois movimentos são determinados pela estrutura e frouxidão do pé, peso do corpo, superfícies para a prática da atividade e calçado utilizado.

O último movimento especial, **circundução**, pode ser criado em qualquer articulação ou segmento que tenha potencial para se mover em duas direções, de modo que o segmento possa ser mobilizado de forma cônica enquanto sua extremidade se move numa trajetória circular. Um exemplo de circundução consiste em colocar o braço à frente e traçar uma circunferência imaginária no ar. Circundução não é uma simples rotação, mas quatro movimentos em sequência. O movimento do braço na criação da circunferência imaginária é, na verdade, uma combinação de flexão, adução, extensão e abdução. Os movimentos de circundução também são possíveis no pé, coxa, tronco, cabeça e mão. Os movimentos de todos os principais segmentos são revisados na Tabela 1.1.

Sistemas de referência

RELATIVOS *VERSUS* ABSOLUTOS

Um sistema de referência é essencial para a observação e descrição precisas de qualquer tipo de movimento. O uso dos movimentos articulares relativos à posição inicial fundamental ou anatômica é um exemplo de um sistema de referência simples. Esse sistema foi anteriormente utilizado neste capítulo para descrever o movimento dos segmentos. Para melhorar a precisão de uma análise de movimento, um movimento pode ser avaliado a partir de diferentes pontos ou posições iniciais.

Um **sistema de referência** é necessário para especificar a posição do corpo, segmento ou objeto, de modo a descrever o movimento ou identificar a ocorrência de qualquer movimento. A estrutura, ou sistema, de referência é arbitrária e pode estar dentro ou fora do corpo. A estrutura de referência consiste em linhas imaginárias chamadas **eixos** que fazem intersecção em ângulos retos num ponto comum denominado **origem**. A origem da estrutura de referência está posicionada em um local designado, como um centro articular. Em geral, são atribuídas aos eixos representações de letras para diferenciar a direção para onde estão apontando. Qualquer posição pode ser descrita pela identificação da distância do objeto em relação a cada um dos eixos. No movimento bidimensional ou planar, existem dois eixos: o horizontal e o vertical. Em um movimento tridimensional, existem três eixos: dois horizontais, que formam um plano, e um vertical. É importante identificar a estrutura de referência utilizada na descrição do movimento.

TABELA 1.1 Revisão dos movimentos

Segmento	Articulação	Grau de liberdade (gl)	Movimentos
Cabeça	Intervertebral	3	Flexão, extensão, hiperextensão, flexão lateral D/E, rotação D/E, circundução
	Atlantoaxial (3 arts.)	1 cada	Rotação D/E
Tronco	Intervertebral	3	Flexão, extensão, hiperextensão, rotação D/E, flexão lateral D/E, circundução
Braço	Ombro	3	Flexão, extensão, hiperextensão, abdução, adução, hiperabdução, hiperadução, abdução horizontal, adução horizontal, rotação med./lat., circundução
Braço/ombro	Esternoclavicular	3	Elevação, depressão, abdução, adução (protração, retração), rotação
Cíngulo do membro superior	Acromioclavicular	3	Abdução, adução (protração, retração), rotação para cima/para baixo
Antebraço	Cotovelo	1	Flexão, extensão, hiperextensão
	Radioulnar	1	Pronação, supinação
Mão	Radiocarpal	2	Flexão, extensão, hiperextensão, flexão radial, flexão ulnar, circundução
Dedos da mão	Metacarpofalângica	2	Flexão, extensão, hiperextensão, abdução, adução, circundução
	Interfalângica	1	Flexão, extensão, hiperextensão
Polegar	Carpometacarpal	2	Flexão, extensão, abdução, adução, oposição, circundução
	Metacarpofalângica	1	Flexão, extensão
	Interfalângica	1	
Coxa	Quadril	3	Flexão, extensão, hiperextensão, abdução, adução, hiperadução, adução horizontal, abdução horizontal, rotação med./lat., circundução
Perna	Joelho	2	Flexão, extensão, hiperextensão, rotação med./lat.
Pé	Talocrural	1	Flexão plantar, dorsiflexão
	Intertarsal	3	Inversão, eversão
Dedos do pé	Metatarsofalângica	2	Flexão, extensão, abdução, adução, circundução
	Interfalângica	1	Flexão, extensão

D/E, direita-esquerda; med./lat., medial-lateral; arts., articulações.

Um exemplo de sistema de referência posicionado fora do corpo é a linha de partida de uma corrida. O centro de uma articulação anatômica (p. ex., o ombro) pode ser utilizado como sistema de referência no corpo. O braço pode ser descrito movimentando-se em um ângulo de 90°, se for abduzido até ficar perpendicular ao tronco. Caso o solo seja utilizado como estrutura de referência, o mesmo movimento de abdução do braço poderá ser descrito, com relação ao solo, como um movimento até uma altura de 1,6 m.

Quando descrevemos o movimento angular, as posições, velocidades e acelerações das articulações podem ser descritas usando-se uma estrutura de referência absoluta ou relativa. Uma **estrutura de referência absoluta** é aquela em que os eixos fazem intersecção no centro da articulação e o movimento de um segmento é descrito em relação àquela articulação. Em geral, os eixos estão orientados horizontalmente e verticalmente. Na maioria das vezes, o eixo horizontal é chamado eixo x, e o eixo vertical é o eixo y, embora eles possam ter qualquer denominação, desde que sejam definidos e consistentes. O **ângulo do segmento** é medido a partir dos eixos horizontais direitos (Fig. 1.13A) e define a orientação do segmento no espaço. O posicionamento absoluto de um braço em abdução, perpendicular ao tronco, é 0° ou 360°, quando descrito em relação aos eixos que passam através da articulação do ombro. Uma **estrutura de referência relativa** é aquela em que o movimento de um segmento é descrito com relação ao segmento adjacente. Esse tipo de estrutura de referência é frequentemente utilizado para descrever um ângulo de articulação. Os eixos nessa estrutura de referência não são horizontais e verticais. A Figura 1.13B mostra o eixo y posicionado ao longo de um segmento, a perna, e o eixo x perpendicular ao eixo y. Assim, o ângulo do joelho pode ser determinado a partir da parte inferior do eixo y até a linha tracejada que descreve o segmento da coxa.

No exemplo do braço, previamente descrito, com a abdução perpendicular ao tronco, o posicionamento relativo do braço com relação ao tronco é 90°. A estrutura de referência deve ser identificada com clareza para que os resultados possam ser corretamente interpretados e, uma vez que os sistemas de referência variam entre os pesquisadores, o sistema e o ponto de referência devem ser identificados antes da comparação e confrontação dos resultados entre estudos. Exemplificando, alguns pesquisadores consideram um antebraço completamente estendido como uma posição de 180° e outros o consideram como uma posição de 0°. Depois de 30° de flexão na articulação do cotovelo, a posição final é 150° ou 30°, respectivamente, para os dois sistemas descritos anteriormente. Pode haver confusão considerável ao tentar interpretar um artigo científico utilizando um sistema de referência diferente daquele utilizado pelos autores.

PLANOS E EIXOS

O método universalmente utilizado para descrever os movimentos humanos baseia-se num sistema de planos e eixos. **Plano** é uma superfície bidimensional plana. Três planos imaginários são posicionados atravessando o corpo em ângulos retos entre si, de modo que esses planos façam intersecção no centro de massa do corpo. Esses são os **planos cardinais** do corpo. Diz-se que ocorre movimento num plano específico se esse movimento estiver realmente ocorrendo ao longo do plano ou paralelamente a ele. O movimento num plano sempre ocorre em torno de um **eixo de rotação** perpendicular ao plano (Fig. 1.14). Se prendermos um alfinete em um pedaço de cartolina e girarmos a cartolina em torno do alfinete, o movimento da cartolina ocorre no plano e o alfinete representa o eixo de rotação. A cartolina pode girar em torno do alfinete enquanto este estiver, de frente para trás, na horizontal, na vertical ou de lado, resultando no movimento do pedaço de cartolina em todos os três planos. Esse exemplo pode ser aplicado na descrição de

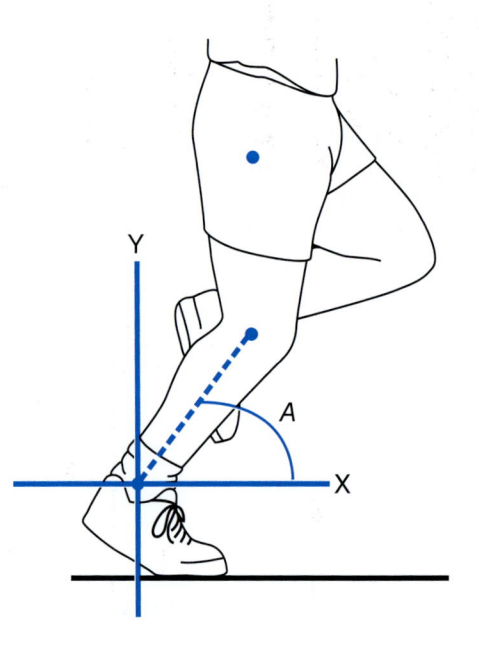
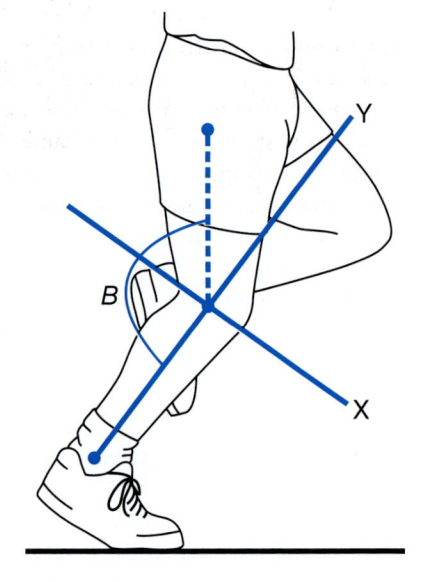

FIGURA 1.13 Estrutura de referência absoluta *versus* relativa. À esquerda, uma estrutura de referência absoluta mede o ângulo do segmento (*A*) em relação à articulação distal. À direita, uma estrutura de referência relativa mede o ângulo relativo (*B*) formado pelos dois segmentos. É importante designar a estrutura de referência na descrição de um movimento.

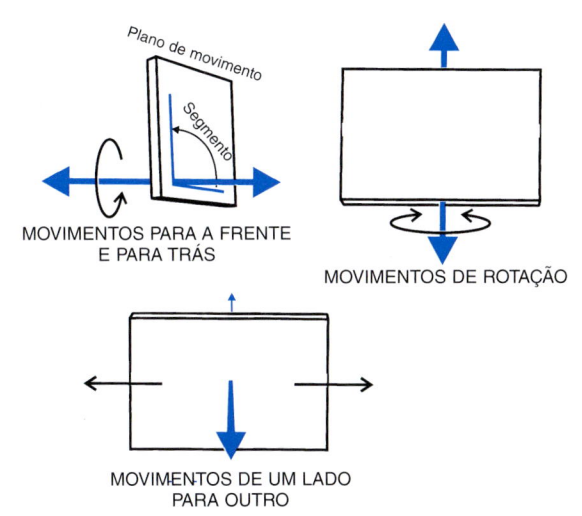

FIGURA 1.14 Planos e eixos. O movimento ocorre num plano em torno de um eixo perpendicular ao plano.

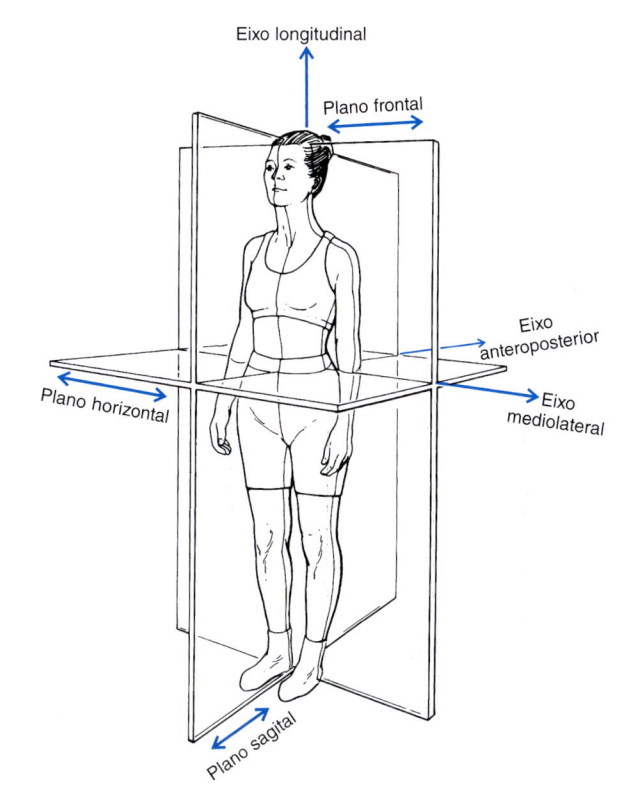

FIGURA 1.15 Planos e eixos do corpo humano. Os três planos cardinais que se originam no centro de gravidade são: plano sagital, que divide o corpo nas partes direita e esquerda; plano frontal, que divide o corpo nas partes anterior e posterior; e plano horizontal, que divide o corpo nas partes superior e inferior. O movimento ocorre nos planos ou paralelamente a eles, em torno de um eixo mediolateral (plano sagital), anteroposterior (plano frontal) ou longitudinal (plano horizontal).

linhas imaginárias que avançam através do centro de massa total do corpo, nas mesmas três direções do alfinete. Esses planos permitem a descrição completa de um movimento e a distinção entre um movimento do braço diretamente à frente do corpo e um movimento diretamente ao lado do corpo. A Figura 1.15 apresenta os planos e eixos do corpo humano para a descrição dos movimentos.

O **plano sagital** divide o corpo nas metades direita e esquerda. Os movimentos no plano sagital ocorrem em torno de um **eixo mediolateral**, avançando de um lado para outro através do centro de massa do corpo. Os movimentos no plano sagital que envolvem a rotação de todo o corpo em torno do centro de massa incluem cambalhotas, saltos mortais (com o uso das mãos) para trás e para a frente e flexão para a posição carpada nos saltos ornamentais. O **plano frontal** ou **coronal** divide o corpo criando as metades anterior e posterior. O eixo em torno do qual ocorrem os movimentos no plano frontal é o **eixo anteroposterior**, que avança anterior e posteriormente em relação ao plano. Os movimentos no plano frontal do corpo inteiro em torno do centro de massa não são tão comuns como nos outros planos. O **plano horizontal** divide o corpo criando as metades superior e inferior. Os movimentos que ocorrem nesse plano são, basicamente, rotações em torno de um **eixo longitudinal**. Um exemplo de movimento no plano horizontal em torno do centro de massa do corpo é fazer um giro vertical em torno do corpo, como um giro de patinação.

Embora tenhamos descrito os planos cardinais sagital, transverso e frontal, na verdade, um número infinito de outros planos pode atravessar o corpo. Por exemplo, podemos definir muitos planos sagitais que não atravessam o centro de massa do corpo. A única exigência para definir esse plano é que seja paralelo ao plano cardinal sagital. Do mesmo modo, podemos ter inúmeros planos horizontais ou frontais. A definição desses **planos não cardinais** é útil na descrição dos movimentos das articulações ou dos membros. A intersecção dos três planos é posicionada no

centro da articulação, de modo que as ações dessa articulação possam ser descritas num plano sagital, transverso ou frontal (Fig. 1.16). Planos não cardinais também podem ser utilizados no exame de movimentos que ocorrem em torno de um eixo externo.

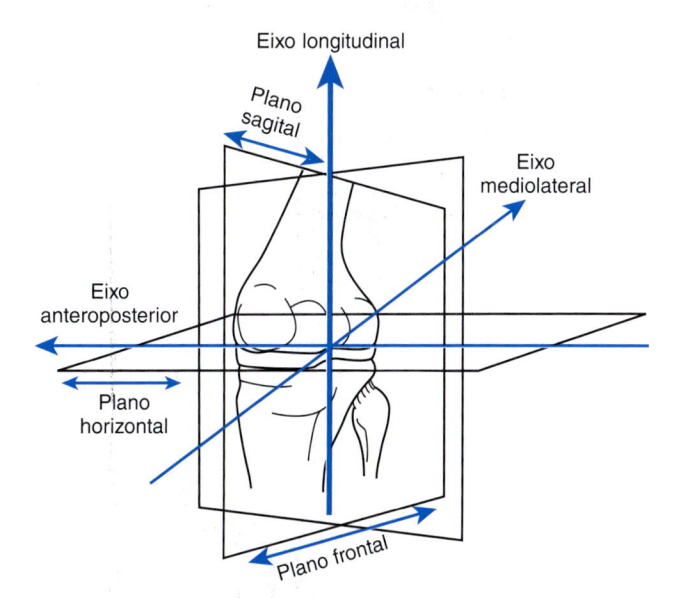

FIGURA 1.16 Planos e eixos para o joelho.

Na maioria das vezes, as análises planares ou bidimensionais na biomecânica dizem respeito ao movimento no plano sagital através de um centro de articulação. Exemplos de movimentos no plano sagital numa articulação podem ser demonstrados pela realização de movimentos de flexão e extensão, como levantar o braço à frente, dobrar o tronco para a frente e para trás, levantar e abaixar a perna à frente e erguer-se sobre os dedos dos pés. Alguns exemplos de movimentos no plano sagital do corpo em torno de um ponto de apoio externo são a rotação do corpo sobre o pé fixo e a corrida e rotação do corpo sobre as mãos num salto com vara. A visualização mais precisa de qualquer movimento num plano é obtida a partir de uma posição perpendicular ao plano de movimento, para permitir a visualização ao longo do eixo de rotação. Consequentemente, os movimentos no plano sagital são visualizados de forma mais adequada a partir da lateral do corpo, a fim de permitir o enfoque num eixo mediolateral de rotação (Fig. 1.17).

De modo semelhante aos movimentos no plano sagital, os movimentos no plano frontal também podem ocorrer em torno de uma articulação. Os movimentos articulares característicos no plano frontal são, por exemplo, abdução e adução da coxa, abdução e adução da mão e dos dedos, flexão lateral da cabeça e do tronco e inversão e eversão do pé. O movimento no plano frontal em torno de um ponto de contato externo pode ser particularmente observado,

com frequência, na dança e no balé, pois os dançarinos e bailarinos movimentam-se lateralmente a partir de um ponto de pivô, e na ginástica artística, em que o corpo faz rotação lateral sobre as mãos, como por exemplo, numa reversão lateral (estrela). A melhor posição para a visualização dos movimentos no plano frontal é aquela à frente ou atrás do corpo, para o enfoque da articulação ou do ponto em torno do qual o corpo inteiro irá fazer a rotação (Fig. 1.18).

São exemplos de movimentos no plano horizontal em torno de eixos articulares longitudinais, as rotações que ocorrem nas articulações das vértebras, do ombro e do quadril. Pronação e supinação do antebraço nas articulações radioulnares também são movimentos no plano horizontal. O eixo para todos esses movimentos é uma linha imaginária que avança verticalmente através das articulações radioulnar, das vértebras, do ombro ou do quadril. Além disso, esses são movimentos muito comuns na ginástica artística, dança e patinação no gelo. São também numerosos os exemplos da dança, patinação e ginástica artística em que o atleta executa movimentos no plano horizontal em torno de um eixo externo que atravessa um ponto de pivô entre o pé e o solo. Entre eles estão todos os movimentos giratórios em que o corpo inteiro gira no solo ou no gelo. Embora os movimentos no plano horizontal constituam aspectos essenciais da maioria das habilidades esportivas de sucesso, é difícil acompanhá-los visualmente, pois a melhor posição de visualização é acima ou abaixo do

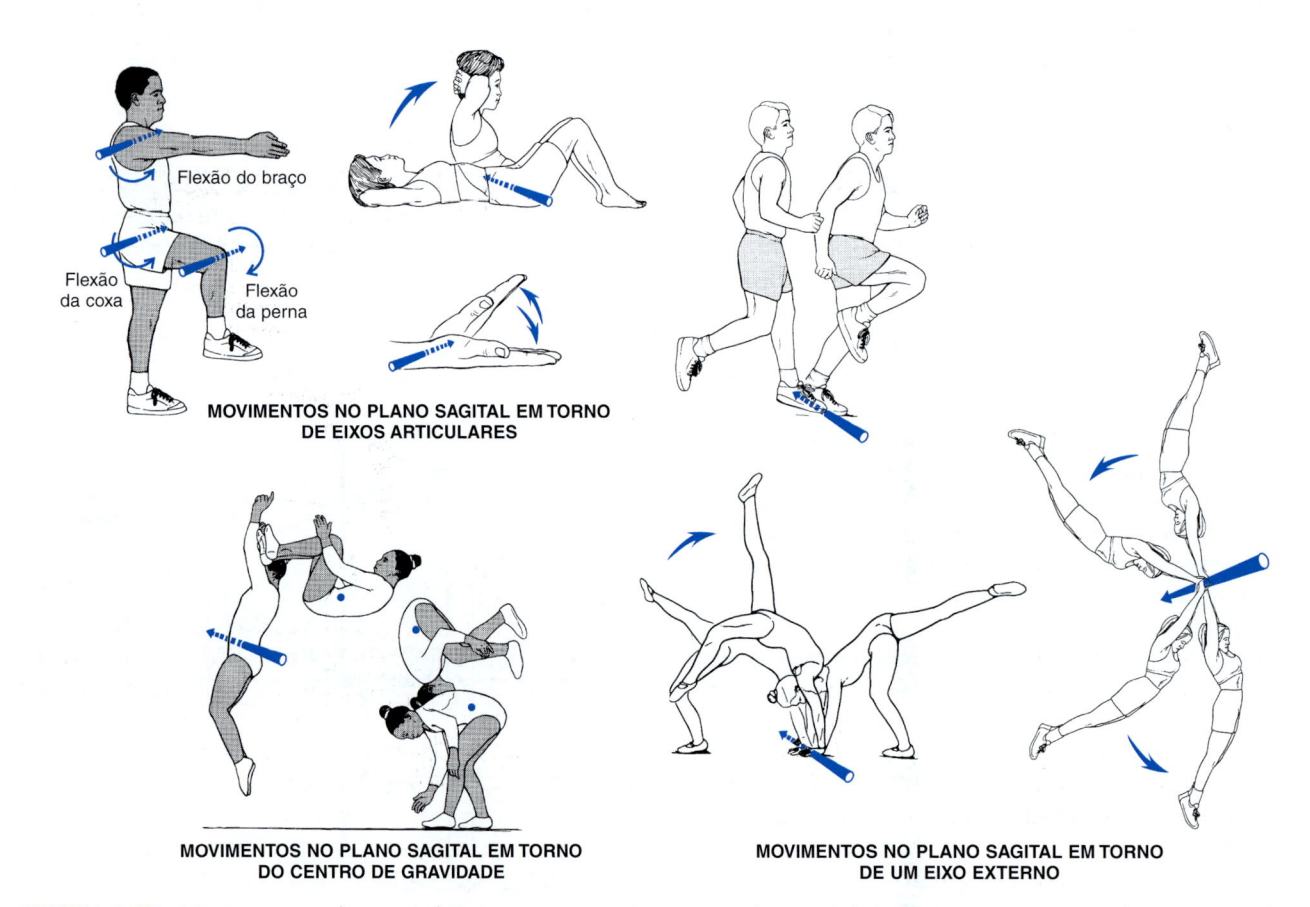

MOVIMENTOS NO PLANO SAGITAL EM TORNO DE EIXOS ARTICULARES

MOVIMENTOS NO PLANO SAGITAL EM TORNO DO CENTRO DE GRAVIDADE

MOVIMENTOS NO PLANO SAGITAL EM TORNO DE UM EIXO EXTERNO

FIGURA 1.17 Movimentos no plano sagital. Tipicamente, os movimentos no plano sagital são flexões e extensões ou algum exercício de giro para a frente ou para trás. Os movimentos podem ocorrer em torno de um eixo articular, centro de gravidade ou eixo externo.

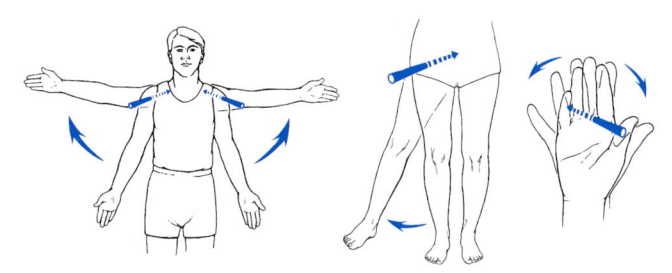

**MOVIMENTOS NO PLANO FRONTAL EM TORNO
DE EIXOS ARTICULARES**

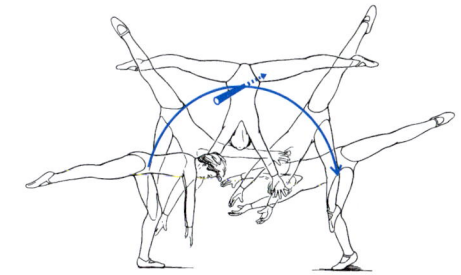

**MOVIMENTO NO PLANO FRONTAL EM TORNO
DO CENTRO DE GRAVIDADE**

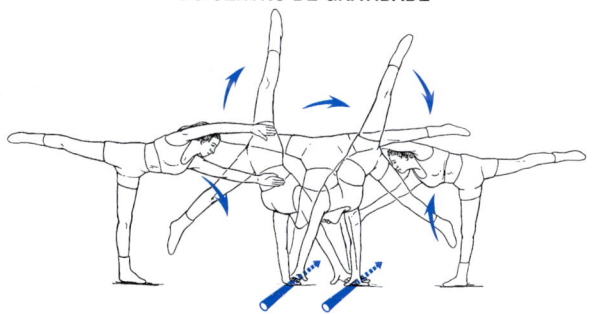

**MOVIMENTO NO PLANO FRONTAL EM TORNO
DE UM EIXO EXTERNO**

FIGURA 1.18   Movimentos no plano frontal. Os movimentos dos segmentos no plano frontal em torno de eixos articulares anteroposteriores são abdução e adução ou algum movimento especial de um lado para o outro. Os movimentos no plano frontal em torno do centro de gravidade ou de um ponto externo envolvem o movimento do corpo na direção lateral, que é mais difícil que o movimento para a frente ou para trás.

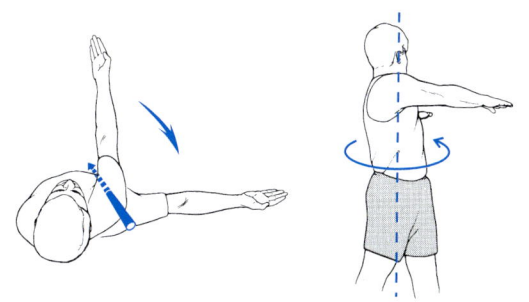

**MOVIMENTOS NO PLANO HORIZONTAL EM TORNO
DE EIXOS ARTICULARES**

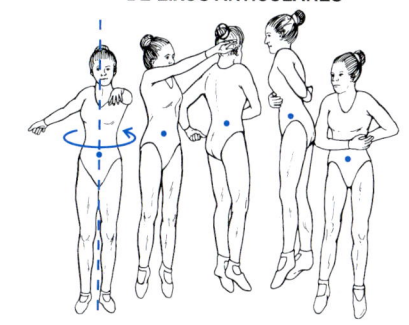

**MOVIMENTOS NO PLANO HORIZONTAL EM TORNO
DO CENTRO DE GRAVIDADE**

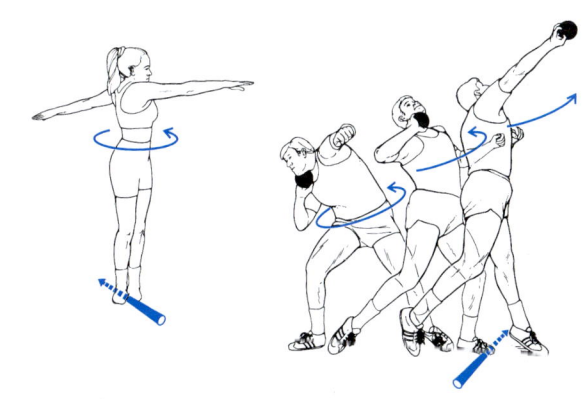

**MOVIMENTOS NO PLANO HORIZONTAL EM TORNO
DE UM EIXO EXTERNO**

FIGURA 1.19   Movimentos no plano horizontal. Em sua maioria, os movimentos no plano horizontal são rotações em torno de um eixo longitudinal que avança por uma articulação, centro de gravidade ou ponto de contato externo.

movimento, perpendicularmente ao plano de movimento. Consequentemente, os movimentos de rotação são avaliados pelo acompanhamento do movimento linear de algum ponto no corpo, caso não possa ser atingido o posicionamento vertical. A Figura 1.19 apresenta alguns exemplos de movimentos no plano horizontal.

A maioria dos movimentos humanos ocorre em vários planos nas diversas articulações. Numa corrida, por exemplo, o membro inferior parece se movimentar predominantemente no plano sagital enquanto os membros oscilam para a frente e para trás ao longo do ciclo do passo. Com um exame mais cuidadoso dos membros e articulações, constataremos a ocorrência de movimentos em todos os planos. Na articulação do quadril, por exemplo, a coxa realiza flexão e extensão no plano sagital, abdução e adução no plano frontal e rotação medial e lateral no plano horizontal. Se os movimentos humanos se restringissem

ao movimento em um único plano, pareceríamos robôs ao desempenharmos nossas habilidades ou movimentos articulares. Examine o movimento tridimensional para o arremesso da bola de beisebol por cima da cabeça, apresentado na Figura 1.20. Observe o posicionamento para visualização do movimento em cada um dos três planos.

O movimento em um plano também pode ser descrito como um **grau de liberdade** (gl) simples. Essa terminologia é comumente utilizada para descrever o tipo e a quantidade de movimento estruturalmente permitidos pelas articulações anatômicas. Uma articulação com 1 gl indica que ela permite que o segmento se movimente ao longo de um plano de movimento. A articulação que possui 1 gl também é chamada uniaxial, visto haver um eixo

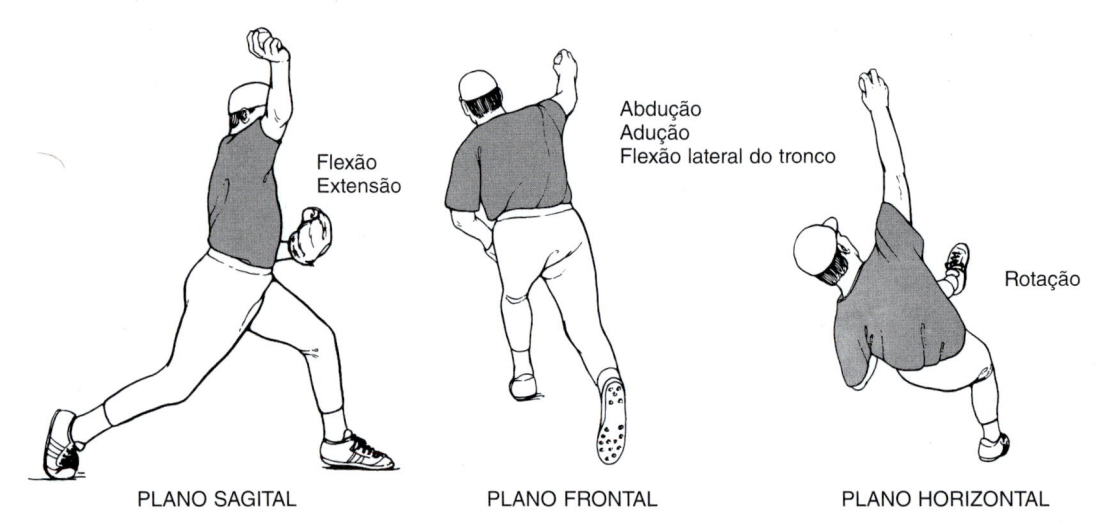

Flexão
Extensão

Abdução
Adução
Flexão lateral do tronco

Rotação

PLANO SAGITAL   PLANO FRONTAL   PLANO HORIZONTAL

FIGURA 1.20   Movimentos nos três planos. A maioria dos movimentos humanos emprega movimento nos três planos. A fase de liberação do arremesso com a mão acima da cabeça ilustra movimentos em todos os planos. Os movimentos no plano sagital são visualizados pela lateral; aqueles que ocorrem no plano frontal, por trás; e os realizados no plano horizontal, por cima.

perpendicular ao plano de movimento em torno do qual o movimento ocorre. O cotovelo, uma articulação de 1 gl, permite apenas flexão e extensão no plano sagital.

Por convenção, considera-se que a maioria das articulações tem 1, 2 ou 3 gl, oferecendo potencial motor que é, respectivamente, uniaxial, biaxial ou triaxial. O ombro é um exemplo de articulação com 3 gl, ou triaxial, por permitir que o braço se movimente no plano frontal por abdução e adução, no plano sagital por flexão e extensão e no plano horizontal por rotação.

São articulações com 3 gl as das vértebras, do ombro e do quadril; as articulações com 2 gl incluem as do joelho, metacarpofalângicas (mão), do punho e carpometacarpal do polegar; e as articulações com 1 gl são a atlantoaxial (pescoço), interfalângicas (mão e pé), radioulnar (cotovelo) e do tornozelo. Possuir três graus de liberdade nem sempre implica grande mobilidade, mas indica que a articulação permite o movimento nos três planos de movimento. O ombro tem mobilidade muito maior do que o quadril, ainda que essas duas articulações sejam triaxiais e tenham a capacidade de realizar os mesmos movimentos. Os movimentos do tronco, embora classificados com 3 gl, são bastante limitados, se avaliarmos o movimento em uma única vértebra. Exemplificando, as áreas cervical e lombar das vértebras permitem que o tronco faça flexão e extensão, mas esse plano de movimento é limitado na porção torácica média das vértebras. Do mesmo modo, as ações de rotação do tronco ocorrem fundamentalmente nas regiões torácica e cervical, pois a região lombar tem potencial motor limitado no plano horizontal. É apenas a combinação de todos os segmentos vertebrais que permite o movimento de 3 gl produzido pela coluna vertebral.

Além disso, movimentos de deslizamento ocorrem ao longo das superfícies articulares. Os movimentos de deslizamento podem ser interpretados com um acréscimo de mais graus de liberdade àqueles definidos na literatura.

Exemplificando, considera-se que a articulação do joelho tenha 2 gl para flexão e extensão no plano sagital e rotação no plano horizontal. Contudo, a articulação do joelho também demonstra translação linear, e é bem sabido que há movimento na articulação no plano frontal, quando as superfícies articulares deslizam uma sobre a outra para criar movimentos de translação de um lado para outro. Embora esses movimentos tenham sido medidos e sejam relativamente significativos, não foram estabelecidos como um grau de liberdade adicional para a articulação. A Tabela 1.1 descreve os graus de liberdade para a maioria das articulações do corpo.

Uma cadeia cinemática é derivada da combinação de graus de liberdade em várias articulações para a geração de uma habilidade ou movimento. A cadeia é o somatório dos graus de liberdade em articulações adjacentes que identifica os graus de liberdade totais disponíveis ou necessários para a realização de um movimento. Por exemplo, o chute de uma bola poderia envolver um sistema de 11 gl com relação ao tronco. Isso talvez fosse constituído de 3 gl no quadril, 2 gl no joelho, 1 gl no tornozelo, 3 gl nos tarsos (pé) e 2 gl nos dedos dos pés.

Resumo

Biomecânica, a aplicação das leis da física ao estudo do movimento, é uma disciplina essencial para o estudo do movimento humano. O movimento humano pode ser avaliado, sob o ponto de vista biomecânico, tanto qualitativamente como quantitativamente. Uma análise qualitativa é uma avaliação não numérica do movimento. Uma análise quantitativa utiliza aplicações cinemáticas ou cinéticas que analisam uma habilidade ou movimento pela identificação de seus componentes ou pela avaliação das forças criadoras do movimento, respectivamente.

Para fornecer uma descrição específica de um movimento, é útil definir movimentos com relação a um ponto de partida ou a um dos três planos de movimento: sagital, frontal ou transverso.

Devemos usar descritores dos movimentos anatômicos para descrever os movimentos dos segmentos. Isso depende da identificação da posição inicial (fundamental ou anatômica), do uso padronizado de nomes dos segmentos (braço, antebraço, mão, coxa, perna e pé) e do uso correto de descritores dos movimentos (flexão, extensão, abdução, adução e rotação).

QUESTÕES PARA REVISÃO

Verdadeiro ou falso

1. ____ Anatomia funcional é a ciência da estrutura do corpo.

2. ____ Movimento é uma mudança de lugar, posição ou postura que ocorre ao longo do tempo.

3. ____ Cinesiologia é o estudo do movimento humano.

4. ____ O esqueleto axial inclui os membros superiores e inferiores.

5. ____ Todo movimento angular tem um eixo de rotação.

6. ____ Ângulo relativo é o mesmo que ângulo do segmento.

7. ____ Quando o ângulo articular entre dois segmentos aumenta, a ação que ocorre é a flexão.

8. ____ O movimento do tornozelo no plano sagital é chamado de pronação e supinação.

9. ____ O braço direito é ipsilateral à perna direita.

10. ____ Esqueleto axial é o mesmo que esqueleto apendicular.

11. ____ Medial e lateral equivalem a esquerda e direita.

12. ____ A posição anatômica é a única posição usada pelos biomecânicos.

13. ____ O termo flexão lateral aplica-se exclusivamente ao movimento da cabeça ou do tronco.

14. ____ O movimento dos membros inferiores na corrida ocorre principalmente no plano sagital.

15. ____ Há apenas um plano cardinal no corpo humano.

16. ____ Flexão plantar ocorre na articulação do joelho.

17. ____ Um eixo mediolateral avança do sentido anterior para o posterior.

18. ____ O plano horizontal possui um eixo longitudinal.

19. ____ Estática é um ramo da mecânica que estuda sistemas que não se movem.

20. ____ O eixo de rotação é sempre perpendicular ao plano de movimento.

21. ____ Os eixos de uma estrutura de referência fazem intersecção na origem.

22. ____ A articulação do cotovelo possui basicamente três graus de liberdade (3 gl).

23. ____ Uma articulação que possui dois graus de liberdade (2 gl) pode também ser chamada de articulação biaxial.

24. ____ Todas as articulações humanas possuem ao menos três graus de liberdade (3 gl).

25. ____ Rotação medial também é conhecida como rotação externa.

Múltipla escolha

1. Em que período a biomecânica foi desenvolvida como área de estudo?
   a. Entre 1920 e 1930
   b. Entre 1940 e 1950
   c. Entre 1960 e 1970
   d. Entre 1980 e 1990

2. Qual das seguintes opções é um exemplo de análise quantitativa?
   a. Um técnico corrigindo um lance livre
   b. A determinação da força atuante sobre o fêmur de um atleta durante o salto em distância
   c. Um fisioterapeuta observando o exercício de um paciente
   d. Todas as alternativas

3. Qual das seguintes opções é um exemplo de movimento angular?
   a. O braço de um arremessador de beisebol ao lançar uma bola
   b. Um paraquedista em queda livre
   c. O trajeto de uma bola de beisebol enquanto está no ar
   d. Nenhuma das alternativas

4. Qual das seguintes opções é um exemplo de movimento linear?
   a. O trajeto de uma bola de beisebol enquanto está no ar
   b. Uma criança executando uma reversão lateral (estrela)
   c. O movimento da perna de um corredor durante uma corrida de 100 m
   d. Nenhuma das alternativas

5. Qual dos seguintes casos poderia ser considerado em um estudo de cinemática?
   a. A força entre um corredor e os blocos de partida
   b. O torque desenvolvido pelos músculos que cruzam a articulação do joelho em um corredor
   c. A mudança de posição de um corredor ao longo do tempo
   d. Nenhuma das alternativas

6. Qual dos seguintes casos poderia ser considerado em um estudo de cinética?
   a. A velocidade de um corredor durante uma corrida
   b. A aceleração de um corredor durante a partida de uma corrida
   c. O torque desenvolvido pelos músculos que cruzam a articulação do joelho em um corredor
   d. Nenhuma das alternativas

7. Quais das seguintes opções são exemplos de análise estática?
a. Um halterofilista levantando uma barra acima da cabeça
b. O movimento de uma nave espacial navegando no espaço
c. A decolagem de uma nave espacial da Terra
d. Nenhuma das alternativas

8. A unidade de massa é _____.
a. grama
b. centímetro
c. Newton
d. Nenhuma das alternativas

9. Um movimento humano dinâmico sugere que _____.
a. a velocidade é zero
b. a aceleração é zero
c. as forças resultantes são zero
d. Nenhuma das alternativas

10. Anatomia funcional é _____.
a. a ciência da estrutura do corpo
b. o estudo dos componentes do corpo necessários para realizar ou executar um movimento humano ou função
c. a disposição de músculos, nervos, vasos sanguíneos e ossos
d. Nenhuma das alternativas

11. A rotação lateral de um segmento ocorre em _____.
a. um plano sagital
b. um plano horizontal
c. um plano frontal
d. um plano longitudinal

12. Qual movimento ocorre basicamente no plano frontal?
a. Flexão de braços no solo
b. Polichinelo
c. Arremesso de *frisbee*
d. Agachamento

13. O plano sagital divide o corpo em _____.
a. partes direita e esquerda
b. partes de cima e de baixo
c. partes anterior e posterior
d. Nenhuma das alternativas

14. Em comparação com a posição anatômica, na posição fundamental o ombro está mais _____.
a. flexionado
b. aduzido
c. abduzido
d. estendido

15. A articulação talocrural é _____ em relação à articulação do joelho.
a. proximal
b. medial
c. distal
d. anterior

16. A articulação do quadril é _____ em relação à articulação do joelho.
a. proximal
b. medial
c. distal
d. anterior

17. O pé direito é _____ em relação ao pé esquerdo.
a. proximal
b. contralateral
c. inferior
d. ipsilateral

18. Uma articulação que se move no plano sagital em que o ângulo relativo se estende além de sua posição zero sofre _____.
a. hiperextensão
b. hiperflexão
c. hiperadução
d. hiperabdução

19. Qual das seguintes opções não é um movimento da escápula?
a. Depressão
b. Flexão lateral
c. Rotação superior
d. Retração

20. Flexão radial ocorre _____.
a. no lado da mão em que está o polegar.
b. no lado da mão em que está o quinto dedo.
c. no lado do pé em que está o hálux.
d. no lado do pé em que está o quinto dedo.

21. Os eixos de um sistema de referência relativo são alinhados _____.
a. horizontalmente e verticalmente
b. com um segmento do corpo
c. com o solo
d. Nenhuma das alternativas

22. O movimento no plano frontal ocorre ao redor de qual eixo?
a. Longitudinal
b. Mediolateral
c. Transverso
d. Anteroposterior

23. A maioria dos movimentos humanos ocorre _____.
a. no plano sagital
b. no plano frontal
c. no plano horizontal
d. em múltiplos planos

24. A cadeia cinemática para um movimento particular consiste _____.
a. em flexão/extensão, abdução/adução e rotação medial/lateral
b. nas posições, velocidades e acelerações
c. em ligamentos, ossos e músculos que restringem os graus de liberdade
d. no somatório dos graus de liberdade em articulações adjacentes

25. Uma articulação triaxial possui quantos graus de liberdade?
a. 1
b. 2
c. 3
d. Mais de 3

Referências bibliográficas

1. Hatze, H. (1974). The meaning of the term "biomechanics." *Journal of Biomechanics*, 7:189-190.
2. European Society of Biomechanics. *The founding and goals of the society*. Available at http://www.esbiomech.org/current/about_esb/index.html/.
3. Richie, D. H., et al. (1985). Aerobic dance injuries: A retrospective study of instructors and participants. *The Physician and Sportsmedicine*, 13:130-140.
4. Ulibarri, V. D., et al. (1987). Ground reaction forces in selected aerobics movements. *Biomechanics in Sport*. New York: Bioengineering Division of the American Society of Mechanical Engineering, pp. 19-21.

CONSIDERAÇÕES ESQUELÉTICAS SOBRE O MOVIMENTO

Após ler este capítulo, o estudante será capaz de:

1. Definir como as propriedades mecânicas de uma estrutura podem ser expressas em termos de sua relação de tensão-deformação.

2. Definir tensão, deformação, região elástica, região plástica, ponto de escoamento, ponto de ruptura e módulo elástico.

3. Identificar a região elástica, o ponto de escoamento, a região plástica e o ponto de ruptura numa curva de tensão-deformação.

4. Descrever a diferença entre o material elástico e o viscoelástico.

5. Diferenciar entre materiais quebradiços, rígidos e flexíveis.

6. Listar as funções do tecido ósseo que compõe o sistema esquelético.

7. Descrever a composição do tecido ósseo e as características do osso cortical e do osso esponjoso.

8. Listar as funções do sistema esquelético e os tipos de ossos nele encontrados e descrever o papel que cada tipo de osso desempenha no movimento ou na sustentação humana.

9. Descrever o modo de formação do tecido ósseo e as diferenças entre modelagem e remodelagem.

10. Discutir o impacto da atividade e da inatividade na formação do osso.

11. Definir osteoporose e discutir seu desenvolvimento.

12. Discutir resistência e rigidez do osso, e também as propriedades anisotrópicas e viscoelásticas.

13. Definir os seguintes tipos de cargas que o osso deve absorver e fornecer um exemplo para ilustrar cada carga incidente no sistema esquelético: compressão, tensão, cisalhamento, curvamento e torção.

14. Descrever fraturas por estresse e algumas lesões comuns do sistema esquelético e explicar a carga causadora da lesão.

15. Descrever os tipos de cartilagem e suas funções no sistema esquelético.

16. Descrever a função dos ligamentos no sistema esquelético.

17. Descrever todos os componentes da articulação do tipo diartrose, fatores que contribuem para a estabilidade articular e exemplos de lesão nesse tipo de articulação.

18. Listar os sete diferentes tipos das articulações denominadas diartroses, dando exemplos para cada uma delas.

19. Descrever as características das articulações dos tipos sinartrose e anfiartrose e fornecer um exemplo de cada.

20. Definir osteoartrite e discutir seu desenvolvimento.

Medição das propriedades mecânicas dos tecidos do corpo

Osso, tendão, ligamento e músculo são algumas das estruturas básicas que compõem o corpo humano. Para os biomecânicos, as propriedades mecânicas desses tecidos são as mais importantes. Em geral, ao analisar as propriedades mecânicas dessas estruturas, diferenciamos as forças externas que são aplicadas a elas e as relacionamos com sua deformação resultante. A capacidade de uma estrutura em resistir à deformação depende de sua organização material e forma geral. Portanto, esse tipo de análise é importante, porque dá informações sobre as propriedades mecânicas da estrutura, podendo, em última análise, influenciar sua função.

ANÁLISE ESTRUTURAL BÁSICA

Tensão e deformação

A força aplicada para deformar uma estrutura e a deformação resultante são conhecidas como *tensão* e *deformação*. Estas, para possibilitar a comparação de estruturas de diferentes tamanhos, são quantidades escalares da força aplicada e da deformação da estrutura, respectivamente. Os valores da tensão e da deformação são medidos por meio de um aparelho que pode aplicar tensão (força de tração) ou compressão (força de impulsão) na estrutura. Na Figura 2.1, a célula de carga mede a tensão, ou força de tração, aplicada ao tendão, e o extensiômetro mede a extensão de estiramento do tendão. O atuador é um motor que inicia a tração sobre o tendão. A Figura 2.2 ilustra uma configuração similar, para determinar a força de compressão incidente em um pé amputado. O gráfico que relaciona tensão com deformação é a **curva de tensão-deformação** de uma estrutura. Pode-se fazer uma análise de tensão-deformação para verificar como um material muda com o passar do tempo, como materiais reagem a diferentes aplicações de força e como um material reage à ausência da

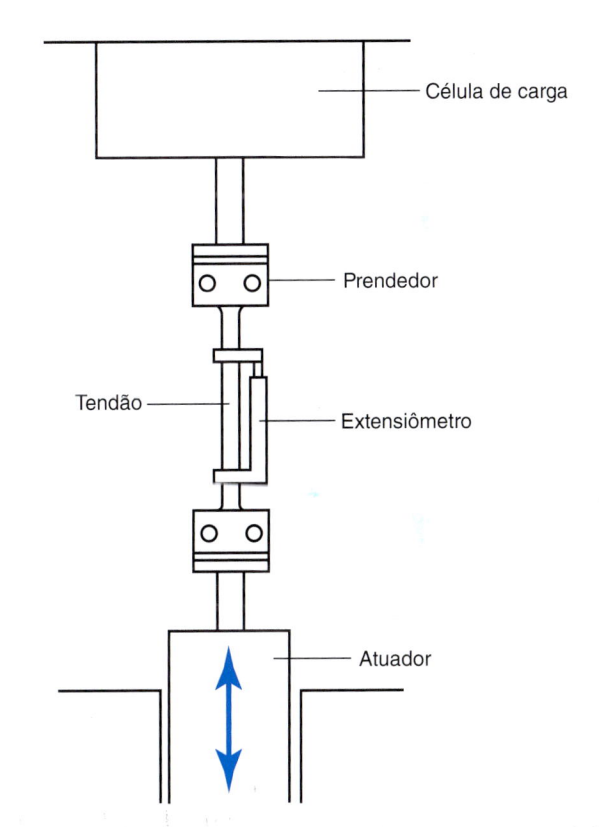

FIGURA 2.1 Aparelho de teste que determina as propriedades de tensão-deformação de um tendão. O atuador estira o tendão. [Reproduzido com permissão de Alexander, R. M. (1992). *The Human Machine*. New York: Columbia University Press.]

Célula de carga
Prendedor
Tendão
Extensiômetro
Atuador

aplicação cotidiana de tensão. A Figura 2.3 ilustra as relações dessas propriedades nas vértebras de macacos *rhesus* normais *versus* macacos imobilizados. A análise de tensão-deformação pode ser realizada com uma força de tração (tensão), de impulsão (compressão) ou de cisalhamento (impulsão ou tração ao longo da superfície do material). Este livro discute apenas as relações de tensão-deformação associadas à tensão e à compressão.

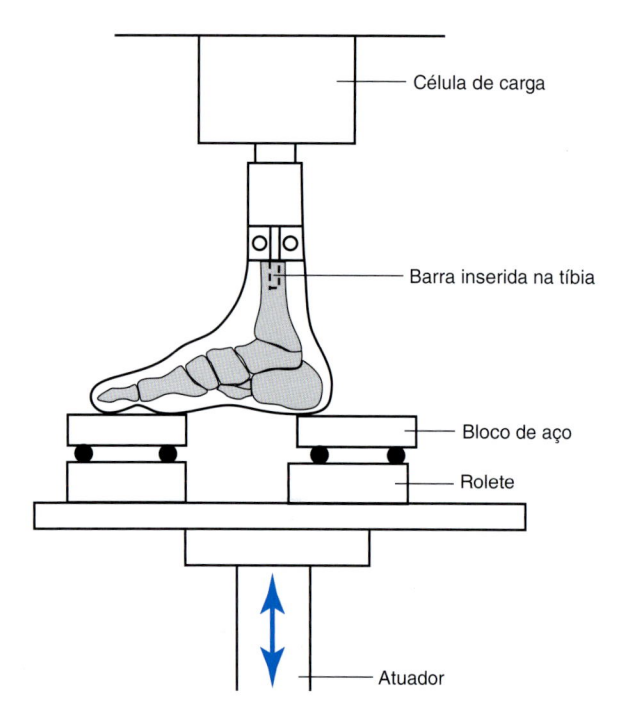

FIGURA 2.2 Aparelho de teste que determina as propriedades de tensão-deformação de um pé amputado. [Reproduzido com permissão de Alexander, R. M. (1992). *The Human Machine.* New York: Columbia University Press.]

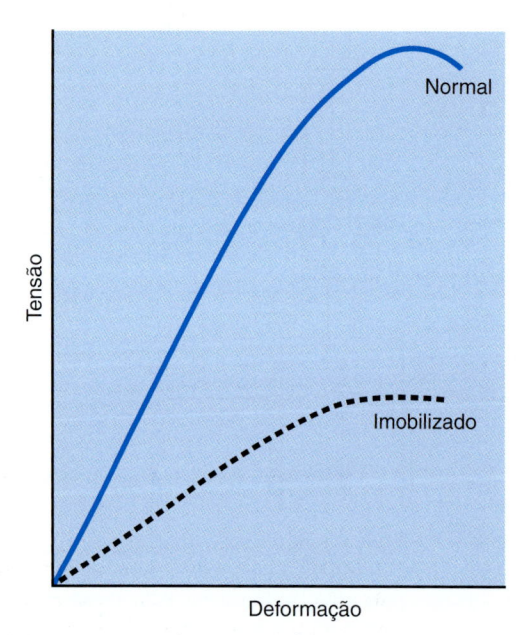

FIGURA 2.3 Curvas de tensão-deformação de segmentos vertebrais ósseos de macaco *rhesus* normal e imobilizado. [Adaptado de Kazarian, L. E., Von Gierke, H. E. (1969). Bone loss as a result of immobilization and chelation. Preliminary results in *Macaca mulatta. Clinical Orthopaedics*, 65:67-75.]

Nesse tipo de teste, **tensão** é definida como força por unidade de área, sendo designada pela letra grega sigma (σ). A tensão é calculada pela seguinte equação:

$$\sigma = F/A$$

em que F é a força aplicada e A é a área unitária na qual a força está sendo aplicada. A força é aplicada perpendicularmente à superfície da estrutura sobre uma área predeterminada. A unidade de medida de força é o newton (N) e a de área é o metro quadrado (m^2). Assim, a unidade de tensão é newtons por metro quadrado (N/m^2) ou pascal (Pa).

A deformação é também escalar com relação ao comprimento inicial da estrutura em teste. Ou seja, a deformação causada pela tensão aplicada é comparada ao comprimento inicial, ou em repouso, do material, quando não é aplicada uma força. Assim, a deformação, designada pela letra grega épsilon (ϵ), é definida como a relação entre a mudança no comprimento e o comprimento em repouso. Então,

$$\epsilon = \Delta L/L$$

em que ΔL é a mudança de comprimento da estrutura e L é o comprimento inicial. Considerando que estamos dividindo um comprimento por outro, não há unidades; portanto, deformação é representada por um número adimensional.

A Figura 2.4 ilustra uma curva de tensão-deformação. Diversos pontos-chave dessa curva são importantes para a função básica da estrutura. Nessa curva, a inclinação de sua parte linear é o **módulo elástico**, ou a rigidez do material. Assim, a rigidez é calculada pela fórmula:

$$k = tensão/deformação = \sigma/\epsilon$$

Com a aplicação de maior força à estrutura, a inclinação da curva acaba diminuindo. Nesse ponto, diz-se que a estrutura cedeu ou alcançou seu **ponto de escoamento**. Até o ponto de escoamento, diz-se que a estrutura se encontra na **região elástica**. Se o material ainda estiver nessa região quando a tensão for removida, ele retornará a seu comprimento original sem que ocorra dano estrutural. Depois do ponto de escoamento, os componentes moleculares do material ficam permanentemente deslocados entre si; e se a força aplicada for removida, ele não retornará ao seu comprimento original (Fig. 2.5). A diferença entre o comprimento original do material e o comprimento (em repouso) resultante da tensão na região plástica é a **deformação residual**.

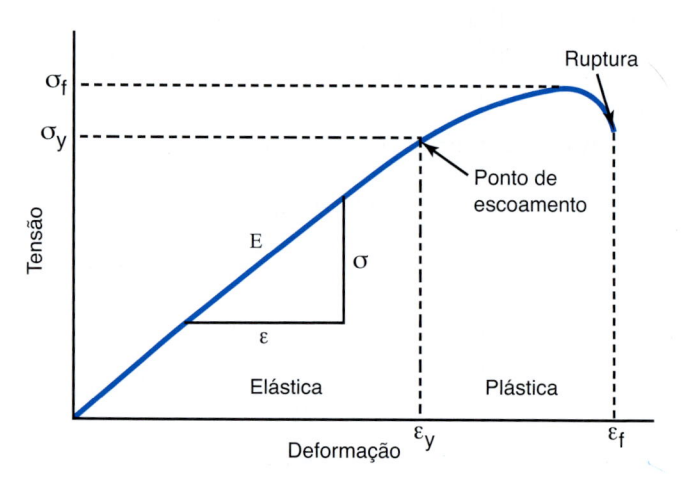

FIGURA 2.4 Curva de tensão-deformação idealizada, mostrando a região elástica, a região plástica e o módulo elástico.

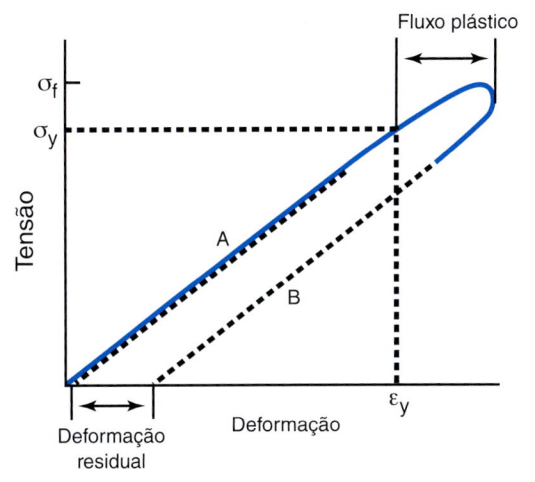

FIGURA 2.5 Curva de tensão-deformação de um material que foi esticado até a região plástica. **A**. Período da carga aplicada. **B**. Período no qual a carga aplicada é removida. A deformação residual decorre da reorganização do material no nível molecular.

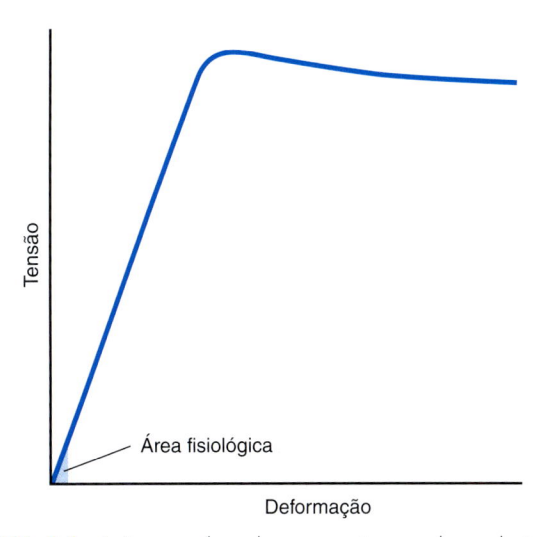

FIGURA 2.6 A área sombreada representa os valores de tensão da curva de tensão-deformação da tíbia de um adulto durante uma corrida, e a linha cheia representa amostras de ossos testados até a fratura. [Adaptado com permissão de Nordin, M., Frankel, V. H. (1989). *Basic Biomechanics of the Musculoskeletal System*. Philadelphia, PA: Lea & Febiger.]

Depois do ponto de escoamento, temos a **região plástica**. Tratando-se de materiais rígidos (como o osso), a região de escoamento, ou a plástica, é relativamente pequena; mas, para outros materiais, pode ser relativamente grande. Se a força aplicada persistir além da região plástica, irá ocorrer **ruptura** da estrutura e, nesse ponto, a deformação rapidamente cai a zero. Com a ruptura, a tensão máxima alcançada determinará a resistência à ruptura e a tensão até a ruptura do material.

Nas atividades funcionais normais, a tensão aplicada não causará uma deformação que chegue até o ponto de escoamento. Quando estruturas são projetadas por um engenheiro, o profissional considera um **fator de segurança** ao determinar a relação tensão-deformação da estrutura. Em geral, o fator de segurança se situa na faixa de 5 a 10 vezes a tensão que normalmente seria aplicada à estrutura. Isto é, a força aplicada para alcançar o ponto de escoamento é significativamente maior do que a força geralmente aplicada nas atividades cotidianas. É evidente – e foi sugerido – que materiais e estruturas biológicos devem ter um fator de segurança significativamente grande. Desnecessário dizer que as tensões aplicadas a uma estrutura biológica nas atividades cotidianas são muito menores do que essa estrutura pode enfrentar. A Figura 2.6 ilustra uma curva de tensão-deformação para uma tíbia de um adulto e a relação de tensão-deformação real durante uma corrida.

Quando uma estrutura sofre deformação por uma força aplicada, a deformação ocorrente no material tem relação com a energia mecânica absorvida por ele. A quantidade de energia mecânica armazenada é proporcional à área sob a curva de tensão-deformação (Fig. 2.7). Ou seja, a energia mecânica armazenada é:

$$ME = 1/2\sigma\epsilon$$

Quando a força aplicada é removida, a energia armazenada é liberada. Por exemplo, uma tira de borracha pode ser esticada se for tracionada nas duas extremidades. Ao

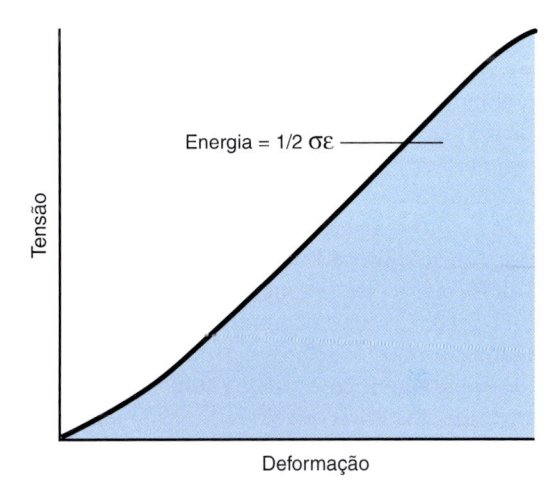

FIGURA 2.7 A energia mecânica armazenada (área sombreada) é igual à área sob a curva de tensão-deformação.

soltar uma das extremidades, a tira de borracha retorna ao seu comprimento original; mas, ao fazê-lo, libera a energia armazenada durante o estiramento. Para as finalidades práticas, esse é o mesmo conceito aplicável a uma cama elástica. O peso da pessoa que está saltando sobre a cama elástica a deforma e armazena energia. O ricochete da cama elástica libera para a pessoa a energia armazenada.

Tipos de materiais
Elásticos
Nesse tipo de material (material idealizado, descrito na Fig. 2.4), existe uma relação linear entre tensão e deformação. Ou seja, quando o **material elástico** é deformado pela força aplicada, a quantidade de deformação é igual para determinada quantidade de força. Quando a carga aplicada é removida, o material retorna ao comprimento

em repouso, desde que ele não tenha chegado a seu ponto de escoamento. No caso de materiais elásticos, a energia mecânica que foi armazenada é totalmente recuperada.

Viscoelásticos

Ao contrário das estruturas elásticas, certos materiais exibem características de tensão-deformação que não são estritamente lineares; esses são os materiais **viscoelásticos**. Essas estruturas têm propriedades não lineares ou viscosas, em combinação com propriedades elásticas lineares. Como resultado da combinação dessas propriedades, a magnitude da tensão passa a depender da velocidade de aplicação da carga, ou da rapidez com que a carga é aplicada. Praticamente todos os materiais biológicos, como tendões e ligamentos, exibem certo grau de viscoelasticidade.

A Figura 2.8 ilustra um material viscoelástico. Em uma curva de tensão-deformação desse tipo de material, também se aplicam os termos *rigidez, ponto de escoamento* e *ponto de ruptura*. As regiões elástica e plástica são definidas de maneira similar às do material elástico, mas, ao contrário do que ocorre nas estruturas elásticas, a rigidez tem valores variados que podem ser determinados pelo ponto onde foi feito o cálculo na curva. Na Figura 2.8, a rigidez designada por E_1 é inferior à referente ao ponto E_2. Em E_3, no entanto, a rigidez é com certeza inferior à de E_2. Além disso, em um material viscoelástico, a energia mecânica armazenada não retorna completamente após a remoção da carga aplicada. Assim, a energia retornada não é igual à energia armazenada. A energia perdida é denominada **histerese** (Fig. 2.9).

Com frequência, os materiais – sejam elásticos ou viscoelásticos – são considerados rígidos, flexíveis ou quebradiços, dependendo do módulo elástico. As curvas de tensão-deformação desses materiais estão apresentadas na Figura 2.10. Os materiais flexíveis têm módulo elástico menor e armazenam quantidade consideravelmente maior de energia, em comparação com materiais rígidos. Por outro lado, materiais quebradiços têm módulo elástico maior e armazenam menos energia, em comparação com materiais rígidos. Mesmo assim, todos esses termos são

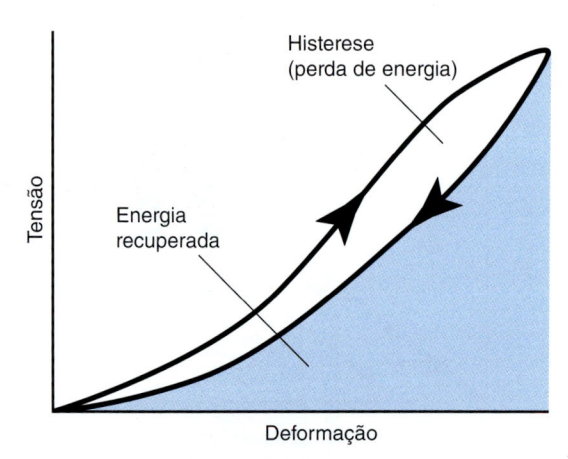

FIGURA 2.9 Curva de tensão-deformação de um material viscoelástico típico demonstrando a energia recuperada quando o material retorna ao seu comprimento em repouso. A histerese, ou perda de energia, é igual à energia armazenada quando o material é deformado menos a energia recuperada.

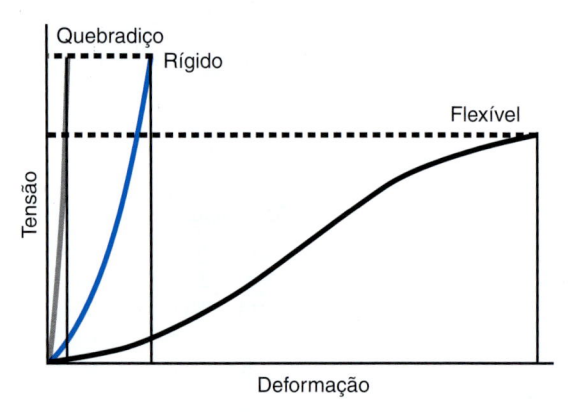

FIGURA 2.10 Curvas de tensão-deformação de materiais flexíveis, rígidos e quebradiços. O módulo elástico é significativamente diferente nos três materiais.

relativos. Dependendo dos materiais em teste, um material quebradiço pode ser considerado rígido em relação a um determinado material e flexível em relação a outro. Por exemplo, o osso é quebradiço em relação ao tendão, mas flexível em relação ao vidro.

Características biomecânicas do osso

FUNÇÃO DO TECIDO ÓSSEO

O sistema esquelético consiste em ossos, cartilagem, ligamentos e articulações do corpo. Os ossos constituem a maioria das estruturas no sistema esquelético. Enquanto as articulações são as interseções entre os ossos, os ligamentos conectam os ossos às articulações, reforçando-as. O esqueleto consiste em aproximadamente 20% do peso corporal total. Geralmente, o sistema esquelético é dividido nos esqueletos axial e apendicular. Os principais ossos do corpo humano estão representados na Figura 2.11. O sistema esquelético desempenha muitas funções: sustentação, sítios

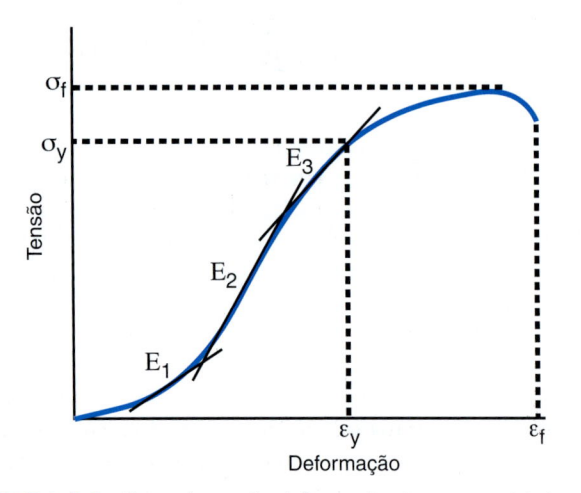

FIGURA 2.8 Curva de tensão-deformação de um material viscoelástico típico. O módulo elástico (inclinação da curva) varia de acordo com a parte da curva que está servindo de base para o cálculo.

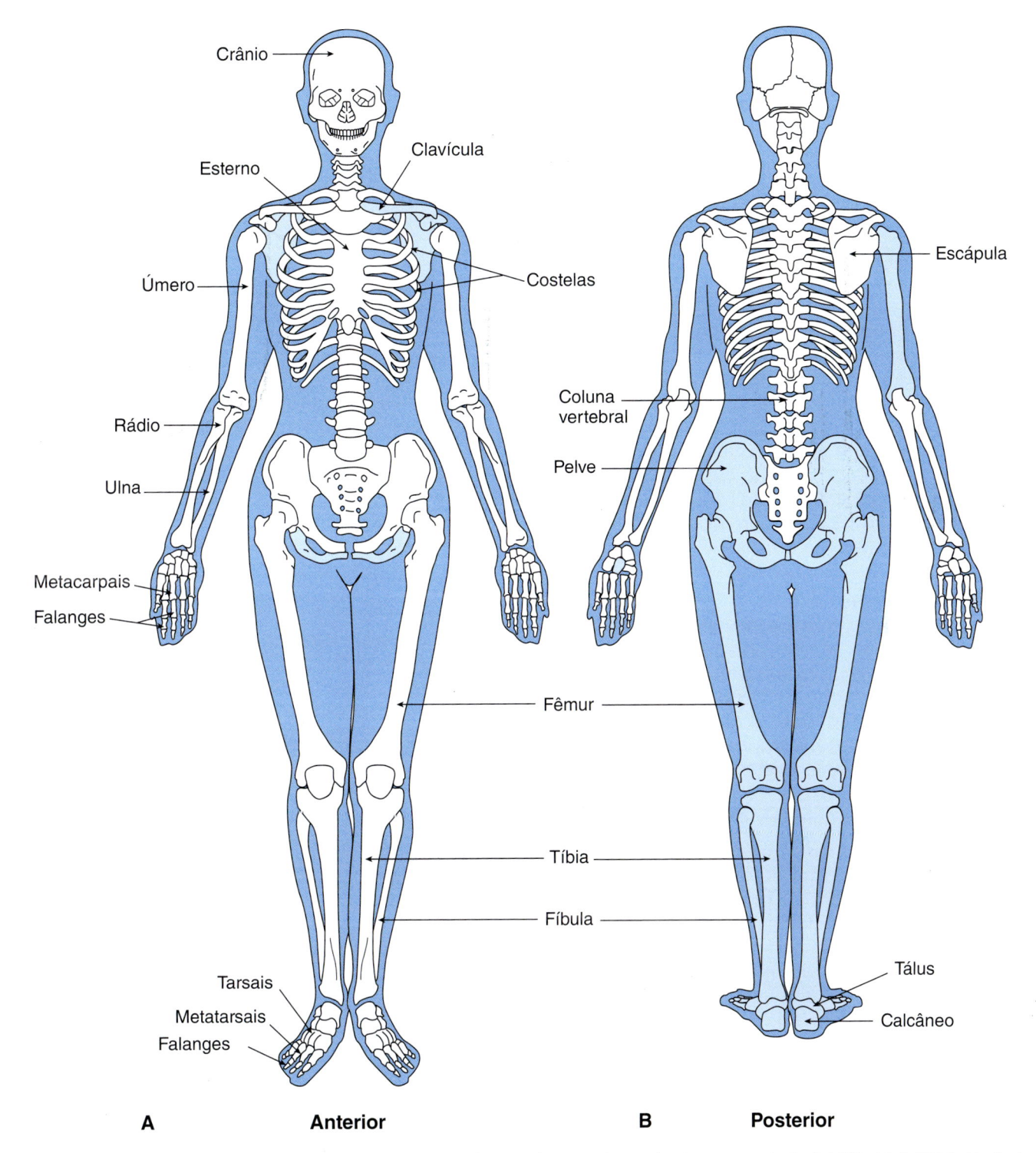

FIGURA 2.11 Vista anterior (**A**) e vista posterior (**B**) dos ossos do corpo humano. [Reproduzido com permissão de Willis, M. C. (1996). *Medical Terminology: The Language of Health Care*. Baltimore, MD: Williams & Wilkins.]

de fixação, alavanca, proteção, armazenamento e formação de células sanguíneas.

Sustentação

O esqueleto fornece uma significativa sustentação estrutural e pode manter uma postura enquanto acomoda grandes forças externas, por exemplo, as envolvidas nos saltos. Os ossos aumentam de tamanho desde a parte superior até a parte inferior, proporcionalmente à quantidade de peso que sustentam; assim, os ossos do membro inferior e as vértebras situadas mais inferiormente, e também os ossos pélvicos, são maiores do que os ossos correspondentes do membro superior e da parte superior do tronco. Uma comparação visual entre o úmero e o fêmur, ou entre as vértebras cervicais e lombares, demonstra essas relações dimensionais. Internamente, os ossos também protegem os órgãos internos.

Locais de inserção

Os ossos proporcionam locais de inserção para tendões, músculos e ligamentos, possibilitando a geração de movimentos por meio de aplicações de força aos ossos através desses locais. O conhecimento dos locais de inserção em cada osso oferece informações úteis sobre o potencial de movimento de músculos específicos, sustentação oferecida pelos ligamentos e locais com potencial de lesão.

Alavancas

O sistema esquelético fornece as alavancas e eixos de rotação em torno dos quais o sistema muscular gera os movimentos. **Alavanca**, um mecanismo simples que amplia a força e/ou a velocidade dos movimentos, consiste em uma barra rígida que gira em torno de um ponto fixo, ou eixo, denominado **fulcro**. Em um sistema de alavancas do esqueleto, a barra rígida é, basicamente, um dos ossos longos do corpo, e o ponto de rotação fixo, ou eixo, é uma das articulações em que os ossos se encontram. O sistema de alavancas do esqueleto transmite o movimento gerado pelos músculos ou por forças externas. O Capítulo 10 contém uma discussão aprofundada sobre alavancas.

Outras funções

Há três outras funções ósseas não especificamente relacionadas ao movimento: proteção, armazenamento e formação de células sanguíneas. Os ossos protegem o cérebro e os órgãos internos. Também armazenam gordura e minerais. Por fim, a formação das células sanguíneas, chamada hematopoese, ocorre no interior das cavidades ósseas.

COMPOSIÇÃO DO TECIDO ÓSSEO

O osso, ou **tecido ósseo,** é um material notável, com propriedades que o tornam ideal para suas funções de sustentação e de movimento. O osso é leve, mas tem grande resistência tensiva e compressiva e um grau significativo de elasticidade. O osso é também um material muito dinâmico, exibindo um movimento constante de entrada e saída de minerais. Diariamente, podem entrar ou sair do esqueleto de um adulto até cerca de 0,5 g de cálcio, e todas as semanas os humanos reciclam 5 a 7% de sua massa óssea. O osso pode crescer de diversas maneiras; trata-se de um tecido que está continuamente sendo modificado, reformado, remodelado e reparado.

O tecido ósseo é forte e é uma das estruturas mais duras do corpo, por causa da combinação de elementos inorgânicos e orgânicos. O osso é composto de uma matriz de sais inorgânicos e **colágeno**, um material orgânico encontrado em todo o tecido conjuntivo. Os minerais cálcio e fosfato, aliados ao colágeno, constituem aproximadamente 60 a 70% do tecido ósseo. A água constitui aproximadamente 25 a 30% do peso do tecido ósseo (43). O colágeno faz com que o osso tenha resistência tensiva e flexibilidade; e os minerais ósseos proporcionam rigidez e resistência à compressão (38).

Há três tipos de células ósseas (Fig. 2.12). Os **osteoclastos** são grandes células multinucleadas que possuem

propriedades semelhantes às dos macrófagos. São criados pela fusão de 15 a 20 células individuais e trabalham para dissolver o osso em áreas de microfratura. Os **osteoblastos** possuem um único núcleo e produzem um osso novo chamado osteoide. Essas células também são responsáveis pela calcificação do osso. Alguns dos osteoblastos são retidos na formação de osso novo e desenvolvem-se em **osteócitos**. Os osteócitos são semelhantes às células nervosas porque possuem longos prolongamentos que alcançam outros osteócitos e se conectam a eles. Parecem ter uma função mecanossensitiva e comunicativa que lhes permite detectar a deformação e direcionar a atividade dos osteoclastos.

ESTRUTURA MACROSCÓPICA DO OSSO

O osso é composto de dois tipos de tecidos: **osso cortical** e **osso esponjoso**. A camada externa dura é osso compacto; internamente a essa camada, está o osso esponjoso. A secção da cabeça do fêmur mostrada na Figura 2.13 ilustra a arquitetura do osso longo. O arranjo arquitetônico do tecido ósseo é notavelmente apropriado para as demandas mecânicas impostas ao sistema esquelético durante a atividade física.

Osso cortical

O osso cortical é frequentemente conhecido como osso compacto e constitui cerca de 80% do esqueleto. O osso cortical parece ser uma estrutura sólida, mas um exame mais detalhado revela muitas passagens para vasos sanguíneos e nervos. A camada exterior do osso é muito densa, tendo **porosidade** inferior a 15% (48). Porosidade é a relação entre o espaço poroso e o volume total; quando a porosidade aumenta, ocorre deterioração da resistência mecânica do osso. Pequenas mudanças na porosidade podem acarretar alterações significativas na rigidez e resistência do osso.

O osso cortical consiste em um sistema de tubos ocos chamados **lamelas**, que estão dispostas umas no interior das outras. As lamelas são compostas de fibras de colágeno,

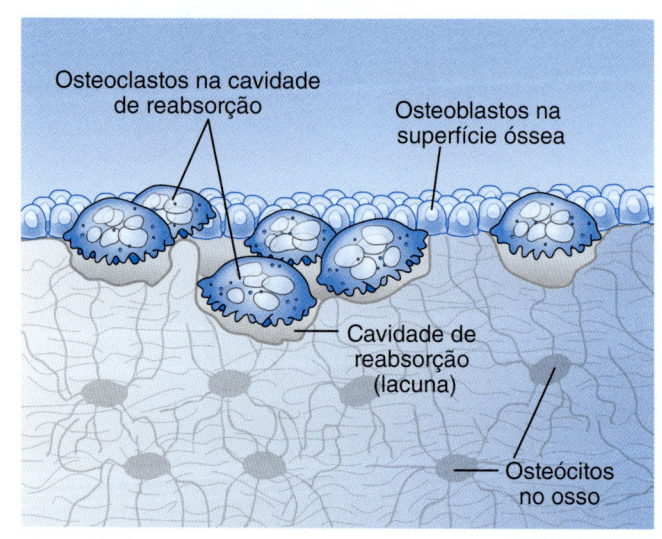

FIGURA 2.12 Os três principais tipos de células ósseas são: osteoclastos, osteoblastos e osteócitos.

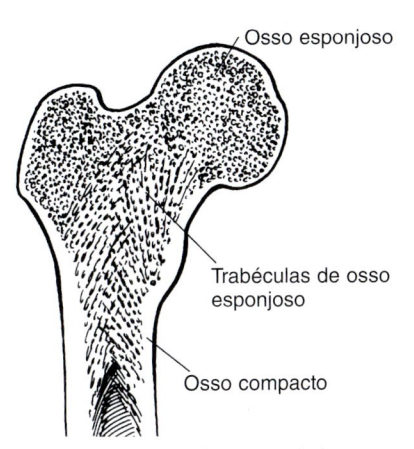

- Osso esponjoso
- Trabéculas de osso esponjoso
- Osso compacto

FIGURA 2.13   Esta secção média da extremidade proximal do fêmur ilustra tanto o osso compacto como o osso esponjoso. O osso compacto denso delineia a parte externa do osso, e continua inferiormente para formar a diáfise óssea. O osso esponjoso se localiza nas extremidades, e pode ser diferenciado por seu aspecto, que lembra o de uma treliça. Observe a curvatura nas trabéculas, que se forma para suportar as cargas.

todas avançando numa mesma direção. As fibras de colágeno de lamelas adjacentes sempre avançam em direções diferentes. Um grupo de lamelas forma um **ósteon** ou **sistema de Havers**. Ósteons são estruturas em forma de pilar com orientação paralela às cargas que são aplicadas ao osso. O arranjo desses pilares de sustentação de peso e a densidade do osso compacto proporcionam resistência e rigidez ao sistema esquelético. O osso cortical pode suportar níveis elevados de sustentação de peso ou de tensão muscular na direção longitudinal, antes que venha a ceder e fraturar (46).

O osso cortical é especialmente capaz de absorver cargas tensivas se as fibras de colágeno estiverem dispostas paralelamente à carga. Tipicamente, o colágeno se dispõe em camadas que avançam em configurações longitudinais, circunferenciais e oblíquas. Isso oferece resistência às forças tensivas em diferentes direções, porque, quanto maior o número de camadas, maior a resistência e a rigidez oferecidas pelo osso. Do mesmo modo, nos locais onde músculos, ligamentos e tendões se prendem ao esqueleto, as fibras de colágeno estão dispostas paralelamente à inserção do tecido mole, oferecendo assim maior resistência à tração para essas inserções.

Uma camada espessa de osso compacto é encontrada nas diáfises de ossos longos, onde há necessidade de resistência para responder às elevadas cargas impostas ao longo do comprimento do osso durante a sustentação do peso ou em resposta à tensão muscular. A espessura é maior na parte média dos ossos longos, por causa das maiores forças de curvamento e torção (9). Camadas delgadas de osso compacto são observadas nas extremidades dos ossos longos, epífises e também revestindo os ossos curtos ou irregulares.

Osso esponjoso

O tecido ósseo no interior do osso cortical é conhecido como osso esponjoso e se localiza nas extremidades dos ossos longos, no corpo das vértebras e nas escápulas e pelve.

Esse tipo de osso possui uma estrutura em forma de treliça, com porosidade superior a 70% (48). Sua estrutura, apesar de ser bastante rígida, é mais fraca e menos densa do que a do osso compacto. O osso esponjoso não é tão denso como o osso cortical, pois é repleto de espaços. Os fragmentos ósseos pequenos e planos que o compõem são conhecidos como **trabéculas** (Fig. 2.13). As trabéculas se adaptam à direção da carga imposta sobre o osso, proporcionando resistência sem adicionar peso excessivo (11). O colágeno avança ao longo do eixo das trabéculas, o que dá ao osso esponjoso maior resistência à tensão e às compressões.

A elevada porosidade permite que o osso esponjoso tenha grande capacidade de armazenamento de energia, de modo que esse tipo de osso passa a ser elemento crucial na absorção de energia e distribuição das pressões quando cargas são aplicadas à estrutura esquelética (43). Esse tipo de osso é metabolicamente mais ativo e responde mais aos estímulos do que o osso cortical (30). O osso esponjoso tem também uma taxa de reciclagem muito mais alta do que o osso cortical, resultando em maior remodelagem ao longo das linhas de tensão (38). O osso esponjoso não é tão forte como o osso compacto, e é grande a incidência de fratura no osso esponjoso em pessoas idosas. Acredita-se que isso seja provocado pela perda da resistência compressiva, decorrente da perda mineral óssea (osteoporose).

Classificação anatômica dos ossos

O sistema esquelético tem duas partes principais: esqueleto axial (crânio, coluna vertebral, costelas e esterno) e esqueleto apendicular (cíngulos do membro superior e inferior e braços e pernas). Na composição de cada seção do esqueleto, há quatro tipos de ossos (Fig. 2.14). Esses tipos incluem ossos designados como longo, curto, plano e irregular. Cada tipo de osso exerce funções específicas.

Ossos longos

Os ossos longos têm estrutura mais alongada e menos larga. Os ossos longos do corpo são: clavícula, úmero, rádio, ulna, fêmur, tíbia, fíbula, metatarsais, metacarpais e falanges. O osso longo possui um corpo, ou **diáfise**, uma camada espessa de osso compacto que circunda a cavidade da medula óssea (Fig. 2.15). A diáfise alarga-se na direção da extremidade, na porção chamada **metáfise**. No esqueleto imaturo, a extremidade do osso longo, ou **epífise**, está separada da diáfise por um disco cartilaginoso. As epífises consistem em uma camada externa fina de osso compacto que reveste osso esponjoso interno. Uma membrana branca fina, o **periósteo**, reveste a parte externa do osso, com exceção das partes revestidas por cartilagem.

Ossos longos oferecem ao corpo apoio e proporcionam o conjunto interconectado de alavancas e ligações que nos permite fazer movimentos. Um osso longo pode funcionar como uma coluna, ao suportar cargas ao longo de seu eixo longitudinal. Caracteristicamente, eles não são retilíneos; têm a forma de viga, o que resulta em uma estrutura mais forte para que os ossos possam suportar e minimizar as cargas de curvamento incidentes sobre eles. Um osso longo é mais forte quando é pressionado por forças incidentes

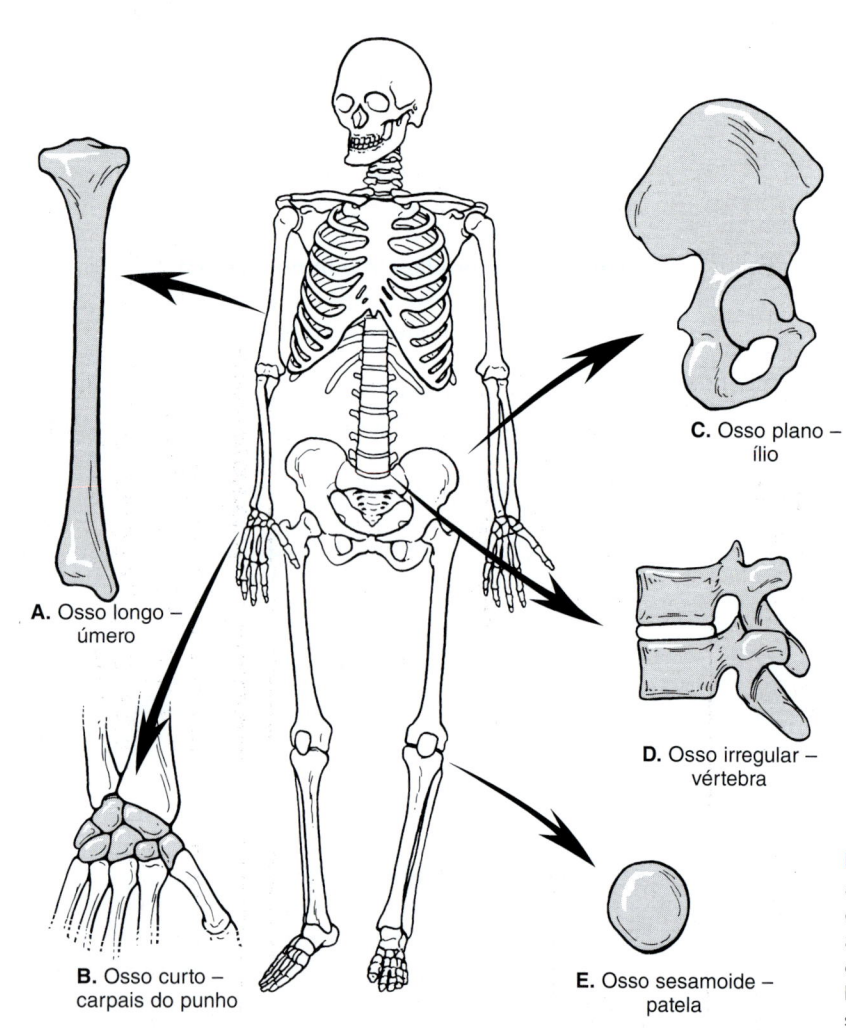

A. Osso longo –
úmero

B. Osso curto –
carpais do punho

C. Osso plano –
ílio

D. Osso irregular –
vértebra

E. Osso sesamoide –
patela

FIGURA 2.14 Diversos tipos de ossos atendem a funções específicas. **A.** Ossos longos funcionam como alavancas. **B.** Ossos curtos oferecem apoio e absorção de choque. **C.** Ossos planos protegem e oferecem locais mais amplos para inserção muscular. **D.** Ossos irregulares têm funções especiais. **E.** Ossos sesamoides alteram o ângulo de inserção muscular.

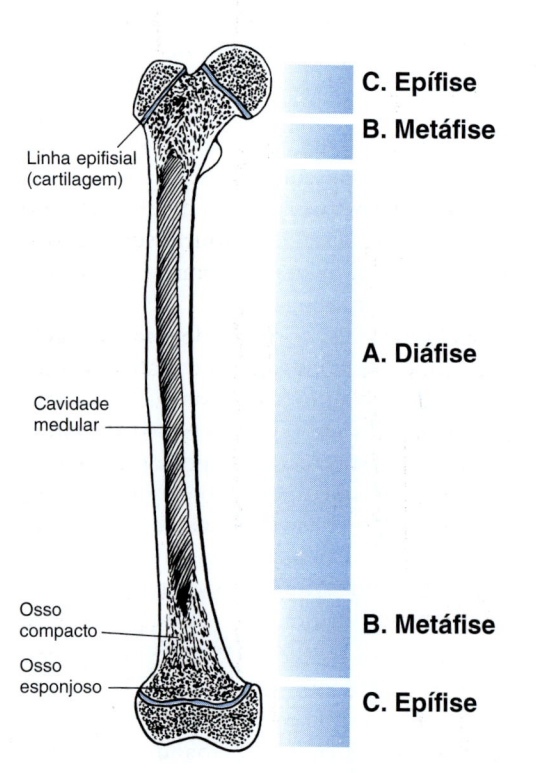

Linha epifisial
(cartilagem)

Cavidade
medular

Osso
compacto

Osso
esponjoso

C. Epífise

B. Metáfise

A. Diáfise

B. Metáfise

C. Epífise

FIGURA 2.15 O osso longo tem um corpo, ou diáfise (**A**), que se alarga até formar a metáfise (**B**) e a epífise (**C**). Camadas de osso compacto compõem a diáfise. A metáfise e a epífise estão compostas por osso esponjoso situado no interior de uma fina camada de osso compacto.

ao longo do seu eixo longitudinal. Os locais de inserção muscular e protuberâncias são formados por forças tensivas dos músculos, ao exercerem tração sobre os ossos.

Ossos curtos

Os ossos curtos, como os carpais da mão e os tarsais do pé, consistem basicamente em osso esponjoso revestido por uma fina camada de osso compacto. Esses ossos desempenham importante função na absorção de choques e na transmissão de forças. Um tipo especial de osso curto, o osso sesamoide, está embutido num tendão ou cápsula articular. A patela é um osso sesamoide na articulação do joelho: está embutida no tendão do quadríceps. Outros ossos sesamoides podem ser encontrados na base do primeiro metatarsal do pé, onde os ossos estão embutidos no tendão distal do músculo flexor curto do hálux, e no polegar, onde os ossos estão embutidos no tendão do músculo flexor curto do polegar. O papel do osso sesamoide é alterar o ângulo de inserção do músculo e diminuir a fricção criada pelo músculo.

Ossos planos

Um terceiro tipo de osso, o osso plano, está representado pelas costelas, ílio, esterno e escápula. Esses ossos contêm duas camadas de osso compacto, com osso esponjoso e medula entre elas. Os ossos planos protegem estruturas internas e oferecem superfícies amplas para inserção muscular.

Ossos irregulares

Ossos irregulares, como os observados no crânio, pelve e vértebras, consistem em osso esponjoso com uma fina superfície exterior de osso compacto. Esses ossos são chamados irregulares por causa de suas formas e funções especiais. Os ossos irregulares desempenham diversas funções, por exemplo, sustentação do peso, dissipação de cargas, proteção da medula espinal, contribuição para os movimentos e locais para inserção muscular.

FORMAÇÃO ÓSSEA

O osso é um material altamente adaptativo e muito sensível ao desuso, à imobilização ou à atividade vigorosa e a níveis elevados de carga. Ao longo da vida, o osso vai sendo continuamente otimizado com relação ao seu papel de sustentação de carga por meio da remodelagem funcionalmente adaptativa. Ocorrem mudanças na arquitetura geral do osso e na massa óssea à medida que a adaptação funcional ocorre onde a massa e a arquitetura dos ossos respondem às demandas funcionais (40). No esqueleto apendicular, isso é particularmente importante por causa da sustentação da carga. As mudanças adaptativas atingem seu nível máximo no osso em crescimento e diminuem com o envelhecimento; porém continuam a ocorrer até certo ponto conforme o esqueleto se adapta às mudanças no uso mecânico. O tecido ósseo tem a propriedade de autorreparação, podendo alterar suas propriedades e configuração em resposta à demanda mecânica. Isso foi determinado pela primeira vez pelo anatomista alemão Julius Wolff, que estabeleceu a teoria do desenvolvimento dos ossos, chamada lei de Wolff. Essa lei afirma que: "qualquer mudança na forma e função de um osso, ou apenas de sua função, é seguida por certas alterações definidas em sua arquitetura interna e por uma alteração secundária igualmente definida em sua conformação externa, em conformidade com leis matemáticas" (32).

Ossificação, modelagem e remodelagem

A formação do osso é um processo complexo que não pode ser completamente explorado em detalhes nesse texto. O osso sempre se forma pela substituição de algum tecido preexistente. No feto, grande parte do tecido preexistente é constituída por cartilagem hialina. **Ossificação** é a formação de osso pela atividade de osteoblastos e osteoclastos. Em fetos, a cartilagem é lentamente substituída por esse processo de modo que, ao nascer, muitos dos ossos já terão, ao menos parcialmente, sido ossificados. Em certos locais (p. ex., os ossos planos do crânio), o osso substitui tecido fibroso mole, em vez de cartilagem.

Ossos longos crescem desde o nascimento até a adolescência, graças à atividade nas placas cartilaginosas localizadas entre a diáfise e as cabeças dos ossos. Essas **placas epifisiais** se expandem à medida que novas células são formadas; e o osso aumenta de comprimento até a espessura das placas diminuir para, enfim, alcançar a chamada ossificação completa. Esse processo ocorre em diferentes ossos em idades diferentes, mas, em geral, a ossificação estará completa por volta dos 25 anos.

A **modelagem** ocorre durante o crescimento para criar um novo tecido ósseo à medida que processos de reabsorção e de formação óssea (i. e., ossificação) ocorrem em diferentes locais e velocidades para mudar a forma e o tamanho dos ossos. No osso em crescimento, as propriedades ósseas estão relacionadas às demandas ligadas ao crescimento em termos de tamanho e às mudanças nas forças tensivas e compressivas incidentes no osso. O osso é depositado pelos osteoblastos e reabsorvido pelos osteoclastos. No processo de **reabsorção**, o tecido ósseo antigo é fracionado e digerido pelo corpo. Esse processo não é idêntico em todos os ossos, e nem em um mesmo osso. Por exemplo, o osso na parte distal do fêmur é substituído a cada 5 a 6 meses, enquanto o osso na diáfise é substituído de maneira muito mais lenta.

O osso vivo está sempre em processo de **remodelagem**, com constante remoção e substituição da matriz óssea. A remoção do osso pelos osteoclastos é relativamente rápida – cerca de três semanas –, ao passo que a formação de osso novo pelos osteoblastos leva cerca de três meses. A espessura e a resistência do osso devem ser continuamente mantidas pelo corpo; e isso ocorre graças a um ciclo contínuo de substituição de osso velho por osso novo. Um estado de equilíbrio dinâmico é mantido pela substituição de pequena quantidade de osso no mesmo local, deixando o tamanho e a forma do osso remodelado praticamente os mesmos. Sempre está ocorrendo formação contínua de tecido ósseo novo, e a remodelagem óssea é um processo em que a massa óssea se adapta às demandas incidentes nela. Depois que a pessoa ultrapassou o estágio de crescimento, as velocidades de depósito e de reabsorção de tecido ósseo passam a ser praticamente iguais, mantendo a massa óssea total praticamente constante. Contudo, por meio do exercício, a massa óssea pode aumentar, até mesmo durante a fase adulta jovem. Esse é um dos principais benefícios da atividade física. Os depósitos ósseos excederão a reabsorção óssea quando houver necessidade de maior resistência ou nos casos de lesão. Assim, halterofilistas exibem espessamentos na inserção de músculos muito ativos, e os ossos são mais densos onde as cargas são maiores. O braço dominante dos jogadores profissionais de tênis tem a espessura cortical 35% maior do que o braço contralateral (32). A forma do osso também muda com a consolidação óssea após uma fratura.

Esse processo contínuo de reconstrução prossegue até os 40 anos, quando a atividade osteoblástica diminui e os ossos se tornam mais quebradiços. Esse processo de remodelagem resulta em dois benefícios importantes: o esqueleto é reformado para que possa responder às forças gravitacionais, musculares e de contato externas, e os níveis sanguíneos de cálcio são mantidos para atendimento de funções fisiológicas importantes.

Mudanças no tecido ósseo durante a vida

No osso imaturo, as fibras estão aleatoriamente distribuídas, proporcionando resistência em várias direções, mas com resistência geral menor. No osso maduro, ocorre mineralização, canais de Havers são formados e alinhados ao osso, e as fibras ficam orientadas nas principais direções de sustentação da carga. O osso continua a se reorganizar ao longo da vida, para a correção de lesões e reparo do desgaste ósseo. No osso antigo, ainda ocorre restauração óssea, mas o sistema de Havers é menor e os canais são mais calibrosos, em decorrência da lentidão nos depósitos ósseos. Há indícios de que esse ajuste estrutural possa ser resultante da diminuição da força muscular, levando a desuso parcial e subsequente remodelagem óssea, que reduz a resistência (20).

Atividade física e inatividade e formação óssea

Atividade física

Os ossos dependem da carga mecânica para crescer e se fortalecer. Eles ganham ou perdem massa e alteram sua forma lentamente, em resposta às alterações na aplicação de carga mecânica. Assim, a atividade física é um componente importante no desenvolvimento e manutenção da integridade e resistência do esqueleto. O tecido ósseo deve ter um estímulo diário para que se mantenha saudável. No movimento ativo, a contração muscular, junto com as forças externas, exerce a maior pressão nos ossos. Nem todos os exercícios são igualmente efetivos. Há necessidade de aplicar forças de sobrecarga aos ossos, para que sejam estimulados e se adaptem às forças; e a adaptação contínua depende de sobrecargas progressivas (33).

Geralmente, a aplicação de cargas dinâmicas é melhor para a formação do tecido ósseo do que a de cargas estáticas, a aplicação de cargas com maior frequência é mais efetiva, e

---

Quais são os melhores exercícios?

Há vários princípios que ajudam a determinar os melhores exercícios para os ossos: 1) as forças e a velocidade de desenvolvimento de força devem ser altas (atividades de impacto); 2) o número de impactos não precisa ser grande, uma vez que o osso se torna dessensibilizado ao estímulo mecânico muito rapidamente; 3) a sensibilidade ao estímulo mecânico é recuperada com o repouso; e 4) a aplicação de carga a partir de diferentes direções aumenta a osteogênese. Forme grupos para discussão e classifique as seguintes atividades esportivas de acordo com seu potencial de formação óssea: natação, ciclismo, ginástica artística, corrida, esqui *cross-country*, basquete e futebol.

Turner C, Robling A. (2003) Designing exercise regimens to increase bone strength. *Exercise and Sport Sciences Reviews*, 31(1):45-50.

---

exercícios prolongados acarretam retornos menores (52). A aplicação de cargas repetidas e coordenadas ao tecido ósseo, associadas à atividade habitual, pode ter pequeno papel na preservação da massa óssea e pode até reduzir o potencial osteogênico por ocorrer dessensibilização do tecido ósseo (40). Períodos mais curtos na prática de uma atividade vigorosa são mais eficientes para que ocorra aumento na massa óssea (40). Para a estimulação do efeito osteogênico no osso de um adulto, foi demonstrado que quatro ciclos diários de aplicação de carga são suficientes para interromper a perda óssea (40). O histórico da carga aplicada diariamente, compreendendo o número de ciclos de aplicação de carga e sua magnitude, influencia a densidade do osso. Também nesse caso, é recomendável que uma sessão longa seja fracionada em sessões menores, como quatro sessões por dia, ou três a cinco sessões diárias por semana (47,51).

O efeito da atividade física no aumento da massa óssea varia durante a vida da pessoa. No esqueleto em crescimento, as cargas aplicadas a ele proporcionam um estímulo muito maior do que no esqueleto maduro (52). Em idosos com pouca massa óssea, o exercício será apenas moderadamente efetivo na formação dos ossos. O objetivo é maximizar o ganho em **densidade mineral óssea** nas primeiras três décadas de vida e, em seguida, minimizar o declínio ocorrente depois dos 40 anos (33). A massa óssea alcança seu nível máximo entre os 18 e 35 anos (9), e decresce em cerca de 0,5% ao ano depois dos 40 anos (33) (Fig. 2.16). No adulto, a massa óssea equivale à massa óssea máxima menos a quantidade perdida; assim, a prática do exercício poderá ser eficaz apenas por atenuar um pouco a velocidade de perda, em vez de aumentar o tecido ósseo (33).

Inatividade

A perda de tecido ósseo após uma diminuição no nível de atividade pode ser significativa (56). Em uma situação de subcarga (p. ex., fixação e repouso no leito), ocorre reabsorção da massa óssea, o que resulta em redução e adelgaçamento do osso. O sistema esquelético "percebe" as mudanças nos padrões de carga e se adapta, para que

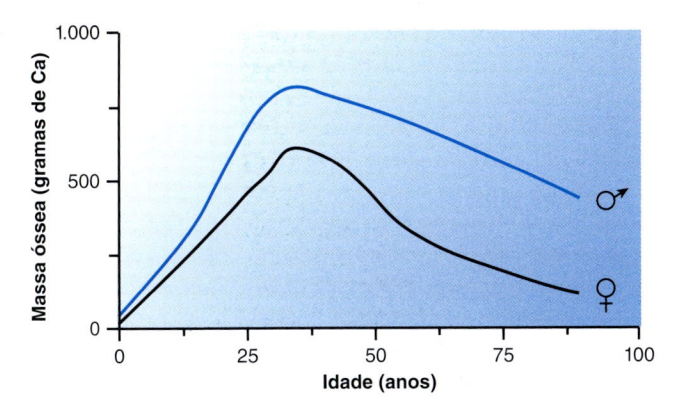

FIGURA 2.16 O pico de massa óssea ocorre durante o final da terceira década de vida. Mulheres têm um pico de massa óssea mais baixo e apresentam maiores reduções na fase mais tardia da vida, especialmente após a menopausa.

possa suportar a carga de maneira mais eficiente com uso da menor quantidade possível de massa óssea. Num cenário de microgravidade, astronautas submetidos a influências da redução da atividade e da perda do peso perdem uma quantidade significativa de massa óssea em períodos relativamente curtos. Algumas das mudanças que ocorrem no osso como resultado das viagens espaciais são: perda da rigidez, aumento do deslocamento por curvatura, diminuição no comprimento do osso e na secção transversal cortical e retardo na formação de tecido ósseo (57).

Osteoporose

Em casos de osteoporose, a reabsorção óssea excede os depósitos ósseos. É uma doença em que ocorre fragilidade

óssea crescente que é inicialmente sutil, afetando apenas as trabéculas no osso esponjoso, mas que acaba levando a casos mais graves, em que o indivíduo pode sofrer uma fratura de vértebra osteoporótica simplesmente ao abrir uma janela ou subir em uma cadeira (40,51). A fragilidade óssea depende da resistência final do osso, do quão quebradiço está e da quantidade de energia que o osso pode absorver (51). Esses fatores são influenciados pelo tamanho, forma, arquitetura e qualidade do tecido ósseo. Frequentemente, os sintomas de osteoporose começam a surgir em idosos, especialmente em mulheres na pós-menopausa. Mas a osteoporose pode ter início mais cedo, quando diminui a densidade mineral óssea. Quando a deposição óssea não pode acompanhar a reabsorção óssea, a massa mineral óssea diminui, resultando em redução da densidade mineral acompanhada pela perda da integridade trabecular. A perda da densidade mineral óssea significa perda da rigidez no osso, e a perda da integridade trabecular enfraquece a estrutura. Esses dois defeitos criam potencial para uma incidência muito maior de fraturas (12), variando de 2 a 3,7% em indivíduos sem osteoporose, e quase dobrando para 5 a 7% em indivíduos com osteoporose (28). Uma razão para esses percentuais mais elevados de fraturas pode ser a maior deformação no osso osteoporótico sob padrões de carga semelhantes. Por exemplo, foi demonstrado que a cabeça do fêmur osteoporótica pode suportar apenas 59% da carga externa original durante a marcha, com deformações 70% acima do normal e com distribuição menos uniforme (53).

Não foram ainda completamente esclarecidas as causas exatas da osteoporose, mas demonstrou-se que esse problema está relacionado a: genética, fatores hormonais, dese-

Que tipo de exercício facilitará o crescimento ósseo em crianças e adolescentes?

Modo de exercício	Intensidade do exercício	Frequência do exercício	Duração do exercício
Atividades de impacto (ginástica artística, atividades pliométricas, salto); treinamento contra resistência de intensidade moderada; esportes que envolvem corridas e saltos	Alta; treinamento com peso < 60% de 1 RM, por questão de segurança	Pelo menos 3 dias por semana	10-20 minutos

Fonte: Kohrt, W. M., et al. (2004) Physical activity and bone health. ACSM position stand. *Medicine & Science in Sports & Exercise*, 36:1985-1996.

Que tipo de exercício ajudará a preservar a saúde óssea em adultos?

Modo de exercício	Intensidade do exercício	Frequência do exercício	Duração do exercício
Atividades de resistência com sustentação de peso (tênis, subir escada, corrida); atividades com saltos (basquetebol, voleibol); exercícios contra resistência	Moderada a alta	Atividades de resistência com sustentação do peso, 3 a 5 dias por semana; treinamento contra resistência, 2 dias por semana	30-60 minutos

Fonte: Kohrt, W. M., et al. (2004) Physical activity and bone health. ACSM position stand. *Medicine & Science in Sports & Exercise*, 36:1985-1996.

quilíbrios nutricionais e falta de exercício. O volume ósseo normal vai de 1,5 a 2 litros, e o diâmetro cortical do osso atinge seu máximo entre os 30 e os 40 anos, tanto nos homens quanto nas mulheres (19,44). Depois dos 30 anos, ocorre uma perda anual de 0,2 a 0,5% no peso mineral do osso (56), havendo em mulheres uma aceleração depois da menopausa para uma perda óssea que é 50% maior do que em homens de idade semelhante (44). Especula-se que uma parte substancial dessa perda óssea possa estar ligada à redução concomitante no nível de atividade (56).

Estilo de vida e hábitos de atividade parecem desempenhar um papel importante na manutenção da saúde óssea (13). Em um estudo, a incidência de osteoporose foi 47% numa população sedentária, em comparação com apenas 23% numa população cujas ocupações incluíam trabalho físico pesado (8). Fica claro que os idosos podem ser beneficiados com alguma forma de exercício de sustentação de peso que seja progressivo e com grau de resistência, no mínimo, moderado.

Níveis de estrogênio em mulheres com anorexia e em atletas do sexo feminino com amenorreia também foram relacionados à presença de osteoporose nessas populações. Especula-se que fraturas por estresse no colo do fêmur de praticantes de corrida do sexo feminino possam estar relacionadas a uma perda observada de densidade mineral óssea em decorrência da osteoporose (12). Atletas de elite do sexo feminino em diversos esportes sofreram perda de massa óssea, comumente em associação com episódios de treinamento pesado e irregularidade menstrual. Algumas dessas atletas perderam tanta massa óssea que suas características esqueléticas assemelham-se às de mulheres idosas.

Propriedades mecânicas do osso

As propriedades mecânicas do osso são tão complexas e variadas como sua composição. As medidas de resistência, rigidez e energia do osso dependem tanto da composição material como das propriedades estruturais. Além disso, as propriedades mecânicas também variam com idade, gênero e com a localização do osso, por exemplo, úmero *versus* tíbia. Essa variação maior pode ser resultante de outros fatores, como a orientação da carga aplicada ao osso, a velocidade dessa aplicação e o tipo de carga.

O osso deve ser capaz de resistir simultaneamente a diversas forças aplicadas. Em uma posição estática, o osso resiste à força da gravidade, sustenta o peso do corpo e absorve a atividade muscular produzida para manter a postura estática. Em um modo dinâmico (p. ex., uma corrida), as forças são várias vezes ampliadas e se tornam multidirecionais.

RESISTÊNCIA E RIGIDEZ DO OSSO

O comportamento de qualquer material sob condições de carga fica determinado pela sua resistência e rigidez. Quando uma força externa é aplicada a um osso ou a qualquer outro material, ocorre uma reação interna. A resistência pode ser avaliada pelo exame da relação entre a carga imposta (força externa) e a quantidade de deformação (reação interna) que ocorre no material.

Conforme dito anteriormente, o osso precisa ser rígido, mas flexível; forte, mas leve. A força é necessária para a sustentação de cargas e a leveza é necessária para possibilitar movimentos. Nos ossos de sustentação do peso, a força se situa na capacidade em opor resistência ao envergamento por causa da rigidez. A flexibilidade é importante para a absorção de forças de grande impacto, e as propriedades elásticas dos ossos permitem que essas estruturas absorvam energia ao mudarem de forma sem que ocorra ruptura e, então, retornem ao seu comprimento normal. Se a energia transmitida exceder a zona de deformação elástica, ocorrerá deformação plástica, à custa de microlesões ósseas. Se tanto a zona elástica como a plástica forem excedidas, a energia transmitida será liberada em forma de uma fratura.

Resistência

A resistência do osso, ou de qualquer outro material, é definida pelo ponto de ruptura ou pela carga suportada antes da ruptura. A capacidade geral do osso para sustentar cargas depende da presença de uma quantidade suficiente de massa óssea com propriedades materiais adequadas, e de um arranjo das fibras capaz de resistir às possibilidades de carga em diferentes direções (40). A ruptura do osso depende do tipo de carga imposta (Fig. 2.17); na verdade, não contamos com um valor de resistência padronizado para o osso, porque sua medição dependerá muito do tipo de osso e do local testado. A ruptura (fratura) do osso envolve um evento traumático isolado ou o acúmulo de microfraturas. Assim, o comportamento ósseo é importante tanto na fratura como na fadiga. A resistência de um osso provém da mineralização de seu tecido: quanto maior for o conteúdo mineral do tecido,

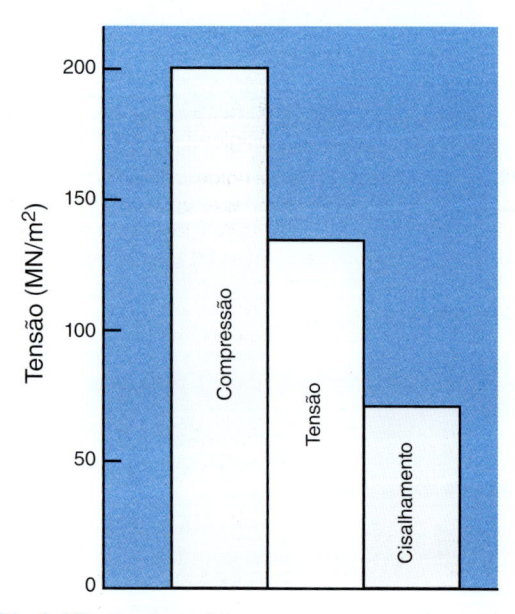

FIGURA 2.17 Tensão máxima para amostras de osso cortical humano. [Adaptado com permissão de Nordin, M. & Frankel, V.H. (Eds.) (1989). *Basic Biomechanics of the Musculoskeletal System*. Philadelphia, PA: Lea & Febiger.]

mais rígido e forte será o material. Mas se o osso se tornar excessivamente mineralizado, ficará quebradiço e não cederá durante a aplicação de uma carga de impacto. A resistência é avaliada em termos de acúmulo de energia ou da área sob uma curva de tensão-deformação.

A resistência à força de compressão do osso cortical é maior que a do concreto, da madeira e do vidro (Fig. 2.18). A resistência do osso cortical na porção média dos ossos longos é demonstrada na capacidade de suportar cargas de grande impacto e de resistir à curvatura. A resistência do osso esponjoso é menor que a do osso cortical, mas o osso esponjoso pode ser submetido a uma maior deformação antes de sofrer uma ruptura.

Rigidez

A rigidez, ou o módulo de elasticidade, é determinada pela inclinação da curva de tensão-deformação na faixa da resposta elástica, sendo representativa da resistência do material à carga, durante a deformação da estrutura. A curva de tensão-deformação para material maleável, quebradiço e para o osso está ilustrada na Figura 2.19, e a Figura 2.18 ilustra uma variedade de materiais, conforme sua resistência e rigidez (49). Metal é um tipo de material dúctil com grande rigidez, e em deformações além de seu ponto de escoamento, exibe um comportamento dúctil em que o material sofre grande deformação plástica antes da ruptura. Vidro é um material quebradiço e rígido, mas que logo sofre ruptura por não ter região plástica. O osso não é tão rígido como o vidro ou o metal e, ao contrário desses materiais, não responde de forma linear porque cede e deforma de maneira não uniforme durante a fase de aplicação de carga (43). O osso tem um nível de rigidez muito inferior ao do metal ou vidro, sofrendo ruptura (i. e., fratura) depois de pouquíssima deformação plástica.

No início da aplicação da carga, o osso exibe uma resposta elástica linear. Quando uma carga é inicialmente aplicada, o osso sofre deformação por uma mudança no comprimento ou na forma angular. O osso não se deforma em mais de aproximadamente 3% (50). Isso é considerado na região elástica da curva de tensão-deformação, porque, quando a carga for removida, o osso se recuperará e retornará a sua forma ou comprimento original. Com a contínua aplicação de carga, o tecido ósseo atinge seu ponto de escoamento e depois disso suas fibras mais externas começam a ceder, ocorrendo microrrupturas e descolamento do material no osso. A isso chamamos *região plástica* da curva de tensão-deformação. O tecido ósseo começa a se deformar permanentemente e, em consequência, sofre fratura se a carga for contínua na região plástica. Portanto, quando a carga é removida, o tecido ósseo não retorna a seu comprimento original, mas fica permanentemente alongado. Embora o osso possa exibir uma resposta plástica, a aplicação de cargas normais permanece dentro da região elástica. Em geral, o osso se comporta como mate-

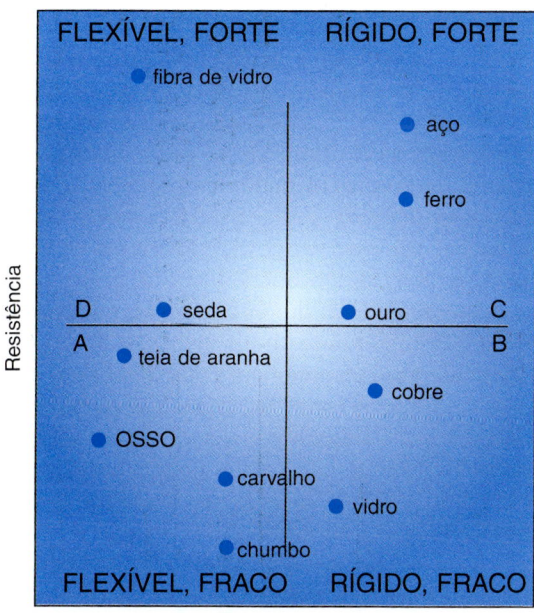

FIGURA 2.18 A resistência e a rigidez de diversos materiais estão assinaladas em quatro quadrantes, representando o material que é flexível e fraco (**A**); rígido e fraco (**B**); rígido e forte (**C**); e flexível e forte (**D**). O osso está categorizado como flexível e fraco, ao lado de outros materiais, como a teia de aranha e a madeira de carvalho. [Adaptado com permissão de Shipman, P., Walker, A., e Bichell, D. (1985). *The Human Skeleton*. Cambridge, MA: Harvard University Press.]

O que torna um esqueleto mais forte e menos quebradiço?

1. Aumento na massa óssea
2. Distribuição efetiva da massa óssea, para que esteja presente maior quantidade de osso onde a exigência mecânica é maior
3. Melhores propriedades do material ósseo

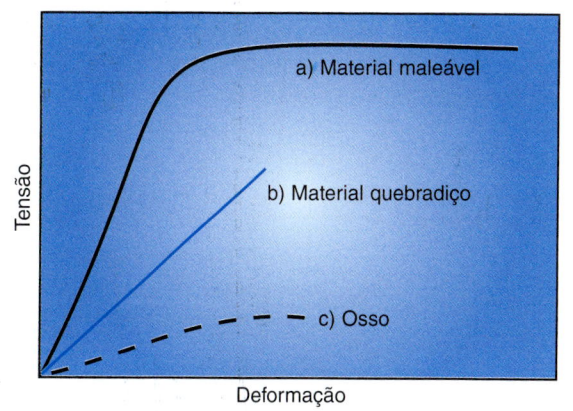

FIGURA 2.19 Curvas de tensão-deformação ilustrando as diferenças no comportamento entre material maleável (**A**), material quebradiço (**B**) e osso (**C**), o qual possui propriedades tanto quebradiças como maleáveis. Ao ser aplicada uma carga, um material quebradiço responde de forma linear e sofre ruptura ou fratura antes de sofrer qualquer deformação permanente. O material maleável entra na região plástica e se deforma consideravelmente antes da ruptura ou fratura. O osso sofre ligeira deformação antes da ruptura.

rial quebradiço, exibindo pouquíssima deformação plástica permanente até a ocorrência de ruptura.

Características anisotrópicas

O tecido ósseo é um material anisotrópico, o que significa que o comportamento do osso varia com a direção da aplicação da carga (Fig. 2.20). As diferenças entre as propriedades do osso esponjoso e cortical contribuem para a anisotropia do osso. A contribuição, em geral, dos componentes esponjoso e cortical do osso integral para a força varia com a localização anatômica, porque em cada local estão presentes quantidades variáveis de osso cortical e esponjoso. Este proporciona resistência ao curvamento e o osso cortical oferece resistência significativa à compressão. Em um mesmo osso há considerável variação, como pode ser observado no fêmur, onde o osso é mais frágil e menos rígido nas regiões posterior e anterior, em comparação com as regiões medial e lateral. Embora as propriedades do osso dependam da direção, em geral, tecido de ossos longos pode enfrentar as maiores cargas na direção longitudinal e a menor quantidade de carga transversalmente à superfície do osso (46). Ossos longos são mais fortes ao suportarem cargas longitudinais porque habitualmente são submetidos à carga nessa direção.

Características viscoelásticas

O osso é também viscoelástico, o que significa que sua resposta depende da velocidade em que a carga é aplicada e da duração da aplicação da carga. Em velocidades mais altas de aplicação de carga, o osso se torna mais rígido e duro e pode suportar mais energia antes de ceder ou fraturar. Essas velocidades de deformação são observadas em situações de grande impacto envolvendo quedas ou acidentes automobilísticos. Como está ilustrado na Figura 2.21, o osso que recebe uma carga aplicada lentamente sofre fratura em uma carga que é aproximadamente a metade daquela suportada pelo osso em uma velocidade rápida de aplicação.

O tecido ósseo é um material viscoelástico cujas propriedades mecânicas são afetadas por seu grau de deformação. As propriedades flexíveis do osso são proporcionadas pelo material colagenoso no osso. O conteúdo de colágeno fornece ao osso a capacidade de suportar cargas tensivas. O osso também apresenta fragilidade e sua resistência depende do mecanismo de aplicação de carga. A capacidade de fragilidade do osso é proporcionada por seus constituintes minerais, que dão ao osso a capacidade de suportar cargas compressivas.

CARGAS APLICADAS AO OSSO

O sistema esquelético está sujeito a uma série de forças aplicadas a ele, pois o osso recebe carga em diversas direções. Cargas são geradas pela sustentação do peso, pela gravidade, por forças musculares e por forças externas. Internamente, as cargas podem ser aplicadas aos ossos através das articulações por meio dos ligamentos, ou nas inserções dos tendões; em geral, essas cargas estão abaixo de qualquer nível de fratura. Externamente, o osso acomoda as diversas forças do ambiente que não têm limite em termos de magnitude ou direção.

A atividade muscular também pode influenciar as cargas que o osso pode enfrentar. Os músculos alteram as forças aplicadas ao osso mediante a criação de forças compressivas e tensivas. Essas forças musculares podem reduzir as forças tensivas ou redistribuir as forças no osso. Tendo em vista que a maioria dos ossos pode suportar forças compressivas maiores, a quantidade total de carga pode aumentar com a contribuição muscular. Mas se os músculos vierem a sofrer

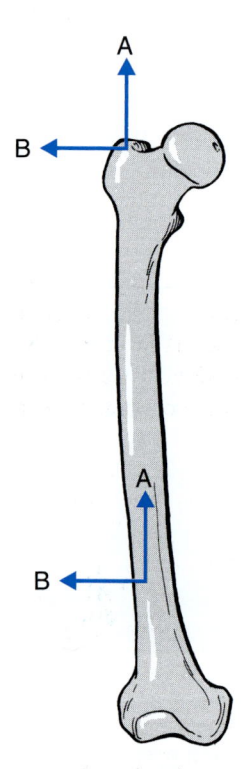

FIGURA 2.20 O osso é considerado anisotrópico porque responde de forma diferente a forças aplicadas em diferentes direções. **A.** O osso pode lidar com grandes forças aplicadas na direção longitudinal. **B.** O osso não é tão forte para suportar forças aplicadas transversalmente à sua superfície.

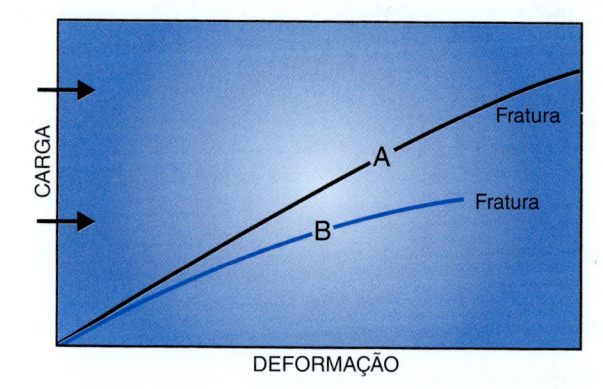

FIGURA 2.21 O osso é considerado viscoelástico porque responde de forma diferente quando recebe cargas em velocidades diferentes. **A.** Quando a carga é aplicada rapidamente, o osso responde com mais rigidez e pode suportar uma carga maior antes de sofrer fratura. **B.** Quando a carga é aplicada lentamente, o osso não fica tão rígido ou forte, fraturando com cargas mais baixas.

fadiga durante uma série de exercícios, sua capacidade de aliviar a carga incidente no osso irá diminuir. A distribuição alterada de cargas ou o aumento nas forças tensivas deixa o atleta, ou quem está realizando o exercício, suscetível à lesão.

A tensão e a deformação geradas por forças aplicadas a ossos são responsáveis pela facilitação do depósito de material ósseo. A carga pode ser perpendicular ao plano de uma secção transversal do objeto submetido à tensão. A isso chamamos **tensão normal**. Se a tensão for paralelamente ao plano da secção transversal, será chamada **tensão de cisalhamento**. Cada tipo de tensão gera uma deformação. Por exemplo, a deformação normal envolve uma mudança no comprimento de um objeto, enquanto a deformação por cisalhamento caracteriza-se por uma mudança no ângulo original do objeto. Um exemplo tanto de deformação normal como de deformação por cisalhamento é a resposta do fêmur à sustentação do peso. O fêmur sofre encurtamento em resposta à deformação normal e se curva anteriormente em resposta à deformação por cisalhamento imposta pelo peso corporal (46). A Figura 2.22 apresenta a tensão nor-

mal e a tensão por cisalhamento, que se desenvolvem em resposta à tensão aplicada à tíbia. Também estão ilustradas a deformação normal e a deformação por cisalhamento, que ocorrem em resposta à compressão do fêmur.

O que vai determinar se um osso sofrerá ou não lesão em decorrência de uma força aplicada são os limites críticos de resistência do material e a história de aplicação de cargas no osso. Os fatores externos ligados à fratura incluem magnitude, direção e duração da força, juntamente com a velocidade da aplicação de carga ao osso. A capacidade de determinado osso em resistir à fratura está relacionada a sua capacidade de absorção de energia. A capacidade do osso em resistir à deformação varia ao longo de seu comprimento, por causa das diferentes composições do osso cortical e esponjoso (38). Dependendo de sua arquitetura, o osso esponjoso pode sofrer maior deformação e absorver energia consideravelmente maior, quando comparado ao osso cortical (38). Esses limites são basicamente influenciados pela aplicação de carga ao osso. A aplicação de carga ao osso pode ficar aumentada ou diminuída em decorrência da atividade física e do condicionamento, imobilização e maturidade esquelética do indivíduo. A velocidade da aplicação de carga também é importante, porque a resposta e a tolerância do osso são sensíveis à velocidade. Em altas velocidades de aplicação de carga, quando o tecido ósseo não pode deformar com rapidez suficiente, poderá ocorrer lesão.

Os cinco tipos de forças que aplicam cargas a um osso são compressão, tensão, cisalhamento, curvamento e torção. Essas forças estão resumidas na Tabela 2.1 e ilustradas na Figura 2.23.

Forças de compressão

As forças compressivas são necessárias para o desenvolvimento e crescimento dos ossos. Determinados ossos precisam estar mais adaptados para enfrentar forças compressivas. Por exemplo, o fêmur suporta grande parte do peso do corpo e precisa ser rígido para evitar a compressão pelas cargas incidentes. Essas cargas que atuam sobre o fêmur foram medidas na faixa de 1,8 a 2,7 vezes o peso corporal com o indivíduo na posição ereta sobre um dos pés e de 1,5 vez o peso corporal no levantamento da perna na cama (2).

Se uma grande força compressiva for aplicada e se a carga superar os limites de carga da estrutura, ocorrerá uma fratura por compressão. Numerosos locais no corpo humano são suscetíveis de sofrer fraturas por compressão. As forças compressivas são responsáveis pela dor patelar e pelo amolecimento e destruição da cartilagem localizada sob a patela. Quando a articulação do joelho se movimenta ao longo da amplitude de movimento, a patela se movimenta superior e inferiormente no sulco femoral. A carga entre a patela e o fêmur aumenta e diminui até um ponto em que a força patelofemoral compressiva é maior em aproximadamente 50° de flexão e menor na posição de extensão completa ou de hiperextensão da articulação do joelho. A alta força compressiva em flexão, principalmente

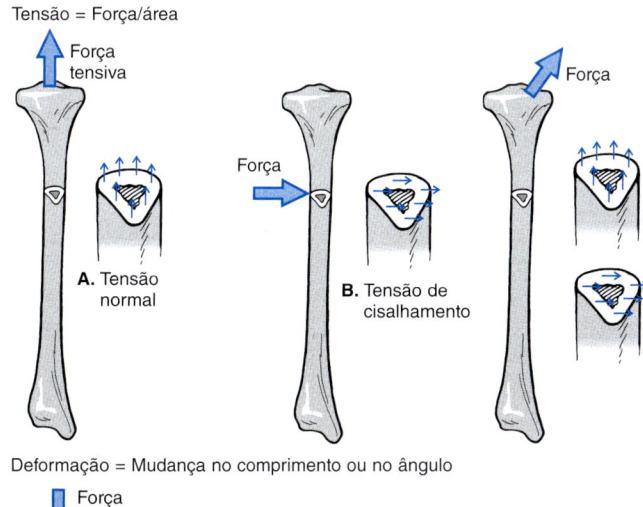

Tensão = Força/área

A. Tensão normal

B. Tensão de cisalhamento

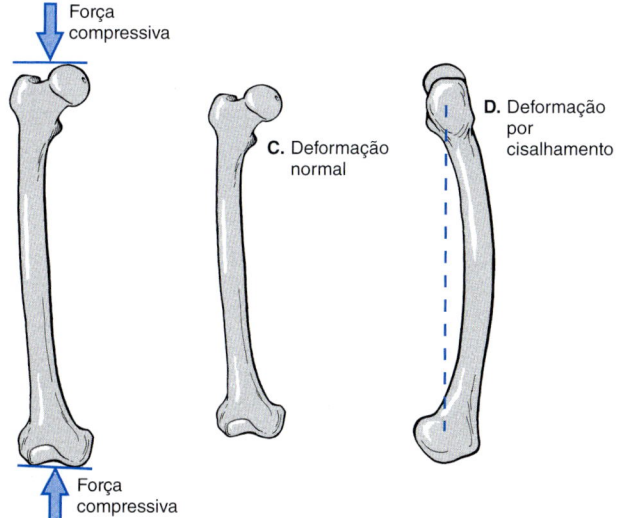

Deformação = Mudança no comprimento ou no ângulo

C. Deformação normal

D. Deformação por cisalhamento

FIGURA 2.22 Tensão, ou força por unidade de área, pode ser perpendicular ao plano (tensão normal) **(A)**, ou paralela ao plano (tensão de cisalhamento) **(B)**. A deformação do material é normal **(C)**, em que o comprimento varia, ou por cisalhamento **(D)**, em que o ângulo muda.

TABELA 2.1	Diferentes tipos de cargas atuantes no osso		
Carga	**Tipo de força**	**Origem**	**Tensão/deformação**
Compressão	Comprime as extremidades do osso, causando alargamento e encurtamento	Músculos, sustentação do peso, gravidade ou forças externas	Máxima tensão no plano perpendicular à carga aplicada
Tensão	Traciona ou estica o osso, causando alongamento e afilamento	Habitualmente a tração do tendão de um músculo em contração	Máxima tensão no plano perpendicular à carga aplicada
Cisalhamento	Força aplicada paralelamente à superfície, causando deformação interna em uma direção angular	Aplicação de força compressiva ou de tensão, ou de força externa	Máxima tensão no plano paralelo à carga aplicada
Curvamento	Força aplicada ao osso sem apoio direto da estrutura	Sustentação do peso ou várias forças aplicadas em diferentes pontos no osso	Forças tensivas máximas na superfície convexa do membro encurvado e forças de compressão máximas no lado côncavo
Torção	Força de torção	Força aplicada com uma das extremidades do osso fixada	Máxima tensão de cisalhamento nos planos perpendicular e paralelo aos eixos do osso, com forças de tensão e compressão também presentes formando um ângulo com a superfície

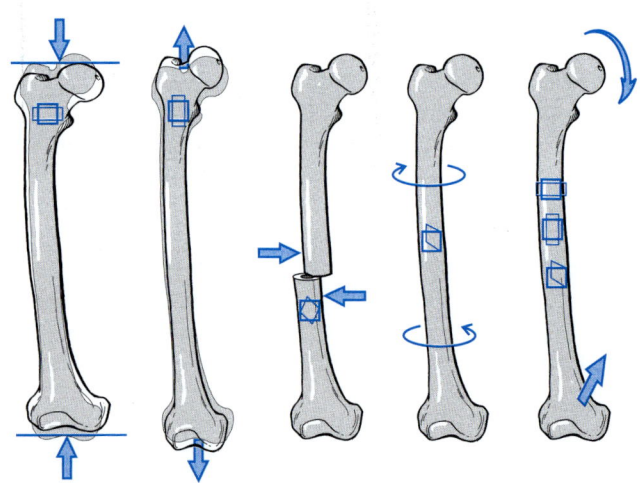

A. Compressão   B. Tensão   C. Cisalhamento   D. Torção   E. Curvamento

FIGURA 2.23 O sistema esquelético está sujeito a uma variedade de cargas que alteram as tensões incidentes no osso. O *quadrado* marcado no fêmur indica o estado original do tecido ósseo. As setas ilustram o efeito da força aplicada ao osso. **A.** A força compressiva causa encurtamento e alargamento. **B.** A força tensiva causa estreitamento e alongamento. **C.** e **D.** A força de cisalhamento e de torção cria uma distorção angular. **E.** A força de curvamento envolve todas as alterações observadas na compressão, tensão e cisalhamento.

sobre a superfície patelofemoral lateral, é a origem do processo destrutivo que rompe a integridade da cartilagem e da superfície subjacente da patela (17).

Compressão também é a fonte de fraturas das vértebras (18). Fraturas na área cervical foram registradas em atividades como esportes aquáticos, ginástica artística, luta (diversas modalidades), rúgbi, hóquei no gelo e futebol americano. Normalmente, a parte cervical da coluna vertebral mostra-se ligeiramente estendida com uma curva de convexidade anterior. Se a cabeça estiver abaixada, a parte cervical da coluna sofrerá um nivelamento para aproximadamente 30° de flexão. Se uma força for aplicada contra o topo da cabeça quando o atleta estiver nessa posição, as vértebras cervicais receberão carga ao longo do comprimento das vértebras cervicais por uma força compressiva, criando uma luxação ou fratura-luxação das facetas vertebrais. Quando foram proibidas do futebol americano atitudes como atacar um adversário empurrando-o com a cabeça ou golpeá-lo com o capacete, especialmente sob o queixo, ocorreu uma dramática redução no número de lesões na parte cervical da coluna vertebral (18).

Também foram registradas fraturas por compressão nas vértebras lombares de halterofilistas, atacantes de futebol americano e ginastas que sobrecarregam as vértebras enquanto a coluna vertebral é mantida em posição de hiperlordose ou de lordose (23). A Figura 2.24 mostra a radiografia de uma fratura de vértebras lombares, demonstrando o efeito de encurtamento e alargamento da força compressiva. Por fim, fraturas por compressão são comuns em indivíduos com osteoporose.

Exercícios específicos de levantamento no treinamento com pesos resultam em espondilólise, uma fratura por estresse na região da parte interarticular da vértebra. Levantamentos que apresentam elevada incidência dessa fratura são os movimentos de arremesso e arranque no levantamento olímpico, e o agachamento e o levantamento-terra nos exercícios básicos de levantamento de peso (22,23). Em ginastas, a espondilólise está associada com posições de extrema extensão nas vértebras lombares. Essa lesão será discutida mais detalhadamente no Capítulo 7, quando analisaremos o tronco.

Uma força compressiva incidente na articulação do quadril pode aumentar ou diminuir o potencial de lesão do colo do fêmur. A articulação do quadril precisa absorver forças compressivas de aproximadamente 3 a 7 vezes o peso corporal durante uma caminhada (43,46). Forças compressivas atingem até 15 a 20 vezes o peso corporal durante um salto (46). Em posição normal ereta, a articulação do quadril assume aproximadamente um terço do peso corporal se os dois membros estiverem no solo (43). Isso cria grandes forças compressivas na parte inferior do colo do fêmur e uma grande força de tracionamento (ou força tensiva) na parte superior do colo. A Figura 2.25 mostra

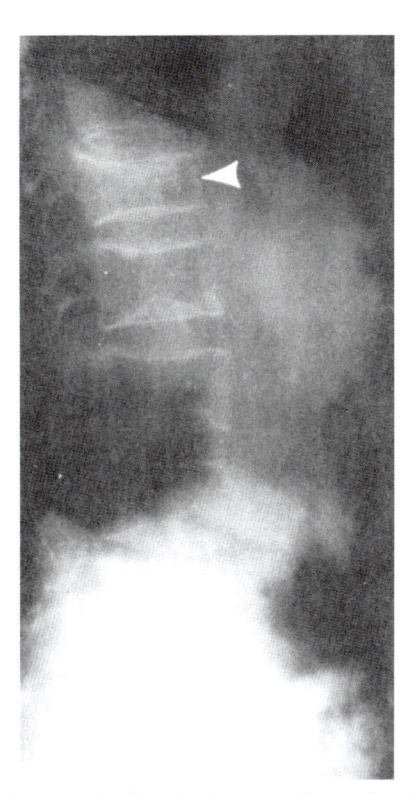

FIGURA 2.24   As vértebras lombares podem sofrer fratura compressiva (seta), em que o corpo da vértebra sofre encurtamento e alargamento. Esse tipo de fratura foi associado com a aplicação de carga nas vértebras enquanto o indivíduo mantém uma posição de hiperlordose. [Reproduzido com permissão de Nordin, M., e Frankel, V. H. (1989). *Basic Biomechanics of the Musculoskeletal System*. 2. ed. Philadelphia, PA: Lea & Febiger.]

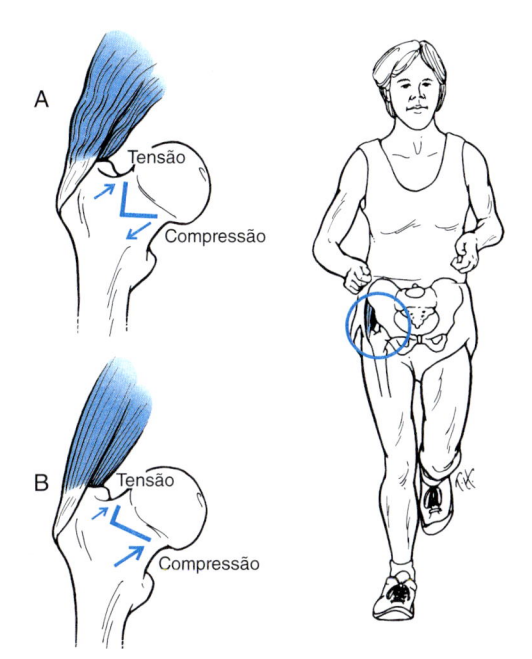

FIGURA 2.25   **A.** Durante a posição ereta ou na fase de apoio da marcha e da corrida, uma força de curvamento aplicada ao colo do fêmur cria uma grande força compressiva incidente na parte inferior do colo e uma força tensiva na parte superior do colo. **B.** Se o glúteo médio se contrai, a força compressiva aumenta e a força tensiva diminui. Isso reduz a possibilidade de lesão, pois é mais provável que a lesão venha a ocorrer em tensão.

como isso ocorre quando o corpo pressiona para baixo a cabeça do fêmur, tracionando o fundo do colo do fêmur e separando a parte superior do colo, ao criar curvatura.

Os abdutores do quadril, especificamente o glúteo médio, contraem-se para contrabalançar o peso corporal durante a fase de apoio. Como mostra a Figura 2.25, esses músculos também produzem uma carga compressiva incidente na parte superior do colo do fêmur que reduz as forças tensivas e o potencial de lesão no colo do fêmur, pois habitualmente o osso fratura mais rapidamente com uma força tensiva (43). Aventou-se que os corredores sofrem fraturas no colo do fêmur porque o glúteo médio sofre fadiga e não pode manter sua redução da elevada força tensiva causadora da fratura (29,46). Fraturas do colo do fêmur também podem ser causadas por uma forte cocontração dos músculos do quadril, especificamente os abdutores e adutores, gerando forças compressivas excessivas no colo superior do fêmur.

Forças de tensão

Quando o músculo aplica uma força tensiva ao sistema através do tendão, o colágeno no tecido ósseo se alinha com a força tensiva do tendão. A Figura 2.26 ilustra um exemplo de alinhamento do colágeno na tuberosidade da tíbia. Essa figura também ilustra a influência de forças tensivas no desenvolvimento das apófises. **Apófise** é uma saliência

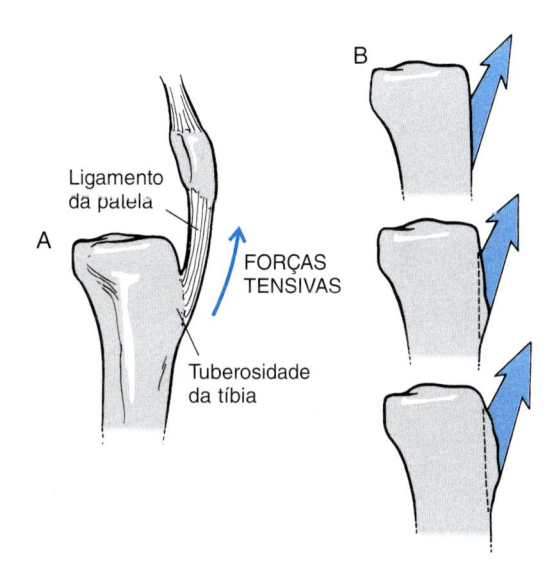

FIGURA 2.26   **A.** Quando forças tensivas são aplicadas ao sistema esquelético, o osso se fortalece na direção da tração, pois fibras de colágeno se alinham com a tração do tendão ou do ligamento. **B.** As forças tensivas também são responsáveis pelo desenvolvimento das apófises, que são protuberâncias ósseas (p. ex., processos, tubérculos e tuberosidades).

óssea, por exemplo, um processo, um tubérculo e uma tuberosidade. A Figura 2.26 ilustra como uma apófise – a tuberosidade da tíbia – se forma pela ação de forças tensivas.

Comumente, ocorre ruptura do osso no local da inserção muscular. Forças tensivas também podem causar avulsões de ligamentos. Uma avulsão de ligamento, ou

fratura por avulsão, ocorre quando uma parte do osso na inserção do ligamento é arrancada. Isso ocorre mais frequentemente em crianças do que em adultos. Fraturas por avulsão ocorrem quando a resistência à tração do osso não é suficiente para evitar a fratura. Isso é característico de algumas das lesões que ocorrem durante o movimento de arremesso em alta velocidade, como no braço de arremessadores de beisebol da categoria infantil. Nesse caso, geralmente a fratura por avulsão ocorre no epicôndilo medial, como resultado da tensão gerada nos flexores do punho.

Duas outras fraturas comuns causadas por tensão ocorrem no quinto metatarsal, em consequência das forças tensivas geradas pelo grupo do músculo fibular, e no calcâneo, em que as forças são geradas pelo grupo do músculo tríceps sural. A força tensiva incidente no calcâneo também pode ser gerada na fase de apoio da marcha, quando o arco se encontra deprimido e a aponeurose plantar que reveste a superfície plantar do pé fica tensionada, exercendo força tensiva sobre o calcâneo. Alguns locais de fraturas por avulsão para a região pélvica, apresentados na Figura 2.27, são as espinhas ilíacas anterossuperior e anteroinferior, trocanter menor, túber isquiático e osso púbico.

Geralmente, forças de tensão são responsáveis por entorses e distensões. Exemplificando, a típica entorse por inversão do tornozelo ocorre quando o pé se encontra em excessiva supinação. Ou seja, o pé rola sobre a margem lateral, estirando os ligamentos no lado lateral do tornozelo. Forças tensivas também são identificadas em casos de "canelite" (sensibilidade na musculatura pré-tibial). Essa lesão ocorre quando o músculo tibial anterior faz tração sobre seu local de inserção na tíbia e na membrana interóssea entre a tíbia e a fíbula.

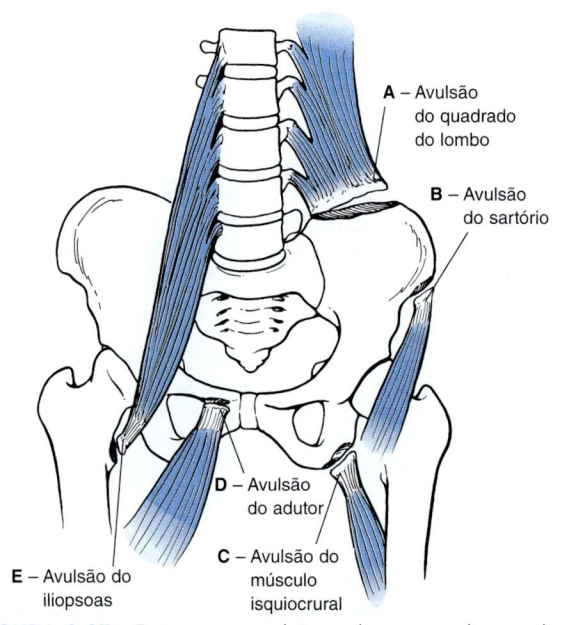

FIGURA 2.27   Fraturas por avulsão podem ser resultantes da tensão aplicada por um tendão ou ligamento. Os locais de fraturas por avulsão na região pélvica são espinha ilíaca anterossuperior (**A**); espinha ilíaca anteroinferior (**B**); túber isquiático (**C**); osso púbico (**D**); e trocanter menor (**E**).

Outro local exposto a forças tensivas elevadas é a tuberosidade da tíbia, que transmite forças tensivas muito altas quando o grupo muscular do quadríceps femoral está ativo. Essa força tensiva, se suficiente em termos de magnitude e duração, pode causar tendinite ou inflamação do tendão no indivíduo mais idoso. No entanto, no indivíduo mais jovem, habitualmente a lesão ocorre no local da inserção do tendão no osso, podendo resultar em inflamação, depósitos ósseos ou numa fratura por avulsão da tuberosidade da tíbia. Doença de Osgood-Schlatter é o nome do distúrbio caracterizado por inflamação e formação de depósitos ósseos na junção osteotendínea.

O osso responde às demandas nele aplicadas segundo o que está descrito na lei de Wolff (32). Assim, ossos diferentes e secções ósseas diferentes num mesmo osso responderão às forças tensivas e compressivas de maneira diferente. Exemplificando, a tíbia e o fêmur participam na sustentação do peso no membro inferior e são mais fortes quando a carga que incide nesses ossos é uma força compressiva. A fíbula, que não participa significativamente na sustentação do peso, mas é um local para inserção muscular, mostra-se mais forte quando são aplicadas forças tensivas (43). Uma avaliação das diferenças observadas no fêmur descobriu maiores possibilidades de resistência à tração no terço médio da diáfise, que recebe carga por meio de uma força de curvamento na situação de sustentação do peso. No colo do fêmur, o osso pode suportar grandes forças compressivas, e os locais de inserção dos músculos exibem grande resistência à tração (43).

Forças de cisalhamento

Forças de cisalhamento são responsáveis por alguns problemas de disco vertebral, por exemplo, espondilolistese, em que as vértebras deslizam anteriormente entre si. Nas vértebras lombares, a força de cisalhamento aumenta com o aumento da lordose ou hiperlordose (22). A tração exercida pelo músculo psoas nas vértebras lombares também aumenta a força de cisalhamento incidente nas vértebras. Essa lesão será discutida mais detalhadamente no Capítulo 7.

Exemplos de fraturas causadas por forças de cisalhamento são comumente observados nos côndilos do fêmur e no platô tibial. O mecanismo de lesão para ambos é comumente a hiperextensão no joelho, decorrente de alguma fixação do pé e de uma força em valgo ou medial aplicada à coxa ou à região da tíbia. No adulto, a força de cisalhamento pode fraturar um osso, além de lesionar os ligamentos colaterais ou cruzados (37). Na criança em desenvolvimento, essa força pode gerar fraturas epifisiais, por exemplo, na epífise femoral distal. O mecanismo de lesão e a resultante lesão epifisial estão apresentados na Figura 2.28. Os efeitos de uma fratura como essa na criança em desenvolvimento podem ser significativos, pois essa epífise é responsável por aproximadamente 37% do crescimento do osso em termos de comprimento (15).

Forças compressivas, tensivas e de cisalhamento aplicadas simultaneamente ao osso são importantes no desenvolvimento da resistência dos ossos. A Figura 2.29 ilustra as linhas de força compressivas e tensivas na tíbia e no fêmur durante uma corrida. Ao longo dessas linhas de força, ocorre o desenvolvimento da resistência óssea.

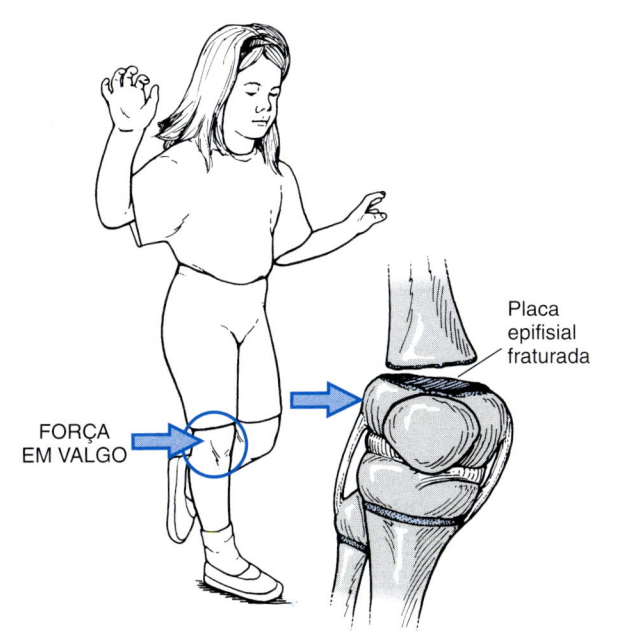

FORÇA
EM VALGO

Placa
epifisial
fraturada

FIGURA 2.28 Fraturas da epífise femoral distal comumente ocorrem por forças de cisalhamento. Esse tipo de força em geral é criado por uma força em valgo aplicada à coxa ou à região da tíbia, com o pé fixado e o joelho em hiperextensão.

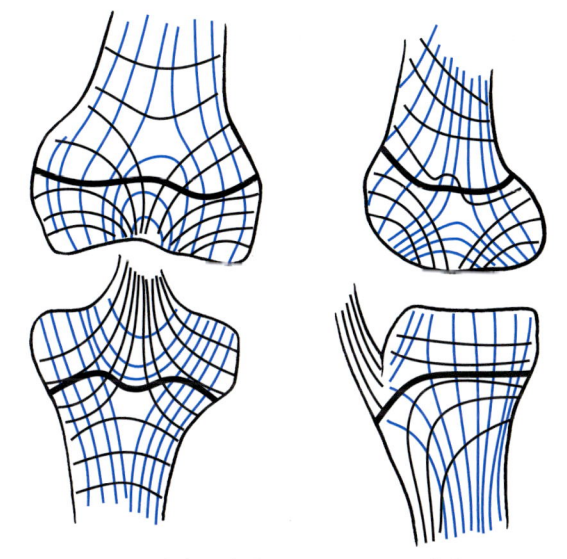

FIGURA 2.29 As linhas de força compressiva (linhas pretas grossas) e de tensão (linhas finas pretas e azuis) para o fêmur distal e para a tíbia proximal durante a fase de apoio da corrida.

Forças de curvamento

Comumente, o osso fica sujeito a grandes forças de curvamento. Por exemplo, durante a marcha os ossos dos membros inferiores são submetidos a forças de curvamento causadas pela alternância de forças de tensão e compressão. Na postura normal, tanto o fêmur como a tíbia se curvam. O fêmur se curva tanto anteriormente como lateralmente por causa de sua forma e da maneira de transmissão da força causada pela sustentação do peso. A sustentação do peso gera uma curvatura anterior na tíbia. Embora essas **forças de curvamento** não sejam causadoras de lesão, o osso é mais forte nas regiões em que a força de curvamento é maior (46).

Tipicamente, o osso irá falhar e fraturar no lado convexo em resposta às altas forças tensivas, pois ele pode suportar maiores forças compressivas do que tensivas (43). A magnitude das forças compressivas e tensivas produzidas pela curvatura aumenta com a distância em relação ao eixo do osso. Assim, as magnitudes das forças são maiores nas partes externas do osso.

Cargas de curvamento geradoras de lesão são causadas por várias forças aplicadas em diferentes pontos no osso. Geralmente, essas situações são chamadas aplicações de força em três ou quatro pontos. Comumente, uma força é aplicada perpendicularmente ao osso em ambas as extremidades ósseas e outra força é aplicada na direção oposta em algum ponto entre as duas forças. O osso fraturará no ponto de aplicação da força média, como é o caso na fratura que envolve o uso de uma bota para esqui, como a mostrada na Figura 2.30. Essa fratura é causada quando o esquiador cai sobre o cano da bota com o esqui e a bota empurrando na outra direção. Em geral, o osso fraturará no lado posterior, pois esse é o ponto onde são aplicadas a convexidade e as forças tensivas. Essas fraturas que envolvem o uso de botas para esqui foram reduzidas significativamente por meio de melhorias nas amarrações, esquis que fazem curvas mais facilmente, rampas bem cuidadas e a mudança da técnica de esquiar que projeta o peso do corpo para a frente sobre os esquis. Mas a redução das fraturas da tíbia obtida com o aperfeiçoamento do equipamento e da técnica levou a um aumento no número de lesões no joelho, pelas mesmas razões (14).

A força de curvamento em três pontos é também responsável por lesões em um dedo da mão que é comprimido e forçado a uma posição de hiperextensão e ao joelho ou ao membro inferior quando o pé está fixado no solo e a parte inferior do corpo se curva. A simples eliminação das longas travas das chuteiras dos jogadores de futebol americano e a prática do esporte em bons campos recapeados reduziram pela metade esse tipo de lesão (22). Aplicações da força de curvamento em três pontos também são utilizadas em órteses. A Figura 2.31 apresenta dois tipos de órteses utilizando a aplicação de força em três pontos para correção de um desvio postural ou estabilização de uma região.

Uma carga de curvamento em quatro pontos consiste em dois pares de forças iguais e opostas em cada extremidade do osso. No caso da curvatura em quatro pontos, o osso irá se partir no seu ponto mais fraco. Isso fica ilustrado na Figura 2.32, com a aplicação de uma força de curvamento em quatro pontos do fêmur.

Forças torsionais

Fraturas resultantes de força torsional podem ocorrer no úmero, quando uma técnica deficiente de arremesso cria uma torção no braço (46) e no membro inferior, quando o pé está apoiado no solo e o corpo muda de direção. O resultado da força torsional é uma fratura em espiral. Um exemplo do mecanismo de fratura em espiral no úmero em um arremessador está ilustrado na Figura 2.33. Comumente, fraturas em espiral têm início na parte externa do osso, para-

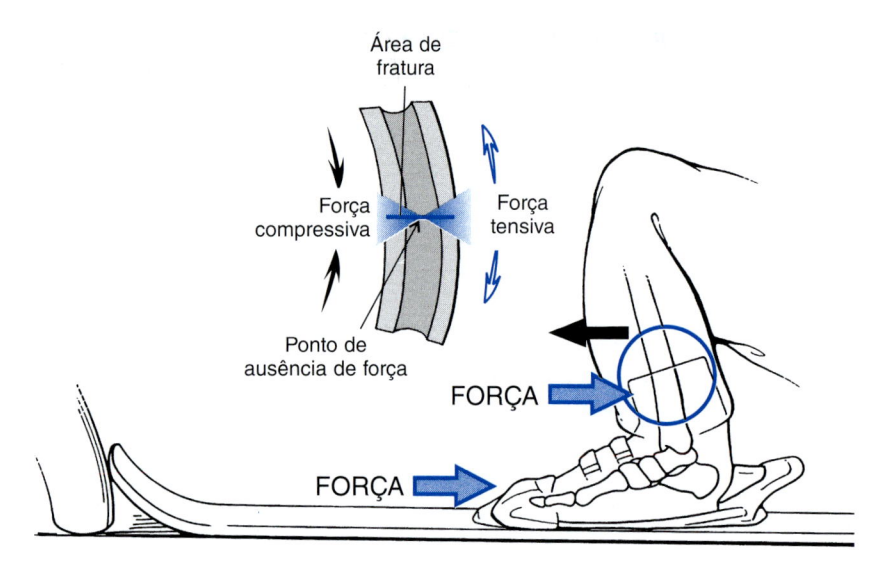

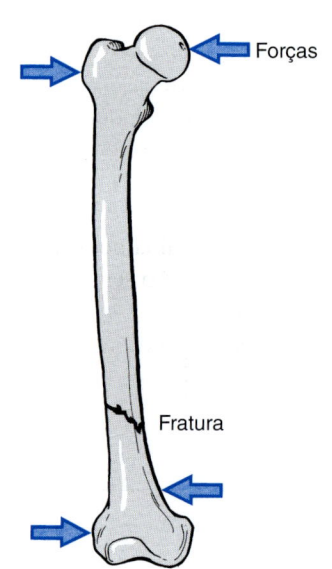

FIGURA 2.30 A fratura que envolve o uso de uma bota para esqui é criada por uma carga de curvamento em três pontos e ocorre quando o esqui para abruptamente. Cria-se uma força compressiva na tíbia anterior e uma força tensiva na tíbia posterior. Comumente, a tíbia fratura no lado posterior.

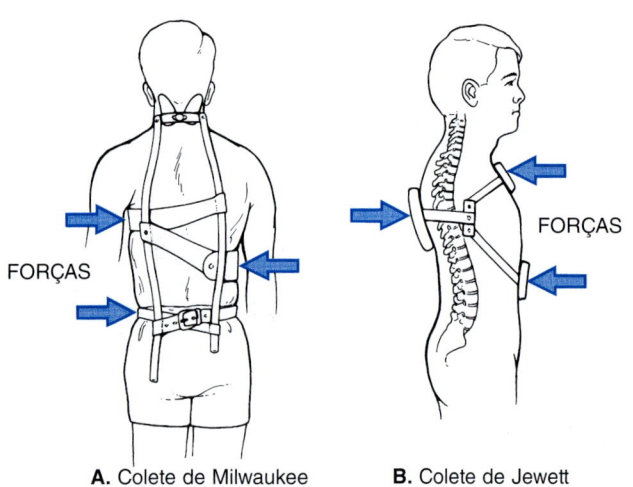

FIGURA 2.31 Cargas de curvamento em três pontos são utilizadas em muitas órteses. **A.** O colete de Milwaukee, utilizado para correção da curvatura lateral da coluna vertebral, aplica uma força de curvamento em três pontos na coluna. **B.** O colete de Jewett aplica uma força de curvamento em três pontos na parte torácica da coluna vertebral para criar extensão da coluna nessa região.

FIGURA 2.32 Exemplo hipotético de aplicação de carga de curvamento em quatro pontos no fêmur, criando uma fratura ou ruptura no ponto mais fraco.

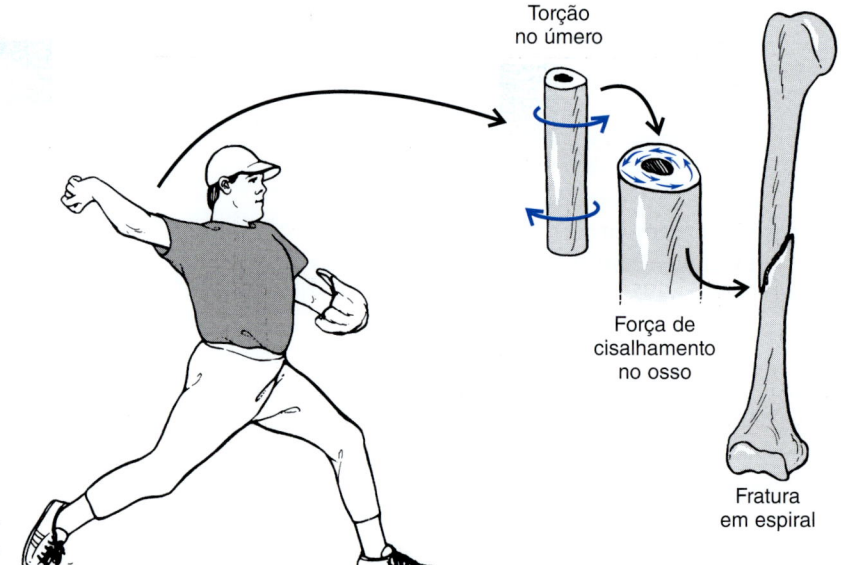

FIGURA 2.33 Exemplo de força de torção aplicada ao úmero, criando uma força de cisalhamento ao longo da superfície.

lelamente à metade do osso. A aplicação de carga torsional no membro inferior é também responsável por lesões cartilaginosas e ligamentares no joelho (22), podendo ocorrer quando o pé permanece preso ao girar o corpo.

Carga combinada

Tensão, compressão, cisalhamento, curvamento e torção representam modos simples e puros de aplicação de carga. É mais comum incorrer combinações variadas de cargas atuando simultaneamente no corpo. Por exemplo, os ossos do membro inferior recebem carga em várias direções durante o exercício. A aplicação de carga mecânica proporciona o estímulo para a adaptação óssea, e a seleção dos exercícios com essa finalidade passa a ser um aspecto importante. Considerando que o osso responde mais rigidamente diante de velocidades maiores de aplicação de carga, a velocidade da deformação também passa a ser importante. Na Figura 2.34, a deformação óssea na tíbia durante a execução do *leg press*, bicicleta, *stepmaster* e corrida é comparada com os valores basais para a marcha (39). Embora os valores de compressão e cisalhamento gerados durante o *leg press*, *stepmaster* e corrida sejam mais altos do que o da marcha, os valores de tensão de deformação variam entre as modalidades de exercício. A bicicleta resulta em valores mais baixos para tensão, compressão e cisalhamento, em comparação com os valores para a marcha. Ao ser avaliada a velocidade de aplicação de carga (Fig. 2.35), apenas a corrida gera percentuais de tensão mais altos do que a marcha.

FRATURAS POR ESTRESSE

A lesão do sistema esquelético pode ser causada por apenas uma aplicação de alta magnitude de um desses tipos de carga ou pela repetida aplicação de uma carga de baixa magnitude durante determinado período. O primeiro tipo de lesão é conhecido como **fratura traumática**. O segundo tipo é a **fratura por estresse**, **fratura por fadiga** ou **estresse ósseo**. A Figura 2.36 mostra a radiografia de uma fratura por estresse no segundo metatarsal. Essas fraturas ocorrem em consequência de **microtraumatismos** cumulativos impostos ao sistema esquelético quando a aplicação de cargas ao sistema é tão frequente que o reparo ósseo fica impossibilitado de acompanhar a destruição do tecido ósseo.

Uma fratura por estresse ocorre quando a reabsorção óssea enfraquece demasiadamente o osso e o depósito ósseo não ocorre com rapidez suficiente para que a área fique fortalecida. Fraturas por estresse no membro inferior podem ser atribuídas à fadiga muscular que reduz a absorção dos choques e causa redistribuição das forças para pontos focais específicos no osso. No membro superior, fraturas por estresse resultam da repetição de forças musculares exercendo tração no osso. Fraturas por estresse são responsáveis por 10% das lesões em atletas (36).

A lesão típica que resulta em fratura por estresse ocorre durante a aplicação de uma carga que causa uma força de cisalhamento ou força tensiva e resulta em laceração, fratura, ruptura ou avulsão. O tecido ósseo tam-

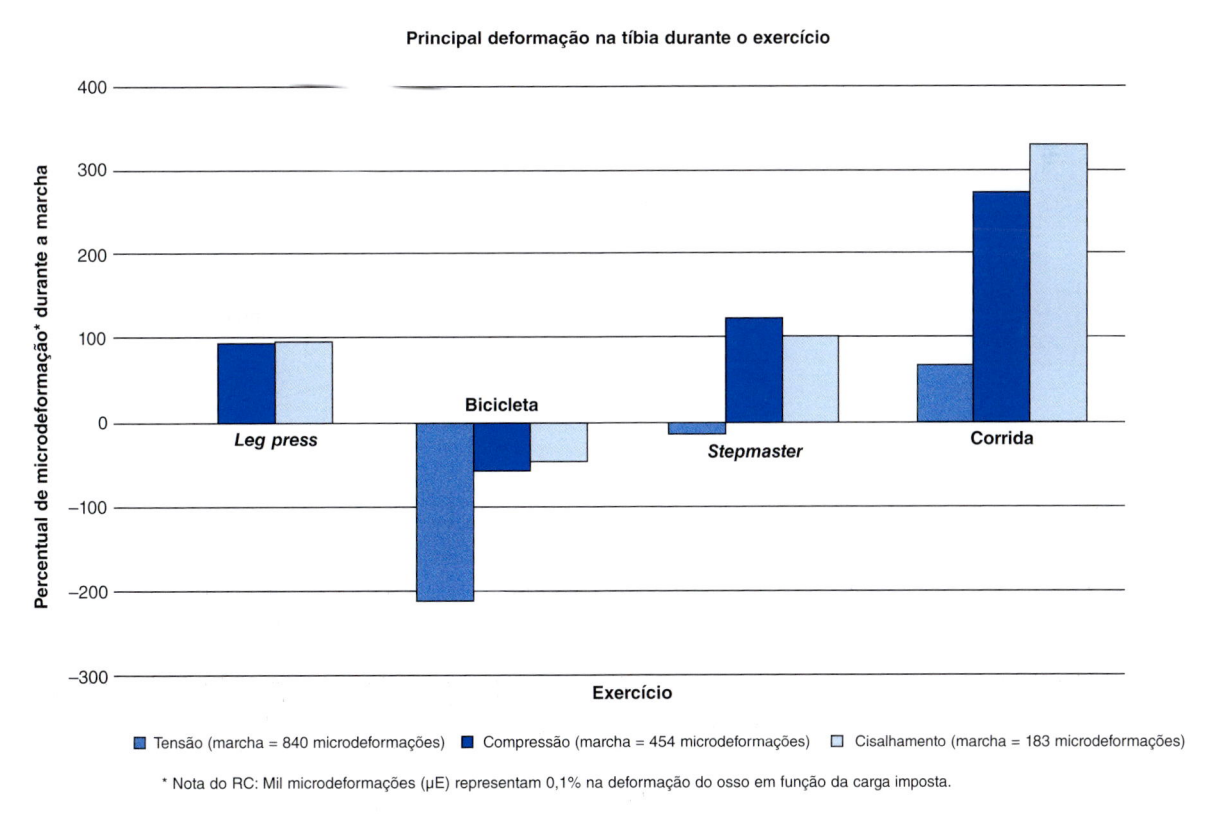

FIGURA 2.34   Comparação de deformação tibial *in vivo* durante quatro exercícios, em comparação com a marcha. [Adaptado de Milgrom, C., et al. (2000). *Journal of Bone and Joint Surgery*, 82-B:591-594.]

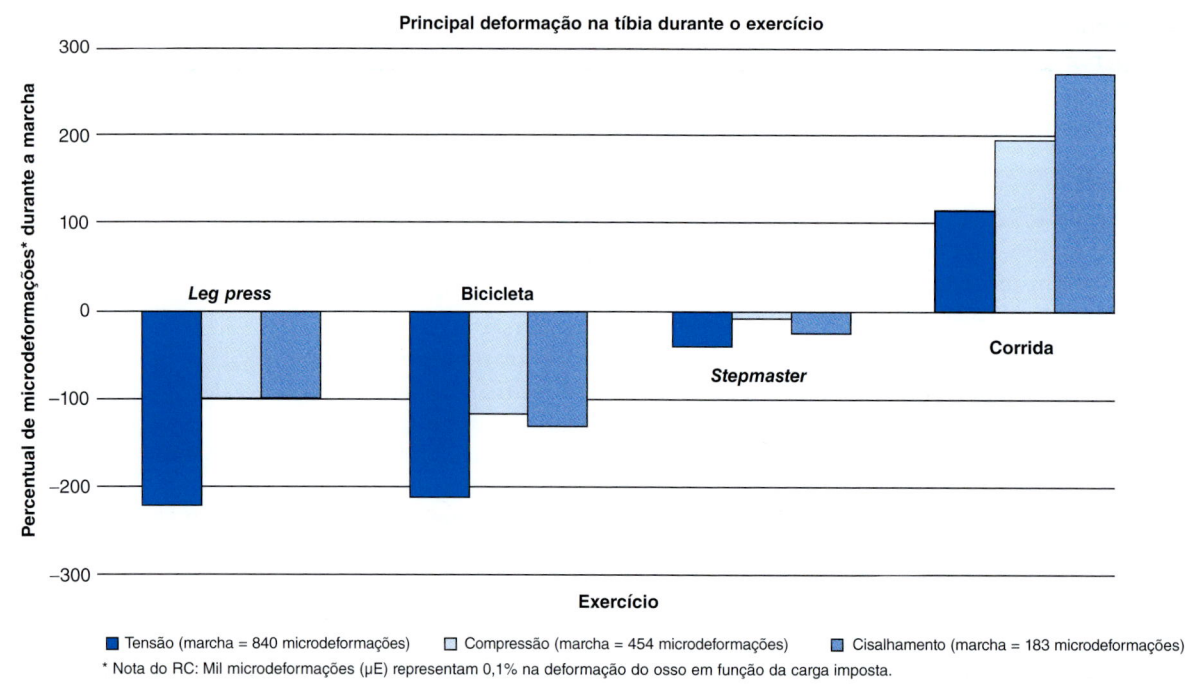

Principal deformação na tíbia durante o exercício

Percentual de microdeformações* durante a marcha

Leg press   Bicicleta   Stepmaster   Corrida

Exercício

■ Tensão (marcha = 840 microdeformações)   □ Compressão (marcha = 454 microdeformações)   ■ Cisalhamento (marcha = 183 microdeformações)

* Nota do RC: Mil microdeformações (µE) representam 0,1% na deformação do osso em função da carga imposta.

FIGURA 2.35 Comparação dos percentuais de deformação tibial *in vivo* durante quatro exercícios, em comparação com a marcha. [Adaptado de Milgrom, C., et al. (2000). *Journal of Bone and Joint Surgery*, 82-B:591-594.]

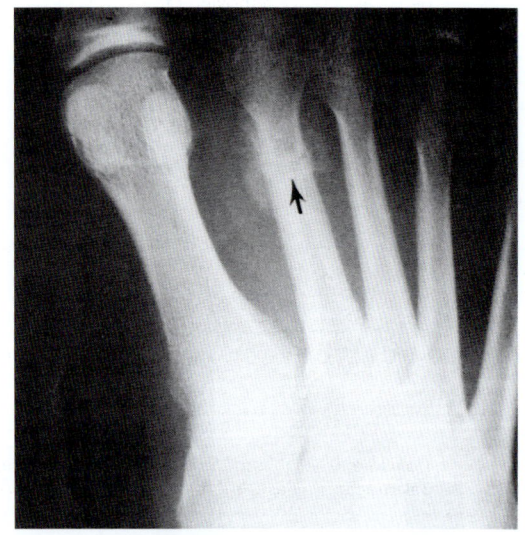

FIGURA 2.36 Fraturas por estresse ocorrem em resposta ao excesso de carga do sistema esquelético, de modo que ocorrem microtraumatismos cumulativos no osso. Uma fratura por estresse no segundo metatarsal, como a ilustrada nesta radiografia (seta), é causada pela prática de corrida em superfícies duras ou com calçados rígidos. Essa lesão também está associada a pessoas com arcos elevados e pode ser decorrente da fadiga dos músculos circunjacentes. [Reproduzido com permissão de Fu, H. F., e Stone, D. A. (1994). *Sports Injuries*. Baltimore, MO: Williams & Wilkins.]

bém pode sofrer uma fratura por estresse em resposta a cargas compressivas ou tensivas que sobrecarregam o sistema, seja pela força excessiva aplicada uma ou poucas vezes, seja pela aplicação demasiadamente frequente de um nível de força baixo ou moderado (29,34,36). A microlesão por fadiga ocorre em condições de carga cíclica, que deve ser

reparada antes que o osso evolua até falhar, resultando em fratura por estresse. A relação entre a magnitude e a frequência das aplicações de uma carga no osso está representada na Figura 2.37. A tolerância do osso à lesão é função da carga e dos ciclos de aplicação de carga.

A Tabela 2.2 apresenta exemplos de lesões no sistema esquelético e resume a atividade associada à lesão, o tipo de carga que a causou e seu mecanismo. Ainda não ficou esclarecido por que alguns atletas que participam da mesma

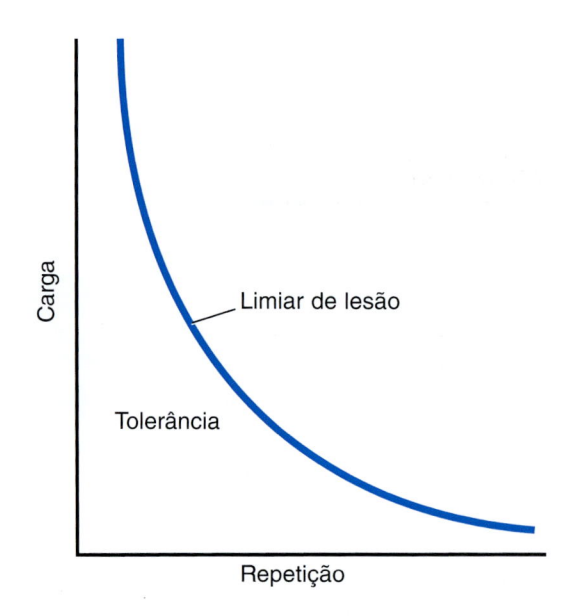

FIGURA 2.37 Pode ocorrer lesão quando uma carga alta é aplicada num pequeno número de vezes ou quando cargas baixas são aplicadas várias vezes. É importante permanecer dentro da faixa de tolerância da lesão.

TABELA 2.2	Lesões do sistema esquelético		
Tipo de lesão	**Exemplos de atividade**	**Carga causadora da lesão**	**Mecanismo de lesão**
Fratura por estresse da tíbia	Dança, corrida, basquetebol	Compressão	Mau condicionamento, calçado rígido, superfícies sem elasticidade, pé hipermóvel (excessiva pronação)
Fratura do epicôndilo medial	Ginástica artística	Compressão, tensão	Trabalho demasiado nos exercícios realizados no solo e na prática de acrobacias
Fratura por estresse do hálux	Corrida de velocidade, esgrima, rúgbi	Tensão	Extensores do dedo do pé criam um efeito de "corda de arco" no hálux quando o praticante está na ponta dos pés; principalmente em indivíduos com hálux valgo
Fratura por estresse do colo do fêmur	Corrida, ginástica artística	Compressão	Fadiga muscular, pé com arco elevado
Fratura por estresse no calcâneo	Corrida, basquetebol, voleibol	Compressão	Superfície dura, calçado rígido
Fratura por estresse em vértebras lombares	Halterofilismo, ginástica artística, futebol americano	Compressão, tensão	Cargas elevadas com postura hiperlordótica na região lombar
Fraturas do platô tibial	Esqui	Compressão	Hiperextensão e valgo do joelho, por exemplo, ao fazer uma curva, com a força da borda interna do esqui na prática de *downhill* (descida) interrompida abruptamente com a neve densa
Fratura por estresse no maléolo medial	Corrida	Compressão	Entorse do tornozelo para fora, causando compressão entre o tálus e o maléolo medial ou excessiva pronação, pois o maléolo medial gira para dentro com a rotação e a pronação da tíbia
Fratura do hamato da mão	Beisebol, golfe, tênis	Compressão	Relaxamento da preensão do taco (bastão ou raquete) durante o movimento de impulso, que é subitamente interrompido ao seu final, quando o taco colide com o solo, o bastão de beisebol é parado à força ou a raquete fica fora de controle
Fratura da tíbia	Esqui	Curvamento, compressão, tensão	Queda com curvatura em três pontos, em que o peso corporal, a bota e o solo curvam posteriormente a tíbia
Fratura dos côndilos do fêmur	Esqui, futebol americano	Cisalhamento	Hiperextensão do joelho com força em valgo
Fratura por estresse na fíbula	Corrida, aeróbica, salto	Tensão	Salto ou flexões profundas do joelho durante uma caminhada. Tração pelo sóleo, tibial posterior, fibulares ou flexores dos dedos do pé, tracionando juntas a tíbia e a fíbula
Ruptura do menisco do joelho	Basquetebol, futebol americano, salto, voleibol, futebol	Compressão, torção	Giro em torno de um membro que está sustentando o peso ou força em valgo incidente no joelho
Fratura por estresse no metatarsal	Corrida	Compressão	Superfícies duras, calçado rígido, pé com arco elevado, fadiga
Fratura por estresse na diáfise do fêmur	Corrida, triatlo	Tensão	Treinamento e quilometragem excessivos. Criada pela tração do vasto medial ou do adutor curto

atividade sofrem uma fratura por estresse, e outros não. Foi sugerido que outros fatores, por exemplo, alinhamento dos membros e diminuição das cargas incidentes nos tecidos moles, podem ter algum papel na influência do risco de fratura (5).

Cartilagem

A cartilagem é um tecido firme e flexível composto de células chamadas **condrócitos**, circundadas por uma matriz extracelular. Há dois tipos principais de cartilagem que serão discutidos neste capítulo: cartilagem articular ou hialina, e fibrocartilagem.

CARTILAGEM ARTICULAR

As articulações conectam os diferentes ossos do esqueleto. Em articulações de livre movimentação, as extremidades articulares dos ossos estão cobertas com um tecido conjuntivo conhecido como cartilagem articular.

Cartilagem articular ou **cartilagem hialina** é uma substância avascular que consiste em 60 a 80% de água e em uma matriz sólida composta de colágeno e proteoglicano. O colágeno é uma proteína com as importantes propriedades mecânicas de rigidez e resistência. O proteoglicano é um gel altamente hidratado. Não foi ainda esclarecido como o colágeno e o gel de proteoglicano interagem durante a aplicação de força à cartilagem. Mas a interação entre os dois materiais determina as propriedades mecânicas da cartilagem. A cartilagem não possui irrigação sanguínea nem inervação, sendo nutrida pelo líquido intra-articular (41).

A cartilagem articular é anisotrópica, tendo diferentes propriedades materiais para diferentes orientações com relação à superfície articular. As propriedades da cartilagem a tornam bastante apropriada para resistir às forças de cisalhamento, porque esse tecido responde às cargas de maneira viscoelástica. A cartilagem deforma instantaneamente a uma carga baixa ou moderada e, se for submetida a uma carga rápida, se tornará mais rígida e deformará durante um período mais prolongado. A distribuição das forças pela área na articulação determina a carga incidente na cartilagem, e a distribuição da força depende da espessura da cartilagem.

A cartilagem é importante para estabilidade e funcionamento de uma articulação, porque esse tecido distribui as cargas pela superfície e reduz pela metade as forças de contato (50). As fibras de colágeno estão arranjadas de modo a suportar a aplicação das cargas. Exemplificando, no joelho, o menisco medial transmite 50% da carga de compressão. Foi demonstrado que a remoção mesmo de uma pequena parte da cartilagem aumenta a força de contato em até 350% (25). Há vários anos, uma ruptura de cartilagem poderia significar a remoção da cartilagem inteira, mas atualmente os ortopedistas aparam a cartilagem e removem apenas quantidades mínimas para manter tanto a absorção de choques como a estabilidade na cartilagem quanto seja possível.

A cartilagem tem 1 a 7 mm de espessura, dependendo da carga e da incongruência das superfícies articulares (26). Por exemplo, nas articulações talocrural e do cotovelo, a cartilagem é muito delgada, enquanto nas articulações do quadril e do joelho, a cartilagem é espessa. A cartilagem é delgada no tornozelo por causa da arquitetura dessa região. Uma área considerável de distribuição de força impõe menos tensão sobre a cartilagem. Por outro lado, a articulação do joelho fica exposta a forças menores, mas a área de distribuição de forças é menor, o que implica maior tensão sobre a cartilagem. Uma das cartilagens mais espessas no corpo, com aproximadamente 5 mm, se situa na parte inferior da patela (54).

A cartilagem articular permite o movimento entre dois ossos com atrito e desgaste mínimos. As superfícies articulares têm coeficientes de atrito notavelmente baixos. A cartilagem articular contribui significativamente para essa situação. Foi registrado que o coeficiente de atrito de algumas articulações varia de 0,01 a 0,04, enquanto o coeficiente de atrito do gelo a 0°C é de cerca de 0,1. Essas superfícies praticamente sem atrito permitem que as superfícies deslizem entre si com suavidade.

O crescimento da cartilagem ao longo da vida é um processo dinâmico. Na maturidade, ocorre estabilização da espessura da cartilagem articular, mas a ossificação não cessa inteiramente (4). A interface entre a cartilagem e o osso subcondral subjacente permanece ativa, e é responsável pela mudança gradual na forma da articulação durante o envelhecimento. A quantidade de crescimento da cartilagem é regulada pela força de compressão, e quanto mais altas forem as pressões de contato articular, mais espessa será a cartilagem. Nas atividades cotidianas ao longo da vida, as mudanças no uso das articulações causam alterações na cartilagem que resultam em adelgaçamento ou espessamento.

FIBROCARTILAGEM

Outro tipo de cartilagem é a **fibrocartilagem**, frequentemente existente onde a cartilagem articular encontra um tendão ou ligamento. A fibrocartilagem funciona como um intermediário entre a cartilagem hialina e outros tecidos conjuntivos. Ela é encontrada nos locais onde há necessidade tanto de resistência à tração como da capacidade de suportar grandes pressões, por exemplo, nos discos intervertebrais, mandíbula e articulação do joelho. A estrutura da fibrocartilagem é descrita como um disco articular ou **menisco**. Os meniscos também melhoram a congruência entre ossos articulados que têm formas ligeiramente diferentes. Habitualmente, ocorrem rupturas do menisco durante uma mudança súbita de direção com o peso inteiro sobre um dos membros. A compressão e tensão resultantes sobre o menisco causam ruptura da fibrocartilagem. Não há dor associada com a própria ruptura; os locais de inserção periférica constituem o local de irritação e resultante sensibilidade.

Ligamentos

Um **ligamento** é uma faixa curta de tecido conjuntivo fibroso resistente que conecta um osso a outro e contém colágeno, elastina e fibras de reticulina (55). Em geral, o ligamento proporciona sustentação em uma direção, muitas vezes se fundindo com a cápsula articular. Ligamentos podem ser capsulares, extracapsulares ou intra-articulares. **Ligamentos capsulares** são simplesmente espessamentos na parede da cápsula, de forma muito parecida com os ligamentos glenoumerais em frente à cápsula do ombro. **Ligamentos extracapsulares** se situam fora da própria articulação. Os ligamentos colaterais observados em numerosas articulações são extracapsulares (como o ligamento colateral fibular do joelho). Por fim, **ligamentos intra-articulares**, como os ligamentos cruzados do joelho e os ligamentos da cabeça do fêmur na articulação do quadril, estão localizados no interior da articulação.

Qual é o papel da cartilagem articular?

1. Transmitir forças compressivas através da articulação
2. Permitir movimentos na articulação com fricção e desgaste mínimos
3. Redistribuir as tensões de contato por uma área maior
4. Proteger o osso subjacente

A tensão máxima que um ligamento pode suportar está relacionada com sua área de secção transversal. Os ligamentos exibem comportamento viscoelástico, o que ajuda a controlar a dissipação da energia e o potencial para lesão (7). Essas estruturas respondem às cargas se tornando mais fortes e rígidas com o passar do tempo, e demonstram tanto uma resposta dependente do tempo como uma não linear de tensão-deformação. As fibras de colágeno num ligamento estão arranjadas de tal modo que o ligamento pode lidar tanto com cargas tensivas como com cargas de cisalhamento; contudo, essa estrutura está mais preparada para cargas tensivas. Um exemplo de comportamento viscoelástico é apresentado na Figura 2.38. As fibras de colágeno no ligamento têm configuração praticamente paralela. Quando não submetidas à carga, exibem uma configuração ondulada ou pregueada. Em condições de baixas cargas, as pregas nas fibras de colágeno do ligamento desaparecem. Nesse ponto, o ligamento se comporta de forma praticamente linear, com deformações que são relativamente pequenas e dentro do limite fisiológico. Em cargas maiores, o ligamento sofre ruptura parcial ou completa. Geralmente, quando uma carga tensiva é aplicada com muita rapidez a uma articulação, é mais provável que o ligamento se rompa, e não o osso na inserção do ligamento.

A resistência de um ligamento também diminui com a imobilização. Uma lesão tensiva em um ligamento é denominada entorse. Entorses são classificados como 1, 2 ou 3 em termos de gravidade, dependendo de ter ocorrido ruptura parcial das fibras (classe 1), ruptura com alguma perda da estabilidade (classe 2) ou ruptura completa com perda da estabilidade articular (classe 3) (26).

No final da amplitude de movimento de qualquer articulação, comumente ocorre um tensionamento do ligamento até terminar o movimento. Os ligamentos proporcionam limitação passiva e transferem as cargas para o osso. Ao

> ### Qual é a função de um ligamento?
>
> **1.** Orientar o funcionamento normal da articulação
> **2.** Restringir movimentos articulares anormais

desempenhar a função de limitação de um movimento anormal, o ligamento pode ficar sujeito a tensões extremas e sofrer lesão durante uma sobrecarga. Tendo em vista que os ligamentos estabilizam, controlam e limitam os movimentos das articulações, qualquer lesão a um ligamento influenciará o movimento articular. A lesão ao ligamento pode resultar em instabilidade na articulação, o que, por sua vez, pode causar cinemática articular alterada, levando a uma alteração na distribuição das cargas e vulnerabilidade à lesão.

Articulações ósseas

ARTICULAÇÃO DO TIPO DIARTROSE OU SINOVIAL

O potencial motor de um segmento é determinado pela estrutura e função da articulação do tipo **diartrose**, também chamada **articulação sinovial**. A diartrose proporciona uma articulação de baixa fricção, capaz de suportar desgaste e ruptura significativos. As características de todas as articulações do tipo diartrose são semelhantes. Por exemplo, o joelho tem estruturas semelhantes às articulações dos dedos da mão. Por causa dessa semelhança, vale a pena estudar os vários componentes da diartrose para que aumentemos os conhecimentos gerais acerca do funcionamento, sustentação e nutrição das articulações. A Figura 2.39 ilustra as características da articulação do tipo diartrose.

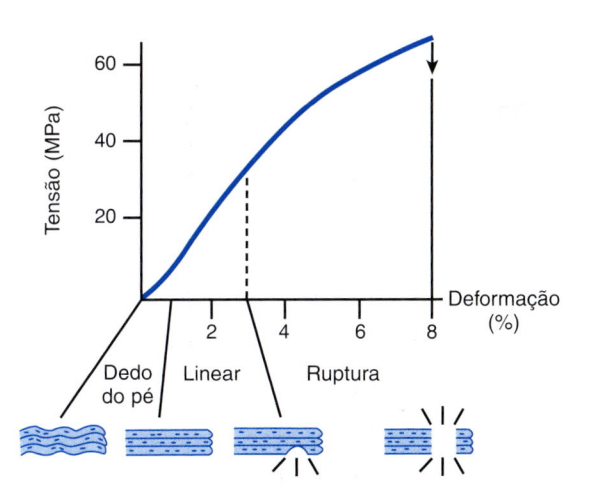

FIGURA 2.38 Curva de tensão-deformação para um ligamento. Na região dos dedos do pé, as fibras de colágeno do ligamento estão onduladas. As fibras se retificam na região linear. Na região plástica, algumas das fibras de colágeno sofrem ruptura. [Adaptado com permissão de Butler, D. L. , Grood, E. S., Noyes, F. R., e Zernike, R. F. (1978). Biomechanics of ligaments and tendons. *Exercise and Sports Science Reviews*, 6:125-181.]

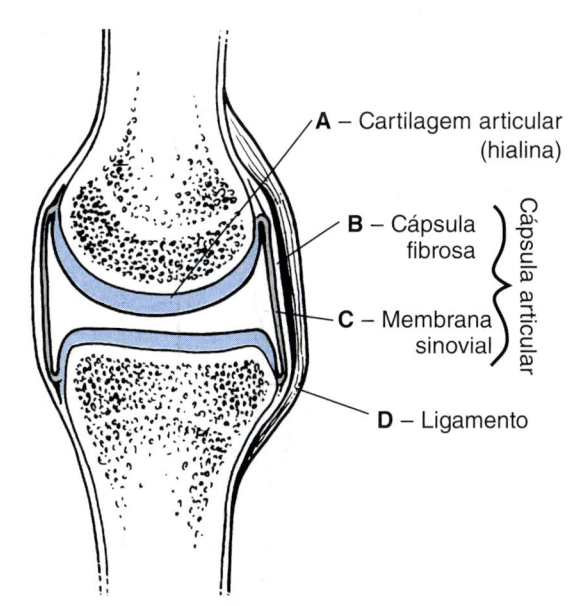

FIGURA 2.39 As articulações do tipo diartrose têm características semelhantes. Se estudarmos o joelho, interfalanges, cotovelo ou qualquer outra articulação do tipo diartrose, encontraremos as mesmas estruturas. Essas estruturas são (**A**) cartilagem articular ou hialina, (**B**) cápsula, (**C**) membrana sinovial e (**D**) ligamentos.

Características da articulação do tipo diartrose

Revestindo as extremidades dos ossos existe a **placa terminal articular**, uma fina camada de osso compacto sobre osso esponjoso. Por cima da placa terminal, está a cartilagem articular. Essa cartilagem na articulação oferece transmissão de cargas e estabilidade adicionais, proteção das margens articulares e lubrificação.

Outra característica importante da articulação do tipo diartrose é a **cápsula**, um tecido conjuntivo fibroso branco composto principalmente de colágeno. A cápsula protege a articulação. Espessamentos na cápsula, conhecidos como ligamentos, são comuns nos locais em que há necessidade de sustentação adicional. Basicamente, a cápsula define a articulação, criando a parte interarticular ou interna da articulação, que tem uma cavidade articular e uma pressão atmosférica reduzida (50). Embora seja difícil computar as cargas em tecido mole, a cápsula suporta parte da carga incidente na articulação (27).

Qualquer imobilização da cápsula altera as propriedades mecânicas do tecido capsular, podendo resultar em rigidez articular. Do mesmo modo, uma lesão na cápsula comumente resulta na formação de uma região espessa ou fibrosa que pode ser externamente palpável (16).

Na superfície interna da cápsula articular encontra-se a **membrana sinovial**, um tecido conjuntivo frouxo e vascularizado que secreta **líquido sinovial** para o interior da articulação, com o objetivo de lubrificá-la e proporcionar-lhe nutrição. O líquido, com consistência de clara de ovo, diminui em viscosidade à medida que aumentam as velocidades de cisalhamento. É como o *ketchup*, difícil de sair do frasco inicialmente, mas escorre fácil depois de começar. Quando a articulação se movimenta lentamente, o líquido tem alta viscosidade e a sustentação é grande. Por outro lado, quando a articulação se movimenta com rapidez, o líquido torna-se elástico em sua resposta, diminuindo a fricção na articulação (50).

Uma articulação saudável permite movimentos sem esforço ao longo das direções anatômicas preferenciais, com simultânea restrição dos movimentos articulares anormais. A liberdade de movimento também é proporcionada pela ação lubrificante da cartilagem articular. A articulação saudável também é estável, como resultado da interação entre conexões ósseas, ligamentos e outros tecidos moles. Por fim, os ligamentos operam de forma a direcionar e restringir os movimentos, o que define o invólucro normal do movimento passivo da articulação.

Qualquer lesão da articulação é perceptível, tanto por um espessamento na membrana como pela mudança na consistência do líquido sinovial. O líquido enche o compartimento capsular e gera dor na articulação. O médico drena a articulação para diminuir a pressão e frequentemente descobre que o líquido está manchado de sangue.

Estabilidade da articulação do tipo diartrose

A estabilidade numa articulação do tipo diartrose é proporcionada pela estrutura – os ligamentos que circundam a articulação, a cápsula e os tendões que a cruzam – pela gravidade e pelo vácuo na articulação, gerado pela pressão atmos-

---

Estabilidade *versus* mobilidade

Nossas articulações são mantidas unidas pelos músculos, pelos ligamentos, pela cápsula e pela pressão negativa no interior da cápsula, assim como pelos próprios ossos. Em um mundo ideal seríamos capazes de restringir o movimento linear dos ossos (deslizamento e deslocamento) ao mesmo tempo que permitiríamos movimento angular irrestrito (rotação). Na realidade, costuma haver uma conciliação entre a estabilidade necessária de uma articulação e o grau de mobilidade. Precisamos de maior mobilidade nas articulações dos membros superiores para que possamos manipular objetos em nosso ambiente. Precisamos de maior estabilidade nas articulações dos membros inferiores para que possamos suportar as grandes forças de reação do solo geradas pela marcha e pela corrida. Cada uma das estruturas estabilizadoras listadas possui atributos positivos e negativos, como: a quantidade de mobilidade exigida, o custo de energia para o fornecimento de estabilidade, a fatigabilidade da estrutura, a capacidade de recuperar-se de lesões e a força da influência estabilizadora. Discuta esses atributos em relação às estruturas estabilizadoras listadas no início deste quadro.

---

férica negativa. O quadril é uma das articulações mais estáveis do corpo porque possui boa sustentação muscular, capsular e ligamentar. A articulação do quadril tem congruência entre as superfícies e alto grau de contato interósseo. Contudo, a maior parte da estabilidade na articulação do quadril é derivada dos efeitos da gravidade e do vácuo na articulação (26). A pressão negativa na articulação é suficiente para manter o fêmur na articulação, mesmo que tenham sido removidas todas as demais estruturas, como os ligamentos e músculos de sustentação.

Por outro lado, a estabilidade do ombro é proporcionada apenas pela cápsula e pelos músculos que circundam a articulação. Do mesmo modo, a congruência do ombro é limitada, de forma que apenas uma pequena parte da cabeça do úmero entra em contato com a cavidade glenoidal.

Posições de máximo contato e de contato parcial

Ao ocorrer um movimento ao longo de uma amplitude de movimento, a própria área de contato varia entre as superfícies articulares. Quando a posição da articulação é tal que os dois ossos adjacentes exibem a melhor congruência possível e ocorre máximo contato entre as duas superfícies, a articulação é considerada como estando numa **posição de máximo contato**. Essa é a posição de máxima compressão da articulação, em que os ligamentos e a cápsula estão tensos e as forças se deslocam através da articulação, como se ela não existisse. São exemplos de posições de máximo contato a extensão completa do joelho, a extensão do punho, a extensão das articulações interfalângicas e a dorsiflexão máxima do pé (50). Todas as outras posições articulares são chamadas **posições de contato parcial** por ocorrer menor área de contato entre as duas superfícies e porque as áreas de contato estão frequentemente mudando. Ocorre mais deslizamento e rolamento dos ossos um sobre o outro numa posição de contato parcial. Essa posição permite movimento contínuo, reduzindo a fricção na articulação. Embora a posição de contato parcial seja menos estável que a posição de máximo contato, ela não é tão suscetível à lesão por causa de sua mobilidade. As posições de máximo contato e de contato parcial da articulação do joelho são apresentadas na Figura 2.40. Observe a maior área de contato na posição de máximo contato.

Enquanto está na posição de máximo contato, a articulação fica muito estável, mas vulnerável à lesão, pois as estruturas estão tensionadas e as superfícies articulares ficam pressionadas umas contra as outras. A articulação é especialmente suscetível à lesão se for agredida por uma força externa, como no caso de um golpe no joelho quando essa articulação está completamente estendida.

Tipos de diartroses

Entre as diartroses, um sistema de classificação categoriza sete tipos de articulações, de acordo com as diferenças nas superfícies articulares, as direções de movimentação permitidas pela articulação e o tipo de movimento presente entre os segmentos. A Figura 2.41 oferece uma representação gráfica dessas sete articulações.

Articulação plana ou deslizante

O primeiro tipo de articulação é a **articulação plana** ou **deslizante**, observada no pé entre os ossos tarsais e na mão entre os ossos carpais. O movimento desse tipo de articulação é chamado não axial, pois consiste em duas superfícies planas que deslizam uma em relação à outra e não em torno de um eixo.

Na mão, por exemplo, os ossos carpais deslizam entre si quando a mão se movimenta para as posições de flexão, extensão, desvio radial e desvio ulnar. Do mesmo modo, no pé, os tarsais deslocam-se durante a pronação e a supinação, deslizando entre si no processo.

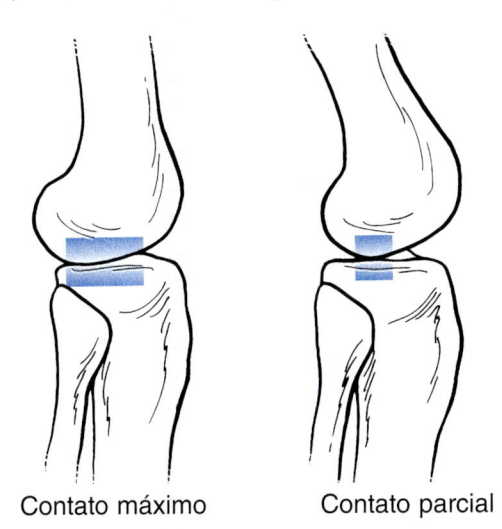

Contato máximo   Contato parcial

FIGURA 2.40 Na posição de contato máximo entre duas superfícies articulares, o contato é máximo e a mobilidade é mínima. Na posição de contato parcial, há menos contato entre as superfícies na articulação e maior mobilidade e movimento entre as duas superfícies.

Articulação em gínglimo ou dobradiça

A **articulação em gínglimo** também permite o movimento em um plano (flexão, extensão) e é uniaxial. São exemplos da articulação em gínglimo no corpo as articulações interfalângicas no pé e na mão e a articulação umeroulnar no cotovelo.

Articulação trocóidea

A **articulação trocóidea** também permite movimento em um plano (rotação, pronação e supinação) e é uniaxial. Articulações trocóidea são observadas nas articulações radioulnares proximal e distal e na articulação atlantoaxial na base do crânio.

Articulação condilar

A **articulação condilar** permite um movimento primário em um plano (flexão e extensão) com pequenas quantidades de movimento em outro plano (rotação). São exemplos as articulações metacarpofalângicas e metatarsofalângicas. A articulação do joelho também é considerada uma articulação condílea, por causa da articulação entre os dois côndilos do fêmur e o platô tibial. Mas, considerando as ligações mecânicas criadas pelos ligamentos, a articulação do joelho funciona como uma dobradiça; por essa razão, ela é referida na literatura como uma articulação em gínglimo modificada.

Articulação elipsóidea

A **articulação elipsóidea** permite o movimento em dois planos (flexão e extensão; abdução e adução) e é biaxial. São exemplos a articulação radiocarpal no punho e a articulação metacarpofalângica nas falanges.

Articulação selar

A **articulação selar**, observada apenas na articulação carpometacarpal do polegar, permite dois planos de movimento (flexão e extensão; abdução e adução), juntamente com uma pequena quantidade de rotação. Em termos de funcionamento, é semelhante à articulação elipsóidea.

Articulação esferóidea

A última articulação do tipo diartrose, a **articulação esferóidea** (ou articulação "bola e soquete"), permite o movimento em três planos (flexão e extensão; abdução e adução; rotação), sendo a mais móvel das diartroses. O quadril e o ombro são exemplos de articulações esferoidais. A Tabela 2.3 apresenta uma relação das principais articulações do corpo.

OUTROS TIPOS DE ARTICULAÇÕES

Articulações do tipo sinartrose ou fibrosas

Outras articulações são limitadas em características de movimento, no entanto, desempenham importante papel na estabilização do sistema esquelético. Alguns ossos são mantidos juntos por articulações fibrosas, como as observadas nas suturas do crânio. Essas articulações, conhecidas como **articulações do tipo sinartrose**, permitem pouco ou nenhum movimento entre os ossos, mantendo-os firmemente unidos (Fig. 2.42).

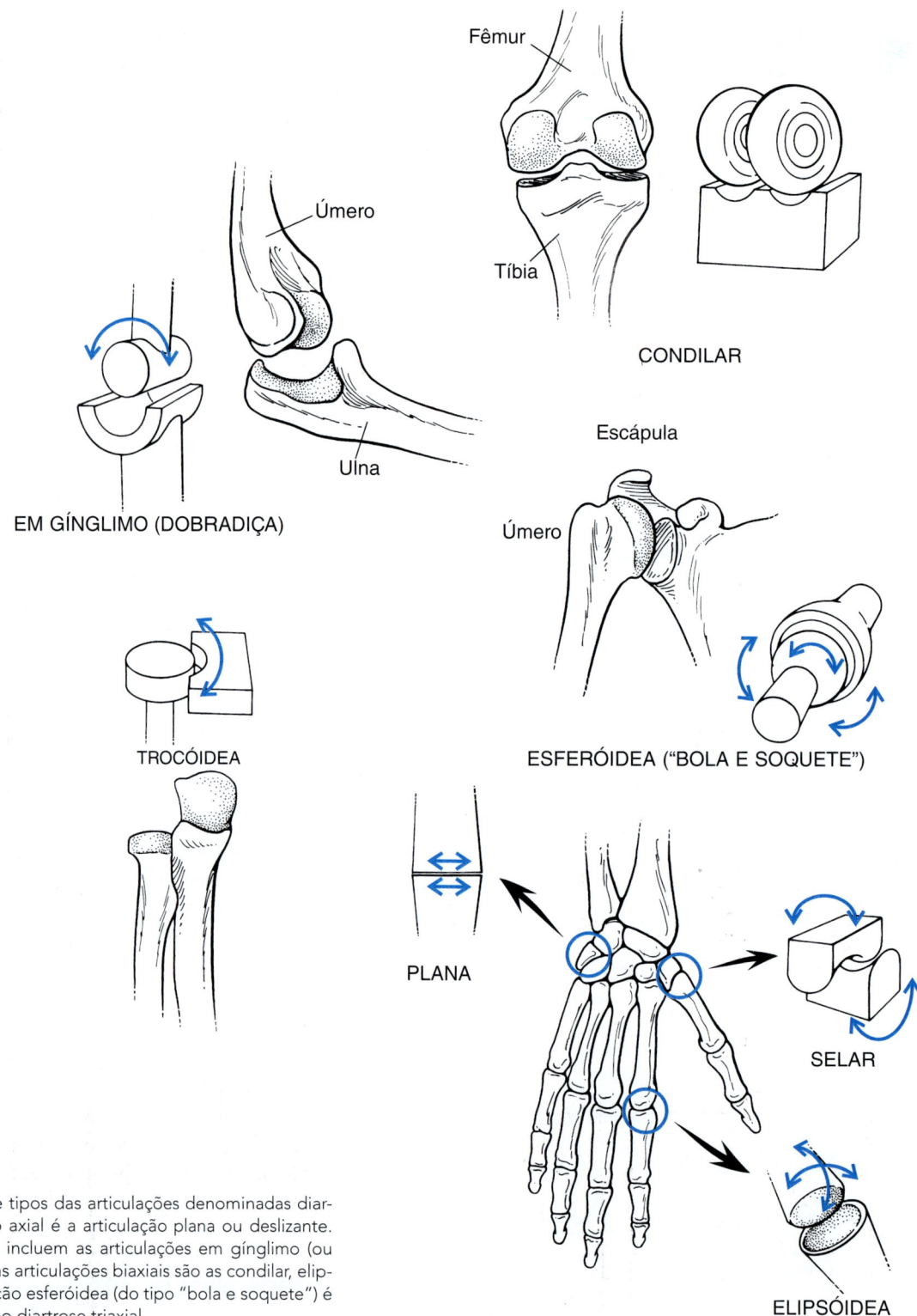

FIGURA 2.41 Os sete tipos das articulações denominadas diartroses. A articulação não axial é a articulação plana ou deslizante. As articulações uniaxiais incluem as articulações em gínglimo (ou dobradiça) e trocóidea; as articulações biaxiais são as condilar, elipsóidea e selar. A articulação esferóidea (do tipo "bola e soquete") é a única articulação do tipo diartrose triaxial.

Articulações cartilagíneas

As **articulações cartilagíneas** ou do tipo **anfiartrose** mantêm os ossos unidos com cartilagem hialina – como a encontrada nas placas epifisiais, ou com fibrocartilagem, como é o caso da sínfise púbica e das articulações intervertebrais. O movimento nessas articulações também é limitado, embora não ao grau das articulações do tipo sinartrose.

OSTEOARTRITE

Pode ocorrer lesão nas estruturas da diartrose durante a aplicação de uma carga elevada ou com repetidas cargas durante um longo período. A cartilagem articular na articulação está sujeita ao desgaste ao longo da vida. **Osteoartrite** é uma doença caracterizada pela degeneração

TABELA 2.3	Principais articulações do corpo	
Articulação	**Tipo**	**Graus de liberdade**
Vertebral	Cartilagínea	3
Quadril	Esferóidea	3
Ombro	Esferóidea	3
Joelho	Condilar	2
Radiocarpal	Elipsóidea	2
Metacarpofalângica (dedos da mão)	Elipsóidea	2
Carpometacarpal (polegar)	Selar	2
Cotovelo	Em gínglimo	1
Radioulnar	Trocóidea	1
Atlantoaxial	Trocóidea	1
Talocrural	Em gínglimo	1
Interfalângica	Em gínglimo	1

A. Sinartrose

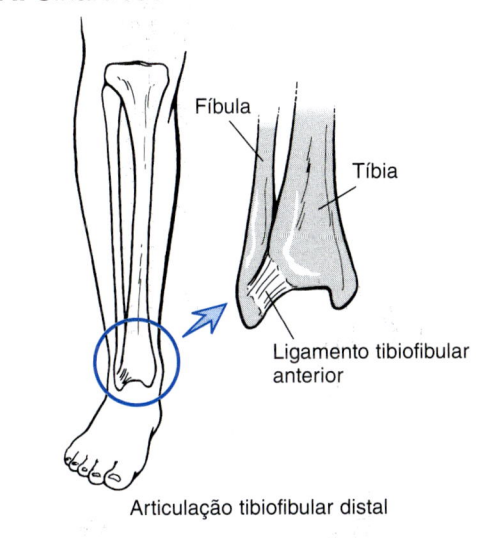

Fíbula

Tíbia

Ligamento tibiofibular anterior

Articulação tibiofibular distal

B. Cartilagínea

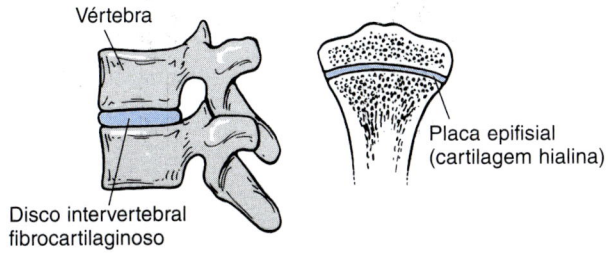

Vértebra

Placa epifisial (cartilagem hialina)

Disco intervertebral fibrocartilaginoso

Disco intervertebral   Epífise

FIGURA 2.42 **A.** Um exemplo de articulação do tipo sinartrose é a articulação fibrosa na articulação tibiofibular distal. **B.** A articulação cartilagínea pode ser observada entre as vértebras ou na placa epifisial de um osso em crescimento.

da cartilagem articular, resultando em fissuras, fibrilação e, por fim, no desaparecimento da espessura integral da cartilagem articular. Osteoartrite é o principal estado crônico clínico e também a principal causa de incapacitação para pessoas com 65 anos ou mais (4). A osteoartrite se inicia como um resultado de trauma ou de desgaste repetido da articulação, o que provoca alteração na substância articular até ocorrer remoção desta por uma ação mecânica. Isso resulta numa diminuição das áreas de contato e em erosão da cartilagem por meio da formação de pontos irregulares na cartilagem. Os pontos irregulares evoluem para a formação de fissuras e consequentemente se aprofundam o suficiente para que apenas o osso subcondral fique exposto. Ocorre formação de osteófitos ou cistos no interior da articulação e à sua volta, e esse é o início da doença articular degenerativa, ou osteoartrite. A radiografia da Figura 2.43 mostra as áreas de degeneração articular associada com osteoartrite no quadril e nas vértebras.

Foi proposta a teoria de que a osteoartrite se forma primeiro no osso subcondral, ou esponjoso, embaixo da articulação (45). A cartilagem suprajacente ao osso na articulação é delgada; consequentemente, o osso subcondral subjacente absorve o choque decorrente da aplicação da carga. Cargas repetidas, ou a aplicação de cargas desiguais na articulação, causam microfraturas no osso subcondral. Quando as microfraturas se consolidam, o osso subcondral torna-se mais rígido e menos capaz de absorver os choques, transferindo esse papel para a cartilagem. A cartilagem deteriora-se em consequência dessa sobrecarga, e o corpo deposita tecido ósseo na forma de osteófitos para aumentar a área de contato.

Foi demonstrado que a osteoartrite não tem relação com a hiperfrouxidão da articulação (6), com níveis de osteoporose (24) ou com níveis de atividade física (35). Mas uma articulação lesionada deteriora-se com maior velocidade, tornando-se mais suscetível a desenvolver osteoartrite. Além disso, o risco de osteoartrite é aumentado por fatores como ocupação, nível de participação em esportes e níveis de intensidade do exercício (21). São considerados como fatores contribuintes a aplicação excessiva de cargas e torções fortes, mas aparentemente a prática intensiva de atividade física não é um fator de risco.

A osteoartrite também pode ser gerada pela imobilização da articulação, porque a articulação e a cartilagem dependem da ocorrência de cargas e de compressões para a troca de nutrientes e de detritos (42). Depois de apenas 30 dias de imobilização, o líquido na cartilagem aumenta e ocorre uma forma precoce de osteoartrite. Felizmente, esse processo pode ser revertido com o retorno à atividade.

A lesão de outras estruturas na articulação do tipo diartrose também pode ser grave. Uma lesão da cápsula articular resultará na formação de mais tecido fibroso e, possivelmente, em estiramento da cápsula (16). A lesão do menisco pode criar instabilidade, perda da amplitude de movimento e aumento de derrame sinovial na articulação (tumefação). A lesão da membrana sinovial pro-

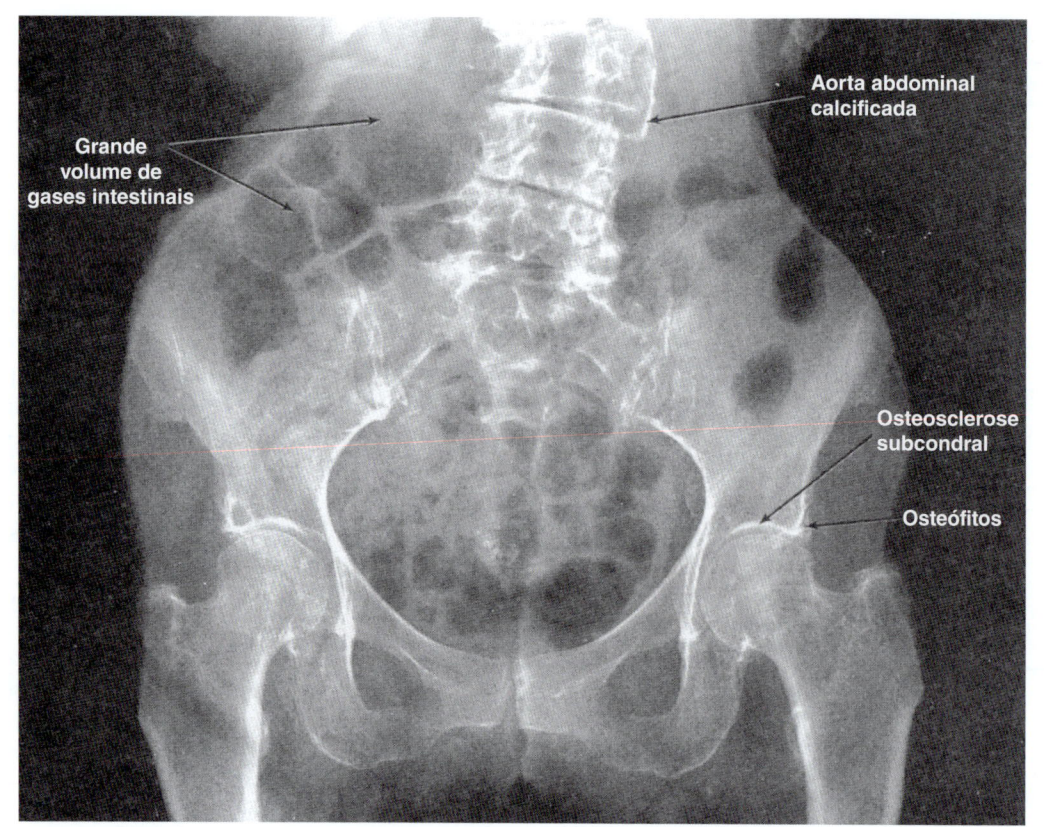

FIGURA 2.43 A osteoartrite se caracteriza por alterações físicas na articulação, consistindo em erosão cartilaginosa e formação de cistos e osteófitos. Esta radiografia revela osteoartrite no quadril e nas vértebras.

voca um aumento na vascularidade e causa fibrose gradual do tecido, terminando por levar à sinovite crônica ou à inflamação da membrana. Surpreendentemente, muitas dessas respostas à lesão também podem ser reproduzidas mediante a imobilização da articulação, que pode causar aderências, perda da amplitude de movimento, fibrose e sinovite.

Resumo

Cada estrutura do corpo humano pode ser mecanicamente analisada com o uso de uma curva de tensão-deformação, para ajudar a determinar suas propriedades básicas. Essas curvas ilustram as regiões elástica e plástica e o módulo elástico da estrutura. Estruturas e materiais podem ser diferenciados como elásticos ou viscoelásticos com base em suas curvas de tensão-deformação. Essas propriedades mecânicas básicas podem fornecer informações de como determinado movimento pode ocorrer.

O esqueleto é formado por ossos, articulações, cartilagem e ligamentos. Essa estrutura proporciona um sistema de alavancas que permite movimentos variados nas articulações, funciona como estrutura de sustentação, serve de sítio de fixação de músculos, protege as estruturas internas, armazena gordura e minerais e participa na formação das células sanguíneas. O osso é um órgão com vasos sanguíneos e nervos que avançam por sua estrutura.

Os tipos de ossos que compõem o sistema esquelético (longos, curtos, planos e irregulares) têm formas diferentes, realizam funções diferentes e são compostos por proporções diferentes de tecido ósseo esponjoso e compacto.

O tecido ósseo é uma das estruturas mais duras do corpo por causa de seus componentes orgânicos e inorgânicos e se remodela continuamente por meio de deposição e reabsorção de tecido. A modelagem óssea é responsável tanto pela forma como pelo tamanho do osso, e a remodelagem mantém a massa óssea por meio da reabsorção e deposição no mesmo local. O osso é também sensível ao desuso e à aplicação de cargas. O tecido ósseo é depositado em resposta a cargas incidentes sobre o osso, sendo removido por reabsorção quando o osso não está sob tensão. Um dos modos de aumentar a resistência e a densidade do osso é mediante um programa de atividade física. Osteoporose ocorre quando a reabsorção óssea excede a deposição óssea e o osso fica enfraquecido.

O estudo da arquitetura do tecido ósseo identificou dois tipos de ossos, compacto e esponjoso. O osso compacto, encontrado no exterior do osso e na diáfise dos ossos longos, está preparado para suportar níveis elevados de compressão e grandes cargas tensivas geradas pelos músculos. Por sua vez, o osso esponjoso é apropriado para a acumulação de níveis elevados de energia, além de facilitar a distribuição das forças no interior do osso.

Em sua resposta às cargas, o osso é tanto anisotrópico como viscoelástico e responde diferentemente às variações na direção da carga e à velocidade de aplicação da carga. Ao ser inicialmente submetido a uma carga, o osso responde pela deformação por meio de uma mudança no comprimento ou na forma, o que é conhecido como resposta elástica. Com a continuação da aplicação da carga, ocorrem microrrupturas no osso quando este cede durante a fase plástica. O osso é considerado material flexível e fraco em comparação com outros materiais, como o vidro e o aço.

O sistema esquelético está sujeito a numerosas cargas e pode lidar melhor com grandes cargas compressivas, em comparação com cargas tensivas ou de cisalhamento. Comumente, o osso recebe carga em mais de uma direção, por exemplo, no curvamento, em que são aplicadas tanto tensão como compressão, e nas cargas de torção, em que são geradas cargas tensivas, de cisalhamento e de compressão. Ocorre lesão óssea quando a carga aplicada excede a resistência do material.

No sistema esquelético, são encontrados dois tipos de cartilagens. A cartilagem articular ou hialina reveste as extremidades dos ossos nas articulações sinoviais. A cartilagem se compõe de água e de uma matriz sólida de colágeno e proteoglicano. A cartilagem articular funciona atenuando os choques na articulação, melhorando a congruência da articulação e proporcionando mínima fricção na articulação. A cartilagem possui propriedades viscoelásticas em sua resposta às cargas. Um segundo tipo de cartilagem – a fibrocartilagem – oferece transmissão de cargas e estabilidade adicionais numa articulação. Frequentemente, a fibrocartilagem também recebe a denominação de disco articular ou menisco.

Ligamentos conectam um osso a outro e são categorizados como capsulares, intracapsulares ou extracapsulares, dependendo de sua localização com relação à cápsula articular. Os ligamentos exibem comportamento viscoelástico e respondem às cargas, tornando-se mais rígidos à medida que a carga aumenta.

Os movimentos dos ossos longos ocorrem na articulação sinovial, uma articulação com características comuns, como cartilagem articular, uma cápsula, uma membrana sinovial e ligamentos. A articulação sinovial pode sofrer lesão por entorse, em que os ligamentos são lesionados. As articulações também são suscetíveis a sofrer degeneração, que se caracteriza pela destruição de cartilagem e osso. Essa degeneração é conhecida como osteoartrite.

A quantidade de movimento entre dois segmentos é amplamente influenciada pelo tipo de articulação sinovial. Exemplificando, a articulação plana permite translação simples entre as superfícies articulares; a articulação em gínglimo permite flexão e extensão; a articulação trocóidea permite rotação; a articulação condilar permite flexão e extensão e ainda alguma rotação; as articulações elipsóidea e selar permitem flexão, extensão, abdução e adução; e a articulação esferóidea permite flexão, extensão, abdução, adução e rotação. Os demais tipos de articulações – sinartrose e cartilagínea – permitem pouco ou nenhum movimento.

QUESTÕES PARA REVISÃO

Verdadeiro ou falso

1. ____ A parte da curva de tensão-deformação até o ponto de escoamento é chamada de região plástica.

2. ____ Em um material puramente elástico, a energia mecânica é totalmente recuperada após uma deformação.

3. ____ A rigidez de um material pode ser determinada pelo cálculo da inclinação da parte plástica da curva de tensão-deformação.

4. ____ Uma alavanca amplifica a força de movimento.

5. ____ A hematopoese ocorre dentro do osso cortical.

6. ____ Osso esponjoso também é conhecido como osso compacto.

7. ____ O osso esponjoso constitui cerca de 80% do esqueleto.

8. ____ Os tarsais são ossos curtos.

9. ____ O corpo de um osso longo é chamado de diáfise.

10. ____ O osso cortical é mais poroso que o osso esponjoso.

11. ____ O osso cortical é mais forte que o osso esponjoso.

12. ____ A metáfise localiza-se entre a epífise e a diáfise de ossos longos.

13. ____ Ossos planos constituem as melhores alavancas para os músculos.

14. ____ A remodelagem óssea ocorre somente após a idade de 40 anos.

15. ____ Uma vez que o osso está formado, sua forma não pode mais se alterar.

16. ____ Os ossos usam a inatividade como um estímulo para o crescimento ósseo.

17. ____ As articulações apresentam menos atrito que o gelo.

18. ____ Osteoporose é uma inflamação do tecido ósseo.

19. ____ O osso é mais forte quando está sob tensão.

20. ____ O osso se torna mais rígido quando a velocidade de aplicação de carga é alta.

21. ____ A tensão de cisalhamento é paralela ao plano da secção transversal.

22. ____ Fratura por fadiga também é conhecida como fratura traumática.

23. ____ A cartilagem articular não possui suprimento sanguíneo.

24. ____ O menisco do joelho é um tipo de fibrocartilagem.

25. ____ Ligamentos capsulares são parte da cápsula articular.

Múltipla escolha

1. Qual dos seguintes itens não faz parte da curva de tensão-deformação?
   a. Região elástica
   b. Região plástica
   c. Ponto de escoamento
   d. Região flexível

2. Durante a ruptura, a tensão em um material _____.
   a. eleva-se rapidamente
   b. cai a zero
   c. permanece igual à tensão de escoamento
   d. Nenhuma das alternativas

3. Tensão é _____.
   a. a relação entre a mudança no comprimento e o comprimento em repouso
   b. a quantidade de força em uma deformação particular
   c. a força por unidade de área
   d. a energia mecânica armazenada

4. Um material viscoelástico _____.
   a. possui propriedades elásticas e viscosas
   b. exibe um comportamento não linear de tensão-deformação
   c. possui vários graus de rigidez
   d. Todas as alternativas

5. Estas células são responsáveis por formar osso novo.
   a. Osteoclastos
   b. Osteócopos
   c. Osteócitos
   d. Osteoblastos

6. Qual dos grupos a seguir contém exemplos de ossos planos?
   a. Fêmur, úmero, crânio
   b. Costelas, carpais, tarsais
   c. Costelas, crânio, escápula
   d. Carpais, clavícula, vértebras

7. O processo de reabsorção óssea pelos osteoclastos ocorre em aproximadamente 3 _____.
   a. horas
   b. dias
   c. semanas
   d. meses

8. Estas células ósseas são responsáveis por detectar tensão mecânica.
   a. Osteoclastos
   b. Osteócopos
   c. Osteoblastos
   d. Osteócitos

9. O osso na parte distal do fêmur é substituído a cada _____.
   a. 5 a 6 meses
   b. 10 a 12 meses
   c. 2 anos
   d. 4 anos

10. Qual das seguintes opções não é uma classe de ossos?
    a. Longos
    b. Largos
    c. Curtos
    d. Planos

11. Osso esponjoso possui porosidade superior a _____%.
    a. 10
    b. 30
    c. 50
    d. 70

12. A formação de osso novo no mesmo local em que um osso antigo está sendo removido é chamada de _____.
    a. modelagem
    b. remodelagem
    c. reabsorção
    d. micromodelagem

13. Esta estrutura melhora a congruência entre ossos articulados.
    a. Ligamento capsular
    b. Fibrocartilagem articular
    c. Cápsula fibrosa
    d. Ligamento

14. Esta característica dos ossos sugere que a rigidez depende da velocidade de aplicação da carga.
    a. Isotrópica
    b. Anisotrópica
    c. Anisotônica
    d. Viscoelástica

15. O limiar de lesão _____ com a repetição.
    a. aumenta
    b. diminui
    c. permanece o mesmo
    d. é eliminado

16. Uma pessoa na posição ereta tem forças _____ na porção inferior e forças _____ na porção superior do colo do fêmur.
    a. de torção, tensivas
    b. tensivas, compressivas
    c. compressivas, tensivas
    d. tensivas, de torção

17. O pico de massa óssea ocorre durante a fase mais tardia da _____ década de vida.
    a. primeira
    b. segunda
    c. terceira
    d. quarta

18. A cartilagem reduz as forças de contato em _____.
    a. 50%
    b. 60%
    c. 70%
    d. Nenhuma das alternativas

19. A cartilagem hialina presente nas extremidades de ossos longos é chamada de _____.
    a. cartilagem articular
    b. fibrocartilagem
    c. cartilagem fibrosa
    d. Todas as alternativas

20. A cartilagem exibe características _____.
   a. isotrópicas
   b. anisotrópicas
   c. Alternativas "a" e "b".
   d. Nenhuma das anteriores

21. Uma articulação do tipo diartrose também é conhecida como articulação _____.
   a. em dobradiça
   b. condilar
   c. do tipo sinartrose
   d. sinovial

22. Articulações elipsóideas possuem _____ graus de liberdade.
   a. 1
   b. 2
   c. 3
   d. 4

23. O cotovelo é um exemplo de articulação _____.
   a. elipsóidea
   b. em dobradiça
   c. condilar
   d. simples

24. O tipo mais móvel de articulação é a articulação _____.
   a. esferóidea
   b. selar
   c. trocóidea
   d. em dobradiça

25. A osteoartrite afeta _____.
   a. a cápsula articular
   b. os ligamentos
   c. a cartilagem articular
   d. a fibrocartilagem articular

Referências bibliográficas

1. An, K.N., et al. (1991). Pressure distribution on articular surfaces: Application to joint stability evaluation. *Journal of Biomechanics*, 23:1013.

2. Beaupre, G. S., et al. (2000). Mechanobiology in the development, maintenance and degeneration of articular cartilage. *Journal of Rehabilitation Research & Development*, 37:145-151.

3. Bennell, K., et al. (2004). Ground reaction forces and bone parameters in females with tibial stress fractures. *Medicine & Science in Sports & Exercise*, 36:397-404.

4. Bird, H. A. (1986). A clinical review of the hyperlaxity of joints with particular reference to osteoarthrosis. *Engineering in Medicine*, 15:81.

5. Bonifasi-Lista, C., et al. (2005). Viscoelastic properties of the human medial collateral ligament under longitudinal, transverse and shear loading. *Journal of Orthopedic Research*, 23:67-76.

6. Brewer, V., et al. (1983). Role of exercise in prevention of involutional bone loss. *Medicine & Science in Sports & Exercise*, 15:445.

7. Bubanj, S., Obradovic, B. (2002) Mechanical force and bones density. *Physical Education and Sport*, 9:37-50.

8. Choi, K., Goldstein, S. A. (1922). A comparison of the fatigue behavior of human trabecular and cortical bone tissue. *Journal of Biomechanics*, 25:1371.

9. Cook, S. D., et al. Trabecular bone density and menstrual function in women runners. *American Journal of Sports Medicine*, 15:503, 1987.

10. Cussler, E. C., et al. (2003). Weight lifted in strength training predicts bone changes in postmenopausal women. *Medicine & Science in Sports & Exercise*, 35:10-17.

11. Dolinar, J. (1990). Keeping ski injuries on the down slope. *The Physician and Sportsmedicine*. 19(2):120-123.

12. Downing, J. F., et al. (Eds.) (1991). Four complex joint injuries. *The Physician and Sportsmedicine* 19(10):80-97.

13. Egan, J. M. (1987). A constitutive model for the mechanical behavior of soft connective tissues. *Journal of Biomechanics*, 20:681-692,

14. Eisele, S. A. (1991). A precise approach to anterior knee pain. *The Physician and Sportsmedicine*, 19(6):126-130, 137-139.

15. Fine, K. M., et al. (1991). Prevention of cervical spine injuries in football. *The Physician and Sportsmedicine*, 19(10):54-64.

16. Frost, H. M. (1985). The pathomechanics of osteoporoses. *Clinical Orthopaedics and Related Research*, 200:198.

17. Frost, H. M. (1997). On our age-related bone loss: Insights from a new paradigm. *Journal of Bone and Mineral Research*, 12:1539-1546.

18. Griffin, T. M., Guilak, F. (2005). The role of mechanical loading in the onset and progression of osteoarthritis. *Exercise and Sport Sciences Review*, 33:195-200.

19. Halpbern, B., et al. (1987). High school football injuries: Identifying the risk factors. *American Journal of Sports Medicine*, 15:316.

20. Halpbern, B. C., Smith, A. D. (1991). Catching the cause of low back pain. *The Physician and Sportsmedicine*, 19(6): 71-79.

21. Healey, J. H., et al. (1985). The coexistence and characteristics of osteoarthritis and osteoporosis. *Journal of Bone & Joint Surgery*, 67A:586-592.

22. Henning, C. E. (1988). Semilunar cartilage of the knee: Function and pathology. In K. N. Pandolf (Ed.). *Exercise and Sport Sciences Reviews.* New York: Macmillan, 205-214.

23. Hettinga, D. L. (1985). In flammatory response of synovial joint structures. In J. Gould, G. J. Davies (Eds.). *Journal of Orthopaedics & Sports Physical Therapy*. St. Louis, MO: Mosby, 87-117.

24. Hoffman, A. H., Grigg, P. (1989). Measurement of joint capsule tissue loading in the cat knee using calibrated mechanoreceptors. *Journal of Biomechanics*, 22:787-791.

25. Iskrant, A. P., Smith, R. W. (1969). Osteoporosis in women 45 years and related to subsequent fractures. *Public Health Reports*, 84:33-38.

26. Jackson, D. L. (1990). Stress fracture of the femur. *The Physician and Sportsmedicine*, 19(7):39-44.

27. Jacobs, C. R. (2000). The mechanobiology of cancellous bone structural adaptation. *Journal of Rehabilitation Research & Development*, 37:209-216.

28. Kazarian, L. E., Von Gierke, H. E. (1969). Bone loss as a result of immobilization and chelation. Preliminary results in *Macaca mulatta. Clinical Orthopaedics*, 65:67-75.

29. Kohrt, W. M., et al. (2004) Physical activity and bone health. ACSM position stand. *Medicine & Science in Sports & Exercise*, 36:1985-1996.

30. Lakes, R. S., et al. (1990). Fracture mechanics of bone with short cracks. *Journal of Biomechanics*, 23:967-975.

31. Lane, N. E., et al. (1990). Running, osteoarthritis, and bone density: Initial 2-year longitudinal study. *American Journal of Medicine*, 88:452-459.

32. Matheson, G. O., et al. (1987). Stress fractures in athletes. *American Journal of Sports Medicine*, 15:46-58.

33. McConkey, J. P., Meeuwisse, W. (1988). Tibial plateau fractures in alpine skiing. *American Journal of Sports Medicine*, 16:159-164.

34. McGee, A. M., et al. (2004). Review of the biomechanics and patterns of limb fractures. *Trauma*, 6:29-40.

35. Milgrom, C., et al. (2000). In vivo strain measurements to evaluate strengthening potential of exercises on the tibial bone. *Journal of Bone & Joint Surgery*, 82-B:591-594.

36. Mosley, J. R. (2000). Osteoporosis and bone functional adaptation: Mechanobiological regulation of bone architecture in growing and adult bone, a review. *Journal of Rehabilitation Research & Development*, 37:189-199.

37. Mow, V. C., et al. (1989). Biomechanics of articular cartilage. In M. Nordin, V. H. Frankel (Eds.). *Basic Biomechanics of the Musculoskeletal System*. Philadelphia, PA: Lea & Febiger, 31-58.

38. Navarro, A. H., Sutton, J. D. (1985). Osteoarthritis IX: Biomechanical factors, prevention, and nonpharmacologic management. *Maryland Medical Journal*, 34:591-594.

39. Nordin, M., Frankel, V. H. (1989). Biomechanics of bone. In M. Nordin, V. H. Frankel (Eds.). *Basic Biomechanics of the Musculoskeletal System*. Philadelphia, PA: Lea & Febiger, 3-30.

40. Oyster, N., et al. (1984). Physical activity and osteoporosis in post-menopausal women. *Medicine & Science in Sports & Exercise*, 16:44-50.

41. Radin, E. L., et al. (1972). Role of mechanical factors in the pathogenesis of primary osteoarthritis. *Lancet*, 1:519-522.

42. Riegger, C. L. (1985). Mechanical properties of bone. In J. A. Gould, G. J. Davies (Eds.). *Journal of Orthopaedic and Sports Physical Therapy*. St. Louis, MO: Mosby, 3-49.

43. Robling, A. G., et al. (2002). Shorter, more frequent mechanical loading sessions enhance bone mass. *Medicine & Science in Sports & Exercise*, 34:196-202.

44. Schaffler, M. B., Burr, D. B. (1988). Stiffness of cortical bone: Effects of porosity and density. *Journal of Biomechanics*, 21:13-16.

45. Shipman, P., et al. (1985). *The Human Skeleton*. Cambridge, MA: Harvard University.

46. Soderberg, G. L. (1986). *Kinesiology: Application to Pathological Motion*. Baltimore, MD: Williams & Wilkins, 1986.

47. Turner, C. H. (2002). Biomechanics of bone: Determinants of skeletal fragility and bone quality. *Osteoporosis International*, 13:97-104.

48. Turner, C. H., et al. (2003) Designing exercise regimens to increase bone strength. *Exercise Sport Science Reviews*, 31:45-50.

49. van Rietbergen, B., et al. (2003). Trabecular bone tissue strains in the healthy and osteoporotic human femur. *Journal of Bone and Mineral Research* 18:1781-1788.

50. Wallace, L. A., et al. (1985). The knee. In J. A. Gould, G. J. Davies (Eds.). *Journal of Orthopaedic & Sports Physical Therapy*. St. Louis, MO: Mosby, 342-364.

51. Weiss, J. A., et al. (2001). Computational modeling of ligament mechanics. *Critical Reviews in Biomedical Engineering*, 29:1-70.

52. Whalen, R. T., et al. (1988). Influence of physical activity on the regulation of bone density. *Journal of Biomechanics*, 21:825-837.

53. Zernicke, R. F., et al. (1990). Biomechanical response of bone to weightlessness. In K. B. Pandolf, J. O. Holloszy (Eds.). *Exercise and Sport Sciences Reviews*. Baltimore, MD: Williams & Wilkins, 167-192.

CONSIDERAÇÕES MUSCULARES SOBRE O MOVIMENTO

Os músculos exercem forças e, portanto, são os principais elementos de contribuição para o movimento humano. Músculos são utilizados para manter a posição, elevar ou baixar uma parte do corpo, retardar um segmento que se movimenta com velocidade e gerar grande velocidade no corpo ou em um objeto que é impelido no ar. Um músculo tem capacidade de tracionar e criar movimento apenas porque atravessa uma articulação. A tensão desenvolvida pelos músculos aplica compressão nas articulações, aumentando sua estabilidade. Contudo, em algumas posições articulares, a tensão gerada pelos músculos pode atuar de modo a afastar os segmentos por tração e criar instabilidade.

A elaboração de exercícios para uma população jovem e saudável comumente incorpora exercícios que impelem o sistema muscular para níveis elevados de desempenho. Os músculos podem exercer força e desenvolver potência para produção dos movimentos desejados. Os mesmos princípios dos exercícios utilizados com indivíduos jovens e ativos podem ser proporcionalmente reduzidos para utilização em pessoas com capacidade limitada. Em pessoas idosas, por exemplo, fica evidente que a diminuição da força é um dos principais fatores que influenciam na eficiência das atividades cotidianas. A perda da força e da eficiência no sistema muscular pode gerar diversos problemas, que variam desde a incapacidade de alcançar um ponto acima da cabeça ou abrir a tampa de um pote até a dificuldade de subir escadas e levantar-se de uma cadeira. Outro exemplo é o indivíduo com excesso de peso que tem dificuldade em andar qualquer distância porque o sistema muscular não pode gerar potência suficiente e a pessoa se cansa facilmente. Na verdade, esses dois exemplos não são diferentes daquele do halterofilista que tenta fazer uma elevação máxima no agachamento. Nesses três casos, o sistema muscular fica sobrecarregado, ocorrendo variação apenas da magnitude da carga e do resultado.

O músculo é um tecido excitável e pode ser estriado ou liso. São músculos estriados os músculos esqueléticos e o miocárdio. Tanto o miocárdio como os músculos lisos estão sob controle do sistema nervoso autônomo, ou seja, não se encontram sob controle voluntário. Por outro lado, o músculo esquelético se encontra sob controle voluntário direto. O músculo esquelético tem importância fundamental neste capítulo. Todos os aspectos da estrutura e da função musculares relacionados ao movimento humano e à eficiência da contribuição muscular serão explorados aqui. Tendo em vista que os músculos são responsáveis por locomoção, movimentos dos membros, postura e estabilidade articular, é necessário conhecer bem os aspectos e limitações da ação muscular. Embora não seja função deste capítulo ensinar ao leitor todos os músculos e suas ações, é necessário ter boa compreensão da localização e da ação dos músculos esqueléticos principais. A Figura 3.1 ilustra os músculos esqueléticos superficiais do corpo humano.

Propriedades do tecido muscular

O músculo esquelético é muito elástico e pode ser alongado ou encurtado em velocidades razoavelmente altas sem grandes danos ao tecido. O desempenho do músculo sob cargas e velocidades variadas fica determinado pelas quatro propriedades do tecido muscular esquelético: **irritabilidade**, **contratilidade**, **extensibilidade** e **elasticidade**. Uma análise mais aprofundada dessas propriedades quanto

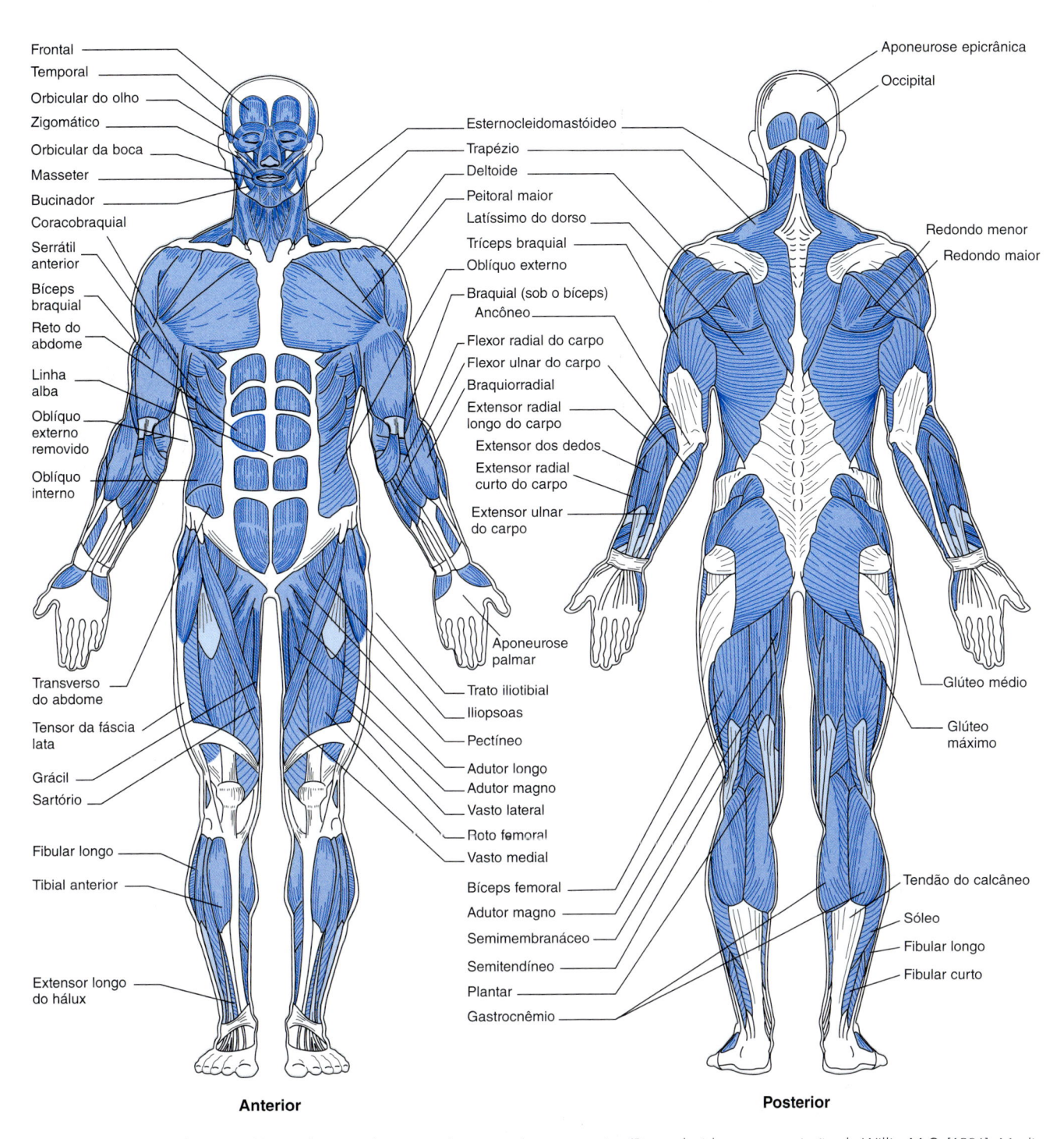

Anterior

Posterior

FIGURA 3.1 Músculos esqueléticos do corpo humano: vistas anterior e posterior. (Reproduzido com permissão de Willis, M.C. [1986]. *Medical Terminology: The Language of Health Care*. Baltimore, MA: Lippincott Williams & Wilkins.)

às suas relações específicas com o tecido musculoesquelético proporcionará uma maior compreensão das ações dos músculos esqueléticos descritas mais adiante neste capítulo.

IRRITABILIDADE

Irritabilidade, ou excitabilidade, é a capacidade de responder à estimulação. Em um músculo, a estimulação é proporcionada por um motoneurônio que libera um neurotransmissor químico. O tecido do músculo esquelético é um dos tecidos mais sensíveis e reativos do corpo. Apenas o tecido nervoso é mais sensível do que o músculo esquelético. Como tecido excitável, o músculo esquelético pode ser rapidamente recrutado, com significativo controle sobre as fibras musculares que serão estimuladas para um movimento.

CONTRATILIDADE

Contratilidade é a capacidade do músculo de gerar tensão e encurtar ao receber estimulação suficiente. Alguns músculos podem encurtar em até 50 a 70% seu comprimento em repouso. A faixa média é de cerca de 57% do comprimento em repouso para todos os músculos esqueléticos. A distância ao longo da qual um músculo encurta geralmente fica limitada pelas restrições físicas do corpo. Por exemplo, o músculo sartório pode encurtar mais da metade de seu comprimento se for removido e estimulado no laboratório, mas, no corpo, a distância de encurtamento fica limitada pela articulação do quadril e pelo posicionamento do tronco e da coxa.

EXTENSIBILIDADE

Extensibilidade é a capacidade do músculo de alongar ou esticar além do comprimento em repouso. O próprio músculo não pode causar o alongamento; há necessidade de outro músculo ou de uma força externa. A condução de uma articulação ao longo de uma amplitude de movimento passiva, ou seja, quando o membro de um indivíduo é impulsionado por outra pessoa além de seu comprimento em repouso, é um bom exemplo de alongamento no tecido muscular. A quantidade de extensibilidade no músculo fica determinada pelo tecido conjuntivo que circunda e está situado no interior do músculo.

ELASTICIDADE

Elasticidade é a capacidade da fibra muscular de retornar a seu comprimento em repouso, tão logo tenha sido removida a força de alongamento. A elasticidade do músculo é determinada pelo tecido conjuntivo no músculo e não nas próprias fibrilas. As propriedades de elasticidade e extensibilidade são mecanismos protetores que mantêm a integridade e o comprimento básico do músculo. Elasticidade é também um componente básico na facilitação do rendimento em uma ação de encurtamento do músculo que é precedida por um alongamento.

Utilizar um ligamento como comparação facilita nossa visualização de como a elasticidade beneficia o tecido muscular. O ligamento, um material em grande parte colagenoso, tem pouca elasticidade e, se for alongado além do seu comprimento de repouso, não retornará ao comprimento original, permanecendo estendido. Isso pode criar frouxidão em torno da articulação quando o ligamento estiver demasiadamente alongado para exercer um bom controle sobre o movimento articular. Por outro lado, o tecido muscular sempre retornará ao seu comprimento original. Se o músculo for demasiadamente esticado, sofrerá ruptura.

Funções do músculo

O músculo esquelético realiza diversas funções diferentes, sendo todas importantes para o desempenho eficiente do corpo humano. As três funções especificamente relacio-

nadas ao movimento humano são: contribuir para a produção do movimento do esqueleto, auxiliar na estabilidade articular e manter a postura e o posicionamento do corpo.

PRODUÇÃO DE MOVIMENTO

O movimento do esqueleto é criado quando ações musculares geram tensões que são transferidas para o osso. Os movimentos resultantes são necessários para a locomoção ou outras manipulações de segmentos.

MANUTENÇÃO DE POSTURAS E POSIÇÕES

Ações musculares de menor magnitude são utilizadas para a manutenção das posturas. Essa atividade muscular é contínua e resulta em pequenos ajustes quando a cabeça é mantida em posição e o peso do corpo é equilibrado sobre os pés.

ESTABILIZAÇÃO DE ARTICULAÇÕES

Ações musculares também contribuem significativamente para a estabilidade das articulações. Tensões musculares são geradas e aplicadas através das articulações por meio dos tendões, proporcionando estabilidade onde essas estruturas cruzam a articulação. Na maioria das articulações, especialmente no joelho e no ombro, os músculos que abrangem a articulação (através dos tendões) encontram-se entre os estabilizadores principais.

OUTRAS FUNÇÕES

Os músculos esqueléticos também são responsáveis por outras quatro funções que não estão diretamente relacionadas ao movimento humano. Em primeiro lugar, os músculos dão sustentação e proteção aos órgãos viscerais e protegem os tecidos internos contra lesões. Em segundo lugar, a tensão no tecido muscular pode alterar e controlar pressões no interior das cavidades. Em terceiro lugar, o músculo esquelético contribui para a manutenção da temperatura corporal por meio da geração de calor. Finalmente, os músculos controlam as entradas e saídas do corpo por meio de controle voluntário das funções de deglutição, defecação e urinação.

Estrutura do músculo esquelético

ORGANIZAÇÃO FÍSICA DO MÚSCULO

Músculos e grupos musculares estão arranjados de tal forma que podem contribuir individualmente ou coletivamente para gerar um movimento muito pequeno e fino ou um movimento amplo e potente. É raro os músculos funcionarem individualmente; em vez disso, interagem com outros músculos desempenhando diversas funções. Para entender o funcionamento muscular, devemos examinar a organização estrutural do músculo, desde o ponto de vista da anatomia externa macroscópica até o nível microscópico da ação muscular. Um bom ponto de partida é a anatomia macroscópica, o arranjo externo dos músculos e a observação microscópica da fibra muscular.

Grupos de músculos

Grupos de músculos ficam contidos em compartimentos que são definidos pela **fáscia**, uma lâmina de tecido fibroso. Os compartimentos dividem os músculos em grupos funcionais, sendo comum que músculos em um compartimento sejam inervados pelo mesmo nervo. A coxa possui três compartimentos: o compartimento anterior, que contém o quadríceps femoral; o compartimento posterior, que contém os músculos isquiocrurais; e o compartimento medial, que contém os adutores. Os compartimentos da coxa e da perna estão ilustrados na Figura 3.2.

Os compartimentos mantêm os músculos organizados e contidos em uma região, mas, em alguns casos, o compartimento não é grande o bastante para acomodar o músculo ou grupos musculares. Na região tibial anterior, o compartimento é pequeno, e ocorrerão problemas se os músculos ficarem excessivamente desenvolvidos para a quantidade de espaço definida pelo compartimento. Essa condição é conhecida como síndrome do compartimento anterior e pode ser grave se o compartimento apertado comprimir os nervos ou a irrigação sanguínea da perna e do pé.

Arquitetura muscular

No músculo, são encontrados dois tipos básicos de arranjos de fibras: em **paralelo** e **peniforme**.

Arranjos em paralelo das fibras

No arranjo em paralelo das fibras, os fascículos ficam paralelos ao eixo longitudinal do músculo. As cinco diferentes formas dos arranjos das fibras em paralelo são **plana**, **fusiforme**, **em fita**, **convergente** (**radiada**) e **circular** (Fig. 3.3). Habitualmente, o arranjo plano e em paralelo das fibras resulta em uma forma delgada e ampla, com origem em aponeuroses em forma de lâmina. As forças geradas no músculo plano podem se expandir por uma área maior. São exemplos de músculos planos o reto do abdome e o oblíquo externo. O músculo fusiforme tem forma de fuso, com um ventre central que se afunila até os tendões nas duas extremidades. A forma desse músculo permite a transmissão de força a pequenos locais nos ossos. São exemplos de músculos fusiformes o braquial, o bíceps braquial e o braquiorradial. Os músculos em fita não têm região de ventre muscular, exibindo um diâmetro uniforme ao longo de toda a extensão do músculo. Essa forma muscular permite a transmissão de força até locais específicos. O sartório é um exemplo de músculo em forma de fita. A forma muscular convergente (radiada) exibe um arranjo combinado de formas de fibras planas e fusiformes que têm origem em uma aponeurose ampla e convergem para um tendão. Os músculos peitoral maior e trapézio são exemplos de formas musculares convergentes. Músculos circulares são arranjos concêntricos de músculos em fita, que circundam aberturas para fechá-las durante a contração. O orbital da boca, que circunda a boca, é exemplo de músculo circular.

Em um arranjo paralelo das fibras musculares, a força das fibras tem a mesma direção da musculatura (23), o que resulta em uma maior amplitude de encurtamento e na possibilidade de movimentos mais velozes. Basicamente, isso ocorre porque os músculos paralelos com frequência são mais longos que outros tipos de músculos, e a fibra muscular é mais longa que o tendão. O comprimento das fibras do músculo bíceps braquial (fusiforme) está ilustrado na Figura 3.4, podendo igualar o comprimento do músculo.

Arranjos peniformes das fibras

No segundo tipo de arranjo de fibras – o peniforme –, as fibras avançam diagonalmente com relação a um tendão central que avança por toda a extensão do músculo. A forma geral do músculo peniforme é, como o nome indica, a de

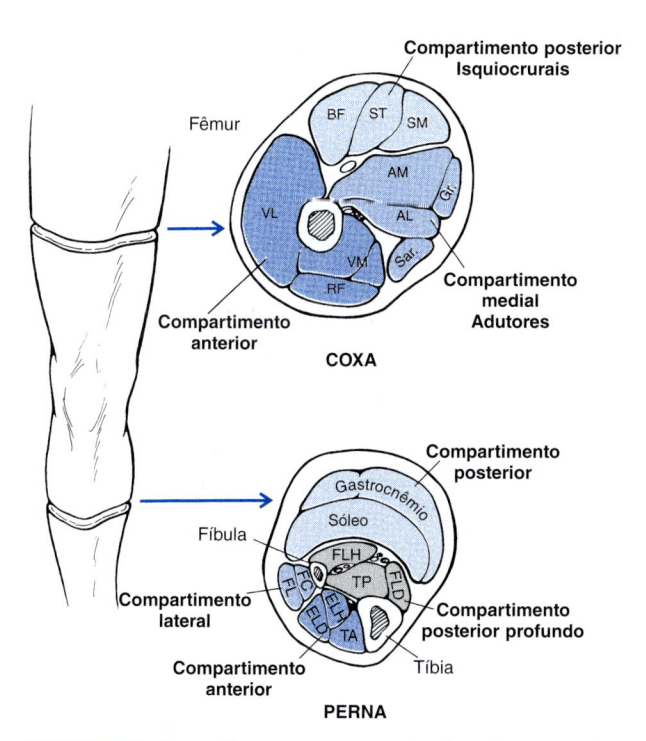

FIGURA 3.2   Em cada segmento, os músculos são agrupados em compartimentos. Cada compartimento é sustentado por fáscias. Os músculos de cada compartimento são funcionalmente semelhantes e definem grupos de músculos que foram classificados de acordo com a função, como os extensores e os flexores. AL, adutor longo; AM, adutor magno; BF, bíceps femoral; ELD, extensor longo dos dedos; ELH, extensor longo do hálux; FLD, flexor longo dos dedos; FLH, flexor longo do hálux; FC, fibular curto; FL, fibular longo; Gr., grácil; RF, reto femoral; Sar., sartório; SM, semimembranáceo; ST, semitendíneo; TA, tibial anterior; TP, tibial posterior; VL, vasto lateral; VM, vasto medial.

Muitos dos mais de 600 músculos no corpo estão organizados em pares direito e esquerdo. Cerca de 70 a 80 pares de músculos são responsáveis pela maioria dos movimentos.

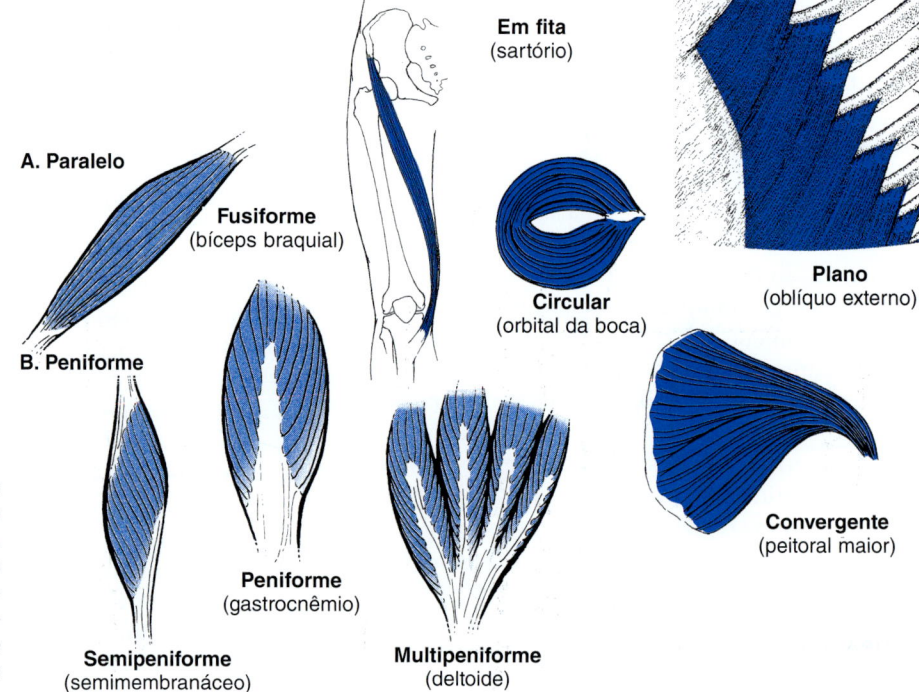

FIGURA 3.3 **A.** Músculos paralelos possuem fibras que avançam na mesma direção do músculo como um todo. **B.** Músculos peniformes possuem fibras que avançam diagonalmente com relação a um tendão central que avança através do músculo. As fibras musculares de um músculo peniforme não tracionam na mesma direção do músculo inteiro.

uma pena, pois os fascículos são curtos e avançam fazendo um ângulo com o comprimento do músculo. Tendo em vista que as fibras do músculo peniforme avançam formando um ângulo com relação à linha de tração do músculo, a força gerada por cada fibra tem direção diferente da força muscular (23). As fibras são mais curtas que o músculo,

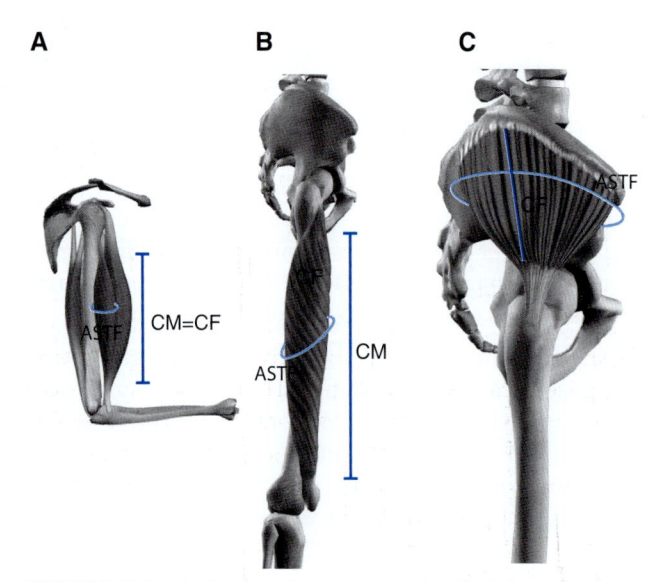

FIGURA 3.4 **A.** O comprimento muscular (CM) é igual ao comprimento da fibra (CF) no bíceps braquial e possui pequena área de secção transversal fisiológica (*ASTF*), o que torna esse músculo mais adequado para maiores amplitudes de movimento. **B.** O vasto lateral é capaz de maior produção de força, por ter maior secção transversal fisiológica. Ressalta-se, ainda, que o comprimento da fibra é menor que o comprimento do músculo, fazendo que ele seja menos adequado para movimentos em grandes distâncias. **C.** A maior secção transversal fisiológica é observada no glúteo médio.

e a mudança no comprimento de cada fibra não é igual à mudança no comprimento do músculo (23). Quando as fibras avançam diagonalmente afastando-se de um dos lados do tendão, o arranjo é chamado **semipeniforme** (p. ex., bíceps femoral, extensor longo do dedo, flexor longo do polegar, semimembranáceo e tibial posterior); de ambos os lados do tendão, **peniforme** (p. ex., reto femoral, flexor longo do hálux, gastrocnêmio, vasto medial, vasto lateral e infraespinal); ou, com esses dois arranjos simultaneamente, **multipeniforme** (p. ex., deltoide e glúteo máximo).

Considerando que as fibras musculares são mais curtas e avançam diagonalmente com relação ao tendão, as fibras peniformes criam movimentos mais lentos, por uma amplitude de movimento menor, do que um músculo fusiforme. Por outro lado, um músculo peniforme possui uma secção transversal fisiológica muito maior, que pode geralmente produzir mais força que um músculo fusiforme.

Ângulo de penação

O **ângulo de penação** é o ângulo formado pelos fascículos e pela linha de ação (tração) do músculo (Fig. 3.5). Quanto maior for o ângulo de penação, menor a quantidade de força transmitida ao tendão; e, tendo em vista que o ângulo de penação aumenta com a contração, a capacidade de geração de força ficará reduzida. Por exemplo, o gastrocnêmio medial, que trabalha na articulação talocrural, encontra-se em posição desvantajosa quando o joelho fica flexionado a 90°, por causa dos ângulos de penação de aproximadamente 60°, possibilitando a aplicação de apenas metade da força a ser aplicada ao tendão (29). Quando o ângulo de penação é pequeno, como nos músculos do quadríceps femoral, ele não é considerado um fator significativo.

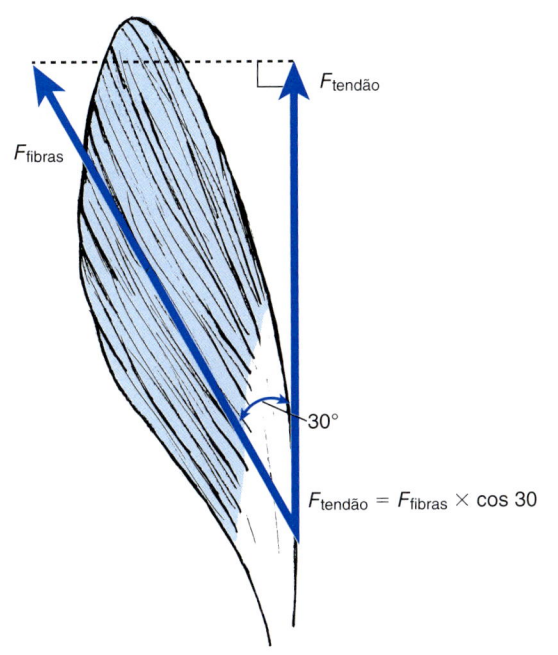

FIGURA 3.5 O ângulo de penação é o ângulo traçado entre as fibras e a linha de ação (de tração) do músculo.

Volume e secção transversal do músculo

Diversos parâmetros podem ser calculados para descrever o potencial muscular em relação à sua arquitetura. Massa muscular, comprimento do músculo e ângulo de penação com a superfície podem ser medidos diretamente após a dissecção de modelos de cadáver com músculo inteiro. Também podem ser utilizados estudos de ultrassonografia e ressonância magnética para a coleta de alguns desses parâmetros. O **volume muscular** (cm³) pode ser calculado depois de conhecidos esses fatores iniciais; para tanto, utiliza-se a seguinte equação:

$$VM = m/\rho$$

em que m é a massa do músculo (g) e ρ (g/cm³) é a densidade do músculo (1,056 g/cm³). A *área da secção transversal* (cm²) pode ser calculada com a seguinte equação:

$$AST = VM/L$$

em que VM é o volume muscular (cm³) e L é o comprimento da fibra (cm). Essa é uma estimativa para o músculo inteiro. Em um estudo (58), o maior volume muscular registrado na coxa e na perna foi o vasto lateral (1505 cm³) e o sóleo (552 cm³). Foram registradas grandes áreas de secção transversal no glúteo máximo (145,7 cm²) e no vasto medial (63 cm²). A medição da área da secção transversal perpendicular ao eixo longitudinal do músculo é chamada **secção transversal anatômica**, sendo apenas relevante com relação ao local onde a "fatia" foi obtida.

A **secção transversal fisiológica** é a soma total de todas as secções transversais de fibras no músculo no plano perpendicular à direção das fibras. A fórmula da área da secção transversal fisiológica (*ASTF*) é:

$$ASTF = m \cos \theta/\rho L$$

em que m é a massa do músculo, ρ é a densidade do músculo (1,056 g/cm³), L é o comprimento do músculo e θ é o ângulo de penação com a superfície. O músculo sóleo tem uma *ASTF* de 230 cm², o que é três a oito vezes maior que as áreas do gastrocnêmio medial (68 cm²) e do gastrocnêmio lateral (28 cm²), o que aumenta seu potencial para produção de força (14). A *ASTF* é diretamente proporcional à quantidade de força gerada por um músculo. Músculos como o quadríceps femoral, que têm grande *ASTF* e fibras curtas (baixa relação comprimento de fibra/comprimento do músculo), podem gerar grandes forças. Por outro lado, músculos como o isquiocrural, que têm *ASTF* menor e fibras longas (alta relação comprimento de fibra/comprimento do músculo), estão mais adaptados ao desenvolvimento de altas velocidades. A Figura 3.4 ilustra a diferença entre comprimento da fibra, comprimento do músculo e secção transversal fisiológica em músculos fusiformes (bíceps braquial) e penados (vasto lateral e glúteo médio).

Tipo de fibra

Cada músculo contém uma combinação de tipos de fibras que são categorizados como **fibras de contração lenta** (tipo I) ou **fibras de contração rápida** (tipo II). Fibras de contração rápida são ainda subdivididas em tipo IIa e tipo IIb. O tipo de fibra é um aspecto importante no metabolismo muscular e no consumo de energia (o tipo de fibra muscular é estudado em profundidade na seção sobre fisiologia do exercício). Também existem diferenças mecânicas na resposta das fibras musculares de contração lenta e rápida, o que justifica um exame do tipo de fibra.

Tipos de fibras de contração lenta

As fibras de contração lenta, ou tipo I, são oxidativas, e apresentam cor vermelha por causa do elevado conteúdo de mioglobina no músculo. Essas fibras apresentam períodos lentos de contração e são apropriadas para um trabalho prolongado e de baixa intensidade. Atletas de resistência comumente possuem grande quantidade de fibras de contração lenta.

Tipos de fibras de contração intermediária e de contração rápida

Fibras de contração rápida, ou tipo II, são ainda subclassificadas em tipo IIa, oxidativo-glicolíticas, e tipo IIb, glicolíticas. A fibra do tipo IIa é uma fibra muscular vermelha conhecida como fibra de contração rápida intermediária porque pode sustentar a atividade durante longos períodos ou se contrair com uma explosão de força e, em seguida, entrar em fadiga. A fibra branca do tipo IIb permite rápida geração de força e, em seguida, entra rapidamente em fadiga.

Muitos músculos, senão todos, contêm os dois tipos de fibras. Um exemplo é o vasto lateral, que tipicamente possui metade de fibras de contração rápida e metade de fibras de contração lenta (31). O tipo de fibra influenciará no modo como o músculo é treinado e desenvolvido e nas técnicas que serão mais apropriadas para indivíduos com tipos de fibras específicos. Por exemplo, corredores velocistas e saltadores geralmente possuem maiores concentrações de fibras de contração rápida. Essas fibras também são encontradas em elevadas concentrações em músculos dos quais esses atletas dependem, como o gastrocnêmio. Por outro lado, corredores fundistas têm maiores concentrações de fibras de contração lenta.

Estrutura muscular individual

A anatomia de um músculo esquelético está apresentada na Figura 3.6. Comumente, cada músculo individual possui uma porção central espessa, o **ventre** do músculo. Alguns músculos, como o bíceps braquial, apresentam ventres muito pronunciados, enquanto outros músculos, como os flexores e extensores do punho, possuem ventres que não ficam tão evidentes.

Revestindo a parte externa do músculo, existe outro tecido fibroso, o **epimísio**. Essa estrutura desempenha um papel vital na transferência da tensão muscular para o osso. A tensão no músculo é gerada em vários locais, e o epimísio transfere as várias tensões para o tendão, proporcionando uma aplicação suave da força muscular ao osso.

Cada músculo pode conter milhares de fibras musculares que estão cuidadosamente organizadas em compartimentos. Feixes de fibras musculares são chamados **fascículos**. Cada fascículo pode conter até 200 fibras musculares. O fascículo é revestido de uma densa bainha conjuntiva chamada **perimísio**, que protege as fibras musculares e proporciona vias para os nervos e vasos sanguíneos. O tecido conjuntivo no perimísio e o epimísio fornecem ao músculo grande parte de sua capacidade de alongar e retornar ao comprimento normal de repouso. O perimísio é também o foco do treinamento de flexibilidade, porque o tecido conjuntivo no músculo pode ser alongado, permitindo que o músculo sofra alongamento.

Os fascículos avançam paralelamente entre si. Cada fascículo contém as **fibras** musculares, que são estruturas longas e cilíndricas – as células dos músculos esqueléticos, onde a força é gerada. As fibras musculares podem ter de 10 a 100 μm de diâmetro e até 15 a 30 cm de comprimento (8). As fibras também avançam paralelamente entre si, estando revestidas por uma membrana, o **endomísio**. O endomísio é uma bainha muito fina que contém os capilares e nervos que nutrem e inervam cada fibra muscular. Comumente, os vasos e nervos penetram no meio do músculo, distribuindo-se por toda a sua extensão por um trajeto ao longo do endomísio. O endomísio também funciona como isolante para a atividade neurológica intramuscular.

Diretamente abaixo do endomísio, existe o **sarcolema**, que é uma delgada superfície de membrana plasmática que se ramifica pelo músculo. A inervação neurológica do

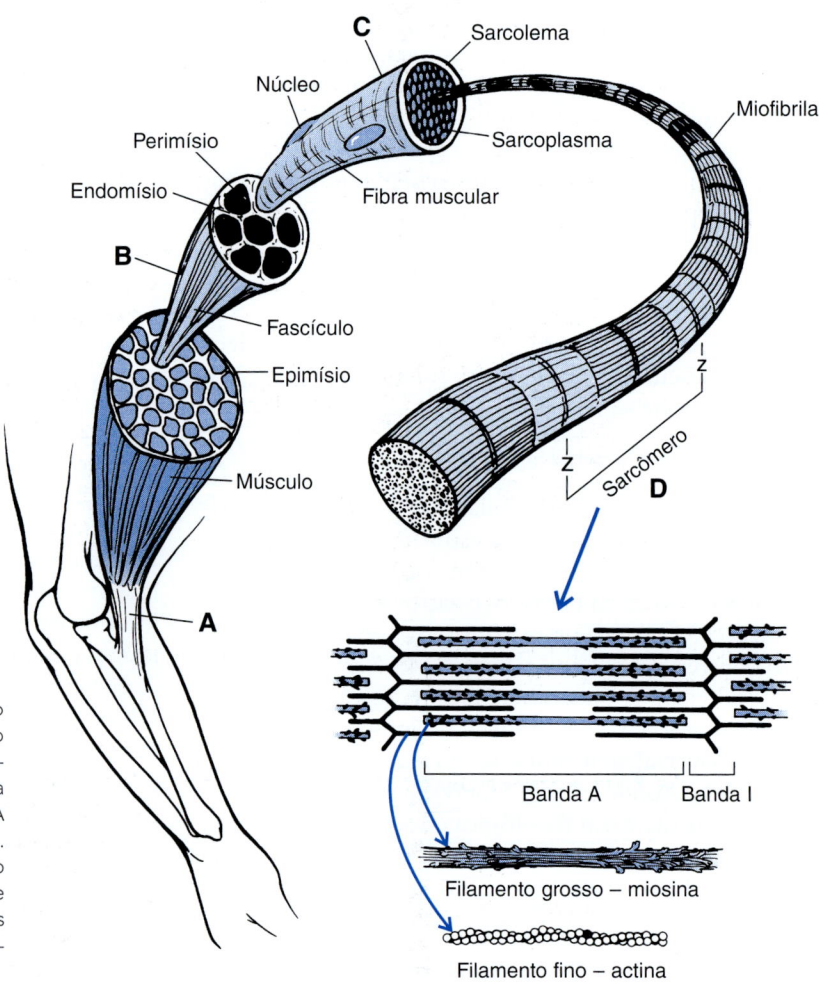

FIGURA 3.6 **A.** Cada músculo se conecta ao osso por meio de um tendão ou aponeurose. **B.** Dentro do músculo, as fibras ficam agrupadas em fascículos. **C.** Cada fibra contém filamentos de miofibrila que avançam por todo o seu comprimento. **D.** A unidade contrátil propriamente dita é o sarcômero. Muitos sarcômeros estão conectados em série ao longo do comprimento de cada miofibrila. Ocorre encurtamento do músculo no sarcômero quando os miofilamentos no sarcômero, actina e miosina, deslizam um em direção ao outro.

músculo avança através do sarcolema e termina atingindo cada unidade contrátil isoladamente por meio de neurotransmissão química.

No nível microscópico, uma fibra pode ser ainda decomposta em numerosas **miofibrilas**. Esses delicados filamentos semelhantes a hastes avançam pelo comprimento total do músculo e contêm proteínas contráteis musculares. Pode haver centenas ou milhares de miofibrilas em cada fibra muscular, e cada fibra está ocupada com 80% de miofibrilas (5). O restante da fibra consiste em organelas habituais, por exemplo, mitocôndrias, **sarcoplasma**, **retículo sarcoplasmático** e **túbulos-T**, ou **túbulos transversos**. As miofibrilas medem 1 a 2 μm de diâmetro e avançam pelo comprimento da fibra muscular (5). A Figura 3.7 ilustra as miofibrilas musculares e algumas dessas organelas.

As miofibrilas apresentam estrias transversais resultantes de filamentos claros e escuros dispostos em uma ordem que forma padrões repetidos de faixas. A faixa escura é a **miosina**, uma proteína espessa, e a faixa clara é a **actina**, um polipeptídeo fino. Uma unidade dessas faixas é chamada **sarcômero**. Essa estrutura é a unidade contrátil efetiva do músculo que promove tensão. Os sarcômeros estão dispostos em séries ao longo da miofibrila; ou seja, formam unidades ao longo da extensão da miofibrila, de forma muito parecida com os elos em uma corrente.

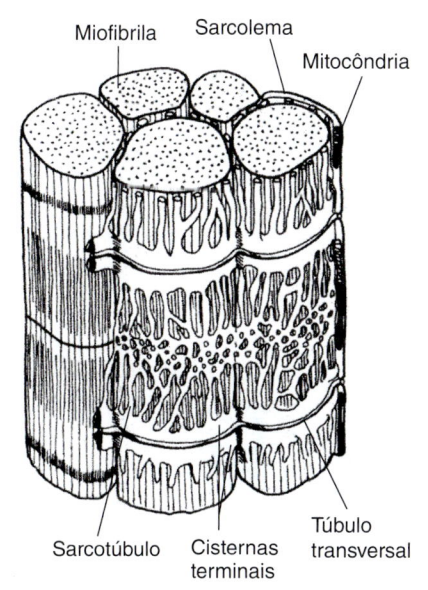

FIGURA 3.7 Uma parte da fibra de músculo esquelético ilustrando o retículo sarcoplasmático que circunda a miofibrila. (Adaptado com permissão de Pittman, M. I., Peterson, L. [1989]. Biomechanics of Skeletal Muscle. In M. Nordin, V. H. Frankel (Eds.). *Basic Biomechanics of the Musculoskeletal System*. 2. ed. Philadelphia, PA: Lea & Febiger, 89-111.)

Geração de força no músculo

UNIDADE MOTORA

O músculo esquelético está organizado em grupos funcionais chamados unidades motoras. Uma **unidade motora** consiste em um grupo de fibras musculares que são inervadas pelo mesmo motoneurônio. Unidades motoras são discutidas com mais detalhes no Capítulo 4, mas é importante discutir alguns aspectos neste capítulo. Unidades motoras podem conter apenas algumas fibras musculares (p. ex., os músculos ópticos) ou podem ter até 2.000 fibras musculares (p. ex., o gastrocnêmio). O sinal para a contração, que é transmitido desde o motoneurônio até o músculo, é chamado **potencial de ação**. Quando um motoneurônio é estimulado o suficiente para causar contração, todas as fibras musculares inervadas por aquele motoneurônio se contraem. O tamanho do potencial de ação e da ação muscular resultante é proporcional ao número de fibras na unidade motora. Um aumento na produção de força pelo músculo depende do aumento no número de unidades motoras ativadas.

CONTRAÇÃO MUSCULAR

O potencial de ação de um motoneurônio alcança uma fibra muscular em uma **junção neuromuscular** ou **placa motora terminal** que se situa perto do centro da fibra. Nesse ponto, existe uma sinapse, ou espaço, entre o motoneurônio e a membrana da fibra. Quando o potencial de ação alcança a sinapse, tem início uma série de reações químicas, resultando na liberação de acetilcolina (ACh). A ACh difunde-se através da sinapse e provoca aumento na permeabilidade da membrana da fibra. Rapidamente, a ACh sofre degradação, para que seja evitada a estimulação contínua da fibra muscular. A velocidade de propagação do potencial de ação ao longo da membrana é a **velocidade de condução**.

O potencial de membrana do músculo em repouso é 270 a 295 mV com relação ao exterior. No nível limiar do potencial de membrana (aproximadamente 250 mV), ocorre uma mudança no potencial da membrana da fibra ou sarcolema. O potencial de ação fica caracterizado por uma **despolarização** do **potencial de repouso** da membrana, de modo que o potencial fica positivo (aproximadamente +40 mV) e considera-se que ultrapassou o limiar. Há um estado hiperpolarizado (**hiperpolarização**) antes do retorno ao potencial de repouso. Este é seguido por uma **repolarização**, ou retorno ao estado polarizado.

A onda de despolarização do potencial de ação se desloca ao longo do nervo até alcançar as fibras musculares, onde se expande pela membrana muscular à medida que os íons cálcio (Ca^{2+}) são liberados na área circunjacente às miofibrilas. Esses íons Ca^{2+} promovem a formação das **pontes transversas**, resultando em uma interação entre os filamentos de actina e miosina (ver Teoria do Filamento Deslizante, discutida a seguir). Quando a estimulação é interrompida, os íons são ativamente removidos da área circunjacente às miofibrilas, liberando as pontes transversas. Esse processo é chamado **acoplamento excitação-contração** (Fig. 3.8). Na fibra muscular, os íons cálcio ligam os potenciais de ação à contração; para tanto, ligam-se aos filamentos e iniciam a interação entre actina e miosina para que possa começar a contração do sarcômero.

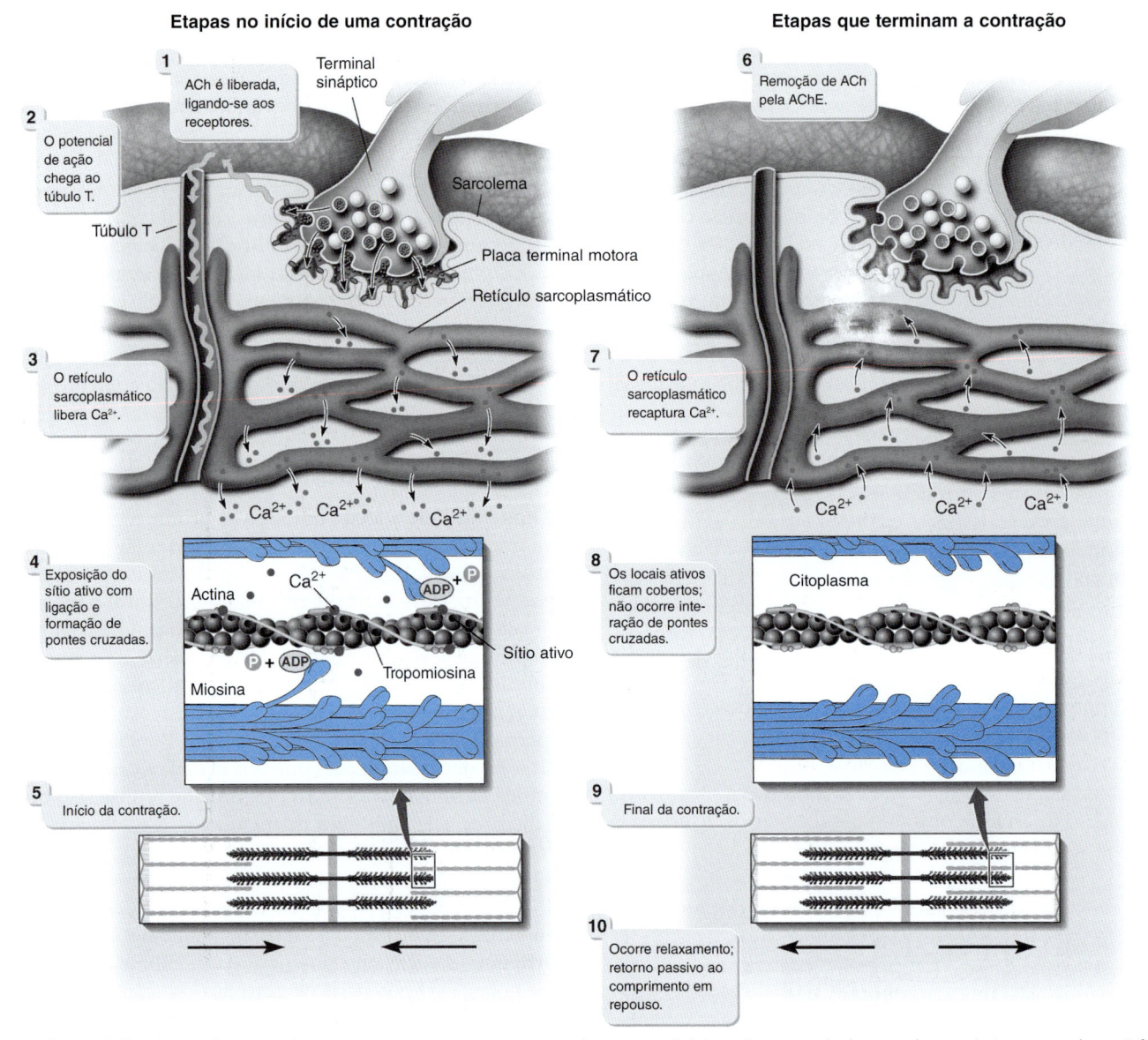

FIGURA 3.8 O acoplamento de excitação-contração ocorre quando o potencial de ação, ao se deslocar pelo neurônio motor, chega à fibra muscular, onde ocorre liberação de acetilcolina (ACh). Isso provoca despolarização e liberação de íons Ca^{2+} que promovem a formação de pontes cruzadas entre actina e miosina, resultando no encurtamento do sarcômero. AChE, acetilcolinesterase; ADP, difosfato de adenosina.

A produção de força muscular é realizada por dois processos. No primeiro processo, a força muscular pode ser aumentada pelo recrutamento de unidades motoras cada vez maiores. Inicialmente, durante uma contração muscular, são ativadas unidades motoras menores. Com o aumento da força muscular, eleva-se também o número de unidades motoras maiores que são recrutadas. Esse é o princípio do tamanho (20). No segundo processo, uma unidade motora pode ser ativada em qualquer uma das diversas frequências. Um potencial de ação isolado que ativa uma fibra fará com que a força aumente e caia. Esse fenômeno é conhecido como **contração**. Se houver um segundo estímulo antes que a contração inicial tenha desaparecido, outra contração ocorrerá sobre a primeira. Com a subsequente frequência elevada de estimulações, a força continua a se desenvolver até um nível denominado estado de **tétano** não disparado. Por fim, a força se desenvolve até

um nível em que não ocorre aumento na força muscular. Nesse ponto, o nível da força atingiu um estado de tétano. Esse processo é ilustrado na Figura 3.9. Em uma contração muscular, tanto o recrutamento pelo princípio do tamanho como a frequência de estimulação são utilizados simultaneamente para aumentar a força muscular.

Teoria do filamento deslizante

Tem-se pesquisado muito em relação ao modo como um músculo gera tensão. Uma explicação do encurtamento do sarcômero foi apresentada por meio da **teoria do filamento deslizante** por Huxley (26). Essa teoria é a explicação mais amplamente aceita para a contração muscular, mas com certeza não é a única. Por exemplo, no passado, acreditava-se que a contração muscular era semelhante ao princípio da coagulação sanguínea, ao comportamento da borracha, a uma cadeia de anéis elásticos circulares e a um

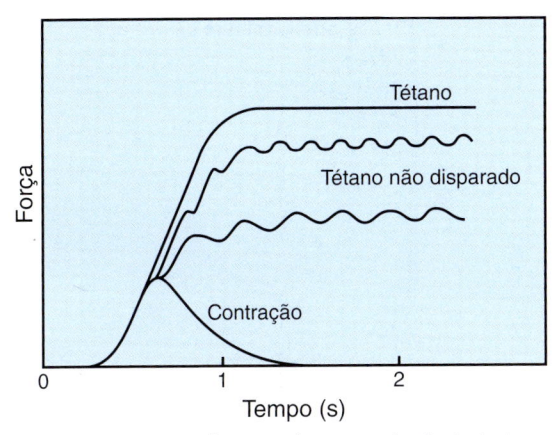

FIGURA 3.9   Ao ser administrado um estímulo isolado, ocorre uma contração. Quando é administrada uma série de estímulos, a força muscular se eleva a um platô desigual, ou tétano não disparado. Com o aumento da frequência de estímulos, a força muscular termina alcançando um limite, ou tétano. (Adaptado de McMahon, T. A. [1984]. *Muscles, Reflexes, and Locomotion*. Princeton, New Jersey: Princeton University Press.]

movimento de deslizamento causado por cargas elétricas opostas nos diferentes filamentos (42).

Para a teoria do filamento deslizante de Huxley, quando o cálcio é liberado no músculo por meio da estimulação neuroquímica, tem início o processo de contração. O sarcômero se contrai quando o filamento de miosina percorre o filamento de actina, formando pontes transversas entre a cabeça de miosina e um local próprio no filamento de actina. No estado contraído, os filamentos de actina e miosina se superpõem na maior parte de suas extensões (Fig. 3.10).

O deslizamento simultâneo de muitos milhares de sarcômeros em série muda o comprimento e a força do músculo (5). A quantidade de força que pode se formar no músculo é proporcional ao número de pontes transversas formadas. O encurtamento de muitos sarcômeros, miofibrilas e fibras forma a tensão que percorre o músculo e chega ao osso em ambas as extremidades para originar um movimento.

TRANSMISSÃO DA FORÇA MUSCULAR AO OSSO

Tendão versus *aponeurose*

Um músculo se insere em um osso por meio de uma das três seguintes formas: diretamente no osso, através de um **tendão** ou através de uma **aponeurose**, um tendão achatado. Esses três tipos de inserções estão apresentados na Figura 3.11. O músculo pode se fixar diretamente no periósteo do osso por meio de fusão entre o epimísio e a superfície do osso, assim como a inserção do trapézio (56). O músculo pode se inserir por meio de um tendão que se funde com a fáscia muscular, por exemplo, no caso dos músculos isquiocrurais, do bíceps braquial e do flexor radial do carpo. Por último, o músculo pode se fixar a um osso por meio de uma bainha de tecido fibroso conhecida como aponeurose. Esse tipo de inserção é observado nos abdominais e na inserção do latíssimo do dorso no tronco.

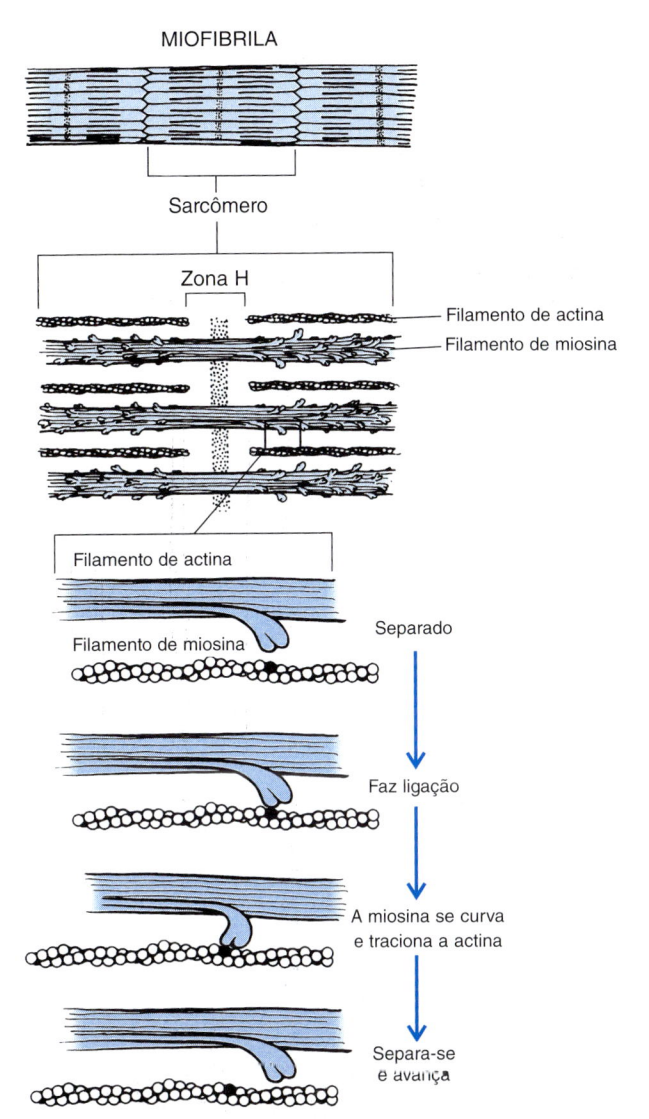

FIGURA 3.10   Teoria do filamento deslizante. O encurtamento do músculo foi explicado por essa teoria. O encurtamento ocorre no sarcômero quando as cabeças de miosina se ligam a locais no filamento de actina para formar uma ponte transversa. A cabeça de miosina se prende e gira, movendo o filamento de actina na direção do centro. Em seguida, separa-se e avança para o local de ligação da actina seguinte.

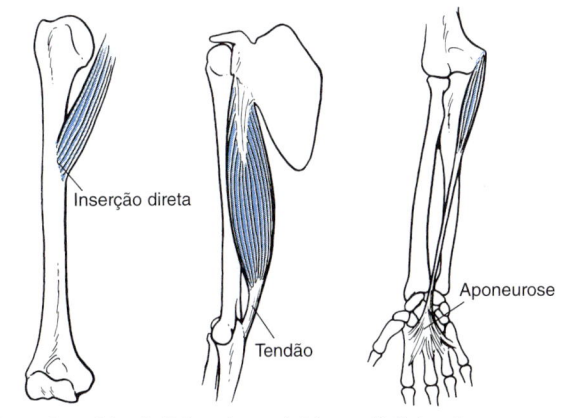

A. Coracobraquial   **B.** Cabeça longa do tríceps   **C.** Palmar longo

FIGURA 3.11   O músculo pode se inserir diretamente no osso (**A**), indiretamente por meio de um tendão (**B**) ou pela aponeurose (**C**) .

Características do tendão

A forma mais comum de inserção, o tendão, transmite a força do músculo associado para o osso. O tendão se conecta ao músculo na junção miotendínea, na qual as fibras musculares estão entrelaçadas com as fibras de colágeno do tendão. Os tendões são robustos e transportam grandes cargas por meio de conexões, nas quais as fibras perfuram as superfícies dos ossos. Os tendões podem resistir ao estiramento, são flexíveis e podem fazer curvas sobre cartilagem, ossos sesamoides e bolsas. Eles podem estar arranjados em forma de cordão ou em fitas, ou em forma circular, oval ou achatada. O tendão consiste em um feixe **inelástico** de fibras de colágeno dispostas paralelamente à direção da aplicação de força do músculo. Embora as fibras sejam inelásticas, o tendão pode responder de modo elástico por meio da retração e da elasticidade do tecido conjuntivo. Tendões podem suportar grandes forças tensivas geradas pelos músculos, exibindo comportamento viscoelástico em resposta à aplicação de carga. Sabe-se que o tendão do calcâneo resiste a cargas tensivas em um grau equivalente ou superior ao aço de dimensões semelhantes.

A resposta de carga-deformação de um tendão é viscoelástica; ou seja, o tendão demonstrará uma resposta não linear e exibirá histerese. Tendões são relativamente rígidos e muito mais fortes que outras estruturas. Responderão de forma muito rígida quando expostos a uma grande velocidade de aplicação de carga. Acredita-se que esse comportamento rígido do tendão esteja relacionado ao conteúdo relativamente alto de colágeno. Contudo, o tendão também é muito elástico, demonstrando relativamente pouca histerese ou perda de energia. Essas características são necessárias para o funcionamento dos tendões. Os tendões precisam ser rígidos e fortes o suficiente para transmitir força ao osso sem grande deformação. Do mesmo modo, em decorrência da baixa histerese do tendão, essa estrutura é capaz de armazenar e liberar energia de deformação elástica. As diferenças na resistência e no desempenho do tendão, em comparação com o músculo ou osso, estão apresentadas na Figura 3.12.

Tendão e músculo se unem na **junção miotendínea**, onde as próprias miofibrilas da fibra muscular se unem às fibras de colágeno do tendão para gerar uma interface de multicamadas (62). A conexão do tendão ao osso consiste em fibrocartilagem que se une à fibrocartilagem mineralizada e, em seguida, ao osso lamelar. Essa interface se funde com o periósteo e o osso subcondral.

Tendões e músculos funcionam em conjunto para absorver ou gerar tensão no sistema. Os tendões estão arranjados em série, ou em linha, com os músculos; consequentemente, o tendão suporta a mesma tensão que o músculo (46). A interação mecânica entre o músculo e o tendão depende da quantidade de força que é aplicada ou gerada, da velocidade da ação muscular e do grau de afrouxamento no tendão.

Os tendões são compostos de fibras paralelas não perfeitamente alinhadas, exibindo um aspecto ondulado e franzido. Se for gerada tensão nas fibras musculares enquanto o

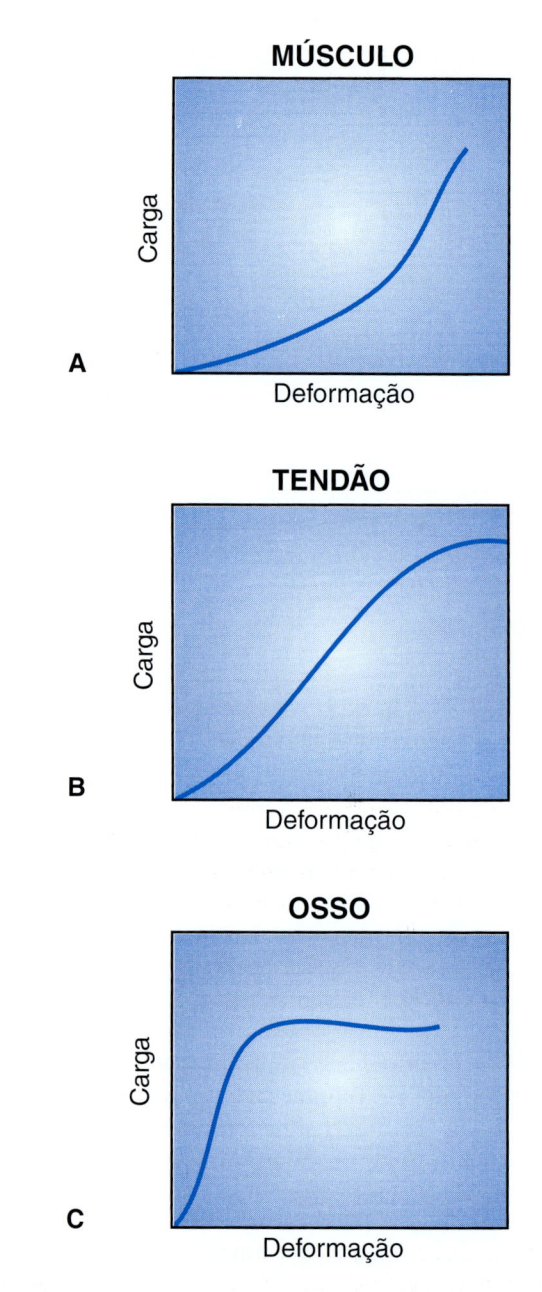

FIGURA 3.12 Curvas de carga-deformação para os tecidos muscular, tendíneo e ósseo. **A.** O músculo é viscoelástico e, portanto, sofre deformação em situações de baixa carga; em seguida, responde de forma rígida. **B.** O tendão é capaz de suportar cargas elevadas. A extremidade dos limites elásticos do tendão é também o nível de resistência máxima (inexistência de fase plástica). **C.** O osso é um material quebradiço que responde de forma rígida e, em seguida, sofre mínima deformação antes de fraturar.

tendão estiver frouxo, ele inicialmente cederá, para assumir uma posição retilínea. Essa estrutura começará a exibir retração ou retornará rapidamente ao seu comprimento inicial (Fig. 3.13). Enquanto o afrouxamento no tendão é absorvido pela ação de retração, o tempo consumido para alongar o tendão provoca certo retardo na obtenção do nível necessário de tensão nas fibras musculares (46).

A retração do tendão também reduz a velocidade com que o músculo pode encurtar, o que, por sua vez, aumenta a carga que o músculo pode suportar (46). Se o tendão

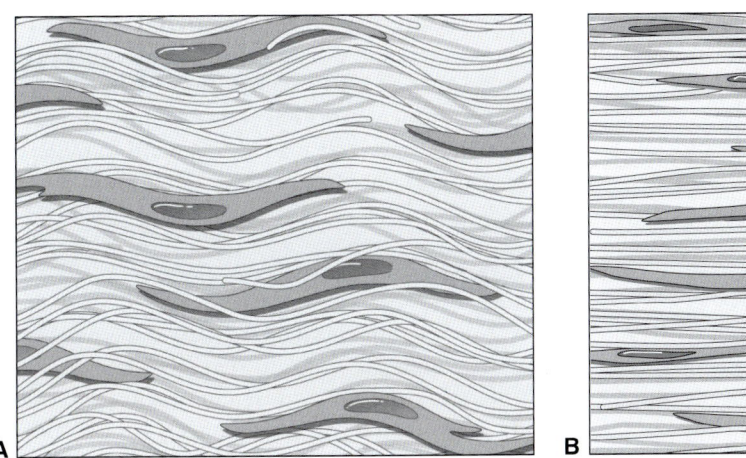

FIGURA 3.13 **A.** Em um estado de relaxamento, as fibras em muitos tendões ficam frouxas e onduladas. **B.** Ao ser aplicada tensão, o tendão retorna a seu comprimento inicial, provocando retardo na realização da necessária tensão muscular.

estiver rígido e não exibir retração, a tensão será transmitida diretamente para as fibras musculares, criando velocidades mais elevadas e diminuindo a carga que o músculo pode suportar. A resposta de enrijecimento em um tendão permite a obtenção de tensões rápidas no músculo, resultando em movimentos rápidos e precisos.

O tendão e o músculo ficam muito propensos a lesões se o músculo se contrair enquanto estiver sendo alongado. Um exemplo é a fase de acompanhamento do movimento de arremesso. Nesse caso, o manguito rotador posterior é alongado, enquanto se contrai para retardar o movimento. Outro exemplo é o alongamento e a contração do grupo do músculo quadríceps femoral durante a fase de apoio da corrida, quando o centro de massa fica mais baixo em decorrência da flexão do joelho. O tendão recobra o alongamento inicial do músculo relaxado e, se o músculo contrair durante seu alongamento, a tensão sofrerá abrupta elevação, tanto no músculo como no tendão (46).

Quando a tensão é gerada em um tendão em lenta velocidade, é mais provável que ocorra lesão na junção entre o tendão e o osso do que em outras regiões. Em uma velocidade mais rápida de desenvolvimento de tensão, o próprio tendão é o local mais suscetível a ruptura (54). Para a unidade miotendínea total, o local provável de lesão é o ventre do músculo ou a junção miotendínea.

Muitos tendões avançam por sobre protuberâncias ósseas que reduzem parte da tensão sobre o tendão, mediante a mudança do ângulo de tração do músculo e redução da tensão nele gerada. Pode-se encontrar exemplos disso nos músculos quadríceps femorais e na patela e nos tendões dos músculos isquiocrurais e no gastrocnêmio, em seus deslocamentos sobre os côndilos no fêmur. Alguns tendões estão revestidos por bainhas sinoviais; com isso, ficam protegidos e mantidos no lugar.

A tensão nos tendões também produz as próprias cristas e protuberâncias no osso. As apófises observadas em um osso são formadas por forças de tensão aplicadas ao osso através do tendão (ver Cap. 2). Isso é do interesse da antropologia física, pois torna possível o estudo de restos de esqueletos, fazendo previsões consistentes acerca do estilo de vida e ocupações de uma civilização mediante a avaliação de cristas salientes, tamanho de trocanteres e tuberosidades e pelo porte básico do espécime.

Influências dos tendões no desenvolvimento de força (características de força-tempo)

Quando um músculo começa a desenvolver tensão através do seu componente contrátil, a força aumenta de forma não linear com o passar do tempo porque os componentes elásticos passivos no tendão e no tecido conjuntivo se alongam e absorvem parte da força. Depois que os componentes elásticos foram alongados, a tensão que o músculo exerce no osso aumenta de forma linear com o passar do tempo, até que seja alcançada a força máxima.

O tempo até que seja alcançada a força máxima e a magnitude da força variam com uma mudança na posição da articulação. Em uma posição articular, a força máxima pode ser gerada com muita rapidez, enquanto em outras posições articulares poderá ocorrer mais tarde na contração. Isso reflete as mudanças no afrouxamento do tendão, e não mudanças nas capacidades geradoras de tensão dos componentes contráteis. Se o tendão estiver frouxo, a força máxima ocorrerá mais tarde, e vice-versa.

MODELO MECÂNICO DE MÚSCULO: A UNIDADE MIOTENDÍNEA

Diversos experimentos realizados por A. V. Hill deram origem a um modelo comportamental que previa a natureza mecânica do músculo. O modelo de Hill possui três componentes que, em conjunto, atuam de uma maneira que descreve o comportamento do músculo inteiro (21,22). A Figura 3.14 apresenta um esquema de configurações do modelo de Hill. Hill utilizou as técnicas de um engenheiro de sistemas para a realização de experimentos que o ajudaram a identificar fenômenos fundamentais da função muscular. O modelo continha componentes conhecidos como **componente contrátil** (CC), **componente elástico em paralelo** (CEP) e **componente elástico em série** (CES). Tendo em vista que este é um modelo com-

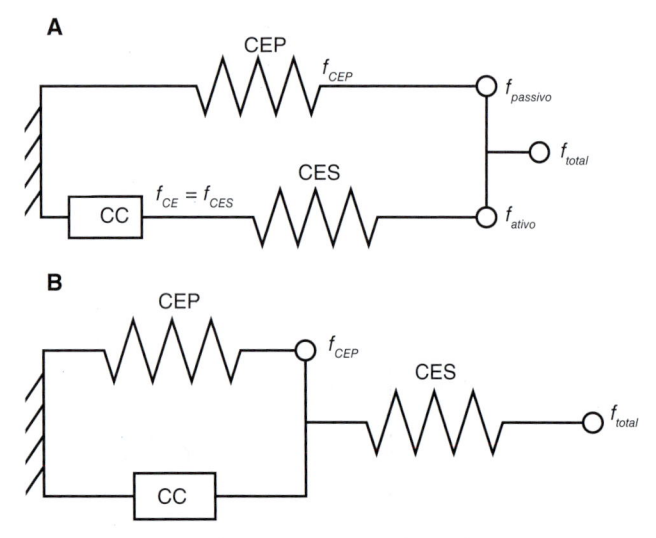

FIGURA 3.14 **A.** A forma mais comum do modelo muscular de Hill. **B.** Uma forma alternativa. Tendo em vista que o componente elástico em série (CES) costuma ser mais rígido que o componente elástico em paralelo (CEP) para a maioria dos músculos, geralmente não importa qual forma de modelo é utilizada. (Adaptado com permissão de Winters, J. M. [2000]. Terminology and Foundations of Movement Science. In J. M. Winters, P. E. Crago (Eds.). *Biomechanics and Neural Control of Posture and Movement*. New York: Springer-Verlag, 3-35.)

portamental, não é apropriado atribuir esses componentes mecânicos para estruturas específicas ao próprio músculo.

Contudo, o modelo proporcionou um grande esclarecimento sobre o modo como o músculo funciona para desenvolver tensão e é frequentemente utilizado como base para muitos modelos computadorizados do músculo.

O CC é o elemento do modelo muscular que converte a estimulação do sistema nervoso em uma força e reflete o encurtamento do músculo através das estruturas de actina e miosina. O CC possui características mecânicas que determinam a eficiência de uma contração, ou seja, em que grau o sinal do sistema nervoso se traduz em uma força. Já foi discutida a primeira dessas características mecânicas, a relação entre estimulação e ativação. As duas outras, as relações entre força e velocidade e entre força e comprimento, serão discutidas mais adiante, ainda neste capítulo.

A elasticidade inerente ao músculo é personificada pelos componentes elásticos em série e em paralelo. Tendo em vista que o CES se dispõe em série com o CC, qualquer força produzida pelo CC também é aplicada ao CES. Inicialmente, aparenta ser o CES o tendão do músculo, mas ele representa a elasticidade de todos os elementos elásticos em série com as estruturas geradoras de força do músculo. O CES é uma estrutura elástica altamente não linear.

O músculo exibe comportamento elástico, mesmo quando o CC não está gerando força. Uma força externa aplicada a um músculo faz com que o músculo resista, mas também sofra alongamento. A resposta elástica inativa é gerada por estruturas que devem estar dispostas em paralelo, e não em série, com o CC. Assim, tem-se o CEP. Frequentemente, o CEP está associado com a fáscia que circunda o músculo e seus compartimentos, mas enfatiza-se mais uma vez que esse é um modelo comportamental, não um modelo estrutural, e, assim, não se pode fazer essa associação. O CEP, assim como o CES, é altamente não linear, aumentando em rigidez à medida que o músculo se alonga. Em uma ação rápida, tanto o CES como o CEP se comportam como molas.

Papel do músculo

No desempenho de uma habilidade motora, é utilizada apenas uma parte muito pequena da capacidade motora potencial do sistema musculoesquelético. Pode haver 20 a 30 graus de liberdade disponíveis para levantar um braço acima da cabeça para pentear os cabelos. Contudo, muitos dos movimentos disponíveis podem ser ineficazes em relação ao movimento desejado (p. ex., pentear os cabelos). Para eliminar os movimentos indesejáveis e criar a habilidade ou o movimento desejado, músculos (ou grupos de músculos) terão que desempenhar uma série de papéis. Para a realização de uma habilidade motora em um determinado momento, o indivíduo utilizará apenas uma pequena porcentagem da capacidade motora potencial do seu sistema motor.

ORIGEM *VERSUS* INSERÇÃO

Caracteristicamente, um músculo se liga a um osso em ambas as extremidades. A ligação mais próxima ao meio do corpo, ou mais proximal, é chamada **origem**, que em geral é mais larga. A ligação mais distante do meio do corpo, ou mais distal, é chamada **inserção**; habitualmente, essa inserção converge para um tendão. Pode existir mais de um local de inserção nas duas extremidades do músculo. As aulas tradicionais de anatomia comumente incorporam um estudo das origens e ligações dos músculos. É um erro comum considerar a origem como a ligação óssea que não se movimenta quando o músculo se contrai. É importante lembrar que músculos tracionam igualmente em ambas as extremidades, de modo que os dois locais de ligação recebem forças iguais. A razão para que ambos os ossos não se movimentem quando um músculo se contrai é a força estabilizadora de músculos adjacentes ou a diferença na massa dos dois segmentos ou ossos aos quais o músculo está fixado. Além disso, muitos músculos atravessam mais de uma articulação, com possibilidade de gerar vários movimentos em mais de um segmento.

Há vários exemplos em que o músculo pode alternar entre a mobilização de uma extremidade de sua ligação ou a outra, dependendo da atividade. Um exemplo é o músculo psoas, que cruza a articulação do quadril. Esse músculo flexiona a coxa, como nas elevações de perna, ou eleva o tronco, como nos exercícios abdominais (Fig. 3.15). Outro exemplo é o glúteo médio, que mobiliza a pelve quando o pé se encontra no solo, e a perna quando o pé está fora do solo. O efeito da tensão em um músculo deve ser avaliado em todos os locais de ligação, mesmo se não houver movimento resultante da força. A avaliação

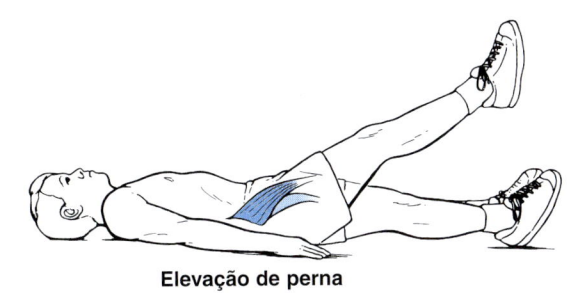

Elevação de perna

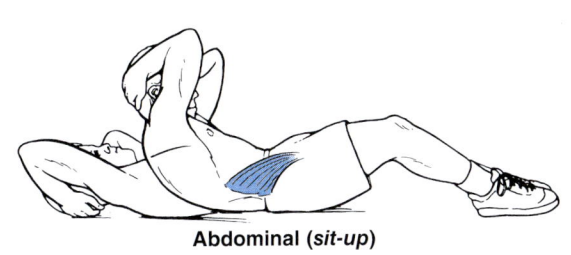

Abdominal (*sit-up*)

FIGURA 3.15 A origem do músculo psoas se localiza nos corpos da última vértebra torácica e em todas as vértebras lombares, e a inserção do músculo está no trocanter menor do fêmur. É incorreto considerar que a origem permanece estável durante um movimento. Neste caso, o psoas exerce tração tanto sobre as vértebras como sobre o fêmur. Com o tronco estabilizado, o fêmur se movimenta (elevação de perna), e com as pernas estabilizadas, o tronco se movimenta (abdominal do tipo *sit-up*).

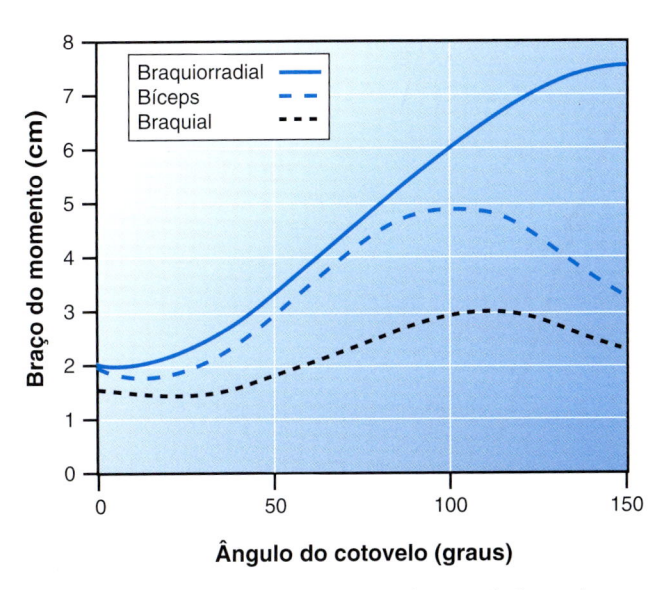

Ângulo do cotovelo (graus)

FIGURA 3.16 Os braços de momento do músculo flexor do cotovelo podem modificar-se drasticamente à medida que essa articulação é flexionada. O músculo braquiorradial pode produzir quase três vezes mais torque a 150° de flexão do que é capaz a 0° de flexão com a mesma quantidade de força. As mudanças no braço do momento costumam ser não lineares.

de todos os locais de ligação permite a determinação da magnitude das forças estabilizadoras necessárias e das forças reais aplicadas na inserção óssea.

DESENVOLVIMENTO DE TORQUE

Músculos controlam ou geram movimento por meio do desenvolvimento de **torque.** Torque é definido como a tendência de uma força de produzir rotação em torno de determinado eixo. No caso de um músculo, uma força muscular é gerada ao longo da **linha de ação** da força; essa força é aplicada a um osso, causando rotação em torno da articulação (eixo). A linha de ação (ou linha de tração) do músculo é a direção da força muscular resultante, que avança entre os locais de inserção nas duas extremidades do músculo. Os dois componentes do torque são a magnitude da força e a distância mais curta, ou perpendicular, do ponto pivô até a linha de ação da força – o que é conhecido como **braço do momento**. Matematicamente, torque é:

$$T = F \times r$$

em que *T* é o torque, *F* é a força aplicada em newtons e *r* é a distância perpendicular (em metros) desde a linha de ação da força até o ponto pivô (braço do momento). A quantidade de torque gerada pelo músculo é influenciada pela capacidade de gerar força no próprio músculo e pelo braço do momento do músculo. Durante qualquer movimento, ocorrem mudanças nesses dois fatores. Em particular, o braço do momento aumenta ou diminui dependendo da linha de tração do músculo com relação à articulação (Fig. 3.16). Se o braço do momento do músculo aumen-

tar em qualquer ponto no movimento, o músculo poderá gerar menos força, embora ainda produza o mesmo torque em torno da articulação. Por outro lado, se o braço do momento diminuir, haverá necessidade de uma força muscular maior para a geração do mesmo torque em torno da articulação (Fig. 3.17). Em um capítulo subsequente, discutiremos o torque mais detalhadamente.

PAPEL DO MÚSCULO *VERSUS* ÂNGULO DE INSERÇÃO

O músculo fornece certa quantidade de tensão que é transferida para o osso pelo tendão ou por aponeurose. Nem por toda a tensão ou força gerada pelo músculo será colocada em uso na geração de rotação do segmento. Dependendo do ângulo de inserção do músculo, parte da força será direcionada para a estabilização ou desestabilização do segmento, mobilizando o osso para junto da articulação ou afastando-o dela.

A força muscular será primeiramente direcionada ao longo do comprimento do osso e até a articulação quando o ângulo do tendão estiver agudo ou repousando rente ao osso. Quando o antebraço está estendido, o tendão do bíceps braquial se insere no rádio formando um ângulo baixo. O início de um giro de braço com peso a partir dessa posição exige maior força muscular do que a partir de outras posições, porque a maior parte da força gerada pelo bíceps braquial é orientada para o cotovelo e não para a movimentação dos segmentos em torno da articulação. Felizmente, a resistência oferecida pelo peso do antebraço fica no nível mínimo na posição estendida. Assim, a pequena força muscular disponível para a mobilização do segmento geralmente é suficiente. Tanto a força direcio-

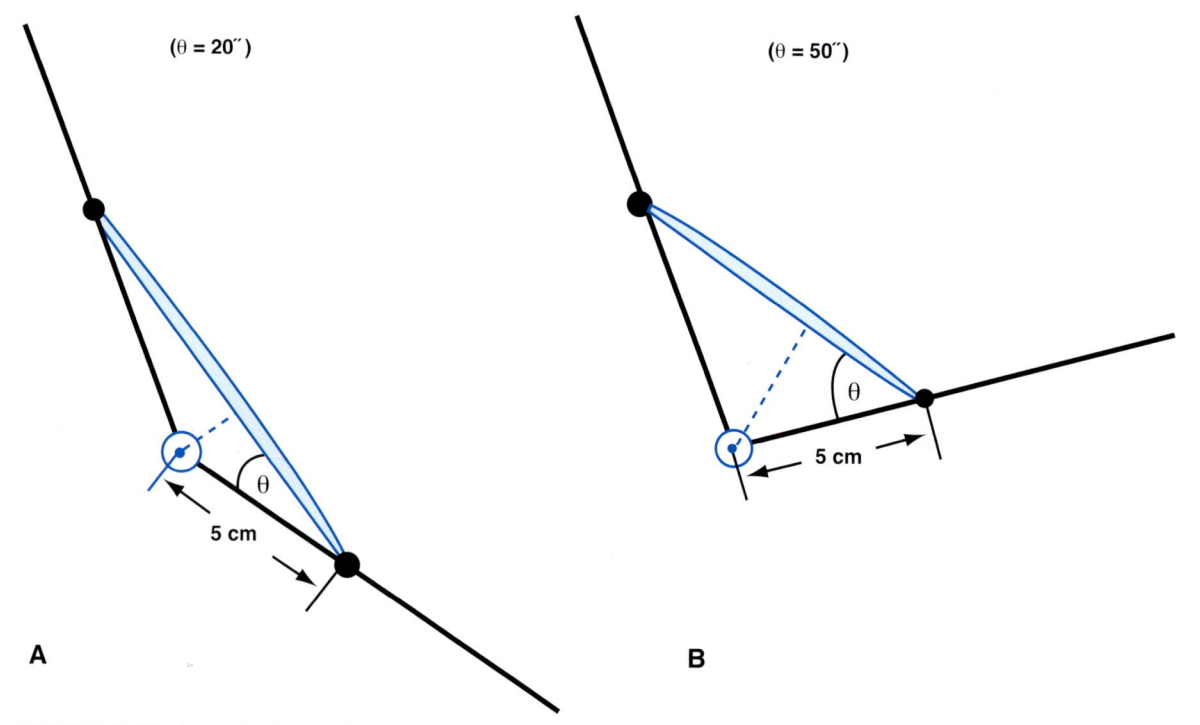

FIGURA 3.17 Um músculo com braço do momento pequeno **(A)** deve gerar mais força para produzir o mesmo torque de um músculo com maior braço do momento **(B)**.

nada ao longo do comprimento do osso como aquela que é aplicada perpendicularmente ao osso para a criação do movimento da articulação podem ser determinadas pela resolução do ângulo da aplicação da força muscular em seus respectivos componentes paralelo e rotatório. A Figura 3.18 ilustra os componentes paralelo e rotatório da força do bíceps braquial para diversos ângulos de inserção.

Embora a tensão muscular possa ser mantida durante um movimento articular, o componente rotatório e o torque irão variar com o ângulo de inserção. Muitas posições iniciais neutras são fracas, pois a maior parte da força muscular está direcionada ao longo do comprimento do osso. Com a mobilização dos segmentos pela parte média do movimento articular, o ângulo de inserção comumente aumentará, direcionando a maior parte da força muscular para a mobilização do segmento. Consequentemente, ao iniciar um movimento de levantamento de peso a partir da posição completamente estendida, menos peso poderá ser levantado em comparação com o peso levantado a partir de uma posição inicial com alguma flexão na articulação. A Figura 3.19 ilustra a produção da força isométrica dos flexores e extensores do ombro para várias posições da articulação.

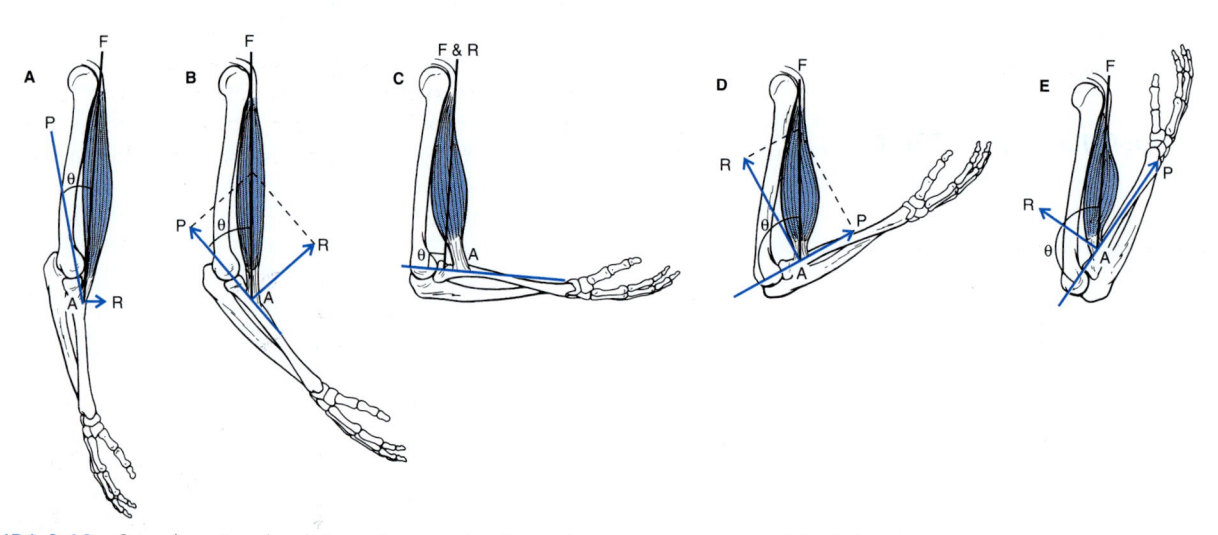

FIGURA 3.18 Quando os ângulos de inserção muscular são agudos, o componente paralelo da força (P) é mais alto e estabiliza a articulação. O componente rotatório (R) está baixo **(A)**. Com o aumento do ângulo, o componente rotacional também aumenta **(B)**. O componente rotatório aumenta até seu nível máximo em um ângulo de 90° de inserção **(C)**. Com um ângulo superior a 90° de inserção, o componente rotatório diminui, e o componente paralelo aumenta, produzindo uma força de deslocamento **(D e E)**.

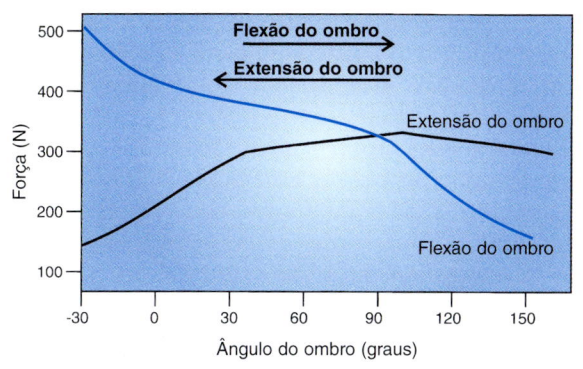

FIGURA 3.19 A produção de força isométrica varia com o ângulo articular. Com o aumento do ângulo do ombro, aumenta a força de extensão dessa articulação. Ocorre o inverso com os valores da força de flexão do ombro, que diminuem com o aumento do ângulo dessa articulação. (Adaptado com permissão de Kulig, K., et al. [1984]. Human strength curves. In R. L. Terjund (Ed.). *Exercise and Sport Sciences Reviews*, 12: 417-466.)

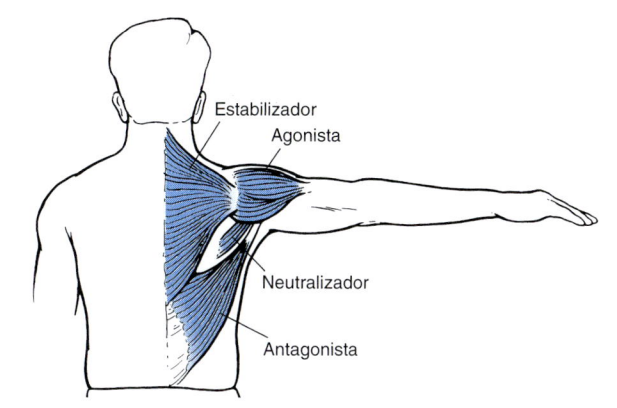

FIGURA 3.20 Os músculos desempenham diversos papéis no movimento. Na abdução do braço, o deltoide é o agonista, pois é responsável pelo movimento de abdução. O latíssimo do dorso é o músculo antagonista, pois opõe resistência à abdução. Existem também músculos que se estabilizam na região para que o movimento possa ocorrer. Aqui, o trapézio é mostrado estabilizando e mantendo a escápula no lugar. Por último, pode ocorrer alguma ação neutralizadora: o redondo menor pode neutralizar, por meio de rotação lateral, qualquer rotação medial gerada pelo latíssimo do dorso.

Além disso, ao final de alguns movimentos articulares, o ângulo de inserção pode se mover além de 90°, ponto no qual a força de deslocamento começa a diminuir e a força ao longo da extensão do osso atua para tracionar o osso, afastando-o da articulação. Essa força de deslocamento está presente nas articulações do cotovelo e do ombro quando há um alto grau de flexão nessas articulações.

É difícil descrever as ações mecânicas de amplos músculos penados possuidores de fibras que se prendem diretamente no osso ao longo de um grande local de inserção como, por exemplo, o peitoral maior e o trapézio, utilizando um movimento para todo o músculo (56). Exemplificando, o trapézio inferior liga-se à escápula em um ângulo oposto ao do trapézio superior; assim, essas seções do mesmo músculo são funcionalmente independentes. Quando o cíngulo do membro superior está elevado e em abdução no momento em que o braço se movimenta para cima em frente ao corpo, a parte inferior do trapézio pode estar inativa. Isso introduz um problema complicado ao estudarmos a função do músculo como um todo, exigindo várias linhas de ação e de efeito (56).

AÇÕES MUSCULARES DE CRIAÇÃO, OPOSIÇÃO E ESTABILIZAÇÃO DE MOVIMENTOS

Agonistas e antagonistas

Os diversos papéis dos músculos selecionados em um exercício simples de abdução do braço são apresentados na Figura 3.20. Os músculos que criam o mesmo movimento articular são chamados **agonistas**. Já os músculos que se opõem ao movimento articular, ou que promovem o movimento oposto, são chamados **antagonistas**. São os antagonistas que devem relaxar para permitir que o movimento ocorra, ou devem se contrair simultaneamente com os agonistas para o controle ou retardo de um movimento articular. Por causa disso, as mudanças mais expressivas na posição relativa dos músculos ocorrem nos antagonistas (25). Assim, quando a coxa balança para a frente e para cima, os agonistas produtores do movimento são os flexo-

res do quadril, ou seja, os músculos iliopsoas, reto femoral, pectíneo, sartório e grácil. Os antagonistas, ou músculos que se opõem ao movimento de flexão do quadril, são os extensores do quadril, músculos isquiocrurais e glúteo máximo. São os antagonistas, em combinação com o efeito da gravidade, que retardam o movimento de flexão do quadril e terminam a ação da articulação. Tanto agonistas como antagonistas estão conjuntamente envolvidos no controle ou na moderação do movimento.

Quando um músculo está desempenhando o papel de antagonista, ele se torna mais suscetível a lesões no local de inserção muscular ou na própria fibra muscular. Isso ocorre porque o músculo está se contraindo para retardar o membro em seu movimento de alongamento.

Estabilizadores e neutralizadores

Músculos também são utilizados como **estabilizadores**, atuando em um segmento para que possa ocorrer um movimento específico em uma articulação adjacente. A estabilização é importante, por exemplo, no cíngulo do membro superior, que deve ser apoiado para que os movimentos do braço possam ocorrer com suavidade e eficiência. A estabilização também é importante no cíngulo do membro inferior e na região dos quadris durante a marcha. Quando um pé se encontra sobre o solo durante uma caminhada ou corrida, o glúteo médio se contrai para manter a estabilidade da pelve, para que não ocorra queda para um dos lados.

O último papel exigido dos músculos é o de **neutralizador**, em que um músculo se contrai para eliminar uma ação articular indesejável de outro músculo. Forças podem ser transferidas entre dois músculos adjacentes, complementando a força no músculo-alvo (25). Por exemplo, o glúteo máximo se contrai na articulação do quadril para produzir extensão da coxa, mas também tentará fazer rotação lateral da coxa. Se a rotação da coxa se constituir em uma ação indesejável, o glúteo mínimo e o tensor da fáscia lata irão se contrair para promover uma ação neutralizadora de rotação medial que cancela a ação de rotação lateral do glúteo máximo, restando apenas o movimento de extensão desejado.

AÇÕES MUSCULARES FINAIS

Ação muscular isométrica

A tensão muscular é gerada contra resistência para manter a posição, elevar um segmento ou objeto ou abaixar ou controlar um segmento. Se o músculo estiver ativo e criar tensão sem mudança visível ou externa na posição da articulação, chamamos a ação muscular de ação **isométrica** (31). A Figura 3.21 ilustra exemplos de ações musculares isométricas. Para curvar o corpo em 30° em uma flexão de tronco e manter o corpo nessa posição, a ação muscular utilizada para manutenção da posição é chamada isométrica porque não há movimento. Os músculos que se contraem isometricamente para manter o tronco em uma posição de flexão são os músculos das costas, pois estão opondo resistência à força da gravidade que tende a flexionar ainda mais o tronco.

Em uma perspectiva oposta, considerando o movimento no qual o tronco é flexionado até 30° e mantido na posição, para que a flexão do tronco seja mantida, uma ação muscular isométrica que utiliza os flexores do tronco é gerada. Essa ação muscular opõe resistência à ação da gravidade que está forçando o tronco a se estender.

Ação muscular concêntrica

Se um músculo se encurta visivelmente durante a geração ativa de tensão, a ação muscular é conhecida como ação **concêntrica** (31). Em uma ação articular concêntrica, as forças musculares gerais que produzem o movimento se encontram na mesma direção da mudança no ângulo articular. Isso significa que os agonistas são os músculos controladores (Fig. 3.21). Do mesmo modo, o movimento

do membro gerado em uma ação muscular concêntrica é chamado positivo, pois comumente as ações articulares ocorrem contra a gravidade ou são a fonte iniciadora de movimento de uma massa.

Muitos movimentos articulares são criados por uma ação muscular concêntrica. Por exemplo, a flexão do braço ou do antebraço a partir da posição ereta é gerada por uma ação muscular concêntrica promovida pelos respectivos músculos agonistas ou flexores. Além disso, para dar início a um movimento do braço transversalmente ao corpo em um movimento de adução horizontal, os adutores horizontais iniciam o movimento por meio de uma ação muscular concêntrica. Ações musculares concêntricas são utilizadas para gerar forças contra resistências externas, por exemplo, levantar um peso, impulsionar-se contra o solo e arremessar um objeto.

Ação muscular excêntrica

Quando um músculo é submetido a um torque externo maior do que o torque gerado pelo músculo, ele se alonga, e a ação é conhecida como ação **excêntrica** (31). Comumente, a fonte da força externa produtora do torque externo que produz uma ação muscular excêntrica é a gravidade ou a ação muscular de um grupo muscular antagonista (5).

Na ação articular excêntrica, as forças musculares gerais que produzem a rotação se encontram na direção oposta da mudança no ângulo articular, o que significa que os antagonistas são os músculos controladores (Fig. 3.21). Do mesmo modo, o movimento do membro gerado na ação muscular excêntrica é chamado negativo, pois comumente as ações articulares estão se movimentando para baixo com a gravidade ou estão controlando – e não iniciando – o movimento de uma massa.

Em sua maioria, os movimentos para baixo (a menos que sejam muito rápidos) são controlados por uma ação excêntrica dos grupos musculares antagonistas. Para rever-

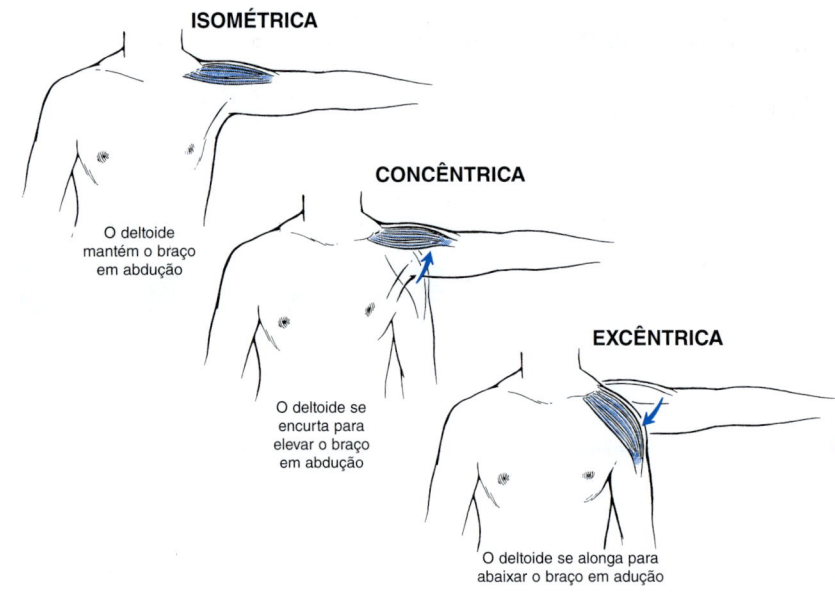

ISOMÉTRICA

CONCÊNTRICA

O deltoide mantém o braço em abdução

O deltoide se encurta para elevar o braço em abdução

EXCÊNTRICA

O deltoide se alonga para abaixar o braço em adução

FIGURA 3.21 A ação muscular é isométrica quando a tensão não gera mudança na posição articular. Ocorre uma ação muscular concêntrica quando a tensão encurta o músculo. Uma ação muscular excêntrica é gerada por uma força externa quando o músculo sofre alongamento.

ter o exemplo ilustrado na Figura 3.21, durante a adução do braço a partir da posição abduzida, a ação muscular é excentricamente produzida pelos abdutores ou pelo grupo muscular antagonista. Do mesmo modo, o ato de baixar para uma posição agachada, que envolve flexão dos quadris e joelhos, exige um movimento excêntrico controlado pelos extensores do quadril e do joelho. Por outro lado, os movimentos inversos de extensão da coxa e da perna contra a gravidade são produzidos concentricamente pelos extensores.

Com base nesses exemplos, podem ser identificados os locais potenciais de desequilíbrios musculares no corpo, pois os extensores no tronco e no membro inferior são utilizados tanto para abaixar como para levantar os segmentos. No membro superior, os flexores tanto elevam os segmentos concentricamente como os abaixam excentricamente, sendo portanto os mais utilizados.

Ações excêntricas também são utilizadas para retardar um movimento. Quando a coxa flexiona rapidamente, como, por exemplo, em uma ação de chutar, os antagonistas (extensores) controlarão excentricamente e retardarão a ação articular próximo ao final da amplitude de movimento. Há o risco de lesão em um movimento que dependa de desaceleração rápida por atletas com comprometimento da força excêntrica.

As ações musculares excêntricas que precedem as ações musculares concêntricas aumentam a produção de força, por causa da contribuição da energia de tensão elástica no músculo. Por exemplo, durante um arremesso, ocorre atividade excêntrica de rotação do tronco, do membro inferior e do ombro nas fases de preparação, elevação e aceleração. A energia de tensão elástica fica armazenada nesses músculos, melhorando a fase concêntrica do movimento de arremesso (39).

Comparação de ações musculares isométricas, concêntricas e excêntricas

Ações musculares isométricas, concêntricas e excêntricas não são utilizadas isoladamente, mas de forma combinada. Caracteristicamente, ações isométricas são empregadas para estabilizar uma parte do corpo, e ações musculares excêntricas e concêntricas são utilizadas em sequência para maximizar o armazenamento de energia e o desempenho muscular. Essa sequência natural do funcionamento muscular, durante o qual uma ação excêntrica precede uma

ação concêntrica, é conhecida como **ciclo de alongamento-encurtamento**.

Essas três ações musculares são muito diferentes em relação ao seu custo energético e a sua produção de força. A ação muscular excêntrica pode resultar na mesma produção de força que os outros dois tipos de ações musculares com a ativação de menor número de fibras. Consequentemente, a ação excêntrica é mais eficiente e pode gerar a mesma produção de força com menor consumo de oxigênio em comparação com as outras ações (3) (Fig. 3.22).

Além disso, a ação muscular excêntrica é capaz de uma produção maior de força do que as ações isométricas ou concêntricas (Fig. 3.23). Isso ocorre no nível do sarcômero, onde a força aumenta além da força isométrica máxima se a miofibrila for alongada e estimulada (10,13).

Ações musculares concêntricas geram a menor produção de força dos três tipos. Força está relacionada ao número de pontes transversas formadas na miofibrila. Em uma ação muscular isométrica, o número de pontes ligadas permanece constante. Com o encurtamento do músculo, o número de pontes ligadas sofre redução com o aumento da velocidade (13). Isso reduz o nível de produção de força gerado pela tensão das fibras musculares. A Figura 3.24

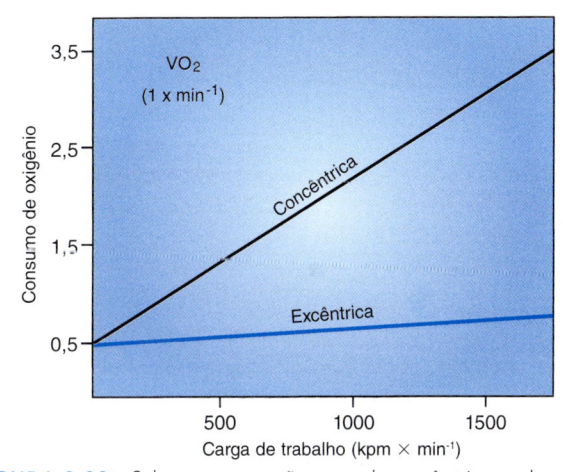

FIGURA 3.22   Sabe-se que a ação muscular excêntrica pode gerar elevadas cargas de trabalho em níveis mais baixos de consumo de oxigênio em comparação às mesmas cargas geradas com a ação muscular concêntrica. (Adaptado com permissão de Asmussen, E. [1952]. Positive and negative muscular work. *Acta Physiologica Scandinavica*, 28:364-382.)

Exemplos de músculos e ações

Músculo	Movimento	Ação muscular
Bíceps braquial – flexor do cotovelo	Flexão do cotovelo no levantamento	Concêntrica – encurtamento
Isquiocrural – flexor do joelho	Extensão do joelho no chute	Excêntrica – alongamento
Parte clavicular do deltoide – flexor do ombro	Flexão do ombro na "parada de mão"	Isométrica – estabilização
Qual é a ação muscular do quadríceps femoral na ação de abaixar durante o agachamento?		
Qual é a ação muscular da parte espinal do deltoide na fase de acompanhamento de um arremesso?		

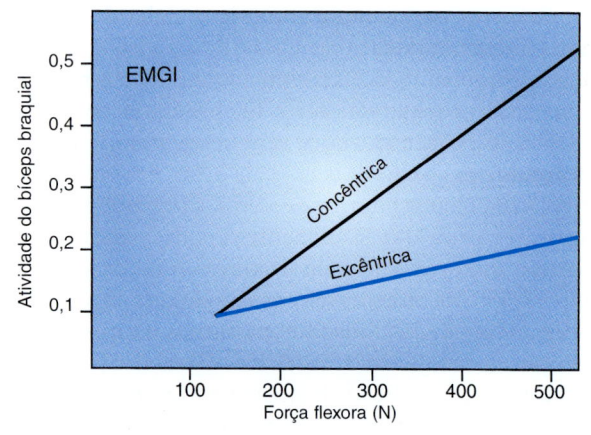

FIGURA 3.23 A atividade de EMG integrada (EMGI) no músculo bíceps braquial é mais alta quando as mesmas forças são geradas com o uso de ação muscular concêntrica, em comparação com a ação muscular excêntrica. (Adaptado com permissão de Komi, P. V. [1986]. The stretch-shortening cycle and human power output. In N. L. Jones et al. (Eds.) *Human Muscle Power*. Champaign, IL: Human Kinetics, 27-40.)

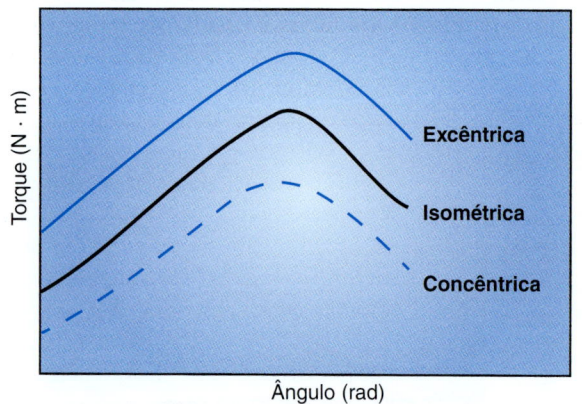

FIGURA 3.24 A ação muscular excêntrica pode gerar a maior quantidade de torque ao longo de determinada amplitude de movimento. A ação muscular isométrica pode gerar o segundo maior nível de torque, e a ação muscular concêntrica gera o menor torque. (Adaptado com permissão de Enoka, R. M. [1988]. *Neuromuscular Basis of Kinesiology*. Champaign, IL: Human Kinetics.)

apresenta uma curva hipotética de produção de torque para as três ações musculares.

Um fator adicional que contribui para diferenças perceptíveis na produção de força entre ações musculares excêntricas e concêntricas passa a interferir quando as ações geram movimentos verticais. Nesse caso, a produção de força, tanto nas ações concêntricas como excêntricas, é influenciada por torques criados pela gravidade. A força gravitacional cria torque que contribui para a produção de força em uma ação excêntrica quando os músculos geram um torque que controla o movimento de abaixar o membro ou o corpo. A produção total de força em uma ação de abaixamento é o resultado tanto de torques musculares como de torques da gravidade.

A força da gravidade inibe o movimento de um membro para cima e, antes que possa ocorrer qualquer movimento,

a ação muscular concêntrica deve produzir uma força que seja maior do que a força da gravidade que atua no membro ou no corpo (peso). A produção total de força em uma ação de elevação é predominantemente força muscular. Essa é outra razão pela qual a ação muscular concêntrica é mais exigente do que a ação isométrica ou excêntrica.

Essa informação tem utilidade quando se considera programas de exercícios para indivíduos sem condicionamento ou programas de reabilitação. Mesmo o indivíduo mais enfraquecido pode ser capaz de efetuar o abaixamento controlado de uma parte do corpo ou um pequeno peso, mas pode não ser capaz de sustentar ou levantar o peso. Um programa que tenha início com exercícios excêntricos e que, em seguida, leve a exercícios isométricos seguidos por exercícios concêntricos, pode se revelar benéfico na progressão da força ou na reabilitação de uma parte do corpo. Portanto, uma pessoa incapaz de fazer flexões deve iniciar na posição estendida e abaixar até a flexão e, em seguida, deve ser ajudada na fase de elevação do corpo, até que tenha desenvolvido força suficiente para a parte concêntrica do exercício. Os fatores a serem levados em consideração no uso de exercícios excêntricos são o controle da velocidade em que o membro ou peso é baixado e o controle sobre a magnitude da carga imposta excentricamente, pois lesões e dores musculares com uma ação muscular excêntrica em condições de grandes carga e velocidade poderiam ocorrer mais facilmente.

> ### Contrações concêntricas ou excêntricas?
>
> Quais músculos você utiliza para ficar em pé e para sentar-se? Em primeiro lugar, observe a ação que ocorre na articulação do joelho. Quando se está na posição ereta, o joelho fica estendido, ao passo que na posição sentada o joelho é flexionado. Então, isso significa que você usa os extensores do joelho para ficar em pé e os flexores do joelho para sentar-se? Não. Você usa os extensores do joelho tanto para ficar em pé como para sentar-se. Ao ficar em pé e sentar-se em seguida, você pode sentir a tensão em seus extensores do joelho (quadríceps femoral). Os flexores do joelho (isquiocrurais) ficam relativamente flácidos. Faça isso até que consiga comprovar por si próprio que são predominantemente os extensores do joelho que se tornam ativos durante o movimento de ficar em pé e sentar-se. Use os extensores do joelho para levantar-se lentamente do assento. Os músculos extensores do joelho vão se encurtando, mas se você os contrai com apenas um pouco menos de força, começa a abaixar-se de volta ao assento. Durante essa fase de descida, você notará que o quadríceps femoral está se estendendo e que você está usando os músculos extensores do joelho de forma excêntrica para controlar a velocidade do movimento de sentar-se. A força real que o traciona para baixo é a gravidade.

MÚSCULOS UNI E BIARTICULARES

Conforme mencionado inicialmente, não se pode determinar a função ou contribuição de um músculo para um movimento articular apenas pela localização dos pontos de inserção. Uma ação muscular pode mover um segmento em um de seus pontos de inserção ou dois segmentos em ambas as extremidades de sua inserção. De fato, um músculo pode acelerar e criar movimento em todas as articulações, não importando se esse músculo passa ou não pela articulação. Por exemplo, o sóleo é um flexor plantar do tornozelo, mas também pode forçar o joelho em extensão, embora não cruze a articulação do joelho (61). Isso pode ocorrer na posição ereta. O sóleo se contrai e cria flexão plantar no tornozelo. Tendo em vista que o pé se encontra sobre o solo, o movimento de flexão plantar depende da extensão da articulação do joelho. Dessa maneira, o sóleo acelera a articulação do joelho duas vezes mais do que o tornozelo, embora nem mesmo cruze o joelho.

Na maioria das vezes, os músculos cruzam apenas uma articulação e, assim, a ação dominante do músculo uniarticular incide na articulação por ele cruzada. O músculo biarticular é um caso especial, em que o músculo cruza duas articulações, criando um número enorme de movimentos que frequentemente ocorrem em sequências opostas entre si. Por exemplo, o reto femoral é um músculo biarticular que cria tanto flexão do quadril como extensão do joelho. Consideremos o exemplo do salto. Extensão do quadril e extensão do joelho impelem o corpo para cima. O reto femoral, um flexor do quadril e extensor do joelho, contribui para a extensão do joelho, resiste ao movimento de extensão do quadril ou efetua as duas ações?

A ação de um músculo de duas articulações, ou biarticular, depende da posição do corpo e da interação do músculo com objetos externos, como o solo (61). No caso do reto femoral, o músculo contribuirá principalmente para a extensão do joelho, por causa da posição da articulação do quadril. Essa posição resulta na força do reto femoral atuando junto ao quadril, limitando assim a ação do músculo e sua eficácia em produzir a flexão do quadril (Fig. 3.25).

A distância perpendicular desde a linha de ação da força do músculo até a articulação do quadril é chamada braço do momento, e o produto da força pelo braço do momento é o torque muscular. Se o braço do momento aumentar, o torque na articulação aumentará, mesmo se a força muscular aplicada for igual. Assim, no caso de um músculo biarticular, o músculo irá principalmente atuar na articulação em que possui o maior braço do momento ou onde estiver mais distante da articulação. O grupo dos músculos isquiocrurais criará principalmente extensão do quadril, e não flexão do joelho, por causa do maior braço do momento no quadril (Fig. 3.25). O gastrocnêmio promoverá flexão plantar no tornozelo, em vez de flexão na articulação do joelho, porque o braço do momento é maior no tornozelo.

Por exemplo, no salto vertical, a altura máxima é alcançada primeiramente pela extensão das articulações proximais e, em seguida, pela movimentação distal até o ponto em que ocorre extensão (flexão plantar) na articulação talocrural. À altura em que a articulação talocrural fica envolvida na sequência, são necessários momentos articulares e velocidades de extensão muito elevados (57). O papel do músculo biarticular passa a ser muito importante. O músculo gastrocnêmio (biarticular) cruza tanto a articulação do joelho como a articulação talocrural. Sua contribuição para o salto é influenciada pela articulação do joelho. No salto, a articulação do joelho se estende e, efetivamente, otimiza o comprimento do gastrocnêmio (6). Isso mantém baixa a velocidade de contração no músculo gastrocnêmio, mesmo quando o tornozelo realiza flexão plantar com muita rapidez. Com a velocidade reduzida, o gastrocnêmio é capaz de produzir maior força na ação de saltar.

A contribuição mais importante do músculo biarticular no membro inferior é a redução do trabalho exigido dos músculos monoarticulares. Músculos biarticulares iniciam um acoplamento mecânico das articulações que permite a rápida liberação da energia elástica armazenada no sistema (61).

Músculos biarticulares economizam energia por permitirem trabalho positivo em uma articulação e trabalho

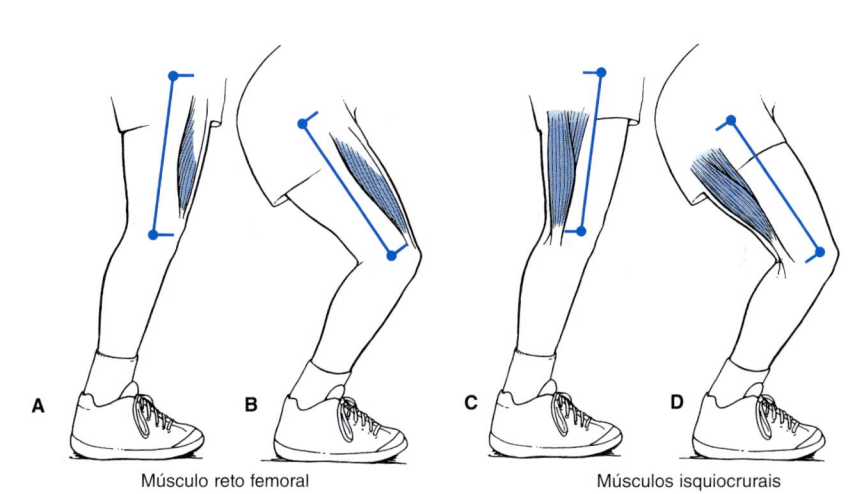

A   B   C   D

Músculo reto femoral   Músculos isquiocrurais

FIGURA 3.25   Os braços do momento do músculo reto femoral no quadril e no joelho na posição em pé (**A**) e de agachamento (**B**) demonstram por que esse músculo é mais efetivo como extensor do joelho do que como flexor do quadril. Do mesmo modo, o braço do momento dos músculos isquiocrurais na posição em pé (**C**) e de agachamento (**D**) demonstra por que os músculos isquiocrurais são mais efetivos como extensores do quadril do que como flexores do joelho.

negativo na articulação adjacente. Assim, enquanto os músculos que atuam no tornozelo estão produzindo uma ação concêntrica e trabalho positivo, os músculos do joelho podem estar armazenando energia elástica por meio do trabalho negativo excentricamente (61).

As ações dos músculos biarticulares para a caminhada estão apresentadas na Figura 3.26. Os músculos biarticulares que trabalham juntos na caminhada são o sartório e o reto femoral no contato do calcanhar; o músculo isquiocrural e o gastrocnêmio no apoio intermediário; o gastrocnêmio e o reto femoral na elevação dos dedos; o reto femoral, o sartório e o músculo isquiocrural no balanço para a frente; e o músculo isquiocrural e o gastrocnêmio na descida do pé (60). No contato do calcanhar, o sartório, um flexor do quadril e flexor do joelho, trabalha com o reto femoral, um flexor do quadril e extensor do joelho. Quando o calcanhar toca a superfície, o reto femoral realiza trabalho negativo, absorvendo energia no joelho quando ocorre a mobilização para flexão. Por outro lado, o sartório realiza trabalho positivo quando tanto o joelho como o quadril são flexionados com a força da gravidade (60).

Em posições articulares específicas, o músculo biarticular fica limitado em suas funções. Quando o músculo biarticular fica limitado durante o alongamento, tem-se a chamada **insuficiência passiva**. Isso ocorre quando o músculo antagonista não pode ser mais alongado, não conseguindo alcançar a amplitude de movimento integral. Um exemplo de insuficiência passiva é a prevenção da amplitude de movimento integral na extensão do joelho pelo isquiocrural tensionado. Músculos biarticulares também podem ficar limitados em sua contração pela **insuficiência ativa**, em que o músculo fica afrouxado, a ponto de perder sua capacidade de gerar tensão máxima. Um exemplo de

> ### A flexão de punho eficiente estende os dedos
>
> Você alguma vez já precisou tirar algo da mão de uma criança sem machucá-la? Os conceitos de insuficiência ativa e passiva podem ajudar. Flexionando delicadamente o punho da criança, os músculos extensores alcançarão o limite em que são capazes de alongar-se e começarão a estender os dedos (insuficiência passiva). Ao mesmo tempo, os músculos flexores encurtarão tanto que não serão capazes de produzir muita força (insuficiência ativa). A combinação de insuficiências passivas e ativas forçará a mão a se abrir e liberar aquilo que está segurando. Demonstre essa ação com um colega.

insuficiência ativa ocorre no punho, em que os flexores dos dedos da mão não podem gerar força máxima em um movimento de preensão quando estão encurtados por um movimento simultâneo de flexão do punho.

Relações de força-velocidade no músculo esquelético

As fibras musculares encurtarão em uma velocidade específica, ao mesmo tempo em que desenvolvem uma força utilizada para movimentar um segmento ou uma carga externa. Os músculos criam uma força ativa para equilibrar a carga no encurtamento, e a força ativa se ajusta continuamente à velocidade em que se move o sistema contrátil (10). Quando a carga é baixa, a força ativa é ajustada pelo aumento da velocidade de contração. Diante de

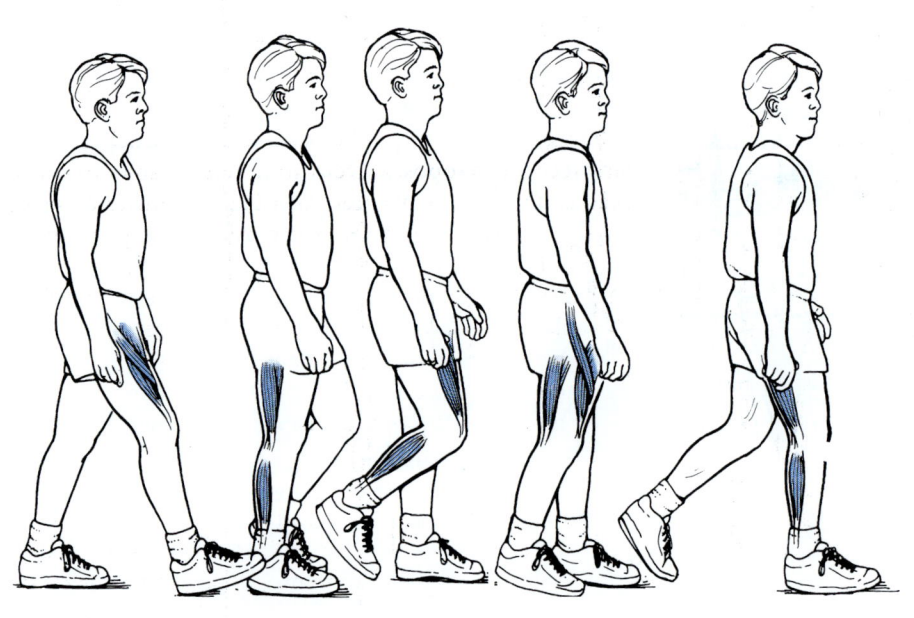

Contato do calcanhar	**Apoio médio**	**Elevação dos dedos**	**Balanço para a frente**	**Descida do pé**
Sartório	Músculos isquiocrurais	Gastrocnêmio	Reto femoral	Músculos isquiocrurais
Reto femoral	Gastrocnêmio	Reto femoral	Sartório	Gastrocnêmio
			Músculos isquiocrurais	

FIGURA 3.26 Músculos biarticulares funcionam sinergicamente para a otimização do desempenho, aqui demonstrado para a caminhada.

cargas maiores, o músculo ajusta a força ativa pela redução da velocidade de encurtamento.

FORÇA-VELOCIDADE E AÇÃO OU CARGA MUSCULAR

Relação força-velocidade em ações musculares concêntricas

Na ação muscular concêntrica, a velocidade aumenta à custa de um decréscimo na força, e vice-versa. A força máxima pode ser gerada na velocidade zero, e a velocidade máxima pode ser alcançada com a carga mais leve. Uma força ótima pode ser criada na velocidade zero porque um grande número de pontes transversas está afixado. Com o aumento da velocidade do encurtamento muscular, aumenta a frequência de ciclagem das pontes transversas, deixando menor número de pontes transversas afixadas em determinado momento (24). Isso equivale a menos força e, em velocidades altas, quando todas as pontes transversas estão em ciclagem, a produção de força é desprezível (Fig. 3.27). Essa situação é oposta ao que ocorre em um alongamento, em que aumento na velocidade de deformação dos componentes passivos do músculo resulta em maiores valores para a força. Em uma ação muscular concêntrica, a velocidade máxima é determinada pelas velocidades de ciclagem das pontes cruzadas e pelo comprimento das fibras do músculo inteiro, com relação ao qual pode ocorrer o encurtamento.

Força-velocidade na fibra muscular versus carga externa

A relação entre força e velocidade está ligada ao comportamento da fibra muscular, e em alguns casos fica confuso correlacionar esse conceito a uma atividade co-mo o halterofilismo. Quando o atleta aumenta a carga em um levantamento de peso, é provável que a velocidade do movimento diminua. Embora a relação entre força e velocidade esteja ainda presente na própria fibra muscular, o sistema como um todo responde ao aumento na carga externa ou no peso. O músculo pode estar gerando a mesma quantidade de força na fibra, mas a adição do peso retarda o movimento do sistema total. Nesse caso, a velocidade de ação do músculo é alta, mas a velocidade de movimento da carga elevada é baixa (48). Nos estágios iniciais da atividade de movimentação de peso, os músculos geram forças maiores que o peso da carga; nos estágios mais avançados do levantamento, não há necessidade de tanta força muscular após a mobilização do peso.

Potência

Potência, ou o produto da força pela velocidade, é uma das características mais peculiares entre atletas bem-sucedidos e atletas medianos. Muitos esportes exigem grande produção de potência, em que se espera que o atleta movimente seu corpo ou algum objeto externo de forma muito rápida. Considerando que a velocidade diminui com o aumento da carga, a maior potência poderá ser obtida se o atleta gerar um terço da força máxima em um terço da velocidade máxima (43,44). Dessa forma, a produção de potência fica maximizada, embora as velocidades ou as forças possam não estar em seus níveis máximos.

Para o treinamento de atletas que visa a aquisição de potência, os treinadores devem programar atividades de alta velocidade a 30% da força máxima (43). O desenvolvimento de potência também é intensificado pelas fibras musculares de contração rápida, que são capazes de gerar quatro vezes mais potência de pico do que as fibras de contração lenta.

Relações força-velocidade em ações musculares excêntricas

A relação entre força e velocidade em uma ação muscular excêntrica é oposta à relação no encurtamento ou na ação concêntrica. Uma ação muscular excêntrica é gerada por músculos antagonistas, pela gravidade ou por alguma outra força externa. Quando uma carga superior ao valor da resistência isométrica máxima é aplicada a uma fibra muscular, a fibra começará a se alongar excentricamente. Nos estágios iniciais do alongamento, quando a carga é ligeiramente maior que o máximo isométrico, a velocidade de alongamento e as mudanças de comprimento nos sarcômeros serão pequenas (10).

Se uma carga for tão elevada a ponto de ser 50% superior ao máximo isométrico, o músculo se alongará em alta velocidade. Na ação muscular excêntrica, a tensão aumenta com a velocidade de alongamento, porque o músculo está alongando enquanto se contrai (Fig. 3.28). A curva de força-velocidade excêntrica terminará abruptamente em alguma velocidade de alongamento, quando o músculo não puder mais controlar o movimento da carga.

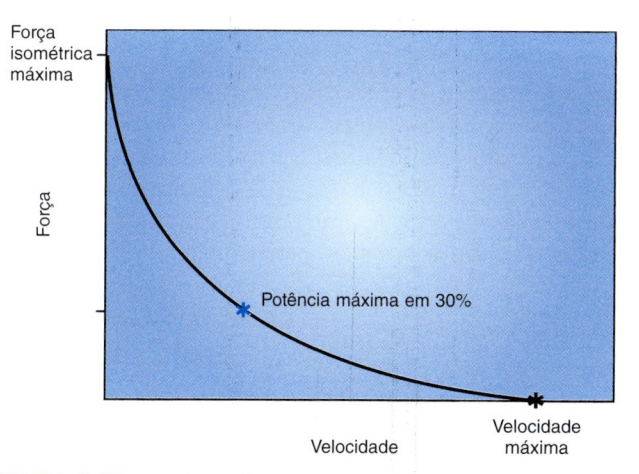

FIGURA 3.27 A relação força-velocidade em uma ação muscular concêntrica é inversa. A quantidade de tensão ou capacidade de desenvolvimento de força no músculo diminui com um aumento na velocidade, porque menos pontes transversas podem ser mantidas. A tensão máxima pode ser gerada na condição isométrica ou de velocidade zero, em que muitas pontes transversas podem ser formadas. A potência máxima pode ser gerada na ação muscular concêntrica com os níveis de velocidade e força em 30% do máximo.

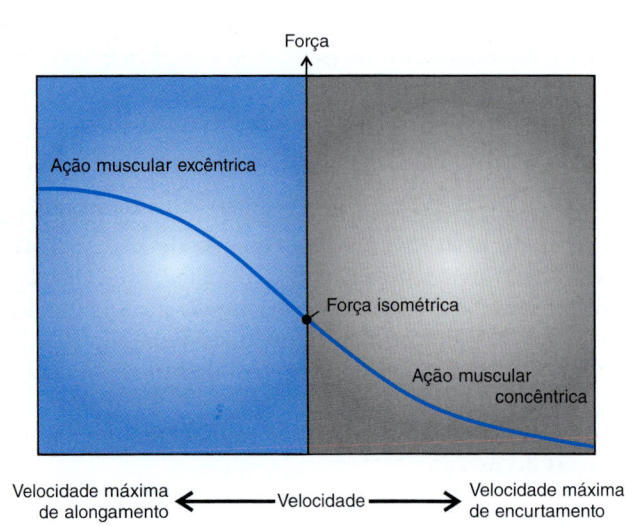

FIGURA 3.28   A relação força-velocidade em uma ação muscular excêntrica é oposta à da ação muscular concêntrica. Na ação muscular excêntrica, a força aumenta com o aumento da velocidade do alongamento. A força continua a aumentar até que a ação excêntrica não possa mais controlar o alongamento do músculo.

FATORES QUE INFLUENCIAM A FORÇA E A VELOCIDADE GERADAS PELO MÚSCULO ESQUELÉTICO

Muitos fatores influenciam o grau de força, ou a velocidade da contração, que um músculo pode produzir. A força de contração muscular sofre oposição de muitos fatores, incluindo a resistência interna passiva do músculo e dos tecidos, os músculos e tecidos moles oponentes e a gravidade ou o efeito da carga que está sendo mobilizada ou controlada. Vamos examinar alguns dos principais fatores que influenciam o desenvolvimento da força e da velocidade. Esses fatores são a secção transversal do músculo, o comprimento do músculo, o comprimento das fibras musculares, a pré-carga do músculo antes da contração, a ativação neural do músculo, o tipo de fibra e a idade do músculo.

> **Quais fatores determinam a produção de força no músculo?**
>
> 1. O número de pontes transversas formadas no sarcômero
> 2. A secção transversal da fibra muscular individual
> 3. A secção transversal do músculo inteiro
> 4. O arranjo das fibras musculares

> **Quais fatores determinam a produção de velocidade no músculo?**
>
> 1. Comprimento do músculo
> 2. Velocidade de encurtamento por sarcômero por fibra
> 3. Arranjo das fibras musculares

Secção transversal e comprimento total do músculo

A arquitetura muscular determina se o músculo pode gerar grandes quantidades de força e se pode mudar significativamente seu comprimento para desenvolver maiores velocidades de movimento. Nesse último caso, a capacidade de encurtamento de um músculo se reflete por mudanças tanto no comprimento como na velocidade, dependendo da situação.

Em geral, a resistência de um músculo e o potencial para desenvolvimento da força são determinados principalmente por seu tamanho. O músculo pode gerar uma força contrátil máxima entre 25 e 35 N por centímetro quadrado de secção transversal do músculo; portanto, um músculo maior gera mais força.

No músculo peniforme, as fibras são tipicamente mais curtas e não estão alinhadas com a linha de tração. Um número maior de sarcômeros está alinhado em paralelo, o que aumenta a capacidade de produção de força. Com o aumento da *ASTF*, o músculo peniforme é capaz de exercer mais força que um volume semelhante de fibras paralelas.

Caracteristicamente, fibras paralelas com comprimentos de fibra mais longos exibem uma faixa de trabalho mais longa, gerando maiores amplitude de movimento e velocidade de contração. Com as fibras alinhadas paralelamente à linha de tração, é maior o número de sarcômeros fixados, em série, pelas extremidades. Isso resulta no aumento dos comprimentos das fibras e na capacidade de gerar maior velocidade de encurtamento.

Um músculo com maior relação entre comprimento muscular e comprimento do tendão tem potencial para encurtar em uma maior distância. Consequentemente, músculos que se inserem ao osso com um tendão mais curto (p. ex., o reto do abdome) podem se mover em uma distância de encurtamento maior do que músculos com tendões mais longos (p. ex., o gastrocnêmio) (19). Também podem ocorrer grandes níveis de encurtamento porque o músculo esquelético pode encurtar até aproximadamente 30 a 50% de seu comprimento em repouso. Do mesmo modo, um músculo que possui menor penação também pode exibir maior encurtamento no decorrer de uma distância mais longa e gerar velocidades mais altas (p. ex., isquiocrural, dorsiflexor). Por outro lado, um músculo com maior penação (p. ex., gastrocnêmio) pode gerar forças maiores. A Figura 3.29 ilustra as vantagens do arranjo dos sarcômeros em paralelo (fibras relativamente mais curtas com uma *ASTF* aumentada, como no músculo peniforme) ou em série (fibras relativamente mais longas, como no músculo fusiforme).

Comprimento da fibra muscular

A magnitude da força gerada por um músculo também está relacionada ao comprimento em que o músculo é mantido (10). O comprimento do músculo pode aumentar, diminuir ou permanecer constante durante uma contração, dependendo das forças de oposição externas. O comprimento do músculo fica limitado pela anatomia da região e pela inserção ao osso. A tensão máxima que pode ser gerada na fibra muscular ocorrerá quando um músculo for ativado

n	⌇ 1 sarcômero	⌇ 3 sarcômeros em série	⌇ 3 sarcômeros em paralelo
Força	f = 1	f = 1	nf = 3
Amplitude de movimento	x = 1	nx = 3	x = 3
Tempo de contração	t = 1	t = 1	t = 1
Velocidade	x/t = 1	x/t = 3	x/t = 1

FIGURA 3.29   Esta tabela mostra o efeito do arranjo de molas (ou sarcômeros) em série ou em paralelo. Essas estruturas possuem a vantagem de produzir grandes amplitudes de movimento e velocidade quando dispostas em série. Quando dispostas em paralelo, possuem a vantagem de produzir força.

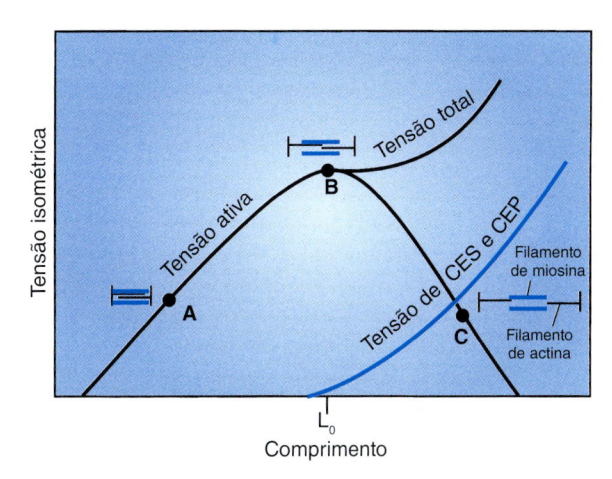

FIGURA 3.30   As fibras musculares não podem gerar tensões elevadas no estado de encurtamento (**A**) porque os filamentos de actina e miosina estão extremamente sobrepostos. A maior tensão na fibra muscular pode ser gerada em um comprimento ligeiramente maior do que o comprimento em repouso (**B**). No músculo alongado (**C**), as fibras não são capazes de gerar tensão porque as pontes transversas estão afastadas. Contudo, a tensão muscular total aumenta porque os componentes elásticos aumentam seu desenvolvimento de tensão. CEP, componente elástico em paralelo; CES, componente elástico em série.

em um comprimento ligeiramente maior do que o comprimento em repouso, algo entre 80 e 120% deste. Felizmente, o comprimento da maioria dos músculos do corpo se situa dentro dessa faixa de produção de força máxima. A Figura 3.30 ilustra a **relação comprimento-tensão** e demonstra a contribuição dos componentes ativos e passivos no músculo durante uma contração isomérica.

Tensão em comprimentos encurtados

A capacidade de desenvolvimento de tensão fica reduzida quando o músculo é ativado tanto em comprimentos curtos como alongados. No sarcômero, tem-se o comprimento ideal quando ocorre máxima superposição dos miofilamentos, permitindo um número máximo de pontes cruzadas. Quando o músculo encurtou o equivalente à metade de seu comprimento, não é capaz de gerar muito mais tensão contrátil. Em comprimentos curtos, há menos tensão, porque os filamentos excederam sua capacidade de superposição, criando uma ativação incompleta das pontes transversas, visto que um menor número dessas pontes poderá ser formado (10) (Fig. 3.30). Portanto, no final de um movimento articular ou uma amplitude de movimento de um segmento, o músculo fica fraco e incapaz de gerar grandes quantidades de força.

Tensão em comprimentos alongados

Quando um músculo é alongado e em seguida ativado, a princípio a tensão da fibra muscular é maior, porque as pontes transversas são desfeitas depois da união inicial (49). Isso continua até que o comprimento do músculo tenha alongado ligeiramente além do comprimento em repouso. Quando o músculo é alongado um pouco mais e contraído, a tensão gerada no músculo cairá por causa do deslizamento das pontes transversas, resultando na formação de um menor número dessas pontes (Fig. 3.30).

Contribuição dos componentes elásticos

O CC não é o único a contribuir para a tensão em diferentes comprimentos do músculo. A tensão gerada em um músculo encurtado é compartilhada pelo CES; ou seja,

a maior parte da tensão ocorre no tendão. A tensão no músculo é igual à tensão no CES quando o músculo se contrai em um comprimento encurtado.

Tendo em vista que as características de desenvolvimento de tensão dos componentes ativos das fibras musculares diminuem com o alongamento, a tensão no músculo como um todo aumenta, por causa da contribuição dos elementos passivos no músculo. O CES é alongado, e a tensão se desenvolve no tendão e nas pontes transversas ao girarem para trás (24). Também ocorre o desenvolvimento de uma tensão significativa no CEP quando o tecido conjuntivo no músculo oferece resistência ao alongamento. Quando o músculo é alongado, ocorre geração de tensão passiva nessas estruturas, de modo que a tensão total é uma combinação de componentes contráteis e passivos (Fig. 3.30). Em comprimentos musculares extremos, a tensão no músculo é quase exclusivamente elástica ou passiva.

Comprimento ideal para tensão

O comprimento ideal do músculo para a geração de tensão muscular é ligeiramente maior do que o comprimento em repouso porque os CC estão produzindo tensão em um nível ideal e os componentes passivos estão armazenando energia elástica e aumentando a tensão total na unidade (18). Essa relação favorece a ideia de colocar o músculo em um alongamento antes de sua utilização para uma ação articular. Uma das principais finalidades de uma fase de preparação é colocar o músculo em alongamento, para facilitar a ação muscular no movimento.

Ativação neural do músculo

A quantidade de força gerada no músculo é determinada pelo número de pontes cruzadas formadas no sarcômero. Tanto a natureza da estimulação das unidades motoras como os tipos de unidades motoras recrutadas afetam

> **De que modo a tensão nos componentes ativo e passivo contribui para a geração de força no músculo?**
>
> 1. Com menos de 50% do comprimento em repouso, o músculo não pode desenvolver força contrátil
> 2. No comprimento normal, em repouso, a tensão ativa gerada no músculo contribui com a maior parte da força muscular. Uma pequena tensão elástica passiva também contribui
> 3. Além do comprimento em repouso, a tensão passiva compensa parte da redução na força muscular ativa
> 4. Diante de maior alongamento do músculo, a tensão passiva passa a responder pela maior parte da geração de força

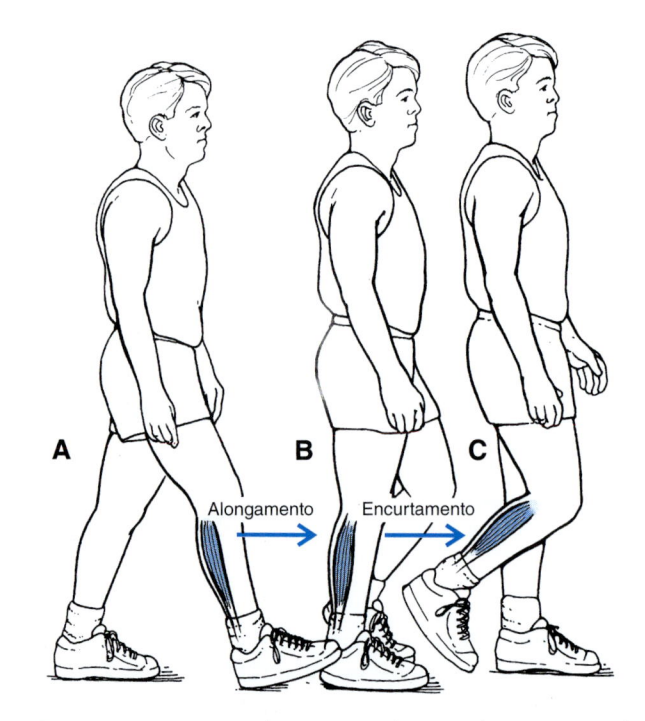

FIGURA 3.31 Se um alongamento do músculo (**A-B**) preceder uma ação muscular concêntrica (**C-D**), a produção de força resultante será maior. O aumento na produção da força se deve a contribuições da energia elástica armazenada no músculo, no tendão e no tecido conjuntivo, bem como a alguma facilitação neural.

a produção de força. A produção de força aumenta, de níveis mais leves para níveis mais intensos, à medida que o recrutamento de unidades motoras se expande das fibras de contração lenta do tipo I para as fibras do tipo IIa e, a seguir, de contração rápida IIb. O recrutamento de mais unidades motoras ou de fibras de contração rápida aumenta a produção de força.

Tipo de fibra

Qualquer que seja a velocidade de movimento, a força gerada pelo músculo depende do tipo de fibra. Uma fibra de contração rápida gera mais força que uma fibra de contração lenta quando o músculo está alongando ou encurtando. As fibras do tipo IIb de contração rápida produzem a maior força máxima entre todos os tipos de fibra. Em qualquer nível de força absoluta, a velocidade também é maior nos músculos com maior porcentual de fibras de contração rápida. As fibras de contração rápida geram maiores velocidades, graças à liberação mais rápida de Ca^{2+} e à atividade mais intensa da ATPase. As fibras de contração lenta, que são as primeiras a serem recrutadas, constituem o tipo de fibra predominantemente ativo em situações de pouca carga, e sua velocidade máxima de encurtamento é menor que a das fibras de contração rápida.

Pré-carga do músculo antes da contração

Se a ação muscular concêntrica, ou de encurtamento, for precedida por uma ação muscular excêntrica, ou de pré-alongamento, a ação concêntrica resultante será capaz de gerar maior força. No denominado **ciclo de alongamento-contração** ou **alongamento-encurtamento**, o alongamento do músculo aumenta sua tensão por meio do armazenamento de energia potencial elástica no CES do músculo (32) (Fig. 3.31). Quando um músculo é alongado, ocorre pequena mudança no comprimento do músculo e do tendão (33) e máximo acúmulo de energia armazenada. Assim, ao se seguir uma ação muscular concêntrica, um maior efeito de retração aumenta a produção de força através do complexo miotendíneo (24).

Uma ação muscular concêntrica iniciada no final de um pré-alongamento também será favorecida pela energia elástica armazenada no tecido conjuntivo em torno das fibras musculares. Isso contribui para uma elevada produção de força na parte inicial da ação muscular concêntrica, quando esses tecidos retornam a seu comprimento normal.

Se a contração com encurtamento do músculo ocorrer dentro de um período razoável depois do alongamento (até 0,9 segundo), a energia armazenada será recuperada e utilizada. Se, por outro lado, o alongamento for mantido durante um período demasiado longo antes que ocorra o encurtamento, a energia elástica armazenada se perderá com sua conversão em calor (31).

Contribuições neurais

O alongamento que precede a ação muscular concêntrica também inicia uma estimulação do grupo muscular por meio de potencialização reflexa. Essa ativação é responsável por apenas aproximadamente 30% do aumento na ação muscular concêntrica (31). O aumento restante é atribuído à energia armazenada. O próprio processo de ativação proprioceptiva através do arco reflexo será apresentado no capítulo seguinte.

Uso do pré-alongamento

Um pré-alongamento de curta ou baixa amplitude em um curto período é a melhor técnica para melhorar significativamente a produção da ação muscular concêntrica mediante o retorno da energia elástica e aumento da ativação do músculo (4,31). Para obter maior retorno da energia absorvida na ação negativa ou excêntrica, deve-se fazer o alongamento rapidamente, mas não durante um período demasiadamente longo. Do mesmo modo, não se deve fazer uma pausa no final do alongamento, mas fazer imediatamente o movimento para a ação muscular concêntrica. No salto, por exemplo, um rápido contrassalto a partir da posi-

ção anatômica, com a realização de uma ação do tipo queda-parada-salto, baixando apenas por 20 a 30 cm, é muito mais efetivo do que um salto a partir da posição agachada ou um salto de uma altura que force os membros a realizarem maior flexão (4). A influência desse tipo de técnica de salto no gastrocnêmio está apresentada na Figura 3.32.

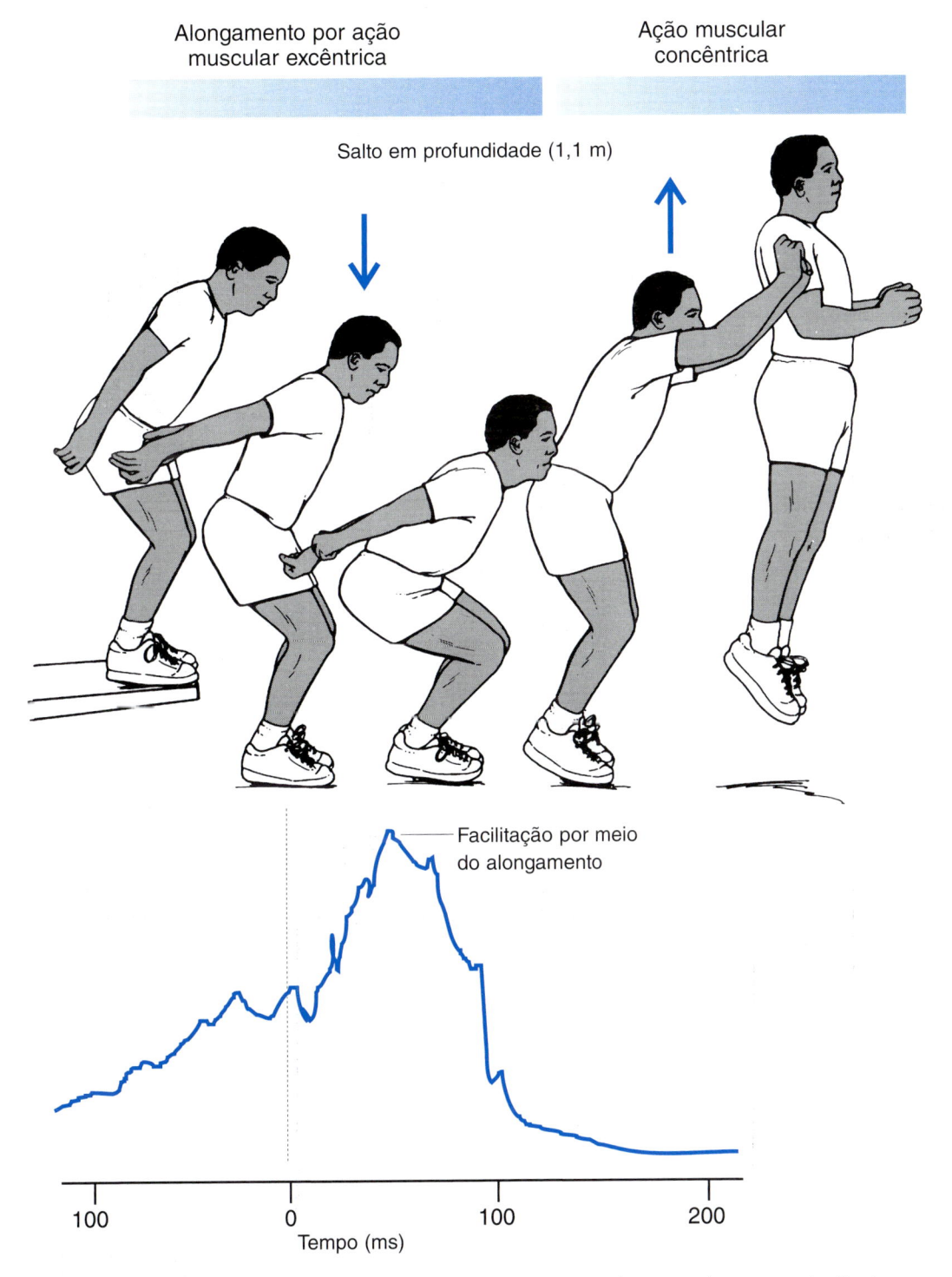

FIGURA 3.32 Facilitação neural no gastrocnêmio. Em saltadores treinados, o pré-alongamento é utilizado para facilitar a atividade neural dos músculos do membro inferior. A facilitação neural, em conjunto com o efeito de retração dos componentes elásticos, contribui para o salto, caso o movimento seja realizado no momento oportuno e com a amplitude correta. (Adaptado com permissão de Sale, D. G. [1986]. Neural adaptation in strength and power training. In N. L. Jones et al. (Eds.). *Human Muscle Power*. Champaign, IL: Human Kinetics, 289-308.)

Há uma diferença no modo como as fibras de contração lenta e rápida lidam com o pré-alongamento. Músculos com predomínio de fibras de contração rápida são beneficiados por um pré-alongamento em velocidade muito alta ao longo de uma pequena distância porque podem armazenar mais energia elástica (31). As fibras de contração rápida podem enfrentar um alongamento rápido porque as pontes transversas de miosina formam-se rapidamente, enquanto nas fibras de contração lenta a formação de pontes transversas se dá mais lentamente (17).

Na fibra de contração lenta, o pré-alongamento de pequena amplitude não é vantajoso, pois a energia não pode ser armazenada com suficiente rapidez e a formação de pontes transversas é mais lenta (17,31). Portanto, fibras de contração lenta serão beneficiadas com um pré-alongamento mais lento e que tenha um avanço ao longo de maior amplitude de movimento. Alguns atletas com predominância de fibras de contração lenta devem ser incentivados a utilizar pré-alongamentos mais longos para o músculo, para usufruir dos benefícios do alongamento. No entanto, para a maioria dos atletas, o rápido pré-alongamento em uma pequena amplitude de movimento é o método preferido.

Pliometria

O uso de um pré-alongamento rápido faz parte de um protocolo de condicionamento conhecido como **pliometria**. Nesse protocolo, o músculo é submetido a um rápido alongamento, sendo iniciada uma ação muscular concêntrica no final do alongamento. A ação de pular em uma só perna, saltos em profundidade e pulos em degraus de escada são atividades pliométricas para o membro inferior. Também são utilizadas cintas ou faixas cirúrgicas ou tiras de elástico para que seja obtido um rápido alongamento nos músculos no membro superior. No Capítulo 4, a pliometria é estudada mais detalhadamente.

Idade do músculo

Sarcopenia é a perda da massa muscular, com declínio na qualidade muscular, observada em pessoas idosas. A sarcopenia resulta em perda da força muscular, com influência na densidade e no funcionamento dos músculos, na intolerância à glicose e em diversos outros fatores, o que leva à incapacitação do idoso. No músculo em processo de envelhecimento ocorrem alterações anatômicas e bioquímicas que resultam em sarcopenia. Anatomicamente, são várias as mudanças que ocorrem no músculo em envelhecimento, como redução da massa muscular e da secção transversal, maior quantidade de gordura e tecido adiposo, redução no diâmetro das fibras do tipo II, redução no número de fibras dos tipos I e II, alterações no sarcômero e diminuição do número de unidades motoras (28). Bioquimicamente, a síntese de proteínas diminui e ocorre algum impacto na atividade enzimática e mudanças na expressão das proteínas musculares.

Depois dos 50 anos, a força muscular diminui com o envelhecimento em uma taxa de aproximadamente 12 a 15% por década (28). O porcentual de perda da força aumenta com o passar do tempo, estando relacionado a muitos fatores, alguns dos quais são anatômicos, bioquímicos, nutricionais e ambientais. O **treinamento contra resistência progressiva** é a melhor intervenção para retardar ou reverter os efeitos do envelhecimento no músculo.

Outros fatores que influenciam o desenvolvimento de força e velocidade

Diversos outros fatores podem influenciar o desenvolvimento de força e velocidade no músculo esquelético. A **fadiga muscular** pode influenciar o desenvolvimento da força, na medida em que o músculo vai se tornando progressivamente mais enfraquecido, a velocidade de encurtamento sofre redução e a velocidade de relaxamento diminui. Diferenças de gênero e fatores psicológicos também podem influenciar o desenvolvimento da força e da velocidade.

Fortalecimento do músculo

A **força** é definida como a quantidade máxima de esforço produzido por um músculo ou grupo muscular no local de inserção no esqueleto (38). Em termos mecânicos, força é igual ao torque isométrico máximo em um ângulo específico. Entretanto, em geral, a força é medida pela movimentação da carga externa mais pesada possível ao longo de uma repetição de uma amplitude de movimento específica. O movimento da carga não é efetuado em velocidade constante, pois os movimentos articulares comumente são efetuados em velocidades que variam consideravelmente ao longo da amplitude de movimento. Muitas variáveis influenciam na mensuração da força. Algumas dessas variáveis são a ação muscular (excêntrica, concêntrica e isométrica) e a velocidade do movimento do membro (30). Do mesmo modo, as características de comprimento-tensão, força-ângulo e força-tempo influenciam as mensurações da força, pois a força varia ao longo de toda a amplitude de movimento. As mensurações da força ficam limitadas pela posição mais fraca da articulação.

O treinamento do músculo para força concentra-se na formação de uma área de secção transversa maior no músculo e no desenvolvimento de mais tensão por unidade de área de secção transversal (59). Isso é válido para todas as pessoas, tanto jovens como idosas. Maior secção transversal, ou **hipertrofia**, associada ao treinamento com pesos, é decorrente do aumento no diâmetro das próprias fibras musculares e mais capilares aferentes ao músculo, criando maior área média das fibras no músculo (32,40). O aumento no diâmetro é atribuído ao aumento no diâmetro das próprias miofibrilas ou à separação das miofibrilas, conforme mostra a Figura 3.33. Alguns pesquisadores especulam que as próprias fibras musculares podem se dividir (Fig. 3.33), mas isso não foi ainda consubstanciado experimentalmente em seres humanos (42). O aumento na tensão por unidade de força da secção transversal reflete a influência nervosa no desenvolvimento da força (47). Nos estágios iniciais do

A

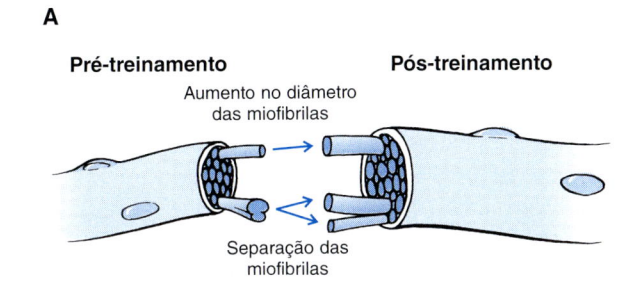

Pré-treinamento   Pós-treinamento

Aumento no diâmetro
das miofibrilas

Separação das
miofibrilas

B   Treinamento

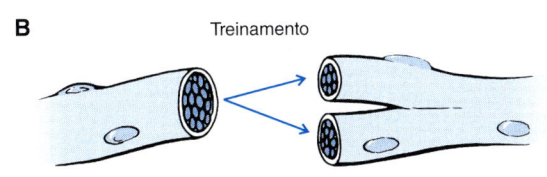

FIGURA 3.33   **A.** Durante o treinamento de força, as fibras musculares aumentam na secção transversal quando as miofibrilas ficam maiores e se separam. **B.** Há a hipótese de que as fibras também possam mesmo se dividir; contudo, isso ainda não foi demonstrado em seres humanos. (Adaptado com permissão de MacDougall, J. D. [1992]. Hypertrophy or hyperplasia. In P. Komi (Ed.). *Strength and Power in Sport.* Boston, MA: Blackwell Scientific, 230-238.)

desenvolvimento de força, a adaptação do sistema nervoso é responsável por parte significativa dos ganhos de força, com um recrutamento mais eficiente de unidades motoras e com melhor velocidade de disparo e sincronização (37). A hipertrofia se seguirá à melhora da qualidade das fibras. A Figura 3.34 ilustra a progressão da força.

Quais são os componentes de um programa de treinamento contra resistência?

1. O tipo de ações musculares que serão utilizadas (concêntricas, excêntricas, isométricas)
2. Seleção dos exercícios (exercício para uma ou para várias articulações)
3. Ordem dos exercícios e esquema de treinamento (todo o corpo *vs.* parte superior/inferior *vs.* treinamento dividido)
4. Carga (quantidade de peso a ser levantado – % do máximo em uma repetição)
5. Volume de treinamento (número de séries e de repetições em uma sessão)
6. Intervalos de repouso (30-40 s a 2-3 min)
7. Velocidade de repetição (levantamento lento *vs.* rápido)
8. Frequência (1-6 dias/semana)

Fonte: Kraemer, W. J., Ratamess, N. A. (2004). Fundamentals of resistance training: progression and exercise prescription. *Medicine & Science in Sports & Exercise*, 36:674-688.

PRINCÍPIOS DO TREINAMENTO DE RESISTÊNCIA

Especificidade do treinamento

A especificidade do treinamento, com relação aos músculos específicos, também é importante no treinamento de força. Apenas os músculos utilizados em um padrão

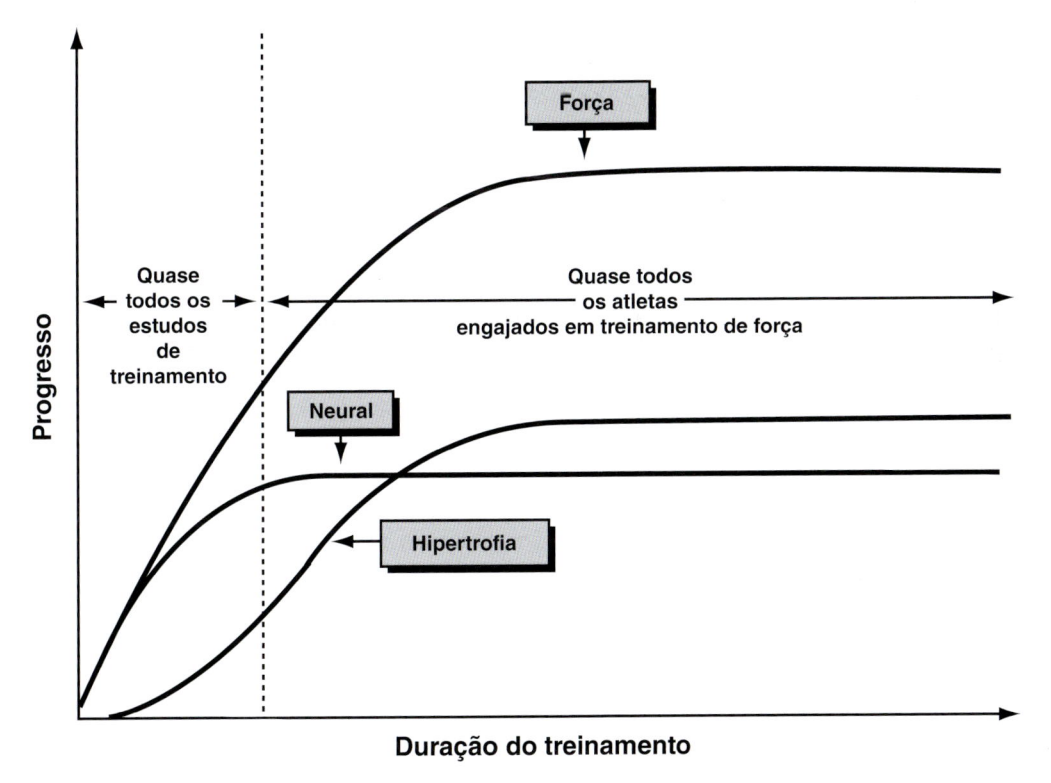

8 semanas   **30 semanas**

FIGURA 3.34   Nos estágios iniciais do programa de treinamento de força, a maior parte dos ganhos de força ocorre por causa da adaptação neural, que é seguida pela hipertrofia das fibras musculares. Essas duas mudanças contribuem para o aumento geral da força.

motor específico adquirem força. Esse princípio – o da adaptação específica a demandas impostas – deve orientar a escolha dos levantamentos de peso objetivando padrões motores relacionados ao esporte ou à atividade em que o padrão deve ser utilizado (59). Essa especificidade de treinamento tem base neurológica, algo como aprender uma nova habilidade motora – comumente, o praticante mostra-se desajeitado até que tenha se estabelecido o padrão neurológico. A Figura 3.35 ilustra duas habilidades esportivas: a atuação do jogador de defesa no futebol americano e o salto do jogador de basquetebol em direção à cesta, junto a levantamentos de peso específicos para o movimento. Sem exceção, as decisões concernentes a ações musculares, velocidade do movimento, amplitude de movimento, grupos musculares, intensidade e volume são importantes em termos de especificidade do treinamento (Tab. 3.1) (37).

O processo de aprendizado ocorre nos estágios iniciais do treinamento de força. Esse processo continua pelos estágios mais avançados do treinamento, mas sua influência mais marcante se dá no início do programa. É nos estágios iniciais de um programa que o levantador de peso iniciante demonstrará ganhos de força em consequência do aprendizado do levantamento, e não por qualquer aumento perceptível nos determinantes físicos da força, como o aumento do diâmetro das fibras (15,59). Essa é a base para o uso de resistência submáxima e de levantamento de pesos com muitas repetições no início de um programa de treinamento de força, para que, no início, o levantamento possa ser aprendido com segurança.

Além da especificidade do padrão de movimento articular, a especificidade do treinamento do músculo também está relacionada à velocidade do treinamento. Se um músculo for treinado em baixas velocidades, melhorará a força em baixas velocidades, mas talvez não fique fortalecido em velocidades mais altas, embora o treinamento em maior velocidade de levantamento possa promover ganhos de força mais expressivos (53). Portanto, se potência é o objetivo final para um atleta, o programa do treinamento de força deve conter movimentos que se concentrem nos componentes de força e velocidade, para maximização e emulação da potência. Tão logo tenha sido estabelecida uma base de força, a potência será obtida com cargas de grande intensidade e baixo número de repetições (48).

Intensidade

A intensidade da rotina de treinamento é outro fator importante para a monitoração no desenvolvimento da força. Os ganhos em força estão diretamente ligados à tensão gerada no músculo. O músculo precisa estar sobrecarregado até determinado limiar antes que responda e se adapte ao treinamento (60). É a quantidade de tensão no músculo, e não o número de repetições, que funciona como estímulo para a força. Geralmente, a quantidade de sobrecarga é determinada como uma porcentagem da quantidade máxima de tensão que um músculo ou grupo muscular pode desenvolver.

Os atletas tentam trabalhar na porcentagem mais elevada de sua capacidade máxima de levantamento de peso para aumentar a magnitude de seus ganhos em força. Se o atleta treina regularmente usando um número elevado de repetições com baixas quantidades de tensão por repetição, os ganhos em força serão mínimos, porque o músculo não foi sobrecarregado além de seu limite. Os maiores ganhos de força são obtidos quando o músculo é trabalhado nas proximidades de sua tensão máxima, antes de alcançar um estado de fadiga (2 a 6 repetições).

O músculo se adapta às maiores demandas incidentes, e um aumento sistemático por meio da **sobrecarga progressiva** poderá resultar em melhoras positivas na força, na potência e na resistência muscular local (36). Pode-se aplicar sobrecarga ao músculo por aumento da carga, aumento do número de repetições, alteração da velocidade de repetição, diminuição do período de repouso entre exercícios e aumento do volume (37).

Repouso

A qualidade e o sucesso de uma rotina de desenvolvimento de força também estão diretamente relacionados ao repouso proporcionado aos músculos entre séries de exercícios, entre dias de treinamento e antes da competição. O repouso do músculo esquelético que foi tensionado pelo treinamento contra resistência é importante para a recuperação e reconstrução da fibra muscular. Quando o músculo esquelético entra em fadiga, a capacidade de tensão-desenvolvimento se deteriora, e o músculo passa a não operar na sobrecarga ideal.

Volume

O volume de trabalho realizado por um músculo pode ser o fator importante em termos de repouso do músculo. Volume de trabalho em um músculo é a soma do número de repetições multiplicado pela carga ou pelo peso levantado (59). O volume pode ser computado por semana, mês ou ano, devendo-se levar em consideração todos os levantamentos de peso importantes e o número de levantamentos. Em uma semana, o volume de levantamento de peso para dois halterofilistas pode ser o mesmo, ainda que seus programas não sejam iguais. Por exemplo, um levantador de peso faz três séries de 10 repetições de 50 kg para um volume de 1.500 kg, e outro faz três séries de 2 repetições de 250 kg, também para um volume de 1.500 kg.

Uma parte considerável das discussões tem se concentrado no número de séries que seriam ideais para o desenvolvimento de força. Evidências sugerem que ganhos de força similares podem ser obtidos com a prática de séries isoladas, em vez de múltiplas séries (7). Por outro lado, também foram publicadas evidências em favor de ganhos de força consideravelmente maiores com o uso de três séries, em comparação com a prática de séries isoladas (53).

No início do programa de treinamento com peso, o volume geralmente é alto. Há maior número de sessões por semana, mais levantamentos por sessão, mais séries

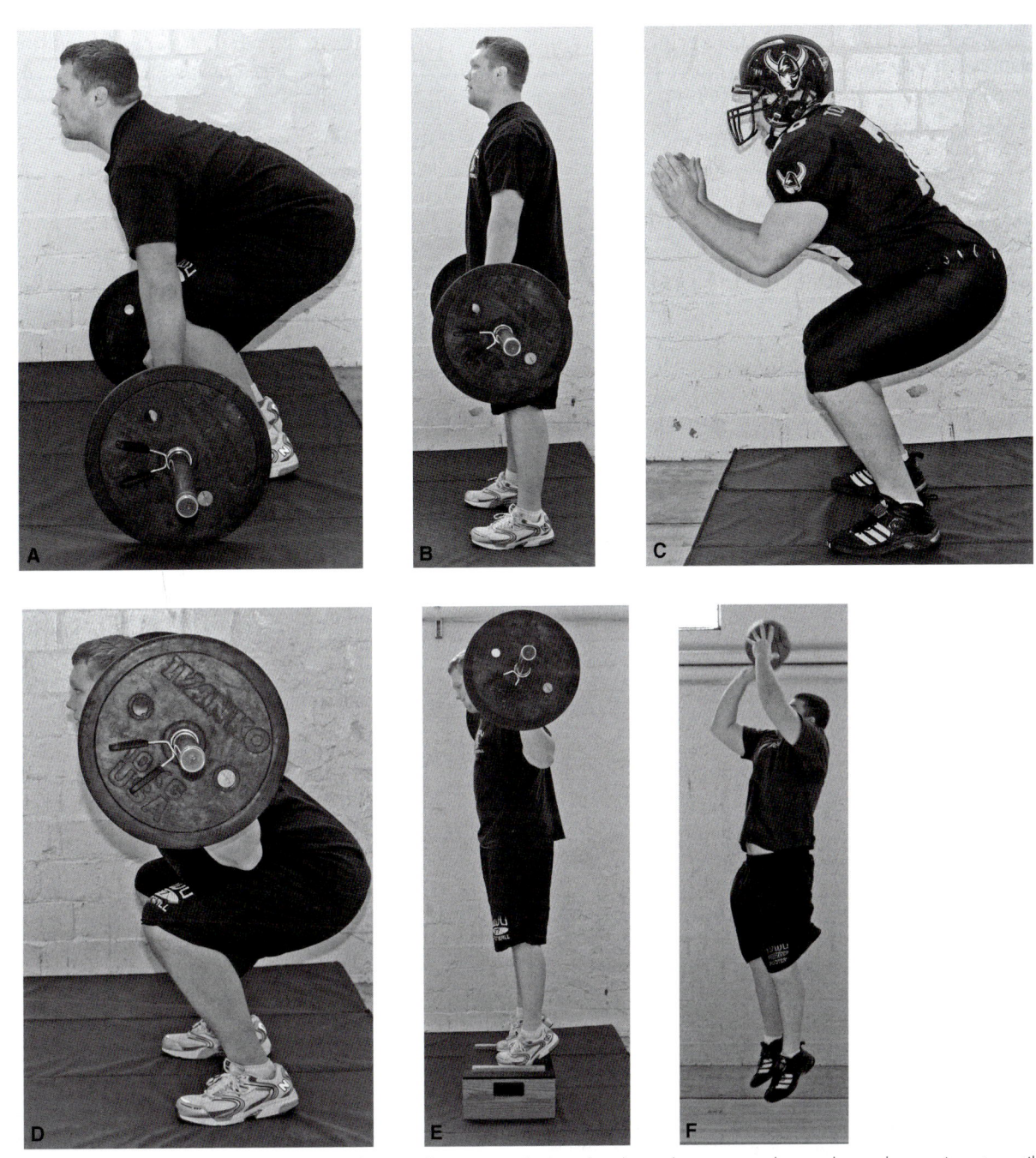

FIGURA 3.35 Os exercícios de levantamento de peso devem ser selecionados de modo que reproduzam alguns dos movimentos utilizados no esporte. Para o jogador de defesa no futebol americano (**A-C**), o levantamento-terra e o levantamento sem nenhuma parada (arranco) envolvem ações articulares semelhantes. Do mesmo modo, para o jogador de basquetebol que pratica a ação do salto, são bons os exercícios de agachamento e de elevação do calcanhar (**D-F**).

por exercício e mais repetições por série do que nas fases mais adiantadas do programa (15). O volume diminui à medida que o atleta progride no programa de treinamento. Isso é conseguido com menos levantamentos por semana, realizando menos séries por exercício, aumentando a intensidade dos levantamentos e praticando menos repetições.

A recomendação anual de repetições é de 20.000 levantamentos, que podem ser divididos em volumes mensais ou semanais à medida que os pesos são aumentados ou diminuídos (15). Em um mês ou uma semana, o volume de levantamento varia para que sejam oferecidos dias e semanas de volume mais alto e de volume mais baixo.

Um levantador de peso que pratica exercícios contra resistência intensos, mas com baixo número de repetições, deve permitir 5 a 10 minutos entre séries para que os sistemas de energia sejam reabastecidos (59). Se o repouso for inferior a 3 minutos, será empregado um sistema diferente de energia, resultando no acúmulo de ácido lático no músculo.

TABELA 3.1	Exemplo de ciclo de treinamento com peso			
Fase	**Preparação** Hipertrofia	**Transição** Força básica	**Competição** Força/potência	**Transição (repouso ativo)** Pico/manutenção
Séries	3-10	3-5	3-5	1-3
Repetições	8-12	4-6	2-3	1-3
Dias/semana	1-3	1-3	1-2	1
Vezes/dia	1-3	1-3	1-2	1
Intensidade/ciclo[a]	2:1-3:1	2:1-4:1	2:1-3:1	—
Intensidade	Baixa	Alta	Alta	Muito alta a baixa
Volume	Alto	Moderado a alto	Baixo	Muito baixo

[a] Relação entre semanas de treinamento intenso e semanas de treinamento leve.
Fonte: NSCA 1986, 8(6), 17-24.

Fisiculturistas adotam o treinamento de pouco repouso e de alta intensidade para desenvolver o volume do músculo à custa da perda de alguns ganhos de força que seriam adquiridos com um período de repouso mais prolongado. Se não for possível um período mais prolongado de repouso, acredita-se que um esquema de treinamento de circuito com grande número de repetições e de baixa resistência entre os levantamentos de alta resistência possa reduzir o acúmulo de ácido lático no músculo. Os fisiculturistas também se exercitam em cargas inferiores às dos atletas que praticam levantamentos básicos (*powerlifting*) e halterofilismo (6 a 12 RM). Essa é a principal explicação para as diferenças de força entre o halterofilista (maior força) e o fisiculturista (menor força).

O desenvolvimento de força com vistas ao melhor desempenho geralmente segue um plano detalhado que foi delineado na literatura para vários esportes e atividades. O cenário a longo prazo habitualmente envolve alguma forma de *periodização* durante a qual as cargas são aumentadas e o volume de levantamento é diminuído ao longo de um período de meses. É importante a variação por meio da periodização para uma progressão a longo prazo com vistas à superação de platôs ou de reduções de força causados pela lentidão das adaptações físicas às cargas. Quando o atleta se aproxima da fase de competição, o volume de levantamento pode ser reduzido em até 60%, o que, na verdade, aumentará a força dos músculos. Se o atleta parar de fazer os levantamentos em preparação para determinado desempenho, a força poderá ser mantida durante pelo menos 5 dias, e poderá ser ainda maior depois de alguns dias de repouso (59).

Treinamento de força para o não atleta

Os princípios do treinamento de força ou contra resistência foram discutidos utilizando o atleta como exemplo. É importante reconhecer que esses princípios são aplicáveis a situações de reabilitação, a idosos, crianças e indivíduos sem condicionamento. Atualmente, o treinamento de força é recomendado como parte do desenvolvimento da aptidão total do indivíduo. O American College of Sports Medicine recomenda pelo menos uma série de treinamento contra resistência em 2 dias por semana, consistindo em 8 a 12 exercícios para adultos (1). Em comparação com atletas treinados, pessoas não treinadas respondem favoravelmente à maioria dos protocolos, conseguindo grandes porcentuais de melhora (37).

O treinamento de força é reconhecido como uma forma efetiva de exercício para idosos. Ocorre significativa diminuição na força com o envelhecimento e acredita-se que isso esteja relacionado à redução dos níveis de atividade (27). O treinamento de força que é mantido nas idades mais avançadas pode contrabalançar a atrofia do tecido ósseo e moderar a progressão das alterações articulares degenerativas. Também foi demonstrada a eficácia do treinamento excêntrico para o desenvolvimento de força em pessoas idosas (39). Os grupos musculares identificados para atenção especial em um programa de treinamento com pesos para idosos são: flexores do pescoço, músculo do cíngulo do membro superior, abdominais, glúteos e extensores do joelho.

É apenas a magnitude da resistência que varia no treinamento com pesos para atletas, idosos, jovens e outros praticantes. O atleta condicionado pode realizar uma elevação lateral com halteres de 25 kg de peso em cada mão, enquanto uma pessoa idosa pode simplesmente elevar o braço para os lados usando o peso do próprio braço como resistência. O levantamento de peso com grande resistência deve ser implementado com cautela, especialmente em caso de indivíduos jovens e idosos. A aplicação de carga excessiva ao sistema esquelético por meio do levantamento de peso de alta intensidade pode fraturar ossos em praticantes idosos, especialmente naqueles que tiverem osteoporose.

As placas epifisiais em jovens também são suscetíveis a lesões em condições de grandes cargas ou emprego de técnicas de levantamento de peso impróprias; assim, não é recomendável a implementação de programas de alta intensidade para crianças. Mas se forem observadas as normas de segurança, crianças e adolescentes poderão obter ganhos de força induzidos pelo treinamento (11). A participação regular de crianças e adolescentes em um programa de treinamento progressivo contra resistência representa muitos benefícios potenciais, como maior resistência óssea, controle do peso, redução das lesões, melhor desempenho esportivo e aumento da resistência muscular (11).

MODALIDADES DE TREINAMENTO

Exercício isométrico

Há vários modos de aplicar carga aos músculos, e todos têm vantagens e desvantagens em termos de desenvolvimento de força. O treinamento isométrico carrega o músculo em uma posição articular de modo que o torque muscular iguala o torque da resistência; disso, resulta a ausência de movimento (2). Indivíduos demonstraram ganhos de força moderados realizando exercícios isométricos, e praticantes de levantamento básico podem utilizar treinamento isométrico contra grande resistência para aumentar o tamanho dos músculos.

Exercícios isométricos também são indicados para reabilitação e para o indivíduo não condicionado, pois são mais fáceis de se realizar do que os exercícios concêntricos. O principal problema associado ao **exercício isométrico** é que ocorre mínima transferência para o mundo real, pois a maioria das atividades envolve ações musculares excêntricas e concêntricas. Além disso, o exercício isométrico apenas aumenta a força do grupo muscular no ângulo articular em que o músculo é tensionado, o que limita o desenvolvimento da força ao longo de toda a amplitude de movimento.

Exercício isotônico

A modalidade de treinamento de força mais popular é o **exercício isotônico**. Um exercício é considerado isotônico quando o segmento movimenta um peso específico por certa amplitude de movimento. Embora o peso da barra ou do segmento do corpo seja constante, a própria carga imposta ao músculo varia ao longo de toda a amplitude de movimento. Em um levantamento de peso isotônico, a carga ou resistência inicial é controlada e, em seguida, movimentada (2). A resistência não pode ser mais intensa que a quantidade de torque muscular desenvolvida pela posição articular mais fraca, pois a carga máxima levantada é apenas tão grande quanto essa posição. São exemplos de modalidades isotônicas o uso de pesos livres e aparelhos poliarticulares, como os aparelhos de musculação nos quais a resistência externa pode ser ajustada (Fig. 3.36).

O uso de pesos livres *versus* aparelhos tem sido motivo de debate acirrado. Pesos livres incluem halteres fixos, barras móveis, roupas com pesos, *medicine balls* e outras cargas adicionais que permitam ao atleta gerar movimentos normais com o peso extra. Os defensores do uso de pesos livres citam a estabilização e o controle como benefícios importantes que justificam seu uso. Os aparelhos aplicam resistência de modo orientado ou limitado, sendo considerados dispositivos que dependem de menos controle geral. As duas técnicas de treinamento podem gerar força, potência, hipertrofia ou resistência; portanto, a escolha deve ficar a cargo de cada praticante. Pesos livres podem ser preferíveis para melhorar a especificidade do treinamento, mas é essencial que seja utilizada a técnica correta.

Um movimento isotônico pode ser realizado com uma ação muscular excêntrica ou concêntrica. Por exemplo, o exercício de agachamento envolve o abaixamento excên-

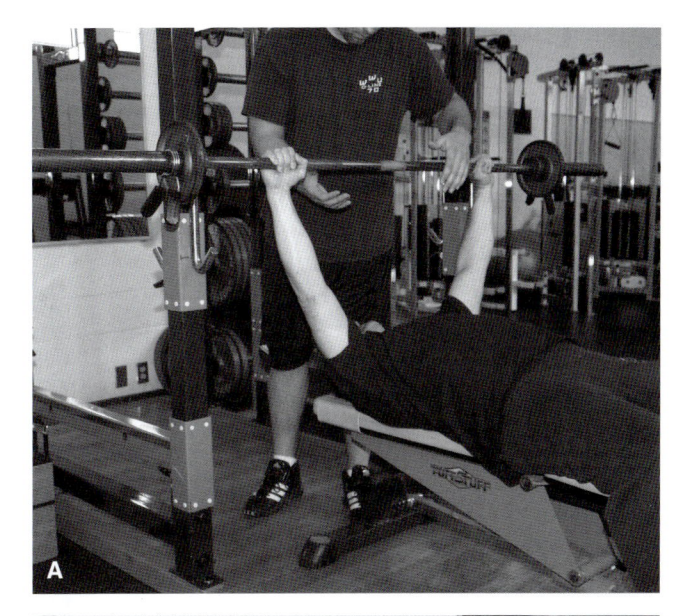

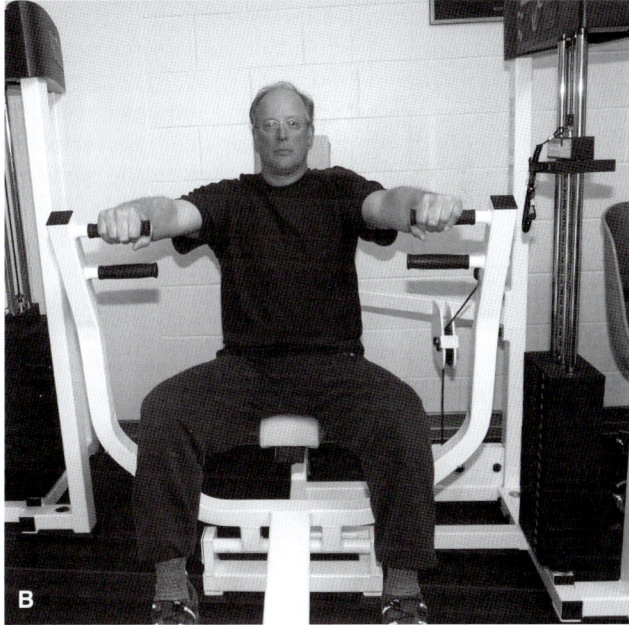

FIGURA 3.36   Duas formas de exercícios isotônicos para o membro superior. **A.** Uso de pesos livres (supino com halteres). **B.** Uso de aparelho.

trico de um peso e a elevação concêntrica do mesmo peso. Embora o peso em um levantamento isotônico seja constante, o torque desenvolvido pelo músculo varia em decorrência das mudanças no comprimento-tensão, força-ângulo ou velocidade do levantamento. Para iniciar a flexão do cotovelo segurando um peso de 2,5 kg, uma pessoa gera tensão máxima nos flexores no início do levantamento para fazer com que o peso seja mobilizado. Devemos recordar que essa é também uma das posições articulares mais fracas por causa do ângulo de inserção do músculo. A mobilização ao longo da amplitude intermediária de movimento exige a redução da tensão muscular, porque o peso está se movimentando e a alavanca musculoesquelética é mais eficiente. O torque de resistência também faz um pico nesse estágio do movimento.

O levantamento isotônico pode não sobrecarregar de forma adequada o músculo na amplitude intermediária, onde o músculo é caracteristicamente mais forte. Isso fica especialmente enfatizado se o levantamento for realizado com muita rapidez. Se a pessoa realizar levantamentos isotônicos com uma velocidade constante (sem aceleração), de modo que a amplitude intermediária seja exercitada, o torque motor criado pelo músculo será equivalente à carga oferecida pela resistência. Em alguns casos, a avaliação da força por meio do uso do levantamento isotônico oferece dificuldades, pois é complicado isolar ações articulares específicas. Quase todos os exercícios isotônicos envolvem ação ou estabilização de segmentos adjacentes.

Exercício isocinético

Uma terceira modalidade de treinamento é o **exercício isocinético**, um exercício realizado em uma velocidade controlada com resistência variável. Esse exercício deve ser realizado em um dinamômetro isocinético que permita o isolamento do membro, a estabilização dos segmentos adjacentes e o ajuste da velocidade de movimento, que, tipicamente, varia de 0 a 600°/s (Fig. 3.37).

Quando um indivíduo aplica força muscular contra a barra com velocidade controlada do aparelho isocinético, é feita a tentativa de empurrar a barra na velocidade predeterminada. Enquanto o indivíduo tenta gerar tensão máxima na velocidade de contração específica, a tensão varia, por causa das mudanças no mecanismo de alavanca e inserção muscular ao longo da amplitude de movimento. Testes isocinéticos têm sido utilizados para quantificação da força em laboratórios e no contexto da reabilitação. Um extenso conjunto de publicações apresenta ampla gama de normas para testes isocinéticos das diferentes articulações, posições articulares, velocidades e populações.

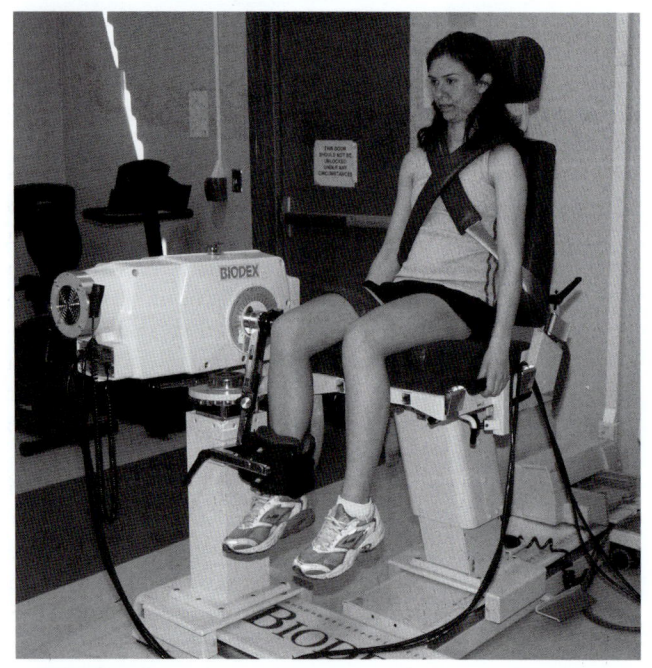

FIGURA 3.37 Exercício isocinético para extensão do joelho. O aparelho é o dinamômetro isocinético Biodex.

A velocidade dos aparelhos influenciará de forma significativa os resultados. Portanto, os testes devem ser realizados em diversas velocidades, ou em uma velocidade próxima àquela que será utilizada na atividade. Frequentemente, essa é a principal limitação dos dinamômetros isocinéticos. Por exemplo, a força isocinética dos rotadores internos do ombro de um arremessador de beisebol pode ser avaliada na velocidade de 300°/s no dinamômetro isocinético, mas, na verdade, demonstrou-se que a velocidade real do movimento durante o arremesso é, em média, 6.000°/s (8). Os testes isocinéticos permitem de fato a obtenção de uma medida quantitativa da potência – o que, outrora, era difícil medir em condições de campo.

Há algumas desvantagens com o uso de testes e treinamentos isocinéticos. O movimento em velocidade constante não é o tipo de movimento tipicamente observado nas atividades cotidianas ou nas práticas esportivas, e o custo da maioria dos sistemas isocinéticos e sua não utilização em massa tornam inacessíveis para muitas pessoas o treinamento ou o teste isocinético.

Exercício em cadeia fechada e aberta

Embora quase todos os terapeutas ainda utilizem testes isocinéticos para avaliação, muitos descontinuaram seu uso para o treinamento, tendo optado pelo treinamento em cadeia fechada, em que o praticante usa o peso do corpo e ações musculares excêntricas e concêntricas. Um **exercício em cadeia fechada** é um exercício isotônico em que a extremidade da cadeia está fixa, como é o caso de um pé ou mão apoiado no solo. Um exemplo de exercício em cadeia fechada para o quadríceps femoral é o movimento de agachamento simples com os pés apoiados no solo (Fig. 3.38). Acredita-se que essa forma de exercício é mais efetiva que o exercício em cadeia aberta, como a extensão do joelho no dinamômetro isocinético ou no aparelho de extensão do joelho, por usar o peso do corpo, manter as relações musculares e ser mais transferível para a função humana normal. Foi demonstrado que o uso de exercícios em cadeia cinética fechada para a articulação do joelho promove uma ativação mais balanceada do quadríceps femoral, em comparação com exercícios em cadeia aberta (51). Em uma reabilitação acelerada após cirurgia do ligamento cruzado anterior, os fisioterapeutas tendem a favorecer o uso de exercícios em cadeia cinética fechada. No entanto, pesquisas não demonstraram diferença nas tensões geradas no ligamento cruzado anterior com a prática de exercícios em cadeia aberta *versus* fechada, mesmo diante da maior translação tibial anterior observada nos exercícios em cadeia aberta (12).

Treinamento funcional

A última modalidade de treinamento apresentada é o treinamento funcional, um protocolo de treinamento especializado para finalidades específicas. Com o objetivo de melhorar a especificidade do treinamento, o treinamento funcional usa equipamentos diferentes na individualização do treinamento para cada finalidade funcional.

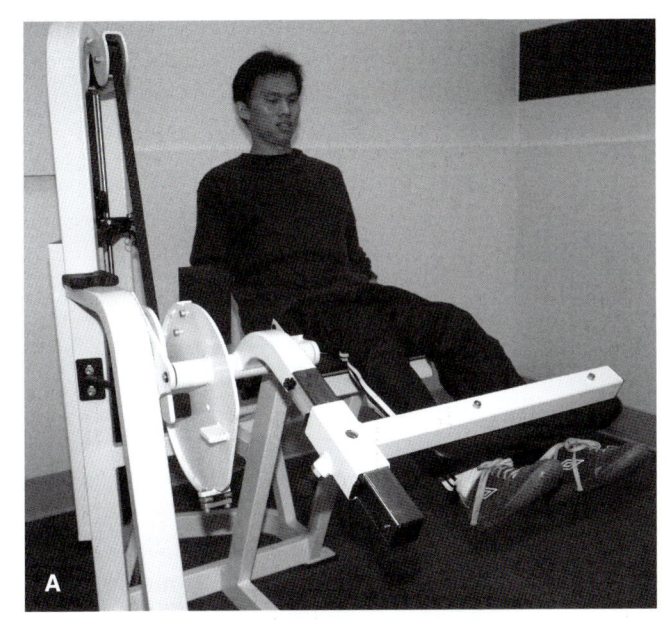

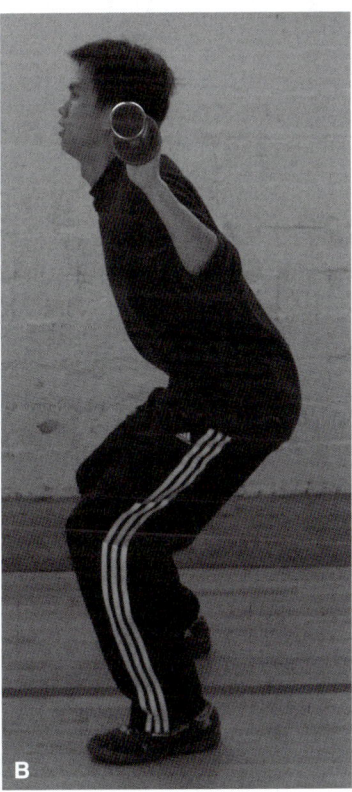

FIGURA 3.38 **A.** Exercício em cadeia aberta para os mesmos músculos (extensão de pernas). **B.** Exercício em cadeia fechada para os músculos do quadríceps femoral (agachamento).

Tipicamente, esse treinamento incorpora equilíbrio e coordenação em cada exercício, para que a estabilidade seja intrínseca ao movimento. O uso de *medicine balls*, bolas de estabilidade (bolas suíças), Bosu®, elásticos de borracha e sistemas de polia são exemplos dos vários instrumentos utilizados no treinamento funcional. São exemplos de exercícios de treinamento funcional: arremesso de *medicine ball*, exercícios com os halteres acima da altura da cabeça com o praticante sentado em uma bola de estabilidade,

aplicação de resistência variável ao exercício pelo uso de elásticos de borracha, realização de exercício na posição de pé sobre uma base de equilíbrio ou Bosu® e aplicação de resistência através de um sistema de cabos durante um padrão de movimento diagonal. Um tipo específico de treinamento funcional, o treinamento de força multivetorial, é um treinamento contra resistência em que o praticante deve coordenar simultaneamente a ação muscular que ocorre em três direções ou planos de movimento.

Qualquer que seja a forma de exercício selecionada, o treinamento deve simular as características de contração da atividade. O aumento da força isoladamente não refletirá necessariamente em melhor desempenho funcional (55). Depois do aumento da força, ocorrem enrijecimento muscular e mudanças físicas, além de mudanças no *input* nervoso, exigindo maior coordenação. Assim, nem sempre a função irá melhorar por causa de ganhos de força.

Lesão do músculo esquelético

CAUSA E LOCAL DA LESÃO MUSCULAR

Uma lesão no músculo esquelético pode ocorrer durante um episódio de exercício intenso, em um músculo exercitado durante um longo período ou em um exercício excêntrico. Geralmente, a lesão é na verdade uma microlesão, com pequenos danos à fibra muscular. O resultado de uma distensão ou microrruptura no músculo se manifesta por dor ou sensibilidade muscular, inchaço, possível deformação anatômica e disfunção atlética.

Os músculos em maior risco de sofrer distensão são músculos biarticulares, músculos limitadores da amplitude de movimento e músculos utilizados excentricamente (16). Os músculos biarticulares estão em risco porque podem ser colocados em situação de distensão em duas articulações (Fig. 3.39). A extensão na articulação do quadril acompanhada de flexão na articulação do joelho coloca o reto femoral em extremo alongamento, tornando-o muito vulnerável à lesão.

O exercício excêntrico foi identificado como fator contribuinte primário para a tensão muscular (50). Após uma sessão prolongada de exercícios concêntricos ou isométricos, os músculos ficam fatigados, mas esse é um estado comumente temporário. Depois de uma sessão não costumeira de exercícios excêntricos, os músculos permanecem enfraquecidos durante mais tempo, além de ficarem enrijecidos e doloridos (45). O processo de lesão muscular decorrente do exercício excêntrico começa com a lesão inicial no sarcômero, seguida por uma adaptação secundária para proteger o músculo de mais lesões (45). Foi também documentado que o repouso pode desempenhar grande papel na determinação da redução da força que se segue às ações musculares excêntricas. Foi demonstrado que ciclos mais curtos de trabalho-repouso (10 seg *vs.* 5 min) resultam em maior redução da força 2 dias depois do exercício (9). Embora saibamos que grandes forças em músculos operando excentricamente podem causar lesão

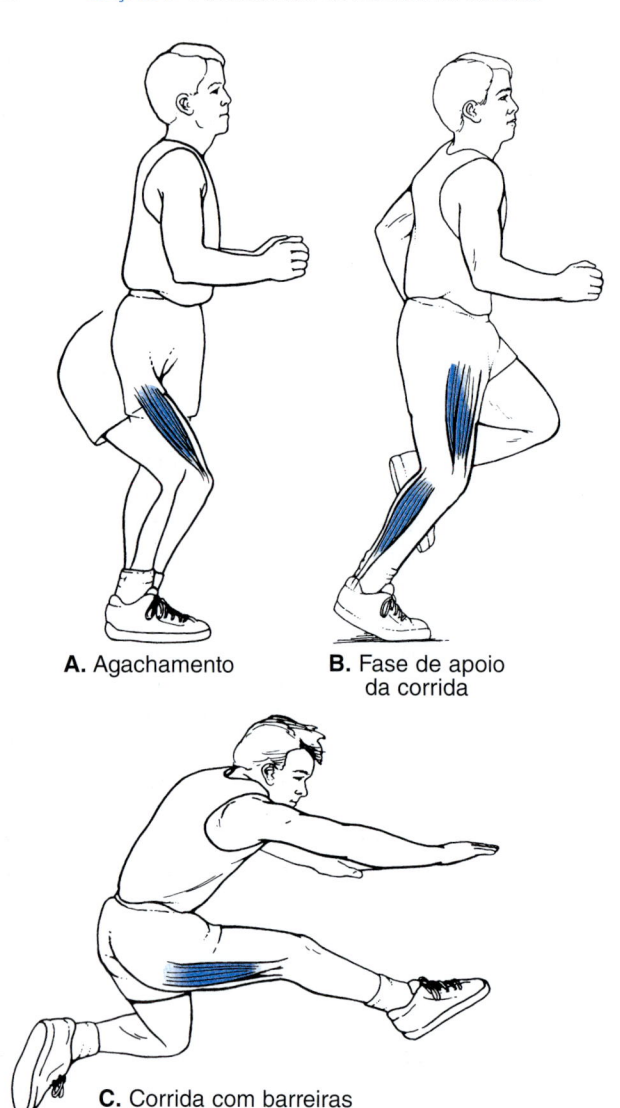

A. Agachamento

B. Fase de apoio da corrida

C. Corrida com barreiras

FIGURA 3.39 Os músculos que executam uma ação muscular excêntrica estão em maior risco de sofrer lesão. **A.** O quadríceps femoral realiza uma ação muscular excêntrica no agachamento, pois controla a flexão do joelho conforme o corpo se abaixa. **B.** O quadríceps femoral e o gastrocnêmio atuam excentricamente durante a fase de apoio da corrida. Músculos biarticulares também ficam situados em posições propensas à lesão, o que os torna mais suscetíveis a distensões. **C.** Os músculos isquiocrurais em alongamentos extremos, quando o quadril está flexionado e o joelho estendido, durante uma corrida com barreiras.

aos tecidos, alguns acreditam que, na verdade, esse tipo de contração excêntrica pode promover adaptações positivas no músculo e no tendão, resultando em aumento do tamanho e da força (39).

Os músculos utilizados na terminação de uma amplitude de movimento estão em risco porque são utilizados para retardar excentricamente um membro que está se movimentando com muita rapidez. Os locais comuns onde músculos são colocados em tensão ao retardarem um movimento são os músculos isquiocrurais durante o controle da flexão do quadril e os músculos posteriores do manguito rotador durante o retardo do braço na fase de acompanhamento do arremesso (16).

> ### De que modo se considera que o músculo foi lesionado no exercício excêntrico?
>
> 1. Durante o exercício excêntrico, o músculo pode sofrer alongamento excessivo, o que promove ruptura dos sarcômeros
> 2. A membrana fica lesionada, resultando em liberação descontrolada de Ca^{2+}
> 3. O resultado é um desvio no comprimento ideal, diminuição na tensão ativa, aumento na tensão passiva e sensibilidade e inchaço retardados
>
> Fonte: Proske, U., Allen, T. J. (2005). Damage to skeletal muscle from eccentric exercise. *Exercise and Sport Sciences Reviews*, 33:98-104.

Embora a própria fibra muscular seja o local da lesão, acredita-se que a origem da sensibilidade muscular imediatamente subsequente ao exercício e à tensão imposta ao sistema esteja no tecido conjuntivo. Essa origem pode estar nas bainhas musculares, no epimísio, perimísio ou endomísio; ou pode ter ocorrido lesão no tendão ou ligamento (49). De fato, um local comum de distensão muscular é a junção miotendínea, por causa das altas tensões transmitidas através dessa região. Lesões nesse local são comuns no gastrocnêmio, peitoral maior, reto femoral, adutor longo, tríceps braquial, semimembranáceo, semitendíneo e bíceps femoral (16).

É importante identificar aqueles indivíduos com risco de sofrer distensão muscular. Em primeiro lugar, a probabilidade de lesão aumenta com a fadiga muscular, pois o sistema neuromuscular perde sua capacidade de controlar as forças impostas ao sistema. Comumente, essa situação resulta na alteração da mecânica do movimento e em um desvio das atribuições das cargas na absorção de choques. Os períodos de prática devem ser controlados, e eventos presentes posteriormente na prática não devem enfatizar condições de carga ou tensão máxima.

Em segundo lugar, um indivíduo pode sofrer uma distensão muscular no início da sua prática se começar com músculos enfraquecidos por causa de uso recente (49). Deve-se dar bastante tempo para que os músculos se recuperem do uso intenso. Depois de sessões de exercícios muito intensos, os praticantes devem repousar por períodos de uma semana ou mais. Contudo, normalmente um músculo pode se recuperar da utilização moderada em 1 ou 2 dias.

Em terceiro lugar, se indivíduos treinados ou não treinados realizam uma tarefa isolada pela primeira vez, provavelmente sentirão dor, o local inchará e ocorrerá perda da amplitude de movimento depois da realização do exercício. É mais provável que esse inchaço e lesão ocorram nos elementos passivos do músculo, e geralmente a região desinchará ou a dor diminuirá com o aumento do número de práticas (49).

Por último, o indivíduo com uma lesão fica suscetível à recorrência da lesão ou à ocorrência de lesão em outro local qualquer no sistema como resultado de ações compensatórias. Por exemplo, se o gastrocnêmio estiver sensível por causa de uma pequena distensão muscular, o indivíduo poderá aplicar uma carga excêntrica no membro inferior com um gastrocnêmio debilitado e sem flexibilidade. Isso forçará a pessoa a fazer mais pronação durante a fase de apoio e a correr mais sobre a parte anterior dos pés. Com isso, estará provocando, indiretamente, lesões no joelho ou fraturas do metatarsal. Qualquer que seja a lesão, haverá uma substituição funcional em alguma outra parte do sistema, e é nesse ponto que ocorrerá a nova lesão.

PREVENÇÃO DA LESÃO MUSCULAR

O condicionamento do tecido conjuntivo no músculo pode reduzir consideravelmente a incidência de lesões. O tecido conjuntivo responde à aplicação de carga tornando-se mais forte. Contudo, a velocidade de fortalecimento do tecido conjuntivo não acompanha a velocidade de fortalecimento do músculo. Portanto, deve-se instituir trabalho de base com baixa carga e muitas repetições durante 3 a 4 semanas para dar início ao processo de fortalecimento e condicionamento do tecido conjuntivo antes que seja aumentada a força muscular (53).

Tipos diferentes de treinamento influenciam o tecido conjuntivo de diversos modos. Foi demonstrado que o treinamento para a obtenção de resistência aumenta o diâmetro e a resistência à tração de ligamentos e também de tendões. O treinamento de velocidade melhora o peso e a espessura dos ligamentos, e cargas intensas fortalecem as bainhas musculares mediante a estimulação da produção de mais colágeno. Quando um músculo produz uma contração voluntária máxima, são utilizados apenas 30% da resistência máxima do tendão à tração (53). A resistência à tração remanescente funciona como um excesso a ser utilizado para cargas dinâmicas muito elevadas. Se essa margem for excedida, ocorrerá lesão muscular.

Outras considerações importantes na prevenção de lesões musculares são um aquecimento antes do início da sessão de exercícios, um programa de fortalecimento progressivo e atenção ao equilíbrio entre força e flexibilidade no sistema musculoesquelético. Finalmente, a identificação precoce dos sinais de fadiga também ajudará a prevenir lesões, caso sejam tomadas medidas corretivas.

EFEITOS DA INATIVIDADE, DA LESÃO E DA IMOBILIZAÇÃO SOBRE O MÚSCULO

As alterações musculares decorrentes do desuso ou da imobilização podem ser dramáticas. **Atrofia** é um dos primeiros sinais de imobilização de um membro, com redução de até 20 a 30% na área da secção transversal depois de 8 semanas de imobilização com gesso (52). Desuso ou inatividade causa atrofia em decorrência da remodelagem dos músculos, resultando em perda de proteínas e em alterações no metabolismo muscular. Aparentemente, o nível de atrofia é específico para o músculo; músculos do membro inferior perdem mais na secção transversal, em comparação

com músculos das costas ou do membro superior (52). A maior alteração ocorre nas primeiras semanas de desuso, e esse fato deve ser um foco de atenção na reabilitação e no exercício.

O recrescimento muscular depois da inatividade ou imobilização varia entre indivíduos jovens, adultos e idosos (41). No músculo jovem, o recrescimento é mais bem-sucedido que no músculo idoso, e esse processo varia entre músculos rápidos e lentos. Ressalta-se ainda, que, durante a reconstrução da secção transversal do músculo atrofiado, a produção de força do músculo não acompanha esse processo (52).

Quando um músculo fica lesionado, é comum que diminua a sua capacidade de produzir força. Ocorre compensação, em que outros músculos mudam de função para compensar o músculo lesionado, ou o movimento pode ser alterado para minimizar o uso do músculo lesionado (34). Por exemplo, a lesão em um flexor do quadril pode causar grande redução de força no sóleo, um músculo do tornozelo, por causa de seu papel de propulsor do tronco para a frente, por meio do impulso que ocorrem na flexão plantar. A lesão ao glúteo máximo (um extensor do quadril) pode desviar seus "deveres" de extensão do quadril para o glúteo médio e o isquiocrural. A perda da função em um músculo pode influenciar todas as articulações nos segmentos ligados, como o membro inferior, de modo que todo o sistema musculoesquelético deverá ser foco dos esforços de retreinamento.

Resumo

O músculo esquelético tem quatro propriedades: irritabilidade, contratilidade, extensibilidade e elasticidade. Essas propriedades permitem que o músculo responda à estimulação, se encurte, se alongue além do comprimento em repouso e retorne ao comprimento em repouso depois de um alongamento, respectivamente.

Os músculos podem desempenhar diversas funções como: produção de movimento, manutenção de posturas e posições, estabilização de articulações, sustentação de órgãos internos, controle de pressões nas cavidades, manutenção da temperatura corporal e controle das entradas e saídas do corpo.

Grupos de músculos ficam contidos em compartimentos que podem ser categorizados pelo funcionamento comum. Os músculos individuais no grupo estão revestidos pelo epimísio e comumente possuem uma parte central chamada ventre. O músculo pode ser ainda subdividido internamente em fascículos revestidos pelo perimísio; os fascículos contêm as próprias fibras musculares cobertas pelo endomísio. As fibras musculares podem estar organizadas em um arranjo paralelo, em que as fibras avançam paralelas e se conectam a um tendão em ambas as extremidades, ou em um arranjo peniforme, em que as fibras avançam diagonalmente a um tendão que avança através do músculo. No músculo peniforme, a secção transversal anatômica, situada em ângulo reto com a direção das fibras, é menor que a secção transversal fisiológica, o somatório de todas as secções transversais na fibra. No músculo paralelo, as secções transversais anatômica e fisiológica são iguais. O volume e a secção transversal fisiológica do músculo são maiores no músculo peniforme. A força aplicada ao músculo peniforme é influenciada pelo ângulo de penação, em que, quanto maiores os ângulos de penação, menor a força aplicada ao tendão.

Cada músculo contém diferentes tipos de fibras, que influenciam a capacidade do músculo em gerar tensão. As fibras do tipo de contração lenta exibem baixos tempos de contração, sendo bastante apropriadas para exercícios prolongados e de baixa intensidade. As fibras dos tipos de contração intermediária e contração rápida demonstram maior produção de força em períodos mais curtos.

Uma unidade motora consiste em um grupo de fibras musculares que são inervadas pelo mesmo motoneurônio. A contração muscular ocorre quando o potencial de ação que se desloca ao longo do axônio chega à fibra muscular e estimula uma transmissão química por meio de sinapses. Quando ele chega ao músculo, ocorre pareamento de excitação-contração, enquanto a liberação de íons Ca^{2+} promove a formação de pontes cruzadas.

Cada fibra muscular contém miofibrilas que abrigam a unidade contrátil da fibra muscular, o sarcômero. É no nível do sarcômero que ocorre a formação de pontes transversas entre os filamentos de actina e miosina, resultando no encurtamento ou alongamento da fibra muscular.

Um músculo se insere em um osso através de uma aponeurose ou de um tendão. O tendão pode suportar grandes forças tensivas, responde de maneira rígida a altas velocidades de aplicação de carga e com menor rigidez a velocidades de carga mais baixas. O tendão recua durante a contração muscular e retarda o desenvolvimento da tensão no músculo. Essa ação de **retrocesso** aumenta a carga que o músculo pode suportar. O tendão e o músculo demonstram maior propensão para a lesão durante uma ação muscular excêntrica.

Um modelo mecânico de contração muscular divide o músculo em componentes ativo e passivo. O componente ativo consiste nos componentes contráteis encontrados nas miofibrilas e na formação de pontes transversas de filamentos de actina e miosina. Os componentes passivos ou elásticos situam-se no tendão e nas pontes transversas, no sarcolema e no tecido conjuntivo.

Os músculos também desempenham diversos papéis, como agonista ou antagonista e estabilizador ou neutralizador. O torque é gerado em um músculo, desenvolvendo tensão nas duas extremidades do músculo. A quantidade de tensão é influenciada pelo ângulo de inserção do músculo.

A tensão muscular é gerada para produzir três tipos de ações musculares: isométrica, concêntrica e excêntrica. A ação muscular isométrica é utilizada para estabilizar um segmento; a ação concêntrica cria um movimento; e a ação muscular excêntrica controla um movimento. As ações musculares concêntricas geram a mais baixa produção de força, e a ação muscular excêntrica gera a maior produção de força.

Músculos biarticulares são singulares, pois atuam em duas articulações adjacentes. Sua eficácia em uma articulação dependerá do posicionamento da outra articulação, dos braços do momento de cada articulação e dos sinergismos musculares no movimento.

Diversos fatores influenciam a quantidade de força que pode ser gerada por um músculo como, por exemplo, o ângulo de inserção do tendão, a secção transversal do músculo, a frouxidão ou rigidez no tendão que influencia a relação entre força e tempo, o tipo de fibra, a ativação neural, o comprimento do músculo, as contribuições do componente elástico, a idade do músculo e a velocidade da ação muscular.

Pode-se desenvolver maior força em uma ação muscular concêntrica se esta for precedida por uma ação muscular excêntrica ou de pré-alongamento (ciclo de alongamento-encurtamento). A força muscular é aumentada por facilitação através da energia elástica armazenada e por facilitação neurológica. Um pré-alongamento rápido e de pequena amplitude é ideal para o desenvolvimento de tensão máxima em fibras de contração rápida, e um pré-alongamento lento e de maior amplitude é benéfico para o desenvolvimento de tensão em fibras de contração lenta.

O desenvolvimento de força no músculo será influenciado pela predisposição genética, especificidade do treinamento, intensidade do treinamento, repouso do músculo durante o treinamento e pelo volume de treinamento total. Os princípios de treinamento se aplicam a todos os grupos, de pessoas condicionadas e não condicionadas, e apenas será preciso alterar a magnitude da resistência. Os músculos podem ser exercitados de forma isométrica, isotônica, isocinética ou por meio de treinamento funcional. Outra importante consideração a respeito dos exercícios deve ser a decisão sobre o uso de exercícios em cadeia aberta ou em cadeia fechada.

Lesões musculares são comuns e ocorrem com mais frequência em músculos biarticulares e durante a ação muscular excêntrica. Para a prevenção da lesão muscular, deve-se seguir um treinamento apropriado e também os princípios do condicionamento.

QUESTÕES PARA REVISÃO

Verdadeiro ou falso

1. ____ Os músculos encurtam 50 a 70% de seu comprimento em repouso.

2. ____ Quando o músculo é alongado, ele retorna a seu comprimento em repouso por causa de suas propriedades de contratilidade.

3. ____ Os compartimentos de músculos são separados por fáscias.

4. ____ Ações musculares excêntricas são usadas para erguer uma carga do solo.

5. ____ O arranjo de fibras fusiforme é um tipo de arquitetura peniforme.

6. ____ Arranjos de fibras peniformes possuem um ângulo de penação.

7. ____ A força muscular está relacionada à área de secção transversal fisiológica.

8. ____Fibras do tipo II são oxidativas.

9. ____ As maiores tensões podem ser desenvolvidas em um músculo por meio de contrações excêntricas.

10. ____ Cada fibra muscular é revestida por perimísio.

11. ____ A faixa escura vista no tecido muscular é resultado da actina.

12. ____ O sarcoplasma é a verdadeira unidade contrátil do músculo.

13. ____ O alongamento de um músculo antes da contração aumenta a força em uma contração concêntrica.

14. ____ A força das fibras em um músculo peniforme ocorre na mesma direção do tendão.

15. ____ Um músculo pode ter mais fibras musculares do que unidades motoras.

16. ____ A secção transversal fisiológica de um músculo fusiforme é igual à secção transversal anatômica.

17. ____ A despolarização ocorre tanto no nervo como no músculo.

18. ____ Íons de cálcio precisam estar presentes para que se formem pontes cruzadas.

19. ____ Íons de cálcio são armazenados no interior do terminal sináptico.

20. ____ Todos os músculos fixam-se ao osso por meio de um tendão.

21. ____ O braço do momento de um músculo não afeta o torque que esse músculo é capaz de produzir.

22. ____ Ações concêntricas mais rápidas podem produzir mais força que ações concêntricas lentas.

23. ____ A potência muscular máxima ocorre durante uma contração isométrica.

24. ____ A tensão muscular máxima pode ser gerada em um comprimento muscular ligeiramente menor que o comprimento em repouso.

25. ____ Sarcopenia é a perda de massa muscular observada com o envelhecimento.

Múltipla escolha

1. A capacidade do músculo de encurtar quando estimulado é chamada de ____:
   a. contratilidade
   b. extensibilidade
   c. irritabilidade
   d. flexibilidade

2. Qual dessas opções contém as estruturas musculares ordenadas da menor para a maior?
   a. Miofilamentos, miofibrilas, fascículos, fibras, músculo
   b. Miofibrilas, miofilamentos, fascículos, fibras, músculo
   c. Miofibrilas, miofilamentos, fibras, fascículos, músculo
   d. Miofilamentos, miofibrilas, fibras, fascículos, músculo

3. A força máxima é gerada nas fibras musculares durante ____.
   a. contrações concêntricas
   b. contrações isométricas
   c. contrações excêntricas
   d. Nenhuma das alternativas

4. O ciclo de alongamento-encurtamento consiste em ____ no mesmo músculo.
   a. uma contração isométrica seguida de uma contração excêntrica
   b. uma contração concêntrica seguida de uma contração excêntrica
   c. duas contrações excêntricas curtas separadas por menos de 60 ms
   d. uma contração excêntrica seguida de uma contração concêntrica

5. O perimísio reveste ____.
   a. as fibras musculares
   b. os fascículos musculares
   c. as fibrilas musculares
   d. os filamentos musculares

6. Uma unidade motora consiste em ____.
   a. um neurônio e uma fibra muscular
   b. todos os neurônios e fibras musculares em um músculo
   c. um neurônio e todas as fibras musculares às quais está conectado
   d. uma fibra e todos os neurônios aos quais está conectada

7. Acredita-se que, no músculo, o componente elástico em série esteja localizado ____.
   a. na fáscia
   b. no tendão
   c. nas pontes cruzadas
   d. no tendão e nas pontes cruzadas

8. Os ganhos de força durante as primeiras oito semanas de um programa de exercícios devem-se principalmente ____.
   a. a fatores neurais
   b. à hipertrofia das fibras musculares
   c. a um aumento no número de fibras musculares
   d. à conversão de fibras de tipo I em fibras de tipo II

9. O treinamento funcional ____.
   a. incorpora equilíbrio e coordenação em todos os exercícios
   b. sempre inclui exercícios em cadeia fechada
   c. emprega apenas padrões diagonais de movimento
   d. utiliza altas velocidades

10. A despolarização das fibras musculares ocorre quando ____.
    a. o ATP adere à cabeça de miosina
    b. o ACh se liga à fibra muscular
    c. os íons de cálcio são liberados do retículo sarcoplasmático
    d. os íons de cálcio são lançados no retículo sarcoplasmático

11. A quantidade de força que pode ser produzida em um músculo está mais intimamente ligada _____.
   a. à secção transversal anatômica
   b. à secção transversal fisiológica
   c. à média de comprimento da fibra muscular
   d. ao volume do músculo

12. Durante quais das seguintes contrações máximas é observada a maior tensão muscular?
   a. Contração isométrica com comprimento maior que L_0
   b. Contração excêntrica com comprimento maior que L_0
   c. Contração concêntrica com comprimento menor que L_0
   d. Contração excêntrica com comprimento menor que L_0

13. Músculos com muitos sarcômeros em paralelo podem alcançar altos níveis de _____.
   a. velocidade
   b. força
   c. amplitude de movimento
   d. Nenhuma das alternativas

14. Comparado com um músculo peniforme de mesmo volume, um músculo fusiforme terá _____.
   a. mais sarcômeros em paralelo
   b. uma maior *ASTF*
   c. maior produção de força máxima
   d. mais sarcômeros em série

15. Quando uma pessoa se senta a partir de uma posição ereta, qual é o tipo de contração predominante no membro inferior?
   a. Concêntrica
   b. Excêntrica
   c. Isotônica
   d. Isométrica

16. Os músculos podem produzir a maior tensão quando o comprimento está _____.
   a. ligeiramente menor que o comprimento em repouso
   b. no comprimento em repouso
   c. ligeiramente maior que o comprimento em repouso
   d. O comprimento não importa

17. Neste papel, o músculo fica ativo para fixar um osso de modo que o movimento em um segmento adjacente possa ocorrer.
   a. Estabilizador
   b. Motor auxiliar
   c. Agonista
   d. Neutralizador

18. Pontes cruzadas de actina-miosina se formam quando _____.
   a. o ATP adere à cabeça de miosina
   b. o ACh se liga à fibra muscular
   c. íons de cálcio fazem que locais ativos sejam expostos
   d. Nenhuma das alternativas

19. Qual destes cenários descreve uma contração excêntrica?
   a. O joelho está flexionando enquanto o grupo de músculos flexores do joelho está ativo
   b. O joelho está flexionando enquanto o grupo de músculos extensores do joelho está ativo
   c. O joelho está estendendo enquanto o grupo de músculos extensores do joelho está ativo
   d. Nenhum desses cenários descreve uma contração excêntrica

20. A ordem de produção de força potencial máxima pelo tipo de contração é _____.
   a. concêntrica, excêntrica, isométrica
   b. excêntrica, isométrica, concêntrica
   c. excêntrica, concêntrica, isométrica
   d. Não há diferença na força potencial máxima entre os tipos de contração

21. O torque muscular difere da força muscular porque _____.
   a. o torque não considera a velocidade de contração
   b. a força não considera a distância em relação ao eixo de rotação
   c. a força não considera a duração da contração
   d. o torque não considera o tipo de fibra

22. Tanto a tensão ativa como a passiva podem ser geradas em comprimentos musculares _____.
   a. maiores que L_0
   b. iguais a L_0
   c. menores que L_0
   d. que estão se modificando

23. Um músculo se contrai de forma predominantemente _____ quando você arremessa um objeto.
   a. isocinética
   b. excêntrica
   c. concêntrica
   d. isométrica
   e. Alternativas c e d

24. O componente de tecido conjuntivo de um músculo esquelético que circunda as fibras é chamado de _____.
   a. perimísio
   b. epimísio
   c. endomísio
   d. tendomísio

25. Potência é _____.
   a. a taxa de mudança de velocidade
   b. o produto do comprimento pela tensão
   c. o produto do torque pela aceleração
   d. o produto da força pela velocidade

Referências bibliográficas

1. ACSM Position Stand (1990). The recommended quantity and quality of exercise for developing and maintaining cardio-respiratory and muscular fitness in healthy adults. *Medicine and Science in Sports and Exercise*, 22:265–274.
2. Ariel, G. (1984). Resistive exercise machines. In J. Terauds, et al. (Eds.). *Biomechanics.* Eugene, OR: Microform Publications, 21–26.
3. Asmussen, E. (1952). Positive and negative muscular work. *Acta Physiologica Scandinavica*, 28:364–382.
4. Asmussen, E., Bonde-Petersen, F. (1974). Apparent efficiency and storage of elastic energy in human muscles during exercise. *Acta Physiologica Scandinavia*, 92:537–545.

5. Billeter, R., Hoppeler, H. (1992). Muscular basis of strength. In P. Komi (Ed.). *Strength and Power in Sport*. Boston: Blackwell Scientific, 39–63.

6. Bobbert, M. F., van Ingen Schenau, G. J. (1988). Coordination in vertical jumping. *Journal of Biomechanics*, 21:249–262.

7. Carpinelli, R. N. (2002). Berger in retrospect: effect of varied weight training programmes on strength. *British Journal of Sports Medicine*, 36:319–324.

8. Cook, E. E., et al. (1987). Shoulder antagonistic strength ratios: A comparison between college-level baseball pitchers and nonpitchers. *Journal of Orthopaedic and Sports Physical Therapy*, 8:451–461.

9. Cutlip, R. G., et al. (2005). Impact of stretch-shortening cycle rest interval on in vivo muscle performance. *Medicine and Science in Sports and Exercise*, 37:1345–1355.

10. Edman, K. A. P. (1992). Contractile performance of skeletal muscle fibers. In P. Komi (Ed.). *Strength and Power in Sport*. Boston: Blackwell Scientific, 96–114.

11. Faigenbaum, A. D. (2003). Youth resistance training. *President's Council on Physical Fitness and Sports Research Digest*, 4:1–8.

12. Fleming, B. C., et al. (2005). Open or closed-kinetic chain exercises after anterior cruciate reconstruction? *Exercise and Sport Sciences Reviews*, 33:134–140.

13. Fuglevand, A. J., et al. (1993). Impairment of neuromuscular propagation during human fatiguing contractions at submaximal forces. *Journal of Physiology*, 460:549–572.

14. Fukunaga, T., et al. (1992). Physiological cross-sectional area of human leg muscles based on magnetic resonance imaging. *Journal of Orthopedic Research*, 10:928–934.

15. Garhammer, J., Takano, B. (1992). Training for weight-lifting. In P. Komi (Ed.). *Strength and Power in Sport*. Boston: Blackwell Scientific, 357–369.

16. Garrett, W. E. (1991). Muscle strain injuries: Clinical and basic aspects. *Medicine and Science in Sports and Exercise*, 22:436–443.

17. Goldspink, G. (1992). Cellular and molecular aspects of adaptation in skeletal muscle. In P. Komi (Ed.). *Strength and Power in Sport*. Boston: Blackwell Scientific, 211–229.

18. Gowitzke, B. A. (1984). Muscles alive in sport. In M. Adrian, H. Deutsch (Eds.). *Biomechanics*. Eugene, OR: Microform Publications, 3–19.

19. Hay, J. G. (1992). Mechanical basis of strength expression. In P. Komi (Ed.). *Strength and Power in Sport*. Boston: Blackwell Scientific, 197–207.

20. Henneman, E., et al. (1965). Excitability and inhibitability of motor neurons of different sizes. *Journal of Neurobiology*, 28:599–620.

21. Hill, A. V. (1938). Heat and shortening and the dynamic constants of muscle. *Proceedings of the Royal Society of London (Biology)*, 126:136–195.

22. Hill, A. V. (1970). *First and Last Experiments in Muscle Mechanics*. Cambridge, UK: Cambridge University Press.

23. Huijing, P. A. (1992). Mechanical muscle models. In P. Komi (Ed.). *Strength and Power in Sport*. Boston: Blackwell Scientific, 130–150.

24. Huijing, P. A. (1992). Elastic potential of muscle. In P. Komi (Ed.). *Strength and Power in Sport*. Boston: Blackwell Scientific, 151–168.

25. Huijing, P.A. (2003). Muscular force transmission necessitates a multilevel integrative approach to the analysis of function of skeletal muscle. *Exercise and Sport Sciences Review*, 31:167–175.

26. Huxley, A. F. (1957). Muscle structure and theories of contraction. *Progress in Biophysics and Biophysical Chemistry*, 7:255–318.

27. Israel, S. (1992). Age-related changes in strength and special groups. In P. Komi (Ed.). *Strength and Power in Sport*. Boston: Blackwell Scientific, 319–328.

28. Kamel, H. K. (2003). Sarcopenia and aging. *Nutrition Reviews*, 61:157–167.

29. Kawakami, Y, et al. (1998). Architectural and functional features of human triceps surae muscles during contraction. *Applied Physiology*, 85:398–404.

30. Knuttgen, H. G., Komi, P. (1992). Basic definitions for exercise. In P. Komi (Ed.). *Strength and Power in Sport*. Boston: Blackwell Scientific, 3–6.

31. Komi, P. V. (1984). Physiological and biomechanical correlates of muscle function: Effects of muscle structure and stretch–shortening cycle on force and speed. In R. L. Terjund (Ed.). *Exercise and Sport Sciences Reviews*, 12:81–121.

32. Komi, P. V. (1986). The stretch–shortening cycle and human power output. In N. L. Jones et al. (Eds.). *Human Muscle Power*. Champaign, IL: Human Kinetics, 27–40.

33. Komi, P. V. (1992). Stretch–shortening cycle. In P. Komi (Ed.). *Strength and Power in Sport*. Boston: Blackwell Scientific, 169–179.

34. Komura, T. Nagano, A. (2004). Evaluation of the influence of muscle deactivation on other muscles and joints during gait motion. *Journal of Biomechanics*, 37:425–436.

35. Kornecki, S. (1992). Mechanism of muscular stabilization process in joints. *Journal of Biomechanics*, 25:235–245.

36. Kraemer, W. J., et al. (2002). Progression models in resistance training for healthy adults. *Medicine and Science in Sports and Exercise*, 34:364–380.

37. Kraemer, W. J., Ratamess, N. A. (2004). Fundamentals of resistance training: progression and exercise prescription. *Medicine & Science in Sports & Exercises*, 36:674–688.

38. Kulig, K., et al. (1984). Human strength curves. In R. L. Terjund (Ed.). *Exercise and Sport Sciences Reviews*, 12:417–466.

39. LaStayo, P. C., et al. (2003). Eccentric muscle contractions: Their contribution to injury, prevention, rehabilitation and sport. *Journal of Orthopaedic & Sports Physical Therapy*, 33:557–571.

40. MacDougall, J. D. (1992). Hypertrophy or hyperplasia. In P. Komi (Ed.). *Strength and Power in Sport*. Boston: Blackwell Scientific, 230–238.

41. Machida, S, Booth, F. W. (2004). Regrowth of skeletal muscle atrophied from inactivity. *Medicine & Science in Sports & Exercises*, 36:52–59.

42. McMahon, T. A. (1984). *Muscles, Reflexes, and Locomotion*. Princeton, NJ: Princeton University Press, 3–25.

43. Moritani, T. (1992). Time course of adaptations during strength and power training. In P. Komi (Ed.). *Strength and Power in Sport*. Boston: Blackwell Scientific, 226–278.

44. Munn, J., et al. (2005). Resistance training for strength: Effect of number of sets and contraction speed. *Medicine & Science in Sports & Exercises*, 37:1622–1626.

45. Perrine, J. J. (1986). The biophysics of maximal muscle power outputs: Methods and problems of measurement. In N. L. Jones et al. (Eds.). *Human Muscle Power*. Champaign, IL: Human Kinetics, 15–46.

46. Proske, U., Allen, T. J. (2005). Damage to skeletal muscle from eccentric exercise. *Exercise and Sport Sciences Reviews*, 33:98–104.

47. Proske, U., Morgan, D. L. (1987). Tendon stiffness: Methods of measurement and significance for the control of movement. *Journal of Biomechanics*, 20:75–82.

48. Sale, D. G. (1986). Neural adaptation in strength and power training. In N. L. Jones et al. (Eds.). *Human Muscle Power*. Champaign, IL: Human Kinetics, 289–308.

49. Schmidtbleicher, D. (1992). Training for power events. In P. Komi (Ed.). *Strength and Power in Sport*. Boston: Blackwell Scientific, 381–395.

50. Stauber, W. T. (1989). Eccentric action of muscles: Physiology, injury, and adaptation. In K. Pandolf (Ed.). *Exercise and Sports Sciences Review*, 17: 157–185.

51. Stensdotter, A., et al. (2003) Quadriceps activation in closed and in open kinetic chain exercise. *Medicine and Science in Sports and Exercise*, 35:2043–2047.

52. Stevens, J. E., et al. (2004). Muscle adaptations with immobilization and rehabilitation after ankle fracture. *Medicine & Science in Sports & Exercise*, 36:1695–1701.

53. Stone, M. H. (1990). Muscle conditioning and muscle injuries. *Medicine and Science in Sports and Exercise*, 22:457–462.

54. Stone, M. H. (1992). Connective tissue and bone response to strength training. In P. Komi (Ed.). *Strength and Power in Sport*. Boston: Blackwell Scientific, 279–290.

55. Toumi, H. T., et al. (2004). Muscle plasticity after weight and combined (weight 1 jump) training. *Medicine & Science in Sports & Exercise*, 36:1580–1588.

56. Vanderhelm, F. C. T., Veenbaas, R. (1991). Modeling the mechanical effect of muscles with large attachment sites: Application to the shoulder mechanism. *Journal of Biomechanics*, 24:1151–1163.

57. Van Soest, A. J., et al. (1993). The influence of the biarticularity of the gastrocnemius muscle on vertical jumping achievement. *Journal of Biomechanics*, 26:1–8.

58. Voronov, A. V. (2003). Anatomical cross-section areas and volumes of the muscles of the lower extremities. *Human Physiology*, 29:210–211.

59. Weiss, L. W. (1991). The obtuse nature of muscular strength: The contribution of rest to its development and expression. *Journal of Applied Sport Science Research*, 5:219–227.

60. Wells, R. P. (1988). Mechanical energy costs of human movement: An approach to evaluating the transfer possibilities of two-joint muscles. *Journal of Biomechanics*, 21:955–964.

61. Zajac, F. E., Gordon, M. E. (1989). Determining muscle's force and action in multi-articular movement. In K. B. Pandolf (Ed.). *Exercise and Sports Sciences Reviews*, 17:187–230.

62. Zernicke, R. F., Loitz, B. J. (1992). Exercise-related adaptations in connective tissue. In P. Komi (Ed.). *Strength and Power in Sport*. Boston: Blackwell Scientific, 77–95

CONSIDERAÇÕES NEUROLÓGICAS SOBRE O MOVIMENTO

O movimento humano é controlado e monitorado pelo sistema nervoso. A natureza desse controle vincula-se ao fato de que muitos músculos podem precisar ser ativados para realizar um movimento vigoroso como uma corrida de velocidade ou, então, apenas alguns músculos tenham que ser ativados para pressionar uma campainha ou fazer uma chamada telefônica. O sistema nervoso é responsável pela identificação dos músculos que serão ativados para determinado movimento e, em seguida, pela geração do estímulo que desenvolverá o nível de força exigido daquele músculo.

Muitos movimentos humanos dependem da estabilização de segmentos adjacentes ao executar uma habilidade motora fina. Isso exige muita coordenação por parte do sistema nervoso para a estabilização de segmentos como braço e antebraço, enquanto são criados movimentos muito pequenos e coordenados com os dedos, como no ato de escrever.

Precisão do movimento é outra tarefa realizada pelo sistema nervoso. O sistema nervoso coordena os músculos para o arremesso de uma bola de beisebol com a força muscular exata para que o arremesso seja bem-sucedido. O reconhecimento da dificuldade de obtenção de precisão com um movimento físico contribui para a consideração da complexidade do controle neural.

A rede nervosa é extensa, pois cada fibra muscular é individualmente inervada por um ramo do sistema nervoso. Há informação saindo do músculo e fornecendo impulsos ao sistema nervoso e há informações entrando no músculo para dar início a uma atividade muscular de natureza e magnitude específicas. Com esse sistema de alça, interconectado com muitas outras alças de outros músculos e com o controle nervoso central, o sistema nervoso é capaz de coordenar a atividade de muitos músculos ao mesmo tempo. Níveis específicos de força podem ser gerados simultaneamente em vários músculos, de modo que uma habilidade como chutar uma bola possa ser realizada de forma precisa e vigorosa. O conhecimento do sistema nervoso será de grande utilidade na melhora da resposta muscular, no refinamento de uma habilidade ou tarefa, na reabilitação de uma lesão e no alongamento de um grupo muscular.

Organização geral do sistema nervoso

O sistema nervoso contém duas partes: o sistema nervoso central e o sistema nervoso periférico, ambos ilustrados na Figura 4.1. O **sistema nervoso central** consiste no encéfalo e na medula espinal, devendo ser considerado o meio pelo qual o movimento humano é iniciado, controlado e monitorado.

O **sistema nervoso periférico** é composto por todos os ramos de nervos que se situam fora da medula espinal. Os nervos periféricos imediatamente responsáveis pela ação muscular são os **nervos espinais**, que ingressam no lado posterior (ou dorsal) da coluna vertebral e saem

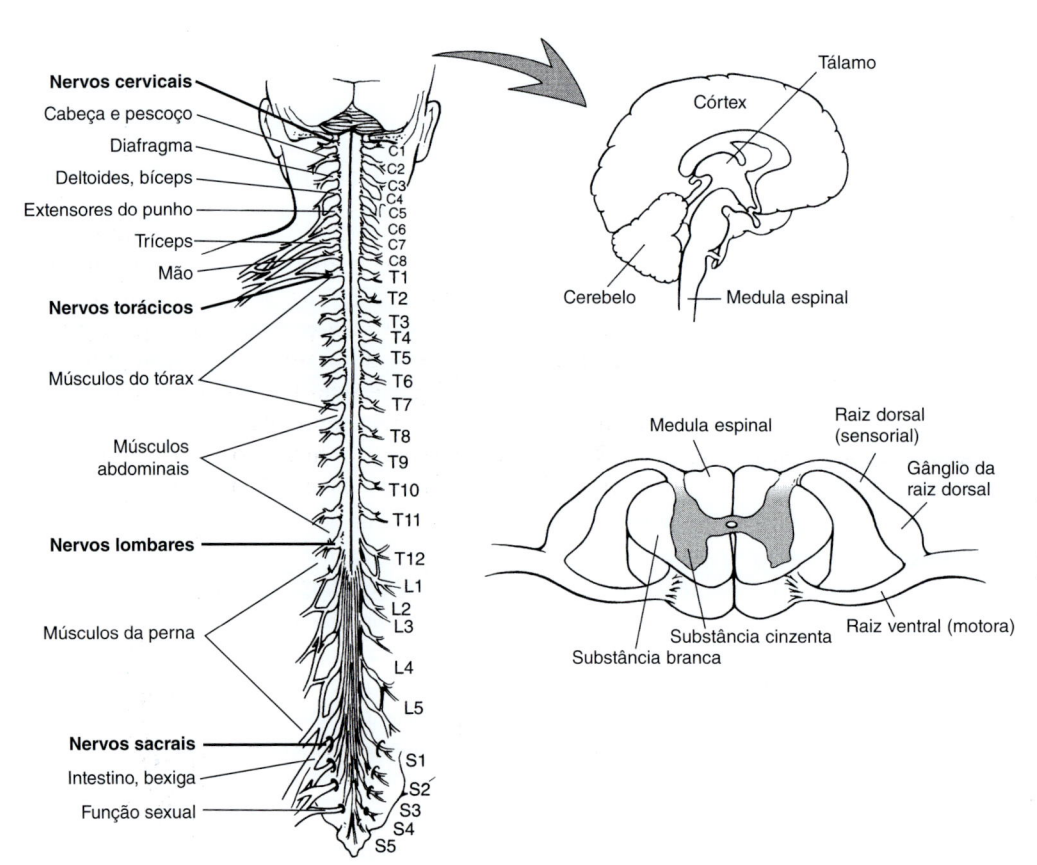

FIGURA 4.1 O sistema nervoso central é composto pelo encéfalo e pela medula espinal. O sistema nervoso periférico é formado por todos os nervos situados fora da medula espinal. Os 31 pares de nervos entram na medula espinal e saem dela, nos diversos níveis vertebrais, atendendo a regiões específicas do corpo. A informação motora deixa a medula espinal por meio da raiz ventral (anterior), e a informação sensorial ingressa na medula espinal por meio da raiz dorsal (posterior).

pelo lado anterior (ou ventral) da coluna em cada nível vertebral da medula espinal. Oito pares de nervos entram na região cervical e saem dessa região, doze pares o fazem na região torácica, cinco na região lombar, cinco na região sacral e um na região coccígea. As Figuras 4.2 e 4.3 apresentam os trajetos dos nervos para os membros superior e inferior, respectivamente.

Os nervos que ingressam na medula espinal no lado dorsal ou posterior da medula são chamados **neurônios sensoriais**, porque transmitem informações para o sistema a partir do músculo. Essa via recebe o nome de **via aferente** e transporta todas as informações que chegam. Os nervos que deixam o lado ventral (ou frontal) do corpo são chamados **motoneurônios**, porque transmitem os impulsos desde o sistema até o músculo. Essa via recebe o nome de **via eferente** e transporta todas as informações que saem. Ao se exteriorizarem, os nervos das raízes dorsal e ventral se juntam; assim, os neurônios sensitivos e motores ficam mesclados, formando um nervo espinal que pode transportar informações para dentro e para fora da medula espinal.

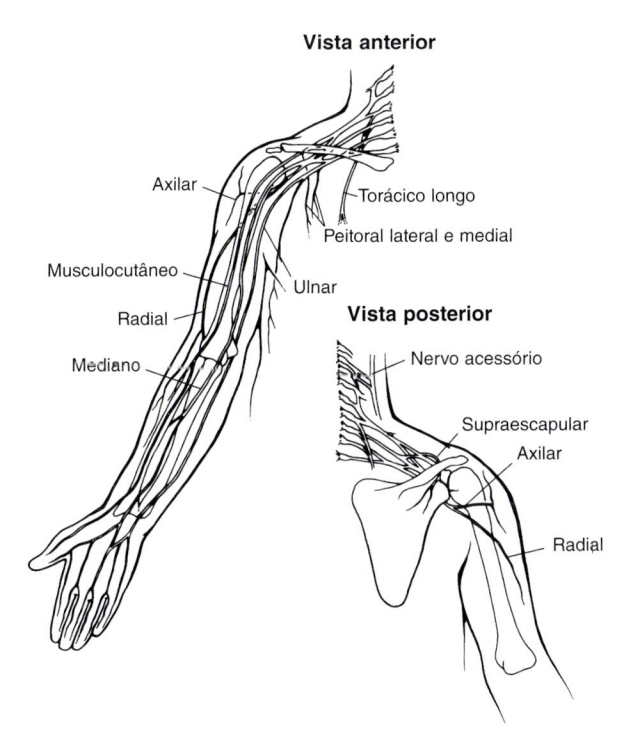

FIGURA 4.2 Nervos do membro superior. Nove nervos inervam os músculos do membro superior.

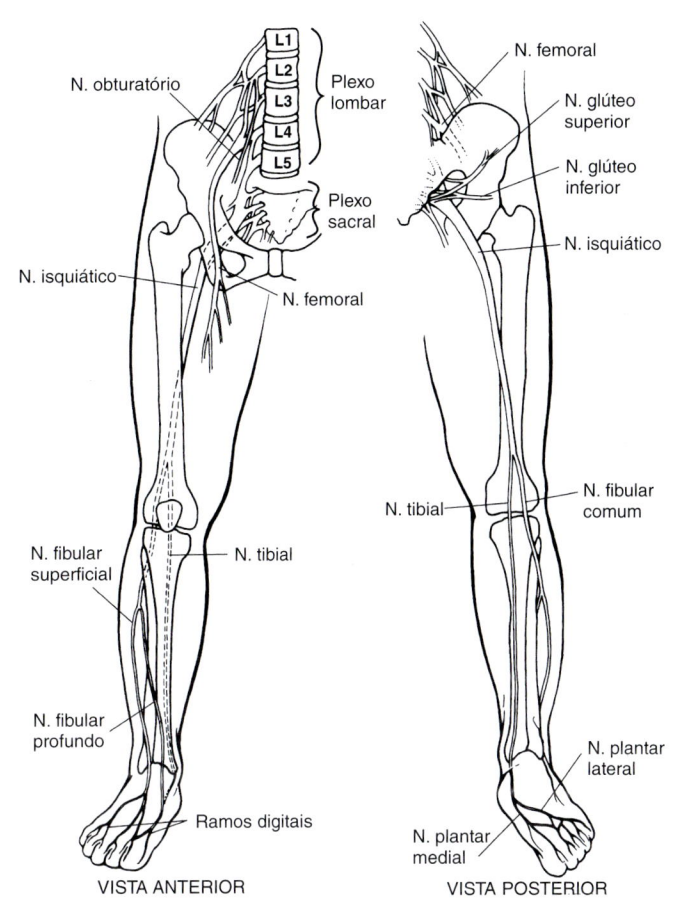

FIGURA 4.3 Nervos do membro inferior. Doze nervos inervam os músculos do membro inferior.

Motoneurônios

ESTRUTURA DO MOTONEURÔNIO

O **neurônio** é a unidade funcional do sistema nervoso que transporta informação para dentro e para fora do sistema nervoso. A estrutura de um neurônio, especificamente o motoneurônio, permite que seja feita uma examinação para que o processo de contração muscular seja explicado. A Figura 4.4 ilustra uma vista ampliada do neurônio e da junção neuromuscular.

O motoneurônio consiste em um corpo celular que contém o núcleo da célula nervosa. Comumente, o **corpo**

Áreas do corpo supridas pelos nervos espinais	
Nervo espinal	**Área suprida**
Cervical – oito pares	Parte posterior da cabeça, pescoço e ombros, braços e mãos e diafragma
Torácico – doze pares	Tórax, alguns músculos das costas e partes do abdome
Lombar – cinco pares	Partes inferiores do abdome e das costas, nádegas, algumas partes dos órgãos genitais externos e partes das pernas
Sacral – cinco pares	Coxas e partes inferiores das pernas, pés, a maior parte dos órgãos genitais externos e a área em torno do ânus

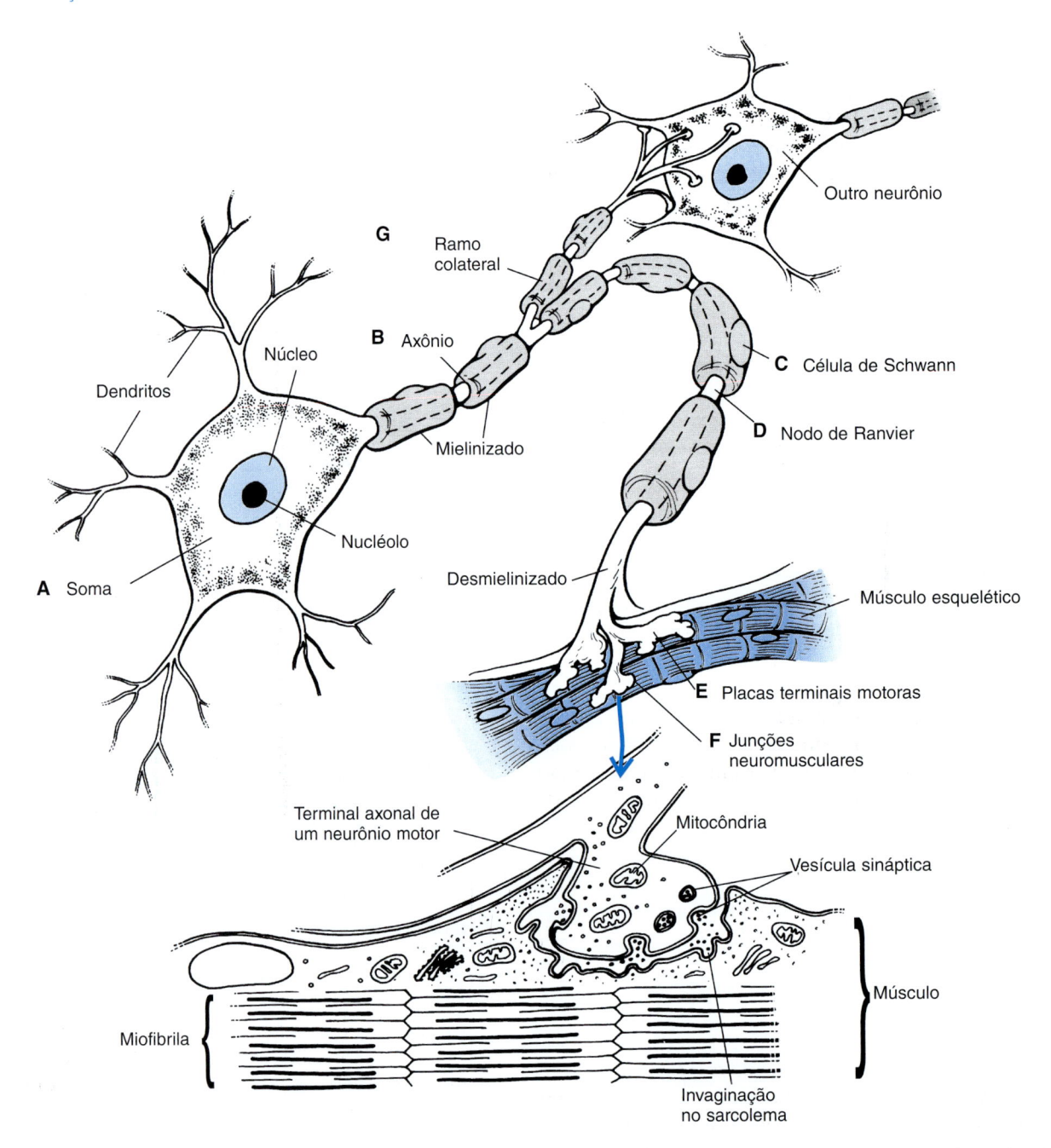

FIGURA 4.4 O corpo celular, ou soma (A), do neurônio se situa dentro da medula espinal ou imediatamente fora dela. Avançando a partir do soma, há o axônio (B), que é mielinizado por células de Schwann (C), separadas por lacunas, os nodos de Ranvier (D). Nas extremidades de cada axônio, as ramificações tornam-se desmielinizadas para formar as placas motoras terminais (E), que terminam na junção neuromuscular (F) sobre o músculo. Os neurônios recebem informações de outros neurônios por meio de ramificações colaterais (G).

celular, ou **soma**, de um motoneurônio está contido dentro da substância cinzenta da medula espinal ou em feixes de corpos celulares imediatamente externos à medula espinal, denominados **gânglios**. Os corpos celulares estão arranjados em grupos que abrangem um a três níveis da medula espinal, inervando partes de um músculo isolado ou de sinergistas selecionados.

Projeções do corpo celular, chamadas **dendritos**, funcionam como receptores e levam para dentro do neurônio informações provenientes de outros neurônios. Os dendritos se reúnem para formar pequenos feixes. Um feixe

conterá dendritos de outros neurônios, podendo conter dendritos de diferentes níveis da medula espinal ou de diferentes grupos neuronais. A composição do feixe muda na medida em que dendritos são adicionados ou subtraídos. Esse arranjo facilita a intercomunicação entre neurônios.

Uma grande fibra nervosa, o **axônio**, ramifica-se a partir do corpo celular e deixa a medula espinal através da raiz ventral, onde se reúne com outros nervos periféricos. O axônio do motoneurônio é bastante grande, o que possibilita a transmissão de impulsos nervosos em altas velocidades, de até 100 m/s. Esse motoneurônio grande e de rápida transmissão é também chamado **motoneurônio alfa**. O axônio do motoneurônio é **mielinizado** ou revestido com uma camada isolante. Na verdade, a mielinização é seriada: **células de Schwann** fazem o isolamento e envolvem determinado comprimento ao longo do axônio, seguindo-se uma lacuna, chamada **nodo de Ranvier**; em seguida, ocorre repetição do revestimento isolante pela célula de Schwann.

Quando o motoneurônio mielinizado se aproxima de uma fibra muscular, ele se divide em terminais não mielinizados, ou ramificações, chamados **placas motoras terminais**, as quais se incrustam em fissuras, ou fendas, perto do centro da fibra muscular. Esse local é chamado **junção neuromuscular**. O neurônio não faz contato com a própria fibra muscular; em vez disso, existe uma pequena lacuna, chamada fenda sináptica ou **sinapse**, entre a ramificação terminal do neurônio e o músculo. Essa é a razão pela qual a contração muscular envolve uma transmissão química, pois o único meio de um impulso nervoso atingir a própria fibra muscular é por algum tipo de transmissão química através da fenda.

O impulso nervoso se desloca ao longo do axônio na forma de um potencial de ação (Fig. 4.5). Conforme revisto no Capítulo 3, cada potencial de ação gera uma resposta de contração no músculo. Se os potenciais de ação se encontram em sequência suficientemente próxima, as tensões geradas por uma contração muscular serão somadas com outras contrações para formar um tétano, ou tensão constante na fibra muscular (ver Fig. 3.9). Esse nível de tensão declina na medida em que a unidade motora se torna incapaz de regenerar as respostas de contrações individuais com suficiente rapidez.

O potencial de ação é um impulso propagado, e isso significa que a amplitude do impulso permanece a mesma em seu deslocamento pelo axônio até a placa motora terminal. Na placa motora terminal, o potencial de ação que se desloca pelo nervo transforma-se num potencial de ação muscular que se desloca pelo músculo. Externamente, esses dois potenciais de ação não são diferenciáveis. Eventualmente, o potencial de ação muscular inicia a formação de pontes transversas e o encurtamento no interior do sarcômero do músculo. O processo total é conhecido como acoplamento excitação-contração (ver Cap. 3).

UNIDADE MOTORA

A estrutura da **unidade motora** foi apresentada no Capítulo 3; nele, nos concentramos na ação dos músculos na unidade motora. Nesta seção, nos concentraremos na parte da unidade motora relativa ao sistema nervoso. Neurônio, corpo celular, dendritos, axônio, ramificações e fibras musculares constituem a unidade motora (Fig. 4.6). O neurônio pode terminar com até 2.000 fibras em músculos como, por exemplo, glúteo máximo, ou em apenas cinco ou seis fibras, como no orbicular do olho. A relação típica de neurônios para fibras musculares é 1:10 para os músculos oculares, 1:1.600 para o gastrocnêmio, 1:500

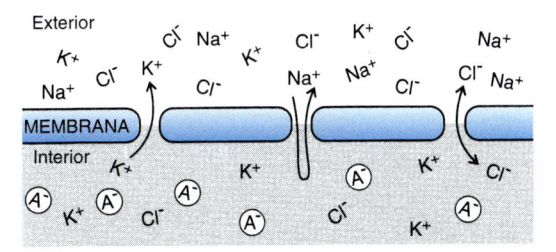

Troca de íons através da membrana

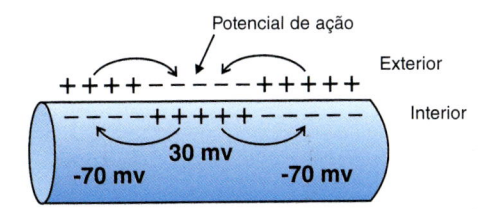

Potencial de ação gerado pela mudança no potencial elétrico

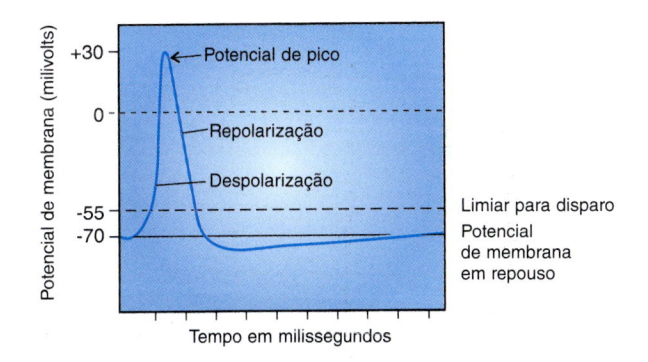

Registro do potencial de ação

FIGURA 4.5   O potencial de ação se desloca pelo nervo à medida que a permeabilidade da membrana nervosa vai mudando, o que permite a troca de íons sódio (Na^+) e potássio (K^+) através da membrana. Isso gera um diferencial de voltagem negativo no lado externo da membrana. Essa voltagem negativa, ou potencial de ação, se desloca pelo nervo até chegar ao músculo, estimulando um potencial de ação muscular que pode ser registrado.

para o tibial anterior, 1:1.000 para o bíceps braquial, 1:300 e 1:96, respectivamente, para os interósseos dorsais e os lumbricais da mão (4). O número médio de fibras por neurônio situa-se entre 100 e 200 (4,53). O número de fibras controladas por um neurônio é denominado **relação de inervação**. Enquanto as fibras com pequena relação de inervação são capazes de exercer controle motor fino, as fibras com grande relação de inervação são capazes apenas de controle motor geral. As fibras inervadas por cada unidade motora não estão agrupadas e não estão todas no mesmo fascículo, mas sim distribuídas por todo o músculo.

Quando uma unidade motora está suficientemente ativada, todas as fibras musculares pertencentes a essa unidade se contraem dentro de poucos milissegundos. Esse fenômeno é conhecido como **princípio do tudo-ou-nada**. Um músculo que possui unidades motoras com relações

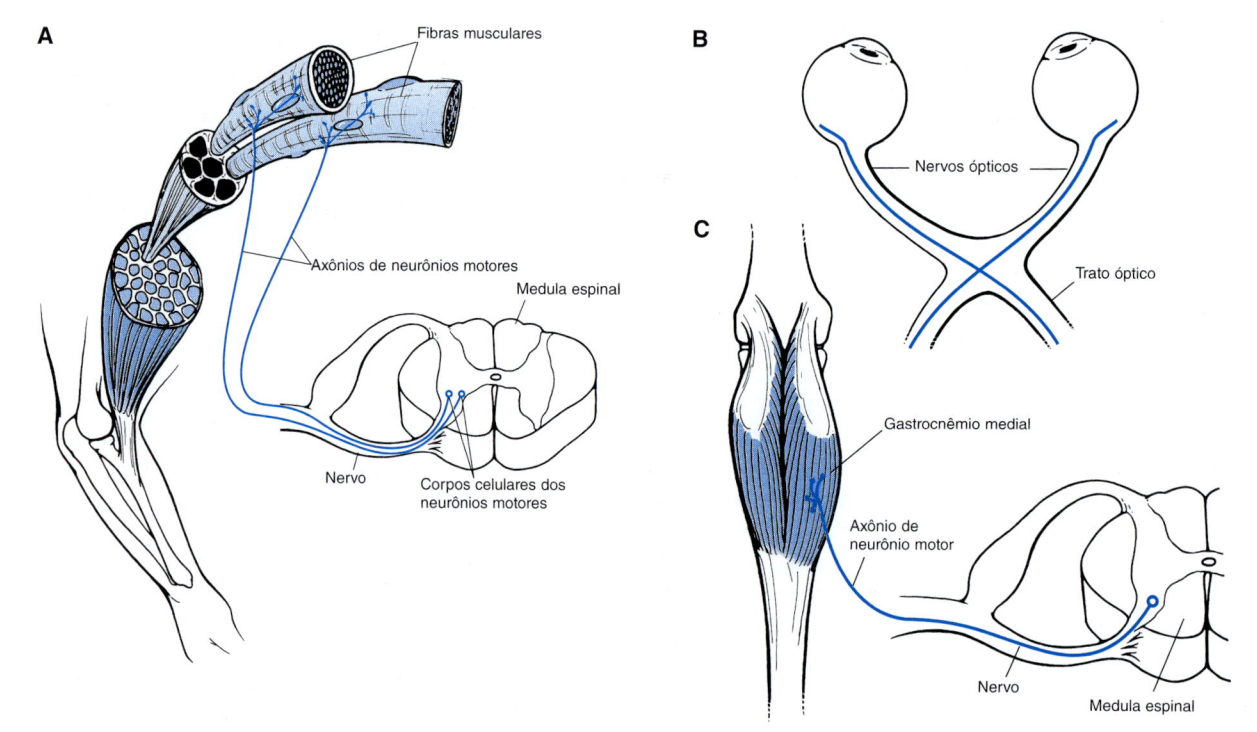

FIGURA 4.6 **A.** A unidade motora é composta por um neurônio e por todas as fibras inervadas por esse neurônio. Os motoneurônios deixam o lado anterior da medula espinal e se ramificam, terminando numa fibra muscular. **B.** Podem ocorrer movimentos motores finos quando a unidade motora atende apenas a um pequeno número de fibras musculares, como, por exemplo, no olho. **C.** Quando a unidade motora termina em um grande número de fibras musculares, como no gastrocnêmio, perde-se a capacidade de movimentos mais finos e se ganha mais atividade muscular geral.

muito baixas entre neurônio e fibra permite controle mais fino das características do movimento como, por exemplo, o que ocorre nos movimentos do olho e da mão. Muitos músculos dos membros inferiores têm elevada relação entre neurônio e fibra muscular, o que se presta a funções em que há necessidade de grande quantidade de resposta muscular como, por exemplo, a sustentação do peso e a marcha.

Fibras musculares de diferentes unidades motoras ficam mescladas, de modo que a força aplicada ao tendão permanece constante, mesmo quando diferentes fibras musculares estão contraindo ou relaxando. O tônus muscular

é mantido no músculo em repouso enquanto unidades motoras aleatórias se contraem.

A atividade na unidade motora é determinada com base em todos os *inputs* recebidos, que incluem os comandos motores que causam excitação através do motoneurônio alfa e também os *inputs* excitatórios e inibitórios que a unidade motora recebe de outros neurônios. Esse tópico será discutido mais adiante, na seção sobre receptores.

Tipos de unidades motoras

Existem três tipos diferentes de unidades motoras, correspondendo aos três tipos de fibras discutidos no capítulo anterior: oxidativa de contração lenta (tipo I ou S), oxidativa de contração rápida (tipo IIa ou FR) e glicolítica de contração rápida (tipo IIb ou FF). As diferenças em desempenho e tamanho estão ilustradas na Figura 4.7. Todos os três tipos de fibras musculares são encontrados em todos os músculos, mas a proporção desses tipos em um determinado músculo varia. Certos músculos, como o sóleo, possuem basicamente fibras musculares e unidades motoras do tipo I, enquanto músculos como o vasto lateral contêm aproximadamente 50% de fibras do tipo I e o restante de fibras do tipo II.

Todas as fibras musculares numa unidade motora são do mesmo tipo. As unidades motoras glicolíticas de contração rápida (tipo IIb) são inervadas por motoneurônios alfa muito grandes, que conduzem os impulsos em velocidades muito rápidas (100 m/s), criando rápidos tempos de contração no músculo (aproximadamente 30 a 40 ms) (13). Em

> **Precisão da contração muscular**
>
> Quando uma unidade motora é recrutada, todas as fibras inervadas pelo neurônio são ativadas simultaneamente. Se um determinado músculo consistisse em uma única unidade motora, você teria um controle bastante fraco sobre esse músculo. Por outro lado, se um músculo fosse dividido em muitas unidades motoras diferentes, você poderia recrutar qualquer número submáximo de unidades motoras conforme o nível de força necessário. Discuta quais dos seguintes músculos seriam capazes de contrair com maior precisão: 93.000 fibras com 378 motoneurônios ou 68.000 fibras com 300 motoneurônios? Considere a relação de inervação.

Eventos no potencial de ação

Repouso Voltagem = -70 a -90 mV	Distribuição desigual das partículas carregadas nas partes interna e externa da membrana. No interior = negativa, por causa da presença de proteínas negativamente carregadas. No exterior = positiva em relação ao interior, por causa do grande número de íons positivamente carregados atraídos para a superfície externa pela carga negativa no interior.	Mais Na^+ fora que dentro da célula, e mais K^+ dentro que fora da célula
Despolarização Voltagem = +30 mV	Se o estímulo limiar ao neurônio for suficientemente forte (>10 mV), o neurônio disparará um potencial de ação. O potencial de ação é propagado à medida que o interior fica carregado mais positivamente.	1. Grande número de canais de Na^+ ativados por voltagem abertos 2. Movimento rápido de Na^+ para o interior da célula 3. O interior fica mais positivamente carregado 4. Acaba quando os canais de Na^+ ficam inativados como resultado da mudança de voltagem
Repolarização	Inativação dos canais de sódio e abertura dos canais de potássio	Rápido movimento de íons potássio (K^+) para o exterior
Hiperpolarização	Os canais de K^+ abrem e fecham lentamente; há necessidade de um estímulo superior ao normal para que haja ativação de outro potencial de ação	Mais K^+ deixa a célula, o que é necessário para a repolarização da membrana

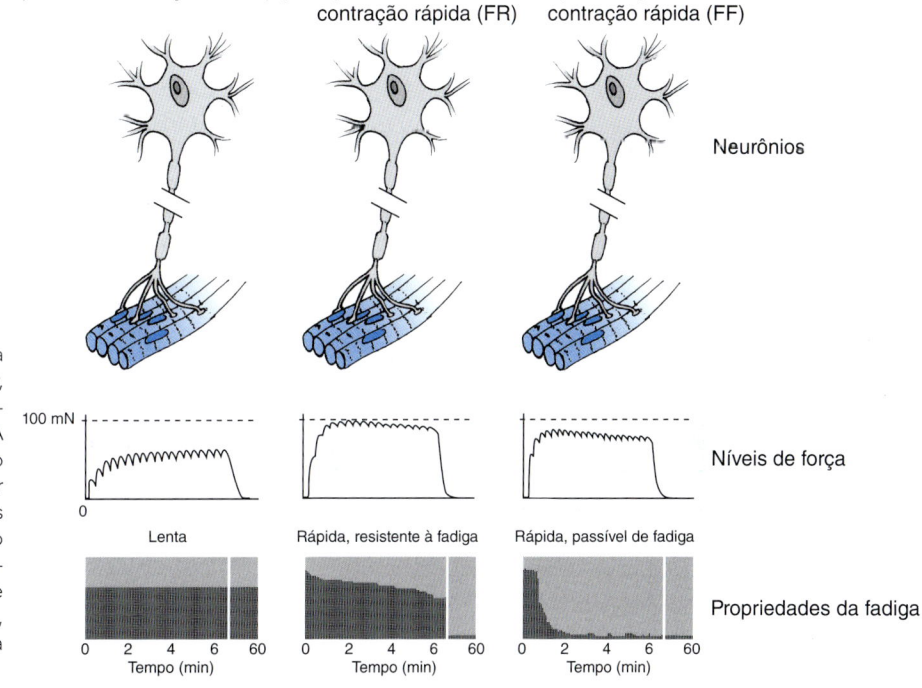

FIGURA 4.7 **A.** A unidade motora de contração lenta (S) do tipo I é menor, sendo capaz de gerar contrações persistentes e níveis mais baixos de força. **B.** A unidade motora oxidativa de contração rápida (FR) do tipo IIa também pode gerar contrações persistentes, porém em níveis de força mais elevados em comparação com o tipo Ia. **C.** A glicolítica de contração rápida (FF) do tipo IIb não consegue manter a contração por nenhum período, mas é capaz de gerar os níveis de força mais elevados.

decorrência disso, essas grandes unidades motoras geram atividade muscular que contrai rapidamente, desenvolvem altas tensões e entram rapidamente em fadiga. Geralmente, essas unidades motoras apresentam grande relação entre neurônio e fibra e são encontradas em alguns dos maiores músculos do corpo como, por exemplo, o grupo do quadríceps femoral. Essas unidades motoras têm utilidade em atividades como corrida de velocidade, salto e levantamento de peso.

As unidades motoras oxidativas de contração rápida (tipo IIa) também apresentam rápidas velocidades de condução

Propriedades da unidade motora

Propriedades	Tipo I – contração lenta (S)	Tipo IIa – contração rápida oxidativa (FR)	Tipo IIb – contração rápida glicolítica (FF)
Velocidade de contração	Lenta	Rápida	Rápida
Número de fibras	Poucas	Muitas	Muitas
Tamanho do neurônio motor	Pequeno	Grande	Grande
Diâmetro da fibra	Moderado	Grande	Grande
Força da unidade	Baixa	Alta	Alta
Fadigabilidade	Baixa	Média	Alta
Excitabilidade	Alta	Baixa	Baixa
Tipo metabólico	Oxidativo	Intermediário	Glicolítico
Densidade mitocondrial	Alta	Média	Baixa
Atividade da miosina ATPase	Baixa	Alta	Alta

(80 a 90 m/s) e tempos de contração curtos (30 a 50 ms), mas têm vantagem com relação às unidades motoras glicolíticas de contração rápida, por serem mais resistentes à fadiga (13). Essas unidades motoras de tamanho moderado são capazes de gerar tensões moderadas em períodos mais prolongados. A atividade dessas unidades motoras tem utilidade em atividades como natação e ciclismo, no trabalho em fábricas e entre estivadores.

As unidades motoras oxidativas de contração lenta (tipo I) transmitem os impulsos lentamente (70 a 80 m/s), gerando tempos de contração lentos no músculo (70 ms) (13). Essas unidades motoras são capazes de gerar pouquíssima tensão, mas podem manter essa tensão durante um longo período. As fibras do tipo I são mais eficientes que as dos dois outros tipos de fibra. Consequentemente, as unidades motoras de contração lenta, as menores dos três tipos, têm utilidade na manutenção das posturas, na estabilização das articulações e na realização de atividades repetitivas, como digitação e em atividades musculares mais gerais, como o *jogging*.

CONTROLE NEURAL DA PRODUÇÃO DE FORÇA

O Capítulo 3 explorou alguns fatores, como a secção transversal do músculo, que determinam a força máxima produzida por um músculo. Também afirmamos que a força exercida por uma unidade motora é determinada pelo número de fibras inervadas pela unidade motora e pela velocidade de descarga do impulso ou potencial de ação pela unidade motora (19). Quando um músculo está gerando sua força máxima, todas as unidades motoras são ativadas, e todas as fibras musculares estão ativas.

Pool *motor*

Na medula espinal, os grupos de neurônios que inervam um músculo isolado são conhecidos como *pool* motor. As dimensões dos *pools* variam desde algumas centenas a mil, dependendo do tamanho do músculo. Os neurônios moto-res no *pool* variam com relação às suas propriedades elétricas, amplitude dos *inputs* recebidos e propriedades contráteis (p. ex., velocidade, geração de força e resistência à fadiga) (19).

Recrutamento

A tensão ou força gerada por um músculo é determinada pelo número de unidades motoras ativamente estimuladas ao mesmo tempo e pela frequência de disparo das unidades motoras. **Recrutamento**, termo utilizado para descrever a ordem de ativação das unidades motoras, é o principal mecanismo para a produção de força no músculo. A força produzida por um músculo pode ser aumentada mediante o aumento do número de unidades motoras ativas, que torna maior a área da secção transversal ativa do músculo. Comumente, o recrutamento segue um padrão ordenado em que grupos de unidades motoras são recrutados em sequência (14). Existe um grupo funcional de unidades motoras para cada tarefa, em que sequências de recrutamento distintas podem ser iniciadas para estimulação dos três diferentes tipos de unidades motoras (tipo I, IIa e IIb) para o desempenho de diferentes ações no mesmo músculo.

Comumente, a sequência de recrutamento de unidades motoras segue o **princípio do tamanho**, em que os pequenos motoneurônios de contração lenta são recrutados em primeiro lugar; em seguida, ocorre o recrutamento das unidades motoras oxidativas de contração rápida e, finalmente, são recrutadas as grandes unidades motoras glicolíticas de contração rápida (14). Isso ocorre porque os motoneurônios pequenos têm limiares mais baixos que os motoneurônios maiores. Assim, os motoneurônios pequenos são utilizados ao longo de uma faixa mais ampla de tensão, antes que as fibras de dimensões moderadas ou grandes sejam recrutadas.

Ao caminhar, por exemplo, as unidades motoras de baixo limiar são utilizadas na maior parte do ciclo da marcha, exceto por algum breve recrutamento das unidades motoras intermediárias durante os tempos de pico de ativação. As unidades motoras de contração rápida e de alto limiar geralmente não são recrutadas, a menos que ocorra uma mudança rápida de direção ou um tropeço.

Ao correr, mais unidades motoras são recrutadas, e algumas unidades de alto limiar são recrutadas para os momentos de produção de pico no ciclo. Além disso, as unidades de baixo limiar são recrutadas para atividades como andar e praticar *jogging*, e as fibras de contração rápida são recrutadas em atividades como levantamento de peso (14,25). A Figura 4.8 apresenta sequências de recrutamento para a caminhada e para diferentes intensidades de exercícios.

As unidades motoras são recrutadas de modo **assíncrono**, de modo que a ativação de uma unidade motora fica temporariamente espaçada, mas é somada à atividade da unidade motora precedente. Se a tensão for mantida isometricamente durante um longo período, alguns dos maiores motoneurônios serão ativados. Do mesmo modo, em movimentos rápidos e vigorosos, serão ativados tanto motoneurônios pequenos como motoneurônios grandes.

O padrão de recrutamento das unidades motoras se dá dos motoneurônios pequenos para os grandes, dos lentos para os rápidos, dos de pequena força para os de muita força e de músculos resistentes à fadiga até músculos fatigáveis. Uma vez que uma unidade motora tenha sido recrutada, ela permanecerá ativa até que a força tenha declinado; e quando a força declinar, as unidades motoras serão desativadas na ordem inversa da ativação, de modo que os motoneurônios grandes serão desativados em primeiro lugar. Do mesmo modo, o padrão de recrutamento das unidades motoras é estabelecido no músculo para um padrão motor específico (58). Se a posição da articulação mudar e houver necessi-

dade de um novo padrão de movimento, o padrão de recrutamento mudará, porque serão recrutadas unidades motoras diferentes. Contudo, a ordem de recrutamento de pequenos para grandes motoneurônios permanecerá a mesma. A força desenvolvida durante o recrutamento não aumenta de maneira brusca, porque os motoneurônios maiores não são induzidos à ação até que o músculo já esteja desenvolvendo grande quantidade de força. Na verdade, o aumento fracionado na força é constante, de tal maneira que, quanto maior for a tensão já presente no músculo, maior será o tamanho das unidades motoras recrutadas.

Codificação da frequência

A frequência do disparo das unidades motoras também pode influenciar a quantidade de força ou de tensão desenvolvida pelo músculo. Isso é conhecido como **código de frequência** ou **código de sincronismo** e envolve disparos intermitentes de alta frequência de potenciais de ação ou impulsos que variam de 3 até 120 impulsos por segundo (53). Diante de tensão constante ou de lentos incrementos na tensão, a frequência de disparo se situa na faixa de 15 a 50 impulsos por segundo. Essa taxa da frequência pode aumentar até uma faixa de 80 a 120 impulsos por segundo durante velocidades de contração rápida. Com o aumento do código de frequência, a frequência de impulsos aumenta linearmente, e apenas depois de terem sido recrutadas todas as unidades motoras (7).

Nos pequenos músculos, todas as unidades motoras geralmente são recrutadas e ativadas quando a força externa do músculo se encontra em níveis de apenas 30

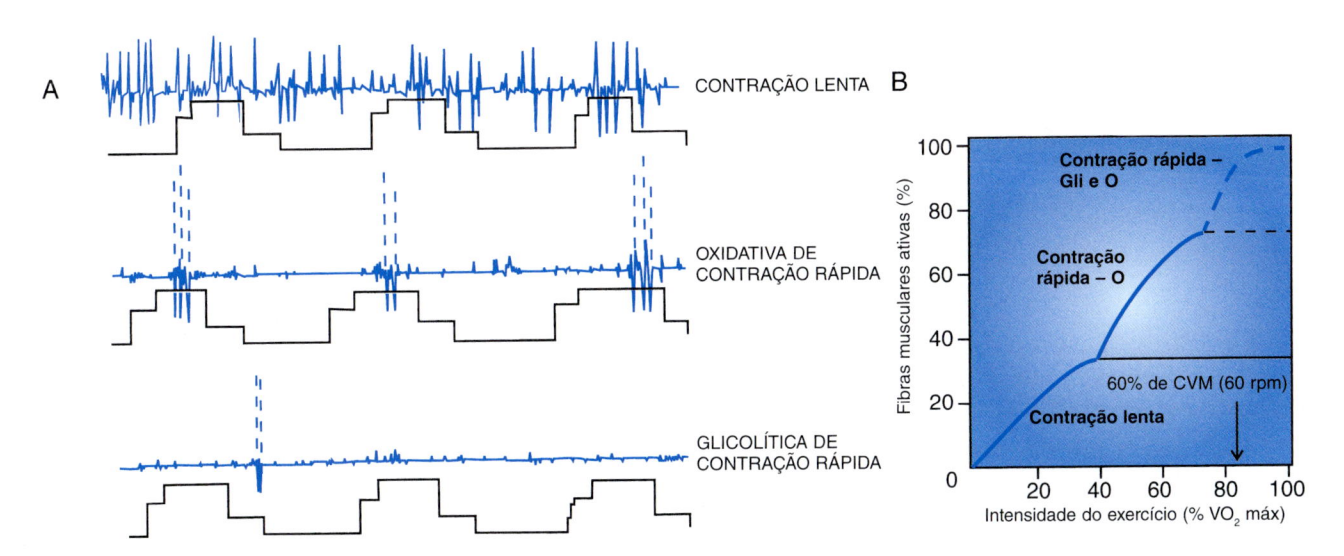

FIGURA 4.8 A ordem de ativação das unidades motoras, chamada recrutamento, costuma seguir o princípio do tamanho: as pequenas fibras de contração lenta são recrutadas em primeiro lugar, seguidas pelas fibras oxidativas de contração rápida e pelas fibras glicolíticas de contração rápida. **A.** Atividade muscular dos três tipos de fibras musculares em três fases de apoio durante a caminhada. Fibras de contração lenta são utilizadas durante a maior parte do ciclo da marcha, ocorrendo algum recrutamento de fibras de contração rápida em momentos de pico de ativação. **B.** Padrão de recrutamento semelhante, em que as fibras de contração lenta são recrutadas para até 40% da intensidade do exercício, e nesse ponto são recrutadas as fibras oxidativas de contração rápida. As fibras glicolíticas de contração rápida apenas serão recrutadas depois de terem sido atingidos 80% da intensidade do exercício. [Reproduzido com permissão de **(A)** Grimby, L. (1986). Single motor unit discharge during voluntary contraction and locomotion. In N. L. Jones, et al. (Eds.). *Human Muscle Power*. Champaign, IL: Human Kinetics, 111–129; **(B)** Sale, D. G. (1987). Influence of exercise and training on motor unit activation. *Exercise and Sport Sciences Reviews*, 16:95-151.]

a 50% do nível máximo de contração voluntária. Além desse nível, a produção de força no músculo aumenta por meio de aumentos no código de frequência, permitindo a realização de uma contração suave e precisa.

Nos grandes músculos, o recrutamento de unidades motoras ocorre ao longo de toda a faixa de força total, de modo que alguns músculos ainda estão recrutando mais unidades motoras com 100% de contração voluntária máxima. O deltoide e o bíceps braquial são exemplos de músculos que ainda recrutam unidades motoras em 80 a 100% da produção máxima do músculo.

O código de frequência também varia com o tipo de fibra e com mudanças no tipo de movimento. A Figura 4.9 ilustra exemplos de codificação de frequência tanto para fibras de baixo limiar como de alto limiar em duas contrações musculares. Em movimentos balísticos, as unidades motoras de contração rápida e de alto limiar disparam em frequências mais rápidas do que as unidades de contração lenta. Para que sejam produzidas acelerações rápidas dos segmentos, as unidades motoras de contração rápida aumentam as frequências de disparo mais do que as unidades motoras de contração lenta (25). As fibras de contração rápida e de alto limiar não podem ser mobiliza-

das por um período de tempo considerável, mas acredita-se que atletas treinados possam mobilizar as unidades de alto limiar durante mais tempo mediante a manutenção das frequências de disparo. Isso resulta na capacidade de produzir uma contração vigorosa durante um período limitado. Consequentemente, a frequência no disparo das unidades motoras terminará diminuindo durante qualquer contração muscular contínua, seja esta vigorosa ou suave.

O potencial de ação numa unidade motora pode ser facilitado ou inibido pelos *inputs* que recebe, provenientes dos muitos neurônios que se conectam com a unidade motora no interior da medula espinal. Conforme está demonstrado na Figura 4.10, uma unidade motora recebe *input* sináptico de outros neurônios e de **interneurônios**, que são pequenos ramos de conexão que podem ser tanto excitatórios como inibitórios. O *input* ocorre na forma de um **potencial gradativo local** que, ao contrário do potencial de ação, não mantém sua amplitude ao avançar. Assim, o estímulo precisa ser suficiente para atingir seu destino em outro neurônio, e deve ser suficientemente grande para gerar uma resposta no neurônio com o qual se conecta.

O motoneurônio alfa possui muitos ramos colaterais que interagem com outros neurônios, e o número de ramos

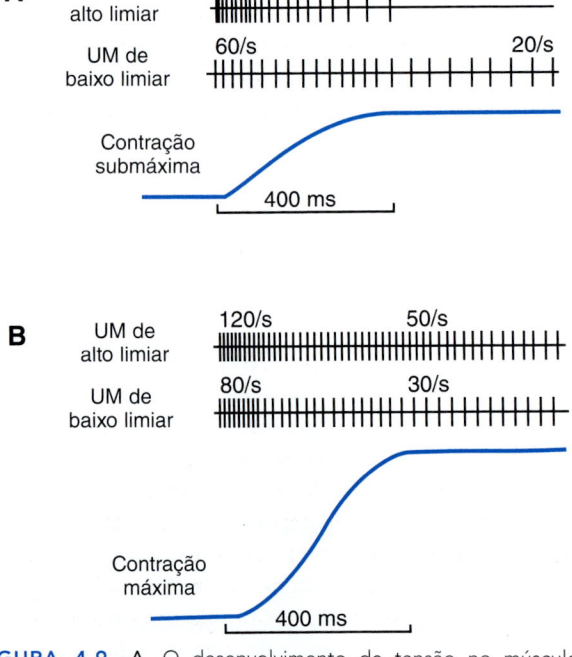

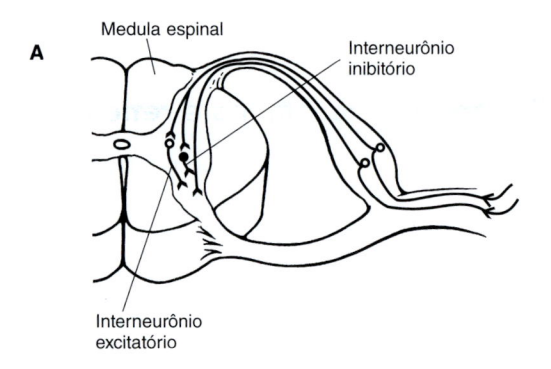

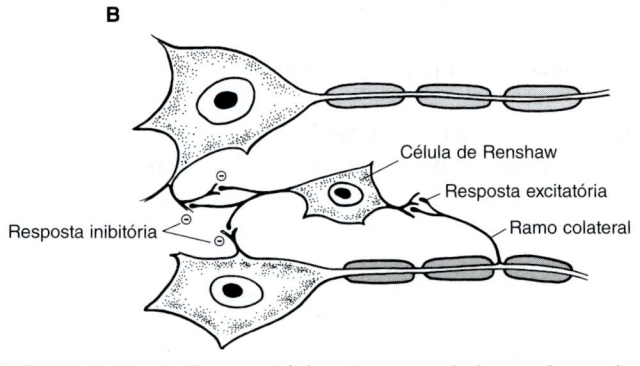

FIGURA 4.9 **A.** O desenvolvimento de tensão no músculo é influenciado pela frequência na qual uma unidade motora é ativada, o que é chamado de *código de frequência*. Numa contração e manutenção submáximas do músculo, as fibras de contração rápida e alto limiar aumentam as frequências de disparo na fase ascendente com maior intensidade que as unidades de baixo limiar. A frequência de disparo das unidades motoras cai durante a fase de manutenção, e as unidades de alto limiar param de disparar. **B.** Numa situação mais vigorosa de contração e manutenção, o código de frequência aumenta, sendo mantido mais tempo na contração tanto pelas unidades motoras de alto limiar como pelas de baixo limiar. [Reproduzido com permissão de Sale, D. G. (1987). Influence of exercise and training on motor unit activation. *Exercise and Sport Sciences Reviews*, 16:95-151.]

FIGURA 4.10 **A.** O potencial de ação que se desloca ao longo de uma unidade motora pode ser alterado pelo impulso proveniente de interneurônios, que são pequenos ramos nervosos de conexão que geram um potencial gradativo local; o potencial pode ou não instituir uma mudança no neurônio de conexão. Os interneurônios podem gerar um potencial gradativo local excitatório, o que facilita o potencial de ação, ou um potencial gradativo local inibitório suficiente para inibir o potencial de ação. **B.** Um interneurônio especial, a célula de Renshaw, recebe informação excitatória de um ramo colateral de outro neurônio, estimulando um potencial gradativo local inibitório.

colaterais é mais elevado nos músculos distais. Um inter-neurônio inibitório que recebe impulso desses colaterais é a **célula de Renshaw**, também localizado na medula espinal. A célula de Renshaw é considerada um dos elementos--chave na organização da resposta muscular nos agonistas, antagonistas e sinergistas, quando ela é suficientemente estimulada por um ramo colateral (29,30).

Há alguma evidência de que padrões de recrutamento alternativos podem ser iniciados por impulsos provenientes das vias inibitórias e excitatórias. Isso ocorre através de interneurônios que alteram a resposta limiar das unidades de contração lenta e rápida. O nível do limiar da unidade motora de contração rápida pode ser diminuído através de interneurônios excitatórios.

Em movimentos balísticos que envolvem movimentos alternados rápidos, parece haver ativação **síncrona** ou concorrente do grupo de unidades motoras, em que grandes unidades motoras são recrutadas juntamente com pequenos motoneurônios. Também foi demonstrado que esse disparo síncrono ocorre como resultado do treinamento com pesos. Acredita-se que, num desempenho atlético que exija ampla variação de respostas musculares, a sequência neuromuscular pode ser efetivamente revertida, quando as fibras de contração rápida são recrutadas primeiro durante ações musculares vigorosas (8,14).

Receptores sensitivos e reflexos

O corpo depende de um sistema de aferências para proporcionar *feedback* para as condições e características variáveis do sistema musculoesquelético e de outros sistemas do corpo, como a pele. Sensores coletam informações pertinentes a eventos como alongamento no músculo, calor ou pressão incidentes no músculo, tensão no músculo e dor no membro. Esses sensores enviam informações para a medula espinal, onde a informação é processada e utilizada pelo sistema nervoso central no ajuste ou na iniciação da resposta motora para os músculos. Esses sensores estão conectados à medula espinal por meio de **neurônios sensoriais**.

Quando a informação sensorial de um desses receptores é transportada até a medula espinal, disparando uma resposta motora previsível, esse fenômeno recebe o nome de **reflexo**. Reflexo é uma resposta neural involuntária a um estímulo sensitivo específico; trata-se de comportamento estereotipado, tanto em termos de tempo como de espaço. A Figura 4.11 ilustra um arco reflexo simples. No caso do reflexo de contração do tendão na articulação do joelho (**reflexo de estiramento**), a magnitude da contração reflexa do músculo quadríceps, que resulta na súbita extensão involuntária da perna, é proporcional à intensidade do estímulo de percussão aplicado ao tendão patelar. Em sua maioria, os reflexos não são tão simples assim, podendo ser modificados por informações provenientes de diferentes áreas. Por exemplo, um **reflexo flexor** inicia uma resposta de retirada (recolhimento) rápida depois de ter recebido informação sensitiva indicando dor, como a

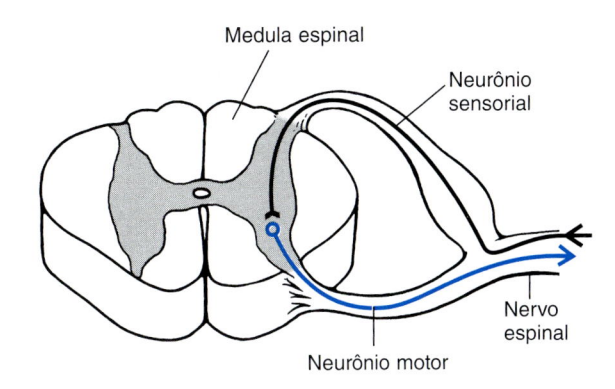

FIGURA 4.11 Arco reflexo simples. Informações sensoriais provenientes de receptores são conduzidas até a medula espinal, onde iniciam uma resposta motora que retorna aos membros. O reflexo de estiramento é um arco reflexo que envia informações sensoriais para a medula espinal em resposta ao alongamento do músculo; a medula espinal envia de volta para o mesmo músculo estimulação motora, provocando uma contração.

que ocorre ao se tocar alguma coisa quente. Compare esse reflexo com uma situação antecipatória em que você é informado de que vai ser puxado pela mão e que deve manter seu equilíbrio opondo resistência com a flexão do braço. Quando a mão é puxada, ocorre uma resposta reflexa, mas que é diferente do reflexo flexor, porque o contexto é diferente e, embora a resposta ocorra ao nível da medula espinal, os circuitos são reprogramados para que respondam de maneira diferente. Cada reflexo é influenciado pelo estado de muitos interneurônios, que recebem informações tanto de sistemas segmentares como de sistemas descendentes (47).

Reflexos que levam informação até a medula espinal e são processados nos dois lados e em níveis diferentes da medula espinal são chamados **reflexos propriospinais**. Um exemplo desse tipo de reflexo é o **reflexo extensor cruzado**, que é iniciado pela recepção, ou pela expectativa de recepção, de um estímulo doloroso, como o de pisar num prego. Essa informação sensorial é processada na medula espinal mediante a criação de uma resposta flexora e de retirada do membro lesionado e um aumento ou excitação nos músculos extensores do outro membro.

Outro **reflexo propriospinal** é o **reflexo cervical tônico**, estimulado por movimentos da cabeça que criam uma resposta motora nos braços. Quando a cabeça é girada para a esquerda, esse reflexo estimula uma resposta assimétrica de extensão do braço do mesmo lado (esquerdo) e de flexão do braço oposto (direito). Do mesmo modo, quando a cabeça é flexionada ou se estende, esse reflexo inicia flexão ou extensão dos braços, respectivamente.

Ainda outro tipo de reflexo é o **reflexo supraespinal**, que leva informação à medula espinal, processando-a no encéfalo. O resultado é uma resposta motora. O **reflexo postural do labirinto** é um exemplo desse tipo de reflexo. Esse reflexo é estimulado pela inclinação do corpo, posição de cabeça para baixo ou por uma inclinação a partir da posição ereta. A resposta dos centros superiores é a estimulação de uma resposta motora do pescoço e membros para manutenção da posição ereta ou mobilização para essa posição. Esse reflexo complexo envolve muitos níveis da medula espinal, além dos centros superiores do sistema nervoso. A Figura 4.12 apresenta exemplos dessas várias ações reflexas.

FUSO MUSCULAR

Os **proprioceptores** são receptores sensoriais existentes no sistema musculoesquelético que transformam distorção mecânica no músculo ou na articulação (p. ex., qualquer mudança na posição da articulação, no comprimento do músculo e na tensão muscular) em impulsos nervosos que chegam à medula espinal e estimulam uma resposta motora (63). O **fuso muscular** é um proprioceptor encontrado de forma abundante no ventre do músculo, situado em paralelo às fibras musculares e efetivamente conectado aos fascículos por meio do tecido conjuntivo (Fig. 4.13). As fibras do fuso muscular são chamadas intrafusais, em comparação com as fibras musculares, que são chamadas extrafusais. As **fibras intrafusais** do fuso muscular estão contidas em uma cápsula, resultando na forma de um fuso, e daí o nome de fuso muscular. Alguns músculos, como os do olho, da mão e da parte superior do tronco, possuem centenas de fusos, enquanto outros músculos, como o latíssimo do dorso e outros músculos do ombro, podem ter apenas uma pequena quantidade de fusos (63). Todos os músculos possuem alguns fusos. No entanto, o fuso muscular está ausente de algumas das fibras musculares glicolíticas de contração rápida do tipo IIb no interior de alguns músculos.

Cada cápsula do fuso pode conter até doze fibras intrafusais, que podem ser de dois tipos: em bolsa nuclear ou em cadeia nuclear (63). Os dois tipos de fibras possuem centros não contráteis que contêm os núcleos da fibra, além de fibras nervosas sensoriais que levam informação para o sistema através da raiz dorsal da medula espinal. O fuso também possui extremidades contráteis que podem ser inervadas por um **motoneurônio gama,** gerando encurtamento por ocasião da recepção de um *input* motor. O motoneurônio gama ou fusimotor mistura-se aos motoneurônios alfa no corno ventral da medula espinal. Menor que o motoneurônio alfa, cada motoneurônio gama inerva vários fusos musculares.

A **fibra em bolsa nuclear** possui grande aglomerado de núcleos em seu centro. Também é mais espessa e suas fibras se conectam à cápsula e ao tecido conjuntivo da própria fibra muscular. A **fibra em cadeia nuclear** é menor e seus núcleos estão arranjados em fileiras na região equatorial. A fibra, em cadeia nuclear não se conecta com a fibra muscular propriamente, mas apenas faz conexão com a cápsula do fuso.

Deixando a região equatorial de ambos os tipos de fibras fusiformes, o neurônio **aferente primário do tipo Ia** é estimulado por uma mudança no comprimento da parte média do fuso. As informações provenientes das terminações sensitivas enviam informação para o corno dorsal,

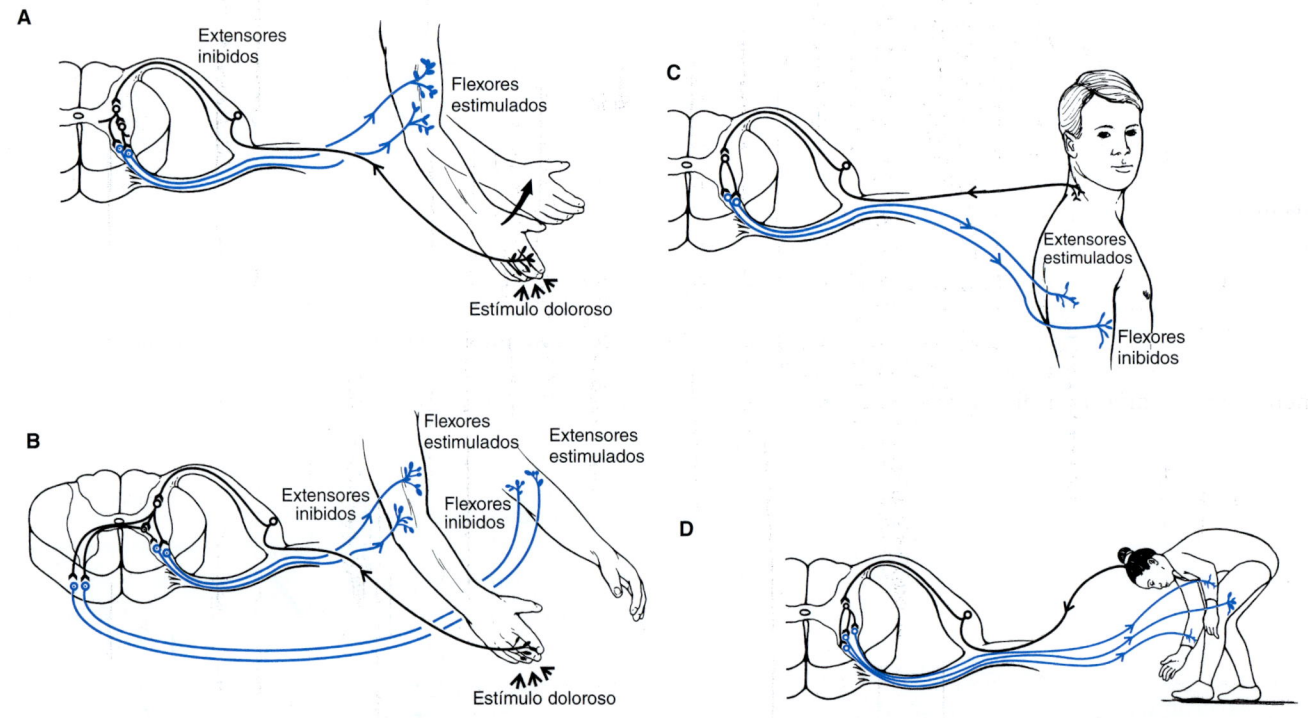

FIGURA 4.12 Exemplos de ações reflexas (reflexo é uma resposta motora desenvolvida no sistema nervoso central depois de ter sido recebido um impulso sensorial). **A.** O reflexo flexor é disparado por informação sensorial que registra dor e que facilita uma rápida ação flexora de retirada do membro da fonte de dor. **B.** O reflexo extensor cruzado também é iniciado pela dor; funciona com o reflexo flexor para criar flexão no membro estimulado e extensão no membro contralateral. **C.** O reflexo cervical tônico é estimulado por movimentos da cabeça; cria flexão ou extensão dos braços, dependendo da direção do movimento do pescoço. **D.** O reflexo postural do labirinto é estimulado pelo posicionamento do corpo; provoca movimentos dos membros e do pescoço para manter uma postura ereta equilibrada.

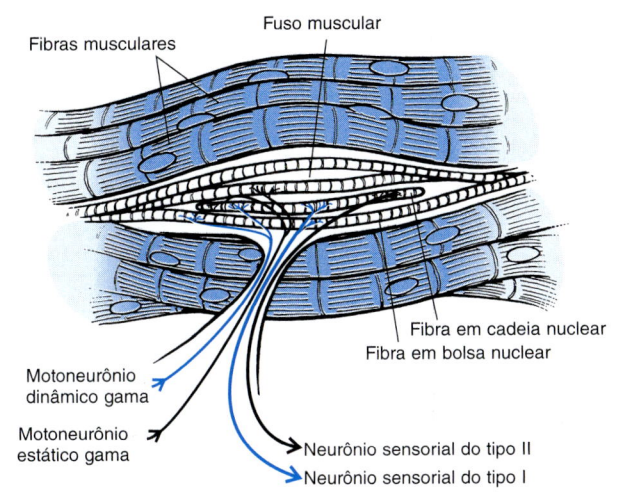

FIGURA 4.13   O fuso muscular se situa paralelamente às fibras musculares. No interior de cada cápsula do fuso encontram-se as fibras do fuso, que podem ser de dois tipos: fibras em cadeia nuclear ou em bolsa nuclear. Os dois tipos têm terminações contráteis que são inervadas por motoneurônios gama. A informação sensorial que responde ao alongamento deixa a parte média tanto das fibras em cadeia nuclear como em bolsa nuclear por meio do neurônio sensorial do tipo Ia e a partir das extremidades das fibras em cadeia nuclear por meio do neurônio sensorial do tipo II.

estabelecendo uma conexão *monossináptica,* ou direta, com um neurônio motor, resultando em contração do mesmo músculo. Como o fuso se situa paralelamente às fibras musculares, essa estrutura fica sujeita a alongamento igual ao do músculo. O outro mecanismo de "esticamento" da parte média do fuso ocorre pela contração das extremidades do fuso, via inervação pelo motoneurônio gama. Tanto as fibras da bolsa nuclear como da cadeia nuclear são inervadas pelo seu próprio motoneurônio gama, os eferentes gama dinâmico e estático, respectivamente. O encurtamento das extremidades das fibras do fuso por meio da inervação gama permite à sintonização do fuso muscular atender às necessidades dos parâmetros de movimento (Fig. 4.14).

Das extremidades polares da fibra em cadeia nuclear, outras informações sensitivas são transmitidas através do neurônio sensorial **aferente secundário do tipo II**. Esse neurônio sensorial tem diâmetro médio e é estimulado pelo alongamento no músculo, respondendo a um limiar mais alto de alongamento do que o neurônio sensorial do tipo I. Em geral, há um ou dois neurônios sensoriais do tipo II por fuso muscular. Contudo, alguns fusos musculares, e mesmo alguns músculos (10 a 20%), não possuem neurônios sensoriais do tipo II (63).

Os aferentes primários são sensíveis à velocidade de mudança do alongamento do músculo, funcionando como sensores de velocidade. A sensibilidade dos aferentes primários é não linear; essas estruturas são muito sensíveis a pequenas mudanças no comprimento e na velocidade de mudança (alongamento de curta amplitude), mas perdem essa qualidade diante de mudanças mais lentas ou de maior comprimento. Os aferentes secundários são sensores do comprimento muscular, com alguma sensibilidade para a velocidade de mudança no comprimento. A Figura 4.15 ilustra a resposta dos aferentes primário e secundário na ausência de qualquer inervação gama com o alongamento do músculo, uma súbita percussão do músculo, um movimento cíclico de alongamento-descontinuação e com a descontinuação do alongamento.

Quando um alongamento é imposto ao músculo, a região equatorial das fibras intrafusais deforma as terminações nervosas, e o neurônio sensitivo do tipo I envia impulsos até a medula espinal. Potenciais de ação sensitivos conectam-se a interneurônios, gerando um potencial gradativo local excitatório, que é enviado de volta ao músculo que está sendo alongado. Se o alongamento for suficientemente vigoroso, um impulso gradativo local será enviado de volta ao mesmo músculo, também com suficiente magnitude para iniciar uma contração, através dos motoneurônios alfa. Informações sensoriais entram e informações motoras saem da medula espinal no mesmo nível, criando um **arco reflexo monossináptico** em que o *input* sensorial conecta-se diretamente ao neurônio motor. Um exemplo desse reflexo é o **reflexo miotático** ou de estiramento, que é estimulado por neurônios sensoriais que respondem ao alongamento no músculo, o que, por sua vez, dá início a um aumento no *input* motor para o mesmo músculo (63). A alça do tipo Ia está ilustrada na Figura 4.16. Também é denominada **facilitação autogênica**, por causa da facilitação dos motoneurônios alfa do mesmo músculo. Basicamente, o reflexo de estiramento recruta fibras musculares de contração lenta.

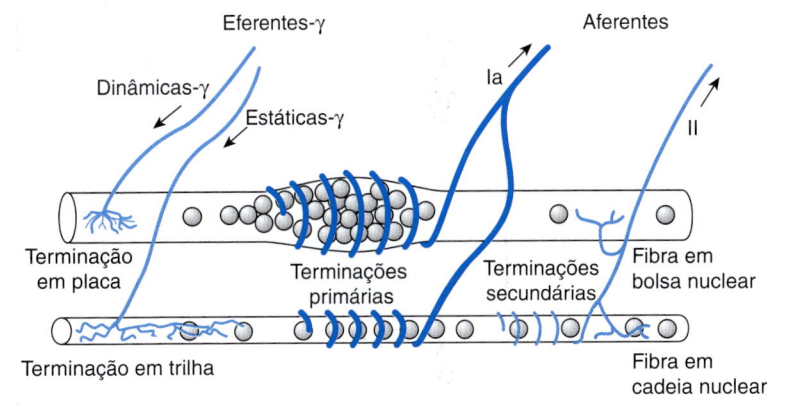

FIGURA 4.14   Duas vias aferentes transportam informações desde o fuso até a medula espinal. A via aferente primária do tipo Ia, que deixa as regiões equatoriais das fibras da cadeia e da bolsa nuclear, fornece informações sensoriais sobre o comprimento do músculo e a velocidade de alongamento. A via aferente secundária do tipo II, que deixa as extremidades das fibras da cadeia nuclear, fornece informações sobre o comprimento do músculo. Esses dois tipos de fibra recebem inervação motora das extremidades contráteis, via neurônios gama eferentes.

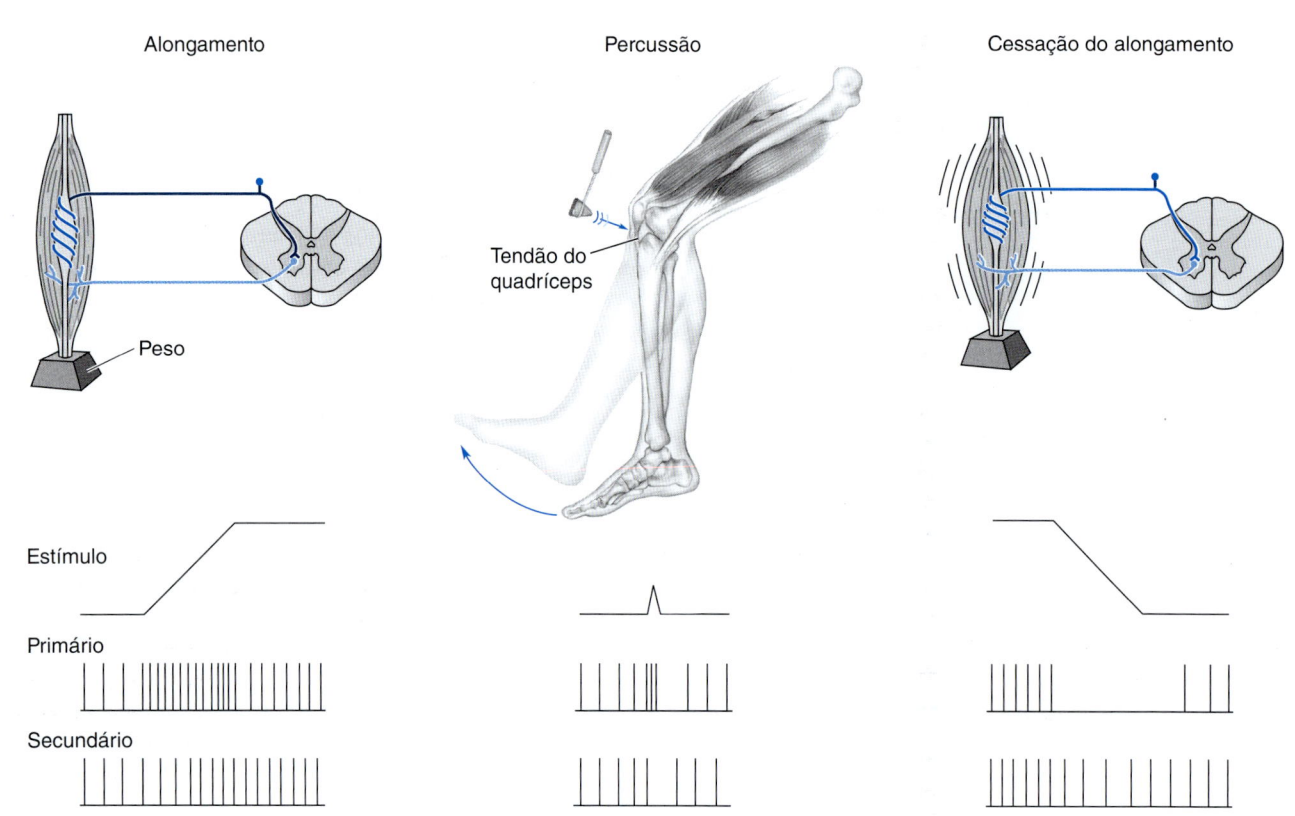

Alongamento Percussão Cessação do alongamento

Peso

Tendão do quadríceps

Estímulo

Primário

Secundário

FIGURA 4.15 As frequências de disparo dos aferentes primários e secundários diferem na resposta a um alongamento ou relaxamento imposto ao músculo. A figura ilustra as respostas dos aferentes primários e secundários para três condições diferentes de alongamento, nas quais foi removida a influência de qualquer inervação gama. O aferente primário responde a um alongamento imposto ao músculo, disparando em frequências mais elevadas quando um alongamento rápido é imposto ao músculo, no caso de uma percussão. Quando o alongamento é descontinuado, o aferente primário deixa de disparar. O aferente secundário dispara em uma frequência mais consistente, para refletir o comprimento do músculo.

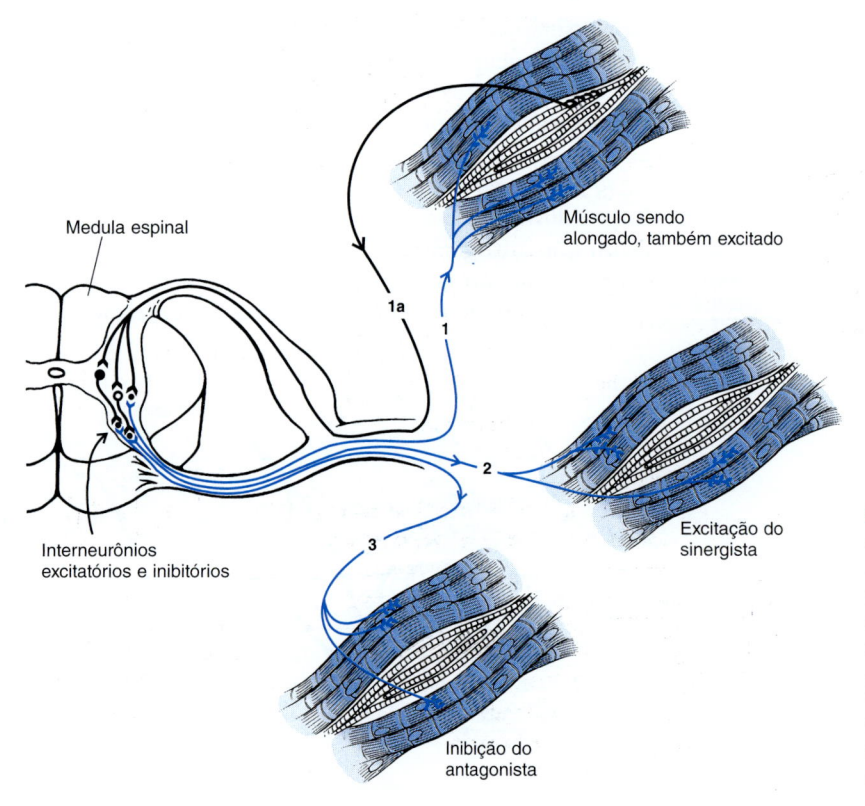

Medula espinal

Músculo sendo alongado, também excitado

1a

1

2

Excitação do sinergista

3

Interneurônios excitatórios e inibitórios

Inibição do antagonista

FIGURA 4.16 Alça do tipo Ia iniciada por um alongamento do músculo. Respondendo proporcionalmente à velocidade de alongamento, o fuso muscular envia impulsos à medula espinal por meio do neurônio sensorial do tipo Ia. No interior da medula espinal, conexões com interneurônios geram um potencial gradativo local que inibe os músculos antagonistas e excita os sinergistas e o músculo no qual ocorreu o alongamento. Essa é a típica resposta reflexa de alongamento, também chamada *facilitação autogênica*.

A informação que chega à medula espinal por meio do neurônio sensorial do tipo I é também enviada ao cerebelo e às áreas sensoriais do cérebro para ser utilizada como *feedback* com relação ao comprimento e à velocidade musculares. Outras conexões são efetuadas na medula espinal com interneurônios inibitórios, criando uma **inibição recíproca** ou relaxamento dos músculos antagonistas (29). Outras conexões com interneurônios excitatórios são efetuadas com os motoneurônios alfa de músculos sinergistas para facilitação de sua atividade muscular juntamente com o agonista.

Quando o neurônio aferente do tipo II, ou secundário, é estimulado, tem uma resposta diferente daquela dada pelo neurônio sensorial do tipo I. O neurônio do tipo II produz um impulso sensorial em resposta ao alongamento ou mudança de comprimento no músculo, e esse é um bom indicador de *feedback* sobre o comprimento real no músculo, porque seus impulsos sensoriais não diminuem quando o músculo é mantido numa posição estacionária.

A inervação das extremidades das fibras fusiformes pelo motoneurônio gama altera consideravelmente a resposta do fuso muscular. O primeiro efeito importante da inervação gama do fuso é que ela não permite que a descarga do fuso cesse quando o músculo está encurtado. Se o músculo encurtasse sem coativação alfa-gama, a atividade do fuso seria suspensa pela interrupção do alongamento externo no músculo. A coativação alfa-gama mantém o fuso retesado e permite que ele continue a fornecer informações sobre posição e comprimento, apesar do encurtamento do músculo (63). Há alguns indícios de que isso apenas é válido para movimentos lentos e movimentos sob carga, mas que não vale para movimentos rápidos. Em movimentos rápidos, a

atividade de alongamento nos fusos do músculo antagonista pode dar as informações sobre comprimento e posição.

O segundo impulso principal proveniente da inervação do motoneurônio gama do fuso muscular é uma intensificação indireta dos impulsos motores que são enviados ao músculo através das vias do neurônio alfa. Ele é somado aos impulsos que descem pelo sistema, altera o ganho e aumenta o potencial para ativação completa através das vias alfa. Esse é um fator importante que contribui para a coordenação das respostas e para o estabelecimento do padrão dos motoneurônios alfa.

Em antecipação ao levantamento de um objeto pesado, os motoneurônios alfa e gama estabelecerão certo nível de excitabilidade no sistema para acomodar a resistência pesada. Se o objeto levantado for muito mais leve do que o antecipado, o sistema gama irá interferir de modo a reduzir a atividade do aferente do tipo I. Esse aferente realizará um rápido ajuste na resposta do motoneurônio alfa ao músculo e reduzirá o número de unidades motoras ativadas.

Finalmente, o motoneurônio gama é ativado num limiar mais baixo do que o do motoneurônio alfa, podendo, portanto, iniciar respostas a mudanças posturais mediante o reajuste ou reorganização do fuso e ativação da resposta alfa (27). As vias aferentes, as vias gama e as vias alfa fazem parte, todas, da **alça gama**, ilustrada na Figura 4.17.

ÓRGÃO TENDINOSO DE GOLGI

Outro proprioceptor importante que influencia significativamente a ação muscular é o **órgão tendinoso de Golgi** (OTG). Essa estrutura monitora a força ou a tensão no mús-

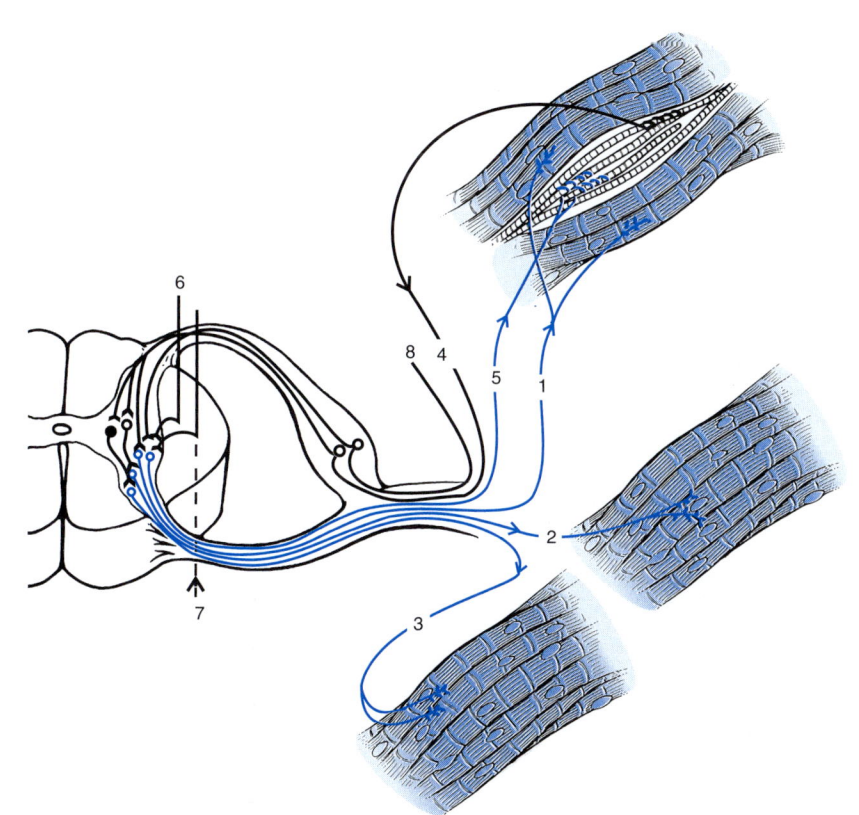

FIGURA 4.17 Alça do tipo Ia, em que a informação é enviada pelo fuso (4), causando inibição (3) e excitação de sinergistas e agonistas (2, 1). A alça é facilitada pelo *input* proveniente do motoneurônio gama (5), o qual inicia uma contração das extremidades das fibras do fuso, criando um alongamento interno dessas fibras. O motoneurônio gama recebe impulso por meio dos centros superiores ou de outros interneurônios na medula espinal (6, 7, 8).

culo. Conforme ilustra a Figura 4.18, o OTG se situa na junção musculotendínea. Trata-se de uma coleção fusiforme de fascículos de colágeno circundados por uma cápsula que tem continuidade no interior dos fascículos, criando compartimentos. As fibras colágenas do OTG estão diretamente conectadas às **fibras extrafusais** dos músculos (63).

Dois neurônios sensoriais saem de um local situado entre os fascículos de colágeno. Quando o colágeno é comprimido por meio de um alongamento ou contração das fibras musculares, as terminações nervosas do tipo Ib do OTG geram um impulso sensorial proporcional à quantidade de deformação nelas criada. As respostas à carga e à velocidade de mudança na carga são lineares. Várias fibras musculares se inserem em um OTG, e qualquer tensão gerada em qualquer dos músculos gerará uma resposta no OTG.

No alongamento do músculo, a tensão no OTG individual é gerada juntamente com todos os demais OTGs no tendão. Consequentemente, a resposta do OTG é mais sensível em situação de tensão do que de alongamento. Isso ocorre porque o OTG mede a sustentação da carga em série com as fibras musculares, mas se situa em paralelo com a tensão desenvolvida nos elementos passivos durante o alongamento (33). Assim, a contração tem limiar mais baixo do que o alongamento.

O OTG gera um potencial gradativo local inibitório na medula espinal, conhecido como **reflexo de estiramento inverso**. Se o potencial gradativo for suficiente, será produzido relaxamento ou inibição autogênica nas fibras musculares conectadas em série com o OTG estimulado. Ocorre redução na resposta do motoneurônio alfa para músculos submetidos a alongamento em alta velocidade ou que estejam gerando resposta de alta resistência.

O OTG é muito sensível a pequenas mudanças na tensão; assim, essa estrutura é utilizada na modulação de mudanças na força. O OTG ajuda ao transmitir informações sobre a força, para que o indivíduo aplique exatamente a quantidade certa de força para superar determinada carga. O OTG é confiável na sinalização da tensão, seja ela ativa ou passiva, do músculo inteiro, mesmo depois de uma rotina cansativa (24). O OTG pode gerar uma resposta inibitória através da via do tipo Ib, para reduzir a resistência à contração em um músculo que esteja passando por rápido aumento na força. Por outro lado, o OTG pode proporcionar *input* excitatório em uma atividade como a marcha, durante a qual o OTG detecta tensão nos músculos de sustentação e estimula um reflexo extensor. Também nesse caso, com as informações provenientes dos centros nervosos superiores, o contexto muda e os circuitos são ajustados conforme as circunstâncias.

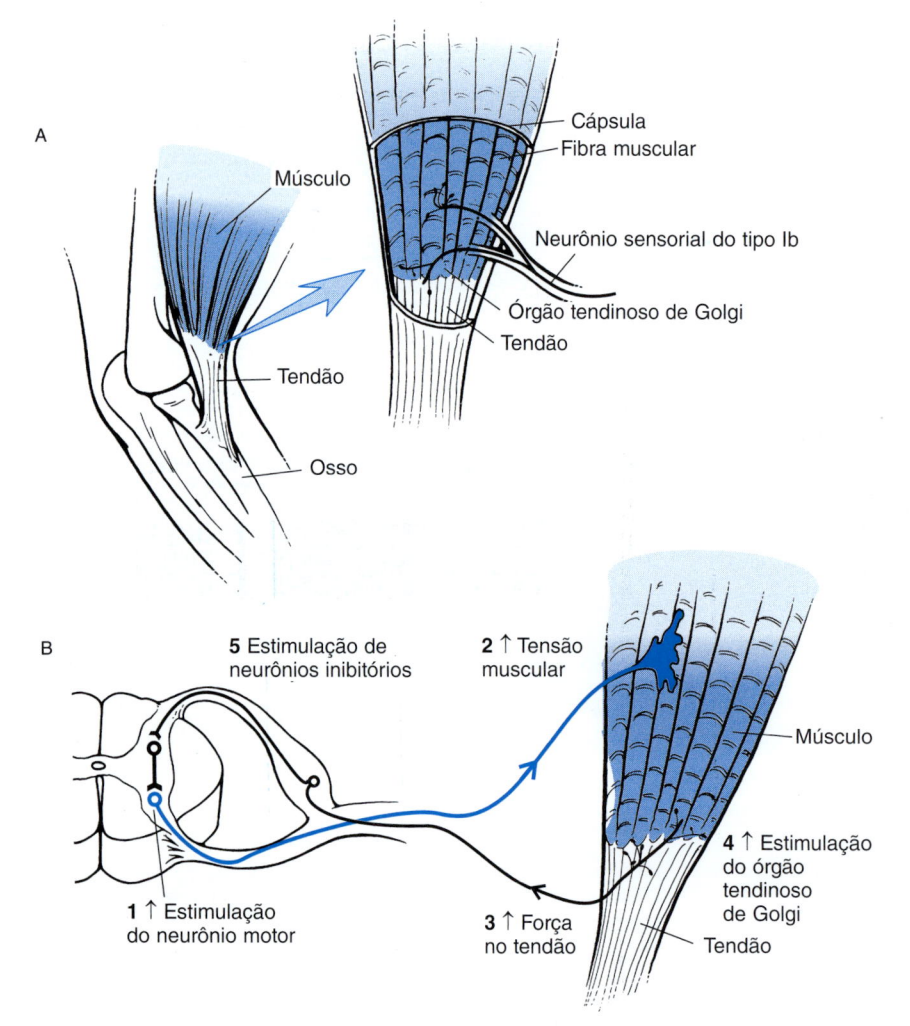

FIGURA 4.18 A. O órgão tendinoso de Golgi (OTG) se situa na junção miotendínea. **B.** Quando há tensão nesse local, o OTG envia informação até a medula espinal por meio de neurônios sensoriais do tipo Ib. O impulso sensorial do OTG facilita o relaxamento do músculo mediante a estimulação de interneurônios inibitórios. Essa resposta é o reflexo de estiramento inverso ou inibição autogênica.

RECEPTORES SENSORIAIS TÁTEIS E ARTICULARES

São limitados os dados sobre os impulsos dos neurônios sensoriais provenientes dos receptores táteis e articulares localizados no interior e em torno das articulações sinoviais (Fig. 4.19). Um desses receptores, a **terminação de Ruffini**, está situado na cápsula articular e responde às mudanças na posição da articulação e na velocidade de movimento da articulação (54). O **corpúsculo de Pacini** é outro receptor articular localizado na cápsula e no tecido conjuntivo que responde à pressão criada pelos músculos e à dor intra-articular (54). Esses receptores articulares, bem como outros receptores nos ligamentos e tendões, proporcionam impulsos contínuos ao sistema nervoso sobre as condições no interior e em torno da articulação.

Efeito do treinamento e do exercício

Durante o treinamento do sistema muscular, uma adaptação neural modifica os níveis de ativação e padrões de impulsos neurais ao músculo. No treinamento de força, por exemplo, ganhos significativos de força podem ser demonstrados depois de aproximadamente 4 semanas de treinamento. Esses ganhos não são decorrentes de um aumento no diâmetro da fibra muscular, mas de um efeito de aprendizado no qual ocorreu adaptação neural (59), resultando em aumentos em fatores como frequências de disparo, rendimento dos neurônios motores, sincronização das unidades motoras e excitabilidade dos motoneurônios (1).

O efeito da adaptação neural é uma contração muscular de melhor qualidade, mediante a coordenação da ativação das unidades motoras. Em consequência de contrações voluntárias máximas, o impulso neural ao músculo aumenta para agonistas e sinergistas e ocorre maior inibição dos antagonistas. Essa adaptação neural, ou efeito de aprendizado, estaciona depois de 4 a 5 semanas de treinamento, sendo tipicamente o resultado de um aumento na frequência da ativação da unidade motora. Além desse ponto, os aumentos na força geralmente são decorrentes de mudanças estruturais e ganhos físicos na secção transversal do músculo. A influência do treinamento, tanto no retardo eletromecânico (REM) como na quantidade da atividade eletromiográfica (EMG), é apresentada por Hakkinen e Komi (26), conforme ilustra a Figura 4.20.

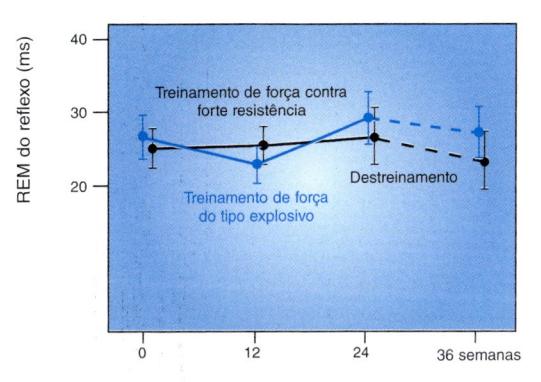

A. Influência do treinamento no retardo eletromecânico

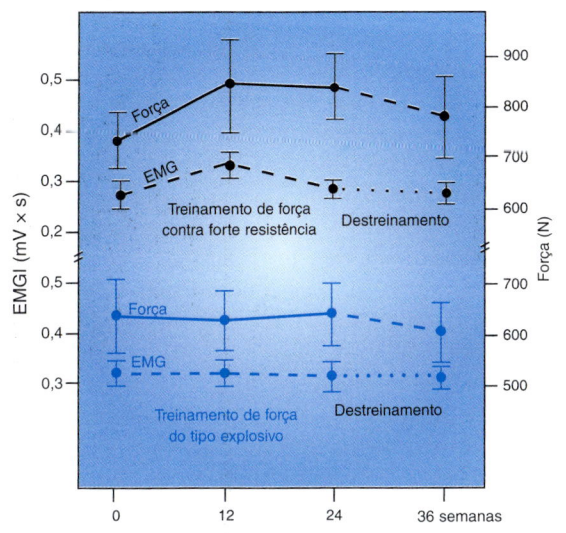

B. Influência do treinamento na EMGI

FIGURA 4.20 A. Demonstrou-se que o treinamento de força explosiva diminui o retardo eletromecânico (REM) na contração muscular depois de 12 semanas de treinamento. Contudo, o REM aumentará novamente se o treinamento tiver continuidade até 24 semanas e cairá ligeiramente com o destreinamento. A influência do treinamento de força contra resistência no REM é desprezível. **B.** A EMGI aumenta nas primeiras semanas durante o treinamento de resistência pesada, mas não com o treinamento explosivo. Acredita-se que ocorra alguma adaptação neural nos estágios iniciais de tipos específicos de treinamento de resistência, o que facilita um aumento precoce na produção de força. [Reproduzido com permissão de Hakkinen, K. e Komi, P. V. (1986). Training-induced changes in neuromuscular performance under voluntary and reflex conditions. *European Journal of Applied Physiology*, 55:147-155.]

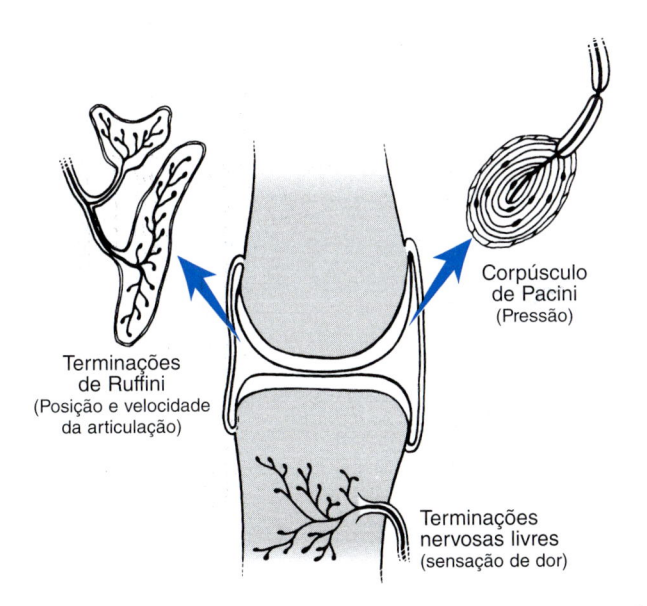

FIGURA 4.19 Diversos outros receptores sensoriais enviam informações para o sistema nervoso central. Nas cápsulas articulares e no tecido conjuntivo, encontra-se o corpúsculo de Pacini, que responde à pressão, e as terminações de Ruffini, que respondem a mudanças na posição da articulação. Do mesmo modo, terminações nervosas livres em torno das articulações criam sensações dolorosas.

A especificidade do treinamento é importante para a intensificação dos impulsos neurais aos músculos. Se um membro for treinado de cada vez, poderá ser obtida maior produção de força com mais impulsos neurais aos músculos do que se forem treinados simultaneamente dois membros. A perda tanto da força como do impulso neural aos músculos mediante o treinamento bilateral é chamada **déficit bilateral** (5,14). De fato, o treinamento de um membro aperfeiçoa neurologicamente a atividade e aumenta a força voluntária no outro membro.

Ao trabalhar com atletas que usam os membros assimetricamente, como na corrida ou no arremesso, o treinador deve incorporar ao programa de condicionamento alguns movimentos unilaterais dos membros. Participantes de esportes ou atividades que usam ambos os membros, como halterofilistas, devem treinar bilateralmente.

A especificidade de treinamento também determina o tipo de fibra que é enfatizado e desenvolvido. Mediante o treinamento contra resistência, as fibras do tipo II podem ser aperfeiçoadas pela redução na inibição central e pelo aumento na facilitação neural. Isso pode se prestar à resistência à fadiga em exercícios de alta intensidade e curta duração, nos quais a fadiga ocorre como consequência da incapacidade de manter uma ativação nervosa ideal.

Mesmo um aquecimento curto (de 5 a 10 minutos) que precede um evento ou *performance* influencia o impulso neural por aumentar a atividade das unidades motoras (38). Outro fator que aperfeiçoa a resposta nervosa ao músculo é o uso de uma contração de músculo antagonista que precede a contração do agonista, como se observa em movimentos preparatórios em uma habilidade (p. ex., *backswing*, i. e., o movimento do corpo para trás, com a raquete, para receber o serviço; abaixamento). Isso diminui os impulsos inibitórios ao músculo agonista e permite maior impulso neural e ativação da contração do músculo agonista.

Um alongamento do músculo antes que este se contraia promove mais estimulação nervosa do músculo por meio do arco reflexo de estiramento. Demonstrou-se que atletas que precisam gerar potência, como saltadores e velocistas, possuem sistemas excitáveis em que a potencialização reflexa é alta (38).

Quando a fadiga ocorre durante o exercício, ocorre redução na capacidade de força máxima do músculo, causada pelo comprometimento dos mecanismos musculares e nervosos (31). Um declínio na produção de força envolve vários mecanismos nervosos, por exemplo, a influência do *feedback* aferente, *inputs* descendentes e a influência nos circuitos espinais no rendimento do *pool* motor. O mecanismo que contribui para a fadiga depende da tarefa, e variações na intensidade de contração criam diferenças no equilíbrio entre os *inputs* excitatório e inibitório ao *pool*.

Resumindo, o impulso neural ao músculo pode ser intensificado por meio do treinamento para aumentar o número de unidades motoras contributivas, alterar o padrão de disparo e aumentar a potencialização reflexa do sistema (52). Do mesmo modo, a imobilização do músculo pode gerar a resposta oposta por abaixar o nível de impulso neural ao músculo e por diminuir a potencialização reflexa.

EXERCÍCIOS DE FLEXIBILIDADE

Flexibilidade é considerada por muitos um componente essencial da aptidão física e um componente importante de desempenho em esportes como a ginástica artística e a dança. A flexibilidade pode ser aumentada com um programa de alongamento.

Não existe evidência sólida que demonstre que o aumento da flexibilidade é importante para a redução das lesões, ou que seja uma proteção contra lesões (67). Na verdade, o alongamento antes do desempenho esportivo pode até mesmo ter influência negativa, pela redução da geração de força e da produção de potência (46), sendo apenas recomendável para atividades que exijam níveis elevados de flexibilidade (37). Apesar disso, para que seja mantida uma faixa funcional de movimento, é recomendável uma rotina regular de alongamento integrada a um programa de condicionamento. O programa de condicionamento de flexibilidade deve ser executado diariamente, ou pelo menos três vezes por semana, de preferência depois do exercício.

Flexibilidade, no sentido utilizado nesta seção, é definida como a amplitude de movimento final de um segmento. Isso pode ser obtido ativamente, por meio de alguma contração voluntária de um agonista que promove o movimento articular (**amplitude de movimento ativa**), ou passivamente, como ocorre quando os músculos agonistas estão relaxados enquanto o segmento é mobilizado ao longo da amplitude de movimento por uma força externa, por exemplo, outra pessoa ou objeto (**amplitude de movimento passiva**) (60,68).

Muitos componentes contribuem para a flexibilidade ou para a falta dela. Em primeiro lugar, a estrutura articular é um determinante da flexibilidade; ela limita a amplitude de movimento em algumas articulações e produz o ponto terminal, ou de terminação, do movimento. Isso é válido para uma articulação como o cotovelo, em que o movimento de extensão é terminado pelo contato ósseo entre a fossa do olécrano e o olécrano na parte posterior da

Componentes que afetam a flexibilidade

Mecanismos que restringem a amplitude de movimento articular	Exemplo
(1) Estruturas articulares – contato ósseo	Extensão do cotovelo
(2) Tecido mole – gordura, massa muscular	Flexão do cotovelo
(3) Ligamentos	Extensão do joelho
(4) Comprimento de antagonistas	Flexão do quadril
(5) Mecanismos neurológicos	Movimento balístico de arremesso, na articulação do ombro

Métodos de alongamento	
Método	**Técnica**
Passivo	Alongamento lento e contínuo com parceiro; 10 a 30 s
Dinâmico	Alongamento estático, cíclico e lento e encurtamento do músculo; 30 s/6 repetições de alongamentos de 5 s
Estático	Alongamento lento com parada no final da faixa de movimento; 10 a 30 s
Isométrico	Alongamento estático contra uma força ou um objeto imóvel, como uma parede ou o chão; 10 a 30 s
Balístico	Alongamento muscular rápido, utilizando movimentos súbitos ou vigorosos
Facilitação neuromuscular proprioceptiva	Alongamento muscular passivo alternado com parceiro após o músculo antagonista se contrair contra resistência (contração-relaxamento; manutenção-relaxamento; manutenção-relaxamento com reversão lenta); contração de 6 s seguida por alongamento assistido durante 10 a 30 s

articulação. Uma pessoa que pode hiperestender o antebraço no cotovelo não é aquela que é excepcionalmente flexível, mas é alguém que possui uma fossa do olécrano excepcionalmente profunda ou um olécrano pequeno. Existem restrições ósseas à amplitude de movimento em diversas articulações no corpo, mas esse tipo de restrição não é o principal mecanismo na limitação ou promoção de flexibilidade articular.

O tecido mole em torno da articulação é outro fator que contribui para a flexibilidade. À medida que a articulação se aproxima dos limites da amplitude de movimento, o tecido mole de um segmento será comprimido pelo tecido mole do segmento adjacente. Essa compressão entre componentes teciduais adjacentes contribui para o término da amplitude de movimento, o que significa que indivíduos obesos e pessoas com grande massa muscular ou hipertrofia comumente demonstram níveis mais baixos de flexibilidade. Contudo, o indivíduo hipertrofiado pode obter boa flexibilidade numa articulação mediante a aplicação de maior força no final da amplitude de movimento, a fim de comprimir em maior grau o tecido mole que está funcionando como obstáculo. O indivíduo obeso que possui pouca força ficará nitidamente limitado em relação à flexibilidade por causa da incapacidade de gerar a força necessária para atingir uma maior amplitude de movimento.

Os ligamentos restringem a amplitude de movimento e a flexibilidade ao oferecerem máximo apoio no final da amplitude de movimento. Por exemplo, os ligamentos do joelho concluem a extensão da perna. Um indivíduo que pode hiperestender os joelhos é comumente denominado como alguém com "articulação dupla", mas a verdade é que esse indivíduo possui ligamentos ligeiramente mais longos, que lhe permitem um desempenho do movimento articular acima do habitual.

Os principais fatores que influenciam a flexibilidade são o próprio comprimento físico do músculo ou músculos antagonistas; as características viscoelásticas dos músculos, ligamentos e outros tecidos conjuntivos; e o nível de inervação neurológica num músculo que está sendo alongado. A extensibilidade do tecido mole está relacionada à resistência do tecido durante o alongamento, e o alongamento suplanta a resistência passiva no tecido (57). Todos esses fatores podem ser influenciados por tipos específicos de treinamento de flexibilidade.

Quando um músculo é alongado, três mecanismos neurológicos restringem a amplitude de movimento. Num alongamento rápido, o neurônio sensorial aferente primário do tipo Ia no fuso muscular inicia o reflexo de estiramento, criando maior atividade muscular por meio da inervação dos motoneurônios alfa. A resposta é proporcional à velocidade de alongamento. Assim, quanto mais rápido o alongamento, mais o mesmo músculo se contrai. Depois de completado o alongamento, os neurônios sensoriais do tipo Ia cairão para um nível de disparo mais baixo, reduzindo o nível de ativação dos motoneurônios ou a resistência no músculo. Uma técnica de flexibilidade que melhora essa resposta é o **alongamento balístico**, em que os segmentos são movidos bruscamente para obtenção da amplitude de movimento final. Esse tipo de alongamento não é recomendável para melhorar a flexibilidade por causa da estimulação dos neurônios do tipo Ia e do aumento na resistência no músculo. Velocidades lentas de alongamento permitem maior relaxamento do estresse e geram forças menores nos tecidos. Contudo, o alongamento balístico é um componente de muitos movimentos comuns, como o movimento preparatório do arremesso no beisebol ou o final do movimento de acompanhamento subsequente a um chute no futebol.

Uma técnica de alongamento melhor para uma amplitude de movimento mais satisfatória é o **alongamento estático**, em que o membro é mobilizado com lentidão ligeiramente além da posição terminal e, em seguida, é mantido nessa posição durante 10 a 30 segundos (9). A mobilização lenta do membro diminui a resposta do neurônio sensorial do tipo Ia, e a manutenção da posição no final reduz significativamente o impulso do tipo Ia, permitindo mínima interferência no movimento articular.

A principal restrição ao alongamento de um músculo é encontrada no tecido conjuntivo e nos tendões no interior e em torno do músculo (23,50). Estão compreendidos a fáscia, o epimísio, o perimísio, o endomísio e os tendões. As próprias fibras musculares não desempenham papel significativo no alongamento de um músculo através do treinamento de flexibilidade. Para compreender como o tecido conjuntivo responde a um alongamento, há necessidade de examinar as características de carga-deformação da unidade muscular.

Na primeira vez que um alongamento é imposto, o músculo cria uma resposta linear à carga mediante alongamento em todas as partes do músculo. Essa é a fase elástica do alongamento externo. Se a carga externa for removida do músculo durante essa fase do alongamento, ele retornará a seu comprimento original dentro de algumas horas e não permanecerá aumento residual ou a longo prazo no comprimento muscular. São comuns as técnicas de alongamento que trabalham a resposta elástica do músculo incluindo movimentos articulares repetidos e de curta duração. Esses alongamentos, que habitualmente precedem uma atividade, produzirão algum aumento no comprimento do músculo para uso na prática ou no jogo, mas não produzirá nenhuma melhora na flexibilidade a longo prazo.

Se um músculo for colocado numa posição terminal e mantido na posição por um período prolongado, o tecido ingressará na região plástica de resposta à carga, alongando e sofrendo deformação plástica (66). Essa deformação plástica é um aumento a longo prazo no comprimento do músculo e será transferida de um dia para outro, progressivamente (41). A Figura 4.21 apresenta um modelo descritivo do comportamento dos elementos elásticos e plásticos atuantes em um alongamento.

Para criar aumentos no comprimento em decorrência do alongamento plástico ou a longo prazo, o músculo deve ser alongado enquanto está aquecido, e o alongamento deve ser mantido durante bastante tempo sob baixa carga (54,56). Assim, para que sejam adquiridos benefícios a longo prazo com o alongamento, ele deve ocorrer depois de uma prática ou um exercício, e alongamentos individuais devem ser mantidos nas posições articulares finais por um período prolongado.

O resfriamento de um músculo aquecido aumenta o alongamento permanente dos tecidos nesse músculo. É recomendável que as posições articulares sejam mantidas durante pelo menos 30 segundos e, de modo ideal, até 1 minuto. Em músculos que não são flexíveis e que exigem atenção extra, o alongamento deverá ocorrer por períodos mais longos, de 6 a 10 minutos (61). Para evitar qualquer lesão significativa nos tecidos, não deverá ocorrer alongamento acompanhado de dor.

Facilitação neuromuscular proprioceptiva

A **facilitação neuromuscular proprioceptiva** (FNP) é uma técnica utilizada para estimular o relaxamento do músculo alongado, de modo que a articulação possa ser mobilizada ao longo de maior amplitude de movimento (36). Essa técnica, utilizada em situações de reabilitação, também pode ser de bom uso com atletas e indivíduos que tenham flexibilidade limitada em certos grupos musculares, como os músculos isquiocrurais (56).

A FNP incorpora várias combinações de sequências usando relaxamento e contração dos músculos que estão sendo submetidos ao alongamento. Um exercício simples de FNP consiste no movimento passivo do membro do indivíduo até sua amplitude de movimento final; em seguida, deve-se fazer com que o indivíduo retorne em contração isométrica contra a resistência manual aplicada por um colega; finalmente, o indivíduo deve relaxar e passar para o alongamento (contração-alongamento). A repetição desse ciclo pode resultar em aumento significativo na amplitude de movimento final (20). Esse procedimento aumenta a amplitude de movimento porque o *input* proveniente do aferente do tipo Ia do fuso muscular fica reduzido pelo reajuste do fuso (27). Habitualmente, os exercícios de FNP são diagonais e alinhados com a direção das fibras do músculo. O alongamento em um padrão oblíquo se aproxima mais das ações observadas nos movimentos comuns (39).

O processo pode ser aprimorado ainda mais se ocorrer uma contração do agonista no final da amplitude de movimento. Isso estabelece um aumento no relaxamento do antagonista ou do músculo que está sendo alongado. Por exemplo, movimente passivamente o pé até a posição de flexão plantar para alongar os dorsiflexores. Contraia isometricamente os dorsiflexores contra resistência aplicada por um colega sobre o pé. Movimente o pé ainda mais em flexão plantar e, em seguida, contraia os flexores plantares. Essas duas técnicas promoverão o maior aumento na amplitude de movimento. Num exercício de PNF do tipo manutenção-relaxamento, o OTG é estimulado, sendo gerada uma inibição reflexa que torna mais fácil o alongamento passivo subsequente. Em um exercício de PNF do tipo manutenção-relaxamento com reversão lenta, o

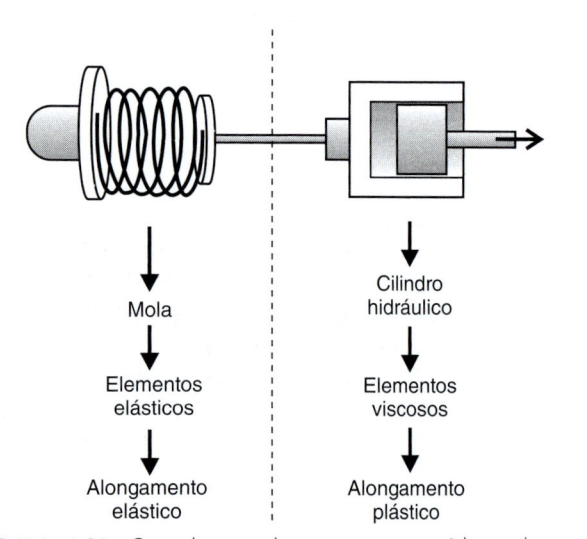

FIGURA 4.21 Quando um alongamento repetido e de curta duração é aplicado ao músculo, o tecido conjuntivo e o músculo respondem como uma mola, com um breve alongamento do tecido, mas com retorno ao comprimento original depois de um curto período. Num alongamento prolongado e sustentado, especialmente enquanto o músculo está aquecido, os tecidos se comportam de maneira mais hidráulica, enquanto sofrem uma deformação a longo prazo. [Reproduzido com permissão de Sapega, A. A., et al. (1981). Biophysical factors in range of motion exercises. *The Physician and Sportsmedicine*, 9:57-64.]

OTG é também estimulado na fase de "manutenção" isométrica. Os antagonistas geram um movimento de reversão lenta para o alongamento do músculo-alvo, ativando os fusos musculares e dessensibilizando o fuso durante o alongamento passivo em prosseguimento. A Figura 4.22 apresenta exemplos de exercícios de FNP para os músculos das articulações do quadril e do ombro.

EXERCÍCIOS PLIOMÉTRICOS

A finalidade do **treinamento pliométrico** é melhorar a velocidade e a potência de uma *performance*. O treinamento pliométrico tem se mostrado efetivo no aumento da produção de potência de atletas em esportes como voleibol, basquetebol, salto em altura, salto em distância, arremesso e corrida de velocidade. A pliometria baseia-se na ideia de especificidade do treinamento, em que um músculo treinado em velocidades maiores funcionará melhor nessas condições.

O exercício pliométrico consiste no alongamento rápido de determinado músculo, seguido pela sua imediata contração (5). O princípio de alongamento-contração subjacente ao exercício pliométrico foi discutido no capítulo anterior e demonstrou ser um estimulante efetivo da produção de força. Por exemplo, um salto contramovimento pode apresentar uma diferença de 2 a 4 cm na altura de salto vertical em comparação com um salto da posição agachada, que não inclua a sequência de alongamento-contração (11). Exercícios pliométricos melhoram a produção de potência no músculo, mediante a facilitação dos impulsos neurológicos ao músculo e um aumento da tensão muscular gerada nos componentes elásticos dele.

A base neurológica para a pliometria é o impulso proveniente do reflexo de estiramento através do neurônio sensorial do tipo Ia. O alongamento rápido do músculo produz excitação dos motoneurônios alfa que o contraem. Essa excitação é aumentada com a velocidade do alongamento, sendo máxima na conclusão de um alongamento rápido; depois disso, caem os níveis de excitação. Assim, se um músculo puder ser rapidamente alongado e imediatamente contraído sem pausa no final do alongamento, essa alça reflexa produzirá máxima facilitação. Se o indivíduo fizer uma pausa no final do alongamento, esse impulso mioneural ficará enormemente diminuído. O favorecimento mioelétrico do músculo que está sendo alongado é responsável por aproximadamente 25 a 30% do aumento da produção de força na sequência pliométrica de alongamento-contração (40).

O fator responsável pela maior parte dos aumentos na produção (70 a 75%) como consequência do exercício pliométrico é a restituição da energia elástica no músculo (40). Ao final da fase de alongamento em um exercício pliométrico, o músculo inicia uma ação muscular excêntrica que aumenta a força e a rigidez na unidade miotendínea, resultando no armazenamento da energia elástica. Quando um músculo é alongado, a energia potencial elástica é armazenada no tecido conjuntivo e no tendão e nas pontes transversas, quando estas são giradas de volta com o alongamento (2). Diante de um alongamento vigoroso a curto prazo, a recuperação máxima da energia potencial elástica é retornada à contração seguinte do mesmo músculo. O resultado final desse pré-alongamento de breve amplitude com pequeno intervalo de tempo entre o alongamento e a contração é que forças maiores podem ser geradas para qualquer dada velocidade, melhorando a produção da potência do sistema (12). A implementação dessa técnica sugere que um alongamento rápido ao longo de uma amplitude de movimento limitada deve ser seguido imediatamente por uma contração vigorosa do mesmo músculo.

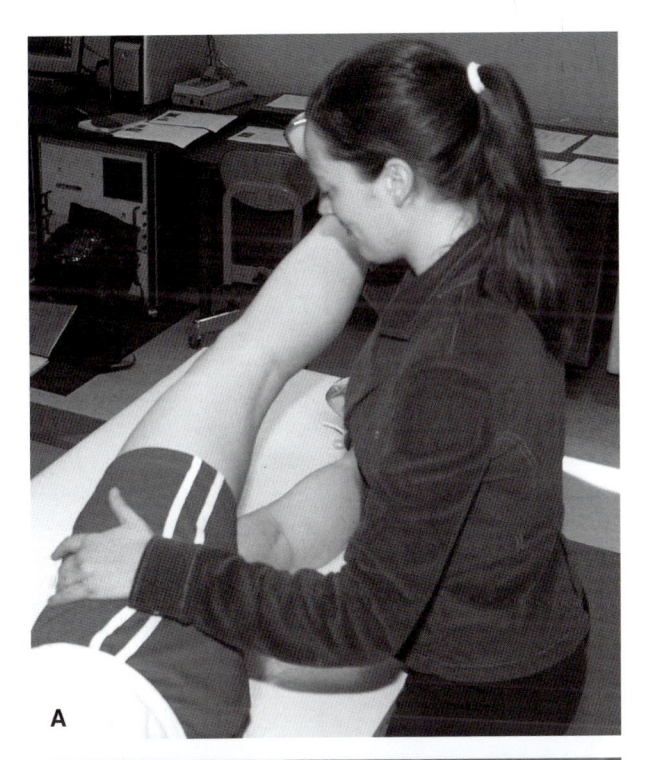

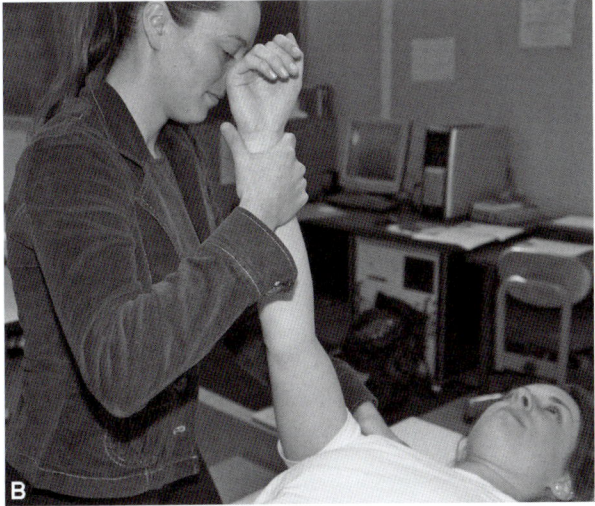

FIGURA 4.22 A figura demonstra exemplos de exercícios de FNP. **A.** No quadril, a coxa se movimenta ao longo de um padrão diagonal, e é aplicada resistência manual no pé e na coxa. **B.** No ombro, o braço é movimentado em flexão, e é oferecida resistência manual na mão.

Exemplos pliométricos

O programa de exercício pliométrico consiste numa série de exercícios que impõem um alongamento rápido seguido por uma contração vigorosa. Considerando que o músculo está sofrendo uma contração excêntrica vigorosa, deve-se dar atenção ao número de exercícios e à carga imposta por meio da contração excêntrica (16,45). Sugere-se que os exercícios pliométricos sejam feitos em superfícies flexíveis e não mais que dois dias por semana. As porcentagens de lesões serão mais altas no uso do treinamento pliométrico se esses fatores não forem levados em consideração. Além disso, o treinamento pliométrico deve ser aplicado de maneira bastante conservadora quando os participantes possuem pouca força nos músculos que estão sendo treinados. Em primeiro lugar, deve-se desenvolver uma base de força. Sugere-se que o indivíduo seja capaz de fazer agachamento com 60% do peso corporal 5 vezes em 5 segundos antes de iniciar exercícios pliométricos (15). Isso é feito para verificar se as ações musculares excêntricas e concêntricas podem ser revertidas rapidamente.

Os exercícios pliométricos para o membro inferior incluem atividades como pulos numa só perna, saltos em profundidade de diversas alturas, salto em degrau, saltos em velocidade com as duas pernas, saltos alternados, saltos de plataforma e saltos rápidos com contramovimento. A altura da qual o praticante dá o salto pliométrico é um aspecto importante. As alturas podem variar de 0,25 a 1,5 m e devem tomar por base o nível de aptidão do participante. Uma altura deve ser considerada como demasiadamente elevada se não puder ser realizado um rebote rápido e vigoroso logo depois da aterrissagem.

Exercícios pliométricos podem ser realizados 1 a 2 vezes por semana por um atleta condicionado. Um programa pliométrico pode consistir em 3 a 5 exercícios de baixa intensidade (10 a 20 repetições), como pular no lugar ou realizar saltos com as duas pernas; 3 a 4 exercícios de intensidade moderada (5 a 10 repetições), como saltos numa só perna, saltos com as duas pernas sobre uma barreira ou cama elástica; e 2 a 3 exercícios de alta intensidade, como salto em profundidade (5 a 10 repetições). No início, a altura da caixa para o salto em profundidade deve ser pequena para evitar lesões, visto que a quantidade de força a ser absorvida e controlada aumentará a cada aumento da altura.

As atividades para o membro superior podem ser implementadas mais apropriadamente com o uso de elástico cirúrgico ou de material que possa ser esticado. O músculo pode ser tracionado num alongamento pelo elástico cirúrgico e, depois disso, pode se contrair contra a resistência oferecida pelo elástico. Por exemplo, segure o elástico cirúrgico numa posição diagonal transversalmente às costas e simule um movimento de arremesso com a mão direita, enquanto a mão esquerda é mantida no lugar. O braço gerará um movimento contra resistência oferecida pelo elástico cirúrgico e, em seguida, será arrastado de volta num rápido alongamento pela tensão gerada no elástico. Esses elásticos ou tiras que oferecem resistência estão disponíveis à venda com resistências variáveis, permitindo compatibilidade com uma série de níveis distintos de força.

Outra forma de pliometria para o membro superior consiste em pegar uma *medicine ball* e, imediatamente, arremessá-la. Essa ação impõe um rápido alongamento aos músculos durante a fase de pegar a bola, seguido por uma contração concêntrica dos mesmos músculos no arremesso da bola. A Figura 4.23 apresenta exercícios pliométricos específicos.

Uma forma de treinamento combinado é chamada *treinamento complexo*, em que trabalho de força é combinado com trabalho de velocidade, para aprimoramento dos vários componentes do músculo. Por exemplo, um exercício de agachamento pode ser acoplado a saltos em profundidade. O agachamento facilitará o desempenho concêntrico por meio do treinamento de força, e o salto em profundidade

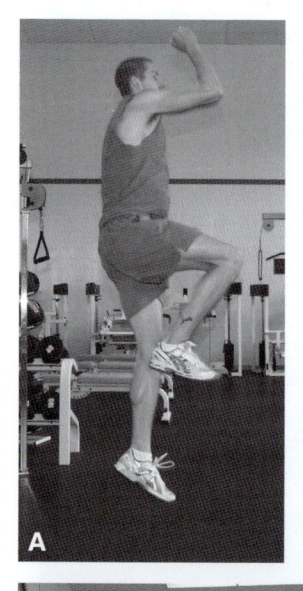
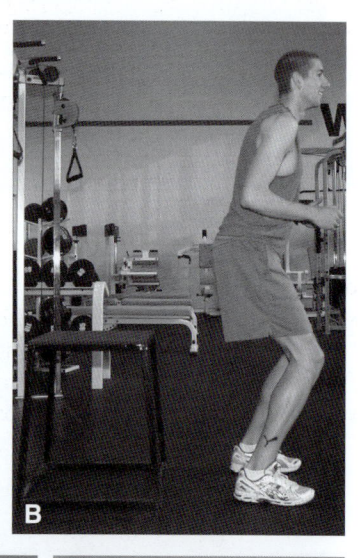
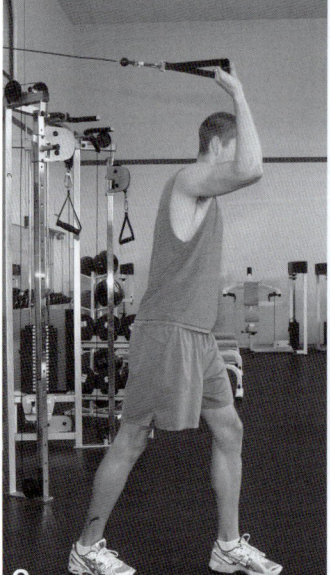
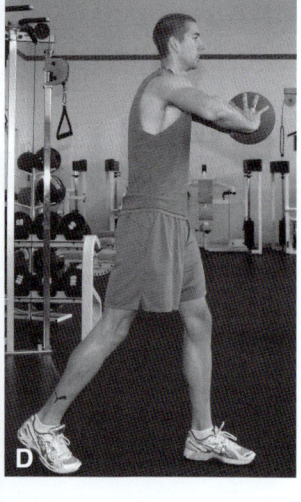

FIGURA 4.23 Exercícios pliométricos podem ser desenvolvidos para qualquer esporte ou região do corpo pelo uso do ciclo de alongamento-contração no exercício. São exemplos de exercícios pliométricos para o membro inferior saltar sobre um pé (**A**) e o salto em profundidade (**B**). Para o membro superior, o uso de elástico cirúrgico (**C**) e o arremesso de uma *medicine ball* (**D**) são bons exercícios.

facilitará o desempenho excêntrico e a velocidade de desenvolvimento de força por meio da pliometria (18).

Eletromiografia

A atividade elétrica no músculo pode ser medida pela **eletromiografia** (EMG). Essa técnica permite que a mudança no potencial de membrana seja medida durante a transmissão dos potenciais de ação ao longo da fibra. O estudo do músculo a partir dessa perspectiva pode ser muito válido por proporcionar informação concernente ao controle dos movimentos voluntários e/ou reflexos. O estudo da atividade muscular durante determinada tarefa pode revelar quais músculos estão ativos e quando os músculos iniciam e cessam sua atividade. Além disso, é possível quantificar a magnitude da resposta elétrica dos músculos durante a tarefa. Mas há limitações para o uso da EMG, e devemos compreendê-las integralmente para que essa técnica possa ser utilizada corretamente.

ELETROMIOGRAMA

Eletromiograma é o perfil do sinal elétrico detectado por um eletrodo num músculo. Ou seja, é a medida do potencial de ação do sarcolema. O sinal de EMG é muito complexo, sendo uma composição de inúmeros potenciais de ação de todas as unidades motoras ativas sobrepostas umas às outras. A Figura 4.24 ilustra a complexidade do sinal. Note que o sinal bruto tem componentes positivos e negativos.

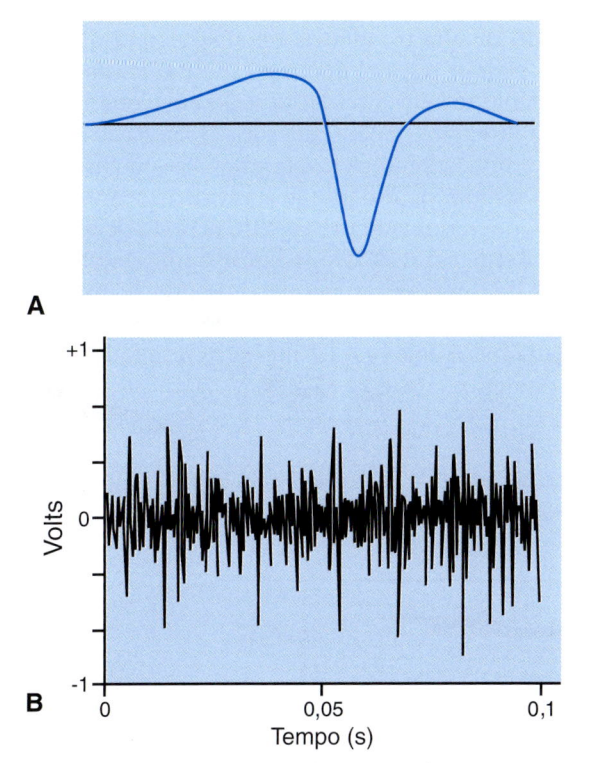

FIGURA 4.24   Registros de eletromiografia (EMG). **A.** Potencial de ação isolado. **B.** Registro simples de EMG contendo muitos potenciais de ação. A duração do potencial de ação isolado é muito menor do que a do sinal de EMG em **B**.

A amplitude do sinal de EMG varia com diversos fatores que serão examinados em uma seção específica adiante. No entanto, a amplitude aumenta quando a intensidade da contração muscular aumenta. Isso não significa que existe uma relação linear entre a amplitude da EMG e a força muscular. De fato, aumentos na atividade do eletromiograma não indicam necessariamente aumento na força muscular (65). Apenas nas contrações isométricas existe íntima associação entre atividade elétrica do músculo e força muscular (22).

REGISTRO DE UM SINAL ELETROMIOGRÁFICO

Eletrodos

O sinal de EMG é registrado usando um eletrodo. O eletrodo, que funciona como uma antena, pode ser interno ou pode ser superficial. O **eletrodo interno**, que pode ser uma agulha ou arame fino, é aplicado diretamente no músculo. Esse tipo de eletrodo é utilizado em músculos profundos ou pequenos. **Eletrodos de superfície** são aplicados sobre a pele, por cima de um músculo, de modo que são utilizados principalmente em músculos superficiais; eles não devem ser utilizados para músculos profundos. Mais frequentemente, o eletrodo de superfície é utilizado em estudos biomecânicos; dessa forma, a maior parte da discussão que se seguirá diz respeito a eletrodos de superfície.

Os eletrodos de superfície podem ser aplicados em um arranjo monopolar ou bipolar (Fig. 4.25). No modo monopolar, um eletrodo é aplicado diretamente sobre o músculo em questão e um segundo eletrodo passa sobre um local eletricamente neutro, como uma saliência óssea. Registros monopolares não são seletivos com relação aos registros bipolares e, embora sejam utilizados em certas situações, como nas contrações estáticas, são insatisfatórios em movimentos não isométricos. Eletrodos bipolares são utilizados muito mais comumente em estudos biomecânicos. Nesse caso, dois eletrodos com um diâmetro de cerca de 8 mm são aplicados sobre o músculo com um afastamento de aproximadamente 1,5 a 2 cm, e um terceiro eletrodo é aplicado num local eletricamente neutro. Esse arranjo lança mão de um amplificador diferencial, que registra a diferença entre os dois eletrodos registradores. Essa técnica diferencial remove qualquer sinal que seja comum aos sinais provenientes dos dois eletrodos registradores.

O posicionamento correto dos eletrodos é crucial para que seja obtido um bom registro. É óbvio que os eletrodos devem ficar posicionados de tal modo que os potenciais

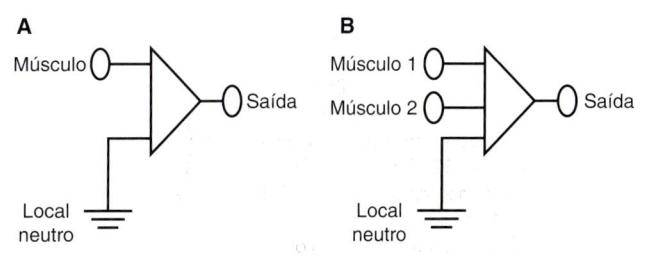

FIGURA 4.25   Eletrodos de EMG podem ter configuração monopolar (**A**) ou bipolar (**B**).

de ação do músculo subjacente possam ser registrados. Portanto, os eletrodos não devem ficar posicionados sobre áreas tendíneas do músculo ou sobre o ponto motor, ou seja, o ponto no qual o nervo ingressa no músculo. Tendo em vista que os potenciais de ação se propagam em ambas as direções ao longo do músculo a partir do ponto motor, os sinais registrados acima do ponto motor têm possibilidade de sofrer atenuação por causa do cancelamento dos sinais provenientes de ambos os eletrodos. São diversas as origens em locais padronizados para posicionamento dos eletrodos (42).

Os eletrodos também devem ser orientados corretamente, ou seja, paralelamente à fibra muscular. O sinal de EMG fica muito afetado quando os eletrodos estão situados perpendicularmente e não paralelamente à fibra.

Ao utilizar eletrodos de superfície, a resistência da pele deve ser levada em consideração. Para que um sinal elétrico seja detectado, essa resistência deve ser muito baixa. Para que seja obtida uma baixa resistência cutânea, a pele deve estar completamente preparada — raspagem do local, abrasão da pele e limpeza com álcool. Depois dessa fase preparatória, os eletrodos podem ser posicionados adequadamente.

Amplificação do sinal

O sinal de EMG é relativamente pequeno, variando de 10 µV a 5 mV. Portanto, é imperativo que o sinal seja amplificado, geralmente até um nível de 1 V. O tipo habitual é o amplificador diferencial, que pode amplificar linearmente o sinal de EMG sem amplificar o ruído ou erro no sinal. O ruído no sinal pode ser obtido de fontes externas ao músculo, como os zumbidos causados pela interferência nos cabos de força, aparelhos ou o próprio amplificador. Além disso, o amplificador precisa ter elevada impedância (resistência) e boa resposta de frequência, e deve ainda ser capaz de eliminar o ruído comum do sinal.

FATORES QUE AFETAM O ELETROMIOGRAMA

Qualquer um entre vários fatores, tanto fisiológicos como técnicos, pode influenciar a interpretação do sinal de EMG (35) (Fig. 4.26). É essencial compreender completamente esses fatores antes que se possa fazer uma interpretação pre-

cisa do sinal de EMG. Alguns deles, como o diâmetro da fibra muscular, o número de fibras, o número de unidades motoras ativas, a velocidade de condução da fibra muscular, o tipo e a localização da fibra muscular, a frequência de disparo da unidade motora, o fluxo sanguíneo no músculo, a distância desde a superfície da pele até a fibra muscular e o tecido que circunda o músculo podem parecer evidentes, porque todos se relacionam com o próprio músculo. Mas os outros fatores, como a interface eletrodo-pele, o condicionamento do sinal e o espaçamento entre eletrodos, relacionam-se essencialmente ao modo como os dados são coletados. Esses fatores são amplificados quando medimos a contração dinâmica, e outros fatores (p. ex., um sinal de EMG não estacionário, o deslocamento dos eletrodos em relação às origens do potencial de ação e as mudanças nas características de condutividade do tecido) também passam a ser importantes (21).

ANÁLISE DO SINAL

Exceto em circunstâncias especiais, é difícil registrar um potencial de ação isolado. Assim, somos deixados com um sinal que compreende numerosos potenciais de ação de muitas unidades motoras. Frequentemente, os pesquisadores estão interessados em quantificar o sinal de EMG, e existem diversos procedimentos para efetuar essa tarefa (44). Na maioria das vezes, os biomecânicos primeiramente retificam o sinal. A *retificação* envolve a obtenção do valor absoluto do sinal bruto, ou seja, todos os valores no sinal são positivos. Nesse ponto, pode ser determinado um *envelope linear*. Isso envolve a remoção do conteúdo de alta frequência do sinal para a obtenção de um padrão regular que represente o volume da atividade. Uma técnica alternativa à do envelope linear consiste em integrar o sinal retificado. Quando o sinal é integrado, a atividade do eletromiograma é somada com o passar do tempo, de modo que a atividade acumulada total pode ser determinada ao longo do período de tempo escolhido. Retificação, envelope linear e integração são abordagens que podem ser efetuadas usando-se equipamento eletrônico, embora também possam ser obtidas por computador. A Figura 4.27 ilustra os resultados desses procedimentos.

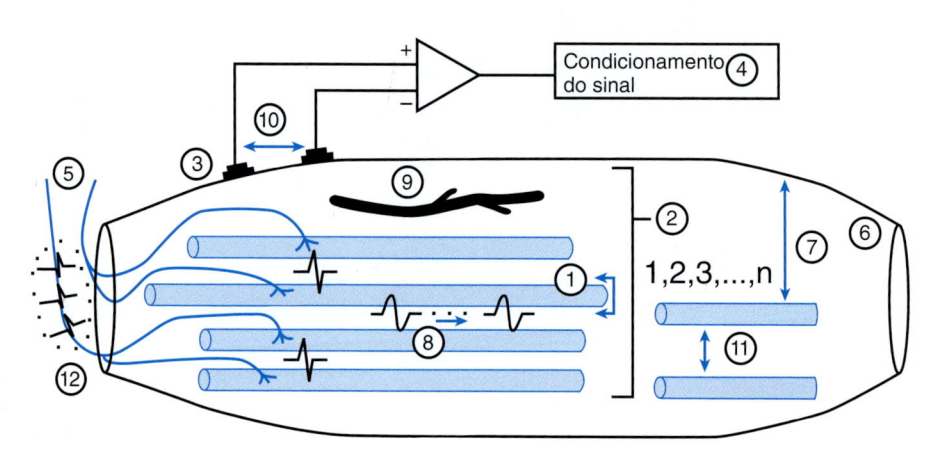

FIGURA 4.26 Algumas das influências no sinal eletromiográfico. 1. Diâmetro da fibra muscular. 2. Número de fibras musculares. 3. Interface eletrodo-pele. 4. Condicionamento do sinal. 5. Número de unidades motoras ativas. 6. Tecido. 7. Distância da superfície da pele até a fibra muscular. 8. Velocidade de condução na fibra muscular. 9. Fluxo sanguíneo no músculo. 10. Espaçamento entre eletrodos. 11. Tipo e localização da fibra. 12. Frequência de disparo da unidade motora. [Adaptado com permissão de Kamen, G., Caldwell, G. E. (1996). Physiology and interpretation of the electromyogram. *Journal of Clinical Neurophysiology*, 13:366-384.]

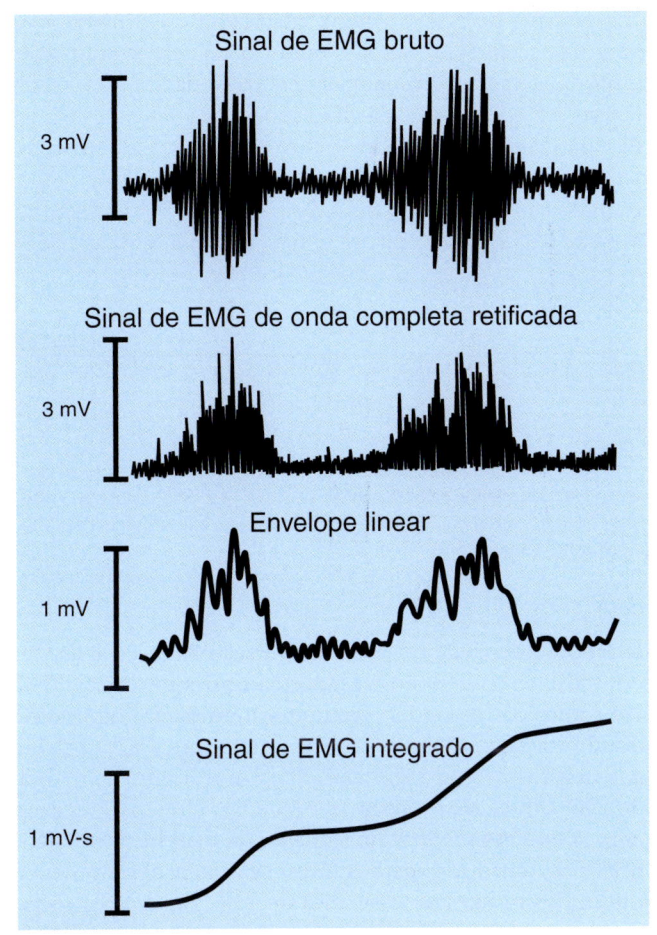

FIGURA 4.27 Sinal bruto de eletromiografia (EMG), sinal de EMG de onda completa retificada, envelope linear e sinal de EMG integrado.

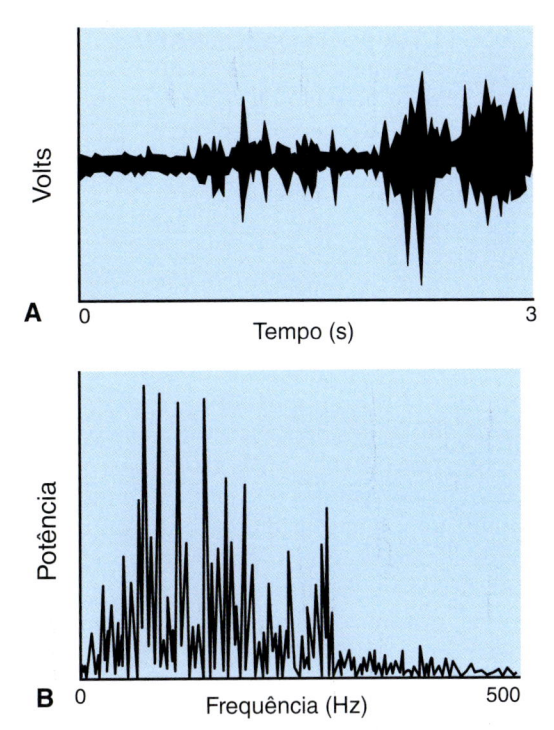

FIGURA 4.28 Sinal bruto de eletromiografia (EMG) no domínio temporal (**A**) e no domínio da frequência (**B**).

são o comprimento inicial do músculo e a carga muscular. Sabe-se que atletas com elevada porcentagem de fibras musculares de contração rápida exibem REM curto (34). A duração real desse retardo ainda é desconhecida, e os valores citados na literatura variam de 50 a 200 ms. A Figura 4.29 ilustra esse conceito.

Nos procedimentos que acabamos de descrever, o sinal de EMG foi apresentado como função do tempo, ou no *domínio temporal*. O sinal de EMG também tem sido analisado no **domínio da frequência**, de modo que o conteúdo de frequência do sinal pode ser determinado. Nesse caso, a potência do sinal é delineada como uma função da frequência do sinal (Fig. 4.28). Esse perfil é conhecido como espectro de frequência.

Retardo eletromecânico

Quando um músculo é ativado por um sinal proveniente do sistema nervoso, o potencial de ação deve se deslocar pelo comprimento do músculo antes que a tensão possa ser desenvolvida no músculo. Assim, ocorre uma dissociação temporal, ou retardo, entre o início do sinal de EMG e o início do desenvolvimento da força no músculo. Isso é conhecido como **retardo eletromecânico** (REM). A tensão se forma algum tempo depois da detecção do sinal, porque determinados eventos químicos devem ocorrer antes da contração. Essa parte REM do sinal de EMG representa a ativação das unidades motoras e o encurtamento do componente elástico em série do músculo. O REM pode ser afetado por fatores mecânicos que alteram a frequência de encurtamento elástico em série. Esses fatores

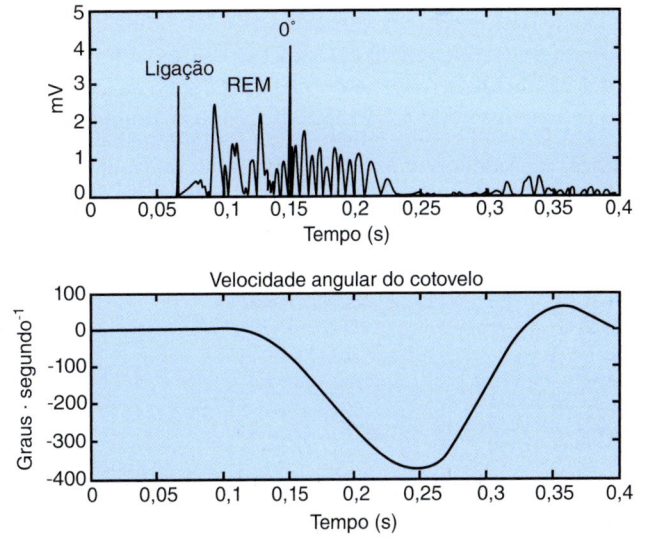

FIGURA 4.29 O retardo eletromecânico (REM) do bíceps braquial durante a flexão do cotovelo. **Em cima.** A atividade EMG do bíceps braquial. **Embaixo.** O perfil de velocidade angular do cotovelo. [Reproduzido com permissão de Gabriel, D. A., Boucher, J. P. (1998). Effects of repetitive dynamic contractions upon electromechanical delay. *European Journal of Physiology*, 79:37-40.]

APLICAÇÕES DA ELETROMIOGRAFIA

Relação força muscular-eletromiografia

Em condições isométricas, a relação entre força muscular e atividade EMG é relativamente linear (32,43); ou seja, para determinado incremento na força muscular, ocorre um aumento concomitante na amplitude do eletromiograma. Esses aumentos na amplitude do eletromiograma provavelmente são produzidos por uma combinação de recrutamento de unidades motoras e aumento na frequência de disparos. Contudo, foram sugeridas muitas relações, inclusive lineares e curvilíneas, entre EMG e força para diferentes músculos (6) (Fig. 4.30).

Em termos de contrações concêntricas ou excêntricas, as descrições das relações entre EMG e força são controversas. A metodologia dos estudos que descrevem essas relações frequentemente é questionada por causa do uso predominante de dinamômetros isocinéticos que restringem a velocidade articular. Na literatura, são poucos os estudos que tentaram relacionar EMG e força durante movimentos não submetidos à restrição (28,55).

Fadiga muscular

A EMG favoreceu consideravelmente o estudo da fadiga muscular. A fadiga pode ser resultante de mecanismos periféricos (musculares) ou centrais (neurais), embora a EMG não possa determinar diretamente o local exato da fadiga. Esta seção discute brevemente a fadiga muscular local. Quando uma unidade motora entra em fadiga, ocorre mudança no conteúdo de frequência e na amplitude do sinal de EMG (3). O sinal no domínio da frequência desvia-se na direção da extremidade inferior da escala de frequência e a amplitude aumenta (Fig. 4.31). Foram propostas diversas explicações fisiológicas para essas mudanças, como recrutamento de unidades motoras, sincronização de unidades motoras, frequência de disparo e frequência do potencial de ação da unidade motora. Basicamente, a capacidade de força nos músculos diminui por causa do enfraquecimento dos mecanismos nervosos e musculares (31). Os desvios no domínio da frequência são recuperáveis depois de suficiente repouso, e a quantidade

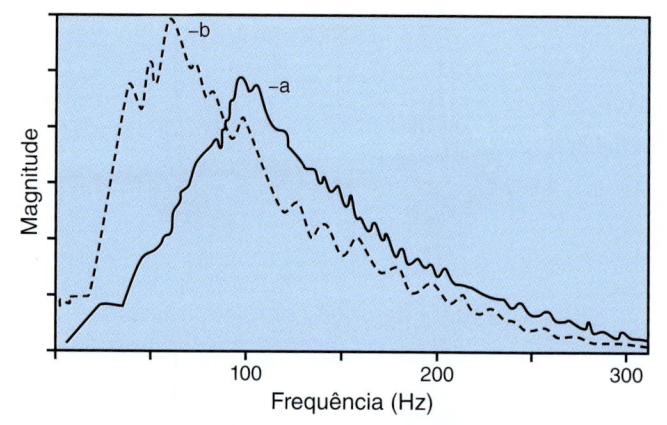

FIGURA 4.31 Mudanças de frequência e amplitude durante uma contração isométrica sustentada do músculo primeiro interósseo dorsal. [Adaptado de Basmajian, J. V., DeLuca, C. J. (1985). *Muscles Alive: Their Functions Revealed by Electromyography*. 5. ed. Baltimore, MD: Lippincott Williams & Wilkins, 205.]

de repouso depende do tipo e da duração da carga aplicada. Contudo, a recuperação no espectro de frequência do sinal não parece corresponder à recuperação mecânica ou fisiológica do músculo (51).

Análise clínica da marcha

No contexto clínico, uma análise da marcha frequentemente envolve EMG para determinar qual grupo muscular é utilizado numa fase específica do ciclo da marcha (55). Geralmente, usa-se o sinal bruto ou retificado de EMG para determinar quando os músculos estão ativos e quando estão inativos, ou seja, para determinar a ordem de ativação. Inícios e términos de ação muscular não devem ser avaliados com base em qualquer tipo de sinal além do bruto ou retificado, porque um maior processamento, como filtragem dos dados, distorce o início ou o término da ação. No entanto, com mais frequência são utilizados envelopes lineares dos sinais de EMG depois da especificação da escala adequada para a determinação das amplitudes. A Figura 4.32 ilustra a atividade EMG típica de grupos musculares do membro inferior durante o andar.

Ergonomia

A eletromiografia tem muitas aplicações na ergonomia. Por exemplo, estudos têm utilizado a EMG para investigar os efeitos da postura sentada, do movimento da mão e do braço e dos braços de poltrona na atividade dos músculos do pescoço e do ombro de operários de linha de montagem eletrônica (62); para investigar os músculos do ombro, das costas e das pernas durante o levantamento de cargas mediante a variação da magnitude das cargas e da duração do tempo de transporte delas (10); para estudar os músculos eretores da espinha de pessoas sentadas em cadeiras com assentos inclinados (64); e para estudar a separação de cartas em agências de correio (17).

Um uso particularmente interessante da EMG na ergonomia tem sido verificado no estudo do uso da região lombar na indústria (48,49). Essa pesquisa tem se concentrado

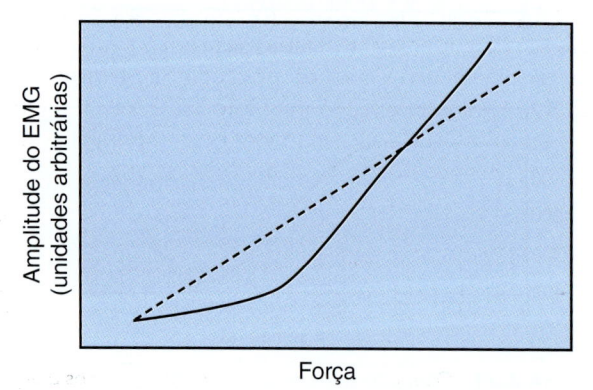

FIGURA 4.30 Frequentemente se observa uma relação linear entre a amplitude do eletromiograma (EMG) e a força muscular externa (*linha tracejada*). Entretanto, há inúmeras exceções que resultam em uma relação curvilínea. (Adaptado de um desenho feito por G. Kamen, University of Massachusetts at Amherst.)

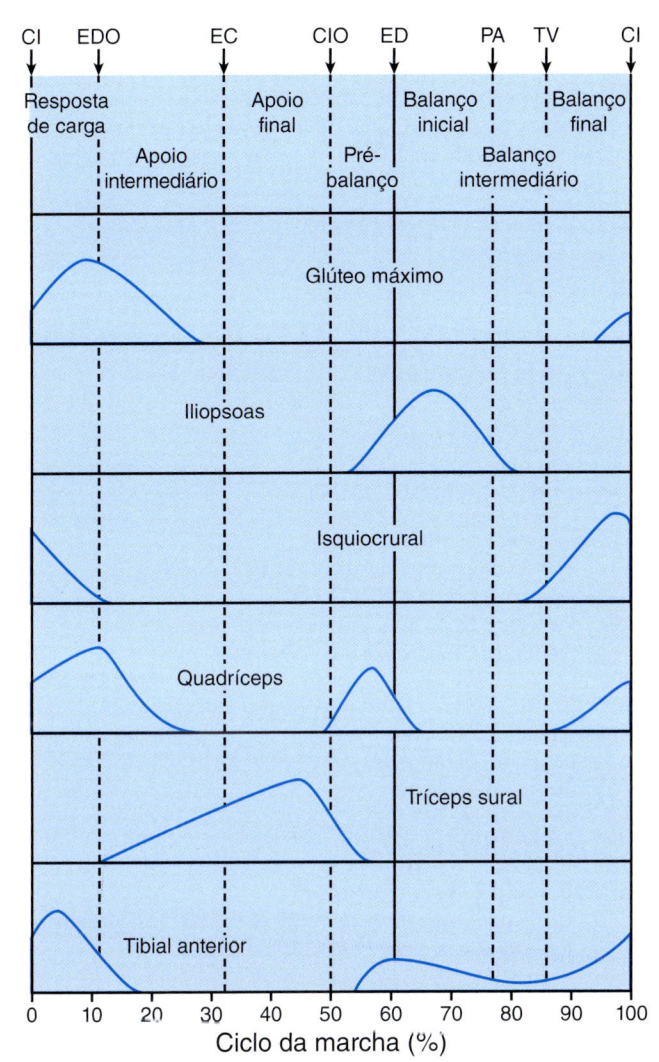

FIGURA 4.32 Atividade EMG típica dos principais grupos musculares do membro inferior durante o ciclo da marcha. CI, contato inicial; CIO, contato inicial oposto; EC, elevação do calcanhar; ED, elevação dos dedos; EDO, elevação dos dedos oposta; PA, pés adjacentes; TV, tíbia vertical. [Reproduzido com permissão de Whittle, M. W. (1996). *Gait Analysis* (2. ed.). Oxford: Butterworth-Heinemann, 68.]

em técnicas adequadas de levantamento e na reabilitação de operários com problemas lombares. Além disso, a EMG tem sido utilizada no estudo da mecânica da região lombar na realização de exercícios e durante o levantamento de peso.

LIMITAÇÕES DA ELETROMIOGRAFIA

Na melhor das hipóteses, EMG é uma técnica semiquantitativa, porque fornece apenas informação indireta concernente à força da contração dos músculos. Embora tenham sido feitas muitas tentativas de quantificação da EMG, elas fracassaram em grande parte. Uma segunda limitação é a dificuldade em obter registros satisfatórios de EMG dinâmica durante movimentos como andar e correr. Portanto, o registro de EMG é uma indicação apenas de atividade muscular. Entretanto, um aspecto positivo dos registros de EMG é que eles revelam quando o músculo está ativo e quando não está.

Eletromiografia e força

Quando uma contração muscular é necessária, seu sistema nervoso envia um sinal ao músculo que resulta em tensão. A EMG é o *input* neural para o músculo e a força é o *output* (resposta). Durante contrações musculares dinâmicas, a relação entre o *input* e o *output* é alterada por uma série de fatores. Por exemplo, uma determinada quantidade de *input* neural produzirá mais tensão em um músculo que está em seu comprimento ideal que em um músculo que está com seu comprimento encurtado. Discuta alguns outros fatores que podem alterar a quantidade de força produzida pelo músculo para uma determinada quantidade de EMG. Que implicações têm esses fatores sobre a linearidade (ou correspondência biunívoca) da relação entre *input* e *output* muscular?

Resumo

O sistema nervoso controla e monitora o movimento humano mediante transmissão e recepção de sinais através de uma extensa rede nervosa. O sistema nervoso central, que consiste no encéfalo e na medula espinal, opera com o sistema nervoso periférico através de 31 pares de nervos espinais que se situam fora da medula espinal. O principal transmissor de sinais do sistema nervoso é o motoneurônio, que transporta o impulso até o músculo.

O impulso nervoso desloca-se até o músculo como um potencial de ação e, ao atingi-lo, um potencial de ação semelhante se forma no músculo, terminando por iniciar uma contração muscular. A tensão de fato no músculo é determinada pelo número de unidades motoras ativamente estimuladas em determinado momento.

Neurônios sensoriais desempenham um papel importante no sistema nervoso por proporcionar *feedback* para as características do músculo ou de outros tecidos. Quando um neurônio sensorial transporta informação até a medula espinal e inicia uma resposta motora passa a se chamar "reflexo". Os principais neurônios sensoriais para o sistema musculoesquelético são os proprioceptores. Um proprioceptor, o fuso muscular, conduz informação até a medula espinal acerca de qualquer mudança no comprimento muscular ou na velocidade de um alongamento muscular. Outro proprioceptor importante é o OTG, que responde à tensão no músculo.

A flexibilidade, um componente importante da aptidão física, é influenciada por uma restrição neurológica ao alongamento que é produzido pelo impulso proprioceptivo proveniente do fuso muscular. Outra área de treinamento que lança mão dos impulsos neurológicos (pelos neurônios sensoriais) é a pliometria. Exercício pliométrico é aquele que envolve um rápido alongamento de um músculo, imediatamente seguido por uma contração do mesmo músculo.

A eletromiografia é uma técnica que nos permite o registro da atividade elétrica do músculo. Com a EMG, podemos obter informações sobre quais músculos estão ativos e quando os músculos iniciam e cessam sua atividade. No entanto, é necessário compreender diversos conceitos para que seja possível interpretar corretamente os sinais da EMG.

QUESTÕES PARA REVISÃO

Verdadeiro ou falso

1. ____ Quando um motoneurônio dispara e envia um sinal, todas as fibras da unidade motora se contraem.

2. ____ O músculo sóleo consiste basicamente em fibras do tipo II.

3. ____ Os nervos sensoriais ingressam na medula espinal pela face anterior.

4. ____ A amplitude de um potencial de ação diminui conforme ele se aproxima do músculo.

5. ____ As células de Schwann revestem os dendritos de um motoneurônio alfa.

6. ____ Um impulso nervoso pode alcançar velocidades de até 100 m/s.

7. ____ Dendritos atuam como receptores para as informações transmitidas por outros neurônios.

8. ____ Um único potencial de ação provoca uma contração muscular.

9. ____ Fibras de contração lenta são recrutadas primeiro.

10. ____ Um músculo que apresenta uma relação de inervação pequena possui um controle fino sobre a tensão incidente no músculo.

11. ____ Um potencial de ação nervoso se torna um potencial de ação muscular no nodo de Ranvier.

12. ____ Todas as fibras presentes no interior de um músculo são de um mesmo tipo.

13. ____ Um *pool* motor é um grupo de neurônios que inerva um único músculo.

14. ____ Todas as unidades motoras em um músculo são ativadas ao mesmo tempo.

15. ____ A frequência de disparo de uma unidade motora não se modifica durante uma contração.

16. ____ Durante uma contração de força crescente, o recrutamento ocorrerá antes da codificação da frequência.

17. ____ Unidades motoras começam a produzir força em uma frequência de estimulação de 60 impulsos por segundo.

18. ____ O fuso muscular detecta tanto velocidade de alongamento como tensão da fibra muscular.

19. ____ O reflexo de alongamento utiliza a facilitação autogênica.

20. ____ O orgão tendinoso de Golgi detecta tensão muscular.

21. ____ O ganho de força durante as primeiras quatro semanas de um programa de treinamento de força é tipicamente o resultado de uma maior secção transversal fisiológica.

22. ____ A técnica de alongamento mais eficiente utiliza ações balísticas.

23. ____ A EMG mede a atividade elétrica no coração.

24. ____ O sinal de EMG varia de 5 a 10 V.

25. ____ A atividade de EMG está fracamente relacionada à tensão muscular.

Múltipla escolha

1. Neurônios sensoriais ____.
   a. enviam sinais para a medula espinal
   b. enviam sinais para o músculo
   c. localizam-se no interior da medula espinal
   d. Nenhuma das alternativas

2. Um único neurônio e todas as células musculares inervadas por ele constituem ____.
   a. um nervo periférico
   b. um nervo espinal
   c. um *pool* motor
   d. uma unidade motora

3. Fusos musculares ____.
   a. fazem conexões monossinápticas com motoneurônios
   b. são estimulados por contrações musculares extrafusais
   c. enviam informações para o córtex cerebral
   d. Alternativas b e c
   e. Alternativas a e c
   f. Todas as alternativas

4. Projeções do corpo celular que recebem informações são chamadas de ____.
   a. dendritos
   b. gânglios
   c. células de Schwann
   d. Nenhuma das alternativas

5. Duas formas de controlar a quantidade de tensão em um músculo são ____.
   a. recrutamento e codificação da frequência
   b. número de unidades motoras e frequência de disparo
   c. princípio do tamanho e codificação da frequência
   d. o tipo de fibra muscular e o número de unidades motoras

6. Um alongamento rápido do músculo resulta em ____.
   a. reflexo de alongamento
   b. relaxamento dos antagonistas
   c. contração dos agonistas
   d. Alternativas a e c
   e. Todas as alternativas

7. O princípio do tudo-ou-nada se refere a ____.
   a. um músculo
   b. uma fibra muscular
   c. um fascículo muscular
   d. uma unidade motora

8. A fenda sináptica ocorre _____.
   a. no nodo de Ranvier
   b. no soma
   c. na junção neuromuscular
   d. no ramo colateral do nervo

9. Uma única unidade motora pode inervar fibras _____.
   a. de tipos I e II
   b. de tipos IIa e I
   c. Alternativas a e b
   d. Nenhuma das alternativas

10. O princípio do tamanho se refere _____.
   a. ao limiar de quando as unidades motoras são recrutadas
   b. ao tamanho da secção transversal do músculo para a qual os músculos são recrutados
   c. ao fato de músculos maiores conterem mais neurônios sensoriais
   d. Nenhuma das alternativas.

11. Em repouso, o potencial elétrico no interior do nervo possui um valor de _____.
   a. 60 mV
   b. −260 mV
   c. 290 mV
   d. −70 mV

12. A sequência de recrutamento de unidade motora geralmente é _____.
   a. IIb, IIa, I
   b. IIb, I, IIa
   c. IIa, IIb, I
   d. I, IIa, IIb

13. Interneurônios são _____.
   a. inibitórios
   b. excitatórios
   c. tanto inibitórios como excitatórios
   d. Não são nem inibitórios nem excitatórios

14. Um reflexo flexor _____.
   a. resulta de um alongamento rápido do músculo
   b. resulta da alta tensão em um músculo
   c. resulta de dor e de calor
   d. Nenhuma das alternativas

15. As fibras do fuso muscular são chamadas de _____.
   a. intrafusais
   b. extrafusais
   c. supraespinais
   d. propriospinais

16. Os aferentes primários de tipo I do fuso muscular transmitem um sinal relacionado a _____.
   a. força
   b. comprimento
   c. velocidade
   d. Nenhuma das alternativas

17. A EMG pode fornecer _____.
   a. informações acerca da ativação do músculo
   b. informações acerca do nível de produção de força do músculo
   c. informações acerca da velocidade de alongamento do músculo
   d. Alternativas a e b

18. Quando uma unidade motora entra em fadiga, _____.
   a. a amplitude do EMG aumenta e a força diminui
   b. a amplitude do EMG diminui e a força aumenta
   c. a amplitude do EMG permanece a mesma e a força diminui
   d. Nenhuma das alternativas

19. O OTG é sensível _____.
   a. ao comprimento do músculo
   b. ao movimento
   c. à posição articular
   d. à tensão muscular

20. As terminações de Ruffini respondem a _____ e _____.
   a. posição articular, velocidade
   b. velocidade, pressão
   c. pressão, dor
   d. dor, velocidade

21. Os principais fatores que influenciam a flexibilidade são _____.
   a. comprimento dos músculos antagonistas
   b. viscoelasticidade
   c. inervação neurológica do músculo alongado
   d. Todas as alternativas
   e. Alternativas a e b

22. O retardo eletromecânico ocorre entre _____.
   a. o início do EMG e o início da força
   b. o início da força e o início do movimento
   c. o início do potencial de ação nervoso e o início do potencial de ação muscular
   d. o início do potencial de ação nervoso e o início do movimento

23. Qual forma de EMG pode ter tanto valores positivos como negativos?
   a. Bruta
   b. De onda completa retificada
   c. Envelope linear
   d. Integrada

24. O axônio dos motoneurônios é razoavelmente grande, o que o torna capaz de transmitir impulsos de até _____ m/s.
   a. 30
   b. 100
   c. 300
   d. 500

25. Qual das seguintes opções não é um método de alongamento?
   a. Passivo
   b. Estático
   c. Balístico
   d. Antagonista
   e. Facilitação neuromuscular proprioceptiva

Referências bibliográficas

1. Aagaard, P. (2003). Training induced changes in neural function. *Exercise and Sport Sciences Reviews*, 31:61–67.

2. Asmussen, E., Bonde-Peterson, F. (1974). Storage of elastic energy in skeletal muscles in man. *Acta Physiologica Scandinavia*, 91:385–392.

3. Basmajian, J. V., DeLuca, C. J. (1985). *Muscles Alive: Their Functions Revealed by Electromyography*, 5th ed. Baltimore: Williams & Wilkins.

4. Basmajian, J. V. (1978). *Muscles Alive: Their Functions Revealed by Electromyography*, 4th ed. Baltimore: Williams & Wilkins.

5. Bedi, J. F., et al. (1987). Increase in jumping height associated with maximal vertical depth jumps. *Research Quarterly for Exercise and Sport*, 58(1):11–15.

6. Bigland-Ritchie, B. (1980). EMG/force relations and fatigue of human voluntary contractions. In D. I. Miller (Ed.). *Exercise and Sport Sciences Reviews*, 8:75–117.

7. Bigland-Ritchie, B., et al. (1983). Changes in motor neuron firing rates during sustained maximal voluntary contractions. *Journal of Physiology*, 340:335–346.

8. Billeter, R., Hoppeler, H. (1992). Muscular basis of strength. In P. Komi (Ed.). *Strength and Power in Sport*. Boston: Blackwell Scientific, 39–63.

9. Blanke, D. (1982). Flexibility training: Ballistic, static, or proprioceptive neuromuscular facilitation. *Archives of Physical Medicine Rehabilitation*, 63:261–263.

10. Bobet, J., Norman, R. W. (1982). Use of the average electromyogram in design evaluation investigation of a whole-body task. *Ergonomics*, 25:1155–1163.

11. Bobbert, M. F., Casius, L. J. R. (2005). Is the effect of a countermovement on jump height due to active state development? *Medicine & Science in Sports & Exercise*. 37:440–446.

12. Bosco, C., et al. (1982). Neuromuscular function and mechanical efficiency of human leg extensor muscles during jumping exercises. *Acta Physiologica Scandinavia*, 114:543–550.

13. Burke, R. E. (1981). Motor units: Anatomy, physiology, and functional organization. In J. M. Brookhart, V. B. Mountcastle (Eds.). *Handbook of Physiology: The Nervous System*. Bethesda, MD: American Physiological Society, 345–422.

14. Burke, R. E. (1986). The control of muscle force: Motor unit recruitment and firing patterns. In N. L. Jones et al. (Eds.). *Human Muscle Power*. Champaign, IL: Human Kinetics, 97–109.

15. Chu, D. (1983). Plyometrics: The link between strength and speed. *National Strength and Conditioning Association Journal*, 5:20–21.

16. Chu, D., Plummer, L. (1985). The language of plyometrics. *National Strength and Conditioning Association Journal*, 6:30–31.

17. DeGroot, J. P. (1987). Electromyographic analysis of a postal sorting task. *Ergonomics*, 30:1079–1088.

18. Ebben, W., et al. (2000). Electromyographic and kinetic analysis of complex training variables. *Journal of Strength & Conditioning Research*, 14:451–456.

19. Enoka, R. (2005). Central modulation of motor unit activity. *Medicine and Science in Sports and Exercise*, 37:2111–2112.

20. Entyre, B. R., Abraham, L. D. (1986). Reflex changes during static stretching and two variations of proprioceptive neuromuscular facilitation techniques. *Electroencephalography and Clinical Neurophysiology*, 63:174–179.

21. Farina, D. (2006). Interpretation of the surface electromyogram in dynamic contractions. *Exercise and Sport Sciences Reviews*, 34:121–127.

22. Fuglevand, A. J., et al. (1993). Impairment of neuromuscular propagation during human fatiguing contractions at submaximal forces. *Journal of Physiology*, 460:549–572.

23. Garrett, W. E., et al. (1987). Biomechanical comparison of stimulated and nonstimulated skeletal muscle pulled to failure. *American Journal of Sports Medicine*, 15:448–454.

24. Gregory, J. E., et al. (2002). Effect of eccentric muscle contractions on Golgi tendon organ responses to passive and active tension in the cat. *Journal of Physiology*, 538:209–218.

25. Grimby, L. (1986). Single motor unit discharge during voluntary contraction and locomotion. In N. L. Jones, et al. (Eds.). *Human Muscle Power*. Champaign, IL: Human Kinetics, 111–129.

26. Hakkinen, K., Komi, P. V. (1986). Training-induced changes in neuromuscular performance under voluntary and reflex conditions. *European Journal of Applied Physiology*, 55:147–155.

27. Hardy, L., Jones, D. (1986). Dynamic flexibility and proprioceptive neuromuscular facilitation. *Research Quarterly for Exercise and Sport*, 51:625–635.

28. Hof, A. L., van den Berg, J. (1981). EMG to force processing: 1. An electrical analog of the Hill muscle model. *Journal of Biomechanics*, 14:747–758.

29. Hultborn, H., et al. (1971). Recurrent inhibition of interneurons monosynaptically activated from group Ia afferents. *Journal of Physiology*, 215:613–636.

30. Hultborn, H. (1972). Convergence on interneurons in the reciprocal Ia inhibitory pathway to motor neurons. *Acta Physiologica Scandinavica*, 84 (Suppl.):375.

31. Hunter, S. K., et al. (2004). Muscle fatigue and the mechanisms of task failure. *Exercise and Sport Sciences Reviews*, 32:44–49.

32. Jacobs, R., van Ingen Schenau, G. J. (1992). Control of an external force in leg extensions in humans. *Journal of Physiology*, 457:611–626.

33. Jansen, J. K., Rudford, T. (1964). On the silent period and Golgi tendon organs of the soleus muscle of the cat. *Acta Physiologica Scandinavica*, 62:364–379.

34. Kamen, G., et al. (1981). Fractionated reaction time in power trained athletes under conditions of fatiguing isometric exercise. *Journal of Motor Behavior*, 13:117–129.

35. Kamen, G., Caldwell, G. E. (1996). Physiology and interpretation of the electromyogram. *Journal of Clinical Neurophysiology*, 13:366–384.

36. Knot, M., Voss, D. E. (1968). *Proprioceptive Neuromuscular Facilitation: Patterns and Techniques*, 2nd ed. New York: Harper and Row.

37. Knudson, D. V., Magnusson, P., McHugh, M. (2000). Current issues in flexibility fitness. *President's Council of Physical Fitness and Sport Research Digest*, 3:1–8.

38. Koceja, D. M., Kamen, G. (1992). Segmental reflex organization in endurance-trained athletes and untrained subjects. *Medicine and Science in Sports and Exercise*, 24(2):235–241.

39. Kofotolis, N. Kellis, E. (2006). Facilitation programs on muscle endurance, flexibility, and functional performance in women with chronic low back pain. *Physical Therapy*, 86:1001–1012.

40. Komi, P. V. (1986b). The stretch-shortening cycle and human power output. In N. L. Jones et al. (Eds.). *Human Muscle Power*. Champaign, IL: Human Kinetics, 27–42.

41. Kottke, F. J., et al. (1966). The rationale for prolonged stretching for correction of shortening of connective tissue. *Archives of Physical Medicine and Rehabilitation*, 47:345–352.

42. LeVeau, B., Andersson, G. (1992). Output forms: Data analysis and applications. In G. L. Soderberg (Ed.). *Selected Topics in Surface Electromyography for the Use in the Occupational Setting*. Washington, DC: National Institute for Occupational Safety and Health, U.S. Public Health Service, 70–102.

43. Lippold, O. C. J. (1952). The relation between integrated action potential in human muscle and its isometric tension. *Journal of Physiology*, 117:492–499.

44. Loeb, G. E., Gans, C. (1986). *Electromyography for Experimentalists*. Chicago: University of Chicago Press.

45. Lundin, P. (1985). A review of plyometric training. *National Strength and Conditioning Association Journal*, 7(3):69–74.

46. Marek, S. M., et al. (2005). Acute strength effects of static and proprioceptive neuromuscular facilitation stretching on muscle strength and power output. *Journal of Athletic Training*, 40:94–103.

47. McCrea, D. A. (1992). Can sense be made of spinal interneuron circuits? *Behavioral and Brain Sciences*, 15:633–643.

48. McGill, S. M. (1991). Electromyographic activity of the abdominal and low back musculature during the generation of isometric and dynamic axial trunk torque: Implications for lumbar mechanics. *Journal of Orthopaedic Research*, 9:91–103.

49. McGill, S. M., Sharrat, M. T. (1990). The relationship between intra-abdominal pressure and trunk EMG. *Clinical Biomechanics*, 5:59–67.

50. McHugh, M. P., et al. (1992). Viscoelastic stress relaxation in human skeletal muscle. *Medicine Science and Sports Exercise*, 24(12):1375–1382.

51. Mills, K. R. (1982). Power spectral analysis of electromyogram and compound muscle action potential during muscle fatigue and recovery. *Journal of Physiology*, 326:401–409.

52. Moritani, T. (1993). Neuromuscular adaptations during the acquisition of muscle strength, power, and motor tasks. *Journal of Biomechanics*, 26:95–107.

53. Moritani, T., DeVries, H. A. (1979) Neural factors versus hypertrophy in the time course of muscle strength gain. *American Journal of Physical Medicine*, 58(3):115–130.

54. Newton, R. A. (1982). Joint receptor contributions to reflexive and kinesthetic responses. *Physical Therapy*, 62(1):23–29.

55. Olney, S. J., Winter, D. A. (1985). Predictions of knee and ankle moments of force in walking from EMG and kinematic data. *Journal of Biomechanics*, 18:9–20.

56. Osternig, L. R., et al. (1990). Differential responses to proprioceptive neuromuscular facilitation (PNF) stretch techniques. *Medicine and Science in Sports and Exercise*, 22:106–111.

57. Reid, D., McNair, P. J. (2004). Passive force, angle and stiffness changes after stretching of hamstring muscles. *Medicine & Science in Sports & Exercise*, 36:1944–1948.

58. Sale, D. G. (1987). Influence of exercise and training on motor unit activation. In K. B. Pandolf (Ed.). *Exercise and Sport Science Reviews*, 16:95–151.

59. Sale, D. G. (1988). Neural adaptation to resistance training. *Medicine and Science in Sport and Exercise*, 20:S135–S145.

60. Sandy, S. P., et al. (1982). Flexibility training: Ballistic, static, or proprioceptive neuromuscular facilitation? *Archives of Physical Medicine and Rehabilitation*, 6:132–138.

61. Sapega, A. A., et al. (1981). Biophysical factors in range of motion exercises. *Physician and Sports Medicine*, 9:57.

62. Schuldt, K., et al. (1986). Effects of sitting work posture on static neck and shoulder muscle activity. *Ergonomics*, 29:1525–1537.

63. Smith, J. L. (1976). Fusimotor loop properties and involvement during voluntary movement. In J. Keogh, R. S. Hutton (Eds.). *Exercise and Sport Sciences Reviews*, 4:297–333.

64. Soderberg, G. L., et al. (1986). An EMG analysis of posterior trunk musculature during flat and anteriorly inclined sitting. *Human Factors*, 28:483–491.

65. Solomonow, M., et al. (1990). Electromyogram power spectra frequencies associated with motor unit recruitment strategies. *Journal of Applied Physiology*, 68:1177–1185.

66. Taylor, D. C., et al. (1990). Viscoelastic properties of muscle-tendon units: The biomechanical effects of stretching. *American Journal of Sports Medicine*, 18:300–309.

67. Thacker, S. B et al (2004). The impact of stretching on sports injury risk: A systematic review of the literature. *Medicine & Science in Sports & Exercise*, 36:371–378.

68. Wallin, D. V., et al. (1985). Improvement of muscle flexibility: A comparison between two techniques. *American Journal of Sports Medicine*, 13:263–268.

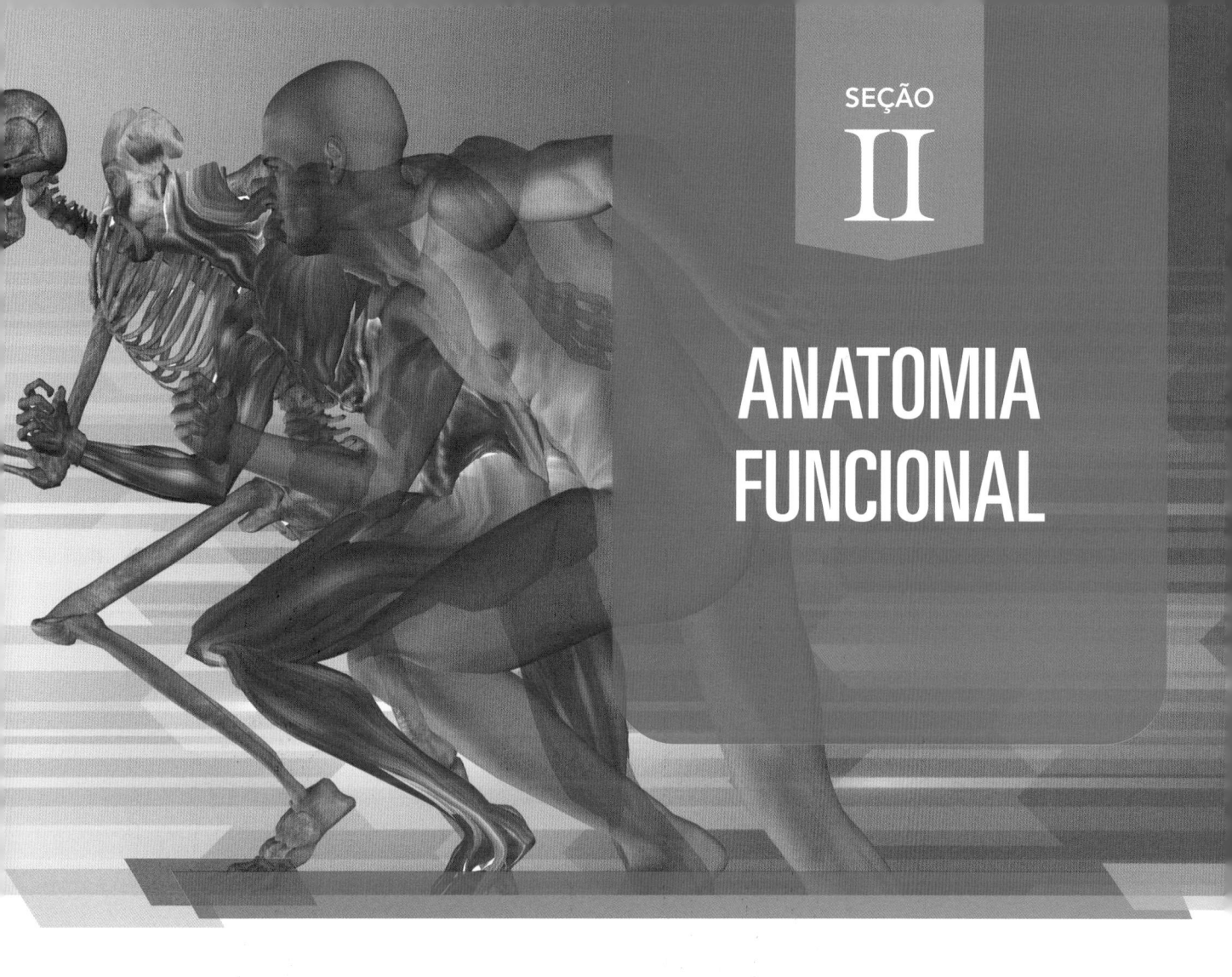

SEÇÃO II

ANATOMIA FUNCIONAL

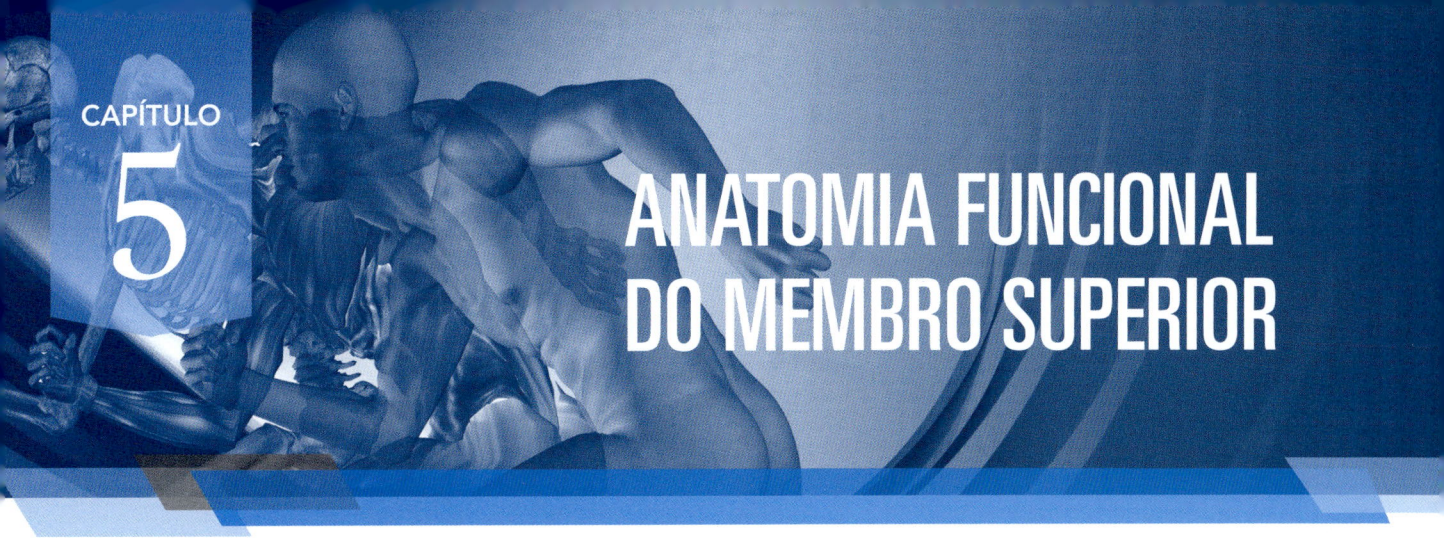

CAPÍTULO 5

ANATOMIA FUNCIONAL DO MEMBRO SUPERIOR

O membro superior é interessante da perspectiva da anatomia funcional por causa da interação entre as diversas articulações e segmentos necessários para movimentos eficientes e suaves. Os movimentos da mão se tornam mais efetivos mediante um posicionamento apropriado da mão pelo cotovelo, articulação do ombro e cíngulo do membro superior. Do mesmo modo, os movimentos do antebraço ocorrem em concordância tanto com os movimentos da mão como do ombro (47). Esses movimentos não teriam a metade de sua eficácia se ocorressem isoladamente. Em decorrência do uso intenso dos braços e das mãos, o ombro precisa ter alto grau de proteção estrutural e de controle funcional (4).

Complexo do ombro

O complexo do ombro possui muitas articulações, e cada uma delas contribui para o movimento do braço por meio de ações articulares coordenadas. O movimento na articulação do ombro envolve uma integração complexa de estabilizadores estáticos e dinâmicos. Deve haver movimentos livres e ações coordenadas entre todas as quatro articulações: **escapulotorácica**, **esternoclavicular**, **acromioclavicular (AC)** e **do ombro** (63,75). Embora seja possível criar uma pequena quantidade de movimento em qualquer uma dessas articulações consideradas isoladamente, em geral o movimento é gerado nas três articulações ao mesmo tempo quando o braço é levantado ou abaixado ou se for produzida qualquer outra ação significativa do braço (88).

CARACTERÍSTICAS ANATÔMICAS E FUNCIONAIS DAS ARTICULAÇÕES DO OMBRO

Articulação esternoclavicular

O único ponto de fixação esquelética do membro superior ao tronco ocorre na articulação esternoclavicular. Nessa articulação, a **clavícula** está unida ao manúbrio do esterno. A clavícula tem quatro funções: serve como local de inserção muscular, proporciona uma barreira para a proteção das estruturas subjacentes, atua como suporte para estabilizar o ombro e prevenir o deslocamento medial quando os músculos contraem e previne a migração inferior do cíngulo do membro superior (75). A grande extremidade da clavícula, que se articula com uma pequena superfície no esterno na articulação esternoclavicular, depende de uma estabilidade significativa, proporcionada pelos ligamentos (75). A Figura 5.1 ilustra uma ampliação da clavícula e da articulação esternoclavicular. Essa articulação sinovial deslizante possui um disco fibrocartilaginoso (89). A articulação é reforçada por três ligamentos: interclavicular, costoclavicular e esternoclavicular, dos quais o ligamento costoclavicular é a principal sustentação para a articulação (73) (Fig. 5.2). A articulação é também reforçada e apoiada por músculos como, por exemplo, o curto e o potente subclávio. Além disso, uma forte cápsula articular contribui

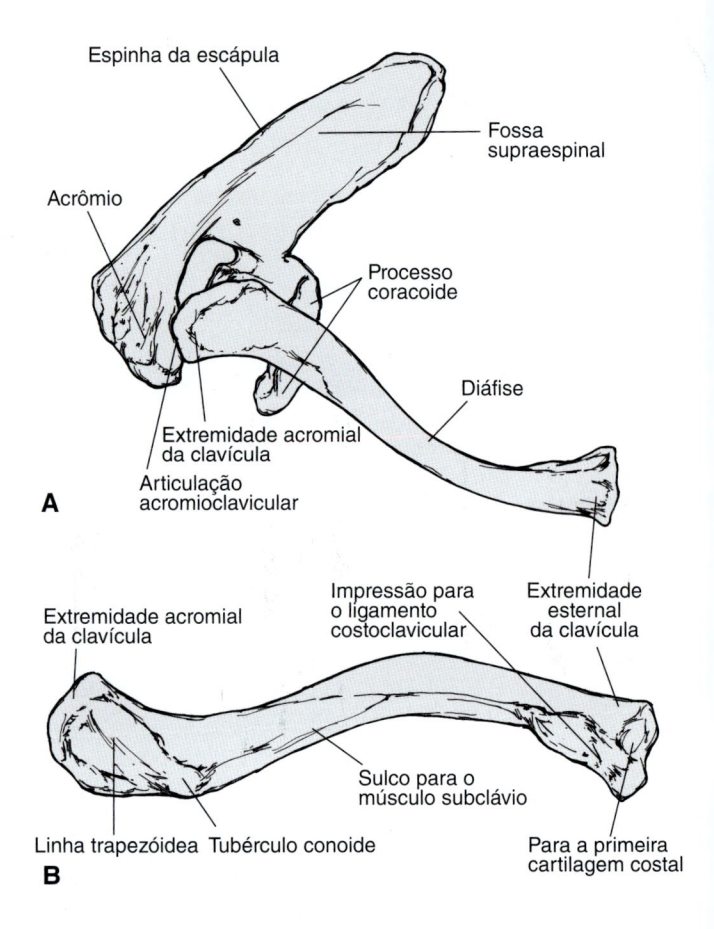

A

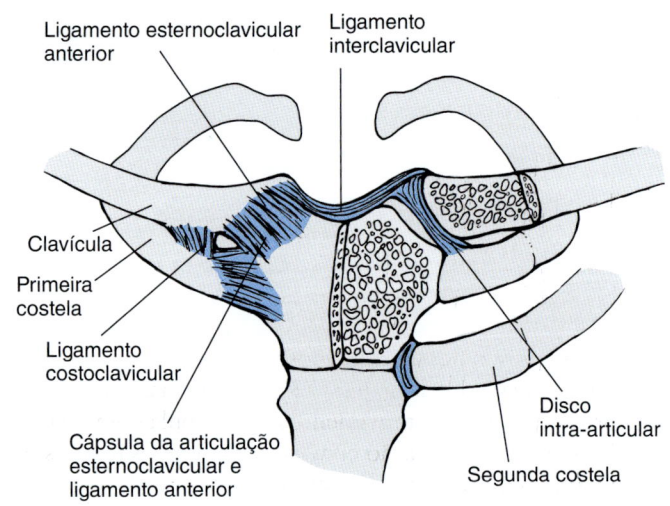

B

C

FIGURA 5.1 A clavícula articula com o acrômio na escápula, formando a articulação acromioclavicular (**A**). Osso em forma de S (**B**), a clavícula também articula com o esterno, formando a articulação esternoclavicular (**C**).

para dar à articulação poder de recuperação em casos de **luxação** ou ruptura.

Os movimentos da clavícula na articulação esternoclavicular ocorrem em três direções, o que dá a essa articulação 3 graus de liberdade. A clavícula pode se movimentar nos sentidos superior e inferior em movimentos conheci-

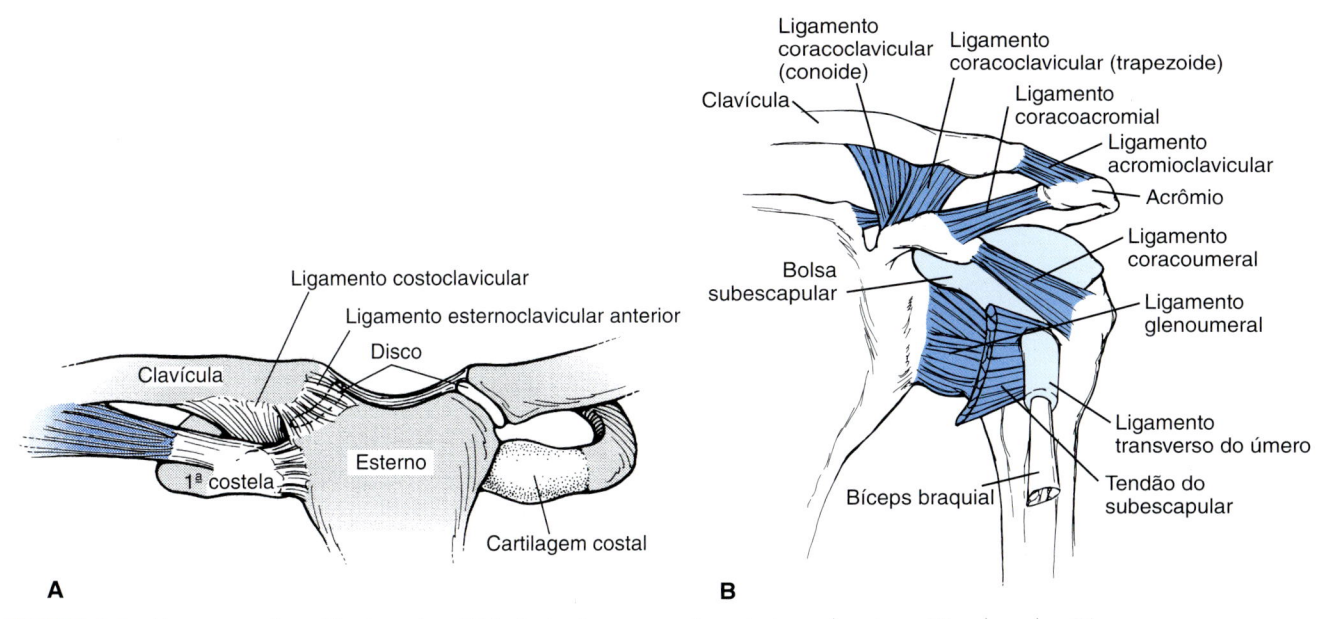

FIGURA 5.2 Ligamentos da região do ombro. Estão ilustrados os aspectos anteriores do esterno (**A**) e do ombro (**B**).

dos como **elevação** e **depressão**, respectivamente. Esses movimentos acontecem entre a clavícula e o menisco na articulação esternoclavicular, tendo uma amplitude de movimento de aproximadamente 30 a 40° (75,89).

A clavícula também pode se movimentar nos sentidos anterior e posterior, mediante movimentos denominados **protração** e **retração**, respectivamente. Esses movimentos ocorrem entre o esterno e o menisco na articulação, ao longo de uma amplitude de movimento de cerca de 30 a 35° em cada direção (75). Finalmente, a clavícula pode realizar rotação anterior e posterior ao longo de seu eixo longitudinal por aproximadamente 40 a 50° (75,89).

Articulação acromioclavicular

A clavícula está conectada à escápula em sua extremidade distal por meio da articulação acromioclavicular (AC) (Fig. 5.1). Ela é uma pequena articulação sinovial deslizante que mede 9 × 19 mm nos adultos (75) e frequentemente possui um disco fibrocartilaginoso, do mesmo modo que a articulação esternoclavicular (73). É nessa articulação que ocorre a maioria dos movimentos da escápula com relação à clavícula, e a articulação convive com grandes tensões de contato, como resultado das elevadas cargas axiais que são transmitidas através da articulação (75).

A articulação AC se situa sobre o alto da cabeça do úmero e pode funcionar como restrição óssea aos movimentos do braço acima da cabeça. A articulação está reforçada com uma cápsula densa e um grupo de ligamentos **AC** situados acima e abaixo da articulação (Fig. 5.2). Essencialmente, os ligamentos AC dão sustentação à articulação em situações de baixa carga e de pequenos movimentos. Junto à articulação AC, existe o importante ligamento **coracoclavicular**, que ajuda nos movimentos da escápula por funcionar como um eixo de rotação e por proporcionar apoio substancial em movimentos que necessitam de maior amplitude e deslocamento. O cíngulo

do membro superior está suspenso da clavícula por esse ligamento, que funciona como principal limitação ao deslocamento vertical (75).

Outro ligamento na região que não atravessa uma articulação é o ligamento **coracoacromial**. Esse ligamento protege estruturas subjacentes no ombro, podendo limitar o excessivo movimento superior da cabeça do úmero.

Articulação escapulotorácica

A escápula faz interface com o tórax por meio da **articulação escapulotorácica**. Essa não é uma articulação típica, que conecta osso a osso. É uma articulação fisiológica (89) com estruturas neurovasculares, musculares e bursais que permite um movimento harmonioso da escápula no tórax (75). Na verdade, a escápula fica sobre dois músculos, o serrátil anterior e o subescapular, ambos conectados à escápula e movimentando-se transversalmente entre si conforme a escápula se movimenta. Por baixo desses dois músculos, está situado o tórax.

São dezessete os músculos que se fixam ou têm origem na escápula (75). Conforme ilustra a Figura 5.3, a escápula é um osso grande, plano e triangular com cinco bordas espessas (cavidade glenoidal, espinha da escápula, margens medial e lateral e processo coracoide) e duas superfícies delgadas, duras e laminadas (fossas infraespinal e supraespinal) (27). Esse osso tem duas funções principais relacionadas ao movimento do ombro. Na primeira dessas funções, a articulação escapulotorácica fornece outra articulação, de modo a aumentar a rotação total do úmero com relação ao tórax (27). Isso faz que a amplitude de movimento ultrapasse os 120° gerados exclusivamente na articulação do ombro. Durante a elevação do braço na articulação do ombro, há 1° de elevação escapulotorácica para cada 2° de elevação do ombro (75).

A segunda função da escápula é facilitar uma alavanca maior para os músculos que aderem a esse osso.

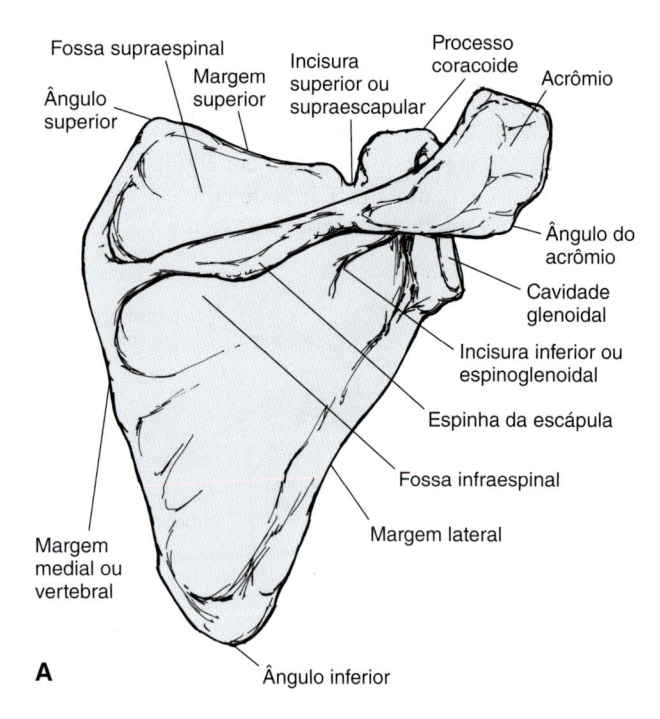

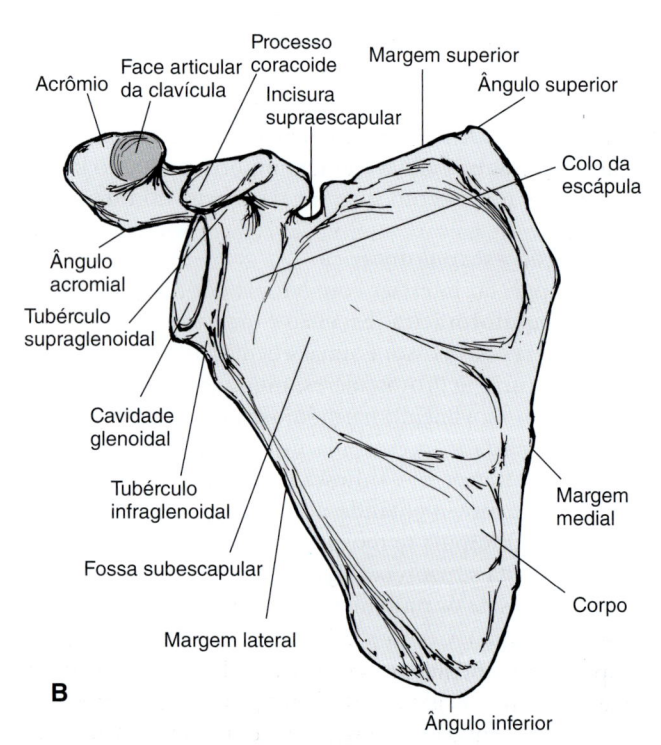

FIGURA 5.3 A escápula é um osso plano que serve como local de inserção para muitos músculos. Estão ilustradas as superfícies dorsal (A) e ventral (B) da escápula no lado direito.

lar e esternoclavicular, o que resulta numa amplitude de movimento total para a articulação escapulotorácica de aproximadamente 60° de movimento para 180° de abdução ou flexão do braço. Cerca de 65% dessa amplitude de movimento ocorre na articulação esternoclavicular e 35% ocorre como resultado do movimento da articulação acromioclavicular (89). A clavícula funciona como uma manivela para a escápula, com movimentos de elevação e rotação para elevá-la.

O movimento da escápula na articulação acromioclavicular pode ocorrer em três direções, conforme ilustra a Figura 5.4. A escápula pode se mover nos sentidos anterior e posterior com relação a um eixo vertical; esses movimentos são chamados **protração** ou **abdução** e **retração** ou **adução**, respectivamente. Protração e retração ocorrem quando o acrômio se movimenta sobre o menisco na articulação e quando a escápula realiza rotação em torno do ligamento coracoclavicular medial. Pode ocorrer cerca de 30° a 50° de protração e retração da escápula (73).

O segundo movimento da escápula ocorre quando a sua base oscila nos sentidos lateral e medial no plano frontal. Essas ações são denominadas *rotação para cima* e *para baixo*. Esse movimento se dá quando a clavícula se movimenta sobre o menisco na articulação e quando a escápula realiza rotação em torno da parte trapezoide do ligamento coracoclavicu-

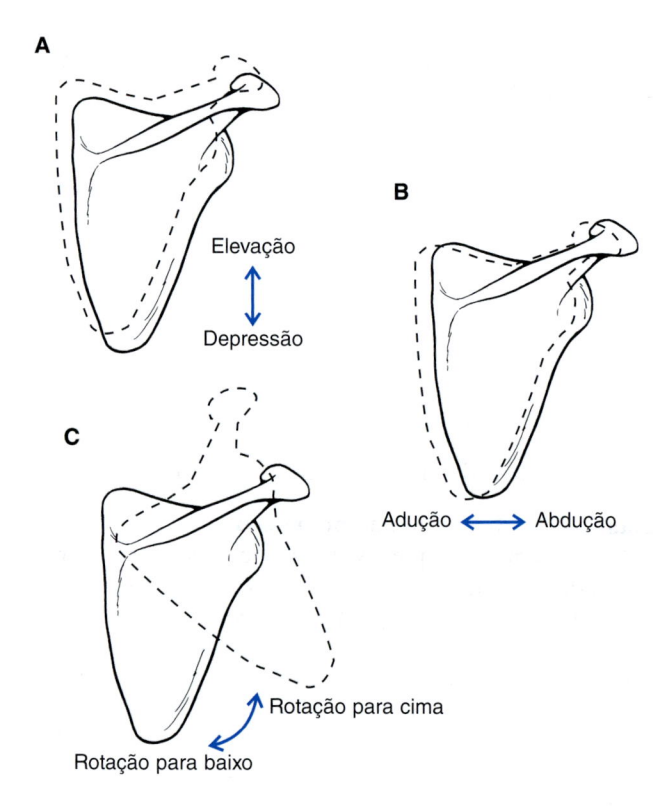

FIGURA 5.4 Os movimentos escapulares ocorrem em três direções. **A.** Elevação e depressão da escápula ocorrem no ato de encolher os ombros ou quando o braço é levantado. **B.** Abdução (protração) e adução (retração) ocorrem quando as escápulas são afastadas ou aproximadas das vértebras, respectivamente, ou quando o braço é conduzido à frente ou atrás do corpo, respectivamente. **C.** A escápula também realiza rotação para cima e para baixo quando o braço levanta ou abaixa, respectivamente.

Considerando seu tamanho e forma, a escápula proporciona grandes movimentos em torno das articulações AC e esternoclavicular. Pequenos músculos existentes na região podem proporcionar uma quantidade suficiente de torque para ser efetivo na articulação do ombro (27).

A escápula se movimenta ao longo do tórax como consequência de ações nas articulações acromioclavicular lateral. Esse movimento pode ocorrer ao longo de uma amplitude de movimento de aproximadamente 60° (89).

O terceiro e último movimento potencial, ou grau de liberdade, é o movimento da escápula para cima e para baixo, chamado *elevação* e *depressão*. Esse movimento ocorre na articulação AC e não é auxiliado por rotações em torno do ligamento coracoclavicular. A amplitude de movimento na articulação AC para elevação e depressão é de aproximadamente 30° (73,89).

Os movimentos da escápula também dependem do movimento e da posição da clavícula. Os movimentos na articulação esternoclavicular são opostos aos movimentos na articulação AC para elevação, depressão, protração e retração. Exemplificando, quando ocorre elevação na articulação acromioclavicular, ocorre depressão na articulação esternoclavicular, e vice-versa. Isso não é válido para a rotação, visto que a clavícula realiza rotação na mesma direção ao longo de seu comprimento. A clavícula de fato realiza rotação em direções diferentes para acomodar os movimentos da escápula: anteriormente com protração e elevação e posteriormente com retração e depressão.

Articulação do ombro

A última articulação no complexo do ombro é a articulação do ombro, ilustrada na Figura 5.5. Os movimentos na articulação do ombro estão representados pelos movimentos do braço. Esta é uma articulação esferóidea sinovial, que oferece a maior amplitude de movimento e potencial de mobilidade entre todas as articulações do corpo.

A articulação contém uma pequena cavidade rasa chamada **cavidade glenoidal**. Essa cavidade tem apenas um quarto do tamanho da cabeça do úmero, na qual deve se encaixar. Uma das razoes pelas quais o ombro é apropriado para mobilidade extrema é a diferença de tamanho entre a cabeça do úmero e a pequena cavidade glenoidal na escápula (4). Em qualquer momento considerado, apenas 25% a 30% da cabeça do úmero estará em contato com a cavidade glenoidal, mas isso não leva necessariamente a um movimento excessivo porque, no ombro normal, a cabeça do úmero fica limitada a algo em torno de 1 a 2 mm do centro da cavidade glenoidal pelos músculos (75).

Estabilidade da articulação do ombro

Tendo em vista que existe mínimo contato entre a cavidade glenoidal e a cabeça do úmero, a articulação do ombro depende muito das estruturas ligamentares e musculares para sua estabilidade. A estabilidade é proporcionada por componentes estáticos e dinâmicos, que propiciam contenção e orientação e mantêm a cabeça do úmero na cavidade glenoidal (4,75).

Os estabilizadores estáticos passivos incluem a superfície articular, o lábio glenoidal, a cápsula articular e os ligamentos (15,75). A superfície articular da cavidade glenoidal tem forma ligeiramente achatada e uma cartilagem articular mais espessa na periferia, criando uma superfície para interface com a cabeça do úmero. A articulação também está completamente vedada, o que proporciona sucção e resistência a forças de luxação em baixas cargas (75).

A cavidade articular fica aprofundada por uma borda de fibrocartilagem conhecida como **lábio glenoidal.** Essa estrutura recebe reforço suplementar dos ligamentos e dos tendões circunjacentes. O lábio varia de um indivíduo para outro, estando até mesmo ausente em alguns casos (68). O lábio glenoidal aumenta a área de contato para 75% e aprofunda a concavidade da articulação em 5 a 9 mm (75).

A cápsula articular tem aproximadamente o dobro do volume da cabeça do úmero, permitindo que o braço seja elevado ao longo de um considerável arco de movimento (29). A cápsula fica retesada em algumas posições extremas e frouxa na faixa média de movimento (75). Exemplificando, a cápsula inferior fica tensa nos extremos de abdução e de rotação lateral observados em um arremesso (32). Do mesmo modo, a cápsula anterossuperior trabalha com os músculos para limitar a translação inferior e posterior da cabeça do úmero, e a cápsula posterior limita a translação umeral posterior quando ocorre flexão e rotação medial do braço (15).

O último grupo de estabilizadores passivos consiste nos ligamentos (Fig. 5.2). O **ligamento coracoumeral** fica tenso na posição de adução do braço e, nessa posição, restringe a cabeça do úmero no lábio glenoidal (75) ao limitar a translação inferior. Também impede a translação posterior do úmero durante os movimentos do braço e sustenta o peso do braço. Os três **ligamentos glenoumerais** reforçam a cápsula, impedem o deslocamento anterior da cabeça do úmero e ficam retesados quando o ombro faz rotação lateral.

A sustentação dinâmica da articulação do ombro ocorre principalmente na faixa intermediária de movimento, sendo proporcionada pelos músculos ao se contraírem em um padrão coordenado para compressão da cabeça do úmero na cavidade glenoidal (15). Os músculos posteriores do manguito rotador proporcionam estabilidade posterior significativa, o músculo subescapular proporciona estabilidade anterior, a cabeça longa do bíceps braquial impede a translação anterior e superior da cabeça do úmero, e o deltoide e os demais músculos escapulotorácicos posicionam a escápula para proporcionar máxima estabilidade glenoumeral (15). Ao ocorrer contração de todos os músculos do manguito rotador, a cabeça do úmero é comprimida na articulação; e com uma contração assimétrica do manguito rotador, a cabeça do úmero é levada até a posição correta (75). Esse grupo muscular também faz rotação e deprime a cabeça do úmero durante a elevação do braço, para que a cabeça do úmero seja mantida em posição. Esses músculos serão examinados mais detalhadamente em uma seção subsequente.

No lado anterior da articulação, a sustentação é proporcionada pela cápsula, lábio glenoidal, ligamentos glenoumerais, três reforços na cápsula, ligamento coracoumeral, fibras do subescapular e peitoral maior (78). Esses músculos se unem na cápsula articular (29). Tanto o ligamento coracoumeral como o ligamento glenoumeral médio dão suporte e sustentação ao braço relaxado. Também oferecem suporte funcional ao longo da abdução, rotação lateral e extensão (43,73). Posteriormente, a articulação é reforçada pela cápsula, lábio glenoidal e fibras do redondo menor e infraespinal, que também se unem à cápsula.

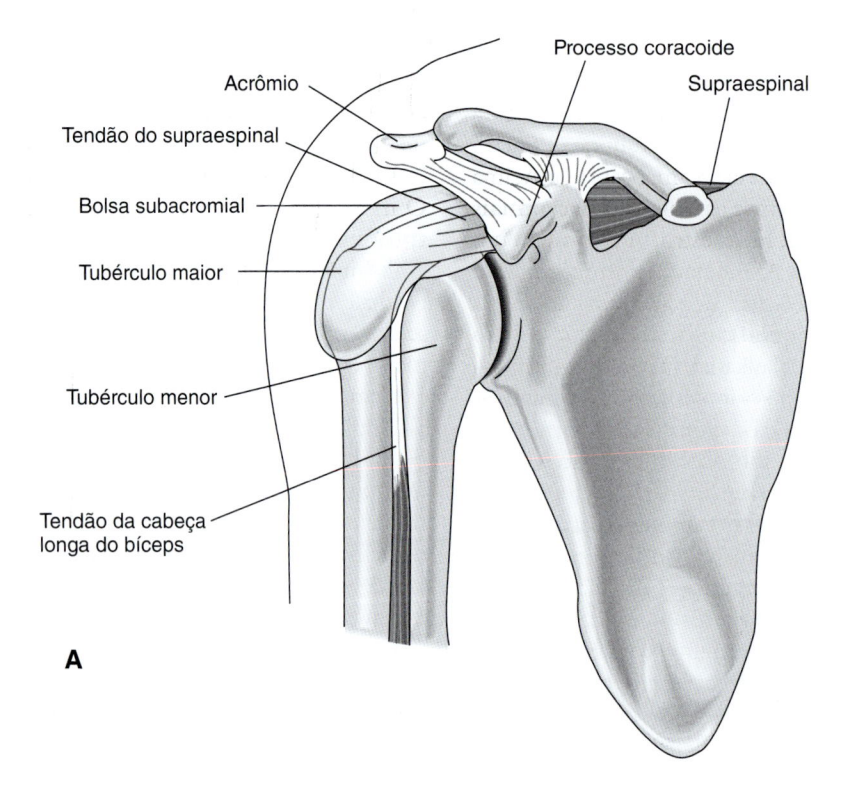

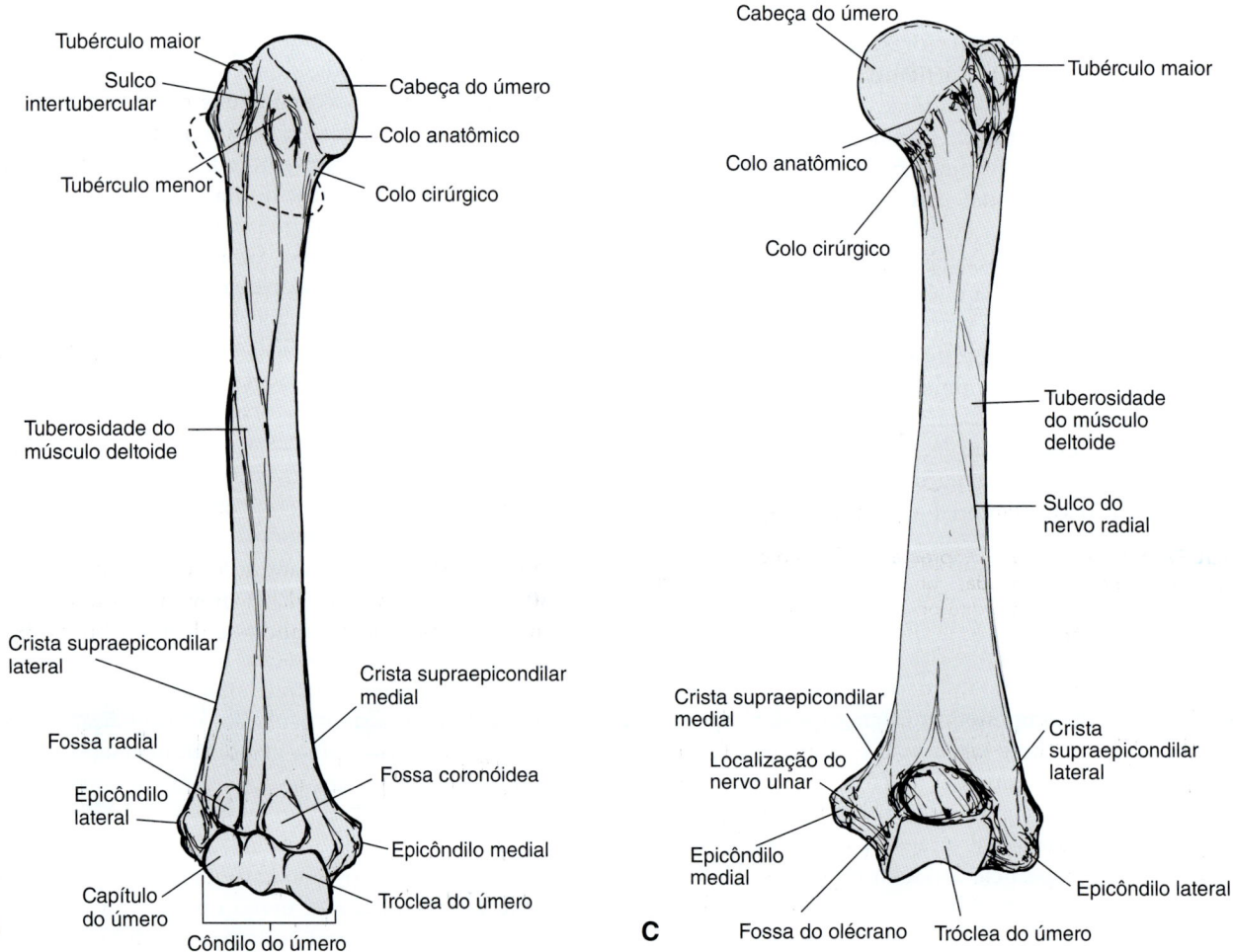

FIGURA 5.5 A cabeça do úmero articula com a cavidade glenoidal da escápula, formando a articulação do ombro. Estão ilustrados os pontos de referência do complexo do ombro (**A**) e as superfícies anterior (**B**) e posterior (**C**) do úmero.

A parte superior da articulação do ombro é frequentemente chamada *área de compressão*. O lábio glenoidal, o ligamento coracoumeral e os músculos dão sustentação à parte superior da articulação do ombro, e o supraespinal e a cabeça longa do bíceps braquial reforçam a cápsula. Acima do músculo supraespinal situam-se as **bolsas subacromiais** e o ligamento coracoacromial. Essas estruturas formam um arco por baixo da articulação AC. Essa área e uma posição típica de compressão estão ilustradas na Figura 5.6.

Bolsa é um saco repleto de líquido localizado em pontos estratégicos em torno das articulações sinoviais que reduz a fricção na articulação. O músculo supraespinal e as bolsas nessa área são comprimidos quando o braço se eleva acima da cabeça, podendo ficar irritados se a compressão for de magnitude ou duração suficiente. A parte inferior da articulação do ombro está minimamente reforçada pela cápsula e pela cabeça longa do tríceps braquial.

Características dos movimentos

Pelas razões estruturais anteriormente mencionadas, é considerável a amplitude de movimento do braço na articulação do ombro (Fig. 5.7). O braço pode se movimentar de cerca de 165° a 180° de flexão até aproximadamente 30° a 60° de hiperextensão no plano sagital (11,89). A quantidade de flexão pode ser limitada se a articulação do ombro também estiver em rotação lateral. Com a articulação em rotação lateral máxima, o braço pode ser flexio-

nado somente até 30° (11). Do mesmo modo, durante a flexão e extensão passivas, ocorre, respectivamente, uma concomitante translação anterior e posterior da cabeça do úmero com relação à cavidade glenoidal (30).

O braço também pode realizar abdução de 150° a 180°. O movimento de abdução pode ficar limitado pela quantidade de rotação medial que ocorre simultaneamente à abdução. Se a articulação estiver em máxima rotação medial, o braço poderá realizar somente cerca de 60° de abdução (11), mas há necessidade de certa quantidade de rotação para alcançar os 180°. Enquanto o braço realiza adução até a posição anatômica ou neutra, pode continuar além da posição neutra por cerca de 75° de hiperadução transversalmente ao corpo.

O braço pode realizar 60° a 90° de rotação medial e lateral para um total de 120° a 180° de rotação (29). A rotação é limitada pela abdução do braço. Na posição anatômica, o braço pode fazer rotação de até 180° completos, mas em 90° de abdução pode fazer rotação somente até 90° (11). Finalmente, o braço pode se mover transversalmente ao corpo em uma posição elevada por 135° de **flexão horizontal** ou adução e 45° de **extensão horizontal** ou abdução (89).

CARACTERÍSTICAS DOS MOVIMENTOS COMBINADOS DO COMPLEXO DO OMBRO

Na seção anterior, examinamos o potencial motor de cada articulação. Esta seção examinará o movimento do complexo do ombro como um todo – o que é denominado às vezes como **ritmo escapuloumeral**.

Conforme dito anteriormente, as quatro articulações do complexo do ombro devem trabalhar conjuntamente, em uma ação coordenada para criar os movimentos do braço. Em qualquer momento que o braço é elevado em flexão ou abdução, há movimentos escapulares ou claviculares concomitantes. A escápula deve fazer rotação para cima a fim de permitir flexão e abdução completas na articulação do ombro, e a clavícula deve se elevar e fazer rotação para cima a fim de permitir o movimento escapular. A Figura 5.8 mostra uma vista posterior da relação entre o braço e os movimentos da escápula.

Nos primeiros 30° de abdução, ou nos primeiros 45° a 60° de flexão, a escápula se movimenta em direção à coluna vertebral ou afastando-se dela em busca de uma

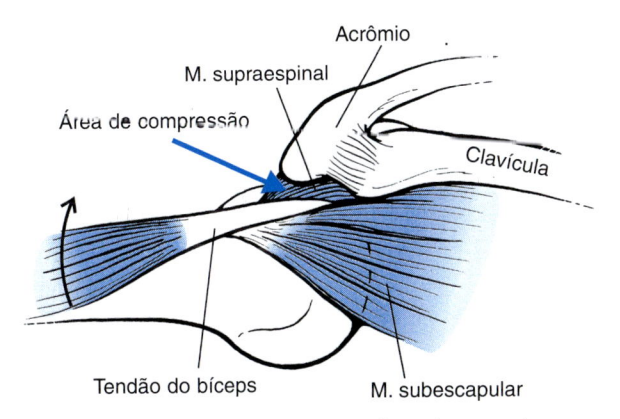

Acrômio

M. supraespinal

Área de compressão

Clavícula

Tendão do bíceps

M. subescapular

FIGURA 5.6 A área de compressão do ombro contém estruturas que podem ser lesionadas com o uso excessivo e repetido. A compressão propriamente dita ocorre na posição abduzida, com o braço em rotação.

Amplitude de movimento necessária no ombro e no cotovelo

Atividade	Amplitude de movimento do ombro	Amplitude de movimento do cotovelo
Pentear os cabelos	20° a 100° de elevação, com 37,7° de rotação	115° de flexão
Comer com uma colher	36° de elevação	116° de flexão, com 33° de pronação
Ler	57,5° de elevação com 5° de rotação	20° de flexão com 102° de pronação

De Magermans, D. J., et al. (2005). Requirements for upper extremity motions during activities of daily living. *Clinical Biomechanics*, 20:591-599.

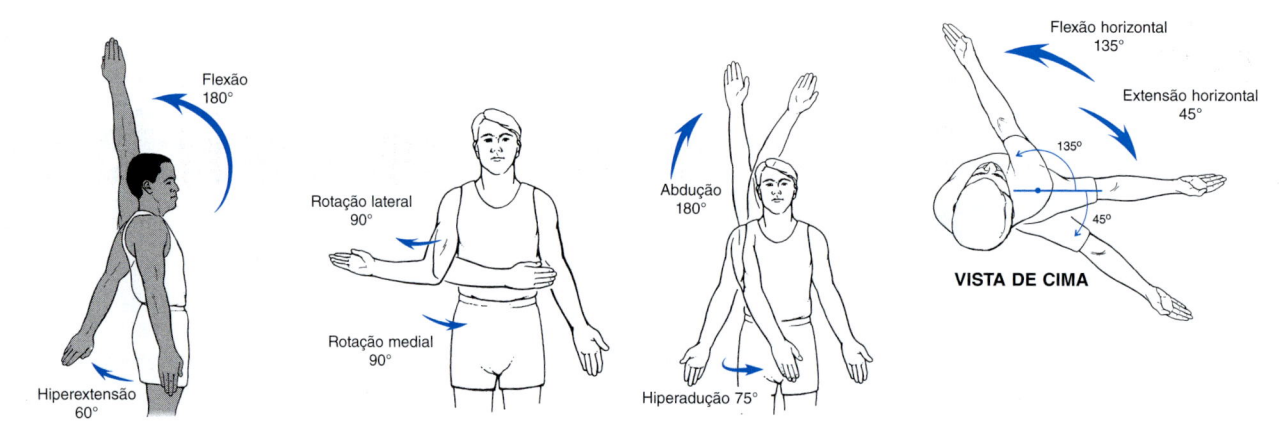

FIGURA 5.7 O ombro possui uma amplitude de movimento considerável. O braço pode se movimentar ao longo de 180° de flexão ou abdução, 60° de hiperextensão, 75° de hiperadução, 90° de rotação medial e lateral, 135° de flexão horizontal e 45° de extensão horizontal.

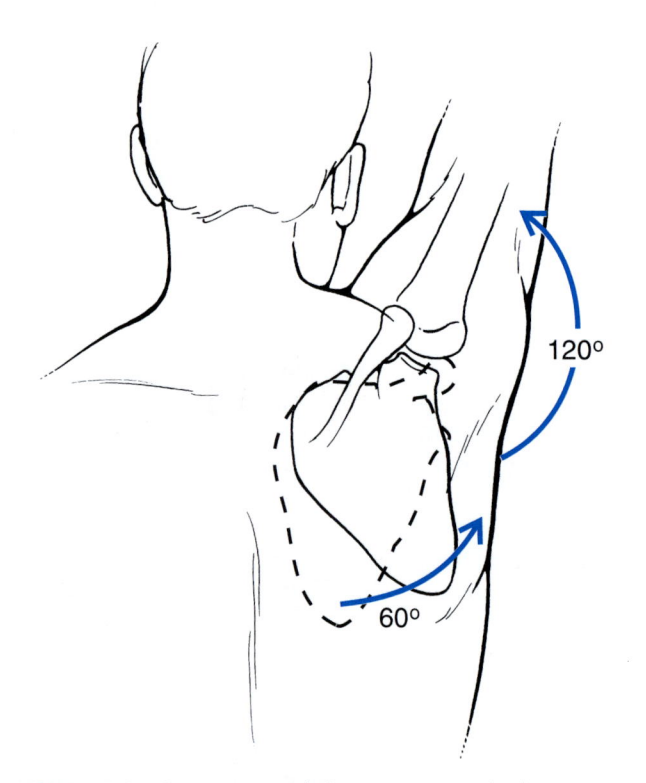

FIGURA 5.8 O movimento do braço é acompanhado por movimentos do cíngulo do membro superior. A relação operacional entre os dois é conhecida como ritmo escapuloumeral. O braço pode se movimentar somente até 30° de abdução e 45 a 60° de flexão com mínimos movimentos da escápula. Depois de ultrapassados esses pontos, os movimentos da escápula ocorrem de modo concomitante aos movimentos do braço. Para 180° de flexão ou abdução, aproximadamente 120° de movimento ocorrem na articulação do ombro e 60° de movimento ocorrem como resultado do movimento da escápula sobre o tórax.

posição de estabilidade no tórax (73). Depois de ter sido obtida a estabilização, a escápula se movimenta nos sentidos lateral, anterior e superior nos movimentos descritos como rotação para cima, protração ou abdução e elevação. Na clavícula, também ocorre rotação posterior, elevação e protração, enquanto o braço se movimenta em flexão ou abdução (20).

Nos primeiros estágios de abdução ou flexão, os movimentos ocorrem principalmente na articulação do ombro, exceto quanto aos movimentos estabilizadores da escápula. Depois de 30° de abdução ou 45 a 60° de flexão, a relação entre os movimentos glenoumeral e escapular passa a ser de 5:4. Ou seja, ocorrem 5° de movimento umeral para cada 4° de movimento escapular no tórax (67,73). Para a amplitude de movimento total ao longo de 180° de abdução ou flexão, a relação entre os movimentos glenoumeral e escapular passa a ser de 2:1; assim, a amplitude de movimento de 180° é gerada por 120° de movimento glenoumeral e 60° de movimento escapular (29). As ações das articulações que contribuem para o movimento escapular são 20° produzidos na articulação AC, 40° produzidos na articulação esternoclavicular e 40° de rotação posterior da clavícula (20).

Quando o braço realiza abdução de 90°, o tubérculo maior na cabeça do úmero se aproxima do arco coracoacromial, a compressão do tecido mole começa a limitar uma maior abdução e o tubérculo entra em contato com o acrômio (20). Se o braço fizer rotação lateral, poderá ocorrer mais 30° de abdução, quando o tubérculo maior é deslocado de sua posição debaixo do arco. A abdução fica ainda mais limitada, podendo ocorrer somente até 60° com a rotação medial do braço, visto que o tubérculo maior fica mantido sob o arco (20). A rotação lateral acompanha a abdução até cerca de 160° de movimento. Do mesmo modo, a abdução completa não pode ser atingida sem alguma extensão da parte superior do tronco como auxílio ao movimento.

AÇÕES MUSCULARES

A inserção, a ação e a inervação para cada músculo individual da articulação do ombro e do cíngulo do membro superior estão delineadas na Figura 5.9. A maioria dos músculos na região do ombro são estabilizadores e também executam movimentos. Nesta seção, são apresentadas as interações especiais entre os músculos.

Os músculos que contribuem para a abdução e flexão do ombro são semelhantes. O deltoide gera cerca de 50% da força muscular para elevação do braço em abdução ou fle-

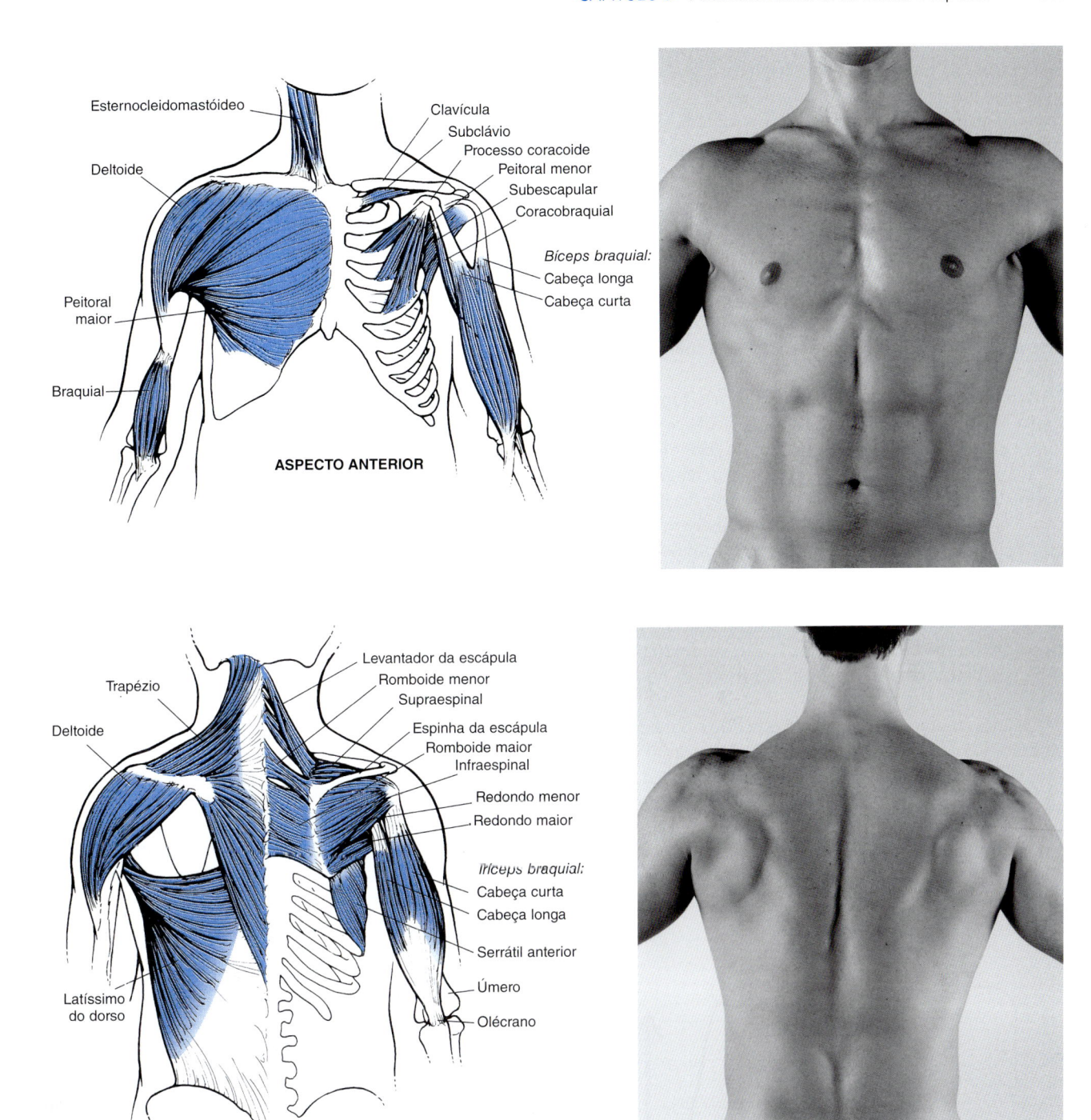

FIGURA 5.9 Músculos que atuam na articulação do ombro e no cíngulo do membro superior, aspectos anterior (*acima*) e posterior (*abaixo*).

xão. A contribuição do deltoide aumenta com o aumento da abdução. O músculo é mais ativo ao longo de 90° a 180° (66). Contudo, foi demonstrado que o deltoide é mais resistente à fadiga na amplitude de movimento de 45° a 90° de abdução, o que torna bastante popular essa amplitude de movimento nos exercícios de elevação do braço.

Quando o braço se eleva, o **manguito rotador** (redondo menor, subescapular, infraespinal, supraespinal) também

desempenha um papel importante, visto que o deltoide não pode abduzir ou flexionar o braço sem estabilização da cabeça do úmero (89). O manguito rotador como um todo é também capaz de gerar flexão ou abdução com cerca de 50% da força normalmente gerada nesses movimentos (29).

Nos primeiros estágios da flexão ou abdução do braço, a linha de tração do deltoide é vertical; assim, o músculo é ajudado pelo supraespinal, que produz abdução enquanto, ao mesmo tempo, comprime a cabeça do úmero e opõe resistência ao movimento superior da cabeça do úmero pelo deltoide. Os músculos do manguito rotador se contraem em grupo para comprimir a cabeça do úmero e manter sua posição na cavidade glenoidal (65). Os músculos redondo menor, infraespinal e subescapular estabilizam o úmero em elevação, pela aplicação de uma força para baixo. O latíssimo do dorso também se contrai de forma excêntrica para ajudar na estabilização da cabeça do úmero e aumenta em atividade à medida que o ângulo aumenta (42). A interação entre o deltoide e o manguito rotador em abdução e flexão está ilustrada na Figura 5.10. A força inferior e medial do manguito rotador permite que o deltoide eleve o braço.

Acima de 90° de flexão ou abdução, a força do manguito rotador diminui, deixando a articulação do ombro mais vulnerável a lesões (29). Contudo, um dos músculos do manguito rotador, o supraespinal, permanece dando importante contribuição acima de 90° de flexão ou abdução. Na mais alta amplitude de movimento, o deltoide começa a tracionar a cabeça do úmero para baixo e para fora da cavidade articular, criando assim uma força de subluxação (73). O movimento ao longo de 90° a 180° de flexão ou abdução depende da rotação lateral na articulação. Se o úmero realizar rotação lateral de 20° ou mais, o bíceps braquial também poderá promover abdução do braço (29).

Quando o braço se encontra abduzido ou flexionado, o cíngulo do membro superior deve fazer protração ou abdução, elevação e rotação para cima acompanhada de rotação clavicular posterior para manter a cavidade glenoidal numa posição ideal. Conforme mostra a Figura 5.11, o serrátil anterior e o trapézio funcionam como um **par de forças** para a criação dos movimentos lateral, superior e rotacional

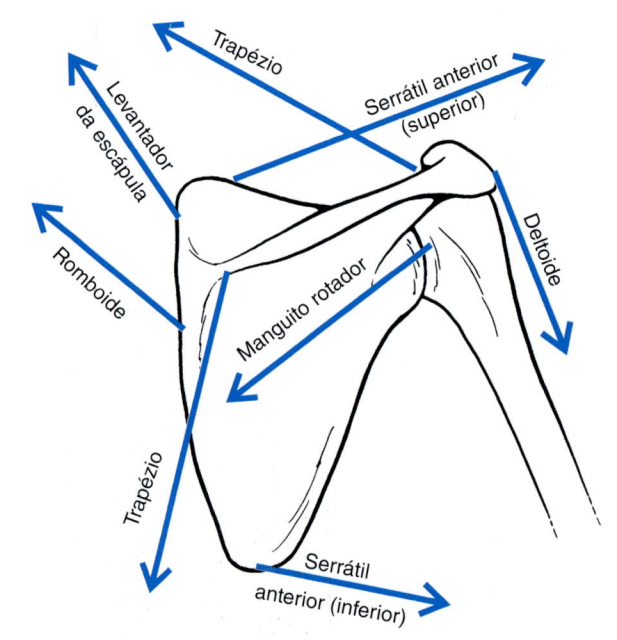

FIGURA 5.11 Direção de tração de vários músculos do cíngulo do membro superior, do deltoide e do manguito rotador para o braço em repouso. Observe a linha de tração do trapézio e do serrátil anterior, que funcionam em conjunto para produzir abdução, elevação e rotação da escápula para cima, necessárias na flexão ou na abdução do braço. Do mesmo modo, observe a tração do levantador da escápula e do romboide, que também ajudam na elevação da escápula.

da escápula (29). Essas ações musculares ocorrem após o deltoide e o redondo menor terem iniciado a elevação do braço e continuam até 180°, com a maior atividade muscular na faixa de 90° a 180° (66). O serrátil anterior também é responsável por manter a escápula junto à parede torácica e prevenir qualquer movimento da margem medial da escápula em afastamento do tórax.

Se o braço for lentamente abaixado, produzindo-se adução ou extensão dele com simultâneas retração, depressão e rotação do cíngulo do membro superior para baixo com rotação da clavícula para a frente, as ações musculares serão excêntricas. Portanto, o movimento é controlado pelos músculos previamente descritos na seção sobre abdução e flexão do braço. Contudo, se o braço for abaixado de forma enérgica, ou se for abaixado contra uma resistência externa (p. ex., um aparelho de pesos), a ação muscular será concêntrica.

Numa adução ou extensão concêntrica contra resistência externa como, por exemplo, durante uma braçada de natação, os músculos responsáveis pela criação dessas ações articulares são: latíssimo do dorso, redondo maior e parte esternal do peitoral maior. O redondo maior tem atividade apenas contra resistência, enquanto o latíssimo do dorso mostrou-se ativo nesses movimentos, mesmo quando não é oferecida resistência (13).

Quando o braço é mobilizado em adução ou extensão, o cíngulo do membro superior sofre retração, depressão, rotação para baixo com a rotação da clavícula para a frente. O músculo romboide promove rotação da escápula para

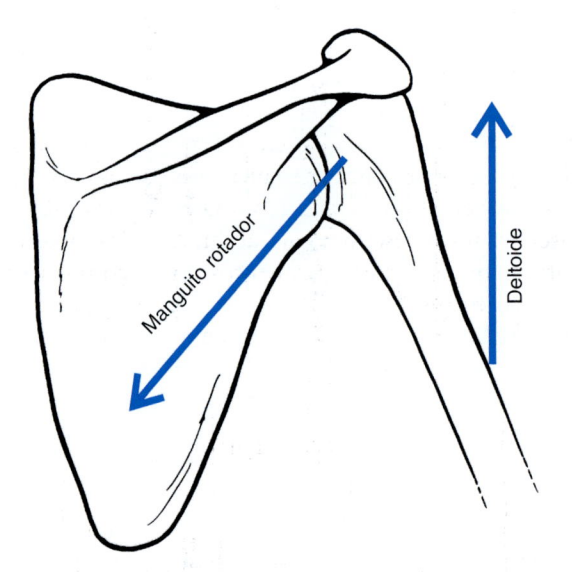

FIGURA 5.10 Para uma flexão ou abdução eficiente do braço, o deltoide e o manguito rotador trabalham em conjunto. Nos primeiros estágios da abdução e da flexão até 90°, o manguito rotador aplica uma força à cabeça do úmero que a mantém abaixada e estabilizada na articulação, enquanto o deltoide aplica uma força para elevar o braço.

baixo e opera com o redondo maior e o latíssimo do dorso num par de forças para controlar o braço e os movimentos escapulares durante o abaixamento. Outros músculos que contribuem ativamente para o movimento de retorno da escápula à posição de repouso durante o trabalho contra resistência são o peitoral menor, que abaixa a escápula e promove sua rotação para baixo, e as partes média e inferior do trapézio, que contribuem para a retração da escápula com o romboide. Essas interações musculares estão ilustradas na Figura 5.12.

Dois outros movimentos do braço, muito importantes em diversas habilidades esportivas e no movimento eficiente do braço acima de 90° (medido desde a posição do braço ao lado do corpo), são a rotação medial e a lateral. A Figura 5.13 ilustra um exemplo tanto de rotação lateral

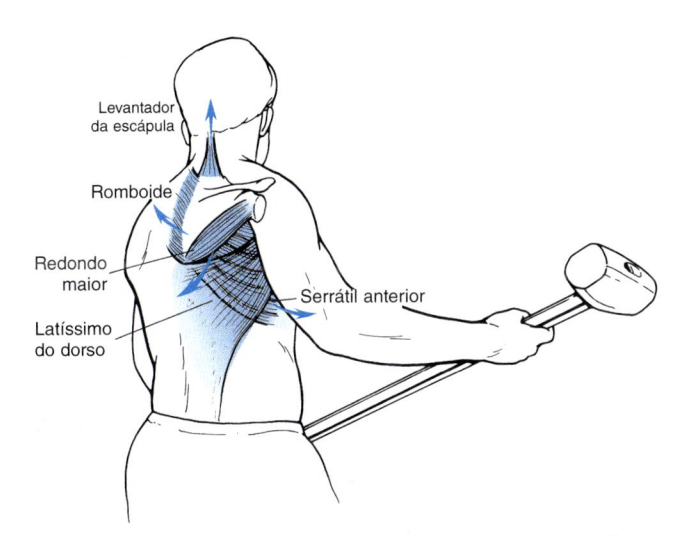

FIGURA 5.12 O ato de abaixar o braço contra resistência utiliza o latíssimo do dorso e o redondo maior, que funcionam como um par de forças com o romboide. Outros músculos que contribuem para a ação de abaixar o braço são o peitoral maior, o peitoral menor, o levantador da escápula e o serrátil anterior.

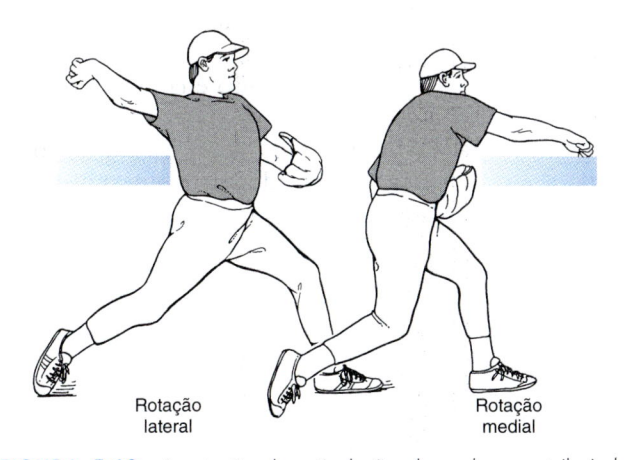

FIGURA 5.13 A rotação da articulação do ombro contribui de forma importante para o arremesso por cima da cabeça. Na fase de preparação, o braço realiza rotação lateral para aumentar a amplitude de movimento e a distância ao longo da qual a bola irá se deslocar. A rotação medial contribui ativamente na fase de aplicação de força. O movimento continua na fase de acompanhamento, conforme o braço diminui sua velocidade.

como de rotação medial numa ação de arremesso. Rotação lateral é um componente importante da fase preparatória de um arremesso por cima da cabeça, e rotação medial é importante na aplicação de força e na fase de acompanhamento do arremesso.

A rotação lateral, necessária quando o braço está acima de 90°, é produzida pelos músculos infraespinal e pelo redondo menor (73). A atividade desses dois músculos aumenta com a rotação lateral da articulação (36). Tendo em vista que o infraespinal é também um músculo importante na estabilização da cabeça do úmero, ele entra rapidamente em fadiga nas atividades com o braço elevado.

A rotação medial é produzida principalmente pelo subescapular, pelo latíssimo do dorso, pelo redondo maior e por partes do peitoral maior. O redondo maior contribui ativamente para a rotação medial apenas quando o movimento é produzido contra resistência. Os músculos que contribuem para o movimento articular em rotação medial são capazes de gerar uma grande força; ainda assim, a rotação medial na maioria das ações com o membro superior jamais necessita ou usa muita força de rotação medial (73).

Os movimentos do cíngulo do membro superior que acompanham a rotação medial e a rotação lateral dependem da posição do braço. Numa posição elevada do braço, são necessários os movimentos do cíngulo do membro superior descritos em conjunto com a abdução e a flexão. A rotação produzida com o braço na posição neutra ou anatômica exige mínima ajuda do cíngulo. É também nessa posição que pode ser obtida a completa amplitude de rotação ao longo de 180°. Isso se deve ao fato de que, conforme o braço é elevado, os músculos utilizados para a rotação do úmero também são utilizados na estabilização da cabeça do úmero, que sofrerá restrição em rotação na mais alta amplitude de movimento. Especificamente, a rotação medial é difícil em posições com o braço elevado, pois o tecido subjacente ao acrômio fica muito comprimido pelo tubérculo maior (66).

Duas últimas ações articulares que, na verdade, são combinações de posições com o braço elevado são adução ou flexão horizontal e abdução ou extensão horizontal. Considerando que o braço está elevado, os mesmos músculos antes descritos para abdução e flexão também contribuem para esses movimentos do braço transversalmente ao corpo.

Os músculos com contribuições mais significativas para a flexão horizontal são o peitoral maior e a parte clavicular do deltoide. Esse movimento conduz os braços transversalmente ao corpo na posição elevada, sendo importante nos movimentos de potência das habilidades que envolvem os membros superiores. A extensão horizontal, em que o braço é conduzido para trás na posição elevada, é produzida principalmente pelo infraespinal, pelo redondo menor e pela parte espinal do deltoide. Essa ação articular é comum no *backswing* (movimento da raquete para trás, para recepção da bola) e nas ações preparatórias nas habilidades com os membros superiores (89).

> ### Rotação medial e lateral do ombro
>
> Realize rotação medial e lateral com a articulação do ombro. Este é um movimento que você usa bastante no dia a dia? Pense em algumas atividades que empregam esse movimento. Abduza seu ombro em 90° e flexione o cotovelo em 90°. Agora execute a rotação medial e lateral do ombro. Descreva esse movimento e liste algumas atividades que usam um movimento semelhante.

FORÇA DOS MÚSCULOS DO OMBRO

Em posição flexionada, os músculos do ombro podem gerar a máxima produção de força em adução, quando as fibras musculares do latíssimo do dorso, redondo maior e peitoral maior contribuem para o movimento. A força de adução dos músculos do ombro é igual ao dobro da força de abdução, embora o movimento e o grupo muscular para a abdução sejam utilizados com mais frequência nas atividades cotidianas e nos esportes (89).

O movimento capaz de gerar o nível seguinte de força depois dos adutores é um movimento de extensão que usa os mesmos músculos que contribuem para a adução do braço. A ação de extensão é ligeiramente mais forte que seu movimento oposto, a flexão. Em seguida à flexão, a ação articular mais forte é a abdução, ilustrando o fato de que as ações da articulação do ombro são capazes de gerar maior produção de força na fase de abaixar usando os adutores e extensores do que na fase de levantar, quando são utilizados os flexores e abdutores. No entanto, essas relações de força mudam quando o ombro é mantido em posição neutra ou de ligeira hiperextensão, porque a geração da força isométrica é maior nos flexores que nos extensores. Essa inversão nas diferenças de forças está ligada à relação de comprimento-tensão criada pelo ponto de partida.

As ações articulares mais fracas no ombro são rotacionais, e a rotação lateral é mais fraca do que a medial. A produção de força dos rotadores é influenciada pela posição do braço, e a maior força de rotação medial pode ser obtida com o braço na posição neutra. A maior força de rotação lateral pode ser obtida com o ombro em 90° de flexão. Contudo, com o braço elevado até 45°, a produção de força tanto em rotação medial como em rotação lateral é maior em 45° de abdução do que em 45° de flexão (28). A rotação lateral é importante nos 90° superiores de elevação do braço, proporcionando estabilidade para a articulação. A rotação medial cria instabilidade na articulação, especialmente nos níveis mais altos de elevação, quando ocorre a compressão dos tecidos moles na articulação.

O desequilíbrio entre as forças musculares fica acentuado nas populações de atletas por causa dos padrões de uso. Exemplificando, foi constatado que nadadores, jogadores de polo aquático e arremessadores de beisebol possuem adutores e rotadores internos relativamente mais fortes (14). Em atletas paraplégicos, usuários de cadeira de rodas, os adutores são relativamente mais fracos que os abdutores, e isso fica mais pronunciado em atletas com lesões no ombro (14).

CONDICIONAMENTO

Os músculos do ombro são facilmente alongados e fortalecidos por causa da mobilidade da articulação. Os músculos comumente trabalham em combinação, o que torna difícil isolar um músculo específico num exercício. A Figura 5.14 mostra exemplos de alongamento, resistência manual e treinamento com peso para os abdutores e flexores do ombro.

Alguns exercícios contra resistência podem irritar a articulação do ombro e devem ser evitados por indivíduos com lesões específicas nessa área. Qualquer elevação lateral com haltere que utilize o deltoide pode causar compressão na área coracoacromial. Essa compressão será ampliada se o ombro for submetido a uma rotação medial. Uma solução para aqueles que desejam evitar compressão ou que têm lesões nessa área consiste em rotacionar lateralmente o braço e, em seguida, realizar a elevação lateral (20). É importante perceber que a atividade muscular e as forças geradas internamente também mudarão quando um ajuste como esse for efetuado. Rotação lateral durante uma elevação lateral altera a atividade do deltoide e facilita a atividade nos rotadores internos.

Exercícios como o supino com halteres e de flexão no solo devem ser evitados por indivíduos com instabilidade na parte anterior ou posterior da articulação do ombro, causada por adução e rotação medial. Do mesmo modo, uma carga incidente na parte anterior da cápsula é gerada pelo exercício de *pullover*, que promove movimento a partir de uma posição de rotação lateral, abdução e flexão extrema. Outros exercícios que devem ser evitados por indivíduos com problemas na parte anterior da cápsula são puxada por trás do pescoço, movimentos de flexão-extensão horizontal e exercícios de remada. Os riscos nesses três exercícios podem ser minimizados se não for mantida rotação lateral ou mesmo se alguma rotação medial for mantida na articulação. A posição de rotação lateral causa **distensão** na parte anterior do ombro (20). Num exercício como o agachamento, que usa a musculatura do membro inferior, a posição do ombro em rotação lateral pode mesmo se revelar danosa, por causa da tensão incidente na cápsula anterior, criada pelos pesos mantidos em rotação lateral. Devem ser feitas tentativas para minimizar essa ação articular pelo equilíbrio de uma parte do peso no trapézio ou pelo uso de exercícios alternativos como, por exemplo, levantamento-terra.

Finalmente, se um indivíduo estiver com problemas na musculatura do manguito rotador, deve ser minimizado, ou evitado, o levantamento de grandes pesos num movimento de abdução, uma vez que os músculos do manguito rotador devem gerar uma grande força durante a ação de abdução para sustentar a articulação do ombro e para complementar a atividade do deltoide. O levantamento de

Grupo muscular	Exemplo de exercício de alongamento	Exemplo de exercício de fortalecimento	Outros exercícios
Flexores/abdutores do ombro	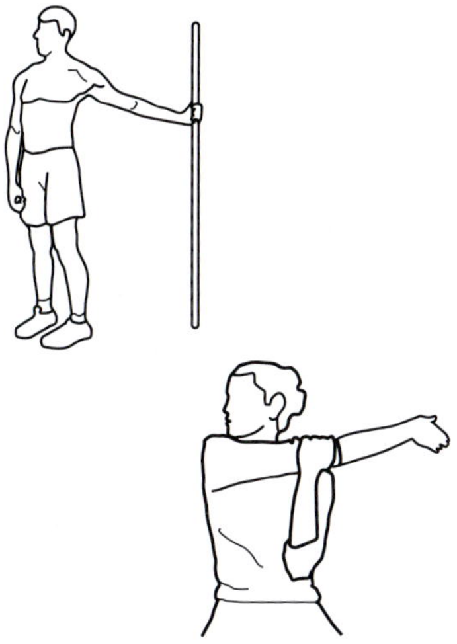	Elevação frontal de haltere 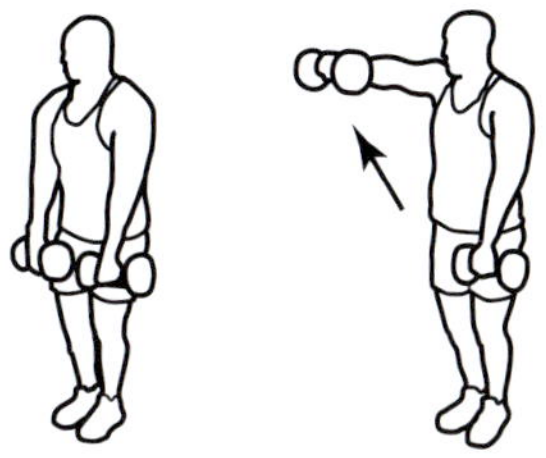 Elevação lateral de haltere 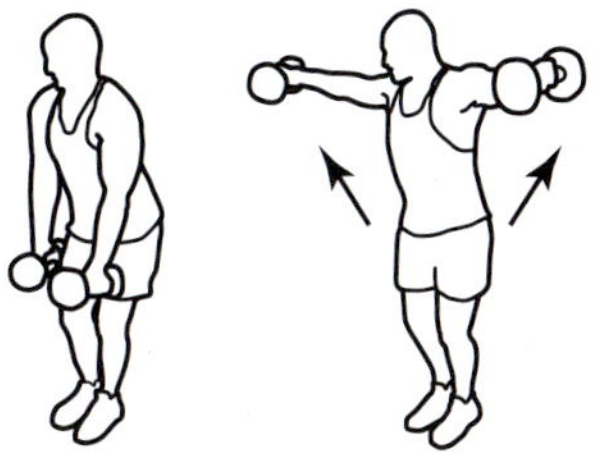	Desenvolvimento militar Desenvolvimento de ombro Remada alta Levantamento frontal e lateral Desenvolvimento sentado com halteres
Extensores/adutores do ombro	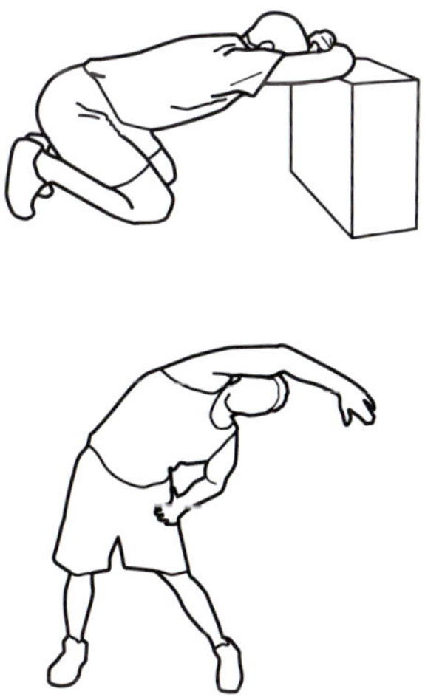	Puxada pela frente na polia alta 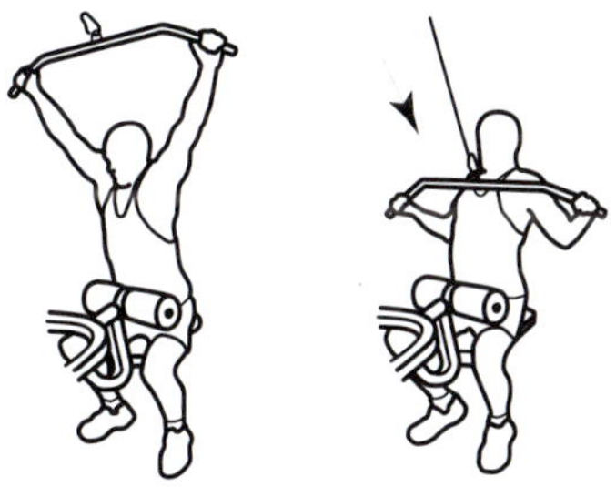 Puxada com os braços retos 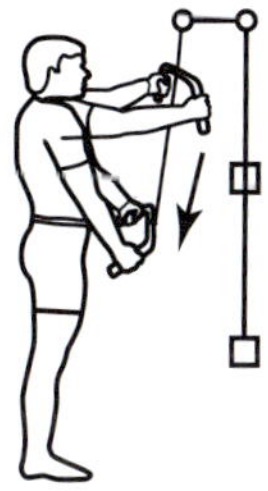	Puxada na barra com mãos pronadas Puxada na barra com mãos supinadas Puxador com cabos
Rotadores do ombro	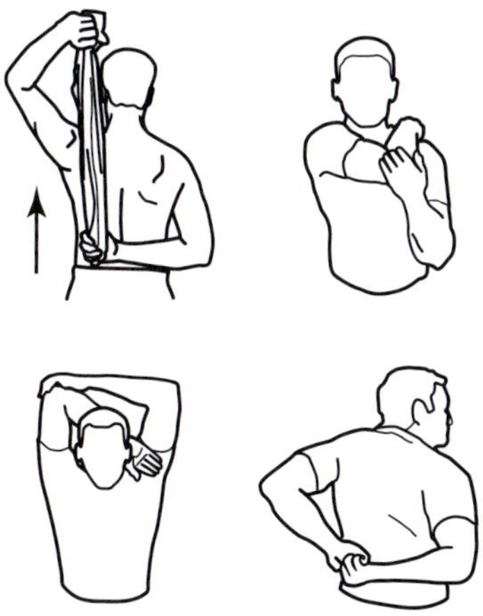	Rotação lateral 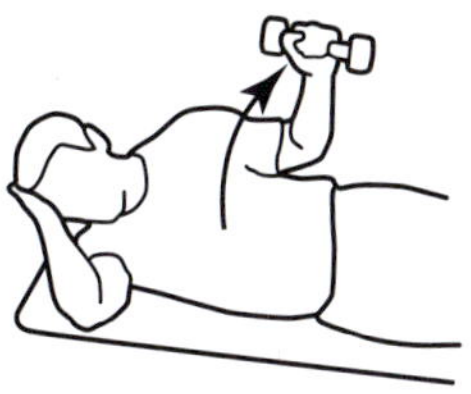 Rotação medial 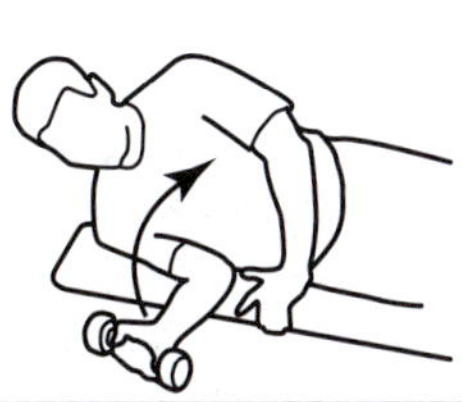	Coçar as costas Rotação lateral e medial com cabos

FIGURA 5.14 Exemplos de exercícios de alongamento e fortalecimento para grupos musculares selecionados.

(continua)

Grupo muscular	Exemplo de exercício de alongamento	Exemplo de exercício de fortalecimento	Outros exercícios
Levantadores do cíngulo do membro superior	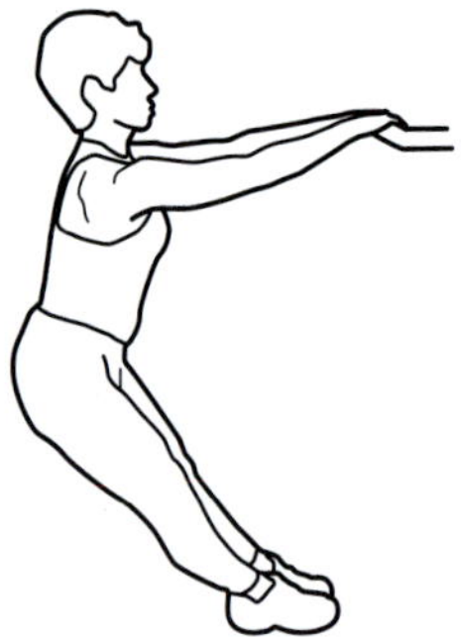	Encolhimento de ombros com halteres 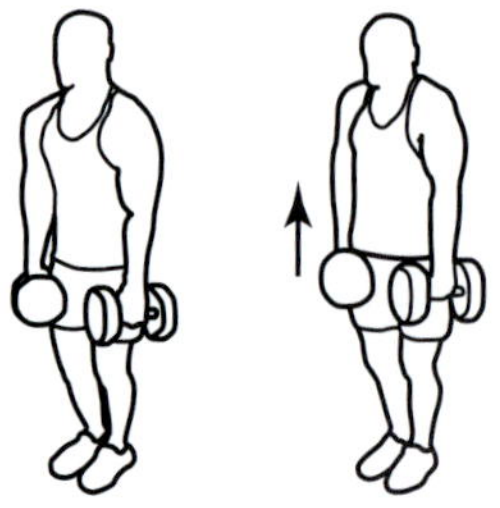 Remada em pé 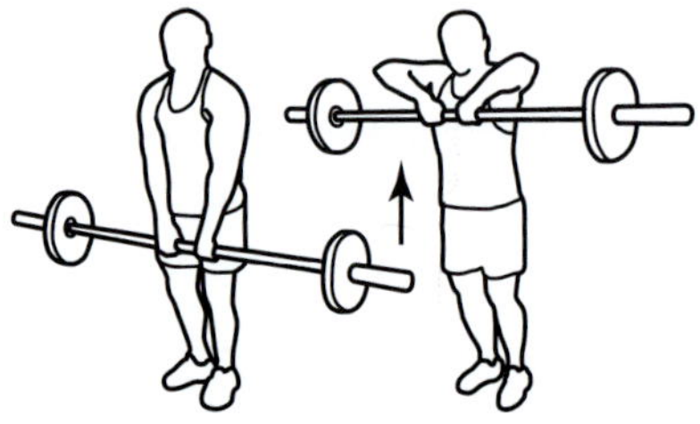	Encolhimento de ombros com barra Encolhimento de ombros sentado Remada em pé na polia
Abdutores do cíngulo do membro superior	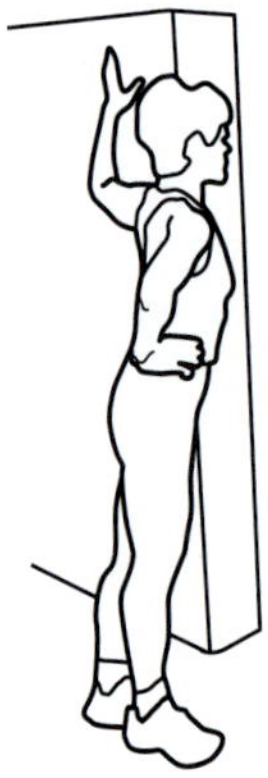	*Pullover* com halteres 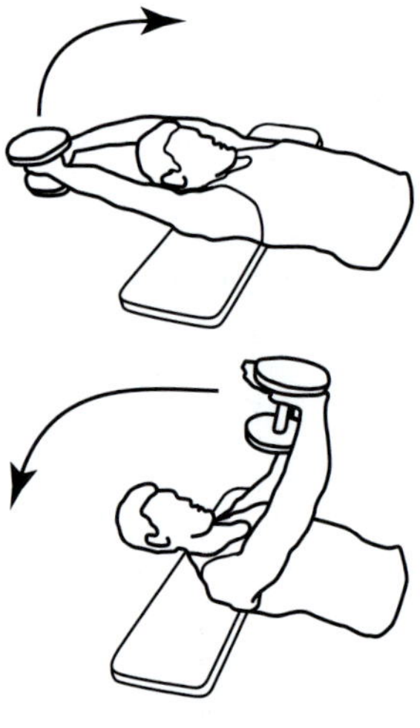	Flexão de braços no solo Voador (*fly*) em pé Socos no ar
Adutores do cíngulo do membro superior	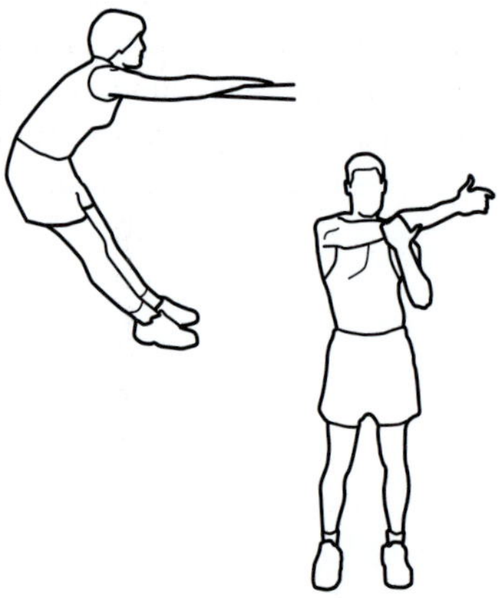	Remada em decúbito ventral 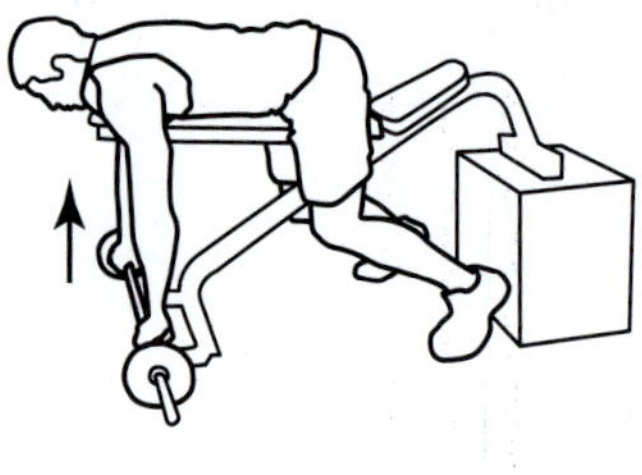	Remada sentada Remada unilateral com halteres

FIGURA 5.14   *(Continuação)*

grandes pesos acima da cabeça também deve ser evitado para que seja reduzida a tensão incidente nos músculos do manguito rotador (49).

POTENCIAL DE LESÃO NO COMPLEXO DO OMBRO

O complexo do ombro está sujeito a grande variedade de lesões, que podem ocorrer de duas maneiras. O primeiro tipo de lesão é causado por traumatismo. Comumente, esse tipo de lesão ocorre quando é feito contato com um objeto externo como, por exemplo, o solo ou outro indivíduo. O segundo tipo de lesão se deve a ações articulares repetidas que criam locais inflamatórios dentro e em torno das articulações ou inserções musculares.

Muitas lesões no cíngulo do membro superior são traumáticas, como resultado de impactos durante quedas ou contato com um objeto externo. A articulação esternoclavicular pode sofrer **entorse** ou luxação anterior se o indivíduo cair sobre a parte superior do ombro na área da parte acromial do deltoide. Um indivíduo com um entorse nessa articulação sente dor nos movimentos de extensão horizontal do ombro como, por exemplo, na tacada de golfe ou no nado costas (85). **Subluxações** anteriores dessa articulação em adolescentes também já ocorreram de forma espontânea durante o arremesso porque eles possuem maior mobilidade nessa articulação que os adultos. Uma luxação ou subluxação posterior da articulação esternoclavicular pode ser bastante grave, pois a traqueia, o esôfago e numerosas veias e artérias se situam abaixo dessa estrutura. Essa lesão ocorre como consequência da força na extremidade esternal da clavícula. O indivíduo pode apresentar sintomas de sufocação, falta de ar e dificuldade de deglutição (85). Em geral, a articulação esternoclavicular está bem reforçada com ligamentos e, felizmente, não é comum a ocorrência de lesões na forma de entorses, subluxações e luxações.

A clavícula é um local frequente de lesão por traumatismo direto recebido por contato na prática do futebol americano ou outros esportes. A lesão mais comum é a **fratura** do terço médio da clavícula. Essa lesão ocorre por queda sobre o ombro ou sobre o braço hiperestendido, ou por algum golpe recebido no ombro, de tal modo que ocorre aplicação de uma força ao longo da diáfise da clavícula. Outras fraturas menos comuns ocorrem na clavícula medial como resultado de traumatismo direto na extremidade lateral da clavícula ou em decorrência de traumatismo direto na ponta do ombro (85). Fraturas da clavícula em adolescentes se consolidam de forma rápida e efetiva, enquanto em adultos a consolidação e o processo de reparo não são tão eficientes ou eficazes. Isso está ligado às diferenças no nível de maturação esquelética. Em adolescentes, ocorre formação de tecido ósseo novo em velocidade muito maior do que no indivíduo maduro.

Lesões da articulação AC podem causar um grau considerável de perturbação dos movimentos do ombro. Também nesse caso, se a pessoa cair sobre a ponta do ombro, a articulação acromioclavicular pode subluxar ou luxar. Isso pode ocorrer se a queda for sobre o cotovelo ou sobre o braço hiperestendido. Essa articulação também está frequentemente sujeita a lesões por uso excessivo em esportes que utilizam o padrão da mão acima da cabeça, como o beisebol, o tênis e a natação. Outros esportes que repetidamente aplicam carga nessa articulação na posição da mão acima da cabeça, como o halterofilismo e a luta romana, também podem causar síndrome de uso excessivo. As consequências do uso excessivo da articulação são: lesão da cápsula, **calcificação ectópica** da articulação e possível **degeneração** da cartilagem (85).

Raramente a escápula recebe suficiente força a ponto de causar lesão. Contudo, se um atleta ou qualquer outra pessoa cair sobre a parte superior das costas, é possível que ocorra fratura da escápula e contusão da musculatura, de modo que a abdução do braço passa a ser bastante dolorosa. Outro local de fratura na escápula é o **processo coracoide**, que pode ser fraturado com separação da articulação AC. Os arremessadores também podem vir a sofrer **bursite** na margem inferomedial da escápula, causando dor quando esse osso se movimenta durante as fases de preparação e aceleração do arremesso. A dor diminui na fase de acompanhamento. Bursite é a inflamação da bursa (i. e., **bolsa**), um saco contendo líquido localizado em pontos estratégicos em torno das articulações sinoviais, com a função de reduzir a fricção na articulação.

Atividades como halterofilismo (supino com halteres e flexões de braço), levantamento de peso acima da cabeça, tênis e carregar mochila podem causar traumatismos no plexo do nervo braquial mediante uma força de tração (i. e., uma força que puxa). Se o nervo torácico longo sofrer compressão, uma paralisia isolada do serrátil anterior pode causar o afastamento da margem medial da escápula com relação ao tórax e diminuição da capacidade de abdução e flexão na articulação do ombro (85).

A articulação do ombro é comumente lesionada por traumatismo direto ou repetição de uso excessivo. Luxação ou subluxação na articulação do ombro é uma ocorrência frequente por causa da ausência de limitação óssea e da dependência do tecido mole para limitação e sustentação da articulação. A luxação ocorre mais frequentemente em esportes de contato, como o hóquei no gelo (15). A cavidade glenoidal está voltada para a direção anterolateral, criando mais estabilidade na articulação posterior do que na articulação anterior. Portanto, a direção mais comum da luxação é a anterior. Luxações anteriores e inferiores são responsáveis por 95% dos casos dessa lesão (59).

A causa habitual da luxação é o contato ou alguma força aplicada ao braço, quando este está na posição de abdução e rotação lateral acima da cabeça. Isso impulsiona a cabeça do úmero no sentido anterior, possivelmente rompendo a cápsula ou o lábio glenoidal. A incidência de recorrência de luxação depende da idade do indivíduo e da magnitude da força geradora da luxação (33). A porcentagem de recorrência para a população geral vai de 33 a 50%, aumentando para 66 a 90% em indivíduos com menos de 20 anos de idade (66). Na verdade, quanto mais novo for o indivíduo na ocasião da primeira luxação, mais provável será uma luxação recidivante. Do mesmo modo, se uma quantidade de força relativamente pequena criou a luxação, será mais provável uma luxação recidivante.

Luxações recidivantes também dependem do grau da lesão inicial e da presença ou ausência de lesão no lábio glenoidal (64). Uma ruptura do lábio glenoidal, de forma semelhante à ruptura do menisco no joelho, resulta num estalido e em dor com o braço acima da cabeça (88). Uma luxação anterior também dificulta a rotação medial do braço, de modo que o ombro contralateral não pode ser tocado com a mão no lado lesionado.

São raras as luxações posteriores do ombro (2%) e comumente essas lesões estão associadas a uma força aplicada com um braço em adução e rotação medial e com a mão abaixo do nível do ombro (88). O sinal clínico de uma luxação posterior é a incapacidade de fazer abdução e rotação lateral do braço.

Lesões de tecidos moles na articulação do ombro são numerosas, estando associadas mais frequentemente a movimentos do braço acima da cabeça como, por exemplo, nas ações de arremesso, na natação e em esportes de raquete. Por causa da extrema amplitude de movimentos e das altas velocidades durante o arremesso, as estruturas de estabilização dinâmica da articulação do ombro ficam sob grande risco de lesão (52). Nessa categoria, as lesões podem ser, por exemplo, de instabilidade posterior e anterior, de compressão e lesão ao lábio glenoidal. Os músculos do manguito rotador, ativos no controle da cabeça do úmero e no movimento durante o padrão de braços elevados, são altamente suscetíveis à lesão.

Num padrão de arremesso com o membro superior, quando o braço se encontra na fase preparatória, com o ombro em abdução e rotação lateral, a cápsula anterior, especificamente o músculo subescapular, é suscetível a distensão ou tendinite na inserção no tubérculo menor (72). No final da fase da preparação e no início da fase de aceleração, a parte posterior da cápsula e o lábio posterior são suscetíveis a lesões quando a parte anterior do ombro sofre tensionamento, impulsionando a cabeça do úmero para trás (10). Na fase de acompanhamento, quando o braço é conduzido horizontalmente numa direção transversal ao corpo e em uma velocidade muito grande, o manguito rotador posterior e os músculos infraespinal e redondo menor ficam muito suscetíveis a distensão muscular ou tendinite no local de inserção no tubérculo maior, quando essas estruturas trabalham para desacelerar o braço (19).

O mecanismo de lesão do manguito rotador mais comum ocorre quando o tubérculo maior empurra contra o lado inferior do acrômio. Essa **síndrome de compressão** subacromial ocorre durante a fase de aceleração do padrão de arremesso com a mão acima da cabeça, quando está ocorrendo rotação medial do braço, enquanto ele é mantido na posição de abdução. Também pode ocorrer compressão no braço dominante de golfistas e em diversas outras atividades que utilizam o padrão de movimento "sobre a cabeça" (40). O manguito rotador, a bolsa subacromial e o tendão do bíceps são comprimidos contra a parte anterior

da superfície inferior do acrômio e do ligamento coracoacromial (51) (Fig. 5.15). Foi observado que a compressão é a causa principal de lesão de tecidos moles, embora outros estudiosos indiquem sobrecarga de tensão, uso excessivo e lesão traumática como outras causas concorrentes de lesão ao manguito rotador (51). Essa condição ocorre na faixa de 70 a 120° de flexão ou abdução, sendo mais comum em atividades como o serviço do tênis, arremesso e estilos borboleta e livre na natação (29). Se um atleta mantiver a articulação do ombro numa posição de rotação medial, será mais provável a ocorrência de compressão. A articulação é também comumente lesionada em atletas em cadeira de rodas ou em indivíduos que fazem transferência da cadeira de rodas para a cama ou cadeira (9,14). O músculo supraespinal, situado no espaço subacromial, é comprimido e pode sofrer ruptura com a compressão; com o passar do tempo, pode ocorrer formação de depósitos de calcificação no músculo ou tendão. Essa irritação pode ocorrer com qualquer atividade que implique em movimento acima da cabeça, criando um arco doloroso de movimento do braço ao longo de 60 a 120° de abdução ou flexão (73).

Outra lesão que é consequência da compressão é a **bursite subacromial**. Essa lesão é resultante de uma irritação das bolsas acima do músculo supraespinal e por baixo do acrômio (29). Também ocorre na propulsão da cadeira de rodas por causa das pressões maiores que o normal na articulação e da distribuição anormal da pressão na área subacromial (9).

Finalmente, o tendão da cabeça longa do bíceps braquial pode ficar irritado quando o braço é vigorosamente mobilizado em abdução e rotação. Ocorre **tendinite do bicipital** quando o tendão do bíceps é subluxado ou irritado no interior do sulco intertubercular. No arremesso, o braço faz rotação lateral de até 160° na fase de preparação, e o cotovelo se desloca ao longo de 50° de movimento. Considerando que o bíceps braquial funciona sobre o ombro e é responsável pela desaceleração do cotovelo nos 30° finais de extensão, frequentemente esse músculo fica em condição de máxima tensão (6). Num arremesso

O arco subacromial

A amplitude de movimento funcional de abdução/adução na articulação do ombro depende da quantidade de rotação do ombro. À medida que realiza rotação medial e lateral na articulação do ombro, você está movimentando o tubérculo maior. Tente realizar rotação medial do ombro estando na posição anatômica e então abduza essa articulação o máximo possível. Nessa posição, o tubérculo maior entra em contato com o ápice do arco subacromial. Se mover o ombro em rotação lateral e então abduzi-lo, você terá cerca de mais 30° de abdução. Movimentos com o braço acima da cabeça que exigem rotação medial e lateral do ombro podem comprimir os tecidos moles e irritar a bolsa subacromial.

rápido, a cabeça longa do bíceps braquial também pode ser responsável pela ruptura da parte anterossuperior do lábio glenoidal. A irritação no tendão do bíceps se manifesta numa síndrome de arco doloroso semelhante à da lesão do manguito rotador.

Resumindo, o complexo do ombro proporciona a maior mobilidade em comparação com qualquer outra parte do corpo, mas, em consequência dessa grande mobilidade, é uma área instável em que podem ocorrer numerosas lesões. Apesar da alta probabilidade de lesão, é bastante comum que se obtenha sucesso na reabilitação pós-cirúrgica. É importante manter a força e a flexibilidade da musculatura circunjacente ao complexo do ombro, pois há considerável dependência da musculatura e dos tecidos moles para sustentação e estabilização.

Cotovelo e articulações radioulnares

O papel do movimento do antebraço, gerado no cotovelo, ou **articulação radioulnar proximal**, é ajudar o ombro na aplicação de força e no controle do posicionamento da mão no espaço. A combinação dos movimentos do ombro e do cotovelo-articulação radioulnar proximal possibilita a capacidade de colocar a mão em muitas posições, permitindo uma enorme versatilidade. Não importa se estamos trabalhando num nível acima da cabeça, apertando a mão de alguém, escrevendo um bilhete ou amarrando os cadarços do sapato, a posição da mão é importante e é gerada pela relação de trabalho entre o complexo do ombro e o antebraço. A articulação do cotovelo também funciona como ponto de apoio para o antebraço, permitindo tanto ações potentes de preensão como movimentos finos da mão (24) (Fig. 5.15).

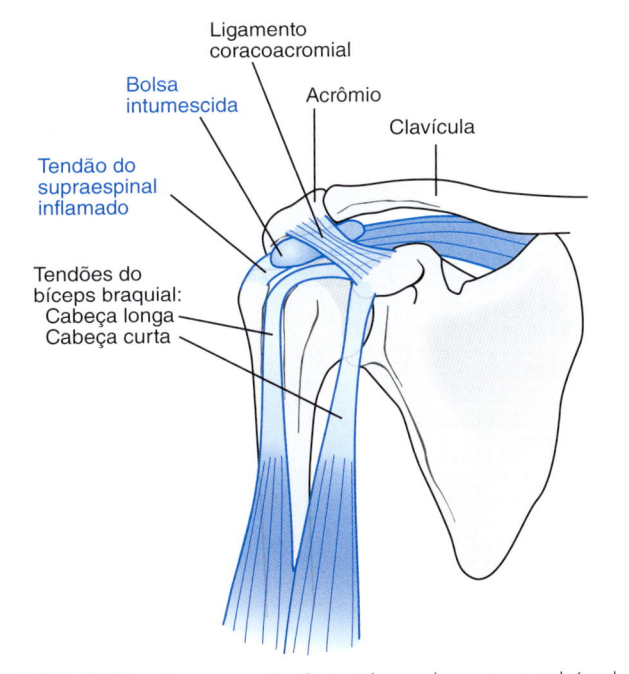

FIGURA 5.15   A compressão de tecidos moles entre o tubérculo maior e o acrômio/ligamento coracoacromial pode causar dano ao manguito rotador, à bolsa subacromial ou ao tendão do bíceps.

CARACTERÍSTICAS ANATÔMICAS E FUNCIONAIS DAS ARTICULAÇÕES DO COTOVELO

O cotovelo é considerado uma articulação estável, com integridade estrutural, boa sustentação ligamentar e boa sustentação muscular (41). O cotovelo tem três articulações que permitem movimento entre os três ossos do braço e do antebraço (úmero, rádio e ulna). O movimento entre o antebraço e o braço ocorre nas articulações umeroulnar e umerorradial, enquanto movimentos entre o rádio e a ulna ocorrem nas articulações radioulnares (73). Os pontos de referência do rádio, da ulna e das articulações umeroulnar, umerorradial e radioulnar proximal estão indicados na Figura 5.16.

Articulação umeroulnar

A **articulação umeroulnar** situa-se entre a ulna e o úmero, sendo a principal articulação a contribuir para a flexão e a extensão do antebraço. A articulação é a união entre a **tróclea** em forma de colher e a extremidade distal do úmero e a **incisura troclear** na ulna. Na parte frontal da ulna, situa-se o **processo coronoide**, que faz contato com a **fossa coronóidea** do úmero, limitando a flexão na amplitude de movimento terminal. Do mesmo modo, no lado posterior da ulna se situa o **olécrano**, que faz contato com a **fossa do olécrano** no úmero, concluindo a extensão. Um indivíduo que consegue hiperestender a articulação do cotovelo pode ter um olécrano pequeno ou uma fossa do olécrano grande, o que permite maior extensão antes que ocorra o contato.

A incisura troclear da ulna se encaixa firmemente em torno da tróclea, oferecendo boa estabilidade estrutural. A tróclea está coberta por cartilagem articular sobre as superfícies anterior, inferior e posterior, e é assimétrica, com uma projeção posterior oblíqua (87). Na posição estendida, a tróclea assimétrica cria lateralmente uma angulação da ulna conhecida como posição em valgo. Esse é o chamado **ângulo de transporte**, que varia de 10 a 15° em homens e de 15 a 25° em mulheres (58,87). A mensuração do ângulo de transporte está ilustrada na Figura 5.17. Com a flexão do antebraço, essa posição em valgo fica reduzida, podendo mesmo resultar numa posição em varo no movimento de flexão completa (24).

Articulação umerorradial

A segunda articulação participante na flexão e na extensão do antebraço é a **articulação umerorradial**. Na extremidade distal do úmero, situa-se a superfície articular dessa articulação, o **capítulo do úmero**, que é esferoidal e revestido por cartilagem nas superfícies anterior e inferior. A parte superior da cabeça radial arredondada encontra-se com o capítulo, permitindo o movimento radial em torno do úmero durante a flexão e a extensão. O capítulo funciona como contraforte para a compressão lateral e outras forças rotacionais absorvidas durante o arremesso e outros movimentos rápidos do antebraço.

Articulação radioulnar

A terceira articulação, a articulação radioulnar proximal, estabelece movimento entre o rádio e a ulna em **prona-**

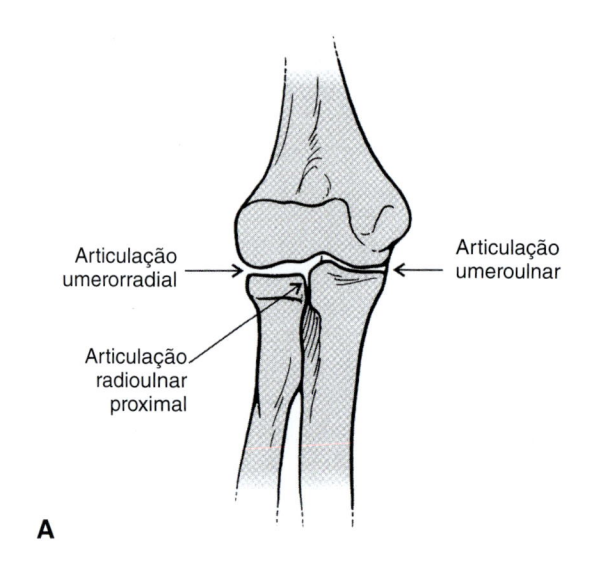

A

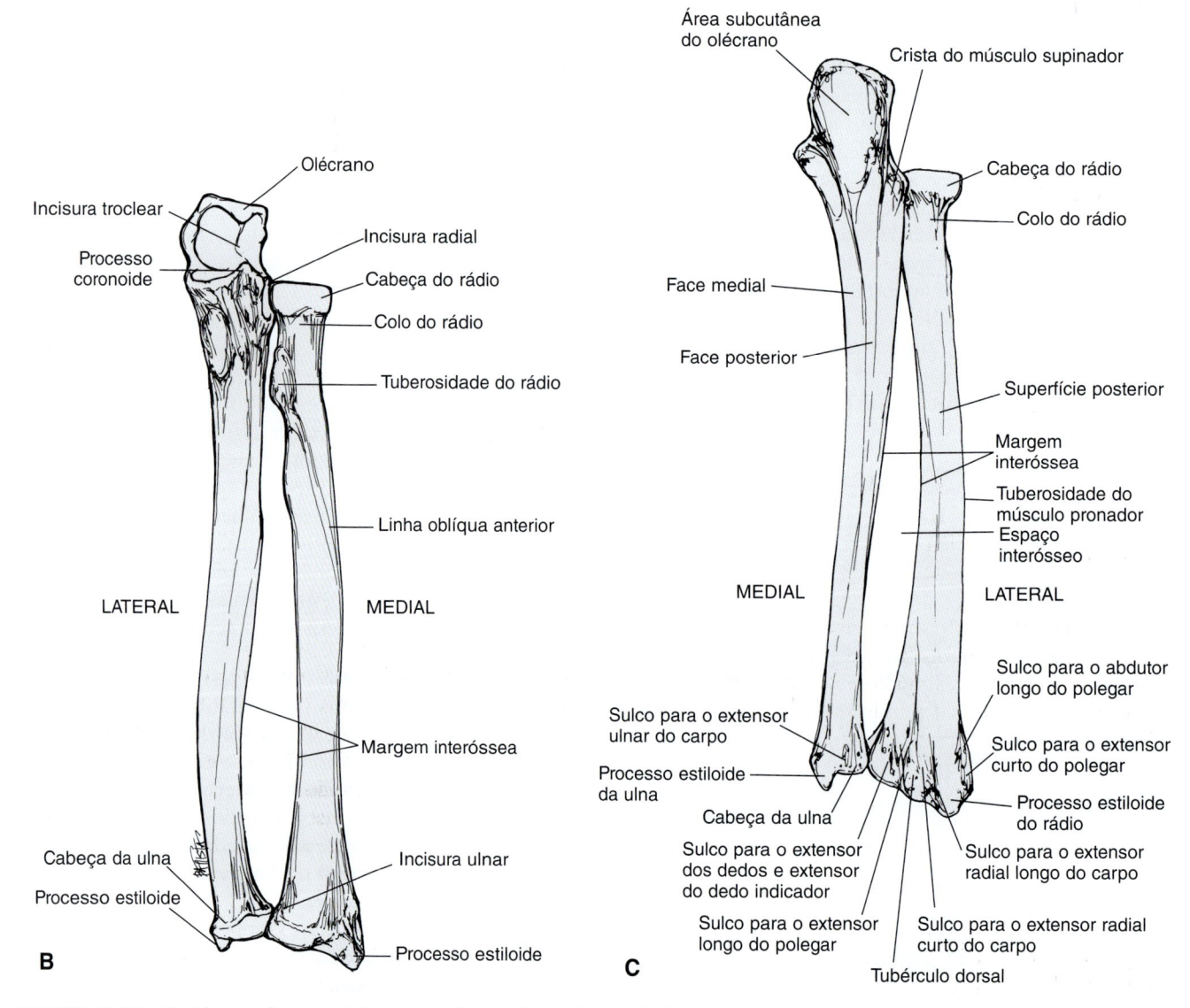

B

Olécrano

Incisura troclear

Processo
coronoide

Incisura radial

Cabeça do rádio

Colo do rádio

Tuberosidade do rádio

Linha oblíqua anterior

LATERAL

MEDIAL

Margem interóssea

Cabeça da ulna

Processo estiloide

Incisura ulnar

Processo estiloide

C

Área subcutânea
do olécrano

Crista do músculo supinador

Cabeça do rádio

Colo do rádio

Face medial

Face posterior

Superfície posterior

Margem
interóssea

Tuberosidade do
músculo pronador

Espaço
interósseo

MEDIAL

LATERAL

Sulco para o abdutor
longo do polegar

Sulco para o extensor
ulnar do carpo

Processo estiloide
da ulna

Cabeça da ulna

Sulco para o extensor
dos dedos e extensor
do dedo indicador

Sulco para o extensor
longo do polegar

Sulco para o extensor
curto do polegar

Processo estiloide
do rádio

Sulco para o extensor
radial longo do carpo

Sulco para o extensor radial
curto do carpo

Tubérculo dorsal

Articulação
umerorradial

Articulação
umeroulnar

Articulação
radioulnar
proximal

FIGURA 5.16   O rádio e a ulna se articulam com o úmero, formando as articulações umerorradial e umeroulnar. A figura ilustra o complexo
da articulação do cotovelo (**A**) e as superfícies anterior (**B**) e posterior (**C**) do rádio e da ulna.

aplicadas ao rádio, e a membrana interóssea do antebraço transmite forças recebidas distalmente desde o rádio até a ulna. A membrana fica tensionada em semipronação (12).

Dois últimos componentes estruturais na região do cotovelo são os **epicôndilos medial** e **lateral**. Trata-se de pontos de referência importantes nos aspectos medial e lateral do úmero. O epicôndilo lateral serve como local de inserção para os ligamentos laterais e para os músculos supinadores e extensores do antebraço, e o epicôndilo medial acomoda os ligamentos mediais e os flexores e pronadores do antebraço (1). Essas extensões do úmero funcionam como locais de inserção muscular para muitos dos músculos da mão, sendo também locais onde ocorrem lesões por uso excessivo.

Ligamentos e estabilidade articular

A articulação do cotovelo é sustentada nas partes medial e lateral por ligamentos colaterais. O ligamento colateral ulnar (LCU) conecta a ulna ao úmero e oferece sustentação e resistência às cargas em valgo impostas à articulação do cotovelo. A sustentação na direção em valgo é muito importante na articulação do cotovelo, pois a maioria das forças é direcionada medialmente, criando uma força em valgo. A faixa anterior do LCU fica retesada em extensão; nessa posição, a faixa posterior fica relaxada, mas fica mais tensa quando na posição de flexão (1,69). Consequentemente, o ligamento colateral ulnar fica tensionado em todas as posições da articulação. Em caso de lesão do LCU, a cabeça do rádio se torna importante, por proporcionar estabilidade ao ser aplicada uma força valga (4). Os músculos flexores-pronadores com origem no epicôndilo medial também proporcionam estabilização dinâmica à parte medial do cotovelo (70).

Existe também um grupo de ligamentos colaterais na parte lateral da articulação, chamados de ligamentos colaterais radiais. O colateral radial fica tenso em todo seu arco de flexão (1,69), mas, diante da raridade dos estresses varos, esses ligamentos não são tão significativos no suporte da articulação (89). O pequeno músculo ancôneo proporciona estabilização dinâmica à parte lateral do cotovelo (70).

Um ligamento que é importante para o funcionamento e a sustentação do rádio é o **ligamento anular do rádio**. Esse ligamento envolve a cabeça do rádio e se insere na lateral da ulna. O ligamento anular mantém o rádio na articulação do cotovelo, embora ainda permita que esse osso gire em pronação e supinação. Os ligamentos que sustentam a região da articulação do cotovelo e suas ações são revisadas na Figura 5.18.

Características dos movimentos

Nem todas as três articulações do complexo do cotovelo atingem uma posição de máximo contato (a posição de máximo contato da superfície articular e de apoio ligamentar) no mesmo ponto na amplitude de movimento. A posição de máximo contato para a articulação umerorradial é alcançada quando o antebraço está flexionado em 80° e

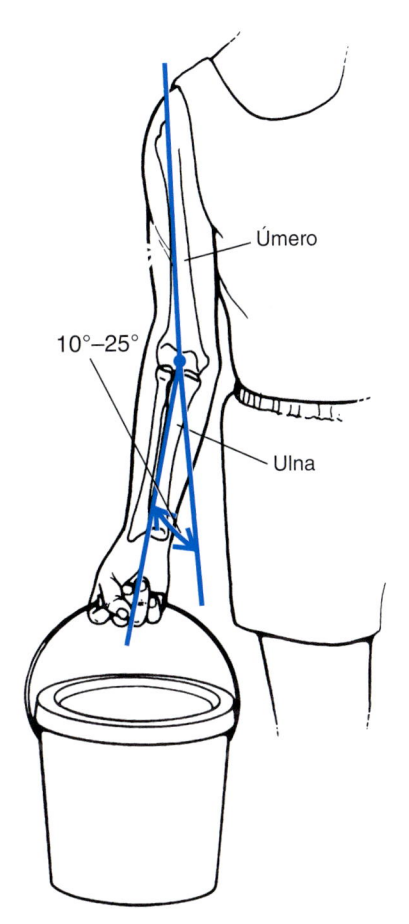

FIGURA 5.17   Na posição estendida, a ulna e o úmero formam o ângulo de transporte por causa da assimetria na tróclea. O ângulo de transporte é medido como o ângulo entre uma linha que descreve o eixo longitudinal da ulna e uma linha que descreve o eixo longitudinal do úmero. O ângulo varia de 10° a 25°.

ção e **supinação**. Na verdade, existem duas articulações radioulnares, a proximal na região da articulação do cotovelo, e a distal, perto do punho. Do mesmo modo, a meio caminho entre o cotovelo e o punho existe outra conexão fibrosa entre o rádio e a ulna, reconhecida por alguns como uma terceira articulação radioulnar.

A articulação radioulnar proximal consiste na articulação situada entre a cabeça do rádio e a incisura radial no lado da ulna. A cabeça do rádio realiza rotação num anel osteofibroso e pode girar tanto no sentido horário como no sentido anti-horário, criando o movimento do rádio com relação à ulna (12). Na posição neutra, o rádio e a ulna se situam próximos entre si, mas, em pronação completa, o rádio cruza diagonalmente a ulna. Enquanto o rádio realiza esse movimento em pronação, a extremidade distal da ulna se movimenta lateralmente. Durante a supinação, ocorre o oposto.

Uma **membrana interóssea** que conecta o rádio e a ulna avança pelo comprimento dos dois ossos. Essa fáscia aumenta a área para inserção muscular e garante que o rádio e a ulna mantenham uma relação específica entre si. Oitenta por cento das forças compressivas são tipicamente

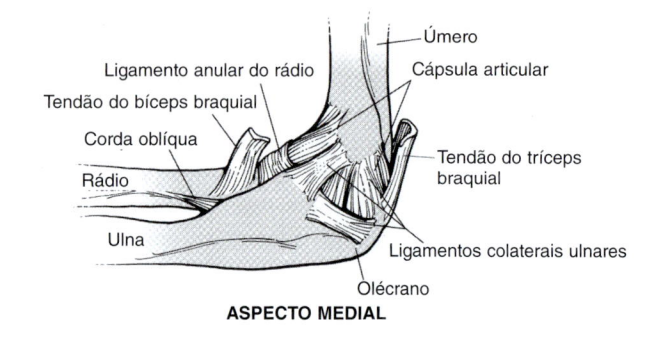

ASPECTO MEDIAL

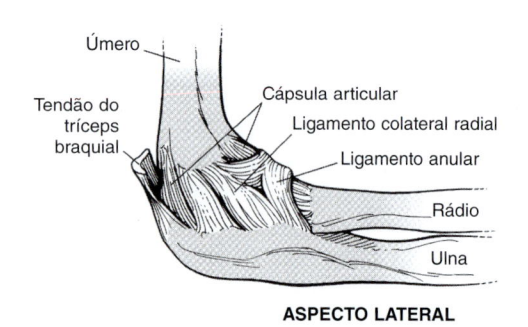

ASPECTO LATERAL

FIGURA 5.18 Ligamentos do cotovelo.

na posição de semipronação (12). A posição de completa extensão é a posição de máximo contato para a articulação umeroulnar. Assim, quando a articulação umeroulnar está mais estável na posição estendida, a articulação umerorradial está com contato apenas parcial e minimamente estável. A articulação radioulnar proximal está em sua posição de máximo contato na posição de semipronação, complementando a posição de máximo contato da articulação umerorradial (12).

A amplitude de movimento no cotovelo em flexão e extensão é de aproximadamente 145° de flexão ativa, 160° de flexão passiva e 5 a 10° de hiperextensão (12). Movimentos de extensão ficam limitados pela cápsula articular e pelos músculos flexores. Esses movimentos também ficam, no fim, restringidos pelo impacto de osso a osso com o olécrano.

A flexão na articulação fica limitada pelos tecidos moles, pela cápsula posterior, pelos músculos extensores e pelo contato de osso a osso (do processo coronoide com sua respectiva fossa). Um grau significativo de hipertrofia ou uma grande quantidade de tecido adiposo irá limitar consideravelmente a amplitude de movimento em flexão. Há necessidade de cerca de 100 a 140° de flexão e extensão para a maioria das atividades cotidianas, embora a amplitude de movimento total seja de 30 a 130° de flexão (53).

A amplitude de movimento para a pronação é de aproximadamente 70°, limitada pelos ligamentos, pela cápsula articular e pelos tecidos moles, que fazem compressão conforme o rádio e a ulna se cruzam. A amplitude de movimento para supinação é 85°, estando limitada pelos ligamentos, pela cápsula e pelos músculos pronadores. Há necessidade de cerca de 50° de pronação e 50° de supinação para a realização da maioria das atividades cotidianas (89).

AÇÕES MUSCULARES

Há 24 músculos que cruzam a articulação do cotovelo. Alguns deles exercem sua ação exclusivamente nessa articulação e outros funcionam nas articulações radiocarpal e dos dedos (3). Muitos desses músculos são capazes de produzir até três movimentos nas articulações do cotovelo, punho ou articulações interfalângicas da mão. Contudo, em geral um movimento é dominante, e é o movimento com o qual o músculo ou grupo muscular está associado. São quatro os grupos musculares principais: flexores anteriores, extensores posteriores, extensores laterais-supinadores e flexores mediais-pronadores (1). A localização, ação e inervação dos músculos que têm atuação na articulação do cotovelo podem ser encontradas na Figura 5.19.

Os flexores do cotovelo tornam-se mais efetivos com o aumento da flexão do cotovelo, porque seu ganho mecânico amplia-se com o aumento na magnitude do braço do momento (3,58). O braquial exibe a maior área de secção transversal dos flexores, mas possui a menor vantagem mecânica. O bíceps braquial também tem grande secção transversal e melhor vantagem mecânica em relação ao braquial, e o braquiorradial tem menor secção transversal, mas com a melhor vantagem mecânica (Fig. 5.20). A 100° e 120° de flexão, a vantagem mecânica dos flexores é máxima, porque os braços do momento são mais longos (braquiorradial = 6 cm; braquial = 2,5-3,0 cm; bíceps braquial = 3,5-4,0 cm) (58).

Cada um dos três principais flexores do cotovelo está limitado em sua contribuição ao movimento de flexão do cotovelo, dependendo da posição da articulação ou da vantagem mecânica. O braquial é ativo em todas as posições do antebraço, mas fica limitado por sua baixa vantagem mecânica. O braquial desempenha maior papel quando o antebraço está na posição pronada. O bíceps braquial pode ficar limitado por ações nas articulações radioulnar e do ombro. Considerando que a cabeça longa do bíceps atravessa a articulação do ombro, a flexão dessa articulação gera frouxidão na cabeça longa do bíceps braquial, e a extensão do ombro gera mais tensão. Tendo em vista que o tendão do bíceps se fixa ao rádio, a inserção pode ser mobilizada em pronação e supinação. A influência da pronação sobre o tendão do bíceps braquial está ilustrada na Figura 5.21. Considerando que o tendão se enrola em torno do rádio em pronação, o bíceps braquial é mais efetivo como flexor na supinação. Finalmente, o braquiorradial é um músculo com pequeno volume e fibras muito longas; é um músculo muito eficiente, por causa de sua excelente vantagem mecânica. O braquiorradial flexiona o cotovelo mais efetivamente quando o antebraço se encontra em meia pronação, e seu recrutamento é muito intenso durante movimentos rápidos. Esse músculo está bem posicionado para contribuir com a flexão do cotovelo na posição de semipronação.

No grupo dos músculos extensores, encontramos o potente tríceps braquial, o músculo mais forte do cotovelo. O tríceps braquial tem grande potencial de força e capacidade de trabalho por causa de seu volume muscular

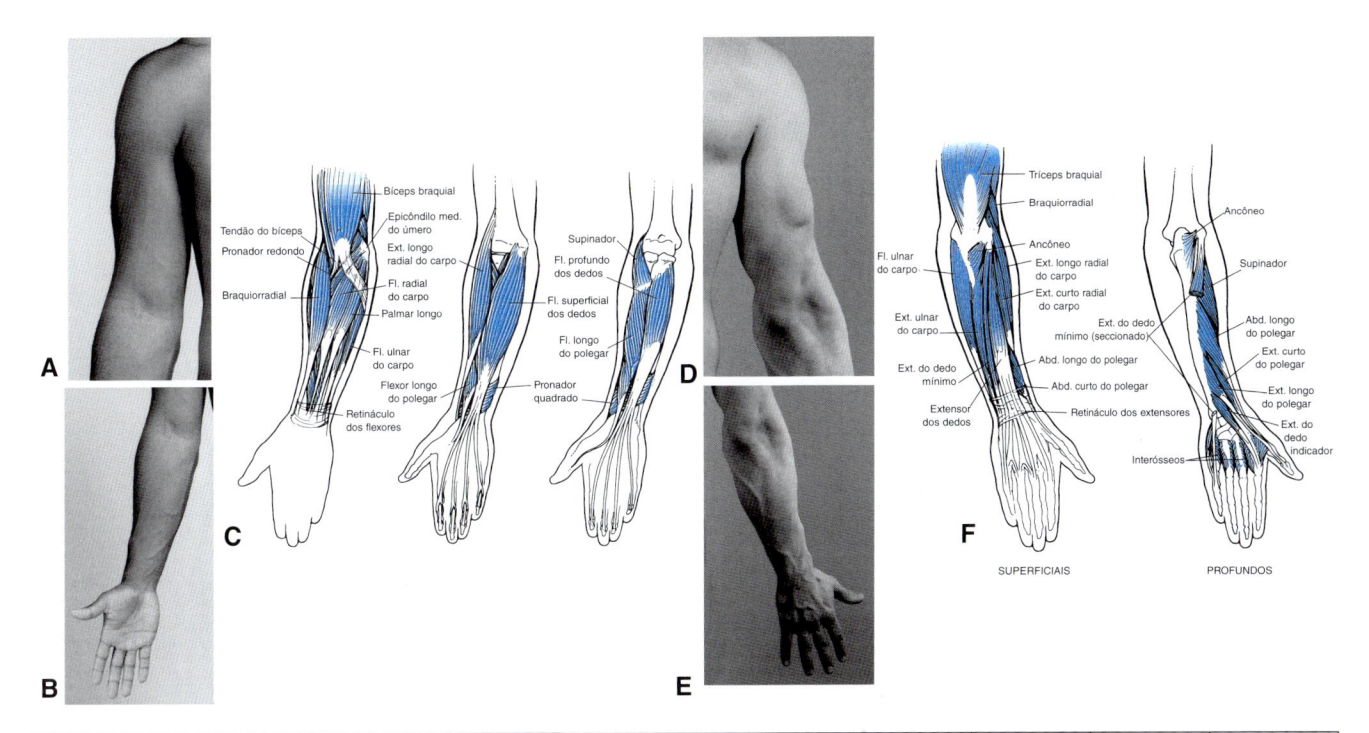

Músculo	Inserção	Inervação	Flexão	Extensão	Pronação	Supinação
Ancôneo	Epicôndilo lateral do úmero ATÉ o olécrano na ulna	Nervo radial; C7, C8		Aux.		
Bíceps braquial	Tubérculo supraglenoidal; processo coracoide ATÉ a tuberosidade do rádio	Nervo musculocutâneo; C5, C6	MP			MP
Braquial	Superfície anterior da parte inferior do úmero ATÉ o processo coronoide na ulna	Nervo musculocutâneo; C5, C6	MP			
Braquiorradial	Crista supraepicondilar lateral do úmero ATÉ o processo estiloide do rádio	Nervo radial; C6, C7	MP			
Extensor radial curto do carpo	Epicôndilo lateral do úmero ATÉ a base do 3º metacarpal	Nervo radial; C6, C7	Aux			
Extensor radial longo do carpo	Crista supraepicondilar lateral do úmero ATÉ a base do 2º metacarpal	Nervo radial; C6, C7	Aux.			
Extensor ulnar do carpo	Epicôndilo lateral do úmero ATÉ a base do 5º metacarpal	Nervo interósseo posterior; C6-C8		Aux.		
Flexor radial do carpo	Epicôndilo medial do úmero ATÉ a base do 2º e 3º metacarpais	Nervo mediano; C6, C7	Aux.			
Flexor ulnar do carpo	Epicôndilo medial ATÉ o pisiforme; base do hamato; base do 5º metacarpal	Nervo ulnar; C8, T1	Aux.			
Palmar longo	Epicôndilo medial ATÉ a aponeurose palmar	Nervo mediano; C6, C7	Aux.			
Pronador quadrado	Superfície anterior distal da ulna ATÉ a superfície anterior distal do rádio	Nervo interósseo anterior; C8, T1			MP	
Pronador redondo	Epicôndilo medial do úmero, processo coronoide na ulna ATÉ a superfície mediolateral do rádio	Nervo mediano; C6, C7	Aux.		MP	
Supinador	Epicôndilo lateral do úmero ATÉ a área lateral superior do rádio	Nervo interósseo posterior; C5, C6				MP

FIGURA 5.19 Músculos do cotovelo e do antebraço. Estão ilustradas as superfícies anteriores do braço (**A**) e do antebraço (**B**), juntamente com os músculos anteriores (**C**). Estão também ilustradas as superfícies posteriores do braço (**D**) e do antebraço (**E**), com os músculos posteriores correspondentes (**F**).

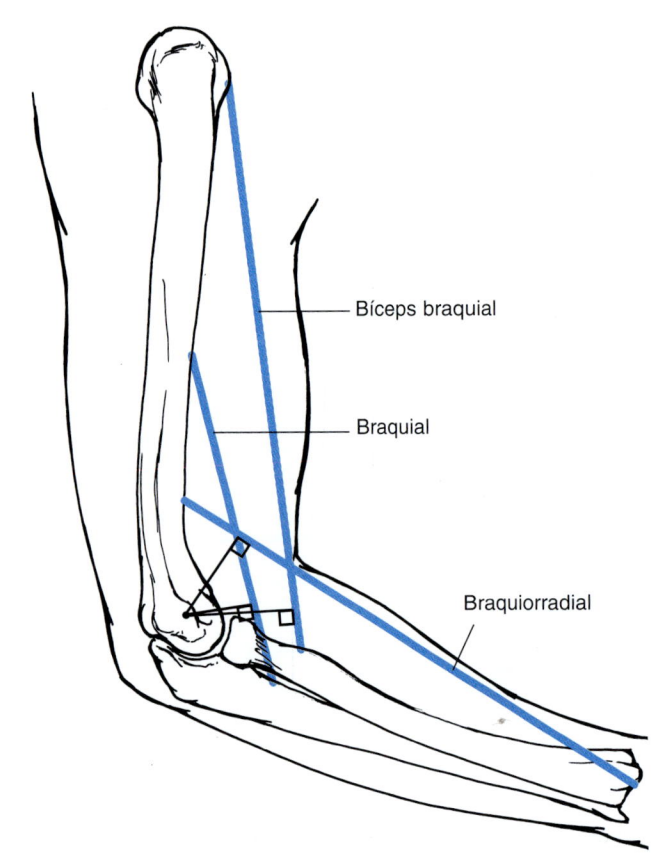

FIGURA 5.20 Linha de ação dos três músculos do antebraço. O braquial é um músculo grande, mas tem o menor braço do momento, resultando na menor vantagem mecânica. O bíceps braquial também possui uma grande secção transversal e um braço do momento mais longo, mas o braquiorradial, com sua menor secção transversal, tem o maior braço do momento, o que lhe dá a melhor vantagem mecânica nessa posição.

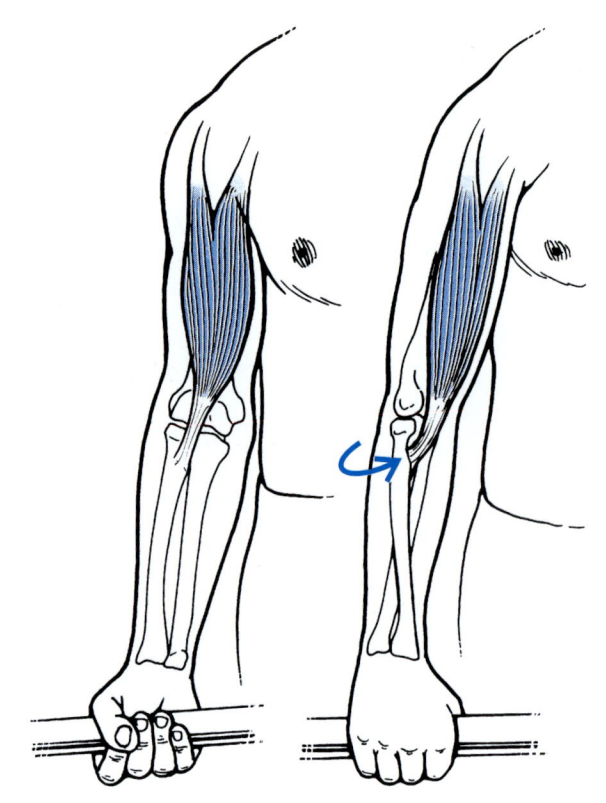

FIGURA 5.21 Na posição de pronação do antebraço, a inserção do bíceps braquial ao rádio fica torcida por baixo desse osso. Essa posição interfere com a ação de produção de flexão pelo bíceps braquial, músculo que é mais eficiente na produção de flexão quando o antebraço está supinado e o tendão não está torcido por baixo do rádio.

(3). Esse músculo se divide em três partes: cabeça longa, cabeça medial e cabeça curta. Dessas três partes, apenas a cabeça longa cruza a articulação do ombro, o que torna o músculo parcialmente dependente da posição do ombro para sua eficácia. A cabeça longa é a menos ativa do tríceps. Contudo, pode ficar muito mais envolvida com a flexão do ombro quando sua inserção neste é tensionada.

A cabeça medial do tríceps braquial é considerada o "burro de carga" do movimento de extensão, porque essa parte está ativa em todas as posições, em todas as velocidades e contra resistência máxima ou mínima. A cabeça curta do tríceps braquial, embora seja a mais forte das três cabeças, fica relativamente inativa a menos que o movimento ocorra contra resistência (73). O rendimento do tríceps braquial não é influenciado pelas posições de pronação e supinação do antebraço.

O grupo muscular flexor-pronador medial, com origem no epicôndilo medial, é formado pelo pronador redondo e por três músculos do punho (flexor radial do carpo, flexor ulnar do carpo, palmar longo). O pronador redondo e os três músculos do punho ajudam na flexão do cotovelo, e o pronador redondo e o pronador quadrado, mais distal, são responsáveis essencialmente pela pronação do antebraço. O

pronador quadrado é mais ativo, independentemente da posição do antebraço, seja a atividade lenta ou rápida, esteja trabalhando contra resistência ou não. O pronador redondo é solicitado para maior atividade quando a ação de pronação se torna rápida ou contra uma carga alta. O pronador redondo é mais ativo em 60° de flexão do antebraço (74).

O grupo muscular final no cotovelo é formado pelos músculos extensores-supinadores, com origem no epicôndilo lateral, consistindo no supinador e em três músculos do punho (extensor ulnar do carpo, extensor radial longo do carpo e extensor radial curto do carpo). Os músculos do punho podem ajudar na flexão do cotovelo. A supinação é produzida pelo músculo supinador e, sob circunstâncias especiais, pelo bíceps braquial. O supinador é o único músculo a contribuir para uma ação de supinação lenta e sem resistência em todas as posições do antebraço. O bíceps braquial pode supinar durante movimentos rápidos ou em repouso quando o cotovelo está flexionado. A ação de flexão do bíceps braquial é neutralizada por ações do tríceps braquial, permitindo contribuição à ação de supinação. Numa flexão de 90°, o bíceps braquial se transforma num supinador bastante efetivo.

Muitos dos músculos com ação na articulação do cotovelo criam movimentos variados e um grande número de músculos biarticulares também gera movimentos em duas articulações. Quando um movimento isolado é desejado, há necessidade de ações sinérgicas para neutralizar a ação indesejável. Exemplificando, o bíceps braquial flexiona o cotovelo e supina a articulação radioulnar. Para proporcionar um movimento de supinação sem flexão, deve ocorrer a ação sinergética de um extensor do cotovelo. Do mesmo modo, se o movimento desejado for uma flexão, será preciso recrutar um sinergista de supinação. Outro exemplo é a ação do bíceps braquial na articulação do ombro, em que o músculo gera a flexão dessa articulação. Para eliminar um movimento do ombro durante a flexão do cotovelo, é preciso que os extensores do ombro sejam acionados. Um último exemplo é a ação do tríceps braquial no ombro, em que o músculo gera a extensão dessa articulação. Se houver necessidade de extensão vigorosa no cotovelo durante ações de empurrar e arremessar, os flexores do ombro deverão ser recrutados para eliminar o movimento de extensão dessa articulação. Se for preciso que uma articulação adjacente permaneça imóvel, deverão ocorrer mudanças apropriadas na atividade muscular, habitualmente proporcionais à velocidade do movimento (26).

FORÇA DOS MÚSCULOS DO ANTEBRAÇO

O grupo de músculos flexores tem força quase igual ao dobro da força dos extensores em todas as posições articulares, o que os torna melhores tracionadores do que impulsores. As forças articulares criadas por uma flexão isométrica máxima numa posição estendida são equivalentes a aproximadamente duas vezes o peso corporal.

A posição de semipronação do cotovelo é a posição na qual pode ser desenvolvida a força máxima em flexão, seguida pela posição supina e, finalmente, pela posição de pronação (62). A posição supina gera uma força cerca de 20 a 25% maior que a posição de pronação. A posição de semipronação é utilizada com muita frequência nas atividades cotidianas. Deve-se incluir num programa de condicionamento exercícios de flexão em semipronação, a fim de obter vantagem da forte posição do antebraço.

A força de extensão é maior a partir de uma posição de 90° de flexão (89). Essa é uma posição comum do antebraço para as atividades cotidianas e para posições de potência em habilidades esportivas que usam o membro superior. Finalmente, a força de pronação e supinação é maior na posição de semipronação, em que o torque diminui consideravelmente na posição de completa pronação ou supinação.

CONDICIONAMENTO

A eficácia dos exercícios utilizados para fortalecimento ou alongamento dependerá das diversas posições do braço e do antebraço. No alongamento dos músculos, as únicas posições que aplicam alguma forma de alongamento nos flexores e extensores devem incorporar alguma hiperextensão e flexão nas articulações do ombro. O alongamento desses músculos enquanto o braço se encontra na posição neutra é tarefa praticamente impossível por causa das restrições ósseas à amplitude de movimento.

A posição do antebraço é importante também nas atividades de fortalecimento desse segmento. A posição do antebraço em que os flexores e extensores estão mais fortes é a de semipronação. Especificamente para os flexores, o bíceps braquial pode ser mais ou menos integrado ao exercício por supinação ou pronação, respectivamente. São muitos os exercícios disponíveis tanto para os flexores como para os extensores. A Figura 5.22 mostra alguns exemplos.

Os pronadores e supinadores representam grande desafio na prescrição de exercícios de força ou contra resistência (Fig. 5.22). O alongamento desses grupos musculares não apresenta nenhum problema, pois uma posição de supinação máxima irá alongar adequadamente a musculatura pronadora, e vice-versa. Do mesmo modo, exercícios de baixa resistência podem ser implementados pela aplicação de uma força numa ação de girar (p. ex., utilizando uma maçaneta ou qualquer outro objeto fixo). Contudo, exercícios de alta resistência dependem do uso da criatividade, pois não existem séries padronizadas de exercícios para esses músculos.

POTENCIAL DE LESÃO NO ANTEBRAÇO

Há duas categorias de lesões na articulação do cotovelo: lesões traumáticas ou de grande força, e lesões repetitivas ou de uso excessivo. A articulação do cotovelo está sujeita a lesões traumáticas causadas pela absorção de uma força muito grande como, por exemplo, na ocasião de uma queda, mas a maioria das lesões na articulação do cotovelo resulta de atividades repetidas como, por exemplo, ações de arremesso e semelhantes. As lesões de alto impacto ou traumáticas serão apresentadas em primeiro lugar, seguidas pelas lesões de uso excessivo, que são mais comuns.

Uma das lesões que ocorrem em consequência da absorção de uma grande força é a luxação. Comumente, essas lesões ocorrem em esportes como ginástica artística, futebol americano e luta greco-romana. O atleta cai sobre o braço estendido e isso provoca uma luxação posterior (35). Com a luxação, é comum a ocorrência de uma fratura no epicôndilo medial ou no processo coronoide. O cotovelo é a segunda articulação mais comumente luxada no corpo (46). Outras áreas que podem fraturar com uma queda são: olécrano, cabeça do rádio e diáfise do rádio e/ou a ulna. Além disso, podem ocorrer fraturas em espiral do úmero como resultado de uma queda.

Golpes diretos em qualquer músculo podem culminar numa condição conhecida como miosite ossificante. Nessa lesão, o corpo deposita **osso ectópico** no músculo em resposta a contusão grave e a repetida carga incidente no tecido muscular. O músculo braquiorradial no antebraço é a segunda área mais suscetível do corpo a desenvolver esse problema, atrás apenas do quadríceps femoral da coxa (35).

Uma grande força muscular pode causar **ruptura** da cabeça longa do bíceps braquial, observada comumente em adultos. Os movimentos articulares que facilitam essa lesão são hiperextensão do braço, extensão do antebraço e pronação do antebraço. Se esses três movimentos ocorre-

Grupo muscular	Exemplo de exercício de alongamento	Exemplo de exercício de fortalecimento	Outros exercícios
Flexores	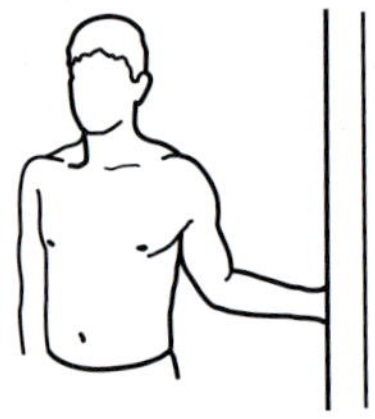	Rosca bíceps com halteres 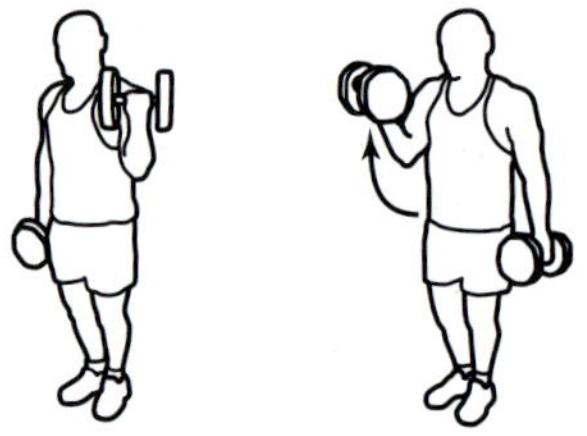 Rosca bíceps com aparelho 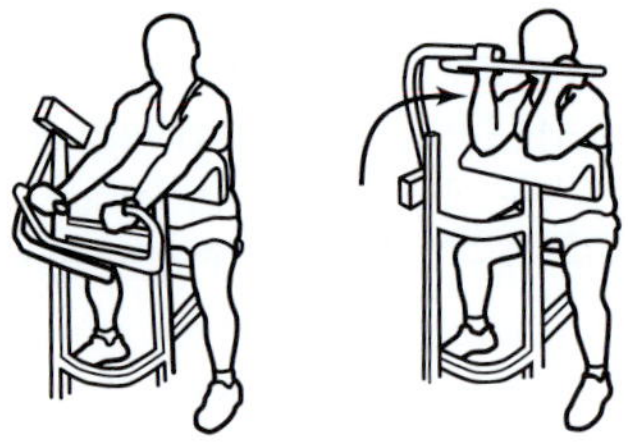	Puxada na barra com as mãos pronadas Remada em pé
Extensores	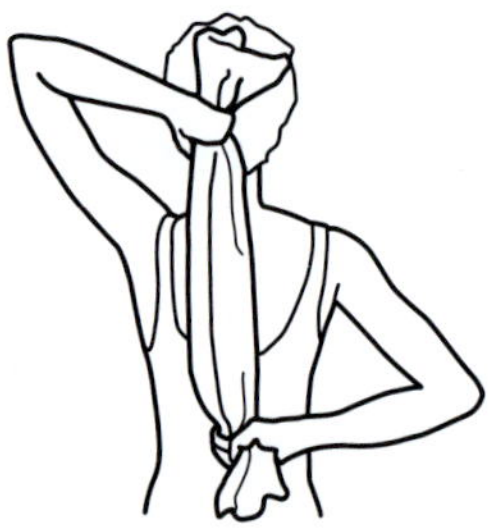 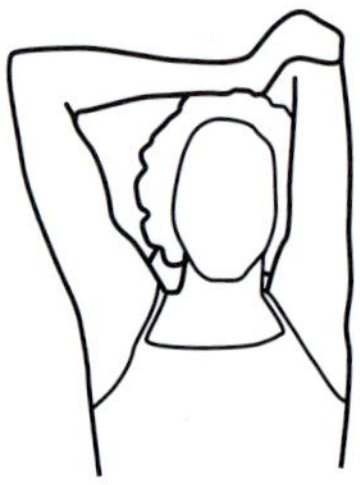	Extensões do tríceps 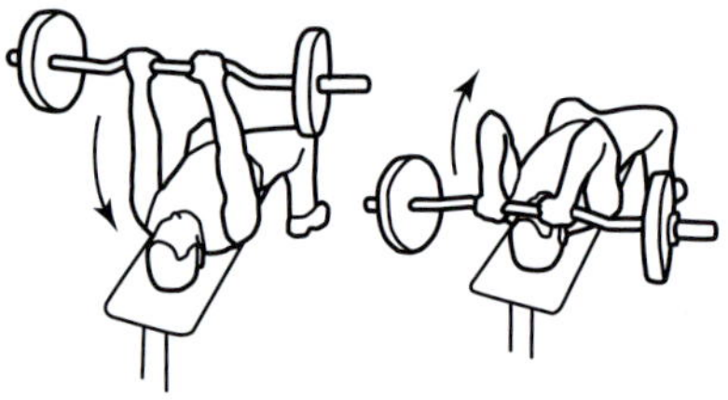 Rosca tríceps na polia 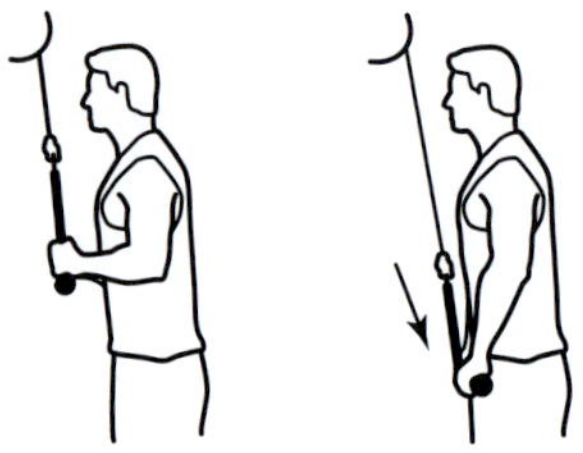	Flexão de braços no solo *Press* francês
Pronadores/ supinadores	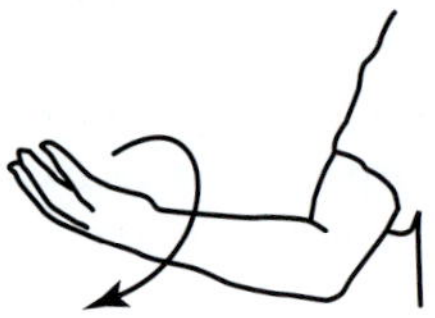 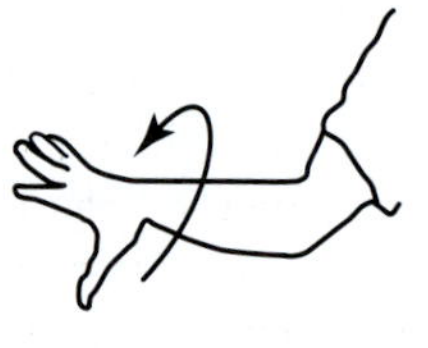	Pronação de antebraço 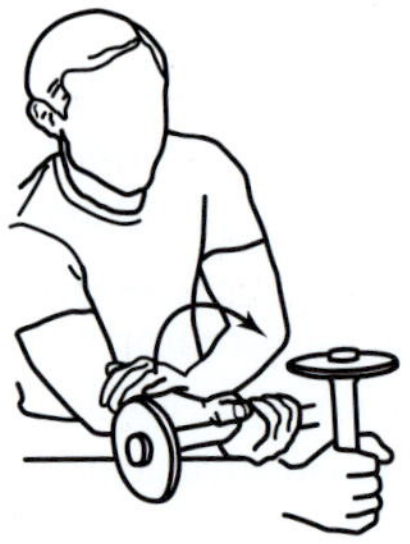 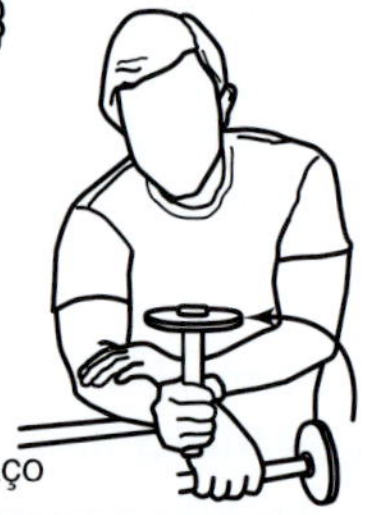 Supinação de antebraço	Lado a lado Exercícios com halteres Exercícios em balde de arroz Agarrões (*grabs*)

FIGURA 5.22 Exemplos de exercícios de alongamento e de fortalecimento para músculos flexores, extensores, pronadores e supinadores selecionados

rem simultaneamente, a carga incidente no bíceps braquial poderá ser significativa. Finalmente, uma queda sobre o cotovelo pode irritar a bolsa do olécrano, causando **bursite do olécrano**. Essa lesão parece ser muito incapacitante por causa do inchaço, mas na verdade causa pouquíssima dor (12).

As lesões por uso excessivo ou repetitivo que ocorrem no cotovelo em geral são associadas a movimentos de arremesso ou a algum padrão de movimento executado acima da cabeça como, por exemplo, o serviço no tênis. O ato de arremessar impõe demandas severas ao aspecto medial da articulação do cotovelo. Por meio das ações de alta velocidade do arremesso, grandes forças tensivas se formam na face medial da articulação do cotovelo, forças compressivas se formam na face lateral da articulação e forças de cisalhamento ocorrem no lado posterior da articulação. Uma força em valgo máxima é aplicada à face medial do cotovelo durante a parte final da fase de preparação e ao longo da parte inicial da fase de aceleração. A articulação do cotovelo fica lesionada em decorrência de mudança no ângulo de varo para valgo, forças maiores, áreas de contato menores e áreas de contato que se movimentam mais para a periferia, à medida que a articulação se movimenta na trajetória da ação de arremesso (17).

A força em valgo é responsável pela criação da **síndrome da tensão medial**, ou cotovelo de arremessador (35,89). Essa força em valgo excessiva é responsável pelo entorse ou ruptura dos ligamentos colaterais ulnares, **epicondilite medial**, **tendinite** dos flexores do antebraço ou punho, fraturas por avulsão do epicôndilo medial e **osteocondrite dissecante** do capítulo ou do olécrano (35,89). O bíceps e os pronadores também são suscetíveis a lesões, por controlarem as forças valgas e retardarem o cotovelo em extensão (45).

Epicondilite medial é uma irritação do local em que os músculos flexores do punho se inserem no epicôndilo medial. Esses músculos são tensionados com a força em valgo concomitante às ações do punho. Essa lesão é observada no braço acompanhante durante o movimento de *downswing* no golfe, no braço do arremesso e também como resultado de um ataque no voleibol. Osteocondrite dissecante, uma lesão no osso e na cartilagem articular, ocorre comumente no capítulo como resultado de compressão durante a posição em valgo que força a cabeça do rádio superiormente contra o capítulo. Durante a sobrecarga em valgo, juntamente com a extensão do antebraço, o olécrano pode ser forçado contra a fossa, criando mais um local para osteocondrite dissecante e colapso ósseo. Além disso, o olécrano está sujeito a grandes forças tensivas e pode vir a sofrer uma **apofisite de tração**, ou formação de osteófitos, de modo semelhante ao que se observa no ligamento da patela do grupo do quadríceps femoral (35).

As lesões laterais por uso excessivo no cotovelo geralmente ocorrem como consequência do uso excessivo dos extensores do punho em seu local de inserção no epicôndilo lateral. O uso excessivo dos extensores do punho ocorre quando esses músculos se retardam excentricamente ou opõem resistência a qualquer movimento de flexão no punho. Epicondilite lateral, ou cotovelo de tenista, é uma lesão associada à sobrecarga de forças resultantes de uma técnica inadequada ou do uso de uma raquete pesada. Se o golpe em *backhand* (revés) no tênis é executado com o cotovelo mais avançado ou se o tenista golpeia a bola constantemente fora do centro, os extensores do punho e o epicôndilo lateral ficarão irritados (44). Do mesmo modo, um cabo de raquete muito grande e/ou um encordoamento muito tenso são fatores que podem aumentar a carga exercida pelos extensores no epicôndilo. Epicondilite lateral é comum em indivíduos que trabalham em ocupações como construção, processamento de alimentos e silvicultura, nas quais movimentos repetidos de pronação e supinação do antebraço acompanham ações vigorosas de preensão. A epicondilite lateral é sete a dez vezes mais comum que a epicondilite medial (86).

Punho e dedos da mão

A mão é utilizada principalmente para atividades de manipulação que dependam de movimentos muito finos, incorporando ampla variedade de posturas dela e dos dedos. Consequentemente, é grande a interação entre as posições das articulações radiocarpais e a eficiência das ações dos dedos. A região da mão possui muitos segmentos estáveis, embora de grande mobilidade, com ações musculares e articulares complexas.

CARACTERÍSTICAS ANATÔMICAS E FUNCIONAIS DAS ARTICULAÇÕES RADIOCARPAL E DA MÃO

Começar com as articulações mais proximais da mão e avançar distalmente até as pontas dos dedos nos oferece a melhor perspectiva sobre a interação entre segmentos e articulações da mão. Todas as articulações da mão estão ilustradas na Figura 5.23. As ações de músculos e de ligamentos para o punho e mão estão ilustradas nas Figuras 5.24 e 5.25, respectivamente (ver também a Fig. 5.19).

Articulação radiocarpal

O punho consiste em oito pequenos ossos carpais, mas pode ser funcionalmente dividido nas **articulações radiocarpal** e **mediocarpal**. A articulação radiocarpal é a articulação onde ocorre o movimento da mão como um todo. A articulação radiocarpal envolve a extremidade distal mais larga do rádio e dois carpais, o escafoide e o semilunar. Também existe mínimo contato e envolvimento com o piramidal. Essa articulação elipsóidea permite movimento em dois planos: flexão-extensão e flexão radioulnar. Deve-se ter em mente que a extensão do punho e a flexão radial e ulnar ocorrem principalmente na articulação radiocarpal, mas boa parte da flexão do punho ocorre nas articulações mediocarpais.

Articulação radioulnar distal

Junto à articulação radiocarpal, mas não participando de nenhum movimento do punho, situa-se a articulação radioulnar distal. Na verdade, a ulna não faz contato com

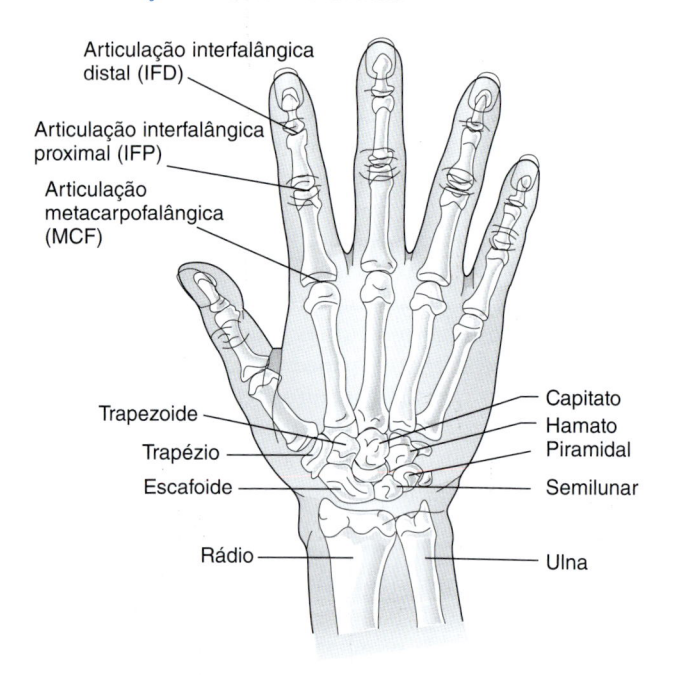

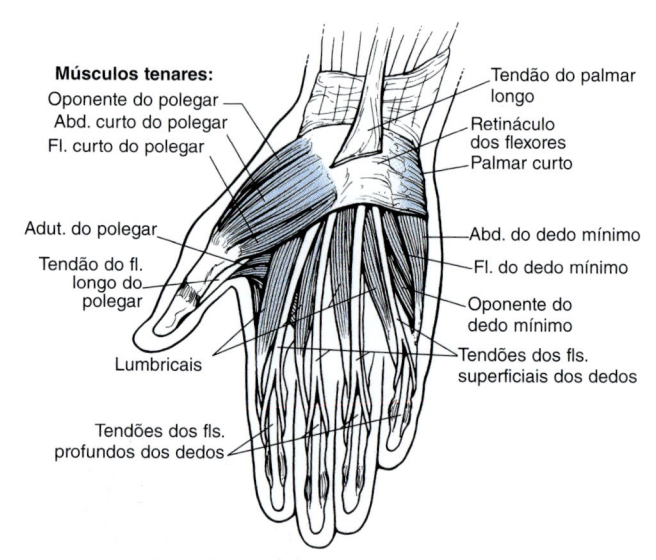

FIGURA 5.23 O punho e a mão podem realizar movimentos de precisão e também de força por causa das numerosas articulações controladas por um grande número de músculos. A maior parte desses músculos tem como origem o antebraço, ingressando na mão por seus tendões.

FIGURA 5.25 Músculos do punho e da mão. Juntamente com a inserção e a inervação, os músculos responsáveis pelos movimentos observados (MP) e os músculos auxiliares (Aux.) são apresentados na Figura 5.28.

os ossos carpais, estando separada por um disco fibrocartilaginoso. Esse arranjo é importante para que a ulna possa deslizar sobre o disco em pronação e supinação, ao mesmo tempo em que não influencia os movimentos do punho ou dos ossos carpais.

Articulações mediocarpais e intercarpais

Para compreender a função da articulação radiocarpal, é necessário examinar a estrutura e a função nas articulações entre os ossos carpais. Há duas fileiras de ossos carpais, a fileira proximal, contendo os três carpais que participam do funcionamento da articulação radiocarpal (semilunar, escafoide e piramidal) e o osso pisiforme, que se assenta no lado medial da mão e se presta à inserção muscular. Na fileira distal, há também quatro ossos carpais, o trapézio, que faz interface com o polegar na articulação selar, o trapezoide, o capitato e o hamato.

A articulação situada entre as duas fileiras de ossos carpais é chamada **articulação mediocarpal**, e a articulação situada entre um par de ossos carpais é conhecida como **articulação intercarpal**. Todas essas articulações são do tipo deslizante, em que movimentos de translação são gerados simultaneamente com movimentos do punho.

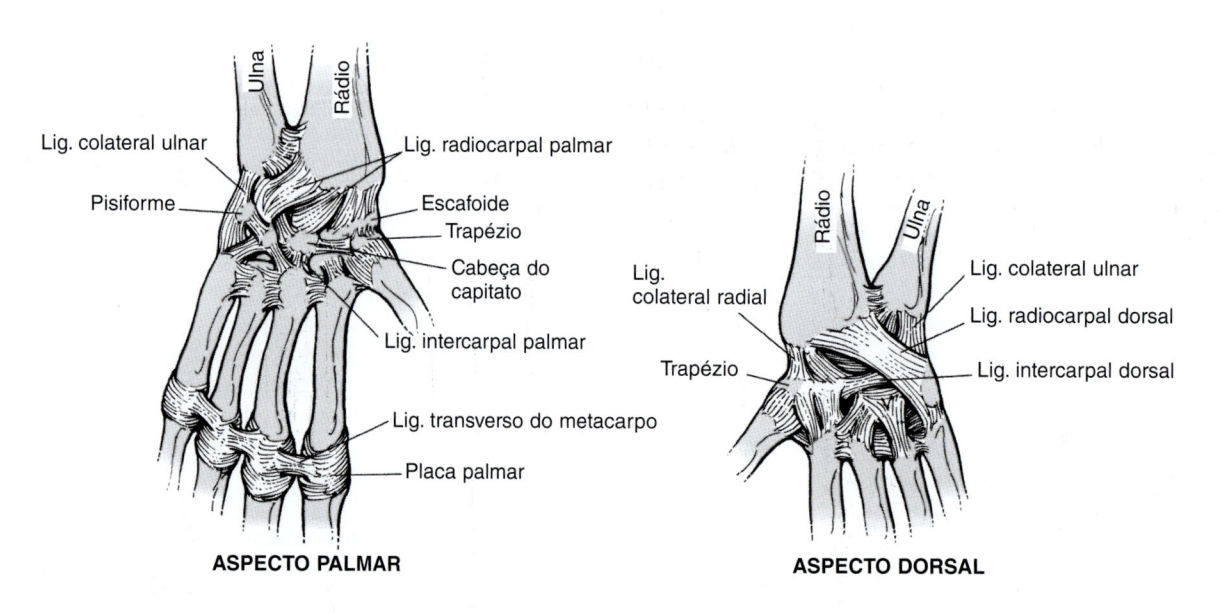

FIGURA 5.24 Ligamentos do punho e da mão.

Contudo, a fileira proximal de ossos carpais tem maior mobilidade do que a fileira distal (82). Um arco transverso côncavo avança ao longo dos ossos carpais, formando o arco carpal, que determina o assoalho e as paredes do túnel do carpo, através das quais avançam os tendões dos flexores e o nervo mediano.

O escafoide pode ser um dos ossos carpais mais importantes, pois sustenta o peso do braço, transmite forças recebidas da mão para os ossos do antebraço e é participante fundamental das ações da articulação radiocarpal. O escafoide sustenta o peso do braço e transmite forças quando a mão está fixa e o peso do antebraço é aplicado à mão. Tendo em vista que o escafoide se insere na fileira distal dos carpais, em alguns casos esse osso se movimentará com a fileira proximal e, em outros, com a fileira distal.

Quando a mão se flexiona na articulação radiocarpal, o movimento começa na articulação mediocarpal. Essa articulação é responsável por 60% da amplitude total do movimento de flexão (86), e 40% da flexão do punho pode ser atribuída ao movimento do escafoide e do semilunar sobre o rádio. A amplitude total de movimento para a flexão do punho vai de 70 a 90°, embora tenha sido registrado que há necessidade apenas de 10 a 15° de flexão do punho para a maioria das atividades cotidianas que envolvem a mão (89). A amplitude de movimento de flexão do punho ficará reduzida se a flexão for realizada com os dedos flexionados, por causa da resistência oferecida pelos músculos extensores dos dedos.

A extensão do punho também é iniciada na articulação mediocarpal, onde o capitato se movimenta rapidamente e fica na posição de máximo contato com o escafoide. Essa ação leva o escafoide para movimentos da segunda fileira dos ossos carpais. Isso inverte o papel das articulações mediocarpais e radiocarpais com relação ao movimento de extensão, em que agora mais de 60% do movimento passa a ser realizado na articulação radiocarpal e mais de 30% na articulação mediocarpal (73). Essa mudança é atribuída ao fato de que o escafoide se movimenta com a fileira proximal dos carpais no movimento de flexão e com a fileira distal dos carpais em extensão. A amplitude de movimento para extensão é de aproximadamente 70 a 80°, havendo necessidade de cerca de 35° de extensão para as atividades cotidianas (82). A amplitude de movimento da extensão do punho ficará reduzida se a extensão for realizada com os dedos estendidos.

A mão também pode se movimentar lateralmente na flexão ou desvio radial e ulnar. Esses movimentos são criados quando a fileira proximal dos carpais desliza sobre a fileira distal. No movimento de flexão radial, a fileira proximal dos carpais se move na direção da ulna e a fileira distal se move na direção do rádio. Ocorre o oposto no caso da flexão ulnar. A amplitude de movimento para flexão radial é de aproximadamente 15 a 20° e para flexão ulnar é de cerca de 30 a 40° (89).

A posição de máximo contato para o punho, em que é oferecida máxima sustentação, se dá numa posição de hiperextensão. A posição de máximo contato para a articulação mediocarpal é a flexão radial. Essas duas posições devem ser consideradas na seleção de posições que maximizam a estabilidade na mão. Exemplificando, em esportes de raquete, o punho ficará mais estável numa posição de ligeira hiperextensão. Do mesmo modo, quando uma pessoa cai sobre a mão com o braço estendido e o punho em hiperextensão, o punho – de forma mais específica, o osso carpal escafoide – está especialmente suscetível a lesões, porque se encontra na posição de máximo contato.

Articulações carpometacarpais

Movimentando-se distalmente, a seguir encontra-se a articulação carpometacarpal (CMC), que conecta os carpais com cada um dos cinco dedos, através dos metacarpais. Cada metacarpal e falange também recebem a denominação de raio. Os raios são numerados desde o polegar até o dedo mínimo; o polegar é o primeiro raio, e o dedo mínimo é o quinto raio. A articulação CMC proporciona a maior parte dos movimentos do polegar e mínimos movimentos para os demais dedos.

Para os quatro dedos, a articulação CMC oferece pouquíssimo movimento, sendo uma articulação deslizante que se movimenta direcionalmente com os carpais. O movimento é muito limitado na segunda e terceira articulações CMC, mas aumenta para permitir até 10 a 30° de flexão e extensão na articulação CMC dos dedos anular e mínimo (89). Também existe um arco transverso côncavo ao longo dos metacarpais dos dedos, semelhante ao arco dos carpais. Esse arco facilita o potencial de preensão da mão.

A articulação CMC do primeiro raio, ou polegar, é uma articulação selar que consiste na articulação situada entre o trapézio e o primeiro metacarpal. Essa articulação permite ao polegar sua maior amplitude de movimento, de 50° a 80° de flexão e extensão, 40° a 80° de abdução e adução e 10° a 15° de rotação (74). O polegar se situa em um ângulo de 60° a 80° com o arco da mão, tendo grande amplitude de movimentos funcionais (34).

O polegar pode tocar cada um dos demais dedos no movimento de oposição, sendo muito importante em todas as tarefas de aperto e preensão. A oposição pode ocorrer ao longo de uma amplitude de movimento de aproximadamente 90°. Sem o polegar, e especificamente sem os movimentos permitidos na articulação CMC, a função da mão ficaria muito limitada.

Articulações metacarpofalângicas

Os metacarpais se conectam com as falanges para formar as **articulações metacarpofalângicas** (MCF). Também nesse caso, a função das articulações MCF dos quatro dedos difere da função do polegar. As articulações MCF dos quatro dedos são articulações condiloides que permitem movimentos em dois planos: flexão-extensão e abdução-adução. A articulação é bem reforçada na região dorsal pela aponeurose palmar dos dedos, na região palmar, pelos ligamentos palmares que envolvem a articulação e, nas laterais, pelos ligamentos colaterais, ou ligamento metacarpal interósseo profundo.

Os dedos podem se flexionar entre 70 e 90°; a maior flexão ocorre no dedo mínimo e a menor flexão ocorre no dedo indicador (73). A flexão, que determina a força de preensão, pode ser mais efetiva e gerar mais força quando a articulação radiocarpal é mantida em 20 a 30° de hiperextensão, uma posição que aumenta o comprimento dos flexores dos dedos.

A extensão dos dedos nas articulações MCF pode ocorrer ao longo de aproximadamente 25° de movimento. A extensão pode ficar limitada pela posição do punho. Ou seja, a extensão dos dedos limita-se com o punho em hiperextensão e aumenta com o punho em flexão.

Os dedos se separam em abdução e voltam a se unir em adução na articulação MCF. São permitidos cerca de 20° de abdução e adução (82). A abdução fica extremamente limitada se os dedos estiverem flexionados, pois nessa posição os ligamentos colaterais ficam muito tensionados e limitam esse movimento. Portanto, os dedos podem ser abduzidos quando estão estendidos, mas não podem ser abduzidos nem aduzidos quando flexionados em torno do objeto.

A articulação MCF para o polegar é uma articulação em gínglimo que permite movimento em apenas um plano. A articulação é reforçada com ligamentos colaterais e com os ligamentos palmares, mas não está conectada com os demais dedos por meio dos ligamentos metacarpais transversos profundos. Nessa articulação, podem ocorrer aproximadamente 30 a 90° de flexão e 15° de extensão (82).

Articulações interfalângicas da mão

As articulações mais distais na interligação do membro superior são as **articulações interfalângicas** da mão (IF). Cada dedo possui duas articulações IF, as articulações interfalângicas proximais (IFP) e as **articulações interfalângicas distais** (IFD). O polegar possui uma articulação IF e, consequentemente, possui apenas duas seções ou falanges, as falanges proximal e distal. Contudo, os demais dedos possuem três falanges – proximal, média e distal. As articulações IF são articulações em gínglimo que permitem movimentos em apenas um plano (flexão e extensão) e são reforçadas nas laterais das articulações por ligamentos colaterais que limitam os demais movimentos. A amplitude de movimento dos dedos em flexão é de 110° na articulação IFP e de 90° na articulação IFD e na articulação IF do polegar (82,89).

Como ocorre com a articulação MCF, a força de flexão nessas articulações determina a força de preensão. Essa força pode ser aumentada com o punho em hiperextensão de 20°, ficando diminuída se o punho estiver flexionado. Podem ser obtidas diversas posições dos dedos por meio de ações antagônicas e sinérgicas de outros músculos, de maneira que todos os dedos podem ser flexionados e estendidos ao mesmo tempo. Também pode ocorrer extensão da articulação MCF com flexão da articulação IF, e vice-versa. Habitualmente, não é permitida a hiperextensão nas articulações IF, a menos que o indivíduo possua ligamentos longos, que permitam extensão por causa da frouxidão articular.

MOVIMENTOS COMBINADOS DO PUNHO E DA MÃO

A posição do punho influencia a posição das articulações metacarpais, e estas influenciam a posição das articulações IF. Isso depende de um equilíbrio entre os grupos musculares. Habitualmente os movimentos do punho são o inverso dos movimentos dos dedos, porque os tendões dos músculos extrínsecos não são suficientemente longos para permitir o arco completo do movimento no punho e nos dedos (76,77). Assim, em geral a flexão completa dos dedos será possível apenas se o punho estiver em ligeira extensão, e a extensão dos dedos é facilitada com a ação sinergética dos extensores do punho.

AÇÕES MUSCULARES

Em sua maioria, os músculos atuantes nas articulações radiocarpal e dos dedos têm origem fora da mão, na região da articulação do cotovelo; por isso, são chamados músculos extrínsecos (veja a Fig. 5.25). Esses músculos ingressam na mão por seus tendões, que podem ser bastante longos, como é o caso de alguns tendões dos dedos que acabam terminando na extremidade distal de um dedo. Os tendões são mantidos no lugar sobre a área dorsal e palmar do punho por retináculos de extensores e de flexores. Esses retináculos são faixas de tecido fibroso dispostas transversalmente ao antebraço distal e ao punho e que mantêm os tendões junto à articulação. Durante os movimentos do punho e dos dedos, os tendões se deslocam ao longo de distâncias consideráveis, mas ainda ficam contidos pelos retináculos. Trinta e nove músculos atuam no punho e na mão, e nenhum desses músculos trabalha sozinho; antagonistas e agonistas trabalham em pares. Mesmo o menor e mais simples movimento depende da ação de agonistas e antagonistas (76). Os músculos extrínsecos propiciam força e destreza consideráveis aos dedos, sem aumentar o volume muscular na mão.

Além dos músculos com origem no antebraço, músculos intrínsecos com origem na mão criam movimentos nas articulações MCF e IF. Os quatro músculos intrínsecos do polegar formam a região carnosa na palma, conhecida como **eminência tenar**. Três músculos intrínsecos do dedo mínimo formam a **eminência hipotenar** (de menores proporções), a crista carnosa no lado da palma da mão referente ao dedo mínimo.

Os flexores do punho (flexor ulnar do carpo, flexor radial do carpo e palmar longo) são, todos, músculos fusiformes com origem nas adjacências do epicôndilo medial no úmero. Esses músculos avançam por cerca de meio-caminho ao longo do antebraço, antes de terem continuidade na forma de um tendão. Os músculos flexor radial do carpo e flexor ulnar do carpo dão a maior contribuição para a flexão do punho. O músculo palmar longo é variável, podendo ser tão pequeno como um tendão ou nem mesmo estar presente em cerca de 13% da população (73). O flexor mais forte do grupo, o flexor ulnar do carpo, adquire parte de sua potência por envolver o osso pisiforme e por utilizá-

-lo como osso sesamoide, aumentando o ganho mecânico e reduzindo a tensão total incidente sobre o tendão. Tendo em vista que a maioria das atividades necessita do uso de pequeno grau de flexão do punho, sempre devemos dar atenção ao condicionamento desse grupo muscular.

Os extensores do punho (extensor ulnar do carpo, extensor radial longo do carpo e extensor radial curto do carpo) se originam nas adjacências do epicôndilo lateral. Esses músculos se transformam em tendões num ponto situado cerca de um terço do trajeto ao longo do antebraço. Os extensores do punho também atuam e criam movimento na articulação do cotovelo. Assim, a posição da articulação do cotovelo é importante para a função dos extensores do punho. Os músculos extensor radial longo do carpo e extensor radial curto do carpo criam flexão na articulação do cotovelo e, portanto, podem ser reforçados como extensores do punho na extensão do cotovelo. O extensor ulnar do carpo cria extensão no cotovelo, sendo reforçado como extensor do punho na posição de flexão do cotovelo. Do mesmo modo, a extensão do punho é uma ação importante que acompanha e dá apoio às ações de preensão que usam a flexão dos dedos. Portanto, os músculos extensores do punho participam de forma ativa nessa atividade.

Os flexores e extensores do punho atuam de forma conjunta para a produção de flexão ulnar e radial. A flexão ulnar é produzida pelos músculos ulnares do punho, que são o flexor ulnar do carpo e o extensor ulnar do carpo. Do mesmo modo, a flexão radial é produzida pelo flexor radial do carpo, extensor radial longo do carpo e extensor radial curto do carpo. O movimento articular de flexão radial, embora tenha metade da amplitude de movimento da flexão ulnar, é importante em muitos esportes de raquete por criar a posição de máximo contato do punho e promover, assim, a estabilização da mão (82).

A flexão dos dedos é realizada principalmente pelo flexor profundo dos dedos e pelo flexor superficial dos dedos. Esses músculos extrínsecos têm origem nas adjacências do epicôndilo medial. O flexor profundo dos dedos não pode flexionar independentemente cada dedo. Portanto, em geral, a flexão nos dedos médio, anular e mínimo ocorrerá de forma conjunta, pois os tendões flexores surgem, todos, de um tendão e músculo comuns. Contudo, o dedo indicador pode flexionar de modo independente por causa da separação do músculo flexor profundo dos dedos e do tendão para esse dedo.

O flexor superficial dos dedos é capaz de flexionar de modo independente cada dedo da mão. Os dedos podem ser flexionados de modo independente na articulação IFP, mas não na articulação IFD. A flexão do dedo mínimo é também auxiliada por um dos músculos intrínsecos, o flexor curto do dedo mínimo. A flexão dos dedos na articulação metacarpofalângica é gerada pelos lumbricais e interósseos, dois grupos de músculos intrínsecos situados na palma da mão e entre os metacarpais. Esses músculos também promovem extensão nas articulações interfalângicas, pois se inserem no capuz extensor fibroso que avança ao longo da superfície dorsal dos dedos. Consequentemente,

para obter uma flexão completa das articulações MCF, IFP e IFD, os flexores longos dos dedos devem sobrepassar o componente de extensão dos lumbricais e interósseos, o que fica facilitado se a tensão for retirada dos extensores por alguma extensão do punho.

A extensão dos dedos é criada principalmente pelo músculo extensor dos dedos. Esse músculo tem origem no epicôndilo lateral e ingressa na mão na forma de quatro tiras de tendão que se ramificam na articulação metacarpofalângica. Os tendões criam uma tira principal que se insere no capuz extensor e duas tiras colaterais que se conectam a dedos adjacentes. O capuz extensor, formado pelo tendão do extensor dos dedos e por tecido conjuntivo fibroso, envolve a superfície dorsal das falanges e avança por todo o comprimento do dedo até a falange distal. As estruturas no dedo estão ilustradas na Figura 5.26.

Considerando que os lumbricais e interósseos se conectam com esse capuz, eles também ajudam na extensão das articulações IFP e IFD. Suas ações são facilitadas quando o extensor dos dedos se contrai, aplicando tensão ao capuz extensor e alongando esses músculos (82).

A abdução dos dedos II, III e IV é realizada pelos interósseos dorsais. Os interósseos dorsais consistem em quatro músculos intrínsecos situados entre os metacarpais. Esses músculos se conectam às laterais dos dedos II e IV e a ambos os lados do dedo III. O dedo mínimo (dedo V) é abduzido por um dos seus músculos intrínsecos, o abdutor curto do dedo mínimo.

Os três interósseos palmares, situados no lado medial dos dedos II, IV e V, tracionam para trás os dedos num movimento de adução. O dedo médio é aduzido pelos interósseos dorsais, que estão conectados a ambos os lados do dedo médio. Os movimentos de abdução e adução são

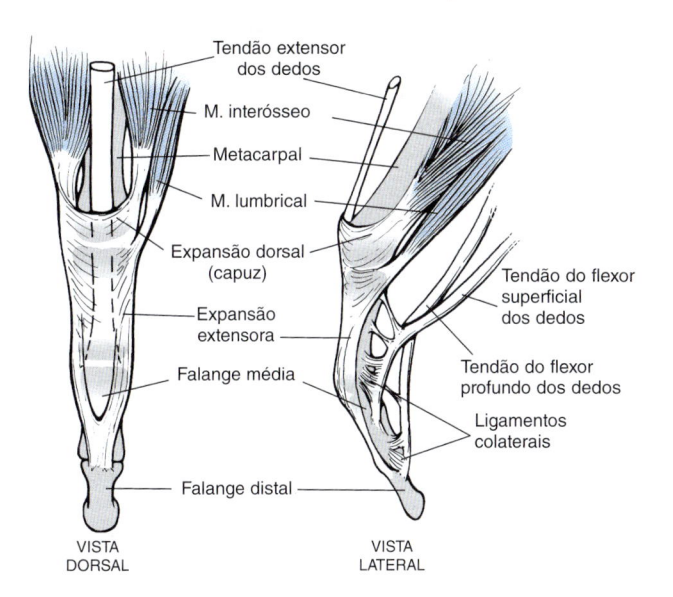

FIGURA 5.26 Não há ventres musculares nos dedos. Na superfície dorsal dos dedos, existe a expansão extensora e o capuz extensor, nos quais se inserem os extensores dos dedos. Os tendões dos flexores dos dedos avançam por sua superfície ventral. Os dedos se flexionam e se estendem ao ser gerada tensão nos tendões por meio da atividade muscular na parte superior do antebraço.

necessários para segurar, apertar e agarrar objetos. Quando os dedos estão flexionados, a abdução fica seriamente limitada pelo tensionamento do ligamento colateral e pela limitada relação de comprimento-tensão nos interósseos, que também são flexores da articulação MCF.

O polegar possui oito músculos que controlam e geram um extenso conjunto de movimentos. Os músculos do polegar estão apresentados na Figura 5.25. Oposição é o movimento mais importante do polegar, porque dá a oportunidade de pinçar, apertar ou segurar um objeto mediante a mobilização do polegar até se unir a qualquer um dos demais dedos. Embora todos os músculos hipotenares contribuam para a oposição, o principal músculo responsável pelo início do movimento é o oponente do polegar. O dedo mínimo também é auxiliado na oposição pelo músculo oponente do dedo mínimo.

FORÇA DA MÃO E DOS DEDOS

Comumente, a força na mão está associada à força de preensão, e há muitos modos de segurar ou apertar um objeto. Uma preensão firme que necessite da máxima produção de força irá lançar mão dos músculos extrínsecos, enquanto movimentos finos como, por exemplo, os de pinça, utilizarão mais os músculos intrínsecos para uma "regulagem fina" dos movimentos.

Em um aperto, os dedos se flexionam para envolver um objeto. Se houver necessidade de uma **preensão de força**, os dedos se flexionarão mais, e a preensão mais potente é aquela da posição de punho cerrado, com flexão de todas as três articulações dos dedos – MCF, IFP e IFD. Se houver necessidade de uma **preensão de precisão**, poderá ocorrer apenas limitada flexão nas articulações IFP e IFD, e podem estar envolvidos apenas um ou dois dedos como, por exemplo, no ato de beliscar ou de escrever (89). A Figura 5.27 ilustra exemplos de preensões de força e de precisão. O polegar determina se foi gerada uma posição de precisão fina ou uma posição de força. Se o polegar permanece no plano da mão numa posição de adução e os dedos se flexionarem em torno do objeto, é criada uma posição de força. Um exemplo dessa posição é a preensão utilizada no lançamento do dardo e na tacada de golfe. Essa posição de força ainda permite alguma precisão, importante, por exemplo, no direcionamento do taco de golfe ou do dardo.

A força na preensão pode ser aumentada se o indivíduo cerrar o punho com o polegar envolvendo os demais dedos completamente flexionados. Com essa preensão, a precisão é mínima ou inexistente. Em atividades que dependem de ações precisas, o polegar é mantido numa posição mais perpendicular à mão, sendo mobilizado em oposição, com flexão limitada nos demais dedos. Um exemplo desse tipo de posição ocorre no arremesso de uma bola, no ato de escrever e no ato de beliscar. Num movimento de beliscar ou de preensão, maior força poderá ser gerada se a polpa do polegar for aplicada contra as polpas dos dedos indicador e médio. Esse movimento de beliscar é 40% mais forte do que a preensão de beliscar com as pontas do polegar e dos dedos (39).

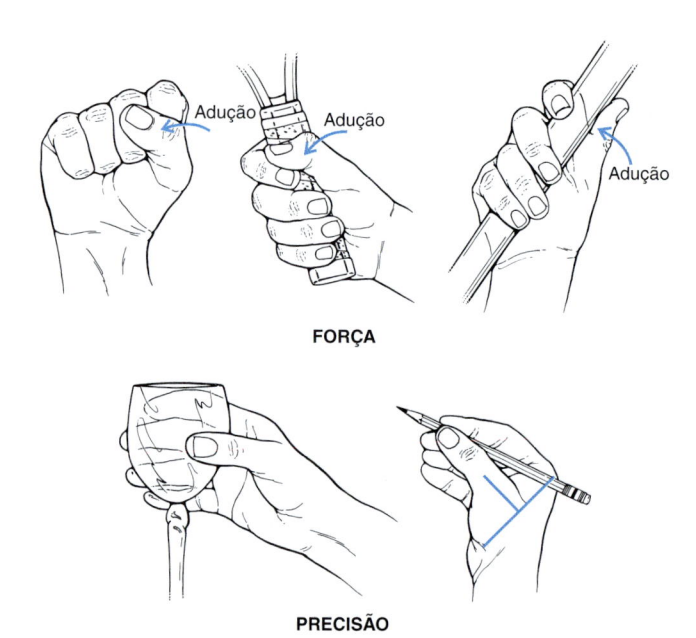

FORÇA

PRECISÃO

FIGURA 5.27 Se houver necessidade de força na preensão, os dedos serão flexionados nas três articulações para formar um punho cerrado. Do mesmo modo, se o polegar ficar em adução, a preensão será mais forte. Geralmente, uma preensão de precisão envolve ligeira flexão em um pequeno número de articulações dos dedos, com o polegar perpendicular à mão.

A força de preensão pode ser aumentada pela posição do punho. O posicionamento do punho em ligeira extensão e em flexão ulnar aumenta a força de flexão dos dedos. A força mínima dos dedos pode ser gerada em uma posição de flexão e com o punho em flexão radial. A força de preensão em aproximadamente 40° de hiperextensão do punho é mais de três vezes superior à força de preensão medida em 40° de flexão do punho (89). A força de preensão pode aumentar com um posicionamento específico do punho, mas também aumenta a incidência de tensão ou compressão das estruturas circunjacentes ao punho. A posição neutra do punho é a mais segura, pois reduz a tensão incidente nas estruturas do punho.

Os músculos mais fortes na região da mão, aptos para a maior capacidade de trabalho, em ordem decrescente, são flexor profundo dos dedos, flexor ulnar do carpo, extensor dos dedos, flexor longo do polegar, extensor ulnar do carpo e extensor radial longo do carpo. Dois músculos que são fracos e com pequena capacidade de trabalho são o palmar longo e o extensor longo do polegar.

CONDICIONAMENTO

Há três razões principais pelas quais as pessoas condicionam a região da mão. Em primeiro lugar, os dedos podem ser fortalecidos para aumentar a força de preensão em atletas que participam de esportes de raquete, operários que trabalham com ferramentas e indivíduos que possuem pouca capacidade de segurar ou apertar objetos.

Em segundo lugar, os músculos que atuam na articulação radiocarpal em geral são fortalecidos e alongados para facilitar a posição do punho para esportes de raquete ou para melhorar a ação do punho num evento de arremesso ou de golpe como, por exemplo, no voleibol. A extensão do punho faz com que a mão se desloque para trás, enquanto a flexão do punho faz com que a mão se movimente para a frente de forma rápida e brusca em atividades como o saque ou a cortada no voleibol, o drible no basquetebol e o arremesso no beisebol. Embora a velocidade dos movimentos de flexão e extensão possa ser determinada pelas contribuições de articulações adjacentes, o fortalecimento dos músculos flexores e extensores do punho melhora a produção de força. Comumente, o punho é mantido numa posição que permita a ocorrência da aplicação de uma força eficiente. No tênis e em outros esportes de raquete, por exemplo, o punho é mantido na posição neutra ou numa posição de ligeira flexão radial. Se o punho for mantido estacionário, a força aplicada à bola pela raquete não se perderá através dos movimentos que ocorrem no punho. Essa posição é mantida tanto pelos músculos flexores como pelos músculos extensores do punho. Outro exemplo de manutenção da posição do punho ocorre no passe de voleibol com a mão em nível inferior ao cotovelo, em que o punho é mantido numa posição de flexão ulnar. Esse movimento possibilita maior área para contato e bloqueia os cotovelos de modo que essas articulações mantenham uma posição estendida no contato. Finalmente, o punho precisa ser mantido numa posição estável e estática para que seja obtido máximo desempenho dos dedos. Assim, quando uma pessoa toca piano ou digita no computador, o punho precisa ser mantido na posição ideal para utilização dos dedos. Comumente, essa posição é de ligeira hiperextensão, por meio dos extensores do punho.

A última razão para o condicionamento da região da mão é reduzir ou evitar lesões. A tensão que se desenvolve na mão e nos músculos flexores e extensores dos dedos faz com que haja uma carga considerável nas faces medial e lateral da articulação do cotovelo. Parte dessa carga pode ser reduzida por meio de exercícios de alongamento e fortalecimento.

Em geral, o condicionamento da região da mão é relativamente simples e pode ser realizado num ambiente bastante limitado, com equipamento mínimo. A Figura 5.28 apresenta alguns exemplos de exercícios de flexibilidade e resistência para os flexores e extensores do punho e para os dedos. Flexões do punho e exercícios de aperto de bola de tênis são os mais populares para essa região.

POTENCIAL DE LESÃO NA MÃO E NOS DEDOS

Muitas lesões podem ocorrer na mão como resultado da absorção de uma força brusca como, por exemplo, o impacto com uma bola, o chão ou outro objeto. Lesões desse tipo na região do punho comumente estão associadas a alguma queda que força o punho em flexão ou extensão extrema. Nesse caso, a lesão mais comum é aquela por hiperextensão extrema. Isso pode resultar num entorse dos ligamentos do punho, distensão dos músculos do punho,

fratura do escafoide (70%) ou de outros ossos carpais (30%), fratura do rádio distal ou luxação entre os carpais e o punho ou outros ossos carpais (48).

A extremidade distal do rádio é uma das áreas do corpo fraturadas com mais frequência, pois esse osso não é denso e a força da queda é absorvida pelo rádio. Uma fratura comum do rádio – a fratura de Colles – é uma fratura diagonal que força o rádio numa flexão mais radial e encurta esse osso. Essas lesões estão associadas principalmente a atividades como hóquei, esgrima, futebol americano, rúgbi, esqui, futebol, ciclismo, paraquedismo, alpinismo e voo livre, em que a chance de um macrotrauma brusco (contusão) é maior do que em outras atividades.

São exemplos de lesões nos dedos e no polegar, como resultado de impacto brusco, as fraturas, luxações e avulsões de tendão. O polegar pode ser lesionado por compressão ou por ser forçado em extensão, o que causa grave distensão dos músculos tenares e ligamentos que circundam a articulação MCF. A **fratura de Bennett** é uma fratura comum do polegar, na base do primeiro metacarpal. Lesões do polegar são comuns no esqui por causa do esmagamento proporcionado pelo polo do esqui (83). Lesões do polegar também são comuns em praticantes de ciclismo (71).

Os dedos também sofrem fraturas ou luxações frequentes por algum impacto na ponta do dedo, forçando-o em flexão ou extensão extrema. Fraturas são relativamente comuns na falange proximal, e raras na falange média. Colisões de alto impacto com a mão como, por exemplo, as observadas em praticantes do boxe e das artes marciais, resultam em mais fraturas ou luxações dos dedos anular e mínimo, pois esses são os dedos menos apoiados numa posição de punho cerrado.

Mecanismos flexores ou extensores dos dedos podem sofrer danos com um golpe que força o dedo em posições extremas. **Dedo em martelo** é uma lesão por avulsão do tendão extensor na falange distal, em decorrência da flexão forçada, e resulta na perda da capacidade de estender o dedo. **Deformidade em botoeira**, causada pela avulsão ou estiramento do ramo médio do mecanismo extensor, cria uma articulação IFP rígida e imóvel (73). Avulsão dos flexores dos dedos é chamada **dedo de Jersey**, sendo causada pela hiperextensão forçada da falange distal. Os flexores dos dedos também podem formar nódulos – um **dedo em gatilho**. Isso provoca um estalido durante a flexão e extensão dos dedos. Essas lesões dos dedos e do polegar também estão em geral associadas aos esportes e atividades citados anteriormente, em decorrência da incidência de impactos que ocorrem na região da mão.

Também ocorrem lesões por uso excessivo associadas ao uso repetitivo da mão em esportes, trabalho ou outras atividades. **Tenossinovite** dos flexores radiais e dos músculos do polegar é ocorrência comum em atividades como canoagem, remo, rodeio, tênis e esgrima. Praticantes de tênis e outros esportes de raquete, golfe, arremesso, dardo e hóquei, em que os flexores e extensores do punho são utilizados para estabilização do punho ou criação de uma ação repetida dessa articulação, estão sujeitos à tendinite

Grupo muscular	Exemplo de exercício de alongamento	Exemplo de exercício de fortalecimento	Outros exercícios
Flexores	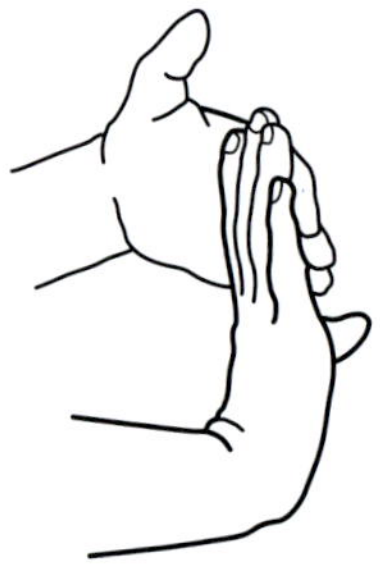	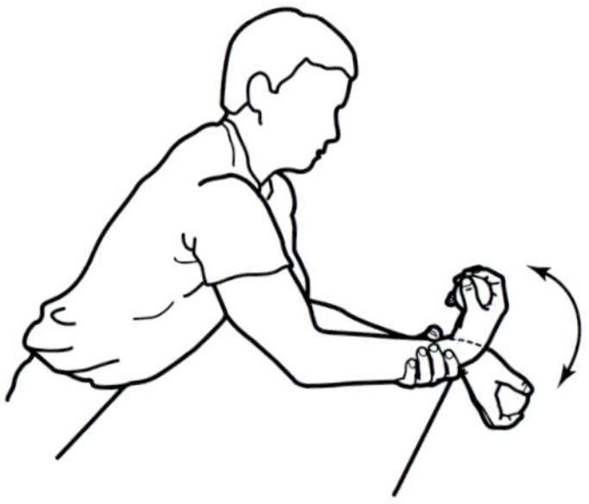	Agarrões no balde de arroz Resistência manual
Extensores	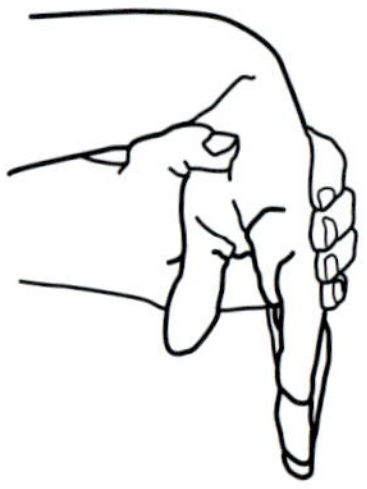	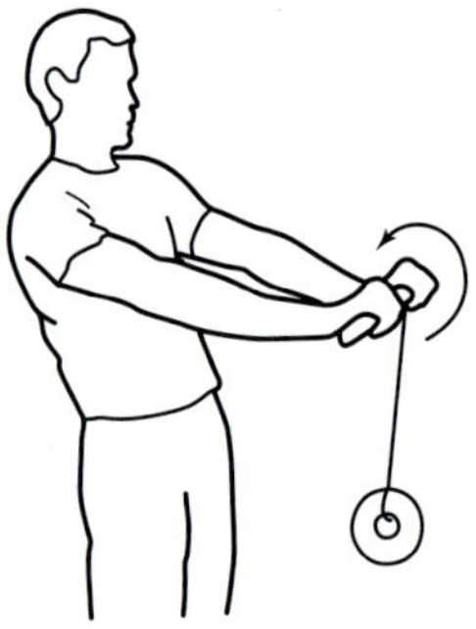	Dobrar as mãos juntas Rosca inversa
Flexores dos dedos	Esticar todos os dedos Expandir todos os dedos 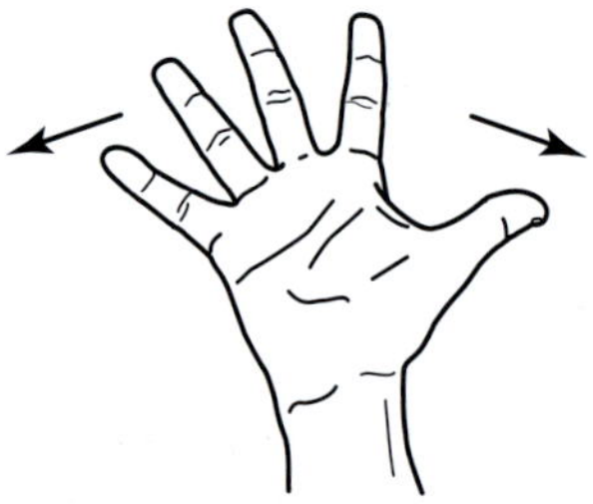 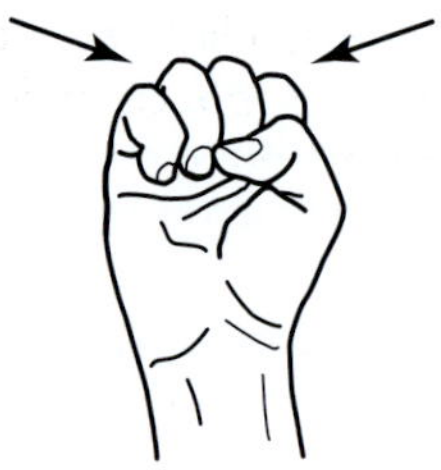 Grande círculo com o polegar	Apertar uma bola 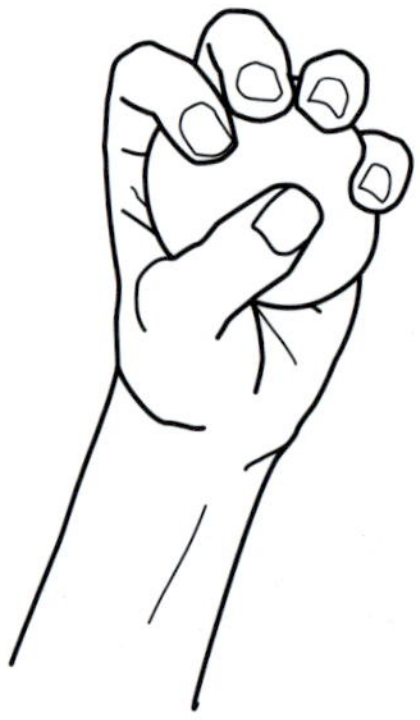	Cerrar o punho

FIGURA 5.28 Exemplos de exercícios de alongamento e de fortalecimento para flexores e extensores do punho e para os flexores dos dedos.

dos músculos do punho que se inserem nos epicôndilos medial e lateral. Epicondilite medial ou lateral também pode ser decorrente desse uso excessivo. Epicondilite medial está associada ao uso excessivo dos flexores do punho, enquanto a epicondilite lateral está associada ao uso excessivo dos extensores do punho.

Uma lesão por uso excessivo causadora de incapacitação é a **síndrome do túnel do carpo**. Depois das lesões lombares, a síndrome do túnel do carpo é uma das lesões de trabalho mais frequentes comunicadas pela profissão médica. O assoalho e as laterais do túnel do carpo são formados pelos ossos carpais, e o teto do túnel é formado pelo ligamento transverso. Avançando através desse túnel, encontram-se todos os tendões flexores do punho e o nervo mediano (Fig. 5.29). Por meio de ações repetitivas no punho, comumente a flexão repetida, os tendões flexores do punho podem ficar inflamados, até o ponto em que passa a haver pressão e constrição do nervo mediano. O nervo mediano inerva o lado radial da mão, especificamente os músculos tenares do polegar. A compressão desse nervo pode causar dor, atrofia dos músculos tenares e sensações de formigamento no lado radial da mão.

Para eliminar esse distúrbio, a origem da irritação precisa ser removida pelo exame do ambiente de trabalho; pode-se aplicar um dispositivo para estabilização do punho, com o objetivo de reduzir a magnitude das forças flexoras; ou pode-se tentar uma descompressão cirúrgica. É recomendável que o punho seja mantido na posição neutra durante a realização de tarefas no local de trabalho, para que seja evitada a síndrome do túnel do carpo.

Lesões do nervo ulnar também podem resultar em perda da função no lado ulnar da mão, especificamente os dedos anular e mínimo. A lesão desse nervo pode ocorrer como resultado de traumatismo no cotovelo ou na região do ombro. Neuropatia ulnar está associada a atividades como o ciclismo (56).

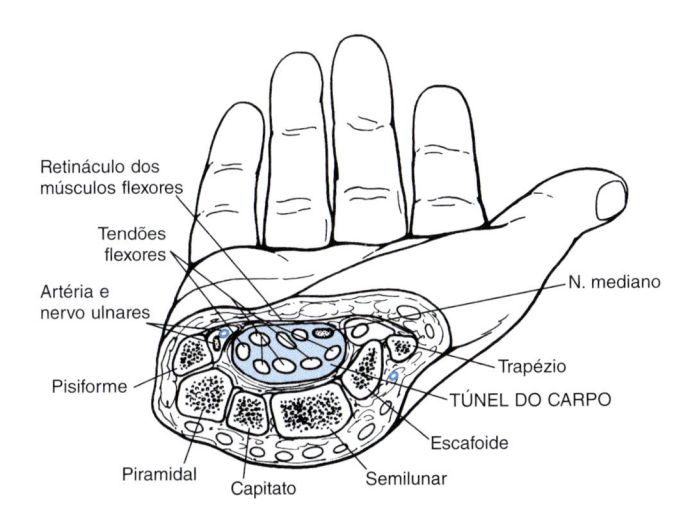

FIGURA 5.29   O assoalho e laterais do túnel do carpo são formados pelos carpais, enquanto o teto do túnel está revestido por ligamento e pelo retináculo dos músculos flexores. No interior do túnel, situam-se os tendões flexores do punho e o nervo mediano. O uso excessivo dos flexores do punho pode fazer o nervo mediano ficar comprimido, causando a síndrome do túnel do carpo.

Contribuição da musculatura dos membros superiores para habilidades esportivas ou movimentos

Para que seja completamente estimada a contribuição de um músculo ou grupo muscular para determinada atividade, essa atividade ou movimento de interesse deve ser avaliado e estudado. Isso nos fará compreender o aspecto funcional do movimento, dará ideias para treinamento e condicionamento da musculatura apropriada e permitirá melhor compreensão dos locais lesionados e dos mecanismos de lesão. Os músculos dos membros superiores são importantes para a realização de muitas atividades do dia a dia. Por exemplo, o impulso para cima, para levantar-se de uma cadeira ou de uma cadeira de rodas faz incidir uma carga tremenda nos músculos do membro superior, pois o indivíduo sustenta todo o peso do corpo durante uma transferência da posição sentada para a posição em pé (5,25). Se a pessoa simplesmente fizer uma flexão para sair de uma cadeira, ou da cadeira de rodas, o principal músculo utilizado será o tríceps braquial, seguido pelo peitoral maior, com mínima contribuição do latíssimo do dorso.

Os músculos dos membros superiores contribuem de maneira importante para diversas atividades físicas. Por exemplo, na natação em estilo livre (ou *crawl*), as forças propulsivas são geradas pelo movimento do braço na água. A rotação medial e a adução são os principais movimentos na fase de propulsão da natação e utilizam os músculos latíssimo do dorso, redondo maior e peitoral maior (55,61). Do mesmo modo, quando o braço é retirado da água na preparação para outra braçada, os músculos ativos são o supraespinal e o infraespinal (abdução e rotação lateral do úmero), parte acromial do deltoide (abdução) e serrátil anterior (muito ativo no levantamento da mão, ao fazer rotação da escápula). A natação incorpora muitas ações dos músculos dos membros superiores.

Já foi publicada uma revisão mais aprofundada da atividade muscular para movimentos de arremesso por cima da cabeça e para o *swing* no golfe. Estes são exemplos de uma descrição anatômica funcional de um movimento, tendo sido selecionados sobretudo com base na pesquisa eletromiográfica. Inicialmente, dividimos cada atividade em fases. Em seguida, descrevemos o nível de atividade no músculo como de pouca atividade, de atividade moderada ou de atividade intensa. Finalmente, identificamos a ação do músculo, juntamente com o movimento que o músculo esteja gerando concentricamente ou controlando excentricamente. É importante perceber que esses exemplos não incluem todos os músculos que possam estar ativos nessas atividades, mas apenas os músculos que oferecem maior contribuição.

ARREMESSO POR CIMA DA CABEÇA

O arremesso implica em grande tensão incidente na articulação do ombro e exige ação muscular significativa do membro superior para controle e contribuição ao movimento de arremesso, embora o membro inferior contribua de forma importante para a geração de potência durante um arremesso.

A ação de arremesso descrita nessa seção é um lançamento no beisebol da perspectiva de um arremessador destro (Fig. 5.30). Da fase de preparação e ao longo da fase inicial de elevação, a perna dianteira avança para a frente e a mão e a bola são mobilizadas ao máximo para trás do corpo. Na fase de final da elevação, o tronco e as pernas giram para a frente, enquanto o braço faz abdução e rotação lateral máximas (21,22,55). Nessas fases, os músculos deltoide e supraespinal estão ativos na produção da abdução do braço. O infraespinal e o redondo menor também estão ativos, ajudando com abdução e iniciando a ação de rotação lateral. O subescapular está também minimamente ativo para ajudar durante a abdução do ombro. Durante o final da fase de preparação, os músculos latíssimo do dorso e peitoral maior demonstram rápido aumento na atividade

ao atuarem de forma excêntrica para retardar o movimento do braço para trás, e de forma concêntrica para iniciar o movimento para a frente.

Na fase de elevação do arremesso, o bíceps braquial e o braquial estão ativos, enquanto ocorre flexão do antebraço e abdução do braço. A atividade do tríceps braquial tem início no final da fase de elevação, quando o braço se encontra em rotação lateral máxima, e o cotovelo em máxima flexão. Nesse momento, ocorre cocontração do bíceps braquial e do tríceps braquial. Ressalte-se, ainda, que o antebraço estará em pronação de 90° ao final da fase de elevação do arremesso, pela ação dos pronadores redondo e quadrado (37,54).

Músculos previamente ativos na primeira parte da fase de preparação também mudam seu nível de atividade quando o braço se aproxima do término dessa fase. A atividade do redondo menor e do infraespinal aumenta no final da fase de preparação para gerar rotação lateral

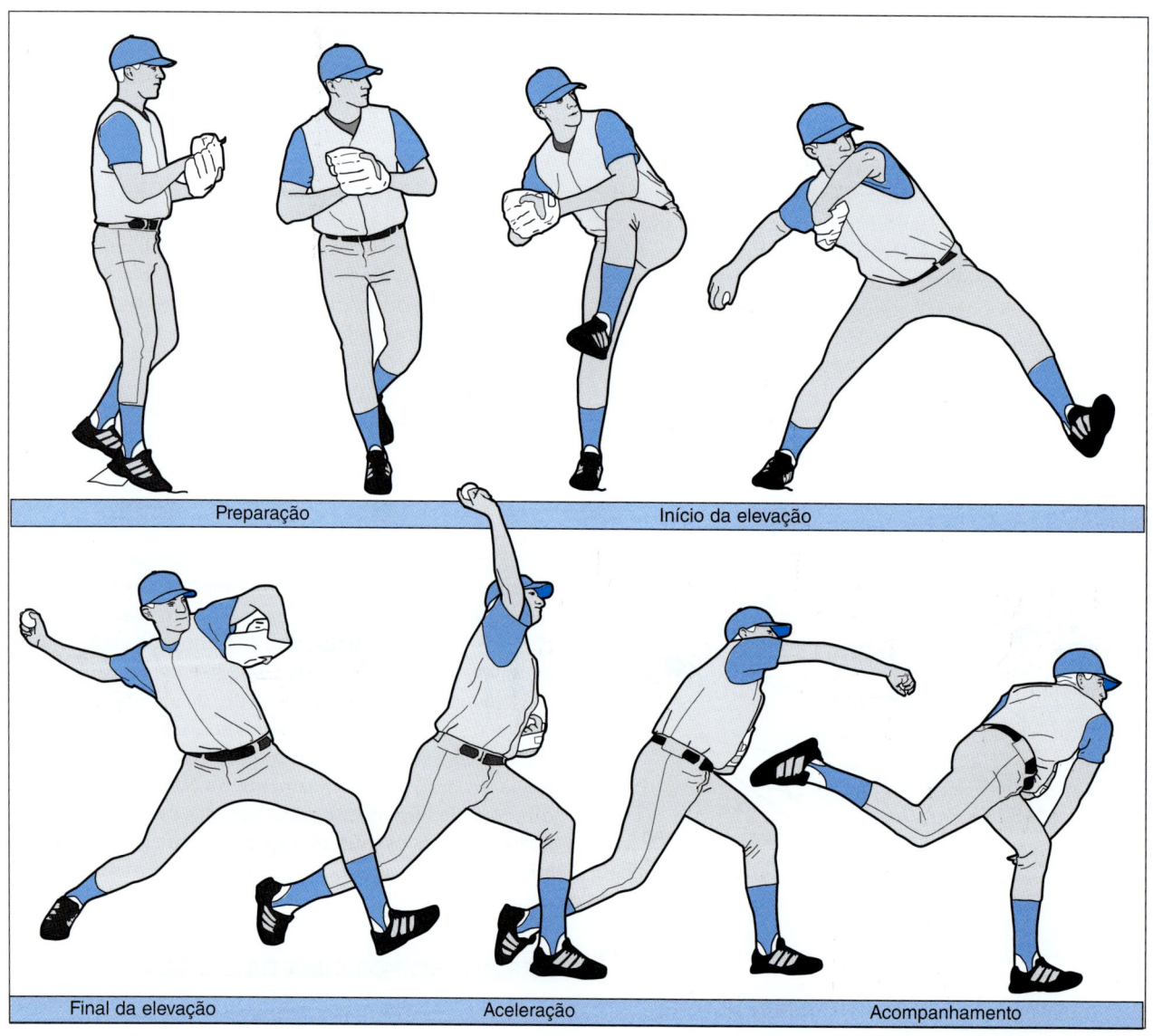

FIGURA 5.30 Músculos do membro superior envolvidos no arremesso por cima da cabeça, demonstrando o nível de atividade muscular (pouca, moderada e intensa) e o tipo de ação muscular – concêntrica (CON) e excêntrica (EXC) – com a finalidade correlata.

máxima. A atividade do supraespinal aumenta quando esse músculo mantém a abdução na parte final da fase de preparação. A atividade do subescapular também aumenta até níveis máximos em preparação para a aceleração do braço para a frente. O deltoide é o único músculo cuja atividade diminui na parte final da fase de preparação (55).

No final da fase de preparação, o movimento de rotação lateral é concluído pela cápsula e pelos ligamentos anteriores e pelas ações dos músculos subescapular, peitoral maior, tríceps braquial, redondo maior e latíssimo do dorso. Consequentemente, nessa fase de arremesso, a cápsula e os ligamentos anteriores, assim como o tecido dos músculos especificados, estão em maior risco de lesão (21,55). Exemplos de lesões que ocorrem nessa fase são tendinite da inserção do subescapular e distensão do músculo peitoral maior, redondo maior e latíssimo do dorso.

A fase de aceleração é uma ação explosiva caracterizada pelo início da extensão do cotovelo, rotação medial do braço com manutenção de 90° de abdução, protração ou abdução da escápula e alguma flexão horizontal conforme o braço se movimenta para a frente. Os músculos mais ativos na fase de aceleração são aqueles que atuam na parte final da fase de preparação: subescapular, latíssimo do dorso, redondo maior e peitoral maior (gerando os movimentos de flexão horizontal e rotação medial), o serrátil anterior (que traciona a escápula para a frente, em protração ou abdução) e o tríceps braquial (que inicia e controla a extensão do antebraço). Observam-se locais de irritação e distensão nessa fase do arremesso em pontos de inserção muscular e na área subacromial. Essa área também está sujeita a compressão durante a adução e rotação medial nessa fase.

A última fase de arremesso é a fase de acompanhamento ou desaceleração. Nessa fase, o braço se movimenta transversalmente ao corpo num movimento diagonal e termina parando sobre o joelho oposto. Essa fase tem início depois que o arremessador solta a bola. Na parte inicial dessa fase, depois de obtida a rotação medial máxima na articulação, há uma ação muscular muito rápida resultando em rotação lateral e flexão horizontal do braço. Depois dessas ações e nos estágios mais avançados da fase de acompanhamento, ocorrem rotação do tronco e uma repetição dos movimentos do ombro e da escápula na fase de preparação. Isso envolve aumento na atividade dos seguintes músculos: deltoide, quando esse músculo tenta retardar o braço em flexão horizontal; latíssimo do dorso, quando esse músculo cria maior rotação medial; trapézio, que cria um retardo da escápula; e supraespinal, para manter a abdução do braço, além de dar continuidade à produção de rotação medial (37,55). Também ocorre rápido aumento na atividade do bíceps braquial e do braquial na fase de acompanhamento, quando esses músculos tentam reduzir as cargas tensivas incidentes no antebraço em rápida extensão. Nessa fase do arremesso, a cápsula posterior e os músculos correspondentes, bem como o bíceps braquial (6), estão em risco de lesão, visto que estão sendo rapidamente alongados.

TACADA DE GOLFE (*SWING*)

A tacada de golfe apresenta um quadro mais complexo da função da musculatura do ombro, porque os braços esquerdo e direito devem trabalhar em conjunto (Fig. 5.31). Isto é, os braços geram movimentos opostos e usam músculos em oposição. Na fase de preparação para o golfista destro, o taco é movimentado para cima e para

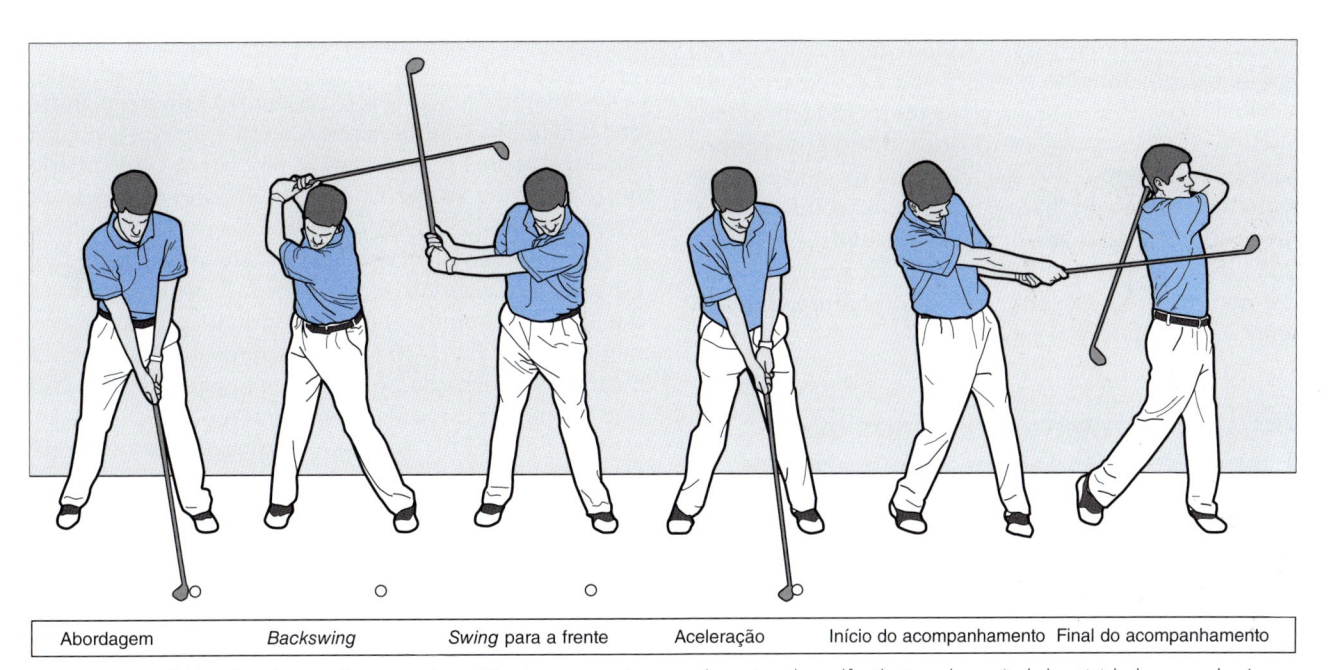

| Abordagem | *Backswing* | *Swing* para a frente | Aceleração | Início do acompanhamento | Final do acompanhamento |

FIGURA 5.31 Músculos do membro superior utilizados no movimento de *swing* do golfe, ilustrando o nível de atividade muscular (pouca, moderada e intensa) e o tipo de ação muscular – concêntrica (CON) e excêntrica (EXC).

trás enquanto o braço esquerdo se movimenta transversalmente ao corpo e o braço direito faz mínima abdução (38). A atividade muscular do ombro nessa fase é mínima, exceto por uma moderada atividade do subescapular no braço esquerdo para produção de rotação medial e por uma atividade significativa do supraespinal no lado direito para abdução do braço (50,55). No cíngulo do membro superior, todas as partes do trapézio no lado acompanhante trabalham em conjunto com o levantador da escápula e com o romboide para elevação e adução da escápula. No lado-alvo, o serrátil anterior promove protração da escápula.

Na tacada (*swing*) para a frente, o movimento do taco é iniciado por moderada atividade dos músculos latíssimo do dorso e subescapular no lado esquerdo. No lado direito, ocorre simultaneamente uma grande atividade do peitoral maior, atividade moderada do latíssimo do dorso e subescapular e mínima atividade do supraespinal e deltoide. No cíngulo do membro superior, o trapézio, o romboide e o levantador da escápula do braço-alvo ficam ativos enquanto ocorre adução da escápula. O serrátil anterior também fica ativo no membro acompanhante, enquanto ocorre abdução da escápula. Essa fase faz com que o taco gire no nível do ombro por meio de uma contínua rotação medial do braço esquerdo e do início da rotação medial com alguma adução do braço direito.

A fase de aceleração tem início quando os braços se encontram aproximadamente no nível do ombro e continua até que o taco entre em contato com a bola. No lado esquerdo, ocorre atividade muscular substancial no peitoral maior, latíssimo do dorso e subescapular, enquanto o braço é estendido e mantido em rotação medial. No lado direito, a atividade é ainda maior com esses mesmos três músculos, quando o braço é vigorosamente impulsionado para baixo (50,55).

Uma vez que o contato com a bola foi feito, tem início a fase de acompanhamento, com um movimento continuado do braço e do taco transversalmente ao corpo e em direção ao lado esquerdo. Essa ação deve ser desacelerada. Na fase de acompanhamento, o lado esquerdo tem grande atividade no subescapular e atividade moderada no peitoral maior, latíssimo do dorso e infraespinal quando o movimento de ascensão do braço é truncado e retardado (55). É nesse momento, na fase de acompanhamento, que uma tensão considerável pode ser aplicada na parte posterior do ombro direito e na parte anterior do ombro esquerdo durante a rápida desaceleração.

Forças e momentos externos que atuam nas articulações dos membros superiores

A atividade muscular no complexo do ombro gera forças elevadas na própria articulação do ombro. O grupo muscular do manguito rotador como um todo, capaz de gerar uma força de 9,6 vezes o peso do membro, gera forças máximas em 60° de abdução (89). Tendo em vista

que cada braço constitui cerca de 7% do peso corporal, o manguito rotador gera uma força na articulação do ombro igual a aproximadamente 70% do peso corporal. Em 90° de abdução, o deltoide gera uma força, em média, de 8 a 9 vezes o peso do membro, criando uma força na articulação do ombro que varia de 40 a 50% do peso corporal (89). Na verdade, foi demonstrado que as forças na articulação do ombro em 90° de abdução chegam perto de 90% do peso corporal. Essas forças podem ficar significativamente reduzidas se o antebraço for flexionado a 90° no cotovelo.

No arremesso, foram medidas forças compressivas na faixa de 500 a 1000 N (1,23,52,84); as forças anteriores variaram entre 300 e 400 N (52). Em um saque do tênis, foram registradas forças no ombro de 423 N e 320 N nas direções compressiva e mediolateral, respectivamente (60). Como comparação, foi demonstrado que o levantamento de um tijolo de concreto até a altura da cabeça gera 52 N de força (57), e a deambulação com muleta e bengala gera forças no ombro de 49 e 225 N, respectivamente (7,31).

A capacidade de transporte de carga da articulação do cotovelo é considerável. Numa flexão de braços, as forças axiais de pico na articulação do cotovelo alcançam, em média, 45% do peso corporal (2,18). Essas forças dependem da posição da mão; a força sofre redução de 42,7% do peso corporal se as mãos estiverem mais afastadas do que o normal e aumentou para 65% do peso corporal na flexão com uma das mãos (16). As forças na cabeça do rádio são maiores no arco de 0° a 30° de flexão, sendo sempre mais elevadas em pronação. As forças articulares na articulação umeroulnar podem variar de 1 a 3 pesos corporais (aprox. 750-2500 N), durante um levantamento vigoroso (24).

Resumo

O membro superior tem mobilidade muito maior do que o membro inferior, embora ambos tenham semelhanças estruturais. Há semelhanças na conexão em cíngulos, no número de segmentos e no tamanho reduzido dos ossos no sentido das extremidades distais dos membros.

O complexo do ombro consiste nas articulações esternoclavicular, AC e do ombro. A articulação esternoclavicular é muito estável, permitindo à clavícula movimentar-se em elevação e depressão, protração e retração e rotação. A articulação AC é uma pequena articulação que permite à escápula os movimentos de protração e retração, elevação e depressão e rotação para cima e para baixo. A articulação do ombro proporciona movimento do úmero através da flexão e extensão, abdução e adução, rotação medial e lateral, movimentos combinados de abdução e adução horizontais e de circundução. Uma última articulação, a articulação escapulotorácica, é chamada de *articulação fisiológica* por causa da ausência de conexão entre os dois ossos. É aqui que a escápula se movimenta sobre o tórax.

Exemplos de torques nas articulações do membro superior

Atividade	Articulação	Momentos
Deambulação com bengala (7)	Ombro	24,0 N·m
Levantamento de uma caixa de 5 kg do chão até a altura do ombro (7)	Ombro	21,8 N·m
Levantamento e deambulação com uma mala de 10 kg (7)	Ombro	27,9 N·m
Levantamento de um bloco de concreto até a altura da cabeça (57)	Ombro	14 N·m
	Cotovelo	5,8 N·m
Flexão de braços (18)	Cotovelo	24,0 N·m
Preensão na escalada de uma parede irregular (81)	Dedos (IFD)	26,4 N·m
Da posição sentada para a posição em pé (7)	Ombro	16,2 N·m
Da posição em pé para a posição sentada (7)	Ombro	12,3 N·m
Saque do tênis (60)	Ombro	94 N·m de torque de rotação medial
	Cotovelo	106 N·m de torque varo
Fase de acompanhamento no arremesso (84)	Cotovelo	55 N·m de torque de flexão
Fase final da elevação no arremesso (1,23,84)	Cotovelo	54-120 N·m de torque varo
Levantamento de peso (8)	Ombro	32-50 N·m
Propulsão de cadeira de rodas (79)	Ombro	50 N·m
Propulsão de cadeira de rodas (80)	Ombro	–7,2 N·m de propulsão nivelada (paraplegia)
		–14,6 N·m de propulsão em inclinação ascendente (paraplegia)
	Cotovelo	–3,0 N·m de propulsão nivelada (paraplegia)
		5,7 N·m de propulsão em inclinação ascendente (paraplegia)

Há movimento considerável do braço na articulação do ombro. O braço pode se movimentar ao longo de 180° de abdução, flexão e rotação por causa da interação entre movimentos que ocorrem em todas as articulações. A sincronização dos movimentos entre braço, escápula e clavícula é denominada *ritmo escapuloumeral*. Ao longo de 180° de elevação (flexão ou abdução), há aproximadamente 2 graus de movimento umeral para 1 grau de movimento escapular.

Os músculos geradores de movimento do ombro e do cíngulo do membro superior também são importantes para a manutenção da estabilidade na região. Na abdução e flexão, por exemplo, o deltoide gera cerca de 50% da força muscular para o movimento, mas depende da ajuda do manguito rotador (redondo menor, subescapular, infraespinal e supraespinal) para estabilizar a cabeça do úmero para que ocorra a elevação. Do mesmo modo, os músculos do cíngulo do membro superior dão sua contribuição quando o serrátil anterior e o trapézio ajudam a estabilizar a escápula e a gerar movimentos concomitantes de elevação, rotação para cima e protração.

Para estender o braço contra resistência, o latíssimo do dorso, o redondo maior e o peitoral maior atuam sobre o úmero, e a esses músculos se unem o romboide e o peitoral menor, que promovem retração, depressão e rotação da escápula para baixo. Contribuições musculares semelhantes são dadas pelos músculos infraespinal e redondo menor na rotação lateral do úmero, e pelos músculos subescapular, latíssimo do dorso, redondo maior e peitoral maior na rotação medial.

Os músculos do ombro podem gerar força considerável em adução e extensão. O segundo movimento mais forte é o de flexão, e os movimentos mais fracos são os de abdução e rotação. Os músculos circunjacentes à articulação do ombro são capazes de gerar grandes forças, na faixa de oito a nove vezes o peso do membro.

O condicionamento dos músculos do ombro é relativamente fácil por causa da mobilidade da articulação. São empregados numerosos exercícios de força e de flexibilidade para isolamento de grupos musculares específicos ou para repetir um padrão do membro superior utilizado em determinada habilidade. Ao serem considerados exercícios especiais para indivíduos com lesão no ombro, devemos excluir todo exercício que tenha possibilidade de criar compressão na articulação.

A lesão do complexo do ombro pode ser aguda no caso de luxações da articulação esternoclavicular ou do ombro e de fraturas da clavícula ou do úmero. As lesões também podem ser crônicas, como ocorre em casos de bursite e tendinite. As lesões comuns associadas à compressão da articulação do ombro são: bursite subacromial, tendinite bicipital e rupturas no músculo supraespinal.

As articulações do cotovelo e radioulnar auxiliam o ombro na aplicação de força e na colocação da mão no posicionamento apropriado para a ação desejada. As articulações componentes da articulação do cotovelo são as articulações umeroulnar e umerorradial, onde ocorrem flexão e extensão, e a articulação radioulnar proximal, onde ocorrem pronação e supinação do antebraço. A região está devidamente apoiada por ligamentos e pela membrana interóssea que avança entre o rádio e a ulna. As estruturas articulares permitem aproximadamente 145 a 160° de flexão e 70 a 85° de pronação e supinação.

São 24 os músculos que abrangem a articulação do cotovelo, e esses músculos podem ser subclassificados em flexores (bíceps braquial, braquiorradial, pronador redondo e extensor radial do carpo), extensores (tríceps braquial e ancôneo), pronadores (pronador quadrado e pronador redondo) e supinadores (bíceps braquial e supinador). O grupo dos músculos flexores é consideravelmente mais forte que o grupo dos extensores. Pode-se obter máxima força de flexão a partir da posição de semipronação do antebraço. A força de extensão é máxima numa posição de flexão de 90°. As forças de pronação e supinação também são máximas a partir da posição de semipronação.

O cotovelo e o antebraço são vulneráveis a lesões decorrentes de quedas ou do uso excessivo repetido. Ao absorver grandes forças, o cotovelo pode luxar ou fraturar ou os músculos podem sofrer ruptura. Numa situação de uso excessivo, lesões como a síndrome da tensão medial ou lateral podem causar epicondilite, tendinite ou fraturas por avulsão.

O punho e a mão estão formados por estruturas complexas que funcionam em conjunto para a realização de movimentos finos utilizados em diversas atividades cotidianas. As principais articulações da mão são: articulação radiocarpal, articulação radioulnar distal, articulações mediocarpais e intercarpais, articulações CMC, articulações MCF e articulações IF. A mão é capaz de se movimentar ao longo de 70 a 90° de flexão do punho, 70 a 80° de extensão, 15 a 20° de flexão radial e 30 a 40° de flexão ulnar. Os dedos podem flexionar ao longo de 70 a 110°, dependendo da própria articulação em questão (MCF ou IF), 20 a 30° de hiperextensão e 20° de abdução. O polegar tem

características estruturais e funcionais especiais, que estão relacionadas ao papel da articulação CMC.

Os músculos extrínsecos que atuam na mão ingressam na região por meio de seus tendões. Os músculos funcionam em grupos para produzir flexão do punho (flexor ulnar do carpo, flexor radial do carpo, palmar longo), extensão (extensor ulnar do carpo, extensor radial longo do carpo, extensor radial curto do carpo), flexão ulnar (flexor ulnar do carpo, extensor ulnar do carpo) e flexão radial (flexor radial do carpo, extensor radial longo do carpo e extensor radial curto do carpo). A flexão dos dedos é produzida pelo flexor profundo dos dedos e pelo flexor superficial dos dedos, enquanto a extensão é produzida principalmente pelo extensor dos dedos. Os dedos realizam abdução pelos interósseos dorsais e adução pelos interósseos palmares.

A força nos dedos é importante em atividades e esportes nos quais seja essencial uma forte preensão. A força de preensão pode ser aumentada pela colocação do polegar numa posição paralela à dos demais dedos (posição de punho cerrado). Nos casos em que há necessidade de precisão, o polegar deve ser colocado perpendicularmente aos demais dedos. Os músculos da mão podem ser exercitados por meio de uma série de exercícios que incorporam várias posições do punho e dos dedos.

Os dedos e a mão sofrem lesões frequentes por causa de sua vulnerabilidade, especialmente quando o indivíduo está realizando atividades como, por exemplo, apanhar bolas. Entorses, distensões, fraturas e luxações são resultados comuns de lesões sofridas pelos dedos ou mão na absorção de uma força externa. Outras lesões comuns na mão estão associadas ao uso excessivo, como tendinite ou epicondilite medial ou lateral e síndrome do túnel do carpo.

Os músculos do membro superior contribuem de forma muito importante para habilidades esportivas e movimentos específicos. Na flexão de braços, por exemplo, o peitoral maior, o latíssimo do dorso e o tríceps braquial dão contribuições importantes. Na natação, o latíssimo do dorso, o redondo maior, o peitoral maior, o supraespinal, o infraespinal, a parte acromial do deltoide e o serrátil anterior dão contribuições importantes. No arremesso, contribuem os músculos: deltoide, supraespinal, infraespinal, redondo menor, subescapular, trapézio, romboide, latíssimo do dorso, peitoral maior, redondo maior e deltoide. No antebraço, o tríceps braquial tem importante colaboração para que a pessoa se levante de uma cadeira, nas atividades em cadeira de rodas e no arremesso. Do mesmo modo, os músculos bíceps braquial e pronador são importantes em diversas fases do arremesso.

Os membros superiores estão sujeitos a diversos tipos de cargas, e cargas de até 90% do peso corporal podem ser aplicadas à articulação do ombro como resultado da atividade muscular e de outras forças externas. No cotovelo, foram registradas forças de até 45% do peso corporal. Essas forças aumentam e diminuem com a mudança das posições das articulações e com a atividade muscular.

QUESTÕES PARA REVISÃO

Verdadeiro ou falso

1. ____ O músculo braquial é o flexor do cotovelo que possui o menor braço de momento em 100°.

2. ____ O complexo do ombro é composto de três articulações.

3. ____ A articulação acromioclavicular conecta o membro superior ao tronco.

4. ____ Na elevação e na depressão, a clavícula se move nos sentidos anterior e posterior.

5. ____ A escápula conecta-se ao úmero na articulação escapulotorácica.

6. ____ A força de adução do ombro é maior que a força de abdução.

7. ____ A articulação escapulotorácica é uma articulação fisiológica.

8. ____ O lábio glenoidal é um ligamento que cruza a articulação do ombro.

9. ____ A cavidade glenoidal está associada a uma articulação esferóidea.

10. ____ O ligamento coracoumeral fica tenso quando o braço é aduzido.

11. ____ Ritmo escapuloumeral refere-se ao movimento do complexo do ombro como um todo.

12. ____ Rotação lateral é a ação articular mais forte no ombro.

13. ____ O ângulo de transporte no cotovelo é menor nas mulheres.

14. ____ O epicôndilo lateral é um local de lesão em virtude da tensão nos extensores do punho.

15. ____ A clavícula é frequentemente lesionada por trauma direto.

16. ____ O bíceps braquial é mais efetivo como um flexor quando o antebraço está supinado.

17. ____ Ângulos de transporte típicos vão de 120° a 180°.

18. ____ Há duas articulações radioulnares em cada antebraço.

19. ____ O ligamento anular do rádio envolve o rádio em sua extremidade distal.

20. ____ A extremidade distal do rádio é a área do corpo fraturada com maior frequência.

21. ____ A fraqueza na síndrome do túnel do carpo é causada por compressão do nervo ulnar.

22. ____ A última fase de arremesso é a fase de desaceleração.

23. ____ Torques no cotovelo podem alcançar 24 N·m durante uma flexão de braços.

24. ____ Colocar o punho em ligeira extensão pode aumentar a força de flexão dos dedos.

25. ____ A abdução da articulação do ombro é limitada quando o braço está em rotação lateral.

Múltipla escolha

1. Qual destas articulações é cruzada pelo ligamento coracoacromial?
   a. Articulação do ombro
   b. Esternoclavicular
   c. Acromioclavicular
   d. Nenhuma das alternativas

2. Qual destes músculos não faz parte do manguito rotador?
   a. Redondo menor
   b. Redondo maior
   c. Supraespinal
   d. Subescapular

3. Qual destes músculos é biarticular?
   a. Bíceps braquial
   b. Braquial
   c. Braquiorradial
   d. Coracobraquial

4. Qual destas estruturas não desempenha um papel na área de compressão do ombro?
   a. Ligamento coracoacromial
   b. Músculo supraespinal
   c. Bolsa subacromial
   d. Incisura supraescapular

5. Qual das seguintes opções não é um movimento da escápula?
   a. Rotação para baixo
   b. Depressão
   c. Retração
   d. Pronação

6. A articulação escapulotorácica é uma ____.
   a. articulação esferóidea
   b. articulação fisiológica
   c. articulação selar
   d. articulação trocóidea

7. O bíceps braquial pode desenvolver a força máxima ____.
   a. quando o antebraço está em pronação
   b. quando o antebraço está em supinação
   c. quando o antebraço está na posição neutra
   d. quando o ombro está flexionado

8. Qual destas estruturas não pertence à escápula?
   a. Ângulo inferior
   b. Processo coracoide
   c. Cavidade glenoidal
   d. Acrômio
   e. Incisura radial

9. O movimento que ocorre na articulação radioulnar é ____.
   a. pronação
   b. flexão
   c. abdução
   d. adução

10. A estabilidade na articulação do ombro é derivada principalmente ____.
    a. da área de contato articular
    b. de ligamentos e músculos
    c. do vácuo na articulação
    d. Nenhuma das alternativas

11. Qual destes músculos não cruza a articulação do ombro?
    a. Latíssimo do dorso
    b. Peitoral maior
    c. Redondo menor
    d. Romboide

12. Abaixar lentamente o braço no plano sagital é uma ação que utiliza o grupo de músculos ____.
    a. flexores do ombro
    b. extensores do ombro
    c. abdutores do ombro
    d. adutores do ombro

13. O braço pode realizar rotação de ____.
    a. 60° a 90°
    b. 90° a 110°
    c. 120° a 180°
    d. 250° a 280°

14. A maior produção de força no ombro é gerada em ____.
    a. extensão
    b. flexão
    c. abdução
    d. adução

15. Para levantar o braço contra a gravidade, você usaria uma contração ____.
    a. excêntrica
    b. isométrica
    c. concêntrica

16. A compressão no ombro pode ser minimizada pelo movimento de ____.
    a. abdução do ombro
    b. flexão do ombro
    c. rotação medial do ombro
    d. rotação lateral do ombro

17. Problemas no manguito rotador podem ser exacerbados pela ____ do ombro.
    a. flexão
    b. extensão
    c. abdução
    d. adução

18. Um estalido no ombro pode ser devido a uma lesão ____.
    a. do lábio glenoidal
    b. da bolsa subacromial
    c. do músculo supraespinal
    d. do tubérculo menor

19. A flexão ulnar ocorre na articulação ____.
    a. radioulnar
    b. umeroulnar
    c. mediocarpal
    d. radiocarpal

20. Existem ____ ossos carpais.
    a. 4
    b. 6
    c. 8
    d. 10

21. A maior parte dos músculos que atuam no punho e nos dedos é considerada ____.
    a. concêntrica
    b. excêntrica
    c. intrínseca
    d. extrínseca

22. As articulações dos dedos são chamadas de articulações ____.
    a. interfalângicas
    b. digitais
    c. carpais
    d. tarsais

23. Qual das seguintes condições não acomete a mão?
    a. Fratura de Bennett
    b. Deformidade em botoeira
    c. Dedo em martelo
    d. Bursite do olécrano

24. A estrutura que conecta o rádio à ulna é ____.
    a. a membrana interóssea
    b. o ligamento anular do rádio
    c. ligamento colateral ulnar
    d. ligamento colateral radial

25. A relação entre movimento glenoumeral e movimento escapular em 180° de abdução ou flexão é ____.
    a. 2:1
    b. 5:4
    c. 1:3
    d. 2:5

Referências bibliográficas

1. Alcid, J.G. (2004). Elbow anatomy and structural biomechanics. *Clinical Sports Medicine*, 23:503–517.
2. An, K. N., et al. (1992). Intersegmental elbow joint load during pushup. *Biomedical Scientific Instrumentation*, 28:69–74.
3. An, K. N., et al. (1981). Muscles across the elbow joint: A biomechanical analysis. *Journal of Biomechanics*, 14:659–669.
4. Anders, C., et al. (2004). Activation of shoulder muscles in healthy men and women under isometric conditions. *Journal of Electromyography and Kinesiology*, 14:699–707.
5. Anderson, D. S., et al. (1984). Electromyographic analysis of selected muscles during sitting pushups. *Physical Therapy*, 64:24–28.

6. Andrews, J. R., et al. (1985). Glenoid labrum tears related to the long head of the biceps. *American Journal of Sports Medicine*, 13:337–341.

7. Anglin, C., Wyss, U. P. (2000). Arm motion and load analysis of sit-to-stand, stand-to-sit, cane walking and lifting. *Clinical Biomechanics*, 15:441–448.

8. Arborelius, U. P., et al. (1986). Shoulder joint load and muscular activity during lifting. *Scandinavian Journal of Rehabilitative Medicine*, 18:71–82.

9. Bayley, J. C., et al. (1987). The weight-bearing shoulder. *Journal of Bone and Joint Surgery*, 69(suppl A):676–678.

10. Blackburn, T. A., et al. (1990). EMG analysis of posterior rotator cuff exercises. *Athletic Training*, 25(1):40–45.

11. Blakely, R. L., Palmer, M. L. (1984). Analysis of rotation accompanying shoulder flexion. *Physical Therapy*, 64:1214–1216.

12. Bowling, R. W., Rockar, P. (1985). The elbow complex. In J. Gould, G. J. Davies (Eds.). *Orthopaedics and Sports Physical Therapy*. St. Louis: Mosby, 476–496.

13. Broome, H. L., Basmajian, J. V. (1970). The function of the teres major muscle: An electromyographic study. *Anatomical Record*, 170:309–310.

14. Burnham, R. S., et al. (1993). Shoulder pain in wheelchair athletes. *American Journal of Sports Medicine*, 21:238–242.

15. Chen, F. S., et al. (2005). Shoulder and elbow injuries in the skeletally immature athlete. *The Journal of the American Academy of Orthopaedic Surgeons*, 13:172–185.

16. Chou, P. H., et al. (2002). Elbow load with various forearm positions during one-handed pushup exercise. *International Journal of Sports Medicine*, 23:457–462.

17. David, T. S. (2003). Medial elbow pain in the throwing athlete. *Orthopedics*, 26:94–106.

18. Donkers, M. J., et al. (1993). Hand position affects elbow joint load during push-up exercise. *Journal of Biomechanics*, 26:625–632.

19. Duda, M. (1985). Prevention and treatment of throwing arm injuries. *Physician and Sports Medicine*, 13:181–186.

20. Einhorn, A. R. (1985). Shoulder rehabilitation: Equipment modifications. *Journal of Orthopaedic and Sports Physical Therapy*, 6:247–253.

21. Fleisig, G. S., et al. (1991). A biomechanical description of the shoulder joint during pitching. *Sports Medicine Update*, 6:10–24.

22. Fleisig, G. S., et al. (1996). Kinematic and kinetic comparison between baseball pitching and football passing. *Journal of Applied Biomechanics*, 12:207–224.

23. Fleisig, G.S., et al. (1996). Biomechanics of overhand throwing with implications for injury. *Sports Medicine*, 21:421–437.

24. Fornalski, S., et al. (2003) Anatomy and biomechanics of the elbow joint. *Techniques in Hand and Upper Extremity Surgery*, 7:168–178.

25. Gellman, H., et al. (1988). Late complications of the weight-bearing upper extremity in the paraplegic patient. *Clinical Orthopaedics and Related Research*, 233:132–135.

26. Gribble, P. L., Ostry, D. J. (1999). Compensation for interaction torques during single and multijoint limb movement. *Journal of Neurophysiology*, 82:2310–2326.

27. Gupta, S., van der Helm, F.C.T. (2004). Load transfer across the scapula during humeral abduction. *Journal of Biomechanics*, 37:1001–1009.

28. Hageman, P. A., et al. (1989). Effects of position and speed on eccentric and concentric isokinetic testing of the shoulder

29. Halbach, J. W., Tank, R. T. (1985). The shoulder. In J. A. Gould, G. J. Davies (Eds.). *Orthopaedic and Sports Physical Therapy*. St. Louis: C.V. Mosby, 497–517.

30. Harryman, D. T., et al. (1990). Translation of the humeral head on the glenoid with passive glenohumeral motion. *Journal of Bone and Joint Surgery*, 72(suppl A):1334–1343.

31. Haubert, L. L., et al. (2006). A comparison of shoulder joint forces during ambulation with crutches versus a walker in persons with incomplete spinal cord injury. *Archives of Physical Medicine and Rehabilitation*, 87:63–70.

32. Heinrichs, K. I. (1991). Shoulder anatomy, biomechanics and rehabilitation considerations for the whitewater slalom athlete. *National Strength and Conditioning Association Journal*, 13:26–35.

33. Henry, J. H., Genung, J. A. (1982). Natural history of glenohumeral dislocation—revisited. *American Journal of Sports Medicine*, 10:135–137.

34. Imaeda, T., et al. (1992). Functional anatomy and biomechanics of the thumb. *Hand Clinics*, 8:9–15.

35. Ireland, M. L., Andrews, J. R. (1988). Shoulder and elbow injuries in the young athlete. *Clinics in Sports Medicine*, 7:473–494.

36. Jiang, C. C., et al. (1987). Muscle excursion measurements and moment arm determinations of rotator cuff muscles. *Biomechanics in Sport*, 13:41–44.

37. Jobe, F. W., et al. (1984). An EMG analysis of the shoulder in pitching. *American Journal of Sports Medicine*, 12:218–220.

38. Jobe, F. W., et al. (1996). Rotator cuff function during a golf swing. *American Journal of Sports Medicine*, 14:388–392.

39. Jones, L. A. (1989). The assessment of hand function: A critical review of techniques. *Journal of Hand Surgery*, 14A:221–228.

40. Kim, D. H., et al. (2004). Shoulder injuries in golf. *The American Journal of Sports Medicine*, 32:1324–1330.

41. King, G. J., et al. (1993) Stabilizers of the elbow. *Journal of Shoulder and Elbow Surgery*, 2:165-174.

42. Kronberg, M., et al. (1990). Muscle activity and coordination in the normal shoulder. *Clinical Orthopaedics and Related Research*, 257:76–85.

43. Kuhn, J. E., et al. (2005). External rotation of the glenohumeral joint: ligament restraints and muscle effects in the neutral and abducted positions. *Journal of Shoulder and Elbow Surgery/American Shoulder and Elbow Surgeons*, 14:39S–48S.

44. Kulund, D. N., et al. (1979). The long-term effects of playing tennis. *Physician and Sports Medicine*, 7:87–91.

45. Lachowetz, T., et al. (1998). The effect of an intercollegiate baseball strength program on reduction of shoulder and elbow pain. *Journal of Strength and Conditioning Research*, 12:46–51.

46. Lippe, C. N., Williams, D. P. (2005) Combined posterior and convergent elbow dislocations in an adult. A case report and review of the literature. *The Journal of Bone and Joint Surgery*, 87:1597–1600.

47. Magermans, D. J., et al. (2005). Requirements for upper extremity motions during activities of daily living. *Clinical Biomechanics*, 20:591–599.

48. Mayfield, J. K. (1980). Mechanism of carpal injuries. *Clinical Orthopaedics and Related Research*, 149:45–54.

49. McCann, P. D., et al. (1993). A kinematic and electromyographic study of shoulder rehabilitation exercises. *Clinical Orthopaedics and Related Research*, 288:179–188.

50. McHardy, A., Pollard, H. (2005). Muscle activity during the golf swing. *British Journal of Sports Medicine*, 39, 799–804.

51. McClure, P. W., et al. (2006). Shoulder function and 3-dimensional scapular kinematics in people with and without shoulder impingement syndrome. *Physical Therapy*, 86:1075–1090.

52. Meister, K. (2000). Injuries to the shoulder in the throwing athlete: Part one: Biomechanics/pathophysiology/classification of injury. *The American Journal of Sports Medicine*, 28:265–275.

53. Morrey, B. F., et al. (1981). A biomechanical study of normal functional elbow motion. *Journal of Bone and Joint Surgery*, 63(suppl A):872–877.

54. Morris, M., et al. (1989). Electromyographic analysis of elbow function in tennis players. *The American Journal of Sports Medicine*, 17:241–247.

55. Moynes, D. R., et al. (1986). Electromyography and motion analysis of the upper extremity in sports. *Physical Therapy*, 66:1905–1910.

56. Munnings, F. (1991). Cyclist's palsy. *Physician and Sports Medicine*, 19:113–119.

57. Murray, I. A., Johnson, G. R. (2004). A study of external forces and moments at the shoulder and elbow while performing every day tasks. *Clinical Biomechanics*, 19:586–594.

58. Murray, W.M., et al. (1995) Variation of muscle moment arms with elbow and forearm position. *Journal of Biomechanics*, 28:513–525.

59. Nitz, A. J. (1986). Physical therapy management of the shoulder. *Physical Therapy*, 66:1912–1919.

60. Noffal, G. J., Elliott, B. (1998). Three-dimensional kinetics of the shoulder and elbow joints in the high performance tennis serve: Implications for injury. In Kibler W. B., Roetert E. P. (Eds.). 4th *International Conference on Sports Medicine and Science in Tennis*. Key Biscayne, FL: USTA.

61. Nuber, G. W., et al. (1986). Fine wire electromyography analysis of muscles of the shoulder during swimming. *American Journal of Sports Medicine*, 14:7–11.

62. Ober, A. G. (1988). An electromyographic analysis of elbow flexors during sub-maximal concentric contractions. *Research Quarterly for Exercise and Sport*, 59:139–143.

63. Oizumi, N., et al. (2006). Numerical analysis of cooperative abduction muscle forces in a human shoulder joint. *Journal of Shoulder and Elbow Surgery/American Shoulder and Elbow Surgeons*, 15:331–338.

64. Pappas, A. M., et al. (1983). Symptomatic shoulder instability due to lesions of the glenoid labrum. *American Journal of Sports Medicine*, 11:279–288.

65. Parsons, I. M., et al. (2002). The effect of rotator cuff tears on reaction forces at the glenohumeral joint. *Journal of Orthopaedic Research*, 20:439-446.

66. Peat, M., Graham, R. E. (1977). Electromyographic analysis of soft tissue lesions affecting shoulder function. *American Journal of Physical Medicine*, 56:223–240.

67. Poppen, N. K., Walker, P. S. (1976). Normal and abnormal motion of the shoulder. *Journal of Bone and Joint Surgery*, 58-A:195–200.

68. Prodromos, C. C., et al. (1990). Histological studies of the glenoid labrum from fetal life to old age. *Journal of Bone and Joint Surgery*, 72-A:1344–1348.

69. Regan, W. D., et al. (1991). Biomechanical study of ligaments around the elbow joint. *Clinical Orthopaedics and Related Research*, 271:170–179.

70. Safran, M. R. (1995). Elbow injuries in athletes. *Clinical Orthopaedics and Related Research*, 310:257–277.

71. Shea, K. G., et al. (1991). Shifting into wrist pain. *Physician and Sports Medicine*, 19:59–63.

72. Simon, E. R., Hill, J. A. (1989). Rotator cuff injuries: An update. *Journal of Orthopaedic and Sports Physical Therapy*, 10:394–398.

73. Soderberg, G. L. (1986). *Kinesiology: Application to Pathological Motion*. Baltimore: Williams & Wilkins, pp. 109–128.

74. Stewart, O. J., et al. (1981). Influence of resistance, speed of movement, and forearm position on recruitment of the elbow flexors. *American Journal of Physical Medicine*, 60(4):165–179.

75. Terry, G. C., Chopp, T. M. (2000). Functional anatomy of the shoulder. *Journal of Athletic Training*, 35:248–255.

76. Tubiana R., Chamagne, P. (1988). Functional anatomy of the hand. *Medical Problems of Performing Artists*, 3:83–87.

77. Tubiana R. (1988). Movements of the fingers. *Medical Problems of Performing Artists*, 3:123–128.

78. Turkel, S. J., et al. (1981). Stabilizing mechanisms preventing anterior dislocation of the glenohumeral joint. *Journal of Bone and Joint Surgery*, 63(8):1208–1217.

79. Van der Helm, F.T., Veeger, H. J. (1996). Quasi-static analysis of muscle forces in the shoulder mechanism during wheelchair propulsion. *Journal of Biomechanics*, 29:32–50.

80. Van Drongelen, S. A., et al. (2005). Mechanical load on the upper extremity during wheelchair activities. *Archives Physical Medicine and Rehabilitation*, 86:1214–1220.

81. Vigouroux, L.; et al. (2006). Estimation of finger muscle tendon tensions and pulley forces during specific sport-climbing techniques. *Journal of Biomechanics*, 39:2583–25892.

82. Wadsworth, C. T. (1985). The wrist and hand. In J. A. Gould, G. J. Davies (Eds.). *Orthopaedic and Sports Physical Therapy*. St. Louis: Mosby, 437–475.

83. Wadsworth, L. T. (1992). How to manage skier's thumb. *Physician and Sports Medicine*, 20:69–78.

84. Werner, S. L., et al. (1993) Biomechanics of the elbow during baseball pitching. *Journal of Sports Physical Therapy*, 17:274–278.

85. Whiteside, J. A., Andrews, J. R. (1992). On-the-field evaluation of common athletic injuries: 6. Evaluation of the shoulder girdle. *Sports Medicine Update*, 7:24–28.

86. Wilson, J. J. Best, T. M. (2005). Common overuse tendon problems: A review and recommendations for treatment. *American Family Physician*, 72:811–819.

87. Yocum, L. A. (1989). The diagnosis and nonoperative treatment of elbow problems in the athlete. *Office Practice of Sports Medicine*, 8:437–439.

88. Zarins, B., Rowe, R. (1984). Current concepts in the diagnosis and treatment of shoulder instability in athletes. *Medicine and Science in Sports and Exercise*, 16:444-448.

89. Zuckerman, J. D., Matsea III, F. A. (1989). Biomechanics of the shoulder. In M. Nordin and V. H. Frankel (Eds). Biomechanics of the Musculoskeletal System. Philadelphia: Lea & Febiger, 225–248.

ANATOMIA FUNCIONAL DO MEMBRO INFERIOR

OBJETIVOS

Após ler este capítulo, o estudante será capaz de:

1. Descrever estrutura, apoio e movimentos das articulações do quadril, do joelho, do tornozelo e talocalcânea.

2. Identificar as ações musculares que contribuem para os movimentos nas articulações do quadril, do joelho e do tornozelo.

3. Listar e descrever algumas das lesões comuns do quadril, do joelho, do tornozelo e do pé.

4. Discutir as diferenças de força entre os grupos musculares que atuam no quadril, no joelho e no tornozelo.

5. Formular um programa de exercícios de força e flexibilidade para as articulações do quadril, do joelho e do tornozelo.

6. Descrever como as alterações no alinhamento do membro inferior influenciam na função do quadril, do joelho, do tornozelo e do pé.

7. Discutir a estrutura e a função dos arcos do pé.

8. Identificar as contribuições da musculatura do membro inferior para deambulação, corrida, subir escada e para o ciclismo.

9. Discutir as várias cargas que o quadril, o joelho, o tornozelo e o pé devem absorver e transmitir nas atividades cotidianas.

CONTEÚDO

O membro inferior está sujeito a grandes forças que são geradas por meio de contatos repetidos entre o pé e o solo. Ao mesmo tempo, é responsável pela sustentação da massa do tronco e dos membros superiores. Os membros inferiores estão conectados entre si e ao tronco pelo cíngulo do membro inferior. Isso estabelece uma ligação entre os membros e o tronco que sempre deve ser levada em consideração ao serem examinados os movimentos e as contribuições musculares aos movimentos no membro inferior.

O movimento em qualquer parte do membro inferior, pelve ou tronco influencia cada aspecto do membro inferior. Portanto, uma posição ou movimento do pé pode influenciar a posição ou movimento no joelho ou quadril do outro membro, e uma posição pélvica pode influenciar ações por todo o membro inferior (23). É importante avaliar os movimentos e ações de ambos os membros, da pelve e do tronco, em vez de se concentrar apenas em uma articulação isolada, para compreender o funcionamento do membro inferior com a finalidade de reabilitação, desempenho esportivo e prescrição de exercícios.

Exemplificando, na simples ação de chutar uma bola, não apenas o membro que vai dar o chute é fundamental para o sucesso da habilidade. O membro contralateral desempenha um papel muito importante na estabilização e sustentação do peso corporal. A pelve estabelece o posicionamento correto para o membro inferior, e o posicionamento do tronco determina a eficiência da musculatura do membro inferior. Do mesmo modo, ao avaliar uma claudicação (anormalidade no andar), a atenção não deve se concentrar exclusivamente no membro em que está ocorrendo a claudicação, pois ela pode estar sendo gerada por algo que ocorre no outro membro.

Pelve e complexo do quadril

CÍNGULO DO MEMBRO INFERIOR

O cíngulo do membro inferior, incluindo a articulação do quadril, desempenha um papel fundamental na sustentação do peso do corpo, ao mesmo tempo que oferece mobilidade ao aumentar a amplitude de movimento no membro inferior. Além disso, é um local de inserção muscular para 28 músculos do tronco e da coxa, nenhum dos quais está posicionado para atuar apenas no cíngulo do membro inferior (129). Como o cíngulo do membro superior, a pelve deve ser orientada para posicionar a articulação do quadril em uma posição favorável para o movimento do membro inferior. Portanto, para ações articulares eficientes, é necessário um movimento concomitante do cíngulo do membro inferior e da coxa na articulação do quadril.

O cíngulo do membro inferior e as articulações do quadril fazem parte de um sistema em cadeia cinética fechada no qual as forças avançam superiormente desde o membro inferior e, através do quadril e da pelve, até o tronco; ou inferiormente desde o tronco e, através da pelve e do quadril, chegando ao membro inferior. Finalmente, o posicionamento do cíngulo do membro inferior e da articulação do quadril contribui de forma significativa para a manutenção do equilíbrio e da postura ereta, mediante o uso de uma contínua ação muscular para ajustes finos e garantia do equilíbrio.

A região pélvica é uma área do corpo que apresenta diferenças notáveis entre os sexos na população geral. Conforme ilustrado na Figura 6.1, em geral, as mulheres apresentam um cíngulo do membro inferior mais leve, delgado e amplo quando comparadas aos homens (65). A pelve feminina se expande mais lateralmente na parte frontal. O **sacro** feminino é também mais amplo na parte de trás, criando uma cavidade pélvica mais ampla que nos homens. Essa diferença esquelética será discutida mais adiante neste capítulo, pois isso tem influência direta na função muscular tanto na própria região da articulação do quadril como em suas adjacências.

A inserção óssea do membro inferior ao tronco ocorre através do cíngulo do membro inferior (Fig. 6.2), o qual consiste em uma união fibrosa de três ossos: o **ílio** superior, o **ísquio** posteroinferior e o **púbis** anteroinferior. Esses são ossos separados que, no nascimento, estão conectados por

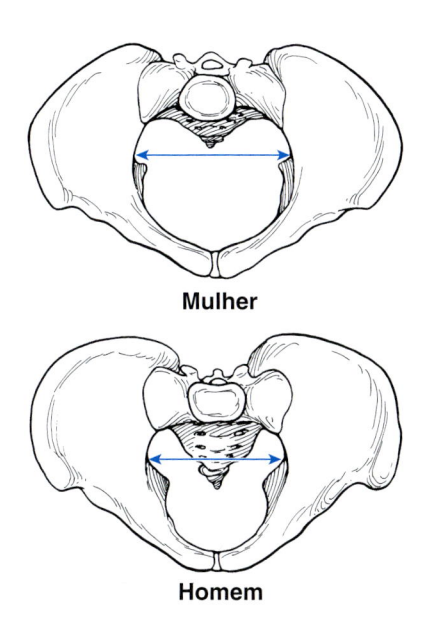

FIGURA 6.1   A pelve da mulher é mais leve, delgada e ampla que a do homem. Além disso, a pelve feminina se expande à frente e apresenta um sacro mais largo na parte de trás.

cartilagem hialina, mas que se apresentam em completa fusão ou ossificação por volta dos 20-25 anos de idade.

Os lados direito e esquerdo da pelve se conectam anteriormente na **sínfise púbica**, uma articulação cartilagínea que possui um disco fibrocartilaginoso que conecta os dois ossos púbicos. As extremidades de cada osso púbico também estão revestidas por cartilagem hialina. Essa articulação é firmemente sustentada por um **ligamento púbico** que avança ao longo dos lados anterior, posterior e superior da articulação. O movimento nessa articulação é limitado, sendo mantida uma firme conexão entre os lados direito e esquerdo do cíngulo do membro inferior.

A pelve está conectada ao tronco na **articulação sacroilíaca**, uma forte articulação sinovial que contém fibrocartilagem e um potente apoio ligamentar (Fig. 6.2). A superfície de articulação no sacro está voltada no sentido posterolateral, articulando-se com o ílio, que está voltado anterior e medialmente (164).

A articulação sacroilíaca transmite o peso do corpo para o quadril e é submetida a cargas provenientes da região lombar ou do solo. Essa articulação também funciona como local de absorção de energia gerada por forças de cisalhamento durante a marcha (129). Há três grupos de ligamentos que dão sustentação às articulações sacroilíacas esquerda e direita, e esses ligamentos são os mais fortes do corpo (Fig. 6.3).

Embora a articulação sacroilíaca esteja bem reforçada por ligamentos muito fortes, ela se movimenta. A quantidade de movimento permitida na articulação varia consideravelmente entre os indivíduos e de acordo com o sexo. Os homens possuem ligamentos sacroilíacos mais espessos e fortes, e, consequentemente, não possuem articulações sacroilíacas móveis. Na verdade, três em cada dez homens apresentam articulações sacroilíacas fundidas (164).

Em mulheres, a articulação sacroilíaca é mais móvel por existir maior frouxidão nos ligamentos de apoio da articulação. Essa frouxidão pode aumentar com os ciclos hormonais que ocorrem mensalmente, e a articulação fica extremamente frouxa e móvel durante a gravidez (59).

Outra razão para que a articulação sacroilíaca seja mais estável em homens está relacionada às diferenças de posicionamento no centro de gravidade. Na posição ereta, o peso corporal força o sacro para baixo, tensionando os ligamentos posteriores e forçando conjuntamente o sacro e o ílio. Isso proporciona estabilidade à articulação, sendo a posição de máximo contato para a articulação sacroilíaca (129). Nas mulheres, o centro de gravidade se situa no mesmo plano do sacro, enquanto nos homens o centro de gravidade é mais anterior. Portanto, em homens, a maior carga incide na articulação sacroilíaca, o que, por sua vez, cria uma articulação mais firme e estável (164).

O movimento na articulação sacroilíaca pode ser descrito mais apropriadamente pelos movimentos do sacro. A Figura 6.4 apresenta os movimentos do sacro que acompanham cada movimento específico do tronco. Na verdade, o sacro, com sua forma triangular, consiste em cinco vértebras fundidas que se movimentam com a pelve e o tronco. A parte superior do sacro, sua parte mais larga, é a sua base, e quando essa base se movimenta anteriormente, o movimento é chamado **flexão sacral** (129). Esse movimento, que clinicamente é também chamado de **nutação**, ocorre com a extensão do tronco ou a flexão da coxa.

A **extensão sacral**, ou **contranutação**, ocorre quando a base se movimenta posteriormente, com a extensão do tronco ou a extensão bilateral da coxa. Há também o movimento de **rotação sacral**, em que o sacro realiza rotação em torno de um eixo que avança diagonalmente através do osso. Diz-se que houve rotação à direita se a superfície anterior do sacro estiver voltada para a direita, e rotação à esquerda se a superfície anterior estiver voltada para a esquerda. Essa torção do sacro é gerada pelo músculo piriforme, em um exercício de inclinação lateral do tronco (129). Ressalte-se ainda que, no caso de movimentos assimétricos (p. ex., ficar ereto sobre um dos pés), pode ocorrer um movimento assimétrico na articulação sacroilíaca, resultando em torção da pelve.

Além do movimento entre o sacro e o ílio, há o movimento do cíngulo do membro inferior como um todo. Esses movimentos, ilustrados na Figura 6.5, acompanham os movimentos do tronco e da coxa para facilitar o posicionamento da articulação do quadril e das vértebras lombares. Embora os músculos facilitem os movimentos da pelve, não existe um grupo isolado de músculos atuando especificamente nessa área; portanto, os movimentos pélvicos ocorrem como consequência de movimentos da coxa ou das vértebras lombares.

Os movimentos da pelve são descritos pela monitoração do ílio, especificamente das espinhas ilíacas anterossuperior e anteroinferior situadas na frente do ílio. Em um movimento de sustentação do peso em cadeia fechada, a

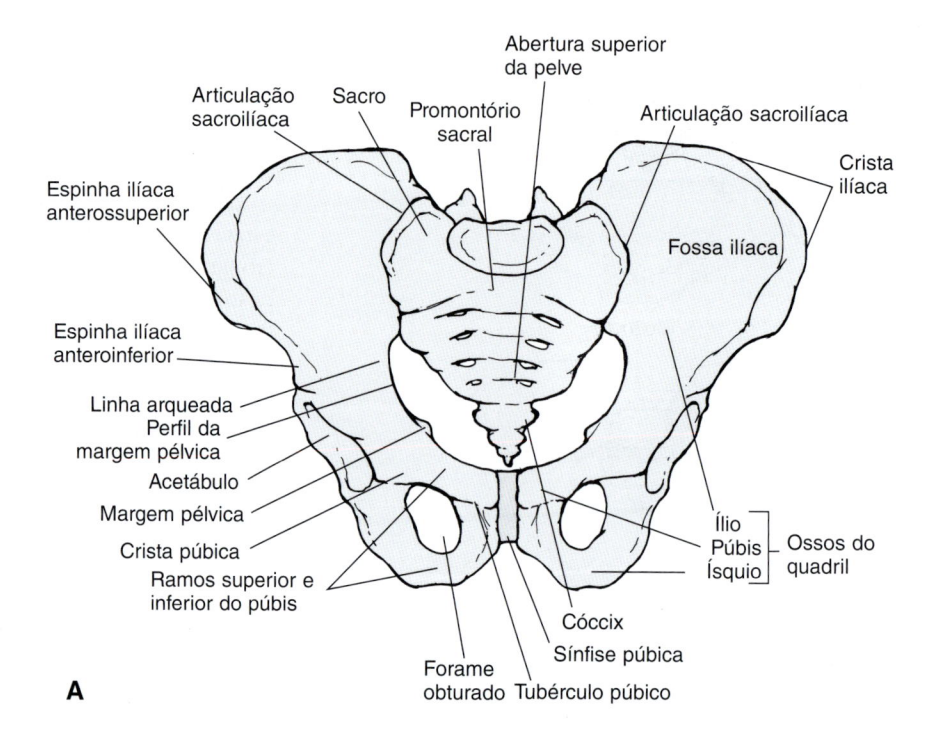

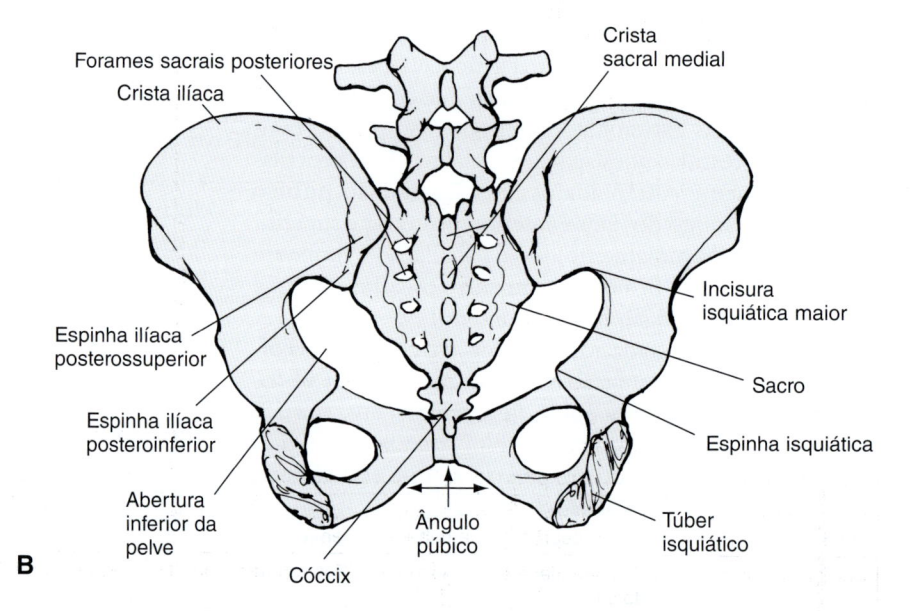

FIGURA 6.2 O cíngulo do membro inferior sustenta o peso corporal, funciona como local de inserção para diversos músculos, contribui para os movimentos eficientes do membro inferior e ajuda a manter a estabilidade e o equilíbrio. Esse cíngulo consiste em dois ossos do quadril, cada um deles criado a partir da união fibrosa dos ossos ílio, ísquio e púbis. Os ossos do quadril direito e esquerdo estão unidos anteriormente na sínfise púbica (**A**) e se conectam posteriormente (**B**) através do sacro e das duas articulações sacroilíacas.

pelve se move em torno de um fêmur fixo, e ocorre **inclinação anterior** da pelve quando o tronco e o quadril se flexionam. Em uma posição em cadeia aberta (p. ex., com o corpo suspenso), o fêmur se movimenta com relação à pelve, ocorrendo inclinação anterior com a extensão das coxas. Essa inclinação anterior pode ser criada mediante protrusão do abdome e geração de uma posição de depressão dorsal na região lombar. A inclinação anterior e a posterior, nos movimentos em cadeia aberta, podem ser substitutas da extensão e da flexão do quadril, respectivamente (Fig. 6.6). Nos movimentos em cadeia fechada, a

inclinação posterior é criada pela extensão do tronco ou por retificação da região lombar e extensão do quadril. Em um movimento em cadeia aberta, ocorre inclinação posterior com a flexão da coxa.

A pelve também pode realizar inclinação lateral e tentará naturalmente se movimentar por uma inclinação lateral direita quando o peso estiver sendo sustentado pelo membro esquerdo. Na posição de sustentação do peso em cadeia fechada, se ocorrer elevação da pelve direita, ocorrerá adução do quadril no membro que estiver sustentando o peso, e abdução do quadril no lado oposto

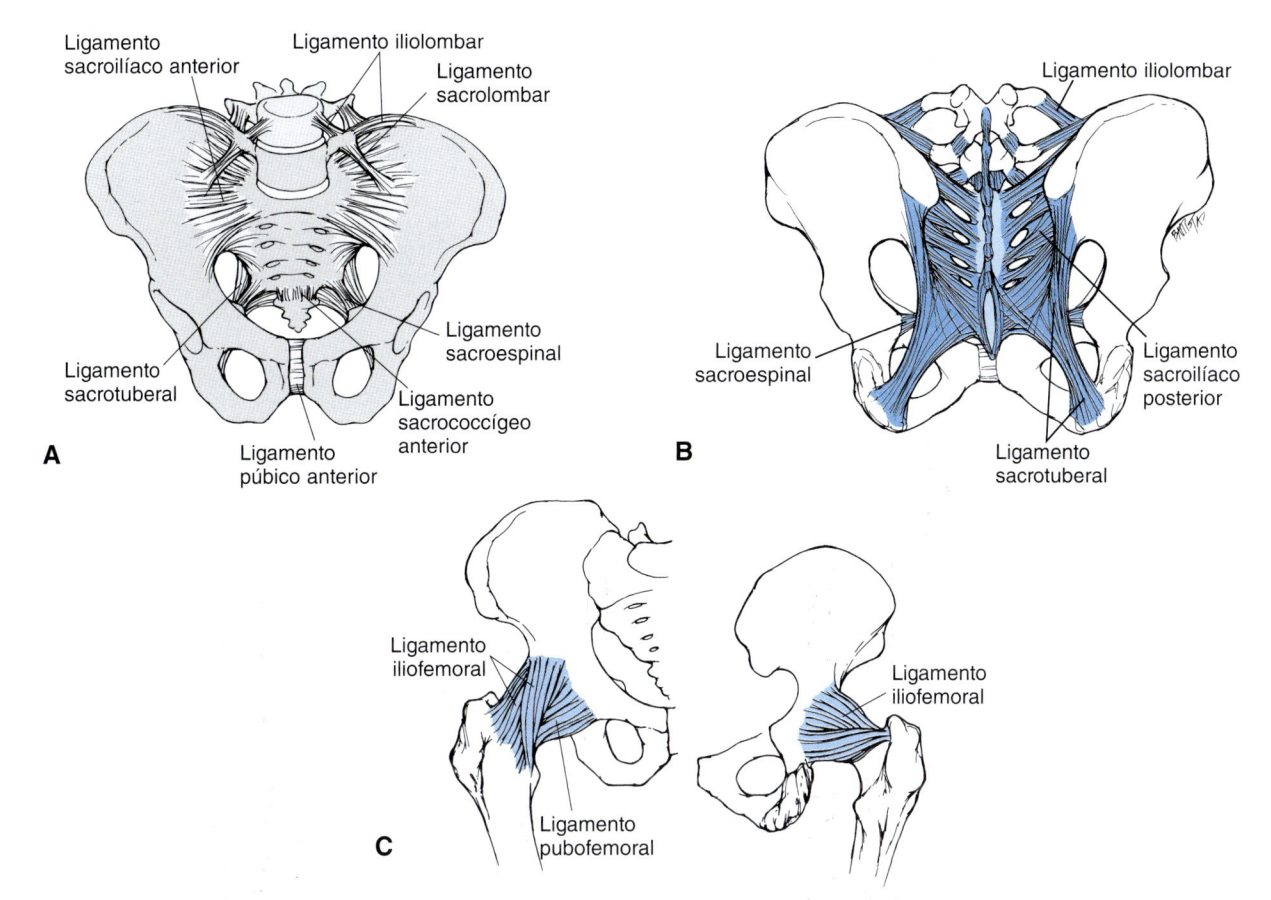

Ligamento	Inserção	Ação
Púbico anterior	Fibra transversal desde o corpo do púbis ATÉ o corpo do púbis	Mantém a relação entre ossos púbicos direito e esquerdo
Sacrococcígeo antorior	Superfície anterior do sacro ATÉ a parte frontal do cóccix	Mantém a relação entre sacro e cóccix
Sacroilíaco anterior	Delgada; superfície pélvica do sacro ATÉ a superfície pélvica do ílio	Mantém a relação entre sacro e ílio
Iliofemoral	Espinha ilíaca anteroinferior ATÉ a linha intertrocantérica do fêmur	Dá suporte ao quadril anterior; opõe resistência a movimentos de extensão, rotação medial e rotação lateral
Iliolombar	Processo transverso de L5 ATÉ a crista ilíaca	Limita o movimento lombar em flexão e rotação
Interósseo (IS)	Tuberosidade do ílio ATÉ a tuberosidade do sacro	Impede o deslocamento inferior do sacro causado pelo peso do corpo
Isquiofemoral	Acetábulo posterior ATÉ o ligamento iliofemoral	Opõe resistência a adução e rotação medial
Ligamento da cabeça do fêmur	Incisura acetabular e ligamento transverso do joelho ATÉ a depressão da cabeça do fêmur	Transmite vasos à cabeça do fêmur; sem função mecânica
Sacroilíaco posterior	Espinha ilíaca posteroinferior ATÉ a superfície pélvica do sacro	Mantém a relação entre sacro e ílio
Pubofemoral	Parte púbica do acetábulo; ramos superiores ATÉ a linha intertrocantérica	Opõe resistência a abdução e rotação lateral
Sacroespinal	Espinha do ísquio ATÉ as margens laterais do sacro e cóccix	Impede a rotação posterior dos ílios em relação ao sacro
Sacrotuberal	Ísquio posterior ATÉ os tubérculos sacrais, margem inferior do sacro e cóccix superior	Impede que a parte inferior do sacro se incline para cima e para trás sob o peso do restante da coluna vertebral

FIGURA 6.3 Ligamentos da pelve e da região do quadril ilustrados das perspectivas anterior (**A**) e posterior (**B**) e da articulação do quadril (**C**).

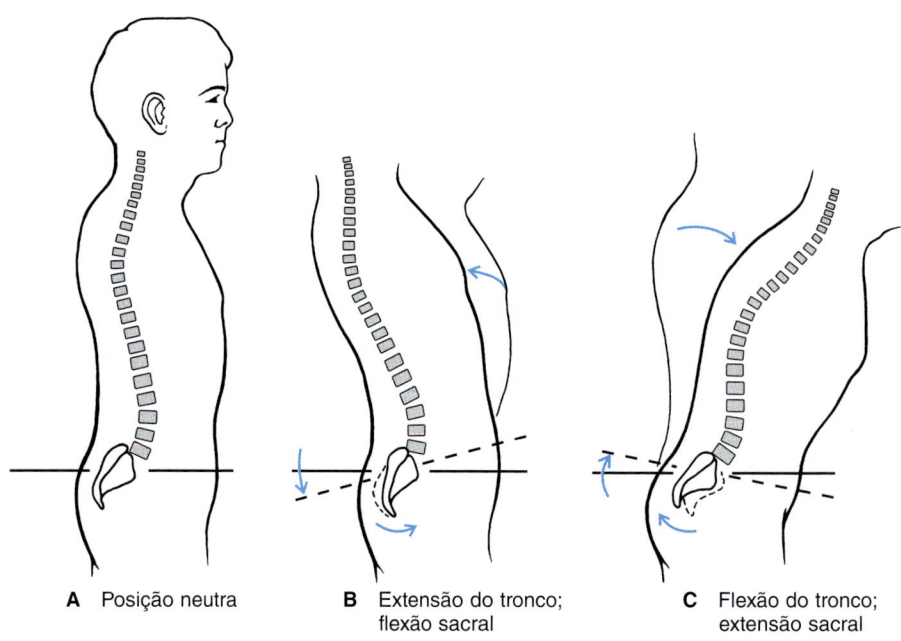

A   Posição neutra   **B**   Extensão do tronco;   **C**   Flexão do tronco;
                                    flexão sacral   extensão sacral

FIGURA 6.4   A. Na posição neutra, o sacro está situado na posição de máximo contato pela força da gravidade. O sacro responde a movimentos tanto da coxa como do tronco. **B.** Quando ocorre extensão do tronco ou flexão da coxa, o sacro se flexiona. A flexão do sacro ocorre quando a base ampla dessa estrutura se movimenta anteriormente. **C.** Durante a flexão do tronco ou a extensão da coxa, ocorre extensão do sacro, com sua base se movimentando no sentido posterior. O sacro também realiza rotação para a direita ou para a esquerda durante a flexão lateral do tronco (não ilustrado).

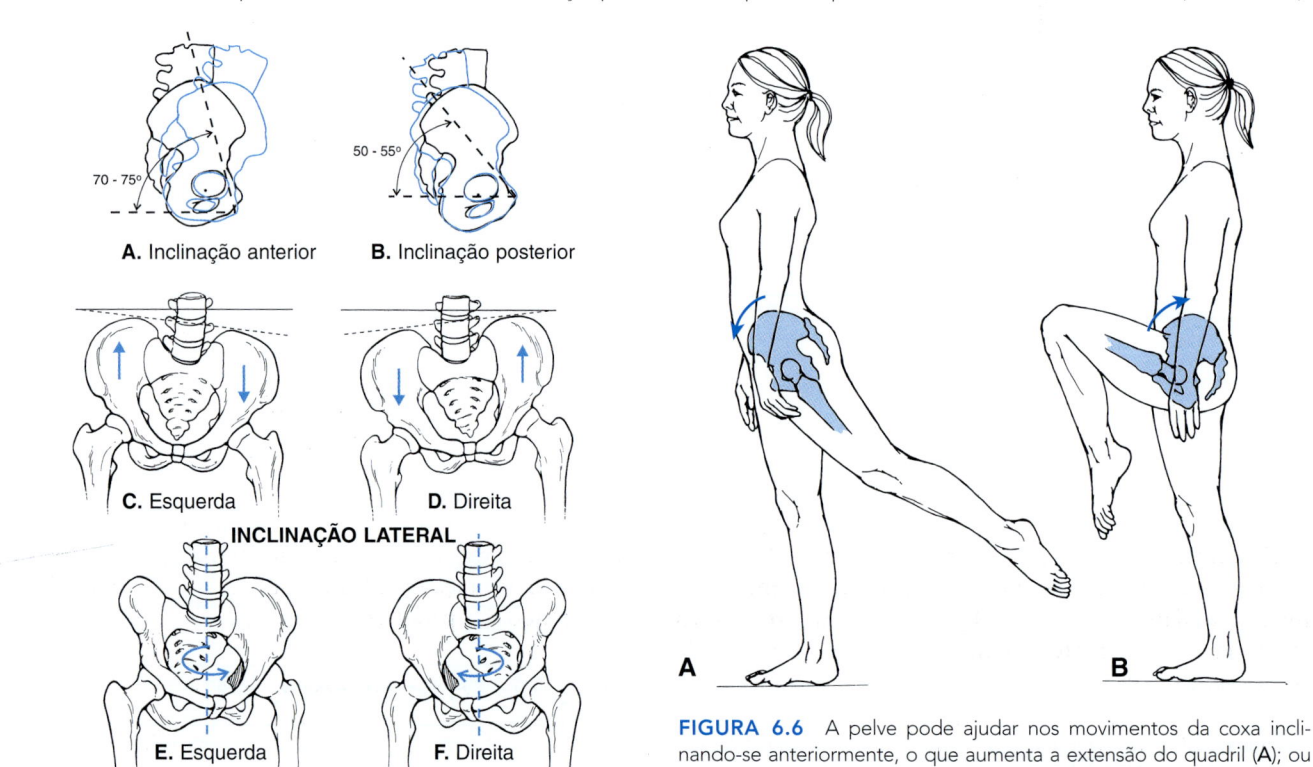

70 - 75°

50 - 55°

A. Inclinação anterior   **B.** Inclinação posterior

C. Esquerda   **D.** Direita

INCLINAÇÃO LATERAL

E. Esquerda   **F.** Direita

ROTAÇÃO

A   **B**

FIGURA 6.6   A pelve pode ajudar nos movimentos da coxa inclinando-se anteriormente, o que aumenta a extensão do quadril (**A**); ou posteriormente, o que aumenta a flexão do quadril (**B**).

FIGURA 6.5   A pelve se movimenta em seis direções, em resposta a um movimento do tronco ou da coxa. A inclinação anterior da pelve acompanha a flexão do tronco ou a extensão da coxa (**A**). A inclinação posterior acompanha a extensão do tronco ou a flexão da coxa (**B**). Inclinações laterais para a esquerda (**C**) e para a direita (**D**) acompanham a sustentação do peso nos membros direito e esquerdo, respectivamente, ou movimentos laterais da coxa ou do tronco. Rotações para a esquerda (**E**) e para a direita (**F**) acompanham a rotação do tronco para a esquerda e para a direita, respectivamente, ou um movimento unilateral da perna.

ao da queda da pelve. Esse movimento é controlado por músculos, em particular pelo glúteo médio, de modo que não se trata de um movimento pronunciado, a menos que os músculos controladores estejam debilitados. Portanto, ocorrerão inclinações laterais direita e esquerda durante a sustentação do peso e em qualquer movimento lateral da coxa ou do tronco (Fig. 6.7).

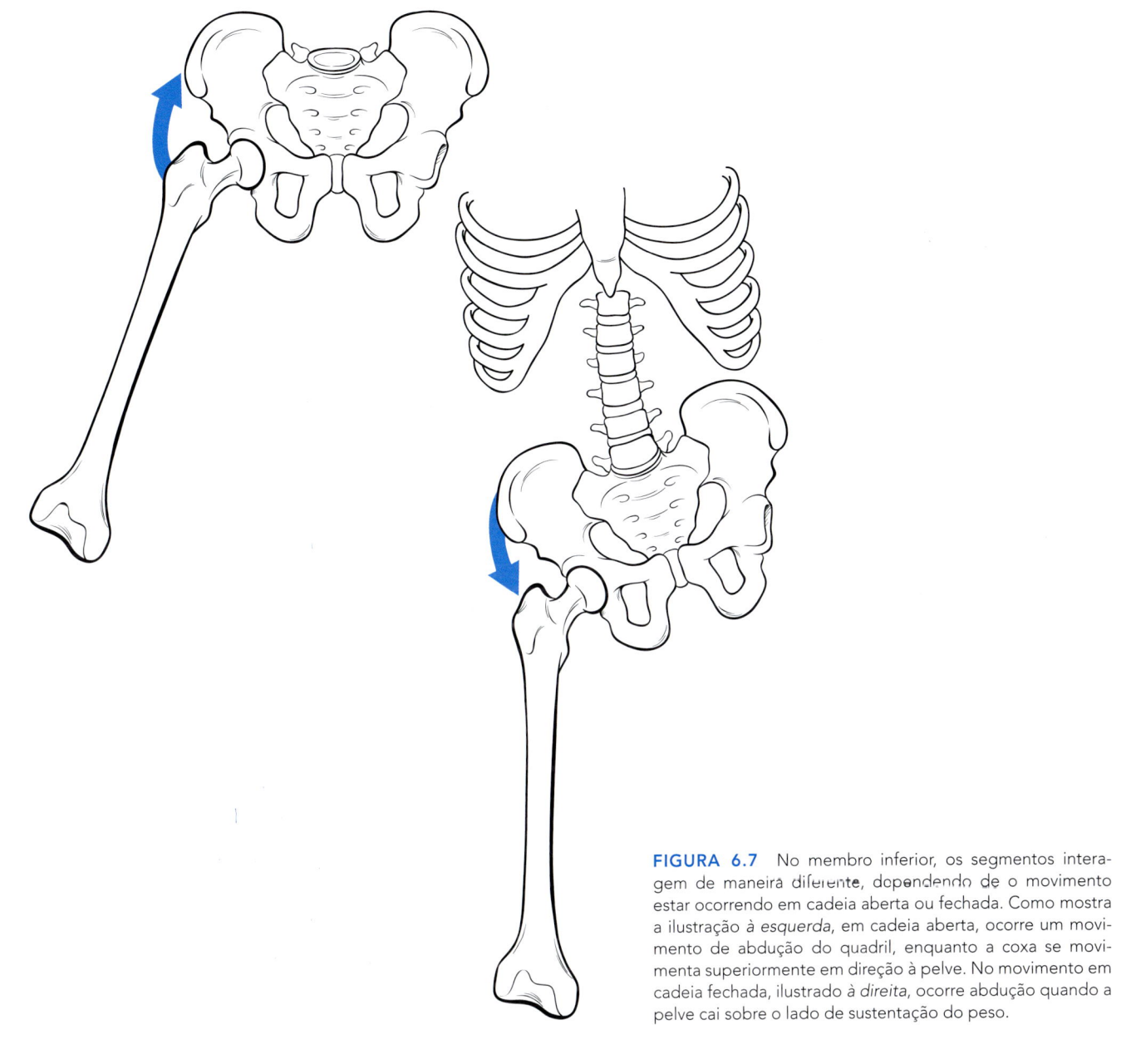

FIGURA 6.7 No membro inferior, os segmentos interagem de maneira diferente, dependendo de o movimento estar ocorrendo em cadeia aberta ou fechada. Como mostra a ilustração *à esquerda*, em cadeia aberta, ocorre um movimento de abdução do quadril, enquanto a coxa se movimenta superiormente em direção à pelve. No movimento em cadeia fechada, ilustrado *à direita*, ocorre abdução quando a pelve cai sobre o lado de sustentação do peso.

Finalmente, o cíngulo do membro inferior realiza rotação para a esquerda ou para a direita ao ocorrerem movimentos unilaterais da perna. Quando o membro direito se projeta para a frente durante uma caminhada, corrida ou um chute, a pelve realiza rotação para a esquerda. A rotação lateral do quadril acompanha a pelve que está adiante, e a rotação medial do quadril acompanha o lado pélvico que fica para trás.

ARTICULAÇÃO DO QUADRIL

A última articulação do cíngulo do membro inferior é a articulação do quadril, que geralmente pode ser caracterizada como estável, ainda que apresente movimentos. O quadril, que possui 3 graus de liberdade (gl), é uma articulação esferóidea que consiste na articulação entre o **acetábulo** da pelve e a **cabeça do fêmur**. A estrutura da articulação do quadril e do fêmur está ilustrada na Figura 6.8.

O acetábulo é a superfície côncava da articulação esferóidea; essa superfície posiciona-se nos sentidos anterior, lateral e inferior (118,132). Curiosamente, os três ossos

Movimento da pelve

Peça a um colega para posicionar o pé esquerdo à frente e em seguida dar um enorme e lento passo com o pé direito. Observe o movimento da pelve durante esse passo. Ela apresenta alguma inclinação lateral? Para qual direção? Por que ela se inclina nessa direção? A pelve gira? Para qual direção? Por que ela gira nessa direção? Há alguma rotação da articulação do quadril? Rotação medial ou lateral? Por quê?

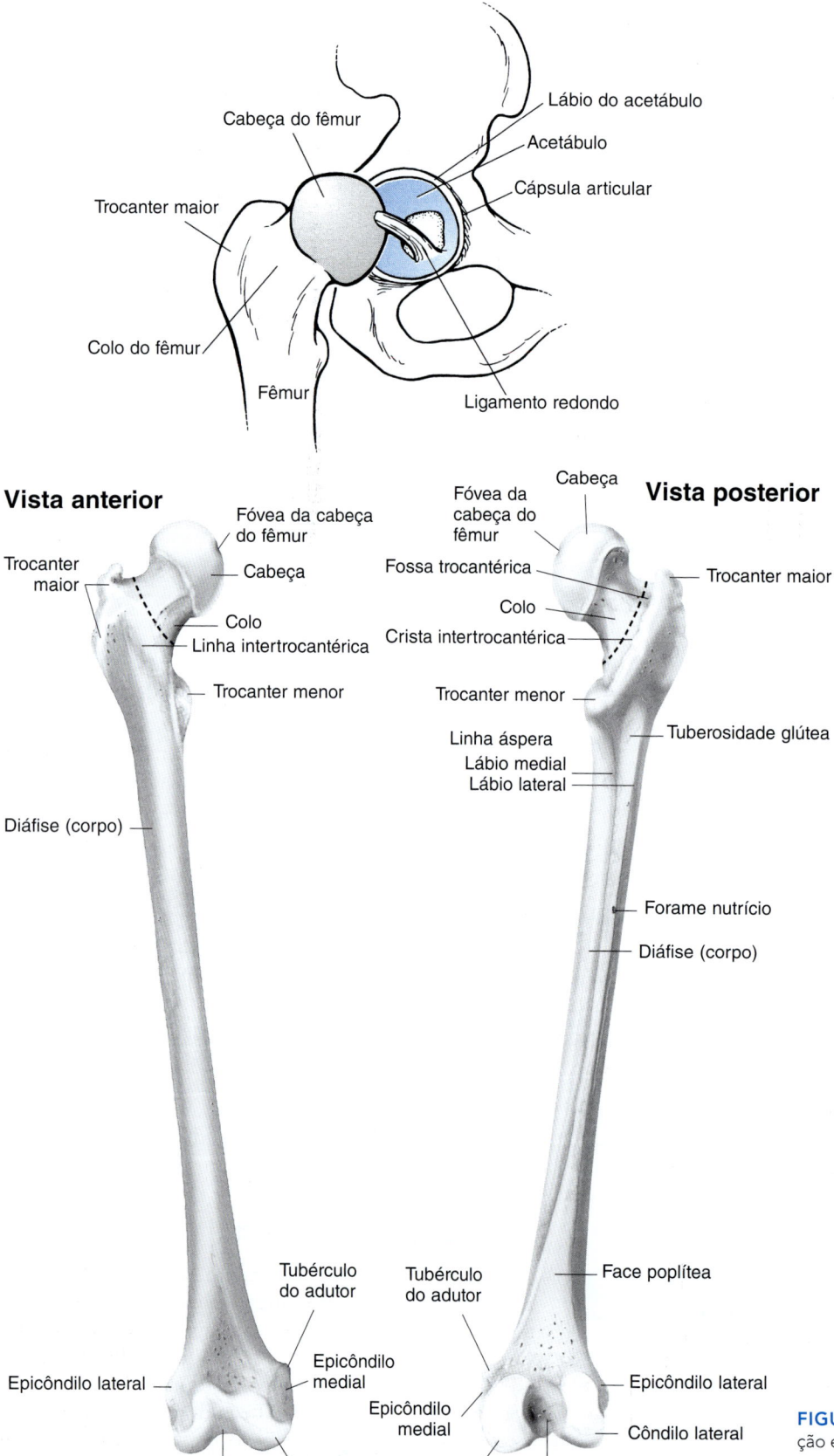

Vista anterior

Cabeça do fêmur

Trocanter maior

Colo do fêmur

Fêmur

Lábio do acetábulo

Acetábulo

Cápsula articular

Ligamento redondo

Fóvea da cabeça do fêmur

Cabeça

Trocanter maior

Colo

Linha intertrocantérica

Trocanter menor

Diáfise (corpo)

Tubérculo do adutor

Epicôndilo lateral

Epicôndilo medial

Superfície patelar

Côndilo medial

Vista posterior

Fóvea da cabeça do fêmur

Cabeça

Fossa trocantérica

Colo

Crista intertrocantérica

Trocanter menor

Linha áspera

Lábio medial

Lábio lateral

Trocanter maior

Tuberosidade glútea

Forame nutrício

Diáfise (corpo)

Tubérculo do adutor

Epicôndilo medial

Côndilo medial

Face poplítea

Epicôndilo lateral

Côndilo lateral

Fossa intercondilar

FIGURA 6.8 O quadril é uma articulação estável com considerável mobilidade em três direções. Ela é formada pela superfície côncava do acetábulo na pelve e pela grande cabeça do fêmur. O fêmur é um dos ossos mais fortes do corpo.

que formam a pelve – ílio, ísquio e púbis – fazem suas conexões fibrosas entre si na cavidade acetabular. Essa cavidade é revestida com cartilagem articular, que é mais espessa nas bordas e atinge máxima espessura em sua parte superior (76,118). Não existe cartilagem na parte inferior do acetábulo. Como ocorre com o ombro, uma borda de fibrocartilagem, chamada **lábio do acetábulo**, circunda o acetábulo. Essa estrutura tem a função de aprofundar a depressão do acetábulo e aumentar sua estabilidade (151).

A cabeça do fêmur, esférica, se encaixa na cavidade acetabular, provendo à articulação congruência e uma grande área de superfície de contato. Tanto a cabeça do fêmur como o acetábulo possuem grande quantidade de osso trabecular esponjoso, que facilita a distribuição das forças absorvidas pela articulação do quadril (118). A cabeça do fêmur também é revestida por cartilagem articular, que é mais espessa em suas partes centrais médias, onde o osso sustenta a maior parte do peso. A cartilagem na cabeça do fêmur fica mais fina nas margens, onde a cartilagem acetabular é espessa (118). A cabeça do fêmur se articula aproximadamente 70% com o acetábulo, em comparação com os 20% a 25% de relação entre a cabeça do úmero e a cavidade glenoidal.

Circundando toda a articulação do quadril, existe uma cápsula frouxa, mas forte, que é reforçada por ligamentos e pelo tendão do músculo psoas; essa estrutura envolve toda a cabeça do fêmur e boa parte do **colo do fêmur**. A cápsula se revela mais densa na parte frontal e superior da articulação, onde as cargas são maiores, sendo bastante delgada no lado posterior e na parte inferior da articulação (142).

Três ligamentos se fundem com a cápsula e são nutridos pela articulação. As inserções e ações desses ligamentos são apresentadas na Figura 6.3. O **ligamento iliofemoral**, ou ligamento Y, é forte e oferece sustentação à articulação do quadril anterior na posição ereta, opondo resistência a extensão, rotação lateral e a certa adução (151). Esse ligamento é capaz de sustentar a maior parte do peso corporal, desempenhando papel importante para a postura ereta (122). Além disso, a **hiperextensão** pode ficar tão limitada por esse ligamento que nem chega a ocorrer na própria

articulação do quadril, e sim como uma consequência da inclinação pélvica anterior.

O segundo ligamento na parte frontal da articulação do quadril, o **ligamento pubofemoral**, exerce principalmente resistência a abdução, com alguma resistência a rotação lateral e extensão. O último ligamento no lado externo da articulação é o **ligamento isquiofemoral**, na cápsula posterior, onde oferece resistência a extensão, adução e **rotação medial** (151). Nenhum dos ligamentos que circundam a articulação do quadril opõe resistência a movimentos de flexão, e todos ficam frouxos durante a flexão. Isso faz da flexão o movimento com a maior amplitude.

O fêmur é mantido afastado da articulação do quadril e da pelve pelo colo do fêmur, que é formado por osso trabecular esponjoso, com uma fina camada cortical como reforço. A camada cortical é reforçada na superfície inferior desse colo, onde há necessidade de maior resistência, em resposta a forças de tensão maiores. Além disso, a parte medial do colo do fêmur é a responsável por opor resistência às forças de reação do solo. A parte lateral do colo do fêmur resiste às forças de compressão criadas pelos músculos (118).

O colo do fêmur se une à diáfise do fêmur, que se inclina medialmente até o joelho. A diáfise é muito estreita no meio, onde está reforçada pela camada mais espessa de osso cortical. Além disso, a diáfise arqueia-se anteriormente para oferecer a estrutura ideal para sustentação e apoio de forças elevadas (142).

O colo do fêmur é posicionado em um ângulo específico tanto no plano frontal como no transverso para facilitar uma articulação congruente no interior da articulação do quadril e manter o fêmur afastado do corpo. **Ângulo de inclinação** é o ângulo do colo do fêmur com relação à diáfise do fêmur no plano frontal. Esse ângulo mede aproximadamente 125° (142) (Fig. 6.9). Ele é maior na ocasião do nascimento em cerca de 20 a 25%, tornando-se menor à medida que o indivíduo se desenvolve e passa a assumir posições de sustentação do peso. Acredita-se também que o ângulo continue a diminuir em aproximadamente 5° nos anos adultos mais avançados.

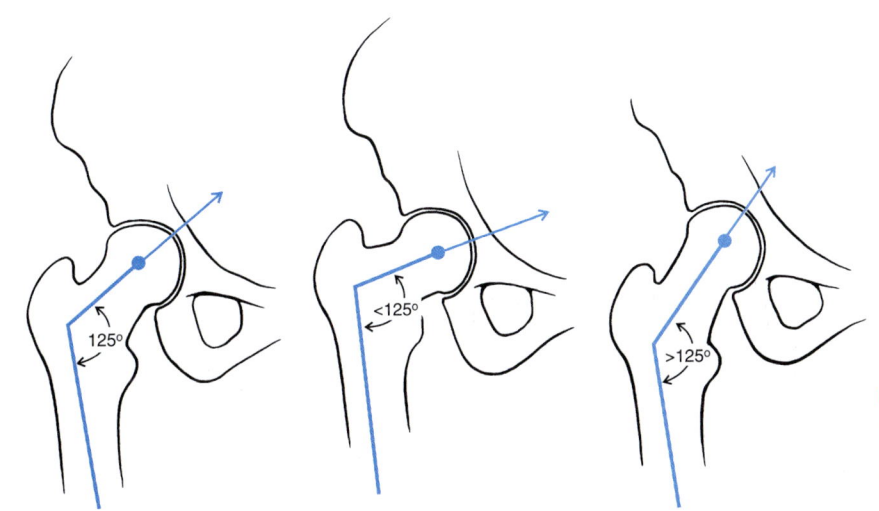

FIGURA 6.9 O ângulo de inclinação do colo do fêmur é de aproximadamente 125°. Se o ângulo for inferior a 125°, está presente a condição denominada coxa vara. Quando o ângulo é superior a 125°, ocorre a chamada coxa valga.

A amplitude do ângulo de inclinação se situa habitualmente dentro de 90° a 135° (118). O ângulo de inclinação é importante por determinar a eficácia dos abdutores do quadril, o comprimento do membro e as forças impostas à articulação do quadril (Fig. 6.10). Um ângulo de inclinação maior que 125° é chamado **coxa valga**. Esse aumento no ângulo de inclinação aumenta o comprimento do membro, reduz a eficácia dos abdutores do quadril, aumenta a carga sobre a cabeça do fêmur e diminui a sobrecarga no colo do fêmur (151). **Coxa vara**, em que o ângulo de inclinação é inferior a 125°, encurta o membro, aumenta a eficácia dos abdutores do quadril, diminui a carga incidente na cabeça

do fêmur e aumenta a sobrecarga no colo do fêmur. Essa posição em **varo** dá aos abdutores do quadril um ganho mecânico necessário para contrabalançar as forças geradas pelo peso corporal. O resultado se traduz em reduções da carga imposta à articulação do quadril e da quantidade de força muscular necessária para se contrapor à força do peso corporal (142). Há grande prevalência de coxa vara em atletas, tanto do sexo feminino como do masculino (121).

O ângulo do colo do fêmur no plano horizontal é chamado **ângulo de anteversão** (Fig. 6.11). Normalmente, o colo do fêmur realiza rotação anterior de 12° a 14° em relação ao fêmur (151). A anteversão no quadril

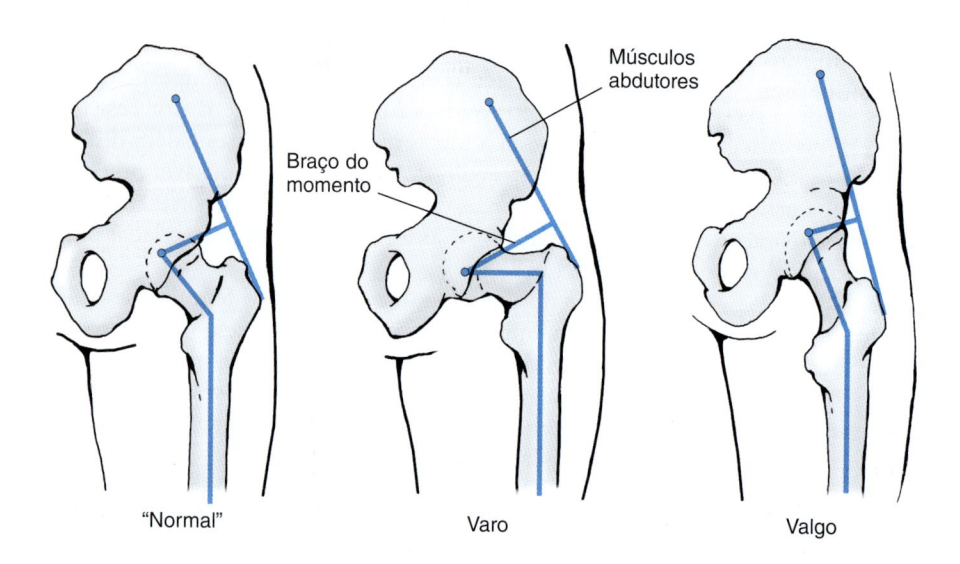

FIGURA 6.10 O ângulo de inclinação do colo do fêmur influencia a carga incidente no colo do fêmur e a eficácia dos abdutores do quadril. Quando o ângulo está reduzido, em casos de coxa vara, ocorre encurtamento do membro e os abdutores se tornam mais efetivos por causa de um braço do momento mais longo – resultando em menor carga incidente na cabeça do fêmur, mas com maior carga no colo do fêmur. A posição de coxa valga alonga o membro, reduz a eficácia dos abdutores por causa de um braço do momento mais curto, aumenta a carga incidente na cabeça do fêmur e diminui a carga sobre o colo do fêmur.

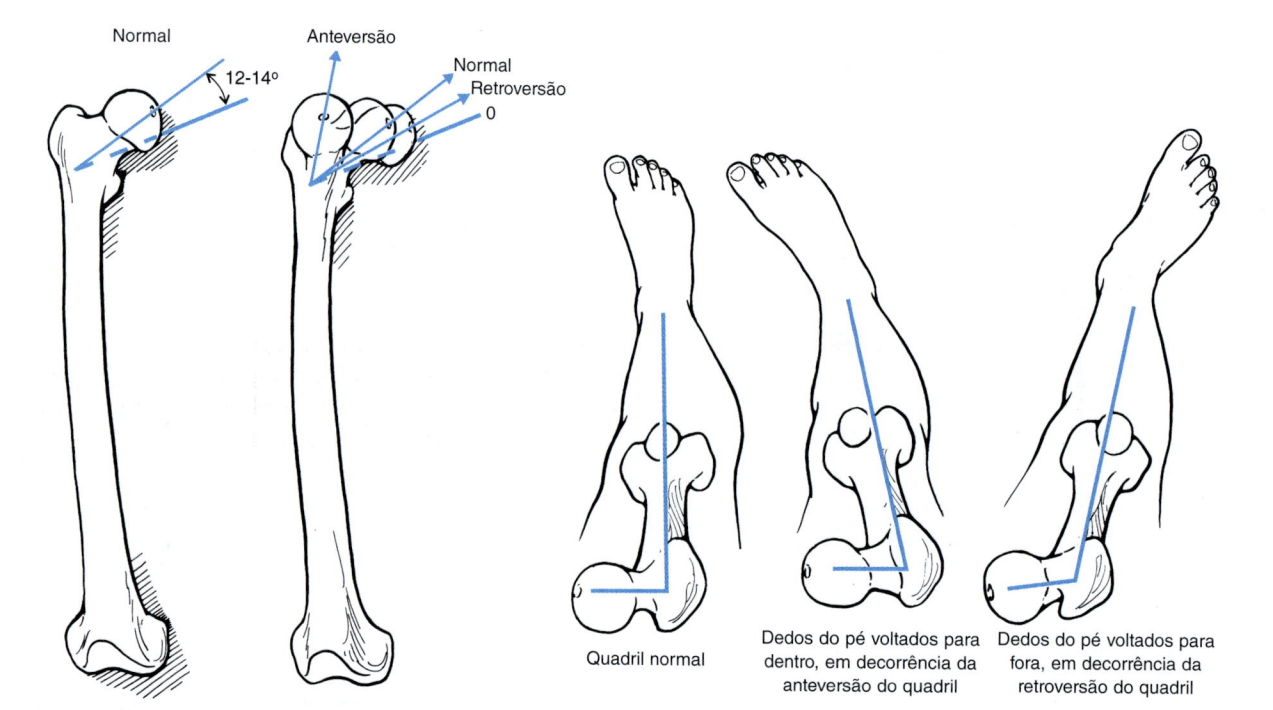

FIGURA 6.11 O ângulo do colo do fêmur no plano horizontal é chamado ângulo de anteversão. O ângulo normal mede aproximadamente 12° a 14° para o lado anterior. Se esse ângulo aumentar, será criada uma posição em que os dedos do pé se voltam para dentro. Se o ângulo de anteversão sofrer inversão, de modo que o colo do fêmur se movimente posteriormente, passará a ser chamado de retroversão. A retroversão faz com que os dedos do pé se voltem para fora.

aumenta o ganho mecânico do glúteo máximo, tornando esse músculo mais efetivo como rotador externo (132). Por outro lado, nota-se redução da eficiência do glúteo médio e do vasto medial, resultando em perda do controle dos movimentos nos planos frontal e transverso (121). Se houver anteversão excessiva na articulação do quadril, em que esta realize rotação além de 14° para o lado anterior, a cabeça do fêmur fica descoberta e o indivíduo precisa assumir um posicionamento de rotação medial ou caminhar para manter a cabeça do fêmur na cavidade articular. A projeção dos dedos do pé para o plano medial, que acompanha a anteversão excessiva, é ilustrada na Figura 6.12. Outros ajustes concomitantes do membro inferior à anteversão excessiva são: aumento do **ângulo Q**, problemas patelares, pernas longas, maior **pronação** na **articulação talocalcânea** e aumento da curvatura lombar (118,142). A anteversão excessiva também foi associada ao aumento das forças de contato na articulação do quadril e a momentos de curvamento maiores (62), assim como a pressões de contato mais elevadas na articulação patelofemoral (121).

Se o ângulo de anteversão estiver revertido, de modo que se movimente posteriormente, ele passará a ser chamado **retroversão** (Fig. 6.11). A retroversão faz com que a marcha exiba rotação lateral, um pé supinado e diminuição do ângulo Q (142).

O quadril é uma das articulações mais estáveis no corpo, graças a seus músculos potentes, à forma dos ossos, ao labro e à cápsula e aos ligamentos robustos (122). O quadril é uma articulação estável, mesmo com um acetábulo

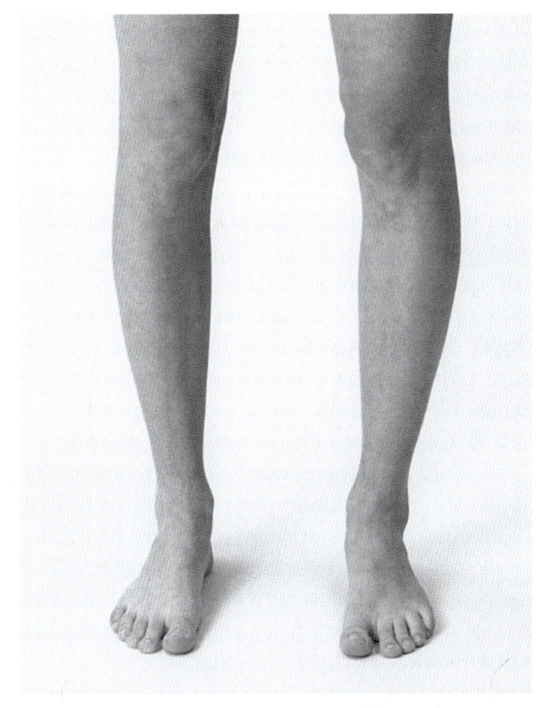

FIGURA 6.12 Pessoas com anteversão femoral excessiva compensam essa situação fazendo rotação medial do quadril; com isso, na posição de apoio, seus joelhos se voltam medialmente. É comum também que ocorra uma adaptação na tíbia, promovendo torção tibial externa, para que o pé seja reorientado para a frente.

que não é profundo o suficiente para cobrir toda a cabeça do fêmur. O lábio acetabular aprofunda a cavidade para aumentar a estabilidade, e a articulação fica em uma posição de máximo contato em extensão completa quando a parte inferior do corpo está estabilizada na pelve. A articulação fica estabilizada pela gravidade durante a posição ereta, quando o peso do corpo pressiona a cabeça do fêmur contra o acetábulo (142). Há também uma diferença na pressão atmosférica na articulação do quadril, criando um vácuo e sucção do fêmur superiormente na direção da articulação. Mesmo se todos os ligamentos e músculos fossem removidos das adjacências da articulação do quadril, o fêmur ainda permaneceria em sua cavidade (74).

Ligamentos fortes e sustentação muscular em todas as direções apoiam e mantêm a estabilidade na articulação do quadril. Em 90° de flexão com pequena quantidade de rotação e abdução, ocorre máxima congruência entre a cabeça do fêmur e sua cavidade. Essa é uma posição estável e confortável, sendo comum na posição sentada. Uma posição de instabilidade para a articulação do quadril é a de flexão e adução, como ocorre quando as pernas estão cruzadas (74).

Características dos movimentos

A articulação do quadril permite que a coxa se movimente ao longo de uma grande amplitude de movimento em três direções (Fig. 6.13). A coxa pode se movimentar ao longo de 120° a 125° de flexão e 10° a 15° de hiperextensão no plano sagital (56,118). Essas medições são tomadas com relação a um eixo fixo e variam consideravelmente se forem medidas com relação à pelve (7). Assim, se a extensão da coxa estiver limitada ou comprometida, ações articulares compensatórias no joelho ou nas vértebras lombares acomodarão a pouca extensão do quadril.

A amplitude de movimento da flexão do quadril é limitada principalmente pelos tecidos moles, podendo ser ampliada ao final do movimento se a pelve se inclinar posteriormente. A flexão da coxa ocorre livremente com os joelhos flexionados, mas fica intensamente limitada pelos **músculos isquiocrurais** se a flexão ocorrer com a extensão do joelho (74).

A extensão é limitada pela cápsula anterior, pelos fortes flexores do quadril e pelo ligamento iliofemoral. A inclinação anterior da pelve contribui para a amplitude do movimento de extensão do quadril.

A coxa pode realizar abdução ao longo de aproximadamente 30° a 45°, e adução em 15° a 30° além da posição anatômica (74). Muitas atividades exigem 20° de abdução e adução (74). A abdução fica limitada pelos músculos adutores, e a adução pelo músculo tensor da fáscia lata.

Finalmente, a coxa pode realizar rotação medial ao longo de 30° a 50° e rotação lateral ao longo de 30° a 50° a partir da posição anatômica (74,130). A amplitude de movimento para rotação no quadril pode ser aumentada pela posição da coxa. Tanto a amplitude de movimento da rotação medial como a da lateral podem ser aumentadas pela flexão da coxa (74). Tanto a rotação medial como a lateral

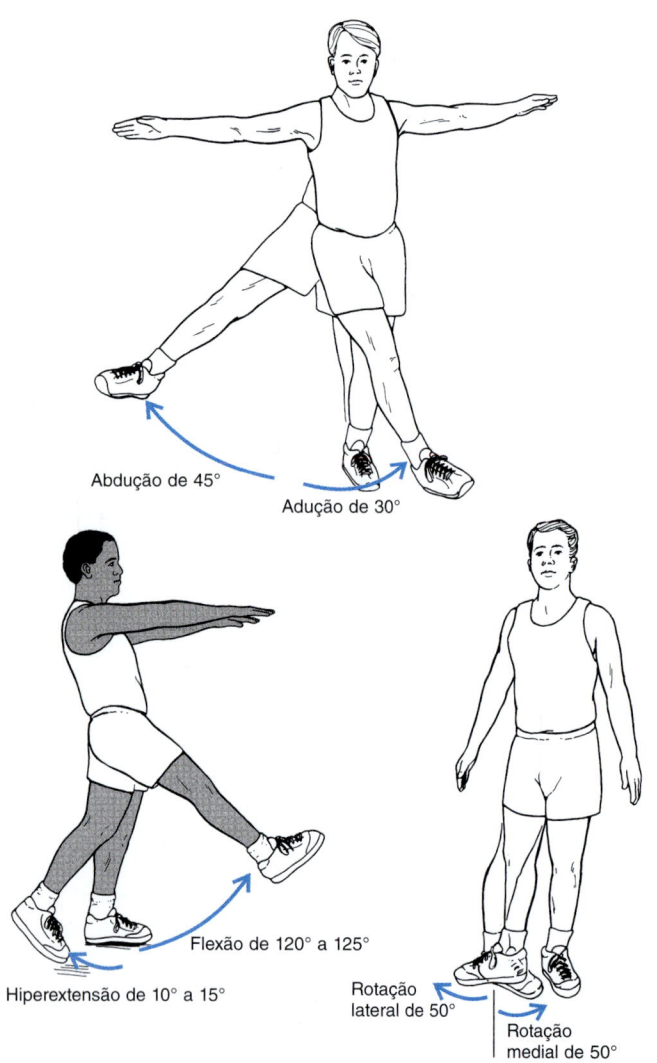

FIGURA 6.13 A coxa pode se movimentar ao longo de uma grande amplitude de movimento em três direções. A coxa se movimenta ao longo de aproximadamente 120° a 125° de flexão, 10° a 15° de hiperextensão, 30° a 45° de abdução, 15° a 30° de adução, 30° a 50° de rotação lateral e 30° a 50° de rotação medial.

ficam limitadas por seu grupo muscular antagonista e pelos ligamentos da articulação do quadril. A amplitude de movimento na articulação do quadril costuma ser menor em pessoas com idade mais avançada, mas a diferença não é tão substancial, ficando comumente na faixa de 3° a 5° (136).

MOVIMENTOS COMBINADOS DA PELVE E DA COXA

A pelve e a coxa, em geral, se movimentam conjuntamente, a menos que o tronco restrinja a atividade pélvica. O movimento coordenado entre a pelve e a articulação do quadril é chamado **ritmo pelvifemoral**. Nos movimentos de flexão do quadril em cadeia aberta (elevação da perna), a pelve gira posteriormente nos primeiros graus de movimento. Em uma elevação da perna com os joelhos flexionados ou estendidos, 26° e 39° do movimento de flexão do quadril são atribuídos à rotação pélvica, respectivamente (36). Ao final da am-

plitude de movimento da flexão do quadril, uma rotação pélvica posterior adicional pode contribuir para maior flexão do quadril. Uma inclinação pélvica anterior acompanha a extensão do quadril quando o membro está fora do chão. Foi demonstrado que, durante uma corrida, a inclinação anterior média do membro na fase de balanço é de aproximadamente 22°, aumentando se houver limitação na flexibilidade para extensão do quadril (144). O movimento pélvico é maior em movimentos sem sustentação do peso.

Na posição ereta com sustentação do peso em cadeia fechada, a pelve se movimenta anteriormente em relação ao fêmur, e foi demonstrado que o movimento pélvico durante a flexão do quadril contribui com apenas 18% para a mudança no movimento do quadril (109). Em uma situação de sustentação do peso, o movimento pélvico posterior contribui para a extensão do quadril.

No plano frontal, a orientação pélvica é mantida ou ajustada em resposta à sustentação do peso por um dos membros observada em indivíduos andando ou correndo. Quando o peso é sustentado por um dos membros, ocorre desvio mediolateral na direção do membro livre, exigindo um torque muscular em abdução e adução para que a pelve seja desviada na direção do pé de apoio (72). Essa elevação da pelve no lado livre gera adução do quadril no lado de sustentação e abdução no lado sem sustentação.

No plano horizontal, durante a sustentação do peso, rotação da pelve para a frente em um dos lados faz com que a porção do quadril que está à frente gire lateralmente, e com que a porção que está atrás gire medialmente.

AÇÕES MUSCULARES

A Figura 6.14 resume a inserção, a ação e a inervação para cada músculo no membro inferior. A flexão da coxa é realizada para andar e correr, para que a perna seja impulsionada para a frente. Esse é também um movimento importante para subir degraus e andar em aclives, sendo utilizado vigorosamente no chute. Pouca ênfase é dada ao treinamento da articulação do quadril para os movimentos de flexão, pois a maioria dos treinadores considera que a flexão do quadril desempenha um papel secundário nas atividades. Contudo, ela é muito importante para velocistas, corredores de provas com barreiras, praticantes de salto em altura e outros que precisam desenvolver ação rápida das pernas. Comumente, atletas de elite nessas atividades possuem flexores do quadril e músculos abdominais proporcionalmente mais fortes que atletas menos habilidosos. Recentemente, tem-se dado mais atenção ao treinamento dos flexores do quadril também em corredores fundistas, pois foi demonstrado que a fadiga nos flexores do quadril durante a corrida pode alterar a mecânica do movimento e causar lesões que poderiam ser evitadas pelo melhor condicionamento desse grupo muscular.

O flexor do quadril mais forte é o músculo iliopsoas, que abrange os psoas maior e menor e o ilíaco (142). O iliopsoas é um músculo biarticular que atua tanto no tronco (na parte lombar da coluna vertebral) como na coxa. Se o tronco estiver estabilizado, o iliopsoas produzirá uma flexão na arti-

Amplitude de movimento do quadril, joelho e tornozelo/pé em atividades comuns

Atividade	Amplitude de movimento do quadril	Amplitude de movimento do joelho	Amplitude de movimento do tornozelo/pé
Andar	• 35°-40° de flexão durante o final da fase de balanço (118) • Extensão completa no levantamento do calcanhar • 12° de abdução e adução (abdução máx. depois do levantamento dos dedos; adução máx. na fase de apoio) (75,143) • 8°-10° de rotação lateral na fase de balanço da marcha (74) • 4°-6° de rotação medial antes do contato inicial do calcanhar e ao longo da fase de apoio	• 5°-8° de flexão do joelho no contato inicial do calcanhar (156) • 60°-88° de flexão do joelho durante a fase de balanço (77,156) • 17°-20° de flexão durante o apoio (77,156) • 12°-17° de rotação durante a fase de balanço (77,156) • 8°-11° de valgo durante a fase de balanço (77,156) • 5°-8° de flexão do joelho no contato inicial do calcanhar (156) • 17°-20° de flexão durante o apoio (77, 82, 156) • 5°-7° de rotação medial durante o apoio (77, 82, 156) • 7°-14° de rotação lateral durante o apoio (77, 82, 156) • 3°-7° de varo durante o apoio (77, 82, 156)	• 20°-40° de movimento total do tornozelo • 10° de flexão plantar no contato inicial do calcanhar (127) • 5°-10° de dorsiflexão no apoio médio (127) • 20° de flexão plantar no levantamento dos dedos (127) • Dorsiflexão em retorno à posição neutra na fase de balanço (167) • 4° de inversão do calcâneo no levantamento dos dedos (88) • 6°-7° de eversão do calcâneo no apoio médio (88) • 2°-3° de supinação no contato inicial do calcanhar (38) • 3°-10° de pronação no apoio médio (8,31,156) • 3°-10° de supinação até o levantamento do calcanhar (61)
Correr		• 80° de flexão do joelho durante a fase de balanço (54) • 36° de flexão durante o apoio (54) • 8° de valgo durante a fase de balanço (54) • 19° de varo durante o apoio (54) • 8° de rotação medial durante o apoio (54) • 11° de rotação lateral durante o apoio (54)	• 10° de dorsiflexão antes do contato (156) • Até 50° de dorsiflexão no apoio médio (156) • 25° de flexão plantar no levantamento dos dedos (156) • 8°-15° de pronação no apoio médio (8,31,156)
Movimento de sentar ou levantar da cadeira Subir escada	• 80°-100° de flexão (64) • 63° de flexão para ascensão; 24°-30° para descida (64,143)	• 93° de flexão, 15° de abdução/adução e 14° de rotação (84) • 83° de flexão, 17° de abdução e 16° de rotação para cima (84) • 83° de flexão, 14° de abdução/adução e 15° de rotação para baixo (84)	
Inclinar-se para baixo e pegar um objeto	• 18°-20° de abdução (142) • 10°-15° de rotação lateral (142)		
Amarrar o sapato na posição sentada		• 106° de flexão, 20° de abdução/adução, 18° de rotação	

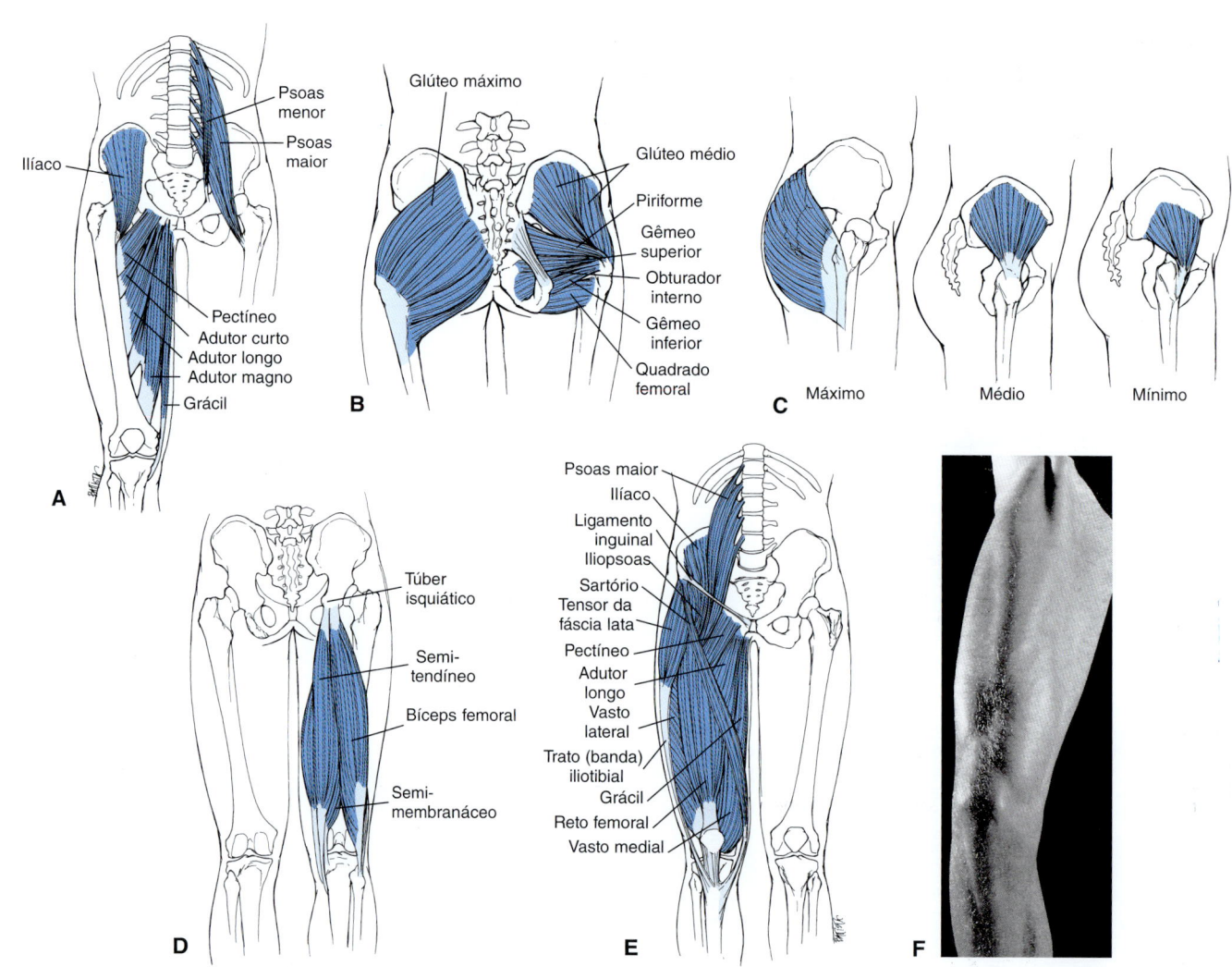

Grupo muscular	Inserção	Inervação	Flexão	Extensão	Abdução	Adução	Rotação medial	Rotação lateral
Adutor curto	Ramos inferiores do púbis ATÉ a metade superior do fêmur posterior	Nervo obturatório anterior; L3, L4				MP		
Adutor longo	Ramos inferiores do púbis ATÉ o terço médio do fêmur posterior	Nervo obturatório anterior; L3, L4				MP	Aux.	
Adutor magno	Púbis anterior, túber isquiático ATÉ a linha áspera no fêmur posterior, tubérculo do adutor	Nervo obturatório posterior, isquiático; L3, L4		Aux.		MP	Aux.	
Bíceps femoral	Túber isquiático ATÉ o côndilo lateral da tíbia, cabeça da fíbula	Tibial, parte fibular do nervo isquiático; L5, S1-S3		MP				Aux.
Gêmeo inferior	Túber isquiático ATÉ o trocanter maior no fêmur	Plexo sacral; L4, L5, nervo sacral S1						Aux.
Gêmeo superior	Espinha do ísquio ATÉ o trocanter maior	Plexo sacral; L5, nervos sacrais S1, S2						Aux.
Glúteo máximo	Ílio posterior, sacro, cóccix ATÉ a tuberosidade glútea; trato iliotibial	Nervo glúteo inferior; L5, S1, S2		MP				MP
Glúteo médio	Ílio anterior lateral ATÉ a superfície lateral do trocanter maior	Nervo glúteo superior; L4, L5, S1			MP		MP	

FIGURA 6.14   Músculos atuantes na articulação do quadril: adutores e flexores (**A**), rotadores externos (**B**), abdutores (**C**) e extensores (**D**). Uma combinação de músculos das articulações do joelho e do quadril forma a região anterior da coxa (**E, F**).

(continua)

Grupo muscular	Inserção	Inervação	Flexão	Extensão	Abdução	Adução	Rotação medial	Rotação lateral
Glúteo mínimo	Ílio externo inferior ATÉ a parte frontal do trocanter maior	Nervo glúteo superior; L4, L5, S1			MP		MP	
Grácil	Ramos inferiores do púbis ATÉ a tíbia medial (pé anserino)	Nervo obturatório anterior; L3, L4				MP	Aux.	
Ilíaco	Superfície interna do ílio, sacro ATÉ o trocanter menor	Nervo femoral; L2, L3	MP					Aux.
Obturador externo	Incisura isquiática, margem do forame obturado ATÉ o trocanter maior	Plexo sacral; L5, S1, S2						MP
Obturador interno	Púbis, ísquio, margem do forame obturado ATÉ o fêmur posterior superior	Nervo obturatório; L3, L4						MP
Pectíneo	Linha pectínea no púbis ATÉ abaixo do trocanter menor	Nervo femoral; L2-L4	MP			MP		
Piriforme	Sacro lateral anterior ATÉ o trocanter maior superior	S1, S2, L5			Aux.			MP
Psoas	Processos transversos, corpo de L1-L5, T12 ATÉ o trocanter menor	Nervo femoral; L1-L3	MP					Aux.
Quadrado femoral	Túber isquiático ATÉ o trocanter maior	Plexo sacral; L4, L5, S1						MP
Reto femoral	Espinha ilíaca anteroinferior ATÉ a patela, tuberosidade da tíbia	Nervo femoral; L2, L3, L4	MP			Aux.		
Sartório	Espinha ilíaca anterossuperior ATÉ a tíbia medial (pé anserino)	Nervo femoral; L2, L3	MP			Aux.		MP
Semimembranáceo	Túber isquiático ATÉ o côndilo medial da tíbia	Parte tibial do nervo isquiático; L5, S1, S2		MP				Aux.
Semitendíneo	Túber isquiático ATÉ a tíbia medial (pé anserino)	Parte tibial do nervo isquiático; L5, S1, S2		MP				Aux.
Tensor da fáscia lata	Espinha ilíaca anterossuperior ATÉ o trato iliotibial	Nervo glúteo superior; L4, L5, S1	Aux.		Aux.		MP	

FIGURA 6.14 *(Continuação)*

culação do quadril que fica ligeiramente facilitada com a coxa em abdução e em rotação lateral. Se a coxa estiver fixa, o iliopsoas produzirá hiperextensão das vértebras lombares e flexão do tronco.

O iliopsoas é intensamente ativado nos exercícios de flexão do quadril, nos quais ocorre levantamento de toda a parte superior do corpo ou das pernas (6). No abdominal com pés fixos, os flexores do quadril ficam mais ativos; e levantamentos das duas pernas resultam em atividade muito mais intensa no iliopsoas, em comparação com levantamentos de apenas uma das pernas (6).

O reto femoral é outro flexor do quadril cuja contribuição depende do posicionamento da articulação do joelho. Esse é também um músculo biarticular, pois funciona também como extensor da articulação do joelho. É chamado "músculo do chute" porque fica na posição máxima para o rendimento no quadril durante a fase preparatória do chute, quando a coxa é retraída em hiperextensão e a perna é flexionada no joelho. Essa posição coloca o reto femoral em alongamento e em uma relação ideal de comprimento-tensão para a ação articular subsequente, em que o reto femoral contribui enormemente tanto para a flexão do quadril como para a extensão do joelho. Durante a ação do chute, ele fica muito propenso a sofrer lesão e avulsão no seu local de inserção, a espinha ilíaca anteroinferior. A perda de função do reto femoral irá diminuir a força de flexão da coxa em até 17% (95).

Os três outros flexores secundários da coxa são: sartório, pectíneo e tensor da fáscia lata (ver Fig. 6.14). O sartório é um músculo biarticular que tem origem na espinha ilíaca anterossuperior e atravessa a articulação do joelho para o lado medial da tíbia proximal. Trata-se de um músculo fusiforme fraco que gera abdução e rotação lateral, além da ação de flexão do quadril.

O pectíneo é um dos músculos superiores da virilha. Basicamente, trata-se de um adutor da coxa, exceto no ato de andar, contribuindo ativamente para a flexão da coxa. O pectíneo é acompanhado pelo tensor da fáscia lata, que, geralmente, é um rotador interno. No entanto, durante a caminhada, o tensor da fáscia lata ajuda na flexão da coxa.

O tensor da fáscia lata é considerado um músculo biarticular, pois se fixa na faixa fibrosa da fáscia, o **trato iliotibial**, avançando ao longo da parte lateral da coxa e se fixando transversalmente à articulação do joelho na face lateral da tíbia proximal. Assim, esse músculo ficará alongado na posição de extensão do joelho.

Durante a flexão da coxa, a pelve é tracionada anteriormente por esses músculos, a menos que seja estabilizada e contrabalançada pelo tronco. O músculo iliopsoas traciona anteriormente a pelve, o que também ocorre com o tensor da fáscia lata. Se qualquer um desses músculos estiver retraído, poderá ocorrer torção pélvica, instabilidade pélvica ou uma perna curta funcional.

A extensão da coxa é importante na sustentação do peso corporal na posição ereta por manter e controlar as ações da articulação do quadril, em resposta à tração gravitacional. A extensão da coxa também auxilia no impulso do corpo para cima e para a frente nas atividades de andar, correr ou saltar, mediante a geração de ações da articulação do quadril que se contrapõem à gravidade. Os extensores se inserem na pelve e, consequentemente, desempenham papel importante na sua estabilização nos sentidos anterior e posterior.

Os músculos que contribuem em todas as condições de extensão na articulação do quadril são os isquiocrurais. Os dois músculos isquiocrurais mediais, semimembranáceo e semitendíneo, não são tão ativos como o músculo isquiocrural lateral, o bíceps femoral, considerado o "boi de carga" da extensão do quadril.

Tendo em vista que todos os músculos isquiocrurais cruzam a articulação do joelho, promovendo tanto flexão como rotação da perna abaixo do joelho, sua eficácia como extensores do quadril dependerá do posicionamento da articulação do joelho. Com a articulação do joelho estendida, os músculos isquiocrurais ficam alongados para uma ação ideal do quadril. O rendimento dos músculos isquiocrurais também aumenta diante de graus maiores de flexão da coxa; contudo, eles podem ser alongados até uma posição de **distensão** muscular se a perna for estendida com a coxa em flexão máxima.

Os músculos isquiocrurais também controlam a pelve mediante tração inferior no túber isquiático, o que cria uma inclinação posterior da pelve. Dessa forma, os músculos isquiocrurais são responsáveis pela manutenção da postura ereta. A retração desses músculos pode acarretar problemas posturais significativos ao achatar a região lombar e promover uma inclinação posterior contínua da pelve.

Na caminhada em piso nivelado ou nas atividades de baixo rendimento envolvendo extensão do quadril, os isquiocrurais são os principais músculos que contribuem para o movimento de extensão nas posições de sustentação do peso. A perda da função nos músculos isquiocrurais causará comprometimento significativo na extensão do quadril.

Se a resistência em extensão for aumentada ou se houver necessidade de uma extensão mais vigorosa do quadril, o glúteo máximo será recrutado para dar uma contribuição importante (151). Isso ocorre durante corrida em aclive,

no ato de subir escada, durante a elevação após um agachamento profundo, em tiros de velocidade e no ato de se levantar de uma cadeira. O recrutamento do glúteo máximo também ocorre em uma posição ideal de comprimento-tensão, com a hiperextensão e rotação lateral da coxa (151).

Aparentemente, o glúteo máximo controla a pelve durante a marcha, em vez de contribuir significativamente para a geração de forças de extensão. Como a coxa fica praticamente estendida durante o ciclo da marcha, a função do glúteo máximo é mais de extensão do tronco e inclinação posterior da pelve. No contato do pé quando o tronco se flexiona, o glúteo máximo impedirá que o tronco se projete para a frente. Considerando-se que o glúteo máximo também realiza rotação lateral da coxa, a rotação medial fará com que o músculo fique alongado. A perda de função do músculo glúteo máximo não comprometerá significativamente a força de extensão da coxa, pois os músculos isquiocrurais dominam a geração de força de extensão (95).

Finalmente, considerando-se que os flexores e extensores controlam anteroposteriormente a pelve, é importante que esses músculos fiquem equilibrados tanto em força como em flexibilidade, para que a pelve não se projete para a frente ou para trás em decorrência da maior força ou menor flexibilidade de um grupo muscular.

A abdução da coxa é um movimento importante para dança e ginástica artística. Durante a marcha, os músculos abdutores são mais importantes em seu papel como estabilizadores da pelve e da coxa. Os abdutores podem levantar lateralmente a coxa no plano frontal; ou, se o pé estiver apoiado no solo, podem movimentar a pelve com relação ao fêmur no plano frontal. Quando ocorre abdução, por exemplo, na acrobacia que consiste em se sentar no solo com as pernas abertas em direções opostas, as duas articulações do quadril deslocarão o mesmo número de graus em abdução, mesmo que apenas um dos membros tenha se movimentado. O ângulo relativo entre a coxa e o tronco será o mesmo nas duas articulações do quadril em abdução por causa da inclinação pélvica que ocorre em resposta à abdução iniciada em uma articulação do quadril.

O principal abdutor da coxa na articulação do quadril é o glúteo médio. Esse músculo multipenado se contrai durante a fase de apoio em uma caminhada, corrida ou salto para estabilizar a pelve de forma que esta não caia para o lado do membro que não está apoiado. Isso é importante para todas as articulações e segmentos do membro inferior, pois um glúteo médio fraco pode causar mudanças, como a queda da pelve contralateral e o aumento da adução e da rotação medial do fêmur. Isso, por sua vez, pode resultar em joelho mais valgo, deslocamento lateral excessivo da patela e aumento da rotação tibial e da pronação no pé (43). A eficácia do músculo glúteo médio fica determinada por seu ganho mecânico. Esse músculo será mais efetivo se o ângulo de inclinação do colo do fêmur for inferior a 125°, deixando a inserção para um ponto mais distante da articulação do quadril, e será também mais efetivo pela mesma razão na pelve mais ampla (132). Com o aumento do ganho mecânico do glúteo médio, a estabilidade da pelve durante a marcha também aumentará.

O glúteo mínimo, o tensor da fáscia lata e o piriforme também contribuem para a abdução da coxa, sendo o glúteo mínimo o músculo mais ativo dos três. Uma redução de 50% na função dos abdutores resultará em diminuição leve a moderada na função de abdução (95). Se os abdutores estiverem fracos, haverá inclinação excessiva no plano frontal, com uma pelve mais alta no lado mais fraco (87). No lado de apoio, os abdutores atuam para manter o nível da pelve e evitar qualquer inclinação. Além disso, as forças de cisalhamento que atravessam a articulação sacroilíaca aumentarão consideravelmente, e o indivíduo caminhará com maior oscilação laterolateral.

O grupo dos músculos adutores funciona de modo a mobilizar a coxa transversalmente ao corpo, como em geral se pode observar na dança, no futebol, na ginástica artística e na natação. Os adutores, como os abdutores, também têm a função de manter a posição da pelve durante a marcha. Como grupo, os adutores constituem uma grande massa muscular, na qual todos os músculos se originam no osso púbico e avançam ao longo da parte interna da coxa. Embora os adutores sejam importantes em atividades específicas, foi demonstrado que uma redução de 70% na função dos adutores da coxa resulta em uma diminuição apenas leve ou moderada na função do quadril (95).

Os músculos adutores são: grácil, no lado medial da coxa; adutor longo, no lado anterior da coxa; adutor curto, no meio da coxa; e adutor magno, no lado posterior da parte interna da coxa. Em uma localização elevada na virilha, encontra-se o pectíneo, já brevemente discutido em seu papel de flexor do quadril. Os adutores ficam ativos durante a fase de balanço da marcha, quando trabalham para projetar o membro para a frente (151), e, se estiverem sob tensão, poderá ocorrer marcha em tesoura, causando posicionamento cruzado.

Os adutores trabalham com os abdutores para equilibrar a pelve. Os abdutores em um dos lados da pelve trabalham com os adutores do lado oposto para manter o posicionamento da pelve e prevenir a inclinação. Os abdutores e adutores devem estar equilibrados em termos de força e flexibilidade para que a pelve também fique equilibrada em ambos os lados. A Figura 6.15 ilustra como desequilíbrios em abdução e adução podem inclinar a pelve. Se os abdutores suplantarem os adutores por meio de contratura ou de um desequilíbrio de forças, a pelve se inclinará para o lado do abdutor forte e contraído. Contratura dos adutores ou desequilíbrio de força resultará em um efeito semelhante na direção oposta. Os adutores também trabalham com os flexores e os extensores do quadril para manter a posição e contrabalançar a rotação da pelve quando o membro à frente está flexionado e o membro atrás está estendido, na fase de duplo apoio da marcha (122).

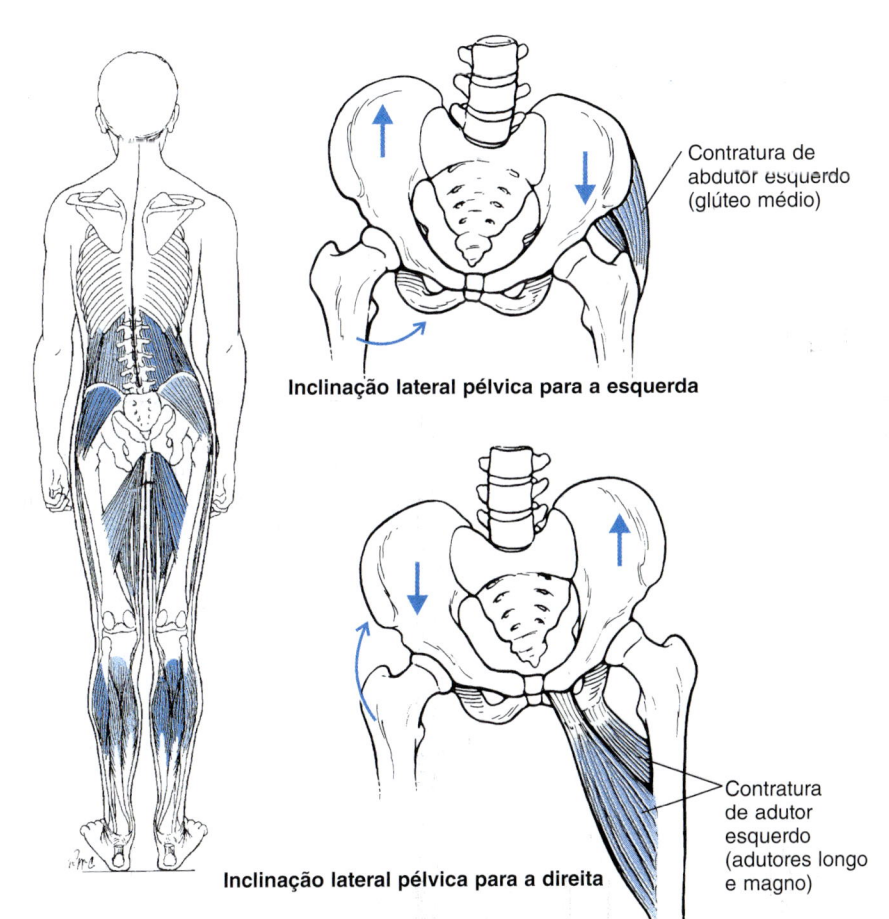

Contratura de abdutor esquerdo (glúteo médio)

Inclinação lateral pélvica para a esquerda

Contratura de adutor esquerdo (adutores longo e magno)

Inclinação lateral pélvica para a direita

FIGURA 6.15   Os abdutores e adutores trabalham em pares para manter a altura e o nivelamento da pelve. Por exemplo, os abdutores esquerdos operam com os adutores direitos e os flexores laterais do tronco para criar uma inclinação lateral esquerda. Se um grupo muscular abdutor ou adutor for mais forte que o grupo contralateral, a pelve se inclinará para o lado forte. Isso também ocorrerá com a contratura do grupo muscular.

A rotação lateral da coxa é importante na preparação para produção de potência no membro inferior porque acompanha o tronco durante a rotação. Os principais músculos responsáveis pela rotação lateral são o glúteo máximo, obturador externo e **quadríceps femoral**. Os músculos obturador interno, gêmeos inferior e superior e o piriforme contribuem para a rotação lateral quando a coxa é estendida. O piriforme também promove abdução do quadril quando a articulação está flexionada e cria o movimento de levantamento da perna em abdução com os dedos do pé apontando para cima, em rotação lateral. Como a maioria desses músculos se fixa na face anterior da pelve, também exercem controle considerável sobre a pelve e o sacro.

Basicamente, a rotação medial da coxa é um movimento fraco. É um movimento secundário para todos os músculos que se contraem para produzir essa ação articular. Os dois músculos mais envolvidos na rotação medial são o glúteo médio e o glúteo mínimo. A rotação medial é também auxiliada por contrações do grácil, adutor longo, adutor magno, tensor da fáscia lata, semimembranáceo e semitendíneo.

Os músculos do tronco, da pelve e do quadril também trabalham em conjunto para controlar a postura da pelve. A pelve funciona como ligação entre as vértebras lombares e o quadril, devendo ser estabilizada pela musculatura do tronco ou da coxa para manter sua posição (134). Exemplificando, no início do levantamento de peso, ocorre contração do glúteo máximo para estabilizar a pelve, permitindo que os extensores da espinha estendam o tronco no levantamento. O glúteo máximo também estabiliza a pelve na rotação do tronco (111). Na posição completamente ereta, a pelve é mantida em uma posição vertical, mas também pode assumir diversas posturas inclinadas. Ela pode ser tracionada anteriormente pelos músculos reto femoral e eretor da espinha e, posteriormente, pelos glúteos e abdominais, se estiver em uma posição diferente da vertical neutra (42,134).

FORÇA DOS MÚSCULOS DA ARTICULAÇÃO DO QUADRIL

Os músculos do quadril podem gerar a maior produção de força em extensão. O músculo mais volumoso do corpo, o glúteo máximo, se combina com os músculos isquiocrurais para produzir extensão do quadril. A força de extensão é máxima com o quadril flexionado em 90° e diminui em cerca de metade quando o ângulo de flexão do quadril se aproxima de 0° ou da posição neutra (151). A força de extensão também depende da posição do joelho, pois os músculos isquiocrurais cruzam a articulação do joelho. A contribuição dos músculos isquiocrurais para a força de extensão do quadril é aumentada com os joelhos estendidos (74).

Muitos músculos contribuem para a força de flexão do quadril, mas muitos deles o fazem secundariamente a outros papéis mais importantes. Basicamente, a força de flexão do quadril é gerada pelo potente músculo iliopsoas, embora sua força diminua com a flexão do tronco. Além disso, a força de flexão da coxa pode ser aumentada se a flexão na articulação do joelho aumentar a contribuição do reto femoral à força de flexão. A força de abdução é máxima a partir da posição neutra e diminui em mais da metade a 25° de abdução (151). Essa redução está associada a diminuições no comprimento do músculo, apesar do fato de que a capacidade do glúteo médio de abduzir a perna aumenta como consequência da melhor direção da tração do músculo. A produção de força do movimento de abdução também pode aumentar se esse movimento for realizado com a coxa em flexão (151). Também foi demonstrado que a força da abdução é maior no membro dominante, em comparação com o membro não dominante (70,114).

É substancial o potencial para desenvolvimento da força de abdução, porque, quando considerados em grupo, os músculos que contribuem para o movimento são volumosos, e os adutores podem produzir mais força que os abdutores (96). Mas a adução não é o principal fator que contribui para muitos movimentos ou atividades esportivas e, consequentemente, há mínima carga ou fortalecimento com a atividade. Os valores da força de adução são maiores a partir de uma posição de leve abdução, quando se faz alongamento do grupo muscular.

A força dos rotadores externos é 60% maior que a força dos rotadores internos, exceto em flexão do quadril, quando os rotadores internos são ligeiramente mais fortes (151). A produção de força tanto dos rotadores internos como dos externos é maior estando-se sentado, e não em supinação.

CONDICIONAMENTO DOS MÚSCULOS DA ARTICULAÇÃO DO QUADRIL

Os músculos circunjacentes à articulação do quadril recebem alguma forma de condicionamento durante o ato de caminhar, levantar-se ou sentar-se em uma cadeira e fazer outras atividades cotidianas comuns como, por exemplo, subir escadas. A musculatura do quadril deve estar equilibrada, de modo que os extensores não suplantem os flexores, e os abdutores sejam equivalentes aos adutores. Isso garantirá controle suficiente da pelve. A Figura 6.16 apresenta exemplos de exercícios de alongamento e fortalecimento para os músculos da articulação do quadril.

Tendo em vista que os músculos do quadril são utilizados em todas as atividades de sustentação, é melhor planejar os exercícios utilizando a metodologia de cadeia cinética fechada. Nesse tipo de atividade, um ou ambos os pés estão em contato com uma superfície (p. ex., o solo) e forças são aplicadas ao sistema de um ou ambos. Um exemplo de exercício em cadeia fechada é o levantamento em agachamento no treinamento com pesos. Um exemplo de exercício em cadeia cinética aberta é aquele em que o praticante usa um aparelho no qual o grupo muscular movimenta o membro ao longo de uma amplitude de movimento determinada. Finalmente, muitos músculos biarticulares atuam na articulação do quadril; portanto, deve-se ter muito cuidado com o posicionamento das articulações adjacentes para maximização de um alongamento ou exercício de fortalecimento.

Grupo muscular	Exemplo de exercício de alongamento	Exemplo de exercício de fortalecimento	Outros exercícios
Flexores do quadril	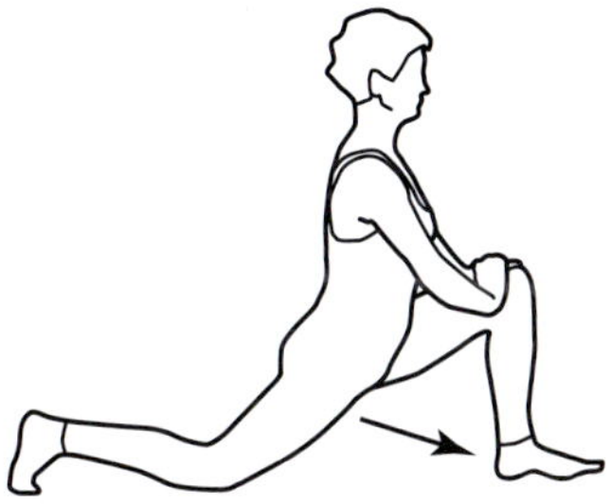 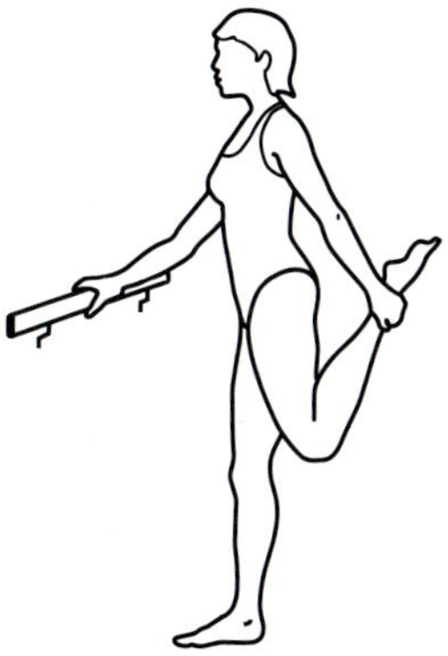	Levantamento das pernas, posição pendurada 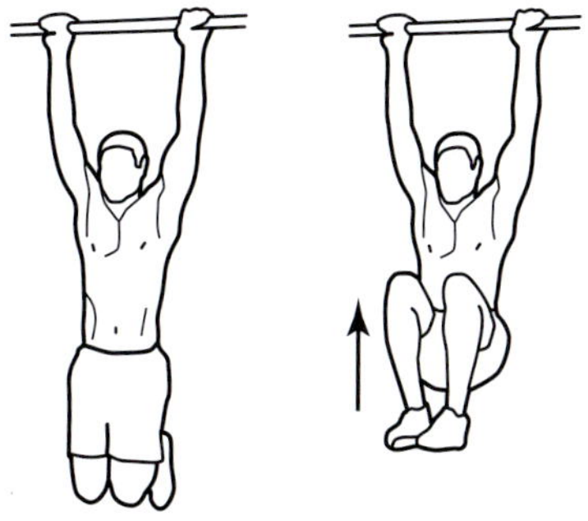 Aparelho de flexores do quadril 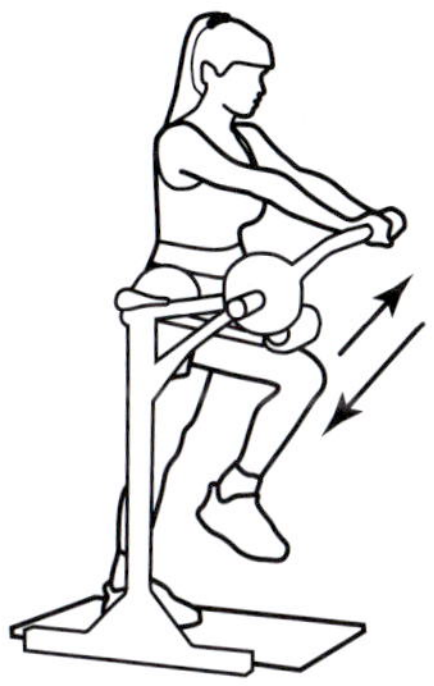	Resistência manual Flexão do quadril com faixa ou elástico
Extensores do quadril	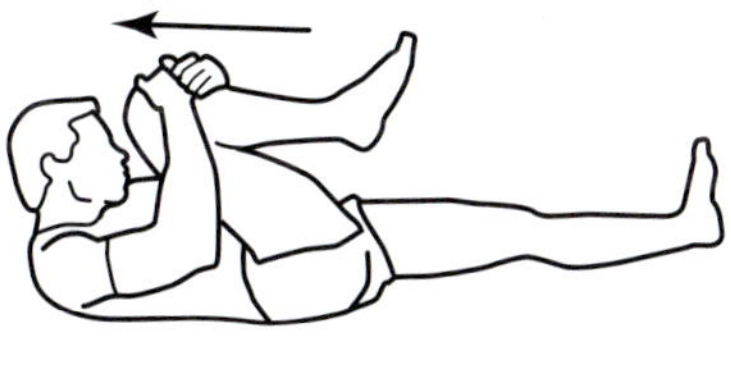 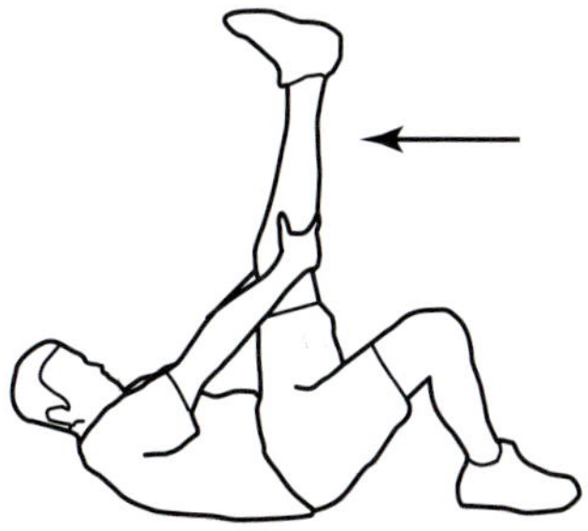	Levantamento da perna em quatro apoios (enfoque nos glúteos) 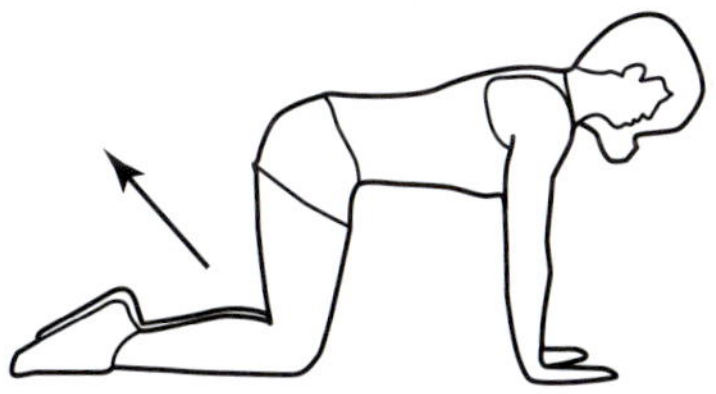 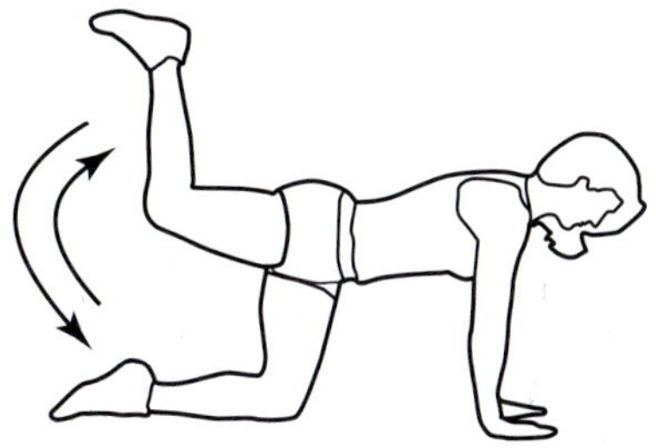	Agachamento com flexão das pernas

FIGURA 6.16   Exemplos de exercícios de alongamento e de fortalecimento para grupos musculares selecionados.

(continua)

Grupo muscular	Exemplo de exercício de alongamento	Exemplo de exercício de fortalecimento	Outros exercícios
Abdutores do quadril	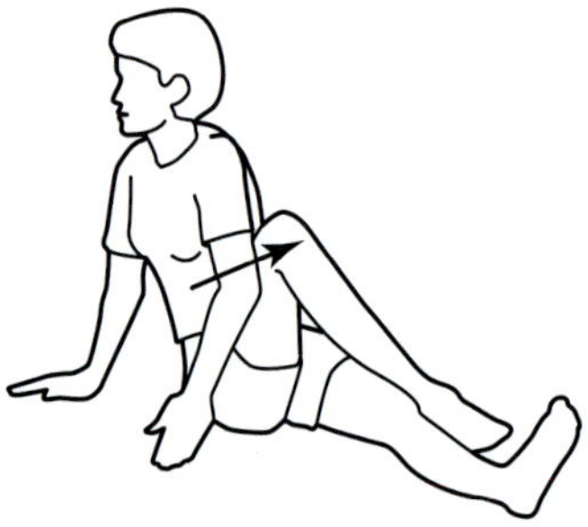	Aparelho abdutor 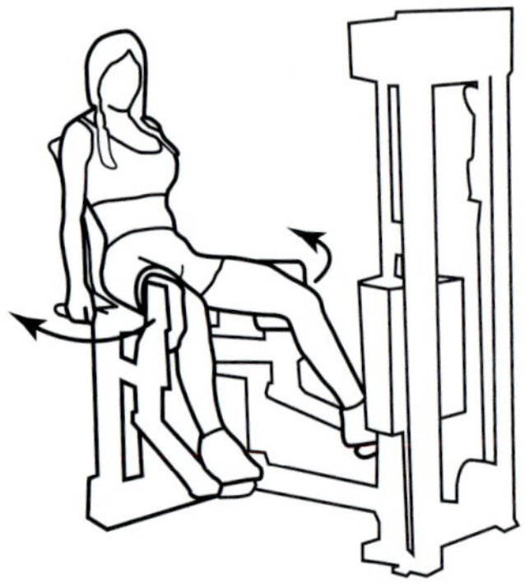	Balanços com as pernas (elástico)
Adutores do quadril	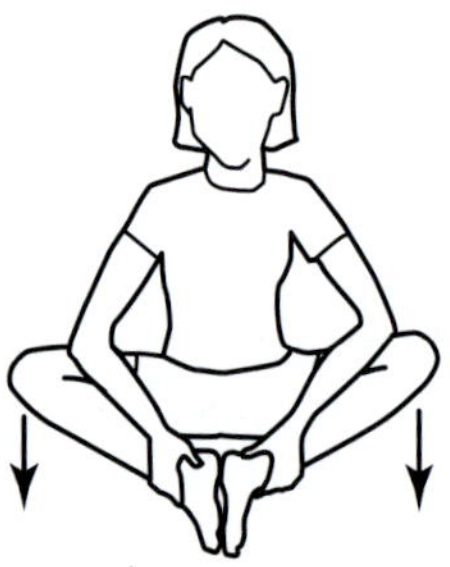	Aparelho adutor 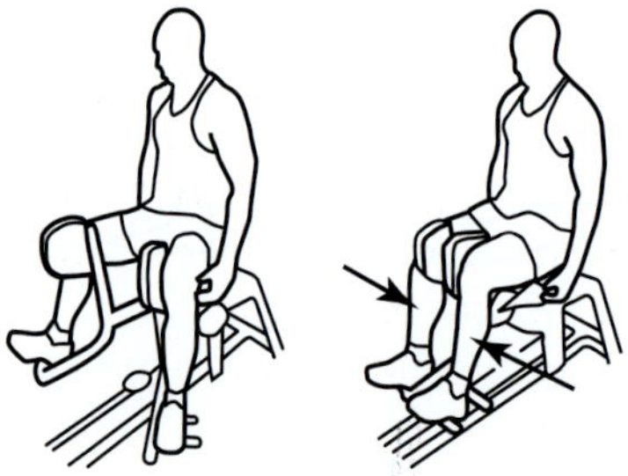	Balanços com as pernas (elástico) Apertar uma bola
Rotadores do quadril	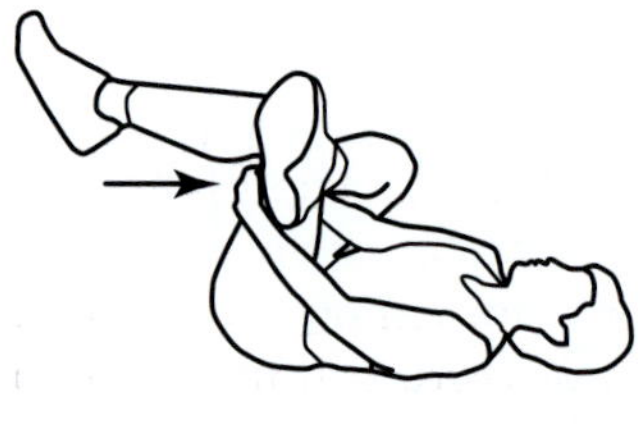 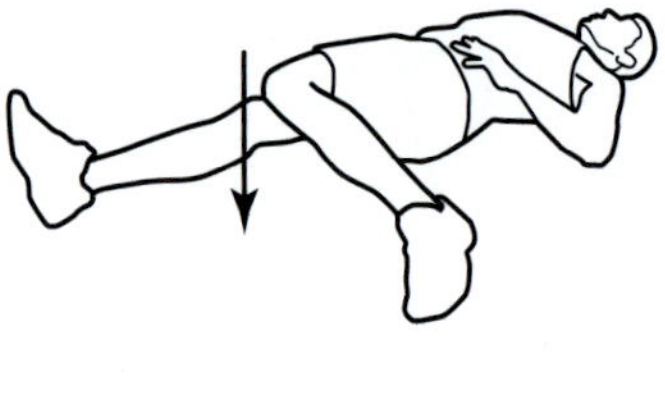	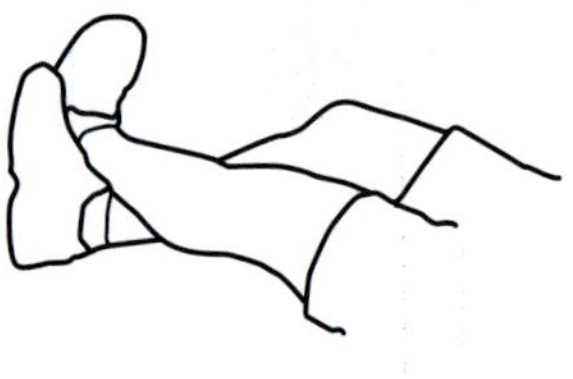 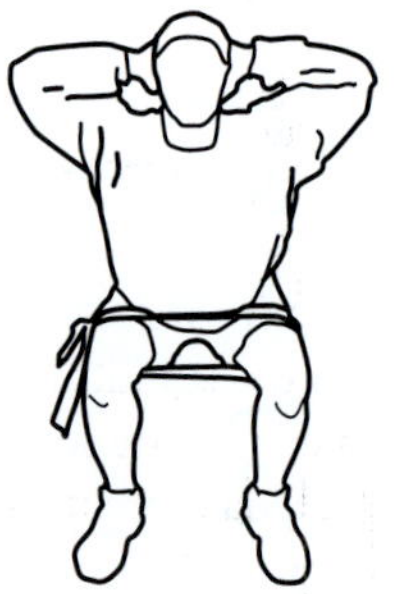	

FIGURA 6.16 (Continuação)

Os flexores são exercitados de forma mais apropriada na posição supina ou suspensa, de modo que a coxa possa ser elevada contra a gravidade ou no levantamento de toda a parte superior do corpo. Os flexores do quadril são minimamente utilizados em atividades de abaixar como, por exemplo, agachamento, quando há flexão da coxa, pois os extensores controlam excentricamente o movimento. Considerando-se que os flexores do quadril se fixam no tronco e atravessam a articulação do joelho, sua contribuição para a flexão pode ser aumentada pela extensão do tronco. A flexão no joelho também melhora a flexão da coxa. É fácil alongar os flexores com o tronco e a coxa posicionados simultaneamente em hiperextensão. O reto femoral pode ser colocado em um alongamento bastante vigoroso com hiperextensão da coxa e máxima flexão do joelho.

O sucesso do condicionamento dos extensores dependerá do posicionamento do tronco e da articulação do joelho. Quanto maior a flexão do joelho, menos os músculos isquiocrurais irão contribuir para a extensão, exigindo maior contribuição do glúteo máximo. Exemplificando, em uma atividade de agachamento parcial, com os extensores utilizados excentricamente para baixar o corpo e concentricamente para levantá-lo, os isquiocrurais são os músculos que contribuem mais ativamente. Contudo, em um agachamento profundo, com a intensidade da flexão do joelho aumentada para 90° e ainda mais, o glúteo máximo será mais utilizado, pois os músculos isquiocrurais ficam incapacitados por seu comprimento reduzido.

O posicionamento do tronco também é importante, e a atividade dos músculos isquiocrurais é acentuada com a flexão do tronco, pois esse movimento aumenta o comprimento tanto dos isquiocrurais como do glúteo máximo. Os extensores são mais bem exercitados em uma posição ereta, com sustentação do peso, pois esses músculos são utilizados nessa posição na maioria dos casos e constituem um dos grupos musculares propulsivos no membro inferior.

Os extensores podem ser alongados até níveis máximos com a flexão do quadril acompanhada por extensão completa no joelho. O alongamento no glúteo máximo pode ser aumentado com a rotação medial e adução da coxa.

É difícil condicionar os abdutores e adutores, porque esses músculos influenciam significativamente o equilíbrio e a posição pélvica. Em uma posição ereta, a coxa pode ser colocada em abdução contra a gravidade, mas desvia dramaticamente a pelve, de modo que se perde o equilíbrio. Os adutores apresentam um problema ainda maior. É muito difícil posicionar os adutores de modo a trabalharem contra a gravidade, pois esses músculos são responsáveis pelo abaixamento do membro para o lado depois de sua abdução. Consequentemente, a posição supina é melhor para o fortalecimento e alongamento dos abdutores e adutores. A resistência pode ser oferecida manualmente ou com a ajuda de um aparelho de exercícios com resistência externa ao movimento.

Os abdutores e adutores podem ser exercitados na posição deitada de lado, de modo que possam trabalhar contra a gravidade. Mas, essa posição depende da estabilização da pelve e da região lombar. É difícil exercitar os abdutores ou adutores em um lado sem que o outro lado também seja trabalhado; ambos os lados são afetados igualmente por causa da ação da pelve. Por exemplo, 20° de abdução na articulação do quadril direito resultarão em 20° de abdução na articulação do quadril esquerdo, por causa da inclinação pélvica que acompanha o movimento.

Os rotadores da coxa são os músculos mais desafiadores em termos de condicionamento, por ser muito difícil aplicar resistência à rotação. A posição sentada é recomendada para o fortalecimento dos rotadores, visto que esses músculos são fortes nessa posição e a resistência à rotação pode ser facilmente aplicada à perna, seja com a ajuda de elástico cirúrgico ou manualmente. Tendo em vista que os rotadores internos perdem eficácia na posição supina estendida, certamente esses músculos devem ser exercitados estando-se sentado. Ambos os grupos musculares podem ser alongados da mesma forma que são fortalecidos, utilizando a ação articular oposta para o alongamento. Contudo, esses exercícios podem ser contraindicados para indivíduos com dor no joelho, particularmente a dor patelofemoral.

POTENCIAL DE LESÃO DA PELVE E DO COMPLEXO DO QUADRIL

Lesões na pelve e na articulação do quadril constituem um pequeno porcentual de lesões no membro inferior. De fato, lesões por uso excessivo nessa região representam apenas 5% do total para todo o corpo (128). Isso pode ser atribuído ao forte apoio dos ligamentos, ao suporte muscular significativo e às sólidas características estruturais da região.

Basicamente, as lesões na pelve ocorrem em resposta a algum funcionamento anormal que sobrecarrega áreas da pelve. Isso pode resultar em irritação no local da inserção muscular e, em adolescentes, um tipo de lesão mais comum pode ser uma fratura por avulsão na apófise ou um crescimento ósseo. **Apofisite ilíaca** é um exemplo desse tipo de lesão, em que um balanço excessivo do braço durante a marcha causa rotação excessiva da pelve, gerando tensão no local de inserção do glúteo médio e do tensor da fáscia lata na crista ilíaca (128). Isso também pode ocorrer na crista ilíaca como resultado de um golpe direto ou de uma contração súbita e violenta dos abdominais (3,103). Ocorre dor em pontada de quadril quando a crista ilíaca anterior sofre contusão, como resultado de um golpe direto. **Apofisite**, ou inflamação de uma apófise, também pode evoluir para uma **fratura por estresse**.

Outro local na pelve sujeito à ocorrência de apofisite ou fratura por estresse é a espinha ilíaca anterossuperior, onde se insere o sartório (103) e se formam grandes tensões em atividades como corridas de velocidade, em que ocorre extensão do quadril e flexão do joelho vigorosas. Na espinha ilíaca anteroinferior, o reto femoral pode causar o mesmo tipo de lesão em uma atividade como chutar.

Uma fratura por estresse nos ramos púbicos pode ser causada por contrações fortes dos adutores, frequentemente associadas com passadas largas em uma corrida (158). Finalmente, os músculos isquiocrurais podem exercer força suficiente para criar uma fratura por avulsão no túber isquiático. Comumente chamada fratura do barreirista, essa lesão ao túber isquiático também é comum em praticantes do esqui aquático (5). Todas essas lesões são mais comuns em atividades como corrida de velocidade, salto, futebol, futebol americano, basquetebol e patinação artística, nas quais há necessidade de explosões súbitas de movimento (103).

O sacro e a articulação sacroilíaca podem apresentar disfunção em decorrência de lesão ou de postura inadequada. Se um indivíduo assumir uma postura de ombros arredondados e cabeça projetada para a frente, o centro de gravidade do corpo se projetará anteriormente. Esse aumento na curvatura da parte lombar da coluna vertebral promove frouxidão ligamentar nos ligamentos sacroilíacos dorsais e tensão nos ligamentos anteriores (39). Além disso, qualquer assimetria esquelética, por exemplo, uma perna curta, causará frouxidão ligamentar na articulação sacroilíaca (129).

Diante de mobilidade excessiva, grandes forças são transferidas para a articulação sacroilíaca, produzindo uma inflamação da articulação conhecida como **sacroiliíte**. Pode ocorrer inflamação da articulação em uma atividade como salto em distância, em que a aterrissagem é absorvida com a perna estendida no joelho. Ao mesmo tempo, o quadril está flexionado ou ocorre uma flexão extrema do tronco em combinação com flexão lateral (129). A articulação sacroilíaca também fica muito móvel em mulheres grávidas, tornando-as mais propensas a **entorse** nessa região (59).

As posições funcionais do sacro e da pelve também são importantes para a manutenção de um membro inferior livre de lesão. Uma perna curta funcional pode ser resultado de rotação posterior do ílio ipsilateral, rotação ilíaca anterior do lado oposto, movimento ilíaco superior no mesmo lado, torção do sacro para a frente ou para trás para o mesmo lado ou flexão do sacro do lado oposto (129). Uma perna curta funcional depende de ajustes em todo o membro, gerando tensão na articulação sacroilíaca, no joelho e no pé.

A articulação do quadril pode suportar grandes cargas, mas, quando ocorre desequilíbrio muscular em razão de grandes forças, o indivíduo poderá ficar lesionado. Exemplificando, em uma situação de força intensa envolvendo flexão, adução e rotação medial, poderá ocorrer luxação posterior. A queda sobre um membro em adução com o joelho flexionado ou uma parada abrupta sobre o membro de sustentação do peso pode empurrar a cabeça do fêmur para a borda posterior do acetábulo, resultando em subluxação do quadril (5). Encurvar o corpo para a frente, cruzar as pernas, ou levantar-se de um assento baixo são atividades mais propensas à luxação posterior do quadril (112). Luxações ou subluxações anteriores são raras.

Alguns problemas ligados à idade devem também ser levados em consideração ao se trabalhar com crianças ou idosos. Em crianças entre 3 e 12 anos de idade, pode ocorrer o distúrbio conhecido como **doença de Legg--Calvé-Perthes** (142). Nesse distúrbio, também chamado **coxa plana**, a cabeça do fêmur se degenera e a epífise femoral proximal é lesionada. Esse distúrbio afeta cinco vezes mais os meninos que as meninas e habitualmente ocorre em apenas um dos membros (2). A doença de Legg-Calvé--Perthes é causada por traumatismo na articulação, sinovite

ou inflamação da cápsula, ou algum problema vascular que limite a irrigação sanguínea na área.

Epifisite com deslizamento da cabeça do fêmur é outro distúrbio que acomete crianças e adolescentes com idades entre 10 e 17 anos. Geralmente, esse distúrbio é causado por algum evento traumático que força o colo do fêmur em rotação lateral ou por um defeito nas placas de crescimento cartilagíneas (2). Isso inclina a cabeça do fêmur para trás e medialmente, e inclina a placa de crescimento para a frente e verticalmente, provocando uma dor incômoda na parte da frente da coxa. O indivíduo com esse distúrbio também andará com uma marcha em rotação lateral e terá a rotação medial limitada com a coxa flexionada e abduzida (142). Esse deslizamento pode ocorrer no jogador de beisebol que circunda uma base com o pé esquerdo fixo em rotação medial enquanto o tronco e a pelve realizam rotação na direção oposta.

O último distúrbio importante da infância na articulação do quadril é a **luxação congênita do quadril**, um distúrbio que acomete meninas com maior frequência do que meninos (142). Comumente, esse distúrbio é diagnosticado precocemente, quando o bebê assume o peso nos membros inferiores. Sem qualquer razão aparente, ocorre subluxação ou luxação da articulação do quadril. A coxa não pode realizar o movimento de abdução; o membro se encurta; e a criança costuma apresentar claudicação. Felizmente, essa condição é facilmente corrigida com uma órtese de abdução.

Osteoartrite é um distúrbio da articulação do quadril ligado à idade e comumente observado em pessoas idosas. A osteoartrite resulta na degeneração da cartilagem articular e do osso subcondral subjacente, estreitamento do espaço articular e crescimento de osteófitos nos níveis intra-articular e periarticular. Essa afecção atinge milhões de pessoas idosas, gerando quantidade significativa de dor e desconforto durante a sustentação do peso e em atividades que envolvam a marcha. Para reduzir a dor na articulação, frequentemente o indivíduo afetado assume uma posição de flexão, adução e rotação lateral, ou qualquer posição que resulte na menor tensão para o quadril.

Mais de 60% das lesões do quadril ocorrem no tecido mole (87). Dessas lesões, 62% ocorrerão durante uma corrida; 62% estão associadas a um alinhamento em varo no membro inferior; e 30% estão associadas com diferença de comprimento das pernas (87). Comumente, esses tipos de lesão são distensões musculares, **tendinite** das inserções musculares ou **bursite**.

A lesão de tecido mole mais comum na região do quadril é a tendinite do glúteo médio, que ocorre com maior frequência em mulheres como resultado de uma tração excessiva pelo glúteo médio durante a corrida (21,87). Distensão dos músculos isquiocrurais também é comum, sendo observada em atividades como corrida com barreiras, em que o membro inferior é colocado em níveis máximos de flexão do quadril e extensão do joelho. Essa lesão também pode ocorrer em corridas de velocidade ou em aclives e em indivíduos que realizam uma atividade estando com pouca flexibilidade e condicionamento nesse grupo muscular.

Distensão do iliopsoas pode ocorrer em atividades como corrida de velocidade, em que uma flexão vigorosa e rápida sobrecarrega o músculo, ou quando o músculo é utilizado excentricamente para retardar uma rápida extensão no quadril. Frequentemente, os adutores sofrem distensão em atividades como o futebol, em que o membro inferior é rapidamente mobilizado em abdução e rotação lateral, em preparação para o contato com a bola. Pode ocorrer distensão do reto femoral em velocistas ou em uma hiperextensão vigorosa da coxa, como na fase preparatória de um chute.

Uma distensão do piriforme pode ser causada por rotação lateral e abdução excessivas quando a coxa está sendo flexionada. Esse quadro gera dor em adução, flexão e rotação medial da coxa. Pode ocorrer uma síndrome do piriforme, que consiste na compressão do nervo isquiático, agravada pelo movimento de rotação medial e lateral da coxa durante a caminhada (21,87). A síndrome também pode surgir por uma perna curta funcional que alonga o piriforme e, em seguida, estende esse músculo, quando a pelve pende para o lado da perna mais curta. A irritação do nervo isquiático provoca dor na região da nádega, que pode se deslocar pela superfície posterior da coxa e da perna.

Outras lesões de tecido mole na região do quadril são observadas nas bolsas. A mais comum dessas lesões é a bursite do trocanter maior, causada pela hiperadução da coxa. Esse problema pode ser causado pela corrida com excessivo cruzamento da perna em cada passada, por desequilíbrio entre abdutores e adutores, corrida em superfícies com rampas, diferença de comprimento das pernas ou pela permanência sobre o lado externo do pé durante a fase de apoio da caminhada ou corrida (22,128). A bursite do trocanter maior é especialmente prevalente em corredores com pelve larga, um grande ângulo Q e desequilíbrio entre os abdutores e adutores (22,128).

Tendo em vista que os adutores do quadril direito trabalham com os abdutores do quadril esquerdo e vice-versa, qualquer desequilíbrio causará uma postura assimétrica. Exemplificando, um abdutor direito fraco criaria uma inclinação pélvica lateral, com o lado direito elevado e o lado esquerdo baixo. Isso sobrecarrega o quadril lateralmente, estabelecendo as condições para uma bursite. A dor no lado externo do quadril fica acentuada no caso de bursite trocantérica se as pernas forem cruzadas.

Bursite isquiática pode ocorrer em pessoas que ficam sentadas durante muito tempo, sendo agravada pela caminhada, subida de escada e flexão da coxa. Finalmente, pode ocorrer bursite do iliopectíneo em reação a um músculo iliopsoas tenso ou à osteoartrite do quadril (142).

Outras duas lesões que afetam o tecido mole, observadas em bailarinos e em corredores fundistas, são a dor na região lateral do quadril causada pela **síndrome do trato iliotibial** e pela **síndrome do estalido do quadril**. A tensão incidente no trato iliotibial é criada porque os bailarinos fazem aquecimento com o quadril em abdução e rotação lateral. Esses atletas têm pouquíssimas práticas de flexão e extensão no aquecimento e em seus treinos de dança. A tensão no trato iliotibial ocorre com a adução e rotação medial da coxa, movimentos que são extremamente limitados em bailarinos pela técnica (135). A síndrome do trato iliotibial também pode ser causada por uma tensão excessiva no tensor da fáscia lata durante a abdução do quadril na sustentação do peso em uma só perna. O estalido do quadril provoca um som característico quando a cápsula do quadril se movimenta ou quando o tendão do iliopsoas estala sobre uma superfície óssea.

Comumente, as lesões ósseas no quadril são resultantes de uma forte contração muscular que cria uma fratura por avulsão. As fraturas por estresse podem se desenvolver na região do quadril, sendo comuns em atletas de resistência, particularmente em mulheres (25). Fraturas por estresse no colo do fêmur representam 5 a 10% de todas as fraturas desse tipo (97). Fraturas por estresse na parte inferomedial do colo do fêmur são observadas mais frequentemente em pacientes mais jovens, sendo causadas por forças de compressão importantes. Em idosos, fraturas por estresse no colo do fêmur são observadas mais comumente no lado superior e são causadas por forças de tensão importantes (3). Os abdutores podem criar uma fratura por avulsão no trocanter maior e o iliopsoas pode tracionar com suficiente força, a ponto de causar uma fratura por avulsão no trocanter menor (3,142). Fraturas por estresse também podem ocorrer no colo do fêmur. Acredita-se que essas fraturas por estresse estejam ligadas a algum tipo de necrose vascular, em que a irrigação sanguínea fica limitada, ou a alguma deficiência hormonal que reduz a densidade óssea no colo do fêmur (87). Nesse local, uma fratura por estresse causa dor na área da virilha.

Articulação do joelho

A articulação do joelho suporta o peso do corpo e transmite forças provenientes do solo, ao mesmo tempo em que permite maior amplitude de movimento entre o fêmur e a tíbia. Na posição estendida, a articulação do joelho fica estável por causa de seu alinhamento vertical, da congruência das superfícies articulares e do efeito da gravidade. Em qualquer posição flexionada, essa articulação é móvel e necessita de estabilização especial proporcionada pela sua poderosa cápsula e pelos ligamentos e músculos que a circundam (147). A articulação é vulnerável à lesão por causa das demandas mecânicas impostas a essa estrutura e pela dependência dos tecidos moles para apoio.

Os ligamentos que circundam o joelho dão apoio passivo à articulação apenas quando estão carregados em tensão. Os músculos dão apoio ativo à articulação e também estão carregados em tensão; os ossos oferecem apoio e resistência às cargas compressivas (100). A estabilidade funcional da articulação é derivada da contenção passiva dos ligamentos, da geometria articular, dos músculos ativos e das forças compressivas que mantêm os ossos unidos.

Há três articulações na região conhecida como articulação do joelho: **articulação tibiofemoral**, **articulação patelofemoral** e **articulação tibiofibular proximal** (165). Os pontos de referência ósseos da articulação do joelho, da tíbia e da fíbula estão ilustrados na Figura 6.17.

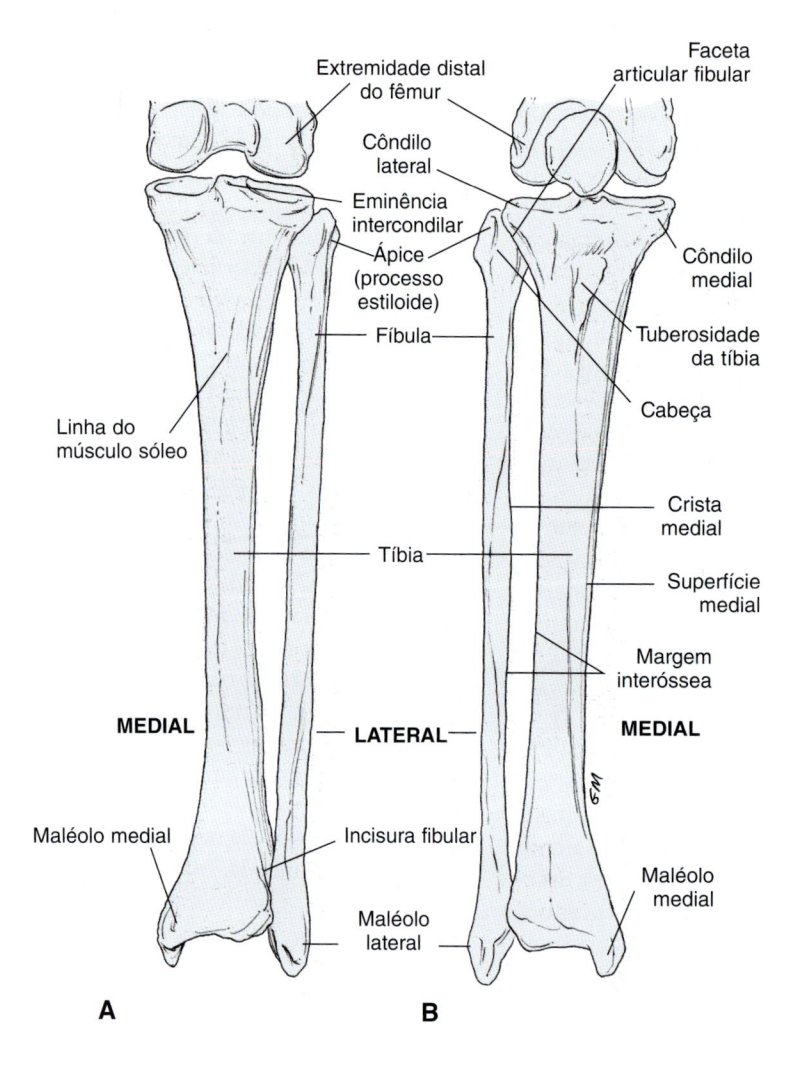

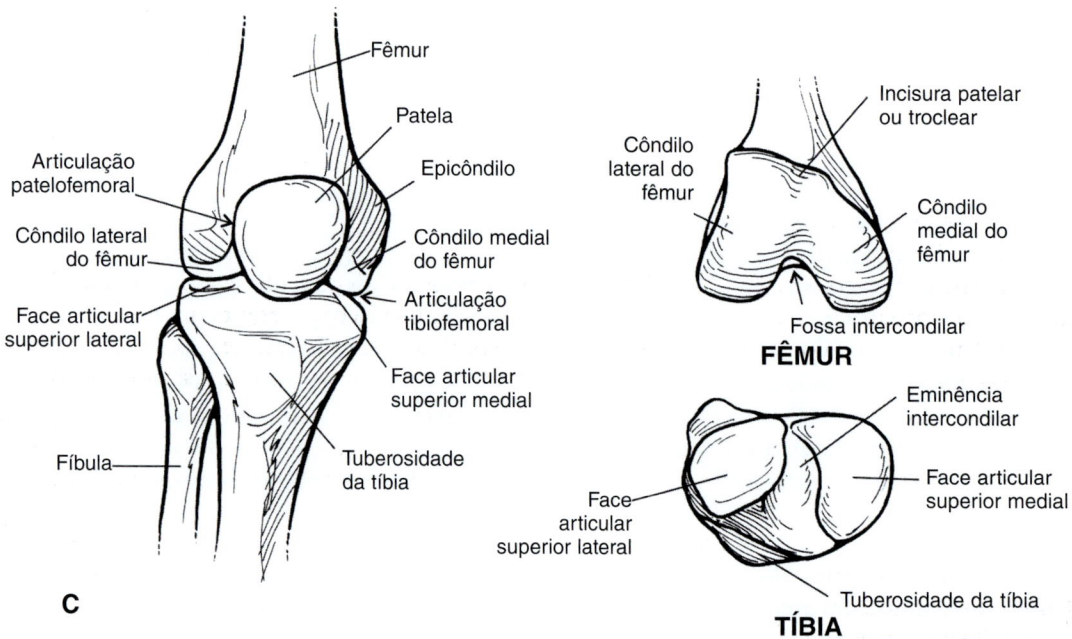

FIGURA 6.17 A estrutura da articulação do joelho é complexa, com côndilos assimétricos na extremidade distal do fêmur articulados com facetas assimétricas na face articular superior. A patela se movimenta no sulco troclear existente no fêmur. As vistas anterior (**A**) e posterior (**B**) da perna e uma vista detalhada da articulação do joelho (**C**) ilustram a complexidade das articulações.

ARTICULAÇÃO TIBIOFEMORAL

A articulação tibiofemoral, geralmente designada como a articulação do joelho propriamente dita, é a articulação entre os dois ossos mais longos e fortes do corpo, o fêmur e a tíbia (Fig. 6.17). Essa articulação é do tipo condiloide duplo, ou uma articulação em gínglimo modificada, que combina uma articulação em gínglimo e outra trocóidea. Nessa articulação, a flexão/extensão ocorre de maneira semelhante à flexão/extensão na articulação do cotovelo. Contudo, na articulação do joelho, a flexão ocorre por uma quantidade de rotação pequena, mas significativa (147).

Na extremidade distal do fêmur existem duas grandes superfícies convexas, os **côndilos** medial e lateral, separados pela **fossa intercondilar**, na parte posterior, e pela **incisura troclear**, na parte anterior (147) (Fig. 6.17). É importante revisar as características anatômicas desses dois côndilos, porque suas diferenças e as diferenças correspondentes na tíbia explicam a rotação na articulação do joelho. O côndilo lateral é mais achatado, possui maior área de superfície, se projeta mais posteriormente, é mais saliente anteriormente para manter a patela no lugar e está basicamente alinhado com o fêmur (165). O côndilo medial se projeta mais nos sentidos longitudinal e medial, é mais longo na direção anteroposterior, na parte posterior faz angulação em afastamento do fêmur e está alinhado com a tíbia (165). Acima dos côndilos, em ambos os lados, estão os **epicôndilos**, que são os locais de inserção da cápsula, dos ligamentos e dos músculos.

Os côndilos repousam na **faceta condilar** ou **face articular superior**, uma superfície medial e lateral separada por uma crista óssea chamada **eminência intercondilar**. Essa crista óssea funciona como local de inserção para ligamentos, centraliza a articulação e estabiliza os ossos na sustentação do peso (165). A superfície medial do platô é oval, mais longa na direção anteroposterior e ligeiramente côncava, para se encaixar no côndilo femoral, que é convexo. A face articular superior lateral tem forma circular e é ligeiramente convexa (165). Em consequência disso, a tíbia e o fêmur mediais se encaixam de forma razoavelmente justa, mas a tíbia e o fêmur laterais não se encaixam bem, pois as duas superfícies são convexas (147). Essa diferença estrutural é um dos fatores determinantes da rotação, pois o côndilo lateral tem maior excursão com a flexão e extensão no joelho.

Dois meniscos fibrocartilaginosos distintos se situam entre a tíbia e o fêmur. Como ilustrado na Figura 6.18, o **menisco** lateral é oval, com inserções nos cornos anterior e posterior (52,165). Esse menisco também recebe inserções do quadríceps femoral anteriormente, e do músculo poplíteo e do **ligamento cruzado posterior** (LCP) posteriormente. O menisco lateral ocupa maior porcentagem da área no compartimento lateral, em comparação com o menisco medial no compartimento medial. Além disso, o menisco lateral é mais móvel e capaz de movimentar-se em mais que o dobro da distância do menisco medial na direção anteroposterior (165).

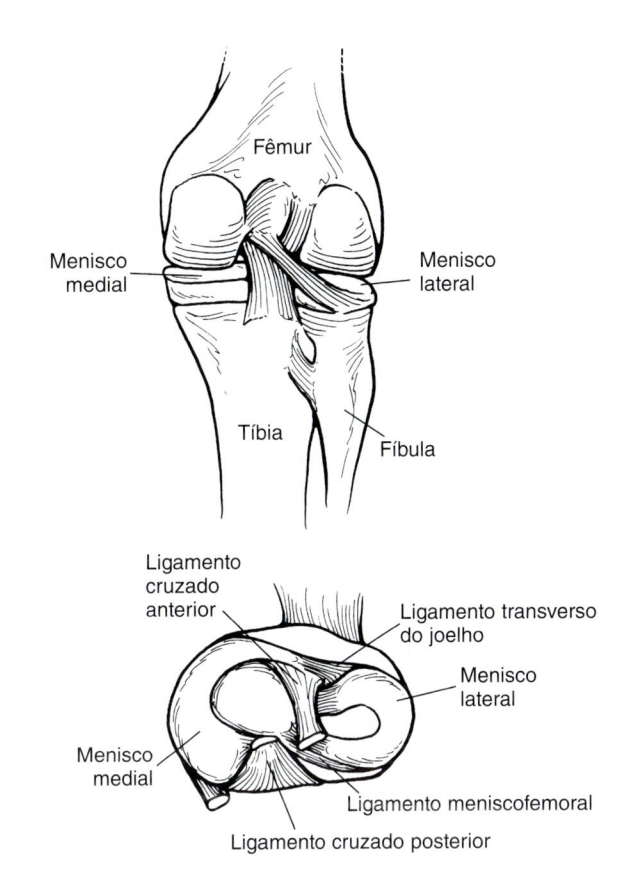

FIGURA 6.18   Dois meniscos fibrocartilaginosos se situam nos compartimentos lateral e medial do joelho. O menisco medial tem forma de lua crescente, e o menisco lateral é oval, para adequação das superfícies da face articular superior e das diferenças de forma dos côndilos do fêmur. Ambos os meniscos têm papéis importantes na articulação do joelho, por oferecerem absorção de choques, estabilidade e lubrificação e por aumentarem a área de contato entre a tíbia e o fêmur.

O menisco medial é maior e possui forma de lua crescente, com uma ampla base de inserção tanto no corno anterior como no posterior por meio dos ligamentos coronários (Fig. 6.18). O menisco medial está conectado anteriormente ao quadríceps femoral e ao ligamento cruzado anterior (LCA), lateralmente ao ligamento colateral tibial e posteriormente ao músculo semimembranáceo (165).

Ambos os meniscos apresentam uma forma de cunha, em decorrência da sua maior espessura na periferia. Os meniscos estão conectados entre si nos cornos anteriores pelo **ligamento transverso do joelho**. Os meniscos recebem a irrigação sanguínea para os cornos nas extremidades anterior e posterior dos arcos de cada menisco, mas não possuem irrigação sanguínea para a parte interna da fibrocartilagem. Assim, no caso de uma laceração na periferia dos meniscos, poderá ocorrer cicatrização, ao contrário dos casos de laceração em sua parte interna e mais delgada.

Os meniscos são importantes na articulação do joelho. Eles aumentam a estabilidade na articulação por aprofundarem a superfície de contato na tíbia. Os meniscos participam na absorção de choques ao transmitirem metade da carga de sustentação do peso em extensão completa e uma parte significativa da carga em flexão (169). Em flexão, o menisco lateral transmite a maior parte da carga. Ao absorver parte da carga, os meniscos protegem a cartilagem articular subjacente e o osso subcondral. Os meniscos transmitem a carga através da superfície da articulação, reduzindo a carga por unidade de área nos locais de contato tibiofemoral (52). A área de contato na articulação é reduzida em dois terços quando os meniscos estão ausentes. Isso aumenta a pressão incidente nas superfícies de contato e também a suscetibilidade a lesões (115). Em situações de pequenas cargas, o contato se faz principalmente nos meniscos, enquanto em situações de grandes cargas, a área de contato aumenta, com 70% da carga ainda incidindo sobre os meniscos (52). O menisco lateral transfere um porcentual significativamente maior da carga.

Os meniscos também melhoram a lubrificação da articulação. Por funcionarem como mecanismo de preenchimento de espaço, eles permitem a dispersão de maior quantidade de líquido sinovial para a superfície da tíbia e do fêmur. Foi demonstrado que ocorre um aumento de 20% na fricção em nível intra-articular caso o menisco seja removido (169).

Finalmente, os meniscos limitam o movimento entre a tíbia e o fêmur. Em flexão e em extensão, eles se movem com os côndilos do fêmur. Quando a perna se flexiona, eles se movimentam posteriormente por causa do rolamento do fêmur e da ação muscular dos músculos poplíteo e semimembranáceo (169). No final do movimento de flexão, os meniscos preenchem a parte posterior da articulação, funcionando como um tampão para o espaço. Ocorre o inverso durante a extensão. O quadríceps femoral e a patela ajudam na movimentação dos meniscos para a frente, sobre a superfície. Além disso, durante a rotação, os meniscos acompanham a tíbia.

A articulação tibiofemoral é apoiada por quatro ligamentos principais – dois colaterais e dois cruzados. Esses ligamentos ajudam na manutenção da posição relativa da tíbia e do fêmur, de modo que o contato se faça adequadamente e no momento certo. Veja a Figura 6.19 para inserções, ações e ilustração desses ligamentos. Esses ligamentos são estruturas de transporte passivo de cargas da articulação e funcionam como reserva para os músculos (100).

Nas laterais da articulação, situam-se os ligamentos colaterais. O **ligamento colateral tibial** (LCT) é um ligamento triangular plano que reveste grande parte do lado medial da articulação. O LCT sustenta o joelho contra qualquer força em valgo (uma força direcionada medialmente e que atua na região lateral do joelho) e oferece certa resistência tanto à rotação medial como à rotação lateral (117). Ele fica tenso em extensão e reduz seu comprimento em aproximadamente 17% em flexão completa (166). Além disso, oferece 78% da limitação total em valgo em 25° de flexão do joelho (119).

O **ligamento colateral fibular** (LCF) é mais delgado e redondo que o LCT. O LCF oferece a principal resistência à força em varo (uma força lateral que atua sobre o lado medial) no joelho. Esse ligamento também fica tenso em extensão e reduz seu comprimento em aproximadamente 25% em flexão completa (166). Ele oferece 69% da limitação em varo em 25° de flexão do joelho (119), além de algum suporte na rotação lateral.

Em uma situação de extensão completa, os ligamentos colaterais são auxiliados pelo tensionamento das cápsulas posteromedial e posterolateral, o que faz da posição estendida a mais estável (99). Os dois ligamentos colaterais ficam tensos em extensão completa, embora a parte anterior do LCT também fique esticada durante a flexão.

Os ligamentos cruzados são intrínsecos e estão situados no interior da articulação, no espaço intercondilar. Esses ligamentos controlam os movimentos anteroposteriores e rotacionais na articulação. O **ligamento cruzado anterior** (LCA) proporciona a contenção principal para o movimento anterior da tíbia com relação ao fêmur. Esse ligamento é responsável por 85% da limitação total nessa direção (119). O LCA é 40% mais longo que seu correlato, o ligamento cruzado posterior. O LCA se alonga em cerca de 7% quando o joelho se movimenta da extensão até 90° de flexão e mantém o mesmo comprimento na flexão máxima (166). Se a articulação for submetida a uma rotação medial, a inserção do LCA se movimentará anteriormente, alongando um pouco mais o ligamento. Com a articulação em rotação lateral, o LCA não sofre alongamento em até 90° de flexão do joelho, mas se alonga em até 10% da posição de 90° até a flexão completa (166). Partes diferentes do LCA ficam tensionadas em diferentes posições do joelho. As fibras anteriores ficam tensionadas em extensão, as fibras médias em rotação medial, e as fibras posteriores em flexão. Como um todo, considera-se que o LCA fique tensionado na posição estendida (Fig. 6.20).

O LCP oferece a principal limitação ao movimento posterior da tíbia em relação ao fêmur, sendo responsável por 95% da resistência total a esse movimento (119). Esse ligamento diminui em comprimento e exibe afrouxamento em cerca de 10% em 30° de flexão do joelho e, em seguida, mantém esse comprimento ao longo de toda a flexão (166). O LCP aumenta em comprimento em cerca de 5% com a rotação medial da articulação até 60° de flexão e, em seguida, diminui seu comprimento em cerca de 5 a 10% durante a flexão. O LCP não é afetado pela rotação lateral na articulação, mantendo um comprimento razoavelmente constante. O LCP fica em máxima tensão na faixa de 45° a 60° de flexão (166) (Fig. 6.20). Como ocorre com o LCA, as fibras do LCP participam em diferentes funções. As fibras posteriores ficam tensionadas em extensão, as fibras anteriores no meio da flexão, e as fibras posteriores na posição de flexão completa; mas, como um todo, o LCP fica tenso na flexão máxima do joelho.

Os dois ligamentos cruzados estabilizam, limitam a rotação e, durante a flexão, causam deslizamento dos côndilos sobre a tíbia. Esses ligamentos também oferecem alguma estabilização contra forças em varo e em valgo. Em uma postura ereta, com a diáfise da tíbia vertical, o fêmur fica alinhado com a tíbia e tende a deslizar posteriormente.

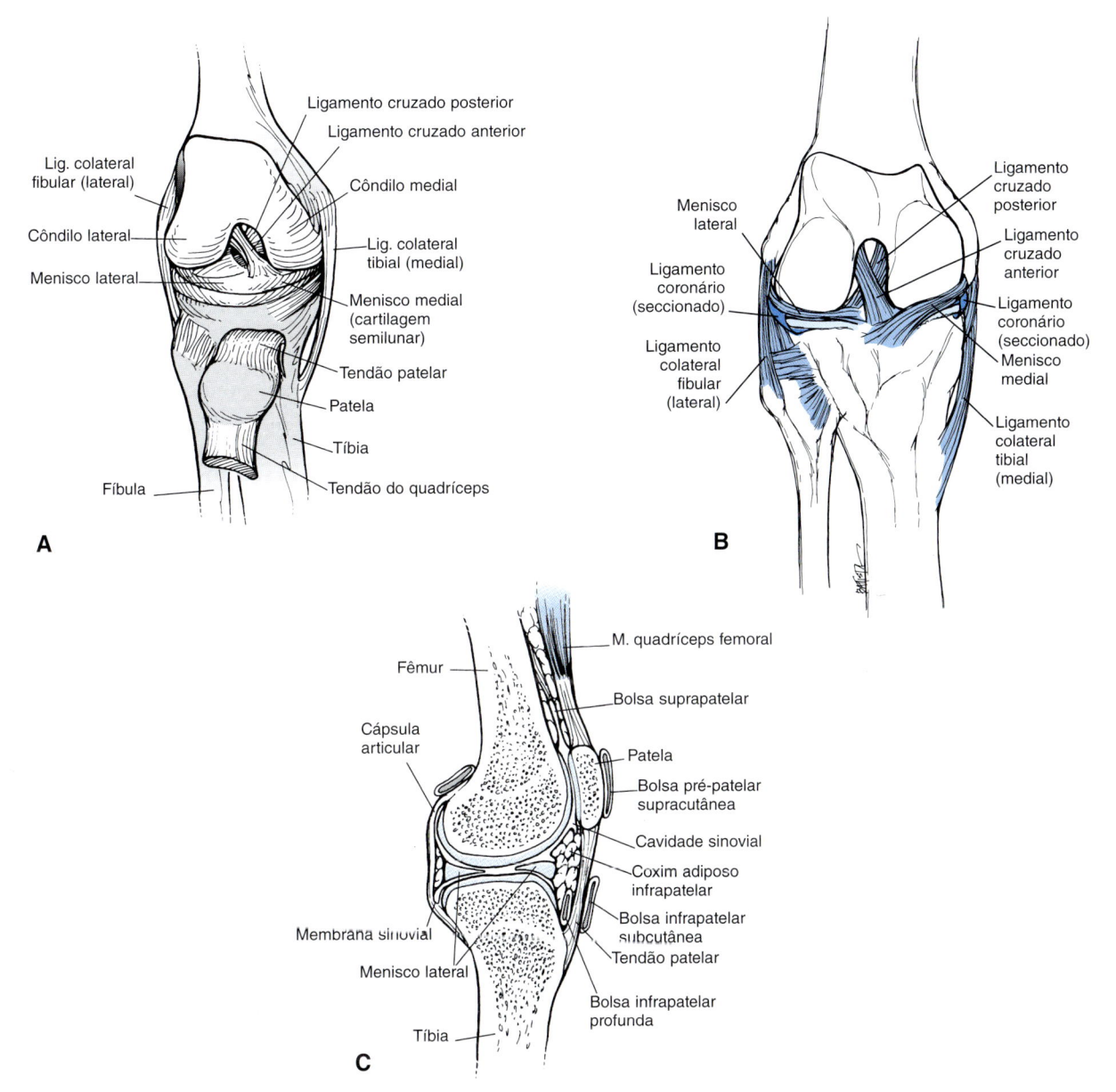

Ligamento	Inserção	Ação
Cruzado anterior	Área intercondilar anterior da tíbia ATÉ a superfície medial do côndilo lateral	Impede o deslocamento anterior da tíbia; opõe resistência a extensão, rotação medial, flexão
Arqueado	Côndilo lateral do fêmur ATÉ a cabeça da fíbula	Reforça a parte posterior da cápsula
Coronário	Menisco ATÉ a tíbia	Mantém os meniscos junto à tíbia
Colateral medial	Epicôndilo medial do fêmur ATÉ o côndilo medial da tíbia e o menisco medial	Opõe resistência às forças em valgo; tenso em extensão; opõe resistência às rotações medial e lateral
Colateral lateral	Epicôndilo lateral do fêmur ATÉ a cabeça da fíbula	Opõe resistência às forças em varo; tenso em extensão
Patelar	Patela inferior ATÉ a tuberosidade da tíbia	Transfere força do quadríceps para a tíbia
Cruzado posterior	Espinha posterior da tíbia ATÉ o côndilo interno do fêmur	Opõe resistência ao movimento posterior da tíbia; opõe resistência à flexão e rotação
Oblíquo posterior	Expansão do músculo semimembranáceo	Dá suporte à cápsula posteromedial
Transverso do joelho	Menisco medial ATÉ o menisco lateral à frente	Interconecta os meniscos

FIGURA 6.19 Ligamentos da articulação do joelho ilustrados das perspectivas anterior (**A**), posterior (**B**) e medial (**C**).

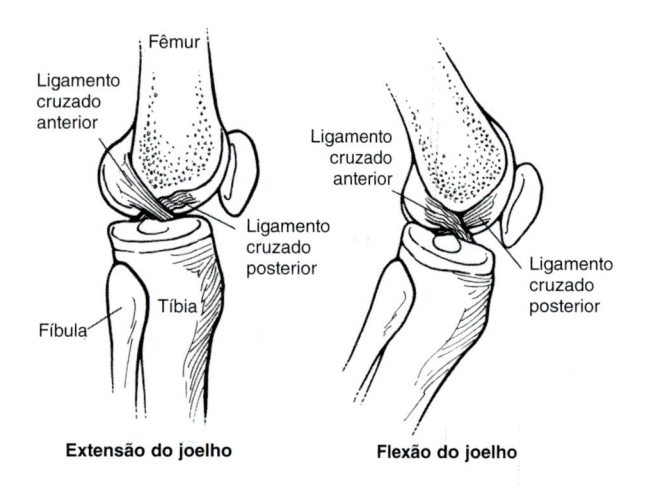

Extensão do joelho   **Flexão do joelho**

FIGURA 6.20 O ligamento cruzado anterior oferece limitação anterior ao movimento da tíbia em relação ao fêmur. O ligamento cruzado posterior oferece limitação ao movimento posterior da tíbia em relação ao fêmur.

Uma posição hiperestendida até 9° de flexão é instável, visto que o fêmur se inclina posteriormente e sofre mínima limitação (100). Em uma inclinação de 9° da tíbia, o fêmur desliza anteriormente para uma posição em que fica mais estável e apoiado pela patela e pelo quadríceps femoral.

Outra importante estrutura de apoio circunjacente ao joelho é a cápsula articular. Uma das maiores cápsulas no corpo, ela é reforçada por diversos ligamentos e músculos, por exemplo, LCT, ligamentos cruzados e complexo arqueado (165). Na parte da frente, a cápsula forma uma bolsa grande que oferece considerável área patelar, estando preenchida pelo tecido adiposo infrapatelar e pela **bolsa infrapatelar**. O tecido adiposo funciona como um tampão no compartimento anterior do joelho.

A cápsula é revestida pela maior membrana sinovial do corpo, que, no embrião, se forma a partir de três bolsas distintas (18). Em 20 a 60% da população, uma prega permanente, ou **plica**, persiste na membrana sinovial (19). A localização mais comum dessa plica é medial e superior à patela. Trata-se de uma estrutura mole e flexível que passa por cima do côndilo do fêmur em flexão e extensão. Caso sofra lesão, a plica pode ficar fibrosa e criar tanto resistência como dor durante os movimentos (19). Existem também mais de vinte bolsas no interior e em torno do joelho, o que reduz a fricção entre músculos, tendões e ossos (165).

ARTICULAÇÃO PATELOFEMORAL

A segunda articulação na região do joelho é a articulação patelofemoral, que consiste na articulação da **patela** com a incisura troclear sobre o fêmur. A patela é um osso sesamoide triangular encapsulado pelos tendões do quadríceps femoral. O principal papel da patela é aumentar a vantagem mecânica do quadríceps femoral (18).

A superfície articular posterior da patela é revestida pela cartilagem mais espessa encontrada em qualquer articulação do corpo (147). Uma crista óssea vertical separa o lado inferior da patela em facetas medial e lateral, cada uma podendo ainda ser subdividida em facetas superior, média e inferior. Uma sétima faceta, a faceta ímpar, se situa no lado medial distal da patela (165). A estrutura da patela e a localização dessas facetas estão representadas na Figura 6.21. Durante flexão e extensão normais, geralmente cinco dessas facetas fazem contato com o fêmur.

A patela está conectada à tuberosidade da tíbia pelo forte *tendão patelar* e está conectada ao fêmur e à tíbia por pequenos ligamentos patelofemorais e patelotibiais que, na verdade, são espessamentos do retináculo dos extensores que circunda a articulação (18).

O posicionamento da patela e o alinhamento do membro inferior no plano frontal são determinados pela medição do ângulo Q (ângulo do quadríceps). Ilustrado na Figura 6.22, o ângulo Q é formado pelo traçado de uma linha desde a espinha ilíaca anterossuperior até o meio da patela, e por uma segunda linha que vai desde o meio da patela até a tuberosidade da tíbia. Esse ângulo se forma porque os dois côndilos se assentam horizontalmente na face articular superior; visto que o côndilo medial se projeta mais distalmente, o fêmur faz uma angulação lateral. Em um alinhamento normal, a articulação do quadril ainda deve ficar verticalmente centrada sobre a articulação do

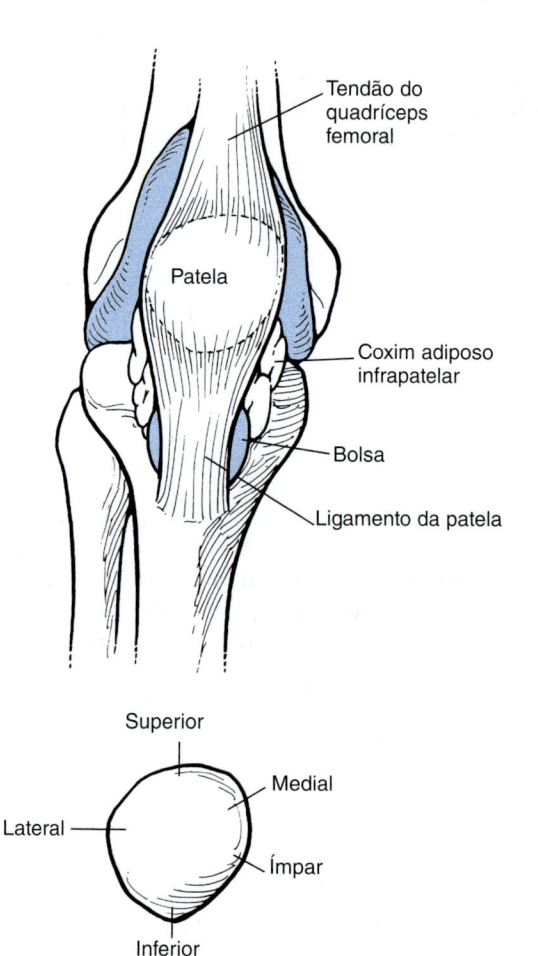

FIGURA 6.21 A patela aumenta a vantagem mecânica do grupo muscular do quadríceps femoral. Ela possui cinco facetas, ou superfícies articulares: facetas superior, inferior, medial, lateral e ímpar.

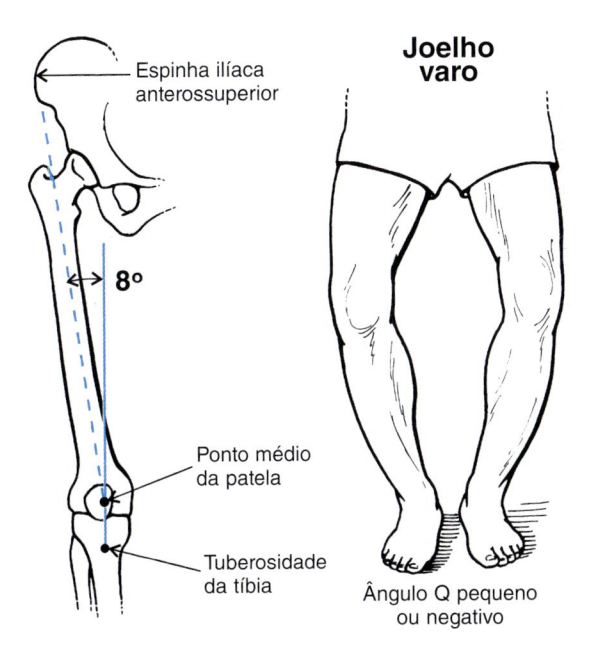

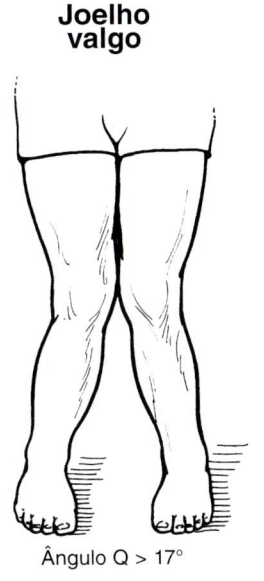

Joelho varo

Ângulo Q pequeno ou negativo

Joelho valgo

Ângulo Q > 17°

FIGURA 6.22 O ângulo Q é medido entre uma linha que vai desde a espinha ilíaca anterossuperior até o meio da patela e a projeção de uma linha que vai desde o meio da patela até a tuberosidade da tíbia. Esse ângulo varia de 10° a 14° para homens e de 15° a 17° para mulheres. Ângulos Q muito pequenos criam uma condição chamada joelho varo ou "pernas arqueadas". Ângulos Q muito grandes criam uma condição chamada joelho valgo ou "joelhos em X".

joelho, embora o alinhamento anatômico do fêmur faça uma angulação para fora. O ângulo Q mais eficiente para o funcionamento do quadríceps femoral é aquele nas proximidades de 10° em valgo (91). Caracteristicamente, os homens possuem ângulos Q médios de 10° a 14°, enquanto as mulheres exibem ângulos Q médios de 15° a 17°, principalmente por causa de suas bacias pélvicas mais amplas (91). No entanto, uma avaliação recente do ângulo Q em homens e mulheres sugeriu que o posicionamento da espinha ilíaca anterossuperior não é significativamente mais lateral nas mulheres, e as diferenças nos valores entre homens e mulheres são atribuídas às suas diferenças de altura (58).

O ângulo Q representa a tensão em valgo atuante sobre o joelho e, se for excessivo, poderão ocorrer muitos problemas patelofemorais. Qualquer ângulo Q acima de 17° é considerado excessivo, podendo ser chamado de **joelho valgo** (*genu valgum*) ou de joelhos em X (91). Um ângulo Q muito pequeno constitui arqueamento, ou **joelho varo** (*genu varum*).

Em sua face mediolateral, a patela deve ficar centrada na incisura troclear, e, se a patela apresentar desvio medial ou lateral, poderão se formar tensões anormais no lado inferior. A posição vertical da patela é determinada principalmente pelo comprimento do tendão patelar, medido desde a extremidade distal da patela até a tíbia. Patela alta é um alinhamento em que a patela está alta; essa situação foi associada a níveis mais altos de subluxações patelares. Patela baixa ocorre quando a patela está mais baixa que o normal.

ARTICULAÇÃO TIBIOFIBULAR

A terceira e última articulação é a pequena articulação tibiofibular proximal, ilustrada na Figura 6.23. Essa articulação se faz entre a cabeça da fíbula e as faces posterolateral

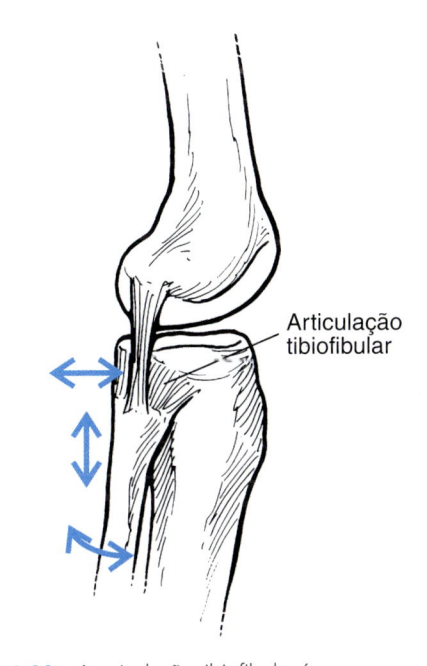

Articulação tibiofibular

FIGURA 6.23 A articulação tibiofibular é uma pequena articulação situada entre a cabeça da fíbula e o côndilo da tíbia. Essa articulação se movimenta nos sentidos anteroposterior, superior e inferior e realiza rotação em resposta a movimentos da tíbia ou do pé.

e inferior do côndilo da tíbia. Trata-se de uma articulação deslizante que possui mobilidade anteroposterior, superior e inferior, além de movimentos rotacionais em resposta à rotação da tíbia e do pé (131). A fíbula realiza rotação lateral e se movimenta externa e superiormente com a dorsiflexão do pé, aceitando cerca de 16% da carga estática aplicada à perna (131).

As principais funções da articulação tibiofibular proximal são dissipar as forças de torção aplicadas pelos movimentos do pé e atenuar o curvamento tibial lateral. Tanto a articulação tibiofibular como a fíbula absorvem e controlam cargas tensivas, e não compressivas, aplicadas ao membro inferior. A parte intermediária da fíbula tem maior capacidade de se opor a forças tensivas do que qualquer outra parte do esqueleto (131).

CARACTERÍSTICAS DOS MOVIMENTOS

A função do joelho é complexa por causa de suas articulações mediais e laterais assimétricas, e também pela mecânica patelar na sua parte frontal. Quando a flexão é iniciada na posição em cadeia fechada ou de sustentação do peso, o fêmur rola para trás sobre a tíbia, fazendo rotação lateral e abdução com relação a esse osso. Em um movimento em cadeia aberta (p. ex., um chute), a **flexão** é iniciada com o movimento da tíbia com relação ao fêmur, resultando na movimentação da tíbia para a frente e na rotação medial e adução. Ocorre o contrário na **extensão**: o fêmur rola para a frente e faz rotação medial e adução em um movimento em cadeia fechada, e a tíbia rola para trás e faz rotação lateral e abdução em uma atividade em cadeia aberta. O contato do fêmur com a tíbia se desloca posteriormente durante a flexão e anteriormente durante a extensão. Ao longo de 120° de extensão, o movimento anterior constitui 40% do comprimento da face articular superior (165). Também tem sido sugerido que, depois que o rolamento inicial se completa no movimento de flexão, o fêmur termina em máxima flexão, simplesmente por deslizar anteriormente. Esses movimentos estão ilustrados na Figura 6.24.

A rotação do joelho é criada, em parte, pelo maior movimento do côndilo lateral na tíbia, ao longo de praticamente o dobro da distância. A rotação pode ocorrer apenas com a articulação em algum grau de flexão. Portanto, não há

rotação na posição estendida e travada. Também ocorre rotação medial da tíbia com a dorsiflexão e pronação no pé. Aproximadamente 6° de movimento talocalcâneo têm como resultado cerca de 10° de rotação medial (140). A rotação lateral da tíbia também acompanha a **flexão plantar** e a **supinação** do pé. A 34° de supinação corresponderão 58° de rotação lateral (140).

A rotação que ocorre durante os últimos 20° de extensão é denominada **mecanismo de aparafusamento**. O mecanismo de aparafusamento é o ponto em que os côndilos medial e lateral são travados para criar a posição de máximo contato para a articulação do joelho. O mecanismo de aparafusamento movimenta lateralmente a tuberosidade da tíbia e promove um desvio medial no joelho. Algumas das causas especulativas desse mecanismo são que a superfície do côndilo lateral é coberta primeiro e ocorre rotação para acomodar a maior superfície do côndilo medial, ou que o LCA fica tensionado imediatamente antes da rotação, forçando a rotação do fêmur com relação à tíbia (148). Finalmente, especula-se que os ligamentos cruzados fiquem tensionados no início da extensão e tracionem os côndilos em direções opostas, causando a rotação. O mecanismo de aparafusamento fica comprometido com uma lesão no LCA, pois a tíbia se movimenta mais anteriormente com relação ao fêmur; porém, não fica significativamente alterado com a perda do LCP, o que indica que o principal controlador é o LCA (148).

A amplitude de movimento normal na articulação do joelho é de aproximadamente 130° a 145° em flexão e de 1° a 2° em hiperextensão. Ocorrem cerca de 6° a 30° de rotação medial ao longo dos 90° de flexão na articulação em torno de um eixo que passa através do tubérculo intercondilar medial da face articular superior (77,118). A rotação lateral da tíbia é possível ao longo de aproximadamente 45° (74). A amplitude de movimento em varo ou abdução, e em valgo ou adução, é pequena – na faixa de 5°.

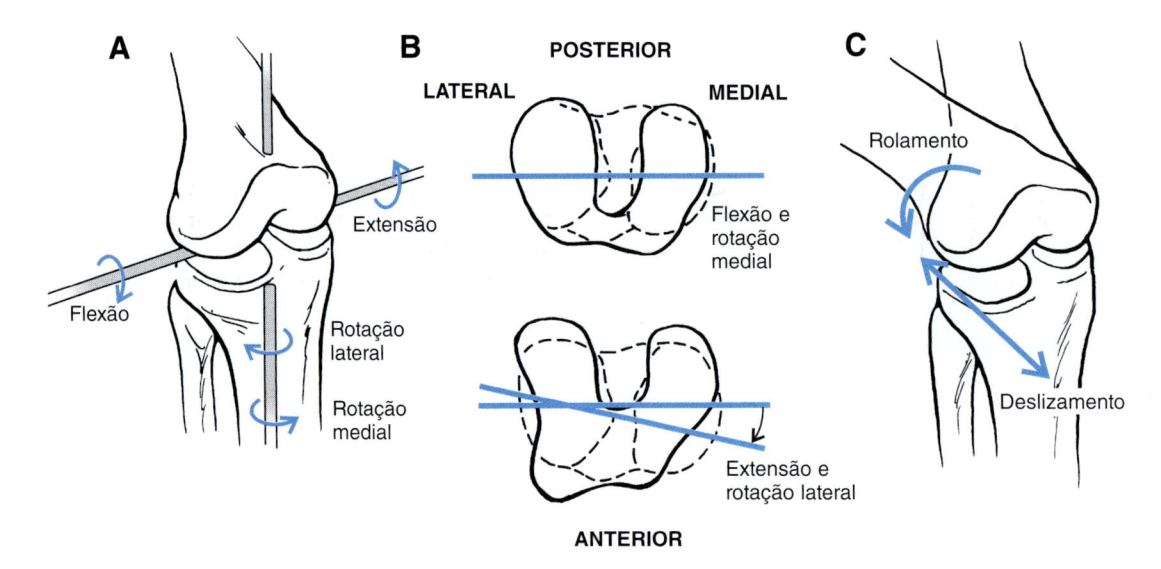

FIGURA 6.24 **A.** Os movimentos da articulação do joelho são flexão e extensão e rotação medial e rotação lateral. **B.** Quando o joelho se flexiona, ocorre uma rotação medial concomitante da tíbia em relação ao fêmur (sem sustentação do peso). Na extensão, a tíbia realiza rotação lateral em relação ao fêmur. **C.** Também ocorrem movimentos de translação do fêmur em relação à superfície da face articular superior. Na flexão, o fêmur rola e desliza posteriormente.

Quando o joelho é flexionado, a patela se movimenta ao longo de uma distância superior ao dobro de seu comprimento, ingressando na fossa intercondilar do fêmur (74) (Fig. 6.25). Em extensão, a patela retorna à sua posição de repouso elevada e lateralmente ao fêmur, onde se situa acima da incisura troclear e repousa no coxim adiposo suprapatelar. A patela tem liberdade para se movimentar na posição de extensão, podendo ser deslocada em várias direções. O movimento patelar fica restringido na posição de flexão, por causa do maior contato com o fêmur.

O movimento da patela é principalmente afetado pela superfície articular e pelo comprimento do tendão patelar, sendo minimamente afetado pelo quadríceps femoral. Nos primeiros 20°, a tíbia realiza rotação medial e a patela é mobilizada desde sua posição lateral até a incisura, onde é feito o primeiro contato com as facetas inferiores (165). É extremamente importante a estabilidade garantida pelo côndilo lateral, pois, na maioria das vezes, as subluxações e luxações da patela ocorrem nessa amplitude de movimento inicial.

A patela acompanha a incisura até 90° de flexão e, nesse ponto, é feito contato com as facetas superiores da patela (Fig. 6.25). Nesse momento, uma vez mais a patela se movimenta lateralmente sobre o côndilo. Se a flexão continuar até 135°, haverá contato com a faceta ímpar (165). Na flexão, os movimentos lineares e de translação da patela são posteriores e inferiores, mas ela também apresenta alguns movimentos angulares que afetam sua posição. Durante a flexão do joelho, a patela também se flexiona, realizando abdução e rotação lateral; e esses movimentos ficam invertidos na extensão (extensão, adução e rotação medial). A flexão e a extensão da patela ocorrem em torno de um eixo mediolateral que avança através de um eixo fixo no fêmur distal; a flexão representa a inclinação superior e a extensão representa a inclinação inferior com relação a esse eixo. Do mesmo modo, a abdução e a adução patelar envolvem o movimento da patela em afastamento e aproximação da linha mediana no plano frontal, respectivamente. As rotações lateral e medial correspondem, respectivamente, à rotação da patela para fora e para dentro em torno de um eixo longitudinal (81).

AÇÕES MUSCULARES

A extensão do joelho é um movimento que oferece uma contribuição muito importante para a geração de potência no membro inferior para qualquer forma de projeção ou translação humana. A musculatura que promove a extensão é também utilizada com frequência para a contração excêntrica e para a desaceleração de uma articulação do joelho em rápida flexão. Felizmente, o grupo muscular do quadríceps femoral, produtor de extensão no joelho, é um dos grupos musculares mais fortes do corpo; pode ser até três vezes mais forte que seu grupo muscular antagonista, constituído pelos músculos isquiocrurais, por causa de seu envolvimento na aceleração negativa da perna e da contínua contração contra a gravidade (74).

O quadríceps femoral é um grupo muscular formado pelo reto femoral e pelo vasto intermédio constituindo a parte média do grupo muscular, pelo vasto lateral na região lateral e pelo vasto medial na região medial (19). Suas inserções, ações e inervações específicas são apresentadas na Figura 6.26.

O quadríceps femoral se une à tuberosidade da tíbia por meio do tendão patelar e contribui um pouco para a estabilidade da patela. Como grupo muscular, o quadríceps femoral também traciona anteriormente os meniscos em extensão, através do ligamento meniscopatelar. Quando esse grupo muscular se contrai, também reduz a carga sobre o LCT e trabalha com o LCP para impedir o deslocamento posterior da tíbia. O grupo do quadríceps femoral é antagonista ao LCA.

O maior e mais forte dos músculos do grupo do quadríceps femoral é o vasto lateral, um músculo que aplica uma força lateral à patela. Exercendo tração medial, há o vasto medial. O vasto medial tem duas partes, conhecidas como vasto medial longo e vasto medial oblíquo, e o limite dessas duas partes do músculo se localiza na margem medial da patela. A direção das fibras musculares no vasto medial longo (mais proximal) avança mais verticalmente, e as fibras do vasto medial oblíquo (mais inferior) avançam mais horizontalmente (123). Embora o vasto medial, como um todo, seja um extensor do joelho, o vasto medial oblíquo é também um estabilizador medial da patela (165).

Foi observado na literatura que o vasto medial era seletivamente ativado nos últimos graus de extensão. Contudo, provou-se que isso não é verdade. Não há ativação seletiva dos músculos vastos mediais nos últimos graus de extensão, e os músculos quadríceps se contraem igualmente durante toda a amplitude de movimento (85).

O único músculo biarticular do grupo do quadríceps femoral, o reto femoral, não contribui significativamente para a força de extensão do joelho, a menos que a articulação do quadril esteja em uma posição favorável. Esse

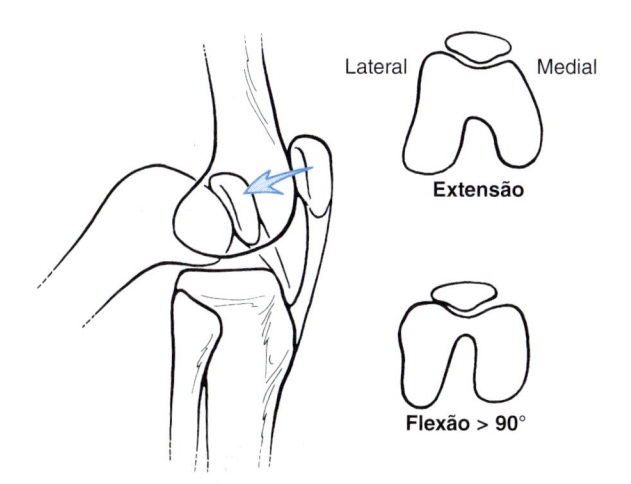

Lateral · Medial

Extensão

Flexão > 90°

FIGURA 6.25 Quando o joelho é flexionado, a patela se movimenta nos sentidos inferior e posterior ao longo de duas vezes o seu comprimento. Ela se assenta na incisura e é mantida no lugar pelo côndilo lateral do fêmur. Se o joelho continuar em flexão além dos 90°, a patela se deslocará lateralmente sobre o côndilo até cerca de 135° de flexão, havendo contato com a faceta ímpar.

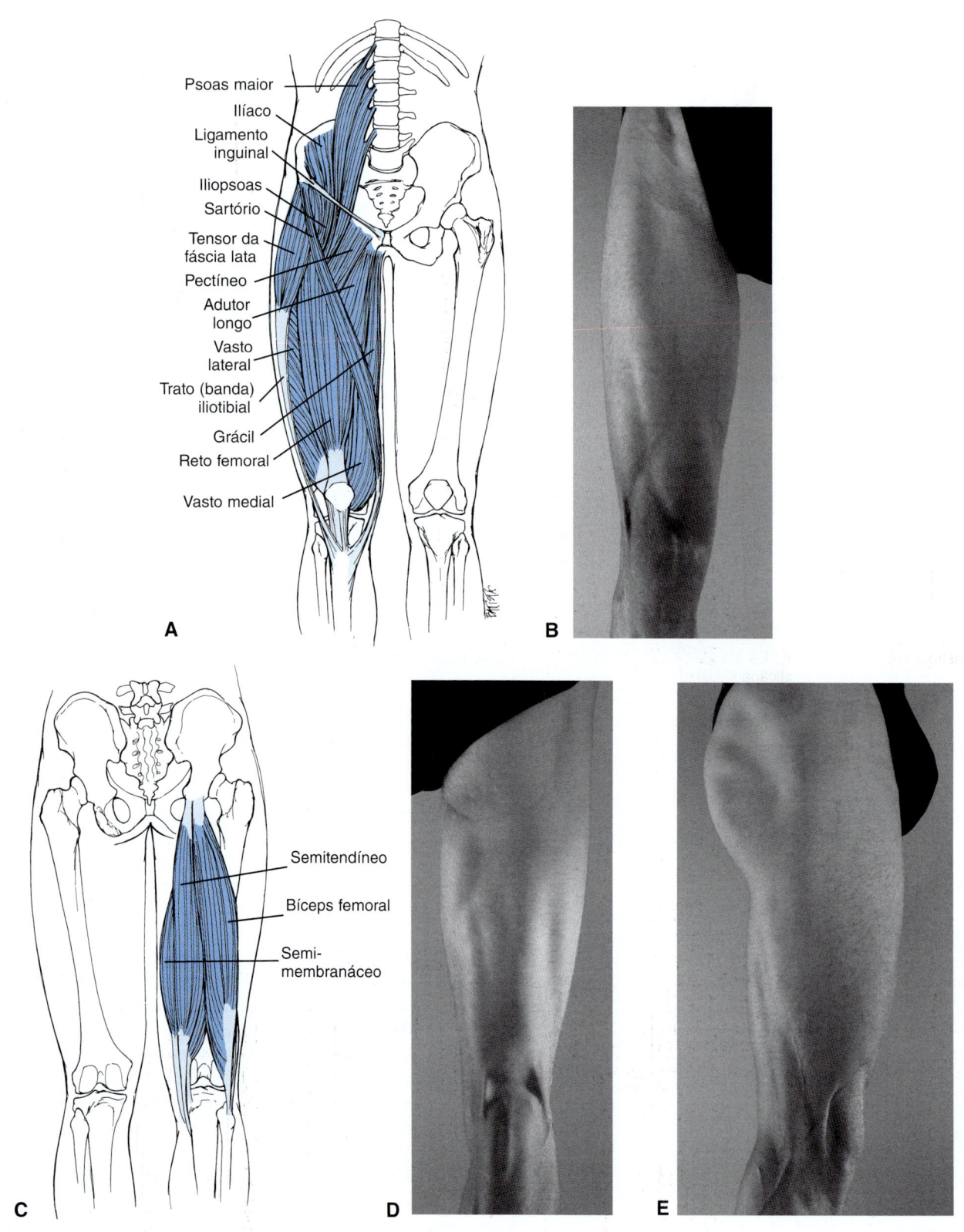

FIGURA 6.26 Músculos atuantes na articulação do joelho. Estão ilustrados os músculos do compartimento anterior da coxa (**A**) com sua correspondente anatomia superficial (**B**); os músculos do compartimento posterior da coxa (**C**) e sua anatomia superficial posterior (**D**) e lateral (**E**), e outros músculos de sustentação anteriores e posteriores (**F**).

(continua)

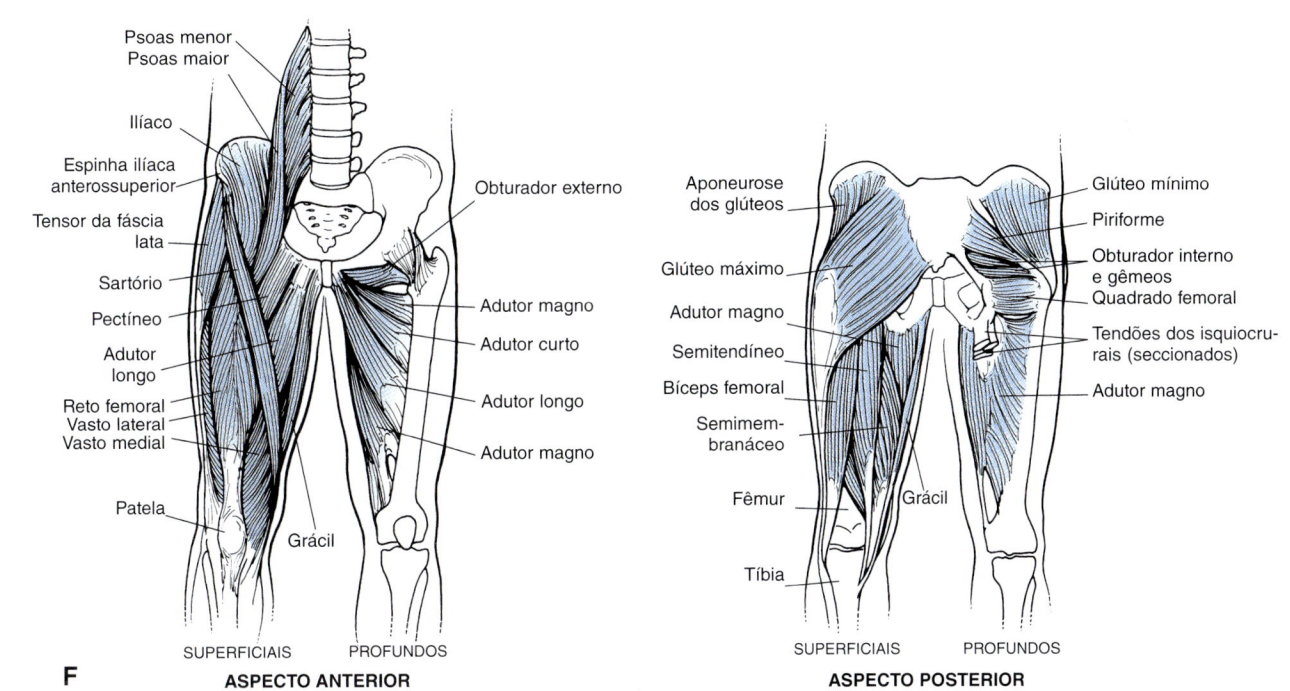

F ASPECTO ANTERIOR ASPECTO POSTERIOR

Músculo	Inserção	Inervação	Flexão	Extensão	Pronação	Supinação
Bíceps femoral	Túber isquiático ATÉ o côndilo lateral da tíbia, cabeça da fíbula	Parte tibial e fibular do nervo isquiático; L5, S1-S3	MP			MP
Gastrocnêmio	Côndilos medial e lateral do fêmur ATÉ o calcâneo	Nervo tibial; S1, S2	Aux.			
Grácil	Ramos inferiores do púbis ATÉ a tíbia medial (pé anserino)	Nervo obturatório anterior; L3, L4	Aux.		MP	
Poplíteo	Côndilo lateral do fêmur ATÉ a tíbia proximal	Nervo tibial	Aux.		MP	
Reto femoral	Espinha ilíaca anteroinferior ATÉ a patela, tuberosidade da tíbia	Nervo femoral; L2-L4		MP		
Sartório	Espinha ilíaca anterossuperior ATÉ a tíbia medial (pé anserino)	Nervo femoral; L2, L3	Aux.		MP	
Semimembranáceo	Túber isquiático ATÉ o côndilo medial da tíbia	Parte tibial do nervo isquiático; L5, S1, S2	MP		MP	
Semitendíneo	Túber isquiático ATÉ a tíbia medial (pé anserino)	Parte tibial do nervo isquiático; L4, S1, S2	MP		MP	
Vasto intermédio	Fêmur anterolateral ATÉ a patela, tuberosidade da tíbia	Nervo femoral; L2-L4		MP		
Vasto lateral	Linha intertrocantérica; linha áspera ATÉ a patela, tuberosidade da tíbia	Nervo femoral; L2-L4		MP		
Vasto medial	Linha áspera; linha trocantérica ATÉ a patela, tuberosidade da tíbia	Nervo femoral; L2-L4		MP		

FIGURA 6.26 (Continuação)

músculo é limitado como extensor do joelho se o quadril estiver flexionado, sendo facilitado como extensor do joelho se a articulação do quadril estiver estendida, alongando o reto femoral. Ao andar ou correr, o reto femoral contribui para a força de extensão na fase de elevação dos dedos, quando a coxa está estendida. Do mesmo modo, durante o chute, a atividade do reto femoral é maximizada na fase preparatória, quando a coxa é levada para trás em hiperextensão, com a perna em flexão.

A flexão da perna na articulação do joelho ocorre durante a fase de apoio, quando o corpo se abaixa na direção do solo; contudo, esse movimento para baixo é controlado pelos extensores, de modo que não ocorre curvamento do joelho. Os músculos flexores são muito ativos com o membro fora do solo, trabalhando com frequência para retardar uma perna que está se estendendo rapidamente.

O principal grupo muscular que contribui para a flexão do joelho é constituído pelos músculos isquiocrurais e consiste lateralmente do bíceps femoral e medialmente do semimembranáceo e do semitendíneo (ver Fig. 6.26). A ação dos músculos isquiocrurais pode ser bastante complexa, porque são músculos biarticulares que trabalham para estender o quadril. Os isquiocrurais trabalham com o LCA para opor resistência ao deslocamento da tíbia. Esses músculos também são rotadores da articulação do joelho, por causa de suas inserções nas laterais do joelho. Como flexores, os músculos isquiocrurais podem gerar a maior força a partir de uma posição de 90° de flexão (120).

A força de flexão diminui com a extensão, por causa de um ângulo agudo do tendão que reduz o ganho mecânico. Em completa extensão, a força de flexão fica reduzida em 50%, em comparação com a posição de 90° de flexão (120).

O músculo isquiocrural lateral, o bíceps femoral, possui duas cabeças que se conectam na região lateral do joelho e oferecem apoio lateral à articulação. O bíceps femoral também gera rotação lateral da perna.

O semimembranáceo reforça a cápsula posterior e medial. Na flexão, o músculo traciona posteriormente o menisco (165). Esse músculo isquiocrural medial também contribui para a realização de rotação medial na articulação. O outro músculo isquiocrural medial, o semitendíneo, faz parte da inserção muscular do **pé anserino** na superfície medial da tíbia. Esse é o flexor mais efetivo do grupo muscular do pé anserino, contribuindo com 47% para a força de flexão (165). O semitendíneo trabalha tanto com o LCA como com o LCT no apoio à articulação do joelho. Além disso, contribui para a geração de rotação medial.

Os músculos isquiocrurais operam com maior eficácia como flexores do joelho a partir de uma posição de flexão do quadril, aumentando o comprimento e a tensão no grupo muscular. Se os músculos isquiocrurais ficarem tensionados, oferecerão maior resistência à extensão da articulação do joelho pelo quadríceps femoral. Isso impõe maior carga de trabalho ao grupo muscular do quadríceps femoral.

Os dois músculos restantes do pé anserino, o sartório e o grácil, também contribuem, respectivamente, com 19 e 34% da força de flexão (120). O poplíteo é um flexor fraco que apoia o LCP em flexão profunda e que desloca posteriormente o menisco. Finalmente, o gastrocnêmio, um músculo biarticular, contribui para a flexão do joelho, especialmente quando o pé se encontra na posição neutra, ou de dorsiflexão.

A rotação medial da tíbia é promovida pelos músculos mediais: sartório, grácil, semitendíneo, semimembranáceo e poplíteo (veja a Fig. 6.26). A força de rotação medial é maior em 90° de flexão do joelho e diminui em 59% na extensão completa (124,125). A força de rotação medial pode ser aumentada em 50% se for precedida por 15° de rotação lateral. Dos três músculos do pé anserino, o sartório e o grácil são os rotadores mais efetivos, sendo responsáveis, respectivamente, por 34 e 40% da força do pé anserino na rotação (120). O semitendíneo contribui com 26% dessa força de rotação. O grupo muscular do pé anserino também contribui significativamente para a estabilização da parte medial do joelho. Apenas um músculo – o bíceps femoral – contribui significativamente para a geração da rotação lateral da tíbia. Tanto a rotação medial como a lateral são movimentos necessários associados com o funcionamento da articulação do joelho.

MOVIMENTOS COMBINADOS DO QUADRIL E DO JOELHO

Muitos movimentos do membro inferior dependem de ações coordenadas nas articulações do quadril e do joelho, e isso é complicado pelo número de músculos biarticulares que atravessam essas duas articulações. Faz-se necessária a coativação dos agonistas e antagonistas, tanto monoarticulares como biarticulares, para que seja gerado movimento com a direção e a força apropriadas. Essa coordenação é necessária para transições ininterruptas entre a extensão e a flexão. Exemplificando, durante a deambulação, é preciso que ocorra coativação do glúteo máximo (monoarticular) e do reto femoral (extensor do joelho) para que sejam geradas forças para a extensão simultânea do quadril e do joelho (143,162,171). Ressalte-se, ainda, que a coativação do iliopsoas e dos isquiocrurais facilita a flexão do joelho, pois neutraliza o movimento na articulação do quadril.

O posicionamento do quadril muda a eficácia dos músculos que atuam na articulação do joelho. Por exemplo, a mudança do ângulo do quadril tem efeito significativo no aumento do braço do momento do bíceps femoral. Ocorre o oposto para o reto femoral, que é mais influenciado por uma mudança no ângulo do joelho (163). A amplitude de movimento no joelho também se altera com uma mudança no posicionamento do quadril. Por exemplo, o joelho se flexiona ao longo de aproximadamente 145° com a coxa flexionada e 120° com a coxa hiperestendida (74). Essa diferença de amplitude se deve à relação entre comprimento e tensão no grupo dos músculos isquiocrurais.

FORÇA DOS MÚSCULOS DA ARTICULAÇÃO DO JOELHO

Comumente, os extensores na articulação do joelho são mais fortes que os flexores ao longo de toda a amplitude de movimento. O pico de força para a extensão é atingido entre 50° e 70° de flexão do joelho (115). A posição de força máxima varia com a velocidade do movimento. Por exemplo, se o movimento for lento, o pico de força para a extensão ocorrerá nos primeiros 20° da extensão do joelho, a partir da posição de 90° de flexão. A força de flexão é maior entre os primeiros 20° a 30° de flexão a partir da posição de extensão (126). Essa posição também se altera com a velocidade do movimento. Podem ser obtidos maiores torques de flexão do joelho se os quadris estiverem flexionados, pois isso melhora a relação entre comprimento e tensão dos músculos isquiocrurais.

Na medicina esportiva, é bastante comum avaliar a força isocinética do quadríceps femoral e dos músculos isquiocrurais para elaborar uma relação isquiocrurais-quadríceps. Uma relação geralmente aceitável é de 0,5, tendo os isquiocrurais pelo menos metade da força do quadríceps femoral. Sugeriu-se que qualquer coisa abaixo dessa relação indicaria um desequilíbrio de forças entre o quadríceps femoral e os músculos isquiocrurais, predisponente à ocorrência de lesão. Deve-se ter cautela ao utilizar essa relação, pois ela se aplica apenas a velocidades lentas em testes isocinéticos.

Em testes de maior velocidade, quando os membros se movem em 200° a 300° por segundo, a relação se aproxima de 1, porque a eficiência do quadríceps femoral se reduz em velocidades maiores. Mesmo no nível de um teste isométrico, a relação isquiocrurais-quadríceps é de 0,7. Portanto, uma relação de 0,5 entre os músculos isquiocrurais e o quadríceps femoral não seria aceitável em velocidades rápidas, indicando um desequilíbrio de força entre os dois grupos, enquanto em velocidades mais lentas isso não ocorreria (110).

Os torques em rotação medial e lateral são, ambos, maiores com o joelho flexionado em 90°, porque nessa posição pode ser obtida maior amplitude de movimento de rotação. A força da rotação medial aumentará em 50% a partir dos 45° e até 90° de flexão do joelho (125). A posição da articulação do quadril também influenciará o torque em rotação medial, e a maior força ocorrerá em 120° de flexão do quadril. Nesse ponto, o grácil e os isquiocrurais atingem sua máxima eficiência (124). Em baixos ângulos de flexão do quadril e na posição neutra, o sartório é o rotador lateral mais efetivo. Picos de torque para a rotação ocorrem nos primeiros 5° a 10° de rotação. O torque em rotação medial é maior que o torque em rotação lateral (125).

CONDICIONAMENTO DOS MÚSCULOS DA ARTICULAÇÃO DO JOELHO

É fácil exercitar os extensores da perna, porque esses músculos geralmente são utilizados tanto para abaixar como para levantar o corpo. A Figura 6.27 apresenta exemplos de exercícios de alongamento e fortalecimento para os extensores. O agachamento é utilizado para fortalecer o quadríceps femoral. Quando a pessoa se abaixa, na execução de um agachamento, a força que passa pela articulação, direcionada no sentido vertical na posição em pé, fica parcialmente direcionada no sentido transversal à articulação, o que cria uma força de cisalhamento. Essa força de cisalhamento aumenta com o aumento da flexão do joelho. Portanto, em uma posição de agachamento profundo, a maior parte da força compressiva original está direcionada posteriormente, criando uma força de cisalhamento. Com os ligamentos e músculos incapazes de oferecer muita proteção na direção posterior em uma posição de agachamento completo, esta passa a ser considerada uma posição vulnerável. Essa posição de flexão máxima do joelho é contraindicada para quem está começando a levantar peso ou para o levantador sem condicionamento.

É mais provável que um levantador de peso experiente e condicionado, que possui uma musculatura forte e usa boa

técnica na parte mais baixa do levantamento, evite qualquer lesão ao assumir essa posição. Boa técnica envolve controle sobre a velocidade da descida e um posicionamento adequado dos segmentos. Exemplificando, se o tronco estiver em demasiada flexão, a região lombar ficará excessivamente carregada, os músculos isquiocrurais realizarão a maior parte do trabalho e o quadríceps femoral, uma parte menor, concentrando o controle no lado posterior.

O grupo do quadríceps femoral também pode ser exercitado em uma atividade em cadeia aberta como, por exemplo, em um aparelho de extensão de perna. Começando com 90° de flexão, pode-se exercer força considerável, pois os músculos do grupo do quadríceps femoral são muito eficientes ao longo das partes iniciais da ação de extensão. Nas proximidades da extensão completa, os músculos do grupo do quadríceps femoral perdem a eficiência e precisam exercer maior força para que a mesma carga seja movimentada. Assim, a atividade do quadríceps na extensão da perna em cadeia aberta é mais intensa nas proximidades da extensão completa do movimento, mas há mais atividade no quadríceps próximo da flexão completa, no final do agachamento (48).

O exercício de extensão terminal é bom para indivíduos com dor patelar, porque os músculos do grupo do quadríceps femoral estarão trabalhando muito com mínima força de compressão patelofemoral. Mas esse exercício deve ser evitado no início da reabilitação de uma lesão do LCA, pois a força de cisalhamento anterior é muito grande nessa posição. Para que seja minimizada a tensão incidente do LCA não se deve prescrever exercício de extensão do joelho em qualquer ângulo inferior a 64° (168). A coativação pelos isquiocrurais aumenta à medida que o joelho chega à extensão completa, o que também minimiza a tensão no LCA, por impedir um deslocamento anterior (40). Contudo, qualquer exercício de extensão do joelho para indivíduos com lesões do LCA deve ser realizado a partir de uma posição de considerável flexão do joelho. Ressalte-se, ainda, que o exercício de extensão final não exercita seletivamente o quadríceps medial mais do que exercita o quadríceps lateral (44).

Os flexores do joelho não são ativamente recrutados no desempenho de uma ação de flexão a favor da gravidade, porque os músculos do grupo do quadríceps femoral controlam a ação de flexão por meio de atividade muscular excêntrica. Felizmente, além de flexores da articulação do joelho, os músculos isquiocrurais também são extensores do quadril. Assim, esses músculos estão ativos durante um exercício de agachamento, em virtude de sua influência no quadril, pois a flexão do quadril durante o abaixamento é controlada pelos extensores do quadril excentricamente. O agachamento gera o dobro de atividade nos isquiocrurais em comparação com a flexão dos joelhos no aparelho de *leg press* (48). Se não fosse pelo papel dos isquiocrurais como extensores do quadril, esse grupo muscular seria consideravelmente mais fraco que o quadríceps femoral.

Os flexores do joelho são isolados e exercitados mais apropriadamente em uma posição sentada, usando-se um

Grupo muscular	Exemplo de exercício de alongamento	Exemplo de exercício de fortalecimento	Outros exercícios
Flexores do joelho	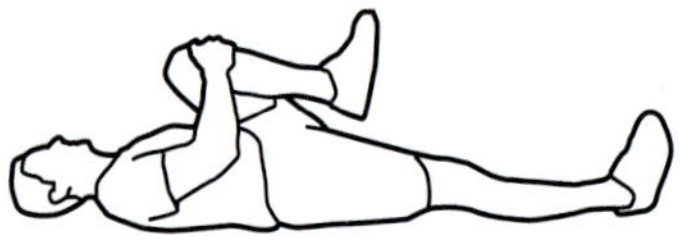 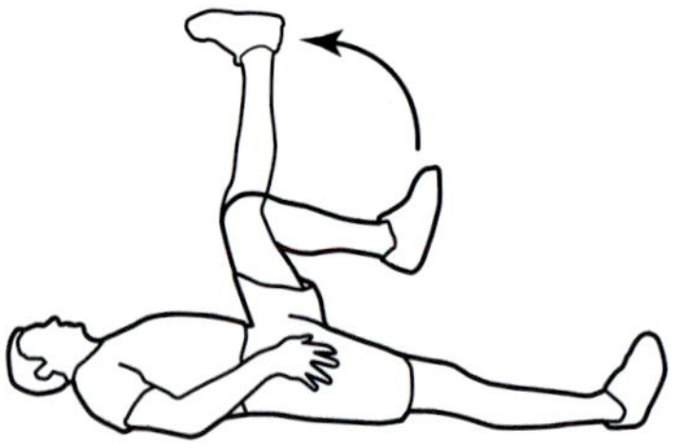 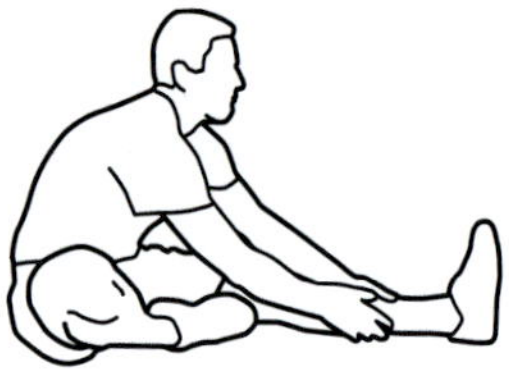	Flexão das pernas 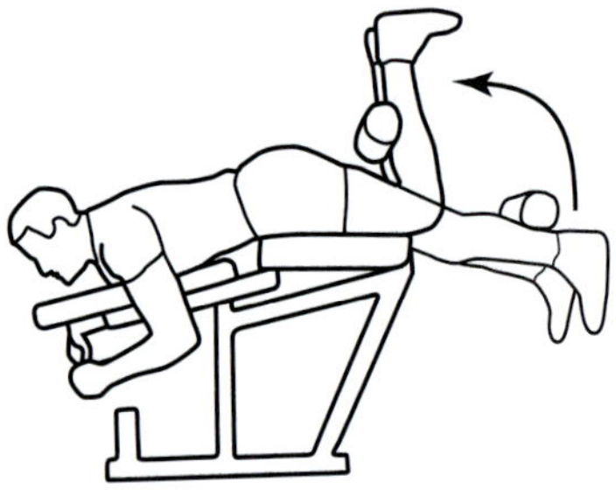	Flexão com bola suíça Agachamentos
Extensores do joelho	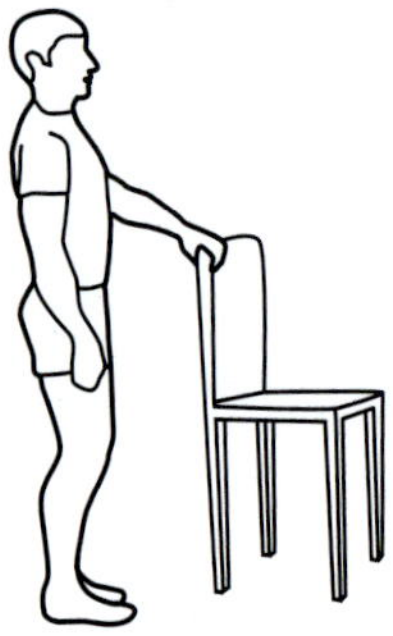 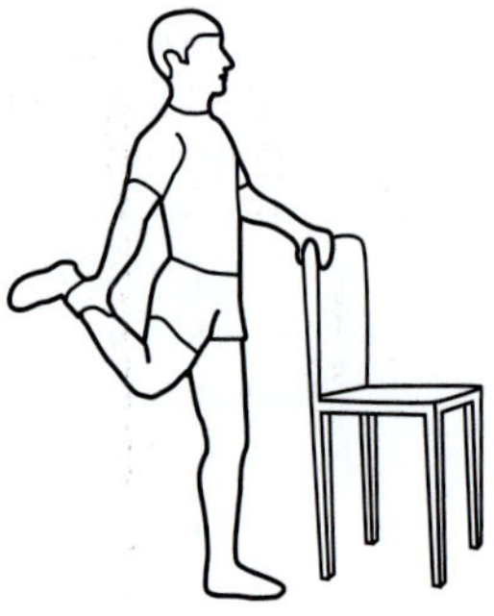	Extensão das pernas 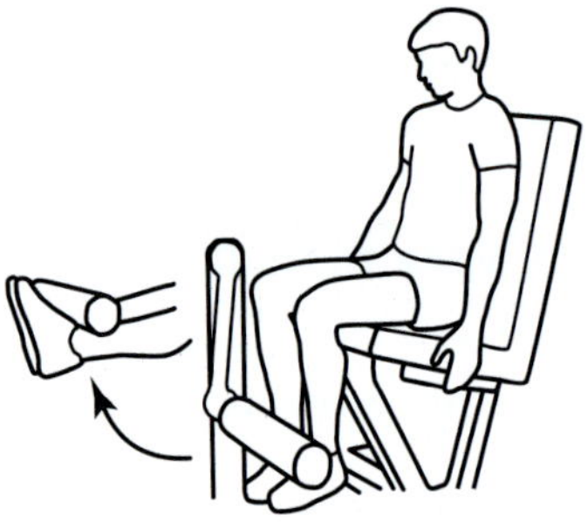 Agachamento 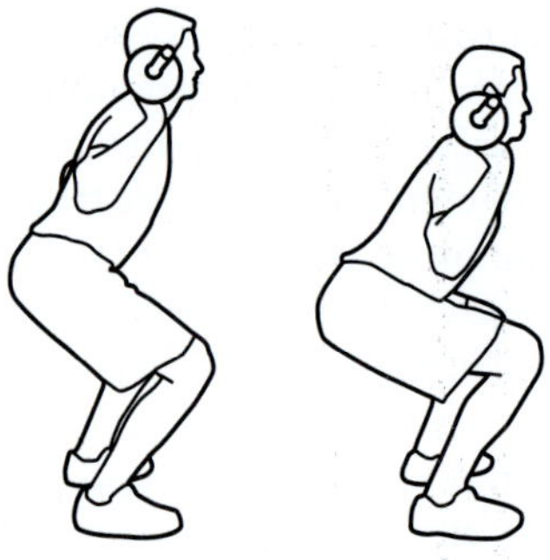	Flexão dos joelhos no aparelho de *leg press* Afundo

FIGURA 6.27   Exemplos de exercícios de alongamento e fortalecimento para grupos musculares selecionados.

aparelho de flexão para pernas. A posição sentada coloca o quadril em flexão, o que otimiza seu desempenho. Os flexores do joelho, especialmente os isquiocrurais e os músculos do pé anserino, são importantes para a estabilidade do joelho, pois controlam grande parte da rotação nessa região. Como dito anteriormente neste capítulo, os isquiocrurais devem ter metade da força do grupo do quadríceps femoral para baixas velocidades e ser tão fortes como o quadríceps femoral em velocidades rápidas. Também é importante manter a flexibilidade nos isquiocrurais porque, se esses músculos ficarem retraídos, os músculos do grupo do quadríceps femoral terão que trabalhar mais intensamente e a pelve irá desenvolver postura e funcionamento irregulares.

Como os rotadores do joelho são todos músculos flexores, serão exercitados juntamente com os movimentos de flexão. Se os rotadores tiverem que ser seletivamente alongados ou fortalecidos durante a realização da rotação, a melhor prática é fazer o exercício a partir de uma posição sentada com o joelho flexionado em 90° e os rotadores em uma posição de eficácia máxima. O posicionamento dos dedos dos pés voltados para dentro causa contração dos rotadores internos e alonga os rotadores externos. Podem ser adicionados diferentes níveis de resistência a esse exercício por meio do uso de faixas elásticas ou cabos.

Ainda prossegue a discussão sobre o uso de exercícios em cadeia fechada *versus* exercícios em cadeia aberta para reabilitação depois do reparo do LCA na articulação do joelho. Alguns cirurgiões e fisioterapeutas defendem o uso exclusivo de exercícios em cadeia fechada (28), pois foi demonstrado que eles geram força de cisalhamento posterior significativamente menor em todos os ângulos, e força de cisalhamento anterior menor na maioria dos ângulos (90). Isso ocorre por causa das cargas compressivas mais altas e da coativação muscular. Recentemente, foram publicadas evidências em favor da inclusão de exercícios em cadeia aberta em um protocolo de reabilitação do LCA (15). Foi demonstrado que exercícios de extensão do joelho em ângulos de 60°a 90° são muito eficientes para o isolamento do quadríceps, não influenciando negativamente a cicatrização do enxerto de LCA (50). Estudos demonstraram que a translação tibial anterior é menor nos exercícios em cadeia fechada (80), favorecendo seu uso. Entretanto, em outros estudos, foi demonstrado que as tensões máximas no LCA são similares, tanto nos exercícios em cadeia aberta como em cadeia fechada (16), favorecendo a inclusão dos dois tipos de exercício no protocolo de reabilitação.

Os exercícios de extensão para indivíduos com dor patelofemoral também variam entre cadeia fechada e cadeia aberta. Na extensão do joelho em cadeia aberta, a força patelofemoral aumenta com a extensão, com maior força do quadríceps de 90° a 25° de flexão do joelho (44). Em um agachamento em cadeia fechada, ocorre o oposto: a força patelofemoral se iguala a zero em extensão completa, aumentando com os aumentos na flexão do joelho e sob carga (14).

POTENCIAL DE LESÃO NA ARTICULAÇÃO DO JOELHO

A articulação do joelho é uma área frequentemente lesionada do corpo, dependendo do esporte, e responsável por 25 a 70% das lesões registradas. Em um estudo de 10 anos sobre lesões em joelhos de atletas, no qual foram documentadas 7.769 lesões relacionadas à articulação do joelho, a maioria delas ocorreu em homens e na faixa etária de 20 a 29 anos (93). As atividades associadas à maioria das lesões eram futebol e esqui.

Frequentemente, a causa de uma lesão no joelho pode estar relacionada ao mau condicionamento ou treinamento ou a um problema de alinhamento no membro inferior. Lesões no joelho têm sido atribuídas a desvios em varo ou valgo da parte posterior ou anterior do pé, a varo ou valgo tibial ou femoral, a diferenças no comprimento dos membros, deficiência de flexibilidade, desequilíbrios de força entre agonistas e antagonistas e a técnica ou treinamento inadequados.

Diversas lesões no joelho estão associadas à prática da corrida ou do *jogging*, porque o joelho e o membro inferior ficam submetidos a uma força equivalente a cerca de três vezes o peso corporal em cada contato do pé. Fica evidente que, se são feitos 930 contatos por quilômetro de corrida, será grande a possibilidade de lesão.

As lesões traumáticas no joelho geralmente envolvem os ligamentos. Os ligamentos são lesionados como resultado da aplicação de uma força causadora de uma ação de torção do joelho. Comumente, superfícies com alto índice de fricção ou superfícies desiguais estão associadas ao aumento de lesões ligamentares. É provável que qualquer movimento que fixe o pé enquanto o corpo continua a se movimentar para a frente, como ocorre com frequência na prática do esqui, cause entorse ou ruptura ligamentar. De modo geral, qualquer giro sobre um membro que esteja sustentando peso deixa o joelho vulnerável a lesão ligamentar.

O LCA é o local mais comum de lesões ligamentares, que geralmente são causadas por uma ação de torção enquanto o joelho é flexionado, colocado em rotação medial e em uma posição em valgo enquanto sustenta o peso. Esse ligamento também pode ser lesionado com hiperextensão forçada do joelho. Se o tronco e a coxa realizarem rotação sobre um membro inferior em uma situação de sustentação do peso, o LCA poderá sofrer entorse ou ruptura porque o c{ô}ndilo lateral do fêmur se movimenta posteriormente em rotação lateral (60). O quadríceps também pode ser responsável pelo entorse do LCA, ao promover deslocamento anterior da tíbia durante o controle excêntrico do movimento do joelho em uma situação em que a coativação dos isquiocrurais esteja limitada (32). Se os isquiocrurais estiverem em cocontração, resistirão à translação anterior da tíbia. Exemplos de situações nas quais esse ligamento frequentemente sofre lesão são esquiadores que prendem a borda do esqui, um jogador de futebol americano que é bloqueado pela lateral, um jogador de basquete ao aterrissar desequilibrado após um salto para a cesta e ginastas quando aterrissam em desequilíbrio ao terminar o exercício em aparelhos (124).

A perda do LCA cria frouxidão em valgo e instabilidade uniplanar ou rotatória (30). Comumente, a instabilidade planar é anterior, enquanto as instabilidades rotatórias podem ocorrer em diversas direções, dependendo das outras estruturas lesionadas (22). A instabilidade criada por um LCA pouco eficiente ou ausente implicará em maior tensão sobre os estabilizadores secundários do joelho, isto é, a cápsula, os ligamentos colaterais e o trato iliotibial. Ocorre uma deficiência concomitante na musculatura do quadríceps femoral. A longo prazo, frequentemente, os "efeitos colaterais" da lesão do LCA são mais debilitantes.

A lesão do LCP é menos comum que a do LCA. O LCP sofre lesão quando se recebe um golpe anterior ao joelho flexionado ou hiperestendido ou ao forçar o joelho em rotação lateral quando essa articulação está flexionada e suportando peso. A colisão da tíbia contra o painel do carro em um acidente automobilístico, ou a queda sobre um joelho dobrado em um jogo de futebol ou de futebol americano, também pode lesionar o LCP. Essa lesão resulta em instabilidade planar anterior ou posterior.

Os ligamentos colaterais (situados lateralmente) são lesionados ao receberem uma força aplicada ao lado da articulação. O LCT, rompido em uma aplicação de força na direção do lado medial da articulação, também pode sofrer entorse ou ruptura com uma rotação lateral violenta ou varo tibial (35,150). Tipicamente, o LCT é lesionado quando o pé está fixo e em ligeira flexão. A mudança de direção, com o indivíduo se afastando do membro de apoio como, por exemplo, ao correr as bases em uma partida de beisebol, é um evento comum capaz de causar lesão do LCT. Habitualmente, o LCT fica lesionado na extremidade proximal, resultando em sensibilidade no lado femoral da articulação do joelho.

O LCF é lesionado ao receber o golpe lateral que é comumente aplicado quando o pé está fixo e o joelho se encontra em ligeira flexão (35). A lesão do LCT e do LCF acarreta instabilidade planar medial e lateral, respectivamente. Uma força em varo ou em valgo significativa pode também ser causadora de uma **epifisite femoral distal**, quando os ligamentos colaterais tracionam vigorosamente em seus locais de inserção (83).

Lesões dos meniscos ocorrem de forma muito parecida com as lesões de ligamentos. Os meniscos podem ser rompidos por meio de uma compressão associada a uma ação de torção em uma posição de sustentação de peso. Essas estruturas também podem sofrer ruptura durante um chute ou em outras ações envolvendo extensão violenta. A ruptura do menisco por compressão é resultado do desgaste por atrito do fêmur na tíbia e da laceração dos meniscos. Uma ruptura do menisco em um movimento rápido de extensão é resultado do aprisionamento e da laceração do menisco quando o fêmur se desloca rapidamente para a frente sobre a tíbia.

Geralmente, ocorrem rupturas do menisco medial durante movimentos que incorporam valgo, flexão do joelho e rotação lateral no membro apoiado, ou quando o joelho está hiperflexionado (147). A ruptura do menisco lateral foi associada a um movimento axial forçado na posição de flexão; a um movimento lateral forçado com impacto no joelho em extensão; a um movimento rotacional vigoroso; a um movimento incorporando varo, flexão e rotação medial do membro de apoio; e à posição de hiperflexão (147).

Muitas lesões do joelho são decorrentes de forças menos traumáticas e sem ocorrência de contato. Distensões musculares no grupo do quadríceps femoral ou dos isquiocrurais ocorrem com frequência. Comumente, a distensão no grupo do quadríceps femoral envolve o reto femoral, pois esse músculo pode ser colocado em uma posição de grande alongamento, com hiperextensão do quadril e flexão do joelho. O músculo geralmente é lesionado na ação de chutar, especialmente se o chute for mal sincronizado. Em geral, distensões dos músculos isquiocrurais estão associadas a pouca flexibilidade nesse grupo muscular ou a um quadríceps femoral mais forte que traciona os isquiocrurais em uma posição de alongamento. Uma corrida de velocidade, quando o corredor não está em condição de lidar com as tensões impostas por essa prática, pode levar à distensão dos músculos isquiocrurais.

Na região lateral do joelho, situa-se o trato iliotibial, que frequentemente fica irritado ao se movimentar sobre o epicôndilo lateral do fêmur em flexão e extensão. A síndrome do trato iliotibial é observada em indivíduos que correm em estradas com a superfície curva, afetando especificamente o membro no lado mais baixo da estrada. Essa síndrome também foi identificada em indivíduos que correm mais de 8 quilômetros por sessão, na subida e descida de escadas e em corridas em declives, e em indivíduos com alinhamento em varo no membro inferior (57). Dor na parte medial do joelho pode estar associada a muitas estruturas como tendinite da inserção dos músculos do pé anserino e irritação das bolsas parapatelar, do pé anserino ou do semimembranáceo (57).

É provável que a dor na parte posterior do joelho esteja associada à tendinite do poplíteo, que causa dor lateral posterior. Frequentemente, essa dor ocorre em atividades de corrida em aclives. A dor posterior pode também estar associada a distensão ou tendinite da inserção do músculo gastrocnêmio ou a um acúmulo de líquido nas bolsas, o chamado cisto de Baker ou cisto poplíteo.

Dor na parte anterior do joelho está presente na maioria das lesões por uso excessivo dessa articulação, especialmente em mulheres. **Síndrome da dor patelofemoral** é a dor localizada em torno da patela, frequentemente observada em indivíduos que exibem alinhamento em valgo ou anteversão femoral no membro (34). A dor patelofemoral é agravada pela descida de colinas ou escadas, ou pelo agachamento.

A tensão incidente na patela está associada ao ângulo Q maior, capaz de aumentar a tensão nessa estrutura. A lesão patelar pode ser causada por um trajeto anormal da estrutura, que, além do maior ângulo Q, pode ser resultante de uma perna curta funcional, músculos isquiocrurais retraídos, gastrocnêmio retraído, um tendão patelar longo (conhecido como **patela alta**), um tendão patelar curto (conhecido como **patela baixa**), trato iliotibial ou retináculo lateral retraído ou pronação excessiva no pé. Músculos abdutores do quadril fracos podem permitir movimento excessivo da pelve no plano frontal e provocar uma marcha característica chamada marcha de Trendelenburg (Fig. 6.28). Essa condição, bem como as compensações associadas a ela, pode afetar o ângulo Q e o trajeto da patela, e isso pode estar associado com pronação excessiva.

Algumas síndromes de dor patelofemoral estão associadas à destruição cartilaginosa, em que a cartilagem por baixo da patela torna-se mole e fibrilada. Essa condição é conhecida como **condromalacia patelar**. Dor patelar semelhante àquela da síndrome da dor patelar ou condromalacia patelar é também observada em casos de retinaculite medial, em que o retináculo medial fica irritado durante a corrida (165).

Uma patela subluxada ou luxada é comum em indivíduos com fatores predisponentes. Esses fatores são: patela alta, frouxidão ligamentar, um ângulo Q pequeno com patela voltada para fora, torção tibial externa e um coxim adiposo hipertrofiado com patela alta (165). A luxação da patela pode ser congênita. Ela ocorre em flexão, como resultado de um mecanismo defeituoso de extensão do joelho.

O local de inserção do quadríceps femoral na tíbia, na tuberosidade da tíbia, é também um local de lesão e de ocorrência de dor anterior. A força tensiva do quadríceps femoral pode acarretar tendinite nesse local de inserção. Isso é observado geralmente em atletas que praticam saltos vigorosos, como no voleibol, basquetebol e atletismo

(105). Em crianças e adolescentes com 8 a 15 anos de idade, pode ocorrer uma epifisite da tuberosidade da tíbia. Essa lesão é chamada **doença de Osgood-Schlatter**. Trata-se de uma fratura por avulsão da tuberosidade da tíbia em processo de crescimento que também pode causar avulsão da epífise. No local, podem ocorrer formações de crescimento ósseo. A causa desses dois distúrbios é o uso excessivo do mecanismo extensor (105).

O uso excessivo do mecanismo extensor pode também causar irritação da plica. A lesão da plica pode também ser decorrente de um golpe direto, de uma força rotacional em valgo aplicada ao joelho ou de debilidade no vasto medial oblíquo. Com a lesão, a plica torna-se espessa, inelástica e fibrosa, o que dificulta a posição sentada por longos períodos e causa dor na parte superior do joelho (19). Em casos de lesão da plica, a patela medial pode estalar e não se mover durante movimentos de flexão e extensão.

Tornozelo e pé

O pé e o tornozelo compõem uma estrutura anatômica complexa que consiste em 26 ossos de formas irregulares, 30 articulações sinoviais, mais de 100 ligamentos e 30 músculos atuantes nos segmentos. Todas essas articulações precisam interagir harmoniosamente e em conjunto para que sejam realizados movimentos suaves. A maior parte dos movimentos no pé ocorre em três das articulações sinoviais: talocrural, talocalcânea e transversa do tarso (102). O pé se movimenta em três planos, e a maior parte do movimento ocorre em sua parte posterior (retropé).

O pé contribui significativamente para o funcionamento do membro inferior inteiro. Ele suporta o peso do corpo tanto na posição ereta como durante a locomoção. Durante o contato, o pé precisa funcionar como um adaptador flexível para superfícies irregulares. Além disso, durante o contato com o solo, ele funciona absorvendo choques e atenuando as grandes forças resultantes do contato com o solo. No final da fase de apoio, ele precisa funcionar como uma alavanca rígida para que seja obtida uma propulsão efetiva. Finalmente, quando o pé está fixo durante a fase de apoio, precisa absorver a rotação do membro inferior. Essas funções ocorrem, todas, durante uma cadeia cinética fechada, enquanto recebe forças de atrito e de reação do solo ou de outra superfície (102).

O pé pode ser dividido em três regiões (Fig. 6.29): retropé (i. e., a parte proximal do pé), formado pelo tálus e pelo calcâneo; médio pé (i. e., o corpo do pé), que é formado pelo navicular, pelos cuneiformes e pelo cuboide; e antepé (i. e, a parte distal do pé), formado pelos metatarsais e falanges. Essas estruturas estão ilustradas na Figura 6.30.

ARTICULAÇÃO TALOCRURAL

A articulação proximal do pé é a **articulação talocrural**, ou articulação do tornozelo (Fig. 6.30). Trata-se de uma articulação em gínglimo uniaxial formada pela tíbia e pela

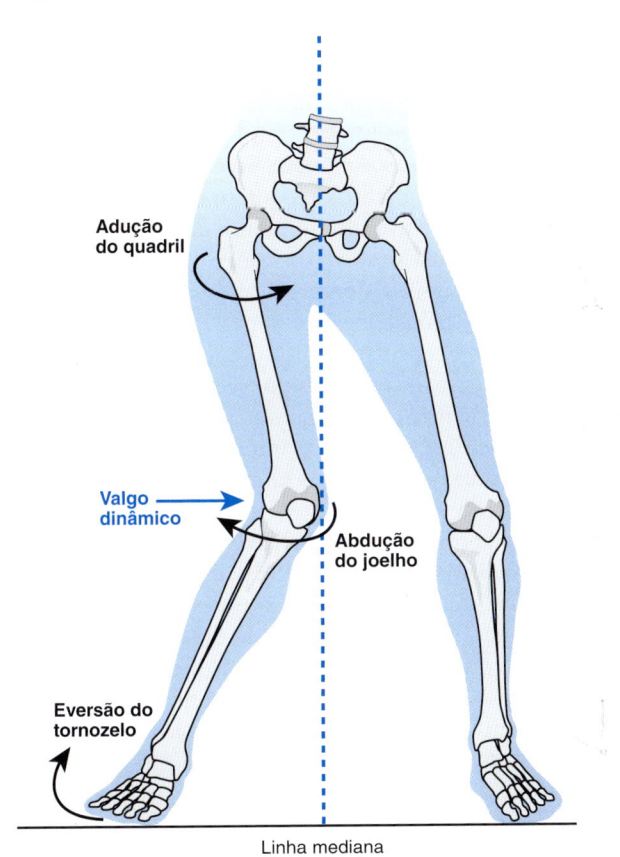

FIGURA 6.28 Abdutores do quadril fracos podem provocar a queda do quadril quando a perna contralateral é levantada. A adução e a rotação medial do quadril resultantes geram um padrão de marcha característico que pode resultar em um trajeto patelar insatisfatório e em pronação excessiva.

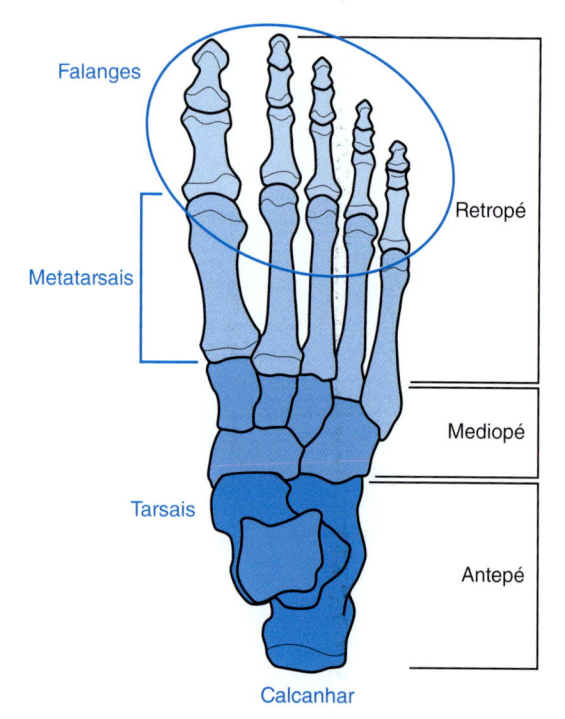

FIGURA 6.29 Divisão do pé em regiões funcionais.

fíbula (**articulação tibiofibular**) e pela tíbia e pelo tálus (**articulação tibiotalar**). Essa articulação tem por objetivo criar mais estabilidade em vez de mobilidade. O tornozelo fica estável quando grandes forças são absorvidas pelo membro, em uma parada e em um giro, ou em muitos dos movimentos do membro inferior realizados diariamente. Contudo, se alguma das estruturas anatômicas de apoio em torno da articulação talocrural vier a sofrer lesão, essa articulação poderá se tornar muito instável (60).

A tíbia e a fíbula formam uma depressão profunda para a tróclea do tálus, o que cria um encaixe. A face medial do encaixe é a parte interior do maléolo medial, uma projeção da extremidade distal da tíbia. Na face lateral, situa-se a superfície interna do maléolo lateral, uma projeção distal na fíbula. O maléolo lateral se projeta mais inferiormente que o maléolo medial, protegendo os ligamentos mediais do tornozelo. O maléolo lateral também funciona como anteparo contra qualquer deslocamento lateral. Tendo em vista que o maléolo lateral se projeta mais inferiormente, essa estrutura também está mais sujeita a sofrer fratura com um **entorse** por **inversão** do tornozelo lateral.

A tíbia e fíbula se encaixam de forma ajustada sobre a tróclea do tálus, um osso mais largo anteriormente que posteriormente (74). A diferença em largura do tálus possibilita certa abdução e adução do pé. A posição de máximo contato para o tornozelo é a de dorsiflexão, quando o tálus está inserido em seu ponto mais largo.

O tornozelo possui excelente apoio ligamentar em suas faces medial e lateral. A localização e ações dos ligamentos estão apresentadas na Figura 6.31. Os ligamentos que circundam o tornozelo limitam a flexão plantar e a dorsiflexão, o movimento anterior e posterior do pé, a incli-

nação do tálus, bem como a inversão e a eversão (155). Cada um dos ligamentos laterais desempenha um papel específico na estabilização do tornozelo, dependendo da posição do pé (63).

A estabilidade do tornozelo depende da orientação dos ligamentos, do tipo de carga incidente e da posição do tornozelo no momento da aplicação da carga. A face lateral da articulação talocrural tem maior propensão para lesões, e nessa região ocorrem 85% das entorses de tornozelo (155).

O eixo de rotação para a articulação talocrural é uma linha entre os dois maléolos, que avança obliquamente à tíbia e não se alinha com o corpo (33). Ocorre dorsiflexão na articulação talocrural quando o pé se movimenta na direção da perna (p. ex., quando os dedos e o antepé são levantados do solo) ou quando a perna se movimenta na direção do pé (p. ex., quando nos abaixamos com o pé apoiado no solo). Essas ações estão ilustradas na Figura 6.32.

ARTICULAÇÃO TALOCALCÂNEA

Movimentando-se distalmente desde a articulação talocrural, está situada a articulação talocalcânea, que consiste na articulação entre o tálus e o calcâneo. Todas as articulações do pé, inclusive a articulação talocalcânea, estão ilustradas na Figura 6.30. O tálus e o calcâneo são os maiores dentre os ossos de sustentação do peso no pé, formando sua parte posterior. O tálus liga a tíbia e a fíbula ao pé e é chamado "pedra angular" do pé. Nenhum músculo se fixa ao tálus. O calcâneo fornece um braço do momento para o tendão do calcâneo e precisa acomodar cargas elevadas de impacto no momento do contato inicial do pé, além de grandes forças tensivas dos músculos gastrocnêmio e sóleo.

O tálus articula-se com o calcâneo em três locais – anterior, posterior e medialmente – onde a superfície convexa do tálus se encaixa com uma superfície côncava existente no calcâneo. A articulação talocalcânea é apoiada por cinco ligamentos curtos e potentes que resistem às intensas pressões nos movimentos do membro inferior. A localização e ação desses ligamentos são apresentadas na Figura 6.31. Os ligamentos que apoiam o tálus limitam os movimentos da articulação talocalcânea.

O eixo de rotação para a articulação talocalcânea avança obliquamente desde a superfície plantar posterolateral até a superfície dorsal anteromedial do tálus (Fig. 6.33). Ele está inclinado verticalmente, 41° a 45° com relação ao eixo horizontal no plano sagital e, no plano frontal, a inclinação é de 16° a 23° medialmente com relação ao eixo longitudinal da tíbia (151). Considerando-se que o eixo da articulação talocalcânea é oblíquo ao longo dos planos sagital, frontal e transverso do pé, pode ocorrer movimento triplanar.

Os movimentos triplanares na articulação talocalcânea são chamados *pronação* e *supinação*. A pronação, que ocorre em um sistema de cadeia aberta com o pé fora do solo, consiste em eversão, abdução e dorsiflexão do calcanhar (145). **Eversão** é o movimento, no plano frontal,

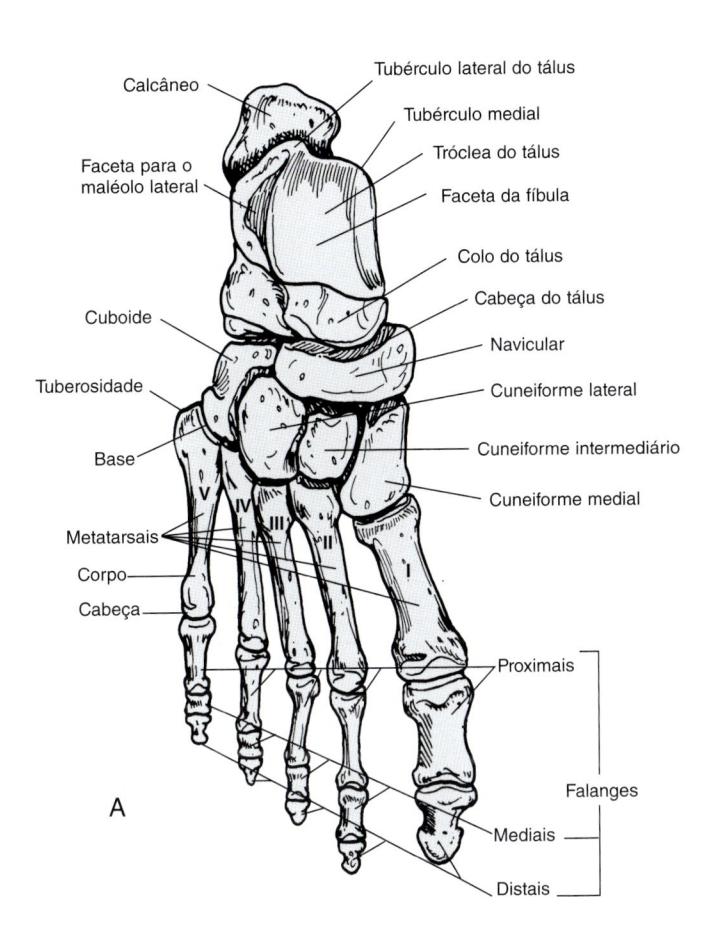

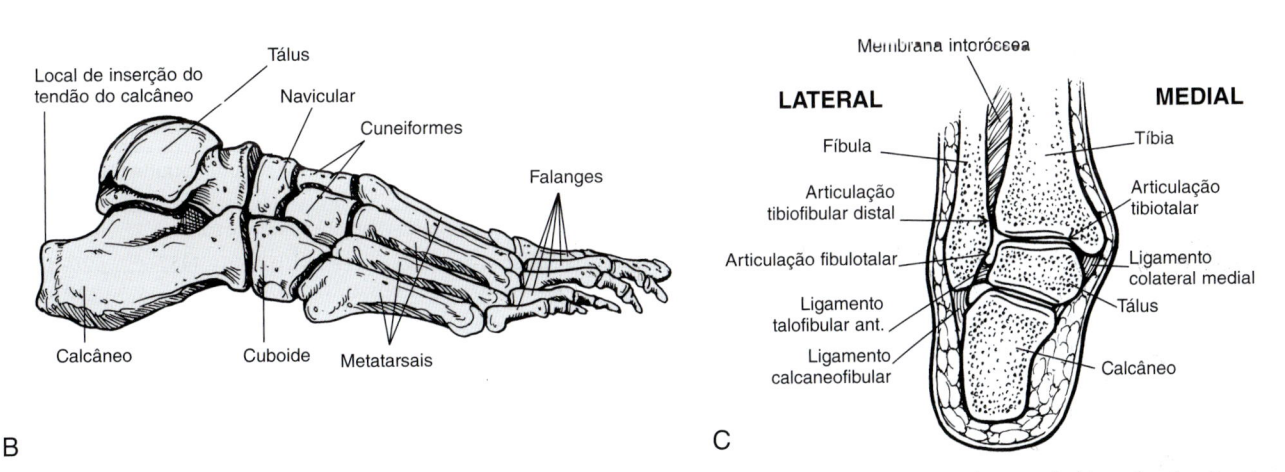

FIGURA 6.30 Trinta articulações no pé funcionam de maneira combinada para produzir os movimentos do retropé, do mediopé e do antepé. As articulações talocalcânea e transversa do tarso contribuem para a pronação e a supinação. As articulações intertarsais, tarsometatarsais, metatarsofalângicas e interfalângicas contribuem para os movimentos do antepé e dos dedos. As articulações estão ilustradas em suas vistas superior (**A**), lateral (**B**) e posterior (**C**).

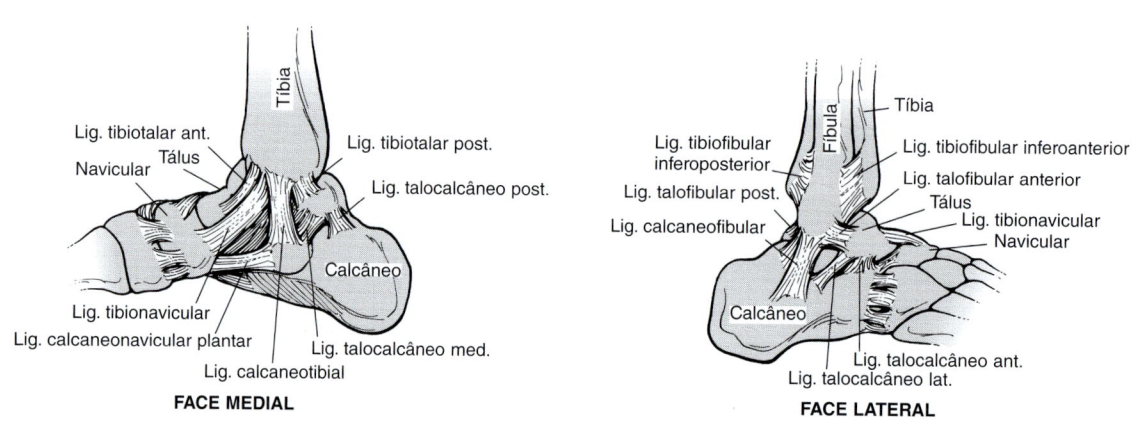

FACE MEDIAL   FACE LATERAL

Ligamento	Inserção	Ação
Talofibular anterior	Maléolo lateral ATÉ o colo do tálus	Limita o deslocamento anterior do pé ou a inclinação talar; limita a flexão plantar e a inversão
Tibiotalar anterior	Margem anterior da tíbia ATÉ a margem frontal no tálus	Limita a flexão plantar e abdução do pé
Calcaneocuboide	Calcâneo ATÉ o cuboide na superfície dorsal	Limita a inversão do pé
Calcaneofibular	Maléolo lateral ATÉ o tubérculo na parte externa do calcâneo	Opõe resistência ao deslocamento do pé para trás; opõe resistência à inversão
Colateral medial	Maléolo medial ATÉ o tálus, navicular, calcâneo	Opõe resistência às forças em valgo sobre o tornozelo; limita flexão plantar, dorsiflexão, eversão, abdução do pé
Dorsal (tarsometatarsais)	Tarsais ATÉ metatarsais	Dá suporte ao arco; mantém a relação entre tarsais e metatarsais
Calcaneocuboide dorsal	Calcâneo ATÉ o cuboide no lado dorsal	Limita a inversão
Talonavicular dorsal	Colo do tálus ATÉ a superfície superior do navicular	Dá suporte à articulação talocalcaneonavicular; limita a inversão
Interósseo (intertarsal)	Conecta tarsais adjacentes	Dá suporte ao arco do pé, articulações intertarsais
Interósseo (talocalcâneo)	Superfície inferior do tálus ATÉ a superfície superior do calcâneo	Limita pronação, supinação, abdução, adução, dorsiflexão, flexão plantar
Calcaneocuboide plantar	Superfície inferior do calcâneo ATÉ a superfície inferior do cuboide	Dá suporte ao arco
Calcaneonavicular plantar	Margem anterior do calcâneo ATÉ a superfície inferior do navicular	Dá suporte ao arco; limita a abdução
Talofibular posterior	Maléolo lateral interno posterior ATÉ a superfície posterior do tálus	Limita flexão plantar, dorsiflexão e inversão; dá suporte à parte lateral do tornozelo
Tibiotalar posterior (parte do colateral medial)	Tibial ATÉ o tálus atrás da faceta de articulação	Limita flexão plantar; dá suporte à parte medial do tornozelo
Talocalcâneo	Conecta tálus anterior/posterior, medial, lateral ATÉ o calcâneo	Dá suporte à articulação talocalcânea

FIGURA 6.31   Ligamentos do pé e tornozelo.

em que a margem lateral do pé se move na direção da perna em uma situação sem sustentação do peso, ou em que a perna se move na direção do pé em uma situação de sustentação do peso (Fig. 6.34). O movimento no plano horizontal é a abdução (os dedos do pé ficam apontados para fora). A abdução ocorre com a rotação lateral do pé em relação à perna e com o movimento lateral do calcâneo na posição sem sustentação do peso; ou com a rotação medial da perna com relação ao calcâneo e o movimento medial do tálus em uma situação de sustentação do peso. O movimento de **dorsiflexão** no plano sagital ocorre quando o calcâneo se movimenta superiormente ao tálus sem sustentação do peso; ou quando o tálus se movimenta por baixo do calcâneo em uma situação com sustentação do peso. A Figura 6.34 ilustra as diferenças nos movimen-

tos da articulação talocalcânea entre posicionamentos em cadeia aberta e em cadeia fechada.

Supinação é exatamente o oposto de pronação, com inversão, adução e flexão plantar do calcâneo na posição sem sustentação do peso e de inversão do calcâneo e abdução e dorsiflexão do tálus em uma posição de sustentação do peso (101). O movimento de inversão no plano frontal ocorre quando a margem medial do pé se movimenta na direção da face medial da perna sem sustentação do peso ou quando a face medial da perna se movimenta na direção da margem medial do pé em uma situação de sustentação do peso, quando o calcâneo se situa sobre a superfície lateral. No plano horizontal, ocorre adução, ou desvio dos dedos do pé para dentro, quando o pé realiza rotação medial em relação à perna sem sustentação do peso e o

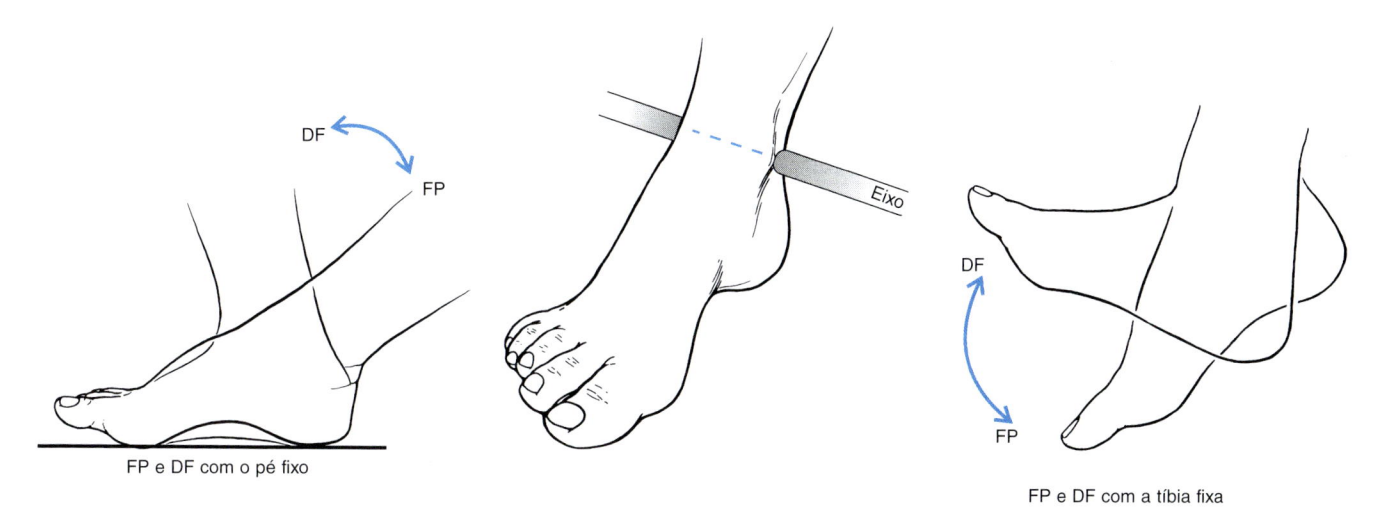

FIGURA 6.32   Ocorrem flexão plantar (FP) e dorsiflexão (DF) em torno de um eixo mediolateral que avança pela articulação talocrural. A amplitude de movimento para a flexão plantar e para a dorsiflexão é, respectivamente, de 50° e 20°. Flexão plantar e dorsiflexão podem ser produzidas com o pé em movimento e a tíbia fixa ou com a tíbia em movimento e o pé fixo.

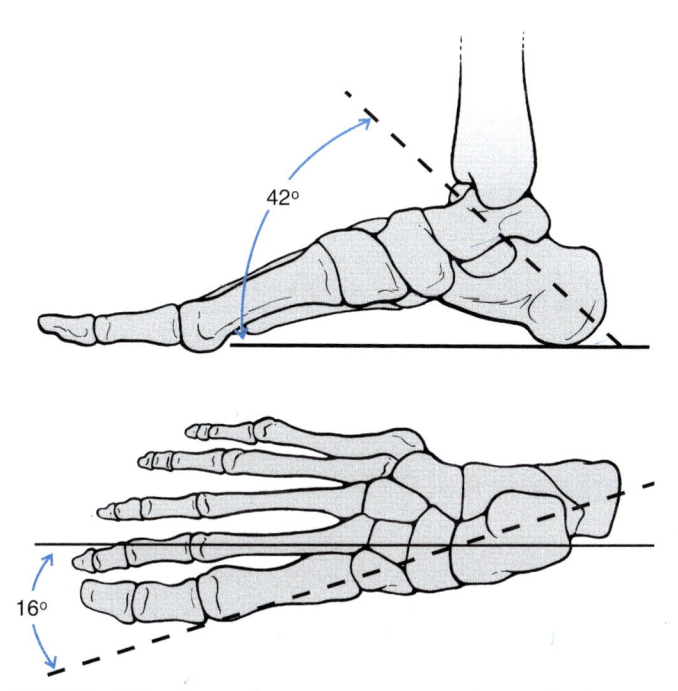

FIGURA 6.33   O eixo de rotação para a articulação talocalcânea avança diagonalmente desde a superfície plantar posterolateral até a superfície dorsal anteromedial. O eixo mede cerca de 42° no plano sagital (*ao alto*) e 16° no plano horizontal. A *linha contínua* divide a superfície posterior do calcâneo e o canto anteromedial distal desse osso; a *linha tracejada* divide o tálus.

calcâneo se movimenta medialmente, ou quando a perna realiza rotação lateral em relação ao pé em uma situação de sustentação do peso e o tálus se movimenta lateralmente. Os movimentos de flexão plantar no plano sagital ocorrem quando o calcâneo se movimenta distalmente sem sustentação do peso ou quando o tálus se movimenta proximalmente em uma situação de sustentação do peso.

A principal função da articulação talocalcânea é absorver a rotação do membro inferior durante a fase de apoio da marcha. Com o pé fixo na superfície e o fêmur e a tíbia realizando rotação medial no início da fase de apoio e rotação lateral no final, a articulação talocalcânea absorve a rotação por meio das ações opostas de pronação e supinação (71). Pronação é uma combinação de dorsiflexão, abdução e eversão, enquanto a supinação é uma combinação de flexão plantar, adução e inversão. A articulação talocalcânea absorve a rotação ao atuar como uma dobradiça aberta em 45°, permitindo que a tíbia gire sobre o pé que sustenta o peso (159). Inversão e eversão também são realizadas como movimentos corretivos nos ajustes posturais, para que o pé fique estável sob o centro de gravidade (159).

Uma segunda função da articulação talocalcânea é a absorção de choque, que pode também ser concretizada pela pronação. Os movimentos talocalcâneos também permitem que a tíbia realize rotação medial mais rapidamente que o fêmur, facilitando o destravamento da articulação do joelho.

ARTICULAÇÃO TRANSVERSA DO TARSO

Das articulações remanescentes no pé, a articulação transversa do tarso tem a maior importância funcional (Fig. 6.30). Na verdade, essa articulação consiste em duas articulações, a **articulação calcaneocubóidea** na margem lateral e a **articulação talocalcaneonavicular** na margem medial do pé. Combinadas, elas formam uma articulação em forma de S com dois eixos, oblíquo e longitudinal (151). Cinco ligamentos sustentam essa região do pé (veja na Fig. 6.32). O movimento nessas duas articulações contribui para inversão e eversão, abdução e adução, dorsiflexão e flexão plantar nas articulações talocalcânea e do tornozelo.

O movimento na articulação transversa do tarso depende da posição da articulação talocalcânea. Quando a articulação talocalcânea se encontra em pronação, os dois eixos da articulação transversa do tarso ficam paralelos, o que des-

Pé direito

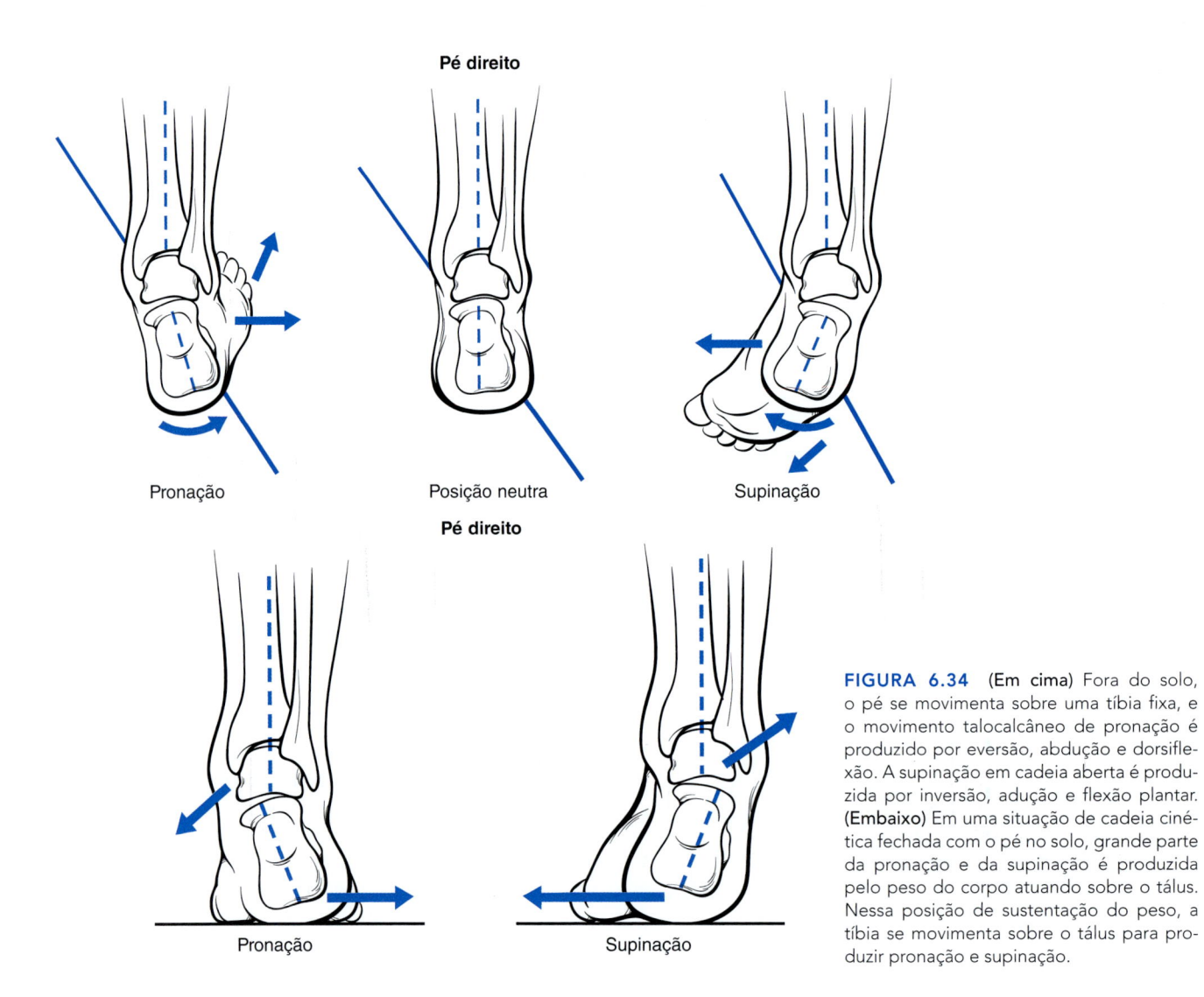

Pronação   Posição neutra   Supinação

Pé direito

Pronação   Supinação

FIGURA 6.34 (**Em cima**) Fora do solo, o pé se movimenta sobre uma tíbia fixa, e o movimento talocalcâneo de pronação é produzido por eversão, abdução e dorsiflexão. A supinação em cadeia aberta é produzida por inversão, adução e flexão plantar. (**Embaixo**) Em uma situação de cadeia cinética fechada com o pé no solo, grande parte da pronação e da supinação é produzida pelo peso do corpo atuando sobre o tálus. Nessa posição de sustentação do peso, a tíbia se movimenta sobre o tálus para produzir pronação e supinação.

trava a articulação, criando hipermobilidade no pé (118). Isso permite que o pé tenha grande mobilidade na absorção do choque de contato com o solo e também na adaptação a superfícies irregulares. Quando os eixos estão paralelos, também é possível que o antepé se flexione livremente e realize extensão em relação ao **retropé**. O movimento na articulação transversa do tarso não sofre restrição desde o contato do calcanhar até o posicionamento do pé fixo no solo, conforme o pé se curva na direção da superfície.

Durante a supinação da articulação talocalcânea, há convergência dos dois eixos que passam através da articulação transversa do tarso. Isso trava a articulação no local, criando no pé a rigidez necessária para a aplicação eficiente de força durante a parte final da fase de apoio (118). A articulação transversa do tarso fica rígida e mais estável desde a parte em que o pé está fixo no solo até a elevação dos dedos, quando ele entra em supinação. Comumente, a articulação está estável, criando uma alavanca rígida, em 70% da fase de apoio (101). Nesse momento, também há uma carga maior incidindo sobre a articulação transversa do tarso, o que torna mais estável a articulação entre o tálus e o navicular. A Figura 6.34 ilustra essas ações.

OUTRAS ARTICULAÇÕES DO PÉ

As outras articulações do **mediopé**, as **articulações intertarsais**, entre os cuneiformes, o navicular e o cuboide, e as articulações intercuneiformes, são do tipo deslizante (Fig. 6.30). Na articulação entre os cuneiformes, o navicular e o cuboide, são possíveis pequenos graus de deslizamento e rotação (74). Nas articulações intercuneiformes, ocorre pequeno movimento vertical, o que altera a forma do **arco transverso** no pé (37). Essas articulações são sustentadas por fortes **ligamentos interósseos**.

O antepé compreende os metatarsais e as falanges, bem como as articulações entre esses ossos. As funções do antepé consistem em manter o arco metatarsal transverso, o **arco longitudinal** medial e a flexibilidade no primeiro metatarsal. O plano do antepé na cabeça do metatarsal é formado pelo segundo, terceiro e quarto metatarsais. Esse plano é perpendicular ao eixo vertical do calcanhar no alinhamento normal do antepé. Essa é a posição neutra para o antepé (Fig. 6.35). Se o plano estiver inclinado de modo que o lado medial fique levantado, tem-se a chamada supinação ou varo do antepé (71). Se o lado medial declinar para abaixo do plano neutro, tem-se pronação ou valgo do antepé. **Valgo do antepé** não é tão comum como o **varo do antepé** (Fig. 6.36). Além disso, se o primeiro metatarsal estiver abaixo do plano ou das cabeças dos metatarsais adjacentes, considera-se que há **flexão plantar no primeiro raio**, e isso está comumente associado com pés de arco elevado (71).

A base dos metatarsais tem um formato de cunha, formando um arco mediolateral ou transverso no pé. As articulações tarsometatarsais são do tipo deslizante ou planar, permitindo movimentação limitada entre os cuneiformes e o primeiro, segundo e terceiro metatarsais, e o cuboide e o quarto e quinto metatarsais (74). Os movimentos da **articulação tarsometatarsal** mudam a forma do arco. Quando o primeiro metatarsal se flexiona e realiza abdução, enquanto o quinto metatarsal se flexiona e realiza adução, o arco se aprofunda ou aumenta em curvatura. Do mesmo modo, se o primeiro metatarsal realiza extensão e adução e o quinto metatarsal realiza extensão e abdução, o arco se torna aplainado.

Os movimentos de flexão e extensão nas articulações tarsometatarsais também contribuem para a inversão e eversão do pé. É permitido maior movimento entre o primeiro metatarsal e o primeiro cuneiforme, em com-

paração com o que ocorre entre o segundo metatarsal e os cuneiformes (101). Mobilidade é um fator importante no primeiro metatarsal, pois esse osso está significativamente envolvido na sustentação do peso e na propulsão. A mobilidade limitada no segundo metatarsal também é significativa, pois esse é o pico do arco plantar e uma continuação do eixo longitudinal do pé. As articulações tarsometatarsais são sustentadas pelos ligamentos dorsais plantares e interósseos.

As **articulações metatarsofalângicas** são biaxiais, permitindo tanto flexão como extensão e abdução e adução (Fig. 6.30). Essas articulações são submetidas a carga durante a fase de propulsão da marcha, depois da elevação do calcanhar e do início da flexão plantar e da flexão das falanges (60). Dois ossos sesamoides situam-se sob o primeiro metatarsal e reduzem a carga incidente sobre um dos músculos do hálux na fase propulsiva. Os movimentos nas articulações metatarsofalângicas são semelhantes aos observados nas mesmas articulações na mão, exceto que ocorre maior extensão no pé, em decorrência das exigências para a fase de propulsão da marcha.

As **articulações interfalângicas** são semelhantes àquelas observadas na mão (Fig. 6.30). Essas articulações em

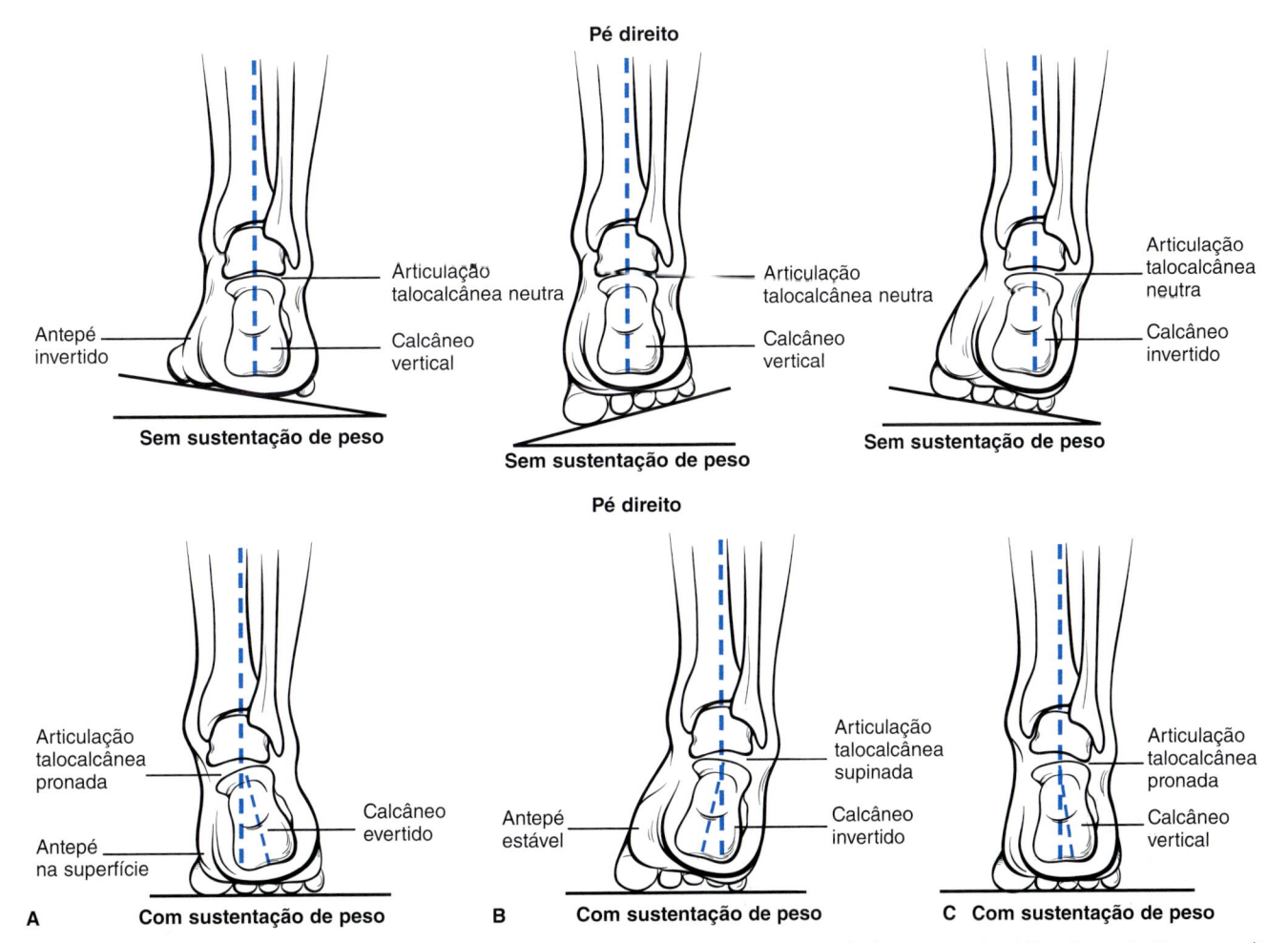

FIGURA 6.35 Em um alinhamento normal do pé, a cabeça do metatarsal deve estar perpendicular ao calcanhar. Há muitas variações nesse alinhamento, como valgo do antepé (**B**), em que o lado medial do antepé declina abaixo do plano neutro; varo do antepé (**A**), em que o lado medial se levanta; e varo do retropé (**C**), em que o calcâneo está invertido. Na sustentação do peso, esses alinhamentos ocorrem com diferentes movimentos.

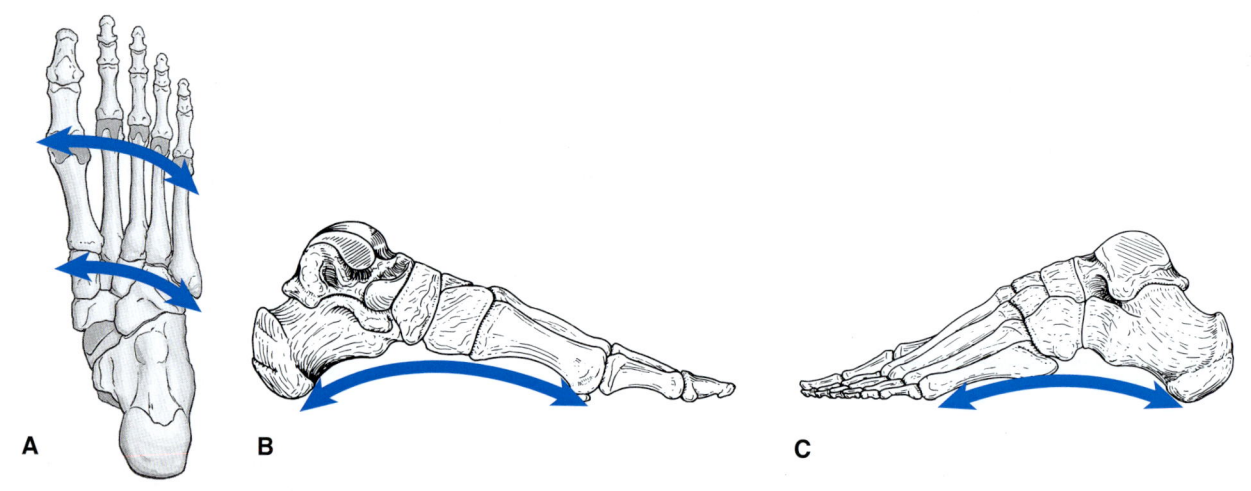

FIGURA 6.36   Três arcos são formados pelos tarsais e metatarsais: arco transverso (**A**), que é responsável pela sustentação de uma parte significativa do peso corporal; arco longitudinal medial (**B**), que contribui de forma dinâmica para a absorção dos choques; e arco longitudinal lateral (**C**), que participa exercendo uma função de apoio durante a sustentação do peso.

gínglimo uniaxiais permitem flexão e extensão dos dedos. Os dedos do pé são muito menores que os dedos da mão. Também são menos desenvolvidos, provavelmente por causa do uso contínuo de sapatos (74). Os dedos do pé são menos funcionais que os da mão porque não possuem uma estrutura de oposição como o polegar.

ARCOS DO PÉ

Os tarsais e metatarsais do pé formam três arcos, dois que avançam longitudinalmente e um que avança transversalmente ao pé. Isso cria um sistema elástico de absorção de choques. Na posição ereta, metade do peso é suportado pelos calcanhares e metade pelos metatarsais. Um terço do peso suportado pelos metatarsais incide sobre o primeiro metatarsal, enquanto a carga restante recai nas cabeças dos demais metatarsais (60). Os arcos do pé, ilustrados na Figura 6.36, formam uma superfície côncava que representa um quarto de esfera (74).

O arco longitudinal lateral é formado por calcâneo, cuboide e quarto e quinto metatarsais. Esse arco é relativamente plano, e sua mobilidade é limitada (60). Tendo em vista que o arco longitudinal lateral é mais baixo que o arco medial, ele pode fazer contato com o solo e suportar parte do peso durante a locomoção, desempenhando assim um papel de sustentação no pé.

O arco longitudinal medial, mais dinâmico, passa pelo calcâneo até o tálus, navicular, cuneiformes e os três primeiros metatarsais. Esse arco é muito mais flexível e móvel que o lateral e desempenha um papel significativo na absorção dos choques com o contato do pé com o solo. Na fase de contato do calcanhar, parte da força inicial é atenuada pela compressão de um coxim adiposo posicionado na superfície inferior do calcâneo. A isso, segue-se um rápido alongamento do arco medial, que continua até o alongamento máximo, por ocasião do contato dos dedos com o solo. O arco medial se encurta no apoio médio e, em seguida, alonga-se ligeiramente e,

de novo, se encurta rapidamente durante a elevação dos dedos (60). A flexão nas articulações transversa do tarso e tarsometatarsal aumenta a altura do arco longitudinal ao ocorrer extensão das articulações metatarsofalângicas, por ocasião da retirada do pé (146). O movimento do arco medial é importante, pois essa estrutura atenua o impacto ao transmitir a carga vertical por meio da deflexão do arco.

Embora o arco medial seja bastante ajustável, geralmente não faz contato com o solo, a menos que a pessoa tenha pés planos funcionais. O arco medial é sustentado pelo osso navicular, "pedra angular" do pé, pelo **ligamento calcaneonavicular plantar**, pelo ligamento plantar longo e pela **aponeurose plantar** (37,61).

A aponeurose plantar, ilustrada na Figura 6.37, é uma forte aponeurose plantar fibrosa que avança desde o calcâneo até a articulação metatarsofalângica. Ela apoia ambos os arcos e protege os feixes neurovasculares subjacentes. A aponeurose plantar pode ficar irritada como resultado do movimento do tornozelo ao longo de amplitudes extremas de movimento, pois o arco fica aplainado em dorsiflexão e aumenta em flexão plantar. Essas ações implicam em ampla gama de tensões incidentes nas inserções fasciais (37). Além disso, se a aponeurose plantar estiver curta, é provável que o arco fique mais alto.

As projeções digitais da fáscia plantar estendem-se além das articulações metatarsofalângicas (Fig. 6.37). Em um processo denominado **efeito molinete**, a hiperextensão dessas articulações comprime a fáscia plantar e ajuda a tensionar o arco longitudinal medial. Ossos sesamoides fixados no interior da fáscia aumentam a vantagem mecânica e a tensão. Esse mecanismo é um modo engenhoso de permitir que o pé seja um adaptador móvel ao entrar em contato com o solo e uma plataforma rígida que transmitirá de forma eficiente as forças durante a impulsão.

O arco transverso é formado por uma cunha constituída pelos tarsais e pela base dos metatarsais. Os ossos funcionam como pilares para a sustentação desse arco, que se aplaina com a sustentação do peso e pode suportar três a quatro vezes o peso corporal (151). O achatamento desse arco faz com que o antepé se espalhe consideravelmente dentro do sapato, indicando a importância de espaço suficiente no calçado para acomodar essa expansão.

Os indivíduos podem ter seus pés classificados, conforme a altura do arco medial, como normais, de arco alto ou pé cavo (*pes cavus*), e pé chato ou pé plano (*pes planus*). Também podem ser classificados como rígidos ou flexíveis. O mediopé do pé rígido com arco alto não faz nenhum contato com o solo e geralmente exibe pouca ou nenhuma inversão ou eversão na fase de apoio da marcha. Esse é um tipo de pé que demonstra pouca absorção de choques. Por outro lado, o pé plano geralmente é hipermóvel, e a maior parte da superfície plantar entra em contato na fase de apoio. Isso enfraquece o lado medial. Esse é um tipo de pé comumente associado à pronação excessiva ao longo da fase de apoio da marcha.

CARACTERÍSTICAS DO MOVIMENTO

A amplitude de movimento na articulação talocrural varia com a aplicação de cargas à articulação. Na dorsiflexão, ela fica limitada pelo contato ósseo entre o colo do tálus e a tíbia, pela cápsula e ligamentos e pelos músculos flexores plantares. A amplitude de movimento média da dorsiflexão é 20°, embora haja necessidade de aproximadamente 10° de dorsiflexão para uma marcha eficiente (24). Pode-se obter até mais 40° de dorsiflexão durante um movimento de agachamento completo com uso do peso corporal. Idosos saudáveis exibem tipicamente menos amplitude de movimento na dorsiflexão passiva, porém maior dorsiflexão na marcha, em comparação com indivíduos mais jovens.

Qualquer problema artrítico no tornozelo também reduz a amplitude de movimento na dorsiflexão passiva e aumenta a amplitude de movimento na dorsiflexão ativa. O aumento na dorsiflexão na articulação artrítica se deve principalmente a um decréscimo na flexibilidade no gastrocnêmio ou ao enfraquecimento do sóleo. Com a manutenção do ângulo de flexão do joelho durante o período de apoio da marcha, observa-se colapso em maior dorsiflexão (88). Com o aumento da dorsiflexão e da flexão do joelho, maior peso será mantido sobre o calcanhar.

Flexão plantar é o movimento do pé ao se afastar da perna (p. ex., ficar na ponta dos dedos dos pés) ou ao afastar a perna do pé (p. ex., quando nos inclinamos para trás, afastando-nos da parte da frente do pé) (Fig. 6.32). A flexão plantar é limitada pelo tálus e pela tíbia, pelos ligamentos e pela cápsula e pelos músculos dorsiflexores. A amplitude de movimento média para a flexão plantar é de 50°, e durante a marcha são utilizados 20° a 25° de flexão plantar (24,29,108).

Na marcha artrítica ou patológica, a amplitude de movimento em flexão plantar é menor tanto para as medições passivas quanto para as ativas. A redução da flexão plantar na marcha é substancial por causa dos músculos da panturrilha enfraquecidos. Pessoas idosas saudáveis não demonstram perda substancial na amplitude de movimento em flexão plantar, tanto passiva como ativa (88).

No retropé, a eversão e a inversão talocalcâneas podem ser medidas pelo ângulo formado entre a perna e o calcâneo. No movimento de sustentação do peso em cadeia fechada, o tálus se movimenta sobre o calcâneo; em cadeia aberta, o calcâneo se movimenta sobre o tálus. A inver-

---

Voleibol e o mecanismo molinete

Você prefere jogar voleibol em uma quadra de areia ou em uma quadra de superfície dura? Isso pode depender do que você valoriza mais ao jogar voleibol. Ao aterrissar após fazer um bloqueio em que precisou pular alto, você provavelmente valorizará fazê-lo em uma superfície macia como a areia. Por outro lado, se você estivesse saltando alto para rebater uma bola, conseguiria obter mais altura a partir de uma superfície dura. Há um dilema entre proteger o esqueleto (uma superfície macia pode ser melhor) e seu desempenho (uma superfície dura seria a melhor opção). Discuta como o mecanismo molinete do pé proporciona a você o melhor de ambas as superfícies. Como é saltar de uma superfície dura e como é aterrissar em uma superfície macia? Como funciona o mecanismo molinete semelhante aos eixos duplos da articulação transversa do tarso?

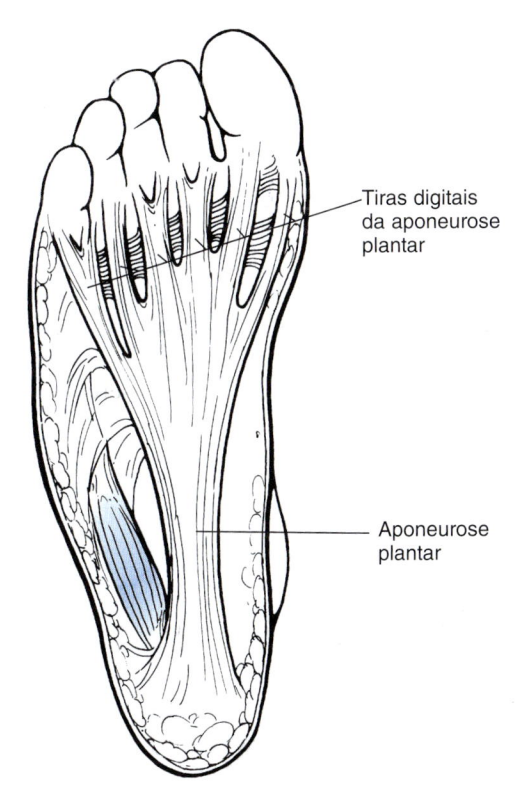

FIGURA 6.37 A aponeurose plantar é uma forte aponeurose fibrosa que avança desde o calcâneo até a base das falanges. Ela suporta os arcos e protege as estruturas do pé.

Tiras digitais da aponeurose plantar

Aponeurose plantar

são e a eversão do calcâneo são as mesmas, independentemente da sustentação do peso ou do movimento em cadeia aberta. Isso faz com que sejam muito úteis as medições da inversão e eversão do calcanhar na determinação do movimento na articulação talocalcânea (Fig. 6.4). A inversão nessa articulação é possível ao longo de 20° a 32° de movimento em indivíduos jovens saudáveis e de 18° em indivíduos idosos saudáveis (88,104). O movimento de inversão fica muito reduzido em indivíduos com osteoartrite na articulação talocrural. Em média, a eversão do calcanhar, medida passivamente, fica em 5° e 4° para indivíduos jovens e idosos saudáveis, respectivamente (88). Em 84% dos pacientes com artrite, a excessiva eversão do calcanhar cria o que é conhecido como deformidade em valgo do retropé.

MOVIMENTOS COMBINADOS DO JOELHO E DAS ARTICULAÇÕES TALOCRURAL/TALOCALCÂNEA

Os movimentos que ocorrem no joelho e no pé devem ser coordenados, para que seja maximizada a absorção de forças e minimizada a tensão nas ligações do membro inferior. Por exemplo, durante a fase de apoio da marcha, a pronação e a supinação devem corresponder à rotação do joelho e do quadril. No contato do calcanhar, o pé geralmente faz contato com o solo em uma posição ligeiramente supinada e se aproxima do solo em flexão plantar (38). A articulação talocalcânea começa imediatamente a realizar pronação, acompanhando a rotação medial nas articulações do joelho e do quadril (61). O tálus realiza rotação medial sobre o calcâneo, iniciando a pronação como resultado do contato do calcanhar lateral e da aplicação de pressão no lado medial (139). A pronação tem continuidade até atingir um máximo, em aproximadamente 35 a 50% da fase de apoio (9,154), e isso corresponde à obtenção de flexão e rotação medial máximas no joelho.

No estágio do pé plano no solo na fase de apoio, a articulação do joelho começa a realizar rotação lateral e, considerando-se que o antepé ainda está fixo no solo, essa rotação lateral é transmitida para o tálus (61). A articulação talocalcânea deve começar a supinação em resposta à rotação lateral e à extensão que ocorre durante o levantamento do calcanhar. Acredita-se que muitas lesões do membro inferior estejam associadas à falta de sincronismo entre esses movimentos nas articulações talocalcânea e do joelho.

Especulou-se se a pronação excessiva é causa importante de lesão, mas não é necessariamente o grau máximo de pronação, e sim a porcentagem de apoio em que a pronação está presente e a sincronização com os movimentos da articulação do joelho. A pronação pode estar presente em até 55 a 85% da fase de apoio, criando problemas quando o membro inferior se movimenta em rotação lateral, enquanto a articulação talocalcânea está ainda em pronação (103). Foi demonstrado que a falta de sincronização entre os movimentos das articulações talocalcânea e do joelho aumenta diante de maiores velocidades (154) e com passadas mais amplas (153).

ALINHAMENTO E FUNÇÃO DO PÉ

A função do pé pode ser alterada de maneira significativa diante de qualquer variação no alinhamento do membro inferior ou como resultado do movimento anormal de acoplamento do membro inferior. Tipicamente, qualquer alinhamento em varo no membro inferior aumentará a pronação na articulação talocalcânea na fase de apoio (66). Considera-se que um ângulo Q no joelho superior a 20°, varo tibial superior a 5°, varo do retropé (inversão do calcâneo) superior a 2° e varo do antepé (adução do antepé) superior a 3° são suficientemente significativos para promover aumento na pronação talocalcânea (88).

Comumente, **varo do retropé** é uma combinação de varo talocalcâneo e varo tibial em que o calcâneo realiza inversão e o terço inferior da tíbia se desvia na direção da inversão. Varo do antepé, a causa mais comum de pronação excessiva, é a inversão do antepé com relação ao retropé, com a articulação talocalcânea na posição neutra (24). O varo do retropé é causado pela incapacidade do tálus em girar, deixando o pé pronado durante a elevação do calcanhar e impedindo qualquer supinação. Essa situação desvia o peso corporal para o lado medial do pé, criando uma articulação transversa do tarso hipermóvel e um primeiro metatarsal instável.

Tanto o varo do retropé quanto o varo do antepé dobrarão a quantidade de pronação durante a fase de apoio médio, em comparação com a função normal do pé, e continuarão a pronação até o final da fase de apoio da marcha (66). Em alguns casos, a pronação terá continuidade até o fim do período de apoio. Esse é um importante mecanismo gerador de lesão, porque a contínua pronação é contrária à rotação lateral gerada na perna. Essa é a causa principal de desconforto e disfunção da perna e do pé. A rotação transversa produzida pelo pé hipermóvel, ainda em pronação no final da fase de apoio, é absorvida na articulação do joelho e pode causar dor na parte lateral do quadril, em decorrência de uma inclinação anterior da pelve ou da sobrecarga nos músculos inversores (38).

Uma flexão plantar no primeiro raio pode também causar pronação excessiva (66). Em geral, o primeiro raio está em flexão plantar pela tração do músculo fibular longo, e isso é habitualmente observado tanto no alinhamento em varo do retropé como do antepé. Esse alinhamento faz com que o lado medial do pé receba carga prematuramente, e cargas superiores às normais limitam a inversão do antepé, criando supinação na fase de apoio médio. Mas uma súbita pronação é gerada na fase de elevação do calcanhar, criando grandes forças de cisalhamento ao longo do antepé, especialmente no primeiro e quinto metatarsais (66).

A hipermobilidade do primeiro raio é gerada porque o músculo fibular longo não pode estabilizar o primeiro metatarsal. Durante a pronação, a região medial fica hipermóvel, imprimindo uma grande carga e força de cisalhamento no segundo metatarsal. Essa é uma etiologia comum para a fratura por estresse do segundo metatarsal e para a subluxação da primeira articulação metatarsofalângica (1,24).

Embora não seja comum, uma pessoa pode ter alinhamento em valgo do antepé. Esse defeito pode ser causado por uma deformidade óssea em que a superfície plantar dos metatarsais realiza eversão em relação ao calcâneo, com a articulação talocalcânea na posição neutra (24). O valgo do antepé faz com que essa parte do pé receba carga prematuramente na marcha, criando supinação na articulação talocalcânea. Esse alinhamento é tipicamente observado no pé com arco alto.

Conforme mencionado anteriormente, o tipo do pé também pode afetar a quantidade de pronação ou supinação. No pé normal, com um eixo talocalcâneo de 42° a 45°, a rotação medial da perna é igual à rotação medial do pé (69). Em um pé com arco elevado, o eixo da articulação talocalcânea é mais vertical e superior a 45°, de modo que, para qualquer rotação medial da perna, há menos rotação medial do pé, criando menos pronação para qualquer rotação da perna.

No pé plano, o eixo da articulação talocalcânea é inferior a 45°, ou seja, está mais próximo da posição horizontal. Isso tem efeito oposto no eixo que mede mais de 45°. Portanto, para qualquer rotação medial da perna, haverá maior rotação medial do pé, criando maior pronação (69).

Uma consideração final sobre alinhamento é o pé equino, em que o tendão do calcâneo é curto, criando uma limitação significativa da dorsiflexão durante a marcha. O desvio **equino** pode ser reproduzido se os músculos gastrocnêmio e sóleo estiverem retraídos e sem flexibilidade. Tendo em vista que a tíbia não é capaz de se movimentar para a frente com relação ao tálus na fase de apoio médio, o tálus se movimenta anteriormente e, como compensação, realiza excessiva pronação (38). Elevação prematura do calcanhar e marcha na ponta dos dedos dos pés são sintomas desse distúrbio.

AÇÕES MUSCULARES

São 23 os músculos que atuam no tornozelo e no pé, 12 deles com origem fora do pé e 11 dentro do pé. Todos os 12 músculos extrínsecos, exceto os músculos gastrocnêmio, sóleo e plantar, funcionam através das articulações talocalcânea e transversa do tarso (49). A Figura 6.38 apresenta inserção, ações e inervação de todos esses músculos.

Os músculos do pé desempenham um papel importante ao suportar impactos de altíssima magnitude. Também geram e absorvem energia durante o movimento. Os ligamentos e tendões dos músculos armazenam parte da energia para recuperação subsequente. Exemplificando, o tendão do calcâneo pode armazenar 37 joules (J) de energia elástica, e os ligamentos do arco podem armazenar 17 J quando o pé absorve as forças e o peso corporal (141).

A flexão plantar é utilizada na propulsão do corpo para a frente e para cima, contribuindo significativamente para as demais forças propulsivas geradas na elevação do calcanhar e dos dedos do pé. Os músculos atuantes na flexão plantar também são utilizados excentricamente para retardar um pé em rápida dorsiflexão ou para ajudar no controle do movimento do corpo para a frente, especificamente a rotação da tíbia para a frente sobre o pé.

A flexão plantar é uma ação poderosa, criada por músculos com inserções posteriores ao eixo transversal que passa através da articulação talocrural. A maior parte da força de flexão plantar é gerada pelo gastrocnêmio e pelo sóleo, que, juntos, são conhecidos como grupo muscular do tríceps sural. Considerando-se que o gastrocnêmio também atravessa a articulação do joelho e pode funcionar como flexor do joelho, esse músculo é mais efetivo como flexor plantar com o joelho estendido e o quadríceps femoral ativado.

Na largada de uma corrida de velocidade, o gastrocnêmio é ativado ao máximo com o joelho estendido e o pé colocado em dorsiflexão completa. O sóleo, conhecido como "boi de carga" da flexão plantar, é mais plano que o gastrocnêmio (37). É também o flexor plantar predominante durante a posição ereta. Um sóleo retraído pode criar uma perna curta funcional, observada na perna esquerda de pessoas que dirigem muito. Conforme explicado em seção anterior, um sóleo sem flexibilidade ou retraído limita a dorsiflexão e facilita a pronação compensatória que cria o membro mais curto funcional.

A ação desses músculos flexores plantares é mediada por uma articulação talocalcânea rígida, permitindo uma transferência eficiente da força muscular. Também foi demonstrado que o gastrocnêmio e, possivelmente, o sóleo, geram supinação quando o antepé está sobre o solo durante os estágios finais da fase de apoio da marcha. Habitualmente, a flexão plantar é acompanhada tanto por supinação como por adução.

Os outros músculos flexores plantares geram apenas 7% da força de flexão plantar remanescente (37). Desses músculos, o fibular longo e o fibular curto são os mais significativos; os músculos plantar, flexor longo do hálux, flexor longo dos dedos e tibial posterior oferecem mínima contribuição para a flexão plantar. O plantar é um músculo interessante, sendo semelhante ao palmar longo da mão, ausente em alguns indivíduos, é muito pequeno em outros e, ainda, bem desenvolvido em outras pessoas. Em geral, sua contribuição é insignificante.

A dorsiflexão do tornozelo é ativamente utilizada na fase de balanço da marcha, para ajudar o pé a deixar o solo, e na fase de apoio da marcha para controlar o abaixamento do pé até o solo, depois do contato do calcanhar. Também ocorre dorsiflexão no meio da fase de apoio, quando o corpo abaixa e a tíbia se desloca sobre o pé, mas essa ação é controlada excentricamente pelos músculos flexores plantares (45). Os músculos dorsiflexores são aqueles que se inserem anteriormente ao eixo transversal que atravessa o tornozelo (49) (Veja a Fig. 6.38).

O dorsiflexor mais medial é o tibial anterior, cujo tendão está mais afastado da articulação, proporcionando a esse músculo um significativo ganho mecânico e tornando-o o dorsiflexor mais poderoso (37). O tibial anterior possui um tendão longo que tem início a meio caminho da perna. Esse é também o maior músculo, proporcionando

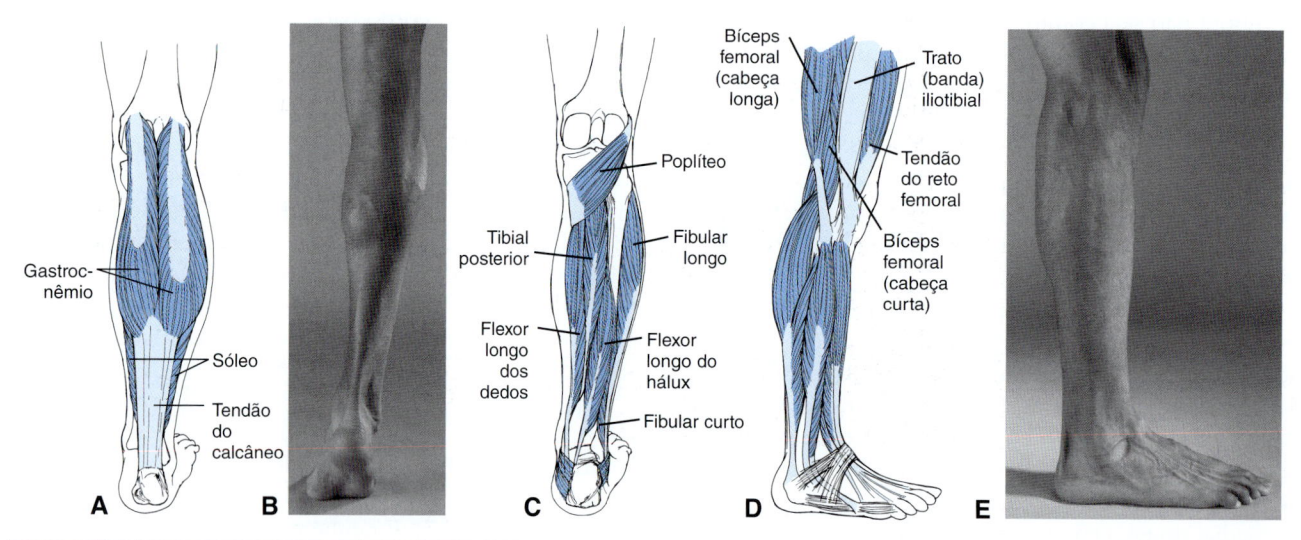

Músculo	Inserção	Inervação	Flexão/ dorsiflexão	Extensão/ flexão plantar	Abdução	Adução	Inversão	Eversão
Abdutor do dedo mínimo	Calcâneo lateral ATÉ a base da falange proximal do 5º dedo	Nervo plantar lateral			MP: 5º dedo			
Abdutor do hálux	Calcâneo medial ATÉ a base medial da falange proximal do hálux	Nervo plantar medial			MP: hálux			
Adutor do hálux	2º, 3º e 4º metatarsais ATÉ o lado lateral da falange proximal do hálux	Nervo plantar lateral				MP: hálux		
Interósseos dorsais	Lados dos metatarsais ATÉ o lado lateral da falange proximal	Nervo plantar lateral	MP: falange proximal		MP: dedos II-IV	MP: 2º dedo		
Extensor curto dos dedos	Calcâneo lateral ATÉ a falange proximal do 1º, 2º e 3º dedos	Nervo fibular profundo		MP: dedos I-IV				
Extensor longo dos dedos	Côndilo lateral da tíbia; fíbula; membrana interóssea ATÉ a expansão dorsal dos dedos II-V	Nervo fibular profundo	Aux.: DF do tornozelo	MP: dedos II-V				MP
Extensor longo do hálux	Fíbula anterior; membrana interóssea ATÉ a falange distal do hálux	Nervo fibular profundo	Aux.: DF do tornozelo	MP: hálux		MP: antepé		
Flexor curto do dedo mínimo	5º metatarsal ATÉ a falange proximal do dedo mínimo	Nervo plantar lateral	MP: 5º dedo					
Flexor curto dos dedos	Calcâneo medial ATÉ a falange média dos dedos II-V	Nervo plantar medial	MP: dedos II-V					
Flexor longo dos dedos	Tíbia posterior ATÉ a falange distal dos dedos II-V	Nervo tibial	MP: dedos II-V	Aux.: FP do tornozelo			Aux.	
Flexor curto do hálux	Cuboide ATÉ o lado medial da falange proximal do hálux	Nervo plantar medial	MP: hálux					
Flexor longo do hálux	²/₃ inferiores da fíbula posterior, membrana interóssea	Nervo tibial	MP: hálux	Aux.: FP do tornozelo		MP: antepé	Aux.	

FIGURA 6.38   Músculos atuantes na articulação talocrural e do pé: músculos posteriores superficiais (**A**) e anatomia superficial (**B**) do compartimento posterior da perna; músculos posteriores profundos da perna (**C**), músculos (**D**) e anatomia superficial da perna (**E**); músculos do compartimento anterior da perna (**F**) e anatomia superficial (**G**); anatomia superficial do pé e tornozelo (**H**); e músculos das superfícies dorsal (**I, J, K**) e ventral (**L**) do pé.

(continua)

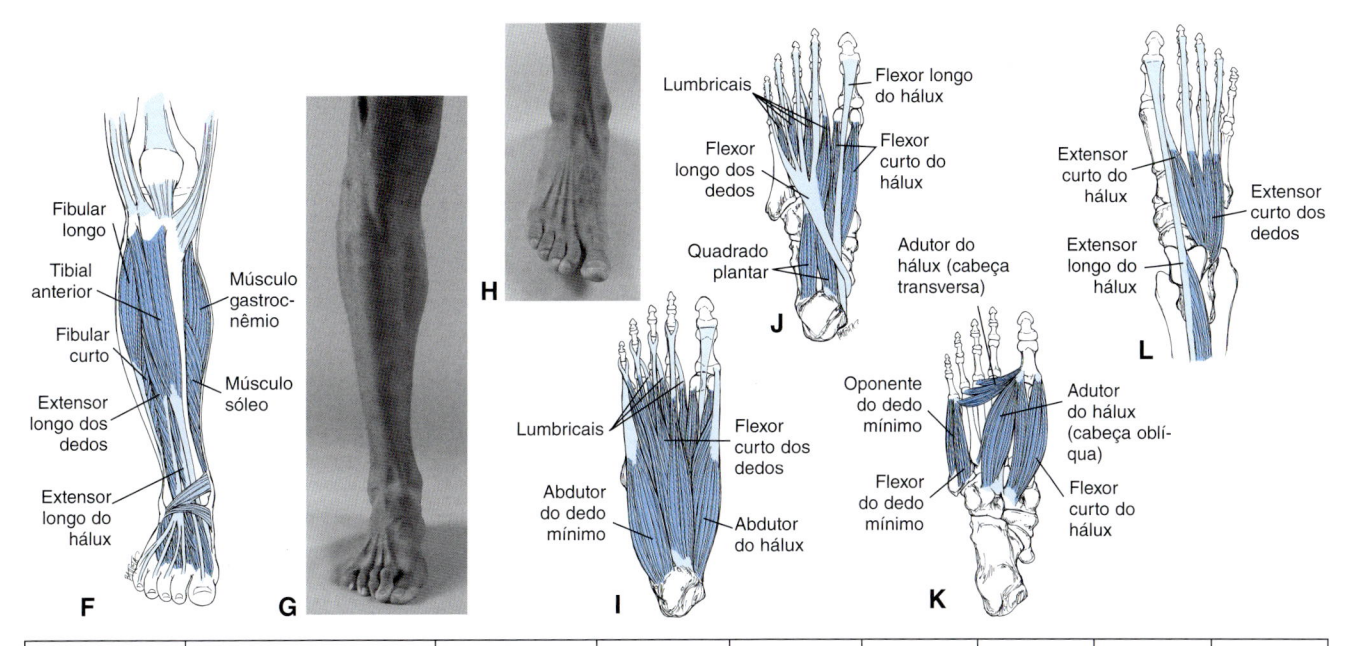

Músculo	Inserção	Inervação	Flexão/dorsiflexão	Extensão/flexão plantar	Abdução	Adução	Inversão	Eversão
Gastrocnêmio	Côndilos mediolaterais do fêmur ATÉ o calcâneo	Nervo tibial; S1, S2		MP: FP do tornozelo				
Lumbricais	Tendão do flexor longo dos dedos ATÉ a base da falange proximal dos dedos II-V	Nervo plantar medial, lateral	MP: falange proximal II-V					
Fibular curto	Fíbula lateral inferior ATÉ o 5º metatarsal	Nervo fibular superficial		Aux.: FP do tornozelo				MP
Fibular longo	Côndilo lateral da tíbia, fíbula laterossuperior ATÉ o 1º cuneiforme; 1º metatarsal lateral	Nervo fibular superficial		Aux.: FP do tornozelo	MP: antepé			MP
Fibular terceiro	Fíbula anteroinferior; membrana interóssea ATÉ a base do 5º metatarsal	Nervo fibular profundo	MP					MP
Interósseo plantar	Lado medial dos metatarsais III-V ATÉ o lado medial da falange proximal dos dedos III-V	Nervo plantar lateral			MP: dedos III-V			
Plantar	Linha áspera no fêmur ATÉ o calcâneo	Nervo tibial		Aux.: FP do tornozelo				
Quadrado plantar	Calcâneo inferior lateral medial ATÉ o tendão dos flexores dos dedos	Nervo plantar lateral	MP: dedos II-V					
Sóleo	Tíbia posterossuperior, fíbula, membrana interóssea ATÉ o calcâneo	Nervo tibial		MP: FP do tornozelo				
Tibial anterior	Tíbia laterossuperior, membrana interóssea ATÉ a superfície plantar medial do 1º cuneiforme	Nervo fibular profundo	MP: DF do tornozelo				MP	
Tibial posterior	Tíbia posterossuperior, fíbula, membrana interóssea ATÉ o navicular inferior	Nervo tibial		Aux.: FP do tornozelo			MP	

FIGURA 6.38   *(Continuação)*

suporte adicional ao arco longitudinal medial. Ajudando o tibial anterior na dorsiflexão, há os músculos extensor longo dos dedos e extensor longo do hálux. Esses músculos tracionam superiormente os dedos em extensão. O fibular terceiro também contribui, embora minimamente, para a força de dorsiflexão.

A eversão é gerada principalmente pelo grupo muscular fibular. Esses músculos se situam lateralmente ao eixo longitudinal da tíbia. São conhecidos como pronadores na posição sem sustentação do peso, porque realizam eversão do calcâneo e abdução do **antepé**. O fibular longo é um músculo eversor e abdutor, também responsável pelo controle da pressão no primeiro metatarsal e por alguns dos movimentos mais finos desse osso e do hálux.

A falta de estabilização do primeiro metatarsal pelo fibular longo leva à hipermobilidade da região medial do pé. O fibular curto também contribui produzindo eversão e abdução, enquanto o fibular terceiro contribui com dorsiflexão e eversão. Tanto o fibular terceiro como o curto estabilizam a face lateral do pé. A pronação na posição de sustentação do peso é gerada principalmente pela sustentação do peso sobre o lado lateral do pé na fase de contato do calcanhar. Isso impulsiona medialmente o tálus, promovendo pronação. A Figura 6.39 ilustra como a pronação é produzida por meio da sustentação do peso.

Os supinadores do pé são os músculos localizados medialmente ao eixo longitudinal da tíbia. Esses músculos geram inversão do calcâneo e adução do antepé (37). A inversão é criada principalmente pelos tibiais anterior e posterior, com a ajuda dos flexores dos dedos, do flexor longo dos dedos e do flexor longo do hálux. O extensor longo do hálux trabalha com o seu flexor longo para realizar a adução do antepé durante a supinação.

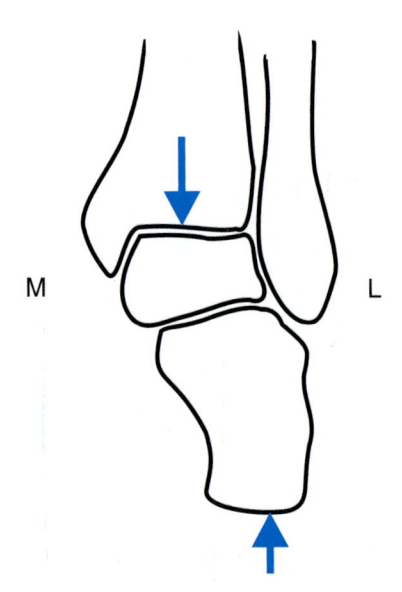

FIGURA 6.39 Quando o calcanhar toca o solo em sua margem lateral (L), uma força vertical é direcionada pelo lado externo do pé. A força do peso corporal atua para baixo, através da articulação talocrural. Como essas duas forças não estão alinhadas, o tálus é mobilizado medialmente (M), produzindo o movimento de pronação.

Os músculos intrínsecos do pé funcionam como um grupo, sendo muito ativos na fase de sustentação do apoio. Basicamente, esses músculos acompanham a supinação e ficam mais ativos nas partes finais da fase de apoio, para estabilização do pé em propulsão (69). Em um pé que realize excessiva pronação, esses músculos também ficam mais ativos em seu trabalho para estabilizar as articulações transversa do tarso e talocalcânea. Existem 11 músculos intrínsecos, e 10 desses estão localizados na superfície plantar, dispostos em quatro camadas. A Figura 6.39 apresenta uma lista completa desses músculos.

FORÇA DOS MÚSCULOS DO TORNOZELO E DO PÉ

O movimento mais forte no tornozelo ou no pé é a flexão plantar. Isso se dá por causa da maior massa muscular que contribui para o movimento. Está também relacionado ao fato de que os flexores plantares são utilizados mais para trabalhar contra a gravidade e manter a posição ereta, controlar o abaixamento até o solo e ajudar na propulsão. Mesmo com o indivíduo em pé, os flexores plantares, especificamente o sóleo, se contraem para controlar a dorsiflexão nessa posição.

A força de flexão plantar é maior a partir de uma posição de ligeira dorsiflexão. Um ângulo inicial de dorsiflexão de 105° aumentará a força de flexão plantar em 16% a partir de uma posição neutra de 90°. A força de flexão plantar medida desde 75° e 60° de flexão plantar fica reduzida em 27 e 42%, respectivamente, em comparação com a força medida na posição neutra (151). Além disso, a força de flexão plantar pode ser aumentada se o joelho for mantido em uma posição estendida, o que coloca o gastrocnêmio em um comprimento muscular mais vantajoso.

A dorsiflexão é incapaz de gerar uma grande força, por causa de sua reduzida massa muscular e porque esse movimento é minimamente utilizado nas atividades cotidianas. A força dos músculos dorsiflexores é de apenas cerca de 25% da dos músculos flexores plantares (151). A força de dorsiflexão pode ser melhorada colocando-se o pé em alguns graus de flexão plantar antes de ser iniciada a dorsiflexão.

CONDICIONAMENTO DOS MÚSCULOS DO PÉ E DO TORNOZELO

A Figura 6.40 ilustra exercícios de alongamento e fortalecimento para movimentos selecionados no pé e no tornozelo. Os músculos flexores plantares são muito exercitados nas atividades cotidianas. São utilizados para andar, levantar-se de cadeiras, subir degraus ou mesmo dirigir o carro. Também é relativamente fácil o fortalecimento dos flexores plantares por meio de exercícios contra resistência. Qualquer exercício de elevação do calcanhar oferece uma quantidade significativa de resistência, pois o peso corporal é levantado por esse grupo muscular. Com o peso centrado sobre o pé, a alavanca dos flexores plantares é muito

Grupo muscular	Exemplo de exercício de alongamento	Exemplo de exercício de fortalecimento	Outros exercícios
Flexores plantares do tornozelo	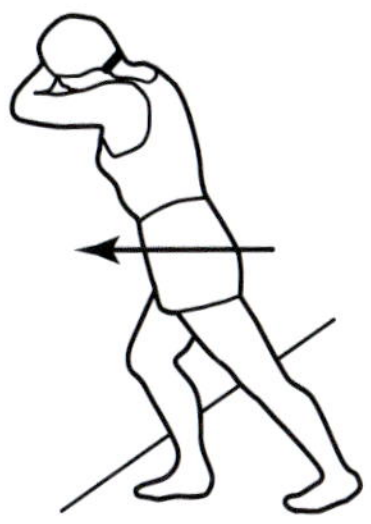 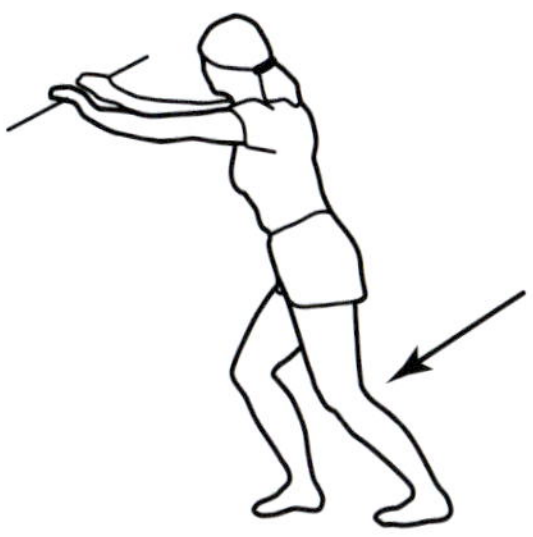	Elevação dos calcanhares, em pé 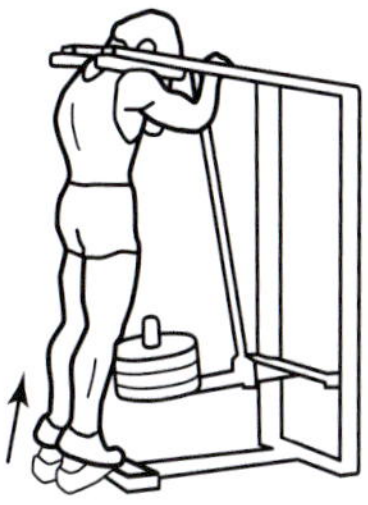 Elevação dos calcanhares, sentado 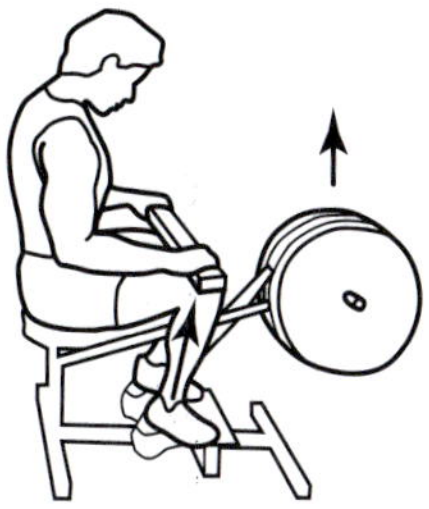	Elevação do calcanhar com halteres fixos Elevação do calcanhar com barra
Dorsiflexores do tornozelo	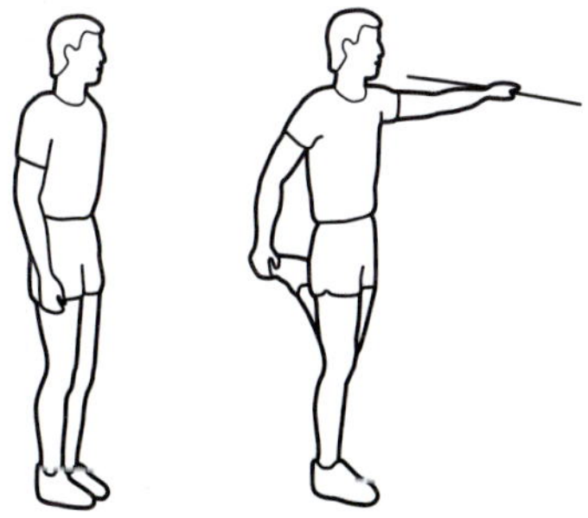	Dorsiflexão com elástico 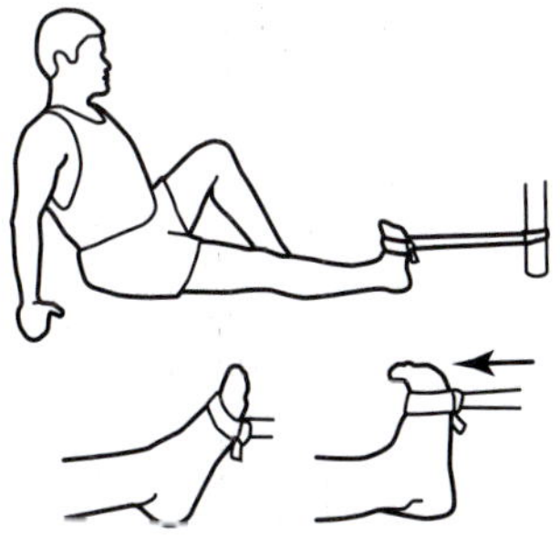	
Eversão/ inversão do tornozelo	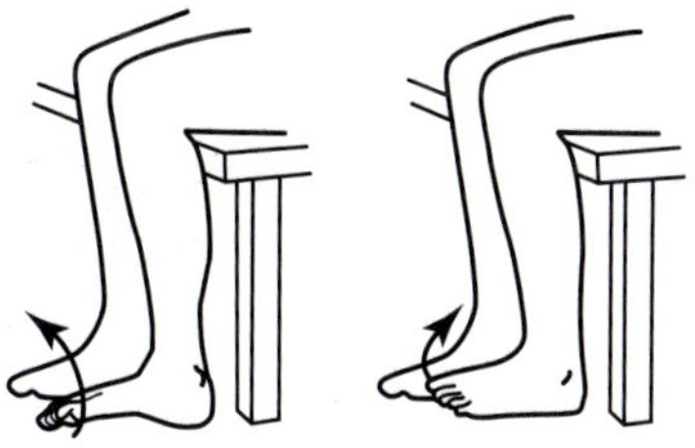 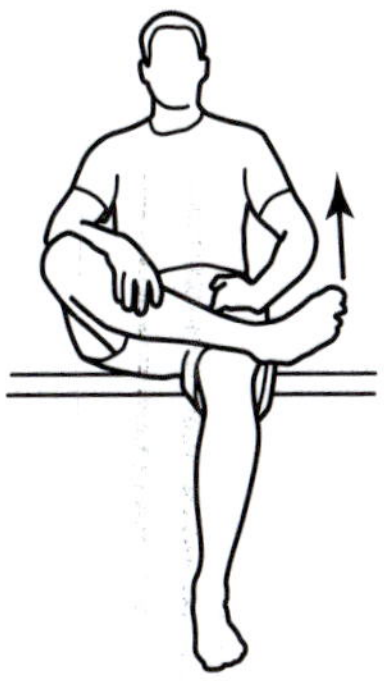	Eversão com faixa elástica 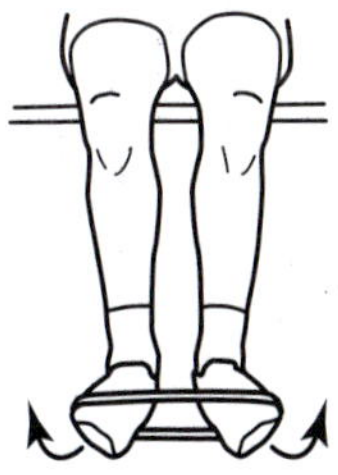 Inversão do tornozelo com elástico 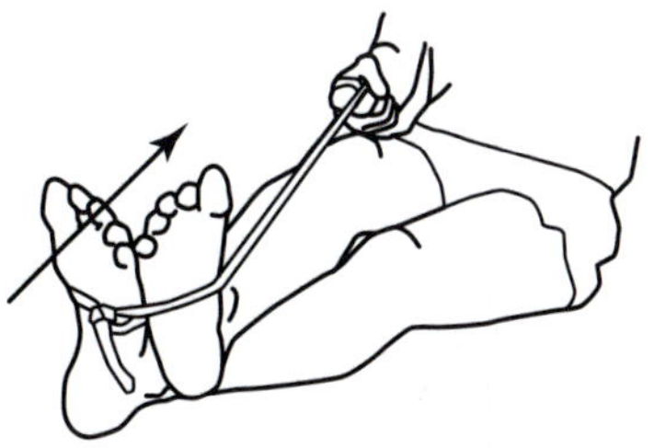	

FIGURA 6.40 Exemplos de exercícios de alongamento e fortalecimento para grupos musculares selecionados.

eficiente para manipulação de grandes cargas; assim, uma atividade envolvendo a elevação dos calcanhares com peso nos ombros geralmente pode ser feita com uma quantidade considerável de peso. Esse exercício é perfeito para o gastrocnêmio, pois a força desse músculo é intensificada com o joelho estendido e o quadríceps femoral em contração.

Para fortalecer especificamente o sóleo, a melhor posição é a sentada. Essa posição flexiona o joelho e reduz de forma significativa a contribuição do gastrocnêmio. Pode-se colocar peso ou opor resistência na coxa quando é gerada flexão plantar.

É importante manter a flexibilidade nos flexores plantares, porque qualquer deficiência de flexibilidade nesse grupo muscular pode fazer com que ocorra elevação prematura do calcanhar e excessiva pronação na marcha. Falta de flexibilidade nos flexores plantares é comum em mulheres que usam saltos altos a maior parte do tempo (74). O fato é que tanto homens como mulheres são suscetíveis a distensões dos flexores plantares quando passam de uma posição de calcanhar elevado para a de calcanhar baixo, tanto em exercícios como nas atividades cotidianas. É melhor manter a flexibilidade no grupo muscular realizando alongamento com o joelho estendido e o tornozelo em máxima dorsiflexão.

A flexibilidade no gastrocnêmio e no sóleo pode ser relativamente isolada. A flexibilidade do gastrocnêmio pode ser testada de maneira mais adequada com o joelho estendido, enquanto a flexibilidade do sóleo será testada mais apropriadamente com os joelhos flexionados em 35°.

A força dos dorsiflexores é limitada, mas deve ser mantida para que a fadiga não se instale durante uma corrida ou caminhada longa. A fadiga no grupo muscular pode levar a uma queda do pé durante a fase de balanço, empurrando o pé com força na superfície após o contato do calcanhar. Para fortalecimento do grupo muscular, funciona melhor uma posição sentada em que a resistência possa ser aplicada por baixo do pé com sacos de areia, pesos ou elástico cirúrgico (Fig. 6.41). Também existem aparelhos para o tornozelo que permitem uma amplitude completa de dorsiflexão e treinamento de grande resistência para esse movimento. Pode-se, além disso, obter melhor flexibilidade da dorsiflexão na posição sentada, por meio de atividades de máxima flexão plantar.

No caso de atletas que participam de atividades nas quais sejam comuns lesões do tornozelo, é importante contar com força e flexibilidade dos inversores e eversores do tornozelo. Algumas dessas atividades são: basquetebol, voleibol, futebol, futebol americano, tênis e muitas outras. Pode-se realizar alongamento e fortalecimento dos músculos de inversão e eversão com o pé apoiado no solo sobre uma toalha ou preso a um elástico cirúrgico. O peso pode ser colocado sobre a toalha, que é então tracionada na direção do pé em inversão ou eversão, dependendo do lado do pé onde foram colocados os pesos. Circundução e o movimento de "desenhar o número oito" são bons exercícios de flexibilidade.

Em geral, os músculos intrínsecos do pé estão atrofiados e fracos porque regularmente usamos sapatos. Tendo em vista que os músculos intrínsecos dão sustentação ao arco do pé e o estabilizam durante a fase propulsiva da marcha, vale a pena promover algum condicionamento a essa musculatura. O melhor modo de exercitar o grupo de músculos intrínsecos como um todo consiste em dispensar os sapatos e andar descalço. O potencial de movimento do pé é ilustrado mais adequadamente por indivíduos que sofrem alguma incapacitação do membro superior e precisam utilizar os pés para realizar funções cotidianas. Esses indivíduos podem se tornar muito versáteis e habilidosos no uso do pé para a realização de uma grande variedade de funções.

Durante uma caminhada ou corrida, o impacto é o mesmo, não importando se a pessoa está calçada ou não; é a maneira com que as forças são absorvidas que é diferente entre essas duas opções. Com um calçado, o pé fica mais rígido durante a absorção do choque da fase de apoio e depende do calçado para apoio e proteção. Durante a absorção de choque em uma marcha com os pés descalços, o pé fica com maior mobilidade e com maior deflexão do arco durante a aplicação da carga (137). Isso não significa necessariamente que não devemos usar calçados, pois a incidência de lesões em uma corrida com os pés descalços seria inicialmente elevada por causa da mudança significativa imposta pela remoção dos calçados. Há também o perigo associado à atividade com pés descalços e a possibilidade de lesão ao pisar em objetos cortantes. Contudo, andar descalço no verão é um modo de melhorar o condicionamento dos músculos intrínsecos.

Um ponto em favor dos benefícios da atividade com os pés descalços é a baixa incidência de lesões em populações que permanecem descalças na maioria do tempo. A incidência de lesões em corredores descalços é muito mais baixa do que na população calçada (137). Finalmente, a musculatura intrínseca em uma pessoa com pé plano móvel será muito mais desenvolvida do que em uma pessoa com um pé rígido e de arco alto, por causa da diferença nas características motoras durante a aplicação de carga no pé.

POTENCIAL DE LESÃO NO TORNOZELO E NO PÉ

Lesões do pé e do tornozelo representam grande parte das lesões que afetam o membro inferior. Em alguns esportes ou atividades como, por exemplo, basquetebol, a articulação talocrural é a parte mais frequentemente lesionada do membro inferior. Em geral, lesões do retropé ocorrem como resultado de compressão vertical, enquanto lesões do mediopé ocorrem diante de um excessivo movimento lateral ou demasiada amplitude de movimento no pé (37). Lesões do antepé ocorrem de maneira semelhante àquelas nos ossos longos em outras partes do corpo. Nessa região do pé, tanto forças compressivas como tensivas acarretam a lesão.

Muitas lesões da articulação talocrural e do pé ocorrem como resultado do excesso de treinamento ou de uma sessão de treinamento excessiva. A articulação talocrural é frequentemente lesionada em atividades como a corrida, durante a qual o pé é submetido subitamente e repetidas vezes a cargas (137). Lesões do pé e do tornozelo também estão associadas a fatores anatômicos; observa-se maior incidência de lesões em indivíduos que apresentam superpronação e naqueles com alinhamento em cavo no membro inferior. A instabilidade funcional do tornozelo pode também estar ligada a diversos fatores, como enfraquecimento do tendão do fibular, instabilidade rotacional do tálus, instabilidade talocalcânea, instabilidade tibiofibular ou alinhamento defeituoso do retropé (63).

Uma das lesões mais comuns do pé é a entorse do tornozelo. Mais comumente, entorses ocorrem no complexo lateral do tornozelo durante uma inversão. O mecanismo de lesão é um movimento lateral, posterior, anterior ou de rotação da tíbia, enquanto o pé está firmemente fixado na superfície. Pisar em um buraco no chão, resvalar em um meio-fio ou perder o equilíbrio usando saltos altos são outros casos em que o tornozelo pode sofrer entorse. Os fatores associados à entorse do tornozelo diferem entre homens e mulheres. Em mulheres com varo tibial mais acentuado e maior amplitude de movimento na eversão do calcâneo e em homens com maior inclinação do tálus, há maior propensão para ocorrência de lesões a ligamentos do tornozelo (17).

Na maioria das vezes, entorses do tornozelo em atletas são observadas durante a manobra de mudança de direção, quando a mudança é feita com o pé oposto à direção da corrida (49) ou quando um jogador aterrissa no pé de outro jogador. Exemplificando, o pé esquerdo sofre entorse ao se movimentar em flexão plantar e inversão para a direita. As ações de flexão plantar e inversão são as causadoras da entorse da estrutura ligamentar lateral, e o **ligamento talofibular** anterior é a estrutura mais suscetível a lesão (68). Se a mudança de direção for feita com maior inversão do pé, o **ligamento calcaneofibular** será o próximo ligamento com possibilidade de sofrer lesão (68). A lesão é criada com uma inclinação do tálus, quando este se movimenta para a frente e para fora do encaixe do tornozelo. É provável que qualquer inclinação do tálus superior a 5° venha a causar lesão ligamentar à parte lateral do tornozelo (41). No caso de lesão do complexo lateral do tornozelo, pode ocorrer inclinação e subluxação anterior do tálus, o que gera maior instabilidade no tornozelo e no complexo do pé.

Não é frequente que os ligamentos mediais do tornozelo sofram entorses, por causa do apoio oferecido pelo forte **ligamento colateral medial**, assim como pela proteção oferecida pelo maléolo lateral, uma estrutura mais longa. O potente ligamento colateral medial pode sofrer entorse se o pé estiver apoiado e em pronação e se vier a sofrer um golpe na região lateral da perna.

Embora não no nível do tornozelo, os ligamentos que mantêm a união da articulação tibiofibular podem sofrer entorse com uma rotação lateral e dorsiflexão vigorosas, ou com uma inversão ou eversão muito forte. O tálus se movimenta de modo a afastar a tíbia e a fíbula, causando entorse dos ligamentos.

Muitas outras lesões de tecidos moles do pé e do tornozelo estão tipicamente associadas ao uso excessivo ou a outro alinhamento funcional inadequado. A **síndrome tibial medial** ou posterior (à qual nos referimos anteriormente como "canelite", ou sensibilidade na musculatura pré-tibial), acarreta dor acima do maléolo medial (71). Habitualmente, esse problema envolve o local de inserção do tibial posterior e pode ser uma tendinite do tendão do tibial posterior. Também pode ser uma **periosteíte**, em que a inserção do tibial posterior exerce tração na membrana interóssea e no periósteo no osso, causando uma inflamação. Comumente, esse músculo é irritado pela pronação excessiva, que implica grande tensão e estiramento no músculo. A **síndrome tibial lateral** causa dor na face lateral anterior da perna, sendo um distúrbio do uso excessivo semelhante ao que ocorre no músculo tibial anterior.

O tendão do calcâneo é outra área frequentemente tensionada do pé, sofrendo lesão em decorrência do excesso de treinamento. Um tendão do calcâneo retesado também pode levar a diversos tipos de problemas, como dores na panturrilha, no calcanhar, na parte lateral ou medial do tornozelo e na superfície plantar. Esse tendão sofrerá distensão com as inúmeras contrações vigorosas do gastrocnêmio, que alongam excessivamente o grupo muscular, como ocorre em uma corrida em aclive ou na mudança de um sapato de salto mais alto para outro com salto mais baixo (12). O tendão do calcâneo também pode ficar irritado se houver perda da absorção no coxim do calcanhar, no calcâneo. Isso cria um choque de maior amplitude na parte do contato do calcanhar durante a locomoção, que é compensado por um aumento na atividade do sóleo. O aumento da atividade muscular gera um aumento correspondente na carga que incide sobre o tendão do calcâneo. A tendinite do tendão do calcâneo pode ser muito dolorosa e de difícil cura, pois é difícil a imobilização dessa área. Esse tendão também pode sofrer ruptura em decorrência de uma contração muscular vigorosa. Exemplificando, uma impulsão para a frente vigorosa depois de um movimento para trás pode causar ruptura do tendão. Outros meios de ocorrência de ruptura consistem em pisar em um buraco ou resvalar em um meio-fio.

Uma condição que simula a dor associada à tendinite do tendão do calcâneo é a **bursite retrocalcânea**. Trata-se de uma inflamação das bolsas situadas superiormente à inserção do tendão do calcâneo. Geralmente, a bursite retrocalcânea é causada por sapatos inadequados (12).

Fascite plantar, uma inflamação da aponeurose plantar na região inferior do pé, é outra lesão comum do tecido mole do pé (137). Comumente, ocorre irritação na inserção medial da aponeurose plantar no calcâneo, que pode ser causada por ajustes de treinamento que aumentam as corridas em planos ascendentes ou a quilometragem. A fascite plantar também pode ser causada quando o indivíduo pisa em um buraco ou resvala no meio-fio. Ela é mais prevalente em tipos de pés com arcos altos e em indivíduos com um tendão do calcâneo retraído ou com discrepância de comprimento entre as pernas (78). Maior grau de tensão aplicado à aponeurose plantar em pronação é fator predisponente dessa área a esse tipo de lesão. A aponeurose plantar pode romper-se com uma flexão plantar vigorosa como, por exemplo, a observada ao descer degraus ou durante uma aceleração rápida.

No local da irritação da aponeurose plantar no calcâneo, adolescentes podem apresentar uma **apofisite do calcâneo**, uma irritação da epífise do calcâneo (78). Adultos podem apresentar uma irritação semelhante no mesmo local, onde se formam esporões ósseos no calcanhar em resposta à tração da aponeurose plantar.

Embora a osteoartrite na articulação talocrural tenha menor incidência que a osteoartrite observada no quadril ou no joelho, esse problema pode ocorrer em pacientes mais jovens (160). Essa osteoartrite é diferente da artrite degenerativa comumente observada nas articulações do quadril e do joelho. A lesão recorrente nos ligamentos do tornozelo ou uma entorse grave isolada no tornozelo são fatores predisponentes para ocorrência de osteoartrite do tornozelo.

A dor no antepé pode estar relacionada a problemas como fraturas por estresse dos metatarsais, metatarsalgias e neuroma de Morton. Distensão nos metatarsais, conhecida como **metatarsalgia**, cria uma sensação imprecisa de queimação no antepé. O neuroma de Morton é uma inflamação de um nervo, habitualmente entre o terceiro e quarto metatarsais nas "bolas" dos pés. Os sintomas são dor aguda, queimação e dormência. Comumente, há uma associação entre a irritação dos ligamentos ou do tecido mole e a prática de corrida sobre uma superfície dura. As lesões dos metatarsais são mais prevalentes em pés em superpronação.

Pode ocorrer compressão de nervos em vários locais na perna e no pé. **Síndrome do compartimento anterior** é um caso em que ocorre compressão de nervos e vasos como resultado da hipertrofia nos músculos tibiais anteriores. Os músculos se hipertrofiam até o ponto em que comprimem os nervos e vasos sanguíneos no compartimento muscular. Essa compressão pode acarretar sensações de formigamento ou atrofia no pé.

Tipicamente, lesões dos componentes ósseos do pé ocorrerão com uso excessivo ou função patológica. Fraturas dos metatarsais são comumente observadas no meio da diáfise do segundo ou do terceiro metatarsal. Essa fratura está associada a músculos dorsiflexores retraídos ou com varo do antepé. Também pode ocorrer uma fratura por estresse nos metatarsais na região lateral do pé em decorrência do retraimento do gastrocnêmio. O gastrocnêmio retraído impede a dorsiflexão durante a marcha, criando pronação compensatória, uma articulação talocalcânea não travada e maior flexibilidade no primeiro metatarsal, em que o metatarsal lateral absorve a força. Um indivíduo que não exibe suficiente dorsiflexão na marcha tem probabilidade cinco vezes maior do que o habitual de sofrer fratura por estresse.

Fraturas dos metatarsais ocorrem em uma queda sobre o pé, por avulsão de um músculo como, por exemplo, o local de inserção do fibular curto no quinto metatarsal, ou em consequência de compressão. Fraturas também foram associadas à perda da capacidade compressiva do coxim do calcanhar, exigindo maior absorção de força pelo pé. Um exemplo de lesão por compressão é a fratura da tíbia ou do tálus na região medial, que acompanha uma entorse na parte lateral do tornozelo. Essa compressão da parte interna do tornozelo também pode liberar fragmentos ósseos, um problema conhecido como **osteocondrite dissecante**. Uma **fratura osteocondral** do tálus é um tipo de fratura causada por cisalhamento que ocorre com uma ação de dorsiflexão-eversão do pé, em que o tálus comprime a fíbula durante um agachamento.

Contribuição da musculatura do membro inferior para habilidades ou movimentos esportivos

O membro inferior está principalmente envolvido com a sustentação do peso, a deambulação, a postura e com a maioria das atividades motoras gerais. Esta seção resume a contribuição da musculatura do membro inferior para alguns movimentos representativos. É oferecida uma revisão mais aprofundada da atividade muscular para a deambulação e o ciclismo, que são exemplos de descrições da anatomia funcional de movimentos derivadas da pesquisa eletromiográfica.

Pouquíssimos movimentos ou habilidades esportivas dispensarão o uso e a contribuição dos músculos do membro inferior. Por exemplo, na aterrissagem de um salto ou de outro evento aéreo, o peso do corpo sofre desaceleração sobre o membro inferior com utilização dos músculos do tronco, dos quadris e das pernas (53). Em uma manobra de mudança de direção, o glúteo médio e o sartório modificam a posição dos pés no ar por meio das rotações interna e externa do quadril e, na fase de apoio da ação de mudança de direção, aumenta a força dos músculos gastrocnêmio e quadríceps para que gerem mais força para a mudança de direção (133).

SUBIDA E DESCIDA DE ESCADA

A subida, ou ascensão, em uma escada é iniciada com o levantamento do membro por meio de uma contração vigorosa do iliopsoas, que traciona superiormente o membro contra a gravidade até o próximo degrau (98) (Fig. 6.41). O reto femoral se torna ativo nessa fase ao ajudar na flexão da coxa e ao retardar excentricamente a flexão do joelho. Em seguida, o pé é posicionado no degrau seguinte. Nesse ponto, há atividade nos músculos isquiocrurais, que trabalham principalmente no retardamento da extensão na articulação do joelho (98). Quando o pé faz contato com o degrau seguinte, a aceitação do peso envolve certa atividade nos extensores da coxa. A fase seguinte é a de elevação, em que o membro posicionado no degrau superior é estendido para transportar o corpo até esse degrau. A maior parte da extensão é gerada na articulação do joelho pelo quadríceps. A perna se movimenta posteriormente, via flexão

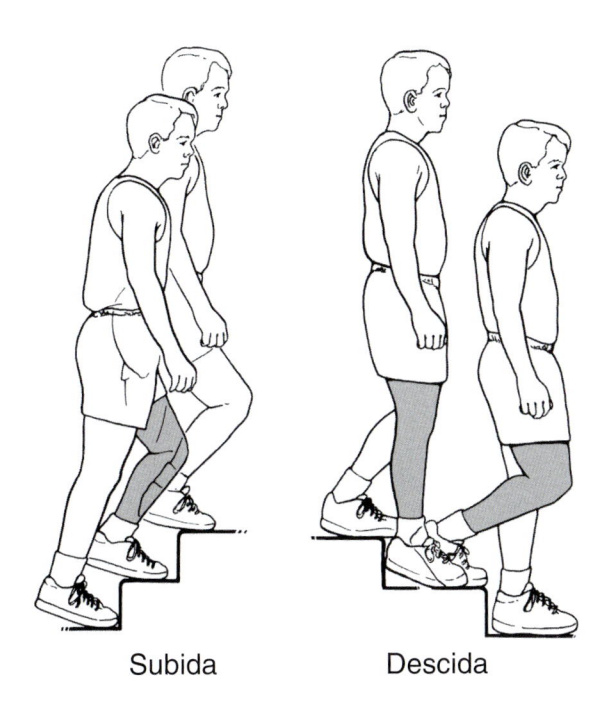

Subida   **Descida**

FIGURA 6.41   Na subida de degraus com o membro esquerdo à frente, ocorre contribuição significativa do quadríceps, com a ajuda dos flexores plantares e do iliopsoas. Na descida da escada com o membro direito à frente, os mesmos músculos controlam o movimento excentricamente. Na atividade de subir escadas, como um todo, a contribuição dos músculos dos quadris é menor, em comparação com andar ou correr.

plantar no tornozelo, para aumentar a posição vertical, e o principal músculo do tornozelo produtor desse movimento é o sóleo, com alguma contribuição do gastrocnêmio. É mínima a contribuição do quadril além da contração pelo glúteo médio para tracionar o tronco sobre o membro (98). Finalmente, no estágio de propulsão para a frente, em que o membro no degrau inferior empurra para o próximo degrau, há mínima atividade no quadril, e a articulação talocrural gera a maior parte da força. A maior potência do tornozelo é gerada nessa fase, enquanto o indivíduo prossegue em direção ao degrau seguinte. Nesse ponto, o tornozelo deixa o degrau, e os flexores plantares ficam ativos enquanto o corpo é elevado até o degrau seguinte (98).

O ato de descer uma escada depende de mínima atividade da musculatura do quadril. Na fase de tração do membro, os flexores do quadril estão ativos, seguidos pela atividade dos músculos isquiocrurais na fase de posicionamento do pé, quando o membro é baixado para a superfície do degrau (98). Quando o membro faz contato com o próximo degrau na aceitação do peso, é mínimo o envolvimento do quadril, pois a maior parte do peso é excentricamente absorvida nas articulações do joelho e do tornozelo. Os músculos atuantes na articulação do joelho são basicamente responsáveis pela geração das forças na fase de impulso para a frente. Os músculos flexores plantares funcionam excentricamente para absorver a tensão proveniente do contato entre o pé e a superfície (51,100). Também ocorre cocontração dos músculos sóleo e tibial

anterior no início da fase de absorção para estabilizar a articulação talocrural. Quando a pessoa desce o degrau, ocorre pequena atividade muscular excêntrica no sóleo, conforme esse músculo contribui para controlar a descida e o movimento do corpo para a frente. Na fase final de apoio, a fase de abaixamento controlado, o corpo é baixado até o degrau, principalmente por meio da atividade muscular excêntrica na articulação do joelho. É mínimo o grau de atividade dos extensores do quadril no final dessa fase.

LOCOMOÇÃO

São utilizados vários termos nos estudos da marcha para descrever a ocasião em que ocorrem os eventos básicos. Essa terminologia é necessária para que se possa compreender as ações do membro inferior durante a caminhada e a corrida. Nos estudos de locomoção, um ciclo de marcha ou de corrida geralmente é definido como o período que vai desde o contato de um pé no solo até o próximo contato do mesmo pé. O ciclo da marcha é dividido em duas fases, conhecidas como fase de apoio e fase de balanço. Na fase de apoio, o pé está em contato com o solo. Essa fase é também dividida em duas subfases. A primeira metade da fase de apoio é a frenagem, que tem início com uma fase de aplicação de carga ou de contato inicial do calcanhar, terminando na fase intermediária de apoio. A segunda metade da fase de apoio é a propulsão, que começa no meio da fase de apoio e continua até o fim dessa fase, prosseguindo com o pré-balanço, enquanto o pé se prepara para deixar o chão. A fase de balanço, ou de ausência de contato, é o período em que o pé não está em contato com o solo, podendo ser, ainda, subdividida nas subfases inicial, intermediária e final do balanço. Essencialmente, essa fase representa a recuperação do membro, em preparação para o próximo contato com o solo. Esses eventos estão ilustrados nas Figuras 6.42 (corrida) e 6.43 (caminhada).

Corrida

É considerável a atividade muscular em numerosos músculos durante uma corrida, e os movimentos nas articulações ocorrem tipicamente ao longo de maior amplitude de

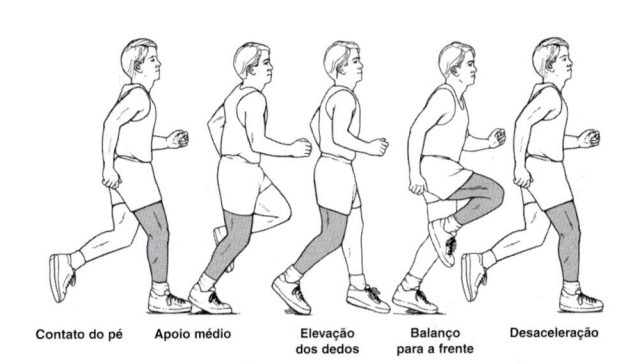

Contato do pé   Apoio médio   Elevação dos dedos   Balanço para a frente   Desaceleração

FIGURA 6.42   Na corrida, há grande nível de atividade muscular nos isquiocrurais, glúteo mínimo, glúteo máximo, grupo do quadríceps femoral e nos músculos intrínsecos do pé durante a fase de apoio da atividade do membro direito. Durante a fase de balanço, ocorre atividade substancial no iliopsoas e no tensor da fáscia lata.

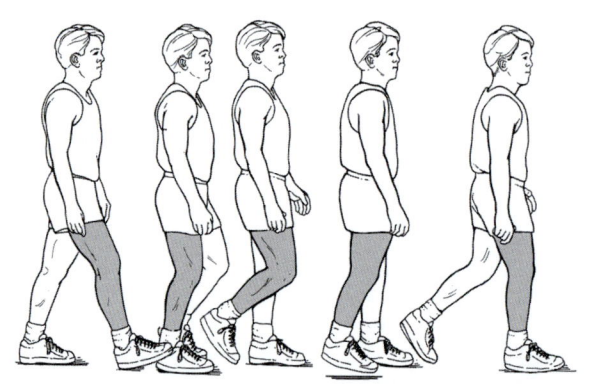

Resposta à carga   Apoio, fase intermediária   Apoio, fase final   Balanço para a frente   Balanço, fase final

Músculos	Resposta à carga Contato inicial até pé plano			Apoio, fase intermediária (10-30%) Pé plano até fase intermediária do apoio			Apoio, fase final (30-60%) Apoio, fase intermediária, até levantamento dos dedos			Balanço para a frente (50-80%) Levantamento dos dedos até aceleração para balanço, fase intermediária			Balanço, fase final (85-100%) Balanço, fase intermediária até desaceleração		
	Nível	Ação	Finalidade	Nível	Ação	Finalidade	Nível	Ação	Finalidade	Nível	Ação	Finalidade	Nível	Ação	Finalidade
Glúteos médio e mínimo	MOD	FA	Controle da flexão do quadril	MOD	FA	Oposição à adução do quadril para interromper a queda da pelve contralateral	BAIXO	FA	Oposição à adução do quadril para interromper a queda da pelve contralateral						
Iliopsoas							MOD	EXC	Controle da extensão do quadril	ALTO	CON	Flexão do quadril	MOD	EXC	Controle da extensão do quadril
Tensor da fáscia lata	MOD	CON	Controle da queda da pelve contralateral	BAIXO	FA	Interrompe a queda contralateral	BAIXO	FA	Interrompe a queda da pelve contralateral	MOD	CON	Flexão do quadril			
Adutores do quadril							MOD	CON	Ajuda na flexão do quadril	ALTO	CON	Ajuda na flexão do quadril, adução da coxa			
							BAIXO	FA	Estabiliza a transferência do peso para o outro membro no levantamento dos dedos						
Isquio-crurais	MOD	EXC	Controle da flexão do quadril Extensão do quadril				MOD	CON	Extensão do quadril no levantamento dos dedos	BAIXO	CON	Flexão do joelho	ALTO	EXC	Desacelera a extensão do joelho
										MOD	EXC	Controle da extensão do joelho na fase intermediária do balanço			
Quadríceps	MOD	EXC	Controle da flexão do joelho	MOD	EXC	Controle da flexão do joelho até CG (centro de gravidade) sobre a base de apoio	MOD	CON	Extensão do joelho no levantamento dos dedos	MOD	FA	Limita a flexão do joelho e aumenta a flexão do quadril	MOD	CON	Inicia a extensão do joelho
Flexores plantares				ALTO	EXC	Controle da dorsiflexão do tornozelo	ALTO	CON	Flexão plantar						
Dorsiflexores	ALTO	EXC	Controle do abaixamento do pé até a flexão plantar							ALTO	CON	Dorsiflexão, para que o antepé saia do chão	MOD	FA	Dorsiflexão do tornozelo para aterrissagem
Músculos intrínsecos do pé				ALTO	CON	Manutenção dos arcos do pé	BAIXO	FA	Fazem que o pé fique rígido quando o calcanhar se eleva do chão						

Fontes:
Gage, J. R. (1990). An overview of normal walking. *Instructional Course Lectures*, 39:291-303.
Krebs, D. E., et al. (1998). Hip biomechanics during gait. *Journal of Sports Physical Therapy*, 28:51-59.
Zajac, F. E. (2002). Understanding muscle coordination of the human leg with dynamical simulations. *Journal of Biomechanics*, 35:1011-1018.

FIGURA 6.43 Músculos do membro inferior envolvidos na deambulação, demonstrando o nível de atividade muscular (baixa, moderada, alta) e o tipo de ação muscular – concêntrica (CON) e excêntrica (EXC) – com a finalidade associada (FA).

movimento, em comparação com a caminhada. A exceção é a hiperextensão, que é maior durante a caminhada por causa do maior tempo da fase de apoio. Mas a atividade muscular durante a corrida é semelhante à observada durante a caminhada. Na corrida, ocorrem 500-1.250 contatos dos pés com o solo por quilômetro, e o pé, a perna, a coxa, a pelve e a coluna vertebral absorvem duas a três vezes o peso corporal (22).

Na articulação do quadril, o glúteo máximo controla a flexão do tronco no lado de apoio e desacelera a perna em balanço. O glúteo máximo no lado do apoio também controla excentricamente a flexão do quadril com os isquiocrurais (86,94). O glúteo médio e o tensor da fáscia lata ficam ativos imediatamente antes do contato e na parte de frenagem inicial da fase de apoio. Esses músculos controlam a pelve para evitar que ela se incline para o lado oposto (94). Durante a parte propulsiva da fase de apoio na corrida, os músculos isquiocrurais estão muito ativos enquanto a coxa se estende. O glúteo máximo também contribui para a extensão durante o apoio terminal, ao mesmo tempo em que gera rotação lateral até o momento da elevação dos dedos do pé.

Na articulação do joelho, tanto os músculos do quadríceps femoral como os isquiocrurais estão ativos durante porções variadas da fase de apoio (106). No instante em que ocorre o contato do calcanhar, uma breve contração concêntrica dos isquiocrurais flexiona o joelho para diminuir a força horizontal ou de frenagem que está sendo absorvida no impacto. Essa etapa é seguida pela ativação dos músculos do grupo do quadríceps femoral. Inicialmente, esses músculos atuam excentricamente para retardar a velocidade vertical negativa do corpo. Essa ação perdura até o apoio médio. Então, o quadríceps femoral atua de forma concêntrica para produzir velocidade vertical positiva do corpo. Os isquiocrurais também estão ativos com o quadríceps femoral para a geração de extensão no quadril (92). O período que vai desde o contato do calcanhar até o apoio médio representa mais da metade dos custos energéticos da corrida.

Na parte de propulsão do apoio, os músculos do grupo do quadríceps femoral estão excentricamente ativos quando o calcanhar se ergue do solo e, em seguida, se tornam concentricamente ativos até o momento da elevação dos dedos. Nessa parte do ciclo, os isquiocrurais também estão ativos de forma concêntrica.

A atividade dos flexores plantares aumenta abruptamente em seguida ao contato do calcanhar, e esses músculos são predominantes durante todo o período de apoio (94). Na parte de frenagem do apoio, os músculos flexores plantares não funcionam no tornozelo, mas para interromper excentricamente a descida vertical do corpo sobre o pé. Isso continua até a parte de propulsão da fase de apoio, quando os flexores plantares passam a realizar uma contração concêntrica, somando-se à força motriz da corrida (94).

Assim que o pé deixa o solo para dar início à fase de balanço, o membro é impulsionado para a frente pelo iliopsoas e pelo reto femoral, retardando a coxa em hiperextensão e movimentando-a para a frente em flexão. O reto femoral é o músculo mais importante para a propulsão do corpo para a frente, pois é responsável pela grande amplitude de movimento no membro inferior. O reto femoral inicia o movimento de flexão de forma tão vigorosa que a ação do iliopsoas também contribui para a extensão do joelho. O iliopsoas fica ativo durante mais de 50% da fase de balanço durante uma corrida (94). Na parte inicial da fase de balanço, há atividade nos adutores, que, assim como na caminhada, estão trabalhando com os abdutores para controlar a pelve.

No final da fase de balanço, é muito intensa a atividade muscular excêntrica nos músculos glúteo máximo e isquiocrurais, quando esses músculos começam a desacelerar a coxa em rápida flexão. Com o aumento da velocidade de corrida, a atividade do glúteo máximo aumenta conforme esse músculo assume maior parte da responsabilidade de retardar a coxa, em preparação para o contato do pé durante a descida. Além disso, na parte final da fase de balanço, os abdutores voltarão a ficar ativos, ao abaixarem excentricamente a coxa para a geração de adução.

Durante a parte inicial da fase de balanço, o quadríceps femoral está ativo excentricamente para retardar a rápida flexão do joelho. Na parte final da fase de balanço, os isquiocrurais se tornam ativos para limitar tanto a extensão do joelho como a flexão do quadril (94).

Durante uma corrida em velocidades mais rápidas, os músculos dos membros inferiores precisam gerar considerável potência. Se os grupos musculares estiverem fracos, a passada da corrida poderá ser afetada. Por exemplo, um glúteo máximo fraco pode atrasar a transição entre a recuperação e o balanço. Isquiocrurais fracos podem resultar na impossibilidade de controlar a flexão do quadril e a extensão do joelho no final da recuperação, enfraquecendo a força de extensão do quadril na fase de apoio (20).

Caminhada

Durante a caminhada, os músculos em torno da pelve e a articulação do quadril contribuem minimamente para a própria propulsão na marcha, estando mais envolvidos com o controle da pelve (89). A Figura 6.43 apresenta um resumo da contribuição muscular dos músculos do membro inferior ativos durante a marcha.

No contato do calcanhar, uma atividade moderada no glúteo médio do membro de sustentação do peso mantém a pelve equilibrada contra o peso do tronco. A força muscular de abdução equilibra o tronco e o membro que está se projetando em relação ao quadril que está suportando o peso (92). Essa atividade tem continuidade até o apoio médio e, em seguida, é descontinuada na fase final do apoio (142). Os adutores também trabalham concomitantemente com esses dois músculos para controle do membro durante o apoio. O glúteo máximo também está ativo por ocasião do contato do calcanhar para ajudar no movimento do corpo sobre a perna. Finalmente, o tensor da fáscia lata torna-se ativo desde o contato do calcanhar até o apoio médio, para ajudar no controle da pelve no plano frontal (142).

Quando o calcanhar toca o solo para dar início à posição de frenagem da fase de apoio da marcha, os músculos isquiocrurais atingem seu pico de atividade muscular, ao tentarem interromper o movimento na articulação do quadril. Os músculos do grupo do quadríceps femoral começam então a se contrair e controlar a carga (peso) que está sendo imposta à articulação do joelho pelo corpo e a força de reação proveniente do solo. O joelho também está se movendo excentricamente em uma flexão controlada pelo quadríceps femoral. Uma cocontração dos isquiocrurais e do quadríceps femoral tem continuidade até que o pé esteja apoiado no solo e, nesse momento, diminui a força dos isquiocrurais. A atividade do quadríceps femoral diminui em aproximadamente 30% da fase de apoio, e esse grupo muscular não se manifesta na fase de apoio médio e até as fases iniciais do impulso.

Na parte de propulsão da fase de apoio da marcha, o grupo do quadríceps femoral se torna ativo novamente por volta de 85 a 90% da fase de apoio, quando seus músculos são utilizados para propulsão do corpo para cima e para a frente. Os músculos isquiocrurais se tornam ativos aproximadamente ao mesmo tempo, para aumentar o impulso para a frente.

No contato do calcanhar durante a marcha, há máxima atividade nos músculos dorsiflexores durante a tentativa de controlar excentricamente o abaixamento do pé até o solo em flexão plantar. A maior atividade muscular é observada no tibial anterior, extensor longo dos dedos e extensor longo do hálux (147). A atividade desse grupo muscular decai, mas mantém-se em certa medida ao longo de toda a fase de apoio.

No contato do calcanhar, há pouca atividade no gastrocnêmio e sóleo. Esses músculos começam a se ativar depois que o pé ficou apoiado no solo e continuam na fase propulsiva, quando controlam o movimento da tíbia sobre o pé e geram forças de propulsão. Os músculos intrínsecos do pé ficam inativos nessa parte da fase de apoio.

Na parte propulsiva da fase de apoio, os músculos dorsiflexores ainda estão ativos, gerando um segundo pico na fase de apoio, imediatamente antes da elevação dos dedos. O gastrocnêmio e o sóleo atingem um pico de atividade muscular imediatamente antes da elevação dos dedos. Os músculos intrínsecos do pé estão ativos na parte propulsiva da fase de apoio, quando trabalham para fazer com que o pé fique rígido e estável, e para controlar a depressão do arco. A atividade do gastrocnêmio e do sóleo, bem como dos músculos intrínsecos, cessa na elevação dos dedos.

No início da fase de balanço, o membro deve ser projetado rapidamente para a frente. Esse movimento é iniciado por uma contração vigorosa do iliopsoas, do sartório e do tensor da fáscia lata. A coxa realiza adução no meio da fase de balanço e rotação medial imediatamente depois da elevação dos dedos do pé. Os adutores estão ativos no início da fase de balanço, tendo continuidade na fase de apoio. No final da fase de balanço, a atividade dos músculos isquiocrurais e do glúteo máximo desacelera o membro (142).

Na fase de balanço, os isquiocrurais estão ativos depois da elevação dos dedos e novamente no final do balanço, imediatamente antes do contato com o solo. Uma atividade semelhante é observada no quadríceps femoral, que retarda a flexão do joelho depois da elevação dos dedos e inicia a extensão do joelho antes do contato do calcanhar.

Durante a fase de balanço, os músculos dorsiflexores geram a única atividade muscular significativa no tornozelo e no pé. Esses músculos mantêm o pé em uma posição de dorsiflexão, de modo que o pé deixa o solo enquanto o membro está sendo impulsionado na fase de balanço.

CICLISMO

No ciclismo, os eventos mais importantes são determinados pela rotação do pedal da bicicleta. O movimento do pedal forma um círculo. Um ciclo é uma revolução desse círculo com 0° na posição de 12 horas, 90° em 3 horas, 180° em 6 horas e 270° em 9 horas. O final do ciclo ocorre em 360° (ou 0°), em retorno à posição de 12 horas. A posição de 12 horas é também chamada de ponto morto superior, enquanto a posição de 6 horas é conhecida como ponto morto inferior. Esses eventos são apresentados na Figura 6.44.

A direção das forças aplicadas ao pedal muda durante a extensão do joelho, ocorrendo coativação de agonistas e antagonistas durante todo o ciclo. Os músculos do quadríceps femoral são os principais geradores de força, com ajuda dos demais músculos do membro inferior. Na articulação do quadril, o glúteo máximo se torna ativo depois de percorridos cerca de 30° do ciclo, continuando até aproximadamente 150°, enquanto o quadril é estendido. À medida que a atividade do glúteo máximo começa a declinar, a atividade dos músculos isquiocrurais aumenta no segundo quadrante e continua desde aproximadamente 130° até 250°, enquanto esses músculos estendem o quadril e iniciam a flexão do joelho (47). No ápice do ciclo da pedalada, de 0° a 90°, o quadríceps femoral fica muito ativo. O reto femoral fica ativo ao longo do arco de 200° até 130° do ciclo seguinte. O vasto medial fica ativo de 300° a 135°, e o vasto lateral fica ativo de 315° até 130° do ciclo seguinte (11).

No meio do ciclo, de 90° a 270°, os isquiocrurais contribuem mais para a produção de potência, e o bíceps femoral fica ativo de 5° a 265° e o semimembranáceo fica ativo de 10° a 265° (11). Há cocontração do quadríceps femoral e dos isquiocrurais ao longo das partes iniciais do ciclo. Na última etapa do ciclo, de 270° a 360°, o reto femoral fica ativamente envolvido quando a perna é conduzida de volta até a posição mais alta.

No tornozelo, o gastrocnêmio contribui durante a maior parte de potência do ciclo, ficando ativo de 30° a 270° na revolução. Ao cessar a atividade do gastrocnêmio, o tibial anterior fica ativo de 280° até um ponto imediatamente após o ponto morto superior, contribuindo assim para o levantamento do pedal. Também nesse caso, ao cessar a atividade do tibial anterior, o gastrocnêmio entra em atividade. Ao contrário do que ocorre no joelho e no quadril, o tornozelo não realiza cocontração.

Forças atuantes nas articulações do membro inferior

As articulações do membro inferior podem estar sujeitas a grandes forças geradas por músculos, peso corporal (*PC*) e forças de reação do solo. As forças de reação do solo geradas em atividades básicas, como andar e subir escada, equivalem a 1,1 a 1,3 *PC* e a 1,2 até 2,0 *PC*, respectivamente (152). As forças verticais de aterrissagem são ainda maiores (2,16 até 2,67 *PC*), e foi demonstrado que, em crianças, aterrissagens de quedas geram forças máximas de reação do solo na faixa de 8,5 *PC* (10,75,149,170).

ARTICULAÇÃO DO QUADRIL

A posição em pé sobre os dois membros faz incidir uma carga sobre a articulação do quadril com força equi-

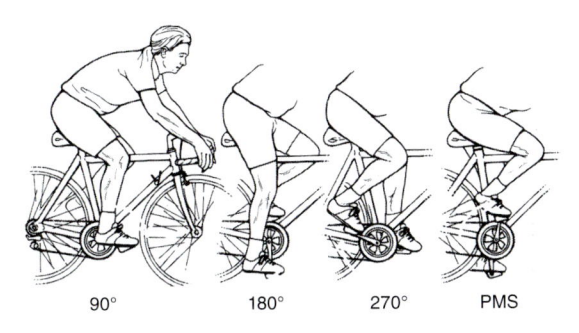

Músculos	PMS-90 Do ponto morto superior até 90°			90-180 De 90° até 180°			180-270 De 180° até 270°			270-PMS De 270° até o ponto morto superior		
	Nível	Ação	Finalidade	Nível	Ação	Finalidade	Nível	Ação	Finalidade	Nível	Ação	Finalidade
Glúteo máximo	ALTO	CON	Extensão do quadril	BAIXO	CON	Extensão do quadril	BAIXO	EXC	Controle da flexão do quadril	BAIXO	EXC	Controle da flexão do quadril
Isquiocrurais	MOD	CON	Extensão do quadril	ALTO	CON	Extensão do quadril até extensão do joelho	BAIXO	CON	Flexão do joelho	MOD	CON	Flexão do joelho
Vasto lateral/ medial	ALTO	CON	Extensão do joelho	BAIXO	CON	Extensão do joelho	BAIXO	EXC	Controle da flexão do joelho	MOD	CON	Extensão do joelho
Reto femoral	ALTO	CON	Extensão do joelho	BAIXO	CON	Extensão do joelho	MOD	CON	Flexão do quadril	ALTO	CON	Flexão do quadril
Sóleo	ALTO	CON	Flexão plantar	MOD	CON	Flexão plantar						
Gastrocnêmio	ALTO	CON	Flexão plantar	ALTO	CON	Flexão plantar	BAIXO	CON	Flexão plantar			
Tibial anterior	BAIXO	CON	Dorsiflexão	BAIXO	CON	Dorsiflexão	BAIXO	CON	Dorsiflexão	ALTO	CON	Dorsiflexão

Fontes:
Baum, B. S., Li, L. (2003). Lower extremity muscle activities during cycling are influenced by load and frequency. *Journal of Electromyography and Kinesiology.* 13:181-190.
Jorge, M., e Hull, M. L. (1986). Analysis of EMG measurements during bicycle pedalling. *Journal of Biomechanics,* 19:683-694
Neptune, R. R., Kautz, S. A. (2000). Knee joint loading in forward versus backward pedaling: Implications for rehabilitation strategies. *Clinical Biomechanics,* 15:528-535.
van Ingen Schenau, G. J., et al. (1995). The control of mono-articular muscles in multijoint leg extensions in man. *Journal of Physiology,* 484:247-254.

FIGURA 6.44 Músculos do membro inferior envolvidos no ciclismo, ilustrando-se o nível de atividade muscular (baixa, moderada, alta) e o tipo de ação muscular – concêntrica (CON) e excêntrica (EXC) – com a finalidade associada.

valente a 30% do peso corporal (151). Essa força é gerada principalmente pelo peso corporal acima da articulação do quadril, sendo compartilhada pelas articulações direita e esquerda. Quando uma pessoa fica em pé sobre um dos membros, a força incidente na articulação do quadril aumenta significativamente até cerca de 2,5 a 3 vezes o peso corporal (142,151). Esse é basicamente o resultado do aumento na quantidade de peso corporal previamente compartilhada com o outro membro e de uma contração muscular vigorosa dos abdutores. Durante sua ação de oposição aos efeitos da gravidade e de controle da pelve, a força muscular aumentada dos abdutores gera elevadas forças na articulação do quadril.

Durante a subida de uma escada, as forças podem atingir níveis iguais a 3 vezes o peso corporal e são, em média, 23% maiores que durante a deambulação (13); ao caminhar, as forças variam de 2,5 a 7 vezes o peso corporal; e, ao correr, as forças podem chegar a até 10 vezes o peso corporal (67,79,118,142,151). Em um estudo, as forças na articulação do quadril (5,3 *PC*) foram maiores durante a corrida, em comparação com a prática do esqui em grandes curvas e em declives pequenos (4,1 *PC*), mas curvas fechadas e declives mais íngremes geraram as maiores forças na arti-

culação do quadril (7,8 *PC*) (161). O esqui *cross-country* sobrecarregou a articulação do quadril com 4,6 *PC*, valor inferior ao da marcha (161). Felizmente, a articulação do quadril pode suportar 12 a 15 vezes o peso corporal antes que ocorra fratura ou ruptura do componente ósseo (142).

ARTICULAÇÃO DO JOELHO

O joelho está sujeito também a forças muito altas durante a maioria das atividades, sejam geradas em resposta à gravidade, como resultado da absorção da força proveniente do solo, ou como consequência da contração muscular. Os músculos geram força considerável, e a força de tensão do quadríceps femoral chega a ser de até 3 vezes o peso corporal durante a caminhada, 4 vezes o peso corporal ao subir uma escada, 3,4 vezes o peso corporal ao escalar e 5 vezes o peso corporal durante um agachamento (26).

A força de compressão tibiofemoral também pode ser bastante elevada em atividades específicas. Exemplificando, as forças musculares aplicadas contra baixa resistência (40 N·m [newton-metros]) podem gerar forças de compressão tibiofemoral de 1.100 N durante a extensão do joelho, atuando ao longo de ângulos do joelho de 30° a 120°.

Essa força aumenta para 1.230 N quando ocorre extensão a partir da posição completamente estendida (115). A força de compressão tibiofemoral na posição estendida é maior, em parte porque o grupo do quadríceps femoral perde o ganho mecânico no final da amplitude de movimento e, assim, precisa exercer maior força muscular para compensar a perda no mecanismo de alavanca.

A força de cisalhamento tibiofemoral é máxima nos últimos graus de extensão. A direção da força de cisalhamento muda com a quantidade de flexão na articulação, mudando de direção entre 50° e 90° de flexão. Operando contra a mesma resistência de 40 N·m em extensão, ocorre cisalhamento posterior de 200 N em 120° de flexão e 600 N de cisalhamento anterior em extensão (115). Em parte, isso ocorre porque, quando se aproxima da extensão, o tendão patelar traciona a tíbia anteriormente com relação ao fêmur, enquanto, em flexão, traciona a tíbia posteriormente. A força anterior nos últimos 30° de extensão implica na incidência de grande sobrecarga no LCA, que assume 86% da força de cisalhamento anterior. Ao movimentar o coxim de contato para mais perto do joelho em um exercício de extensão, a força de cisalhamento pode ser direcionada posteriormente, retirando a carga do LCA (115).

Embora as forças de compressão tibiofemoral sejam maiores na posição estendida, a área de contato é grande – o que reduz a pressão. Há 50% mais de área de contato na posição estendida que em 90° de flexão. Assim, na posição estendida, as forças de compressão são elevadas, mas a pressão diminui em 25% (115). Em mulheres, as forças são 20% maiores por causa da diminuição do ganho mecânico, associado ao braço do momento mais curto. Tendo em vista que mulheres também apresentam menor área de contato na articulação, é criada maior pressão, o que explica a maior incidência, no sexo feminino, de osteoartrite nos joelhos – uma ocorrência não observada no quadril.

Foi constatado que as forças de compressão tibiofemoral durante a extensão isocinética do joelho (180°/s) são muito grandes, com um máximo de 6.300 N, ou 9 vezes o peso corporal (116). Durante a prática do ciclismo, foram registrados valores para a força de compressão tibiofemoral de 1,0 a 1,2 PC (46,113). Embora as forças de compressão tibiofemoral para a deambulação se situem na faixa de 2,8 até 3,1 PC (4,107,157), as forças de cisalhamento tibiofemoral variam em torno de 0,6 PC (157). Em indivíduos subindo escada, foram registradas grandes forças de compressão e cisalhamento tibiofemoral, de até 5,4 e 1,3 vezes o peso corporal, respectivamente (157).

A força compressiva patelofemoral se aproxima de 0,5 a 1,5 vez o peso corporal durante a caminhada, 3 a 4 vezes o peso corporal na escalada e 7 a 8 vezes o peso corporal em um exercício de agachamento (115). A articulação patelofemoral absorve forças compressivas do fêmur, transformando-as em forças tensivas no tendão do quadríceps e no **ligamento da patela**. Em atividades vigorosas, em que ocorrem grandes forças de aceleração negativa, a força patelofemoral também é grande. Essa força aumenta com a flexão, pois o ângulo entre o quadríceps femoral e a

patela diminui, dependendo de maior força do quadríceps femoral para opor resistência à flexão ou para produzir uma extensão.

A força compressiva patelofemoral é máxima em 50° de flexão e declina com a extensão, aproximando-se de zero quando a patela praticamente se desencaixa do fêmur. A maior área de contato com a patela ocorre em 60° a 90° de flexão do joelho. Da superfície patelar, 13 a 38% suportam a força por ocasião da incidência de carga na articulação (115). Felizmente, existe uma grande área de contato quando as forças compressivas patelofemorais são grandes, o que reduz a pressão. De fato, há pressão considerável na posição estendida, embora a força patelofemoral seja baixa porque a área de contato é pequena.

Atividades que utilizam ângulos de flexão do joelho mais pronunciados, em geral, envolvem grandes forças compressivas patelofemorais. Essas atividades são: descer escadas (4.000 N), extensão isométrica máxima (6.100 N), ação de chutar (6.800 N), agachamento paralelo (14.900 N), extensão isocinética do joelho (8.300 N), ação de levantar-se de uma cadeira (3.800 N) e prática da corrida leve (5.000 N) (67). Em atividades que usam menores quantidades de flexão do joelho, a força é muito menor. São exemplos: subir escadas (1.400 N), andar (840 a 850 N) e andar de bicicleta (880 N) (115). As atividades com grandes forças patelofemorais devem ser limitadas ou evitadas por indivíduos com dor patelofemoral.

Tanto a força compressiva patelofemoral como a força do quadríceps femoral aumentam na mesma velocidade com a flexão do joelho na sustentação do peso. Se a perna fizer extensão contra resistência, por exemplo, em um aparelho de extensão de perna ou em uma bota com pesos, a força do quadríceps femoral aumentará, mas a força patelofemoral diminuirá da flexão para a extensão. Considerando-se que a função em um exercício de extensão com levantamento de peso é oposta à função nas atividades cotidianas que usam flexão na posição de sustentação do peso, é preferível o uso de uma atividade em cadeia cinética fechada com sustentação do peso. Em ângulos de flexão do joelho superiores a 60°, a força do tendão patelar é apenas metade ou dois terços da força do tendão do quadríceps (115).

Indivíduos com dor na região patelar devem evitar exercícios em ângulos superiores a 30°, para que não ocorram grandes momentos em flexão e forças de compressão patelofemoral. Contudo, na extensão, quando a força patelofemoral é baixa, a força de cisalhamento anterior é alta, tornando contraindicadas as atividades de extensão terminal para qualquer lesão do LCA (115). Em 50° de flexão, ocorre inversão, quando a força de cisalhamento é baixa e a força de compressão patelofemoral é alta.

TORNOZELO E PÉ

O tornozelo e o pé são submetidos a significativas forças de compressão e de cisalhamento, tanto na marcha como na corrida. Quando uma pessoa caminha, é gerada uma força vertical de 0,8 a 1,1 vez o peso corporal por ocasião do contato do calcanhar. A magnitude dessa força cai para 0,8 vez o peso corporal na fase de apoio médio e vai até 1,3 vez o peso corporal na elevação dos dedos (33,139). Essa força, juntamente com a de contração dos flexores plantares, cria uma força de compressão no tornozelo.

Durante a caminhada, a força de compressão na articulação talocrural pode chegar a até 3 vezes o peso corporal no momento do contato do calcanhar e de 5 vezes o peso corporal na elevação dos dedos. Também está presente uma força de cisalhamento de 0,45 a 0,8 vez o peso corporal, principalmente como resultado das forças de cisalhamento absorvidas do solo e da posição do pé com relação ao corpo (27,33,55). Em uma corrida, foi previsto que os picos de força na articulação talocrural variam de 9 a 13,3 vezes o peso corporal. O pico de força no tendão do calcâneo pode ficar na faixa de 5,3 a 10 vezes o peso corporal (27). A articulação talocrural fica submetida a forças semelhantes às que incidem nas articulações do quadril e joelho. Surpreendentemente, a articulação talocrural apresenta pouquíssima incidência de osteoartrite. Isso pode se dever, em parte, à grande superfície de sustentação de peso no tornozelo, o que diminui a pressão incidente na articulação.

A articulação talocalcânea está sujeita a forças equivalentes a 2,4 vezes o peso corporal, e a articulação anterior entre o tálus, o calcâneo e o navicular registra forças de até 2,8 vezes o peso corporal (33,139). Deve-se esperar pela incidência de grandes cargas no tálus, pois esse osso é a "pedra angular" do pé. As cargas avançam pelo pé desde o tálus até o calcâneo e, em seguida, para a frente até o navicular e os cuneiformes.

Durante a locomoção, geralmente as forças aplicadas ao pé pelo solo incidem na margem lateral do calcanhar, avançam lateralmente pelo cuboide e, em seguida, se transferem para o segundo metatarsal e para o hálux, por ocasião da elevação dos dedos. Na Figura 6.45, está ilustrado o trajeto das forças através da superfície plantar do pé. A maior porcentagem de tempo de apoio é despendida em contato com o antepé e com o primeiro e segundo metatarsais. Se o tempo de contato do segundo metatarsal for maior que o tempo do primeiro metatarsal, se desenvolverá uma condição conhecida como **dedo de Morton**, e a pressão sobre a cabeça do segundo metatarsal será muito aumentada (139). Esse padrão de contato do pé com o solo e de transferência das forças ao longo do pé depende de diversos fatores, podendo variar com a velocidade, tipo de pé e padrões de contato do pé do indivíduo.

Em uma corrida, as forças são 2 vezes maiores que as observadas durante uma caminhada. No contato do pé com o solo, as forças recebidas do solo criam uma força vertical de 2,2 vezes o peso corporal e de 0,5 vez a força de cisalhamento do peso corporal. Por ocasião da elevação dos dedos, é criada uma força vertical de 2,8 vezes o peso corporal e uma força de cisalhamento de 0,5 vez o peso corporal (33,139). Com a adição das forças musculares em uma corrida, as forças compressivas podem chegar em até 8 a 13 vezes o peso corporal. As forças de cisalhamento anterior podem se situar na faixa de 3,3 a 5,5

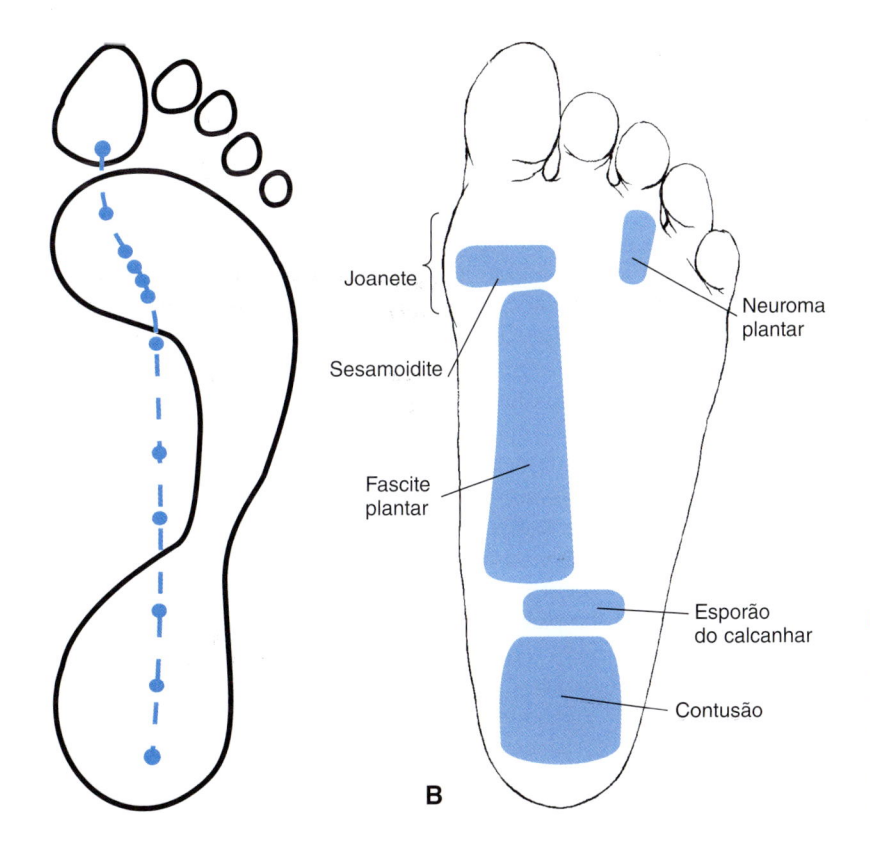

Joanete
Sesamoidite
Fascite plantar
Neuroma plantar
Esporão do calcanhar
Contusão

A   B

FIGURA 6.45 **A.** As forças aplicadas à superfície plantar do pé durante a marcha normalmente se deslocam por um trajeto que vai desde a parte lateral do calcanhar até o cuboide, e através do primeiro e do segundo metatarsais. **B.** Grandes cargas e posições extremas do pé foram associadas a diversos tipos de lesões.

vezes o peso corporal, a força de cisalhamento medial fica na faixa de 0,8 vez o peso corporal e a força de cisalhamento lateral pode ficar na faixa de 0,5 vez o peso corporal (33). As forças são grandes porque o pé deve transmiti-las entre o corpo e o pé, bem como entre o solo e o corpo. Considerando-se o registro de lesões no tornozelo e no pé, o pé é um órgão elástico e que se mostra adaptável às forças que deve controlar a cada passo, seja durante uma caminhada ou uma corrida.

Resumo

Os membros inferiores absorvem forças muito elevadas e suportam o peso corporal. Estão conectados pelo cíngulo do membro inferior, fazendo com que haja inter-relação entre todos os movimentos ou posturas do membro inferior ou do tronco.

O cíngulo do membro inferior funciona como base para os movimentos do membro inferior e como local para contração muscular, sendo ainda importante na manutenção do equilíbrio e da postura. Este cíngulo consiste em três ossos do quadril (ílio, ísquio e púbis), que estão ligados anteriormente na sínfise púbica e conectados posteriormente ao sacro (articulação sacroilíaca). Os movimentos pélvicos e sacrais de flexão, extensão, inclinação posterior e anterior e rotação acompanham os movimentos da coxa e do tronco.

O fêmur se articula ao acetábulo na superfície anterolateral da pelve. Essa articulação esferóidea está bem reforçada por fortes ligamentos que restringem todos os movimentos da coxa, exceto o de flexão. O colo do fêmur exibe angulação de aproximadamente 125° no plano frontal, e um aumento (coxa valga) ou diminuição (coxa vara) nesse ângulo irá influenciar o comprimento das pernas e o alinhamento e função dos membros inferiores. O ângulo de anteversão no plano horizontal também influenciará as características de rotação do membro inferior.

A articulação do quadril permite movimento considerável em flexão (120° a 125°), produzido pelos flexores do quadril, iliopsoas, reto femoral, sartório, pectíneo e tensor da fáscia lata. A amplitude de hiperextensão vai de 10° a 15°. A extensão do quadril é produzida pelos músculos isquiocrurais, semimembranáceo, semitendíneo, bíceps femoral e glúteo máximo. A amplitude de movimento da abdução é de 30°, sendo produzida pelo glúteo médio, glúteo mínimo, tensor da fáscia lata e piriforme. A adução (30°) é produzida pelo grácil, adutor longo, adutor magno, adutor curto e pectíneo. A rotação medial ao longo de aproximadamente 50° é produzida pelo glúteo mínimo, glúteo médio, grácil, adutor longo, adutor magno, tensor da fáscia lata, semimembranáceo e semitendíneo. A rotação lateral ao longo de 50° é produzida pelo glúteo máximo, obturador lateral, quadrado femoral, obturador interno, piriforme e gêmeos inferior e superior.

Habitualmente, os movimentos da coxa são acompanhados por um movimento pélvico, e vice-versa. Exem-

plificando, a flexão da coxa em cadeia aberta gerará uma inclinação posterior da pelve. Isso é revertido em uma posição de sustentação do peso em cadeia fechada, em que a flexão do quadril é acompanhada por um movimento anterior da pelve com relação ao fêmur.

Os músculos do quadril podem gerar maior força na extensão em razão da grande massa muscular dos isquiocrurais e do glúteo máximo. A força de extensão fica maximizada a partir de uma posição de flexão do quadril. A produção de força nos outros movimentos também pode ser maximizada com uma concomitante flexão do joelho para facilitação da força de flexão do quadril, com uma concomitante flexão da coxa para o movimento de abdução, ligeira abdução para facilitação da adução e flexão do quadril para os rotadores internos.

É relativamente fácil a implementação de exercícios de condicionamento para o membro inferior, porque consistem em movimentos comuns associados às atividades cotidianas. Um exercício em cadeia cinética fechada será benéfico para o membro inferior, por causa da transferência para as atividades cotidianas. Em decorrência dos muitos músculos biarticulares que circundam a articulação do quadril, é importante a posição das articulações adjacentes. Os flexores do quadril são exercitados de forma mais proveitosa com a pessoa em supinação ou suspensa. Os extensores são alongados ao máximo usando uma posição de flexão do quadril com os joelhos estendidos. É preciso uma abordagem criativa para condicionamento dos abdutores, adutores e rotadores, visto não ser fácil o isolamento desses músculos.

A articulação do quadril tem boa durabilidade, sendo responsável por apenas uma pequeníssima porcentagem de lesões no membro inferior. As lesões comuns de tecido mole nessa região são: tendinite do glúteo médio; distensão do reto femoral, dos isquiocrurais, iliopsoas e piriforme; bursite; e síndrome da fricção do trato iliotibial. Fraturas por estresse também são mais prevalentes em locais como a espinha ilíaca anterior, ramos púbicos, túber isquiático, trocanteres maior e menor e colo do fêmur. Alguns distúrbios comuns da articulação do quadril na infância são luxação congênita do quadril e doença de Legg-Calvé-Perthes. A articulação do quadril é também um local onde a osteoartrite é prevalente em indivíduos idosos.

A articulação do joelho é muito complexa, sendo formada pela articulação entre a tíbia e o fêmur (articulação tibiofemoral) e patela e fêmur (articulação patelofemoral). Na articulação tibiofemoral, os dois côndilos do fêmur repousam na face articular superior e dependem dos ligamentos colaterais e cruzados, meniscos e da cápsula articular para seu suporte. A articulação patelofemoral é apoiada pelo tendão do quadríceps e pelo ligamento da patela. A patela se encaixa na incisura troclear do fêmur, que também oferece estabilização à patela.

Um aspecto importante do alinhamento na articulação do joelho é o ângulo Q, que representa a posição da patela com relação ao fêmur. O aumento desse ângulo aumentará a tensão em valgo sobre a articulação do joelho. Ângulos Q elevados são mais comuns em mulheres, por causa do cíngulo do membro inferior mais amplo.

A flexão da articulação do joelho ocorre ao longo de aproximadamente 120° a 145°, sendo produzida pelos isquiocrurais, bíceps femoral, semimembranáceo e semitendíneo. Acompanhando a flexão, ocorre rotação medial da tíbia, que é produzida pelo sartório, poplíteo, grácil, semimembranáceo e semitendíneo. Quando a articulação do joelho se flexiona e realiza rotação medial, a patela também se movimenta inferiormente pela incisura e, em seguida, se movimenta lateralmente.

A extensão da articulação do joelho é produzida pelo potente grupo muscular do quadríceps femoral, que consiste em vasto lateral, vasto medial, reto femoral e vasto intermédio. Quando ocorre extensão do joelho, a tíbia realiza rotação lateral, mediante a ação exercida pelo bíceps femoral. No final da extensão, a articulação do joelho trava na posição final por um movimento de aparafusamento em que os côndilos giram em suas posições finais. Em extensão, a patela se movimenta superiormente na incisura e termina em uma posição de repouso mais alta e lateral com relação ao fêmur.

A força dos músculos em torno da articulação do joelho é substancial, e os extensores se situam entre os grupos musculares mais fortes do corpo. Os extensores são mais fortes que os flexores em todas as posições articulares, mas não necessariamente em todas as velocidades articulares. Os flexores não devem ser significativamente mais fracos que os extensores, pois nesse caso aumentará a possibilidade de lesão em torno da articulação.

O condicionamento dos extensores do joelho é uma tarefa fácil, pois esses músculos controlam movimentos simples de abaixamento e levantamento. Exercícios em cadeia cinética fechada também são muito benéficos para os extensores por causa de sua relação com atividades cotidianas. Os flexores também são exercitados durante o movimento de agachamento, por causa de sua ação na articulação do quadril, mas podem ser isolados e exercitados de maneira mais proveitosa na posição sentada.

O joelho é a articulação do corpo que sofre lesões com maior frequência. Lesões traumáticas causam danos em ligamentos ou meniscos, e numerosas lesões crônicas resultam em tendinite, síndrome do trato iliotibial e dores generalizadas no joelho. Distensões musculares no quadríceps femoral e nos isquiocrurais também são lesões comuns. A patela é local de lesões como subluxação e luxação, além de outras síndromes de dor patelar como, por exemplo, condromalacia patelar.

O pé e o tornozelo consistem em 26 ossos que se articulam em 30 articulações sinoviais, sustentadas por mais de 100 ligamentos e 30 músculos. O tornozelo, ou articulação talocrural, possui duas articulações principais, as articulações tibiotalar e tibiofibular. A tíbia e a fíbula formam um encaixe sobre o tálus definido nas regiões medial e lateral pelos maléolos. Os dois lados da articulação estão firme-

mente reforçados por ligamentos, o que torna o tornozelo muito estável.

O pé se movimenta na articulação tibiotalar em duas direções, flexão plantar e dorsiflexão. A flexão plantar pode ocorrer ao longo de uma amplitude de movimento de aproximadamente 50°, sendo produzida pelo gastrocnêmio e pelo sóleo com algum auxílio dos músculos fibulares e flexores dos dedos. A amplitude de movimento da dorsiflexão é de cerca de 20°, e o movimento é criado pelo tibial anterior e pelos extensores dos dedos.

Outra articulação importante no pé é a articulação talocalcânea, na qual ocorrem pronação e supinação. É nessa articulação que são absorvidas a rotação do membro inferior e as forças de impacto. A pronação na articulação talocalcânea é um movimento triplanar que consiste em eversão do calcâneo, abdução e dorsiflexão com o pé fora do solo, bem como eversão do calcâneo, adução do tálus e flexão plantar com o pé no solo, em cadeia fechada. Os músculos responsáveis pela criação de eversão são os fibulares, que consistem no fibular longo, fibular curto e fibular terceiro. A supinação, o movimento inverso, é criada na cadeia aberta mediante inversão do calcâneo, adução do tálus e flexão plantar; e, na cadeia fechada, mediante inversão do calcâneo, abdução do tálus e dorsiflexão. Os músculos responsáveis pela produção de inversão são: tibial anterior, tibial posterior e flexores e extensores do hálux. A amplitude de movimento para pronação e supinação vai de 20° a 62°.

A articulação transversa do tarso também contribui para a pronação e para a supinação do pé. Essas duas articulações, a calcaneocubóidea e a talocalcaneonavicular, permitem ao pé maior mobilidade se os eixos das duas articulações estiverem paralelos entre si. Isso traz benefícios na primeira parte do apoio, quando o corpo está absorvendo forças de contato. Quando esses eixos não estão paralelos, o pé fica rígido. Isso traz benefícios na parte lateral do apoio, quando o pé está impulsionando o corpo para cima e para a frente. Diversas outras articulações do pé (intertarsais, tarsometatarsais, metatarsofalângicas e interfalângicas) influenciam o movimento do pé como um todo e também o movimento dos dedos.

O pé possui dois arcos longitudinais que proporcionam absorção de choques e apoio. O arco medial é mais elevado e dinâmico que o arco lateral. Os arcos longitudinais são sustentados pela aponeurose plantar, que avança ao longo da superfície plantar do pé. Arcos transversos dispostos transversalmente ao pé sofrem depressão e se expandem durante a sustentação do peso. A forma dos arcos e o arranjo dos ossos determinam o tipo de pé, que pode ser normal, plano ou de arco elevado, e ainda flexível ou rígido. Um pé extremamente chato é chamado pé plano, e um pé de arco alto é chamado pé cavo. Outros alinhamentos do pé são: varo e valgo do antepé e do retropé, flexão plantar do primeiro raio e posições equinas que influenciam a função do pé.

A flexão plantar do pé é uma ação articular muito vigorosa, sendo um importante fator na contribuição para o desenvolvimento de força de propulsão. A dorsiflexão é fraca e não é capaz de gerar forças musculares grandes.

Os músculos do pé e do tornozelo recebem uma quantidade considerável de condicionamento nas atividades cotidianas, como caminhar. Músculos específicos podem ser isolados por meio de exercícios. Exemplificando, o gastrocnêmio pode ser fortalecido em uma elevação dos calcanhares a partir da posição ereta; já o sóleo pode ser fortalecido com exercícios de elevação dos calcanhares na posição sentada. Os músculos intrínsecos do pé podem ser exercitados pelo movimento de "desenhar" o alfabeto ou pelo traçado do número 8 no solo com o pé; ou ainda esses músculos podem ser exercitados simplesmente se a pessoa caminhar com os pés descalços.

O pé e o tornozelo são lesionados com frequência em esportes e atividades físicas. São lesões comuns as entorses do tornozelo; tendinite do tendão do calcâneo; síndrome tibial posterior, lateral ou medial; fascite plantar; bursite; metatarsalgia; e fraturas por estresse.

Os músculos dos membros inferiores contribuem de forma importante para diversos tipos de movimentos e atividades esportivas. Em uma caminhada, os abdutores controlam a pelve, os isquiocrurais controlam o grau de flexão do quadril e proporcionam parte da força propulsiva, e os flexores do quadril são ativos na fase de balanço da perna. Ao correr, aumentam-se os movimentos da articulação do quadril e a atividade muscular, mas também são utilizados os mesmos músculos empregados na caminhada. Na articulação do joelho, o quadríceps femoral funciona como mecanismo de absorção de choques e é gerador de potência para a caminhada, corrida e subida e descida de escadas. No ciclismo, o quadríceps femoral é responsável por um grau significativo de produção de potência. Músculos da articulação talocrural, como o gastrocnêmio e o sóleo, oferecem importantes contribuições para os atos de andar, correr, subir e descer escadas e andar de bicicleta.

O membro inferior deve enfrentar cargas pesadas impostas pelos músculos, pela gravidade e por forças provenientes do solo. Cargas absorvidas pela articulação do quadril podem variar de 2 a 10 vezes o peso corporal em atividades como caminhar, correr e subir ou descer escadas.

A articulação do joelho pode lidar com cargas elevadas e, comumente, absorve de 1 a 10 vezes o peso corporal em atividades como caminhar, correr e levantar peso. Deve-se avaliar uma posição de máxima flexão em termos de segurança, em razão das elevadas forças de cisalhamento que estão presentes na posição. Nas atividades cotidianas, as forças patelofemorais também podem ser altas, na faixa de 0,5 a 8 vezes o peso corporal. A força patelofemoral é elevada em posições de máxima flexão do joelho. O pé e o tornozelo podem lidar com grandes cargas, e as forças na articulação talocrural variam de 0,5 a 13 vezes o peso corporal em atividades como andar e correr. A articulação talocalcânea também lida com forças da magnitude de 2 a 3 vezes maiores que o peso corporal.

QUESTÕES PARA REVISÃO

Verdadeiro ou falso

1. _____ O menisco é encontrado tanto na articulação do joelho como na do tornozelo.

2. _____ A flexão do joelho, como na posição sentada, comprime o LCA.

3. _____ Os isquiocrurais são mais bem exercitados na posição ereta.

4. _____ O vasto medial é ativo apenas a partir de 90° de flexão do joelho até a extensão completa.

5. _____ A pelve masculina é mais estreita que a pelve feminina.

6. _____ Contrações fortes dos adutores do quadril são capazes de provocar uma fratura por avulsão do trocanter maior.

7. _____ A face lateral do tornozelo é mais propensa a entorses que a face medial.

8. _____ O valgo do antepé, ou pronação, ocorre quando a face lateral do antepé é erguida.

9. _____ A posição de agachamento profundo é uma posição vulnerável porque resulta em força de cisalhamento no joelho.

10. _____ A força patelofemoral é maior ao descer escadas que ao subir.

11. _____ A pronação com sustentação de peso consiste em dorsiflexão, abdução e eversão.

12. _____ Em uma posição de cadeia aberta, a inclinação anterior da pelve acompanha a extensão do quadril.

13. _____ A coxa vara, que é mais comum em mulheres atletas que em homens, aumenta a eficiência dos abdutores do quadril.

14. _____ O ângulo de inclinação do fêmur é menor ao nascer e continua a aumentar ao longo de toda a vida.

15. _____ Os músculos do quadril podem gerar a maior força em flexão.

16. _____ Sartório, grácil, semitendíneo, semimembranáceo e poplíteo giram a tíbia medialmente.

17. _____ Durante o ciclismo, os músculos do quadríceps femoral são ativados de forma excêntrica e concêntrica, enquanto os isquiocrurais estão inativos.

18. _____ Na posição de apoio em uma só perna, a carga incidente na articulação do quadril é cerca de três vezes o peso corporal por causa da contração dos músculos abdutores.

19. _____ A rotação lateral da tíbia acompanha a flexão na articulação do joelho.

20. _____ A hiperextensão do quadril é sempre maior na corrida que na caminhada porque a velocidade é maior.

21. _____ Um ângulo Q maior aumenta a tensão em valgo sobre a articulação do joelho.

22. ____ Flexores do quadril são mais bem exercitados na posição de decúbito dorsal por causa de sua natureza biarticular.

23. ____ A condição de "pernas arqueadas" também é chamada de joelho varo.

24. ____ Uma relação de força isquiocrurais-quadríceps femoral menor que 0,75 pode indicar um desequilíbrio de força.

25. ____A articulação do quadril possui bom apoio ligamentar em todas as direções de movimento.

Múltipla escolha

1. Ao tentar obter a máxima força de flexão plantar, deve-se ____.
   a. ter os joelhos fletidos e o tornozelo em ligeira flexão plantar
   b. ter os joelhos estendidos e o tornozelo em ligeira flexão plantar
   c. ter os joelhos fletidos e o tornozelo em ligeira dorsiflexão
   d. ter os joelhos estendidos e o tornozelo em ligeira dorsiflexão

2. Em qual tipo de pé observa-se maior rotação medial do pé em relação à tíbia?
   a. Pé de arco alto
   b. Pé normal
   c. Pé plano
   d. Pé equino

3. Os principais adutores do quadril incluem ____.
   a. grácil, adutor longo e adutor magno
   b. adutor magno, adutor longo e semitendíneo
   c. sartório, iliopsoas e semimembranáceo
   d. grácil, adutor curto e poplíteo

4. Qual destas afirmações é falsa em relação ao acetábulo?
   a. Posiciona-se nos sentidos anterior, lateral e inferior
   b. Possui cartilagem espessa em todas as superfícies
   c. Os três ossos da pelve articulam-se na cavidade do acetábulo
   d. Está em contato com 20 a 25% da cabeça do fêmur

5. Os movimentos do sacro são ____.
   a. flexão, extensão, abdução, adução e rotação
   b. flexão, extensão, nutação e contranutação
   c. flexão, extensão e rotação
   d. flexão e extensão

6. O glúteo médio ____.
   a. é menos eficiente quando a anteversão femoral é maior
   b. do lado esquerdo contrai durante a fase de balanço da perna direita
   c. é um potente abdutor e rotador lateral do quadril
   d. pode resultar em queda da pelve se estiver fraco, levando também a maior abdução femoral e joelho varo

7. Qual(is) das seguintes estruturas não restringe(m) a amplitude de movimento na flexão plantar?
   a. Ligamentos e cápsula articular
   b. Tálus e tíbia
   c. Músculos gastrocnêmio e sóleo
   d. Calcâneo

8. Qual das seguintes opções pode levar a lesão do tendão do calcâneo?
   a. Contrações vigorosas e repetitivas do gastrocnêmio e do sóleo
   b. Brusca propulsão para a frente após um movimento para trás
   c. Ângulo Q excessivo
   d. Todas as alternativas
   e. Alternativas a e b

9. Os músculos que se inserem no trato iliotibial incluem:
   a. O glúteo médio
   b. O tensor da fáscia lata
   c. O sartório
   d. Todas as alternativas
   e. Alternativas a e b

10. O menisco medial ____.
    a. apresenta mais probabilidade de cicatrização se a ruptura ocorre no interior, em vez de na periferia
    b. é mais móvel que o menisco lateral
    c. possui forma de lua crescente
    d. insere-se somente na face anterior da tíbia

11. Qual destes movimentos não é resistido pelos diversos ligamentos que cruzam o quadril?
    a. Flexão
    b. Rotação medial
    c. Adução
    d. Abdução
    e. Nenhuma das alternativas

12. Qual(is) destas estruturas ajuda(m) a estabilizar a articulação do joelho?
    a. Ligamentos colaterais medial e lateral
    b. Cápsula articular
    c. Semimembranáceo
    d. Todas as alternativas
    e. Alternativas a e b

13. Durante a fase de apoio da corrida, ____.
    a. a pronação acompanha a rotação lateral do joelho
    b. a pronação acompanha a flexão do joelho
    c. a supinação acompanha a rotação lateral do joelho
    d. a supinação acompanha a extensão do joelho
    e. Alternativas a e d
    f. Alternativas b e c

14. Qual destes sintomas não está associado a um tendão do calcâneo encurtado?
    a. Elevação prematura do calcanhar durante a marcha
    b. Marcha na ponta dos dedos dos pés
    c. Pronação limitada
    d. Movimento de dorsiflexão limitado durante a marcha

15. A pelve se inclina ____.
    a. anteriormente durante a extensão do quadril quando os pés estão apoiados
    b. anteriormente durante a flexão do quadril quando os pés estão apoiados
    c. posteriormente durante a flexão do quadril em cadeia aberta
    d. posteriormente durante a extensão do quadril em cadeia aberta

e. Alternativas a e d

f. Alternativas b e c

16. Qual destas afirmações é verdadeira em relação à patela?

a. Ela se move medialmente na incisura à medida que o joelho começa a flexionar

b. Seu movimento depende principalmente da força do quadríceps e da morfologia dos meniscos

c. Ela se move mais no sentido proximal à medida que o joelho flexiona

d. Todas as alternativas

e. Alternativas a e b

17. Em qual direção o joelho tipicamente apresenta a menor amplitude de movimento?

a. Flexão

b. Rotação medial/lateral

c. Abdução/adução

d. Hiperextensão

18. A osteoartrite é comum em idosos e é caracterizada por ____.

a. crescimento de osteoblastos

b. estreitamento do espaço articular

c. degeneração da cartilagem articular e do osso subcondral

d. Todas as alternativas

e. Alternativas b e c

19. Qual destas afirmações não é verdadeira em relação ao glúteo máximo?

a. Ele atua para estender tanto os quadris quanto o tronco

b. Ele contribui mais para a força de extensão do quadril que dos isquiocrurais

c. Ele é mais ativo durante a ação de subir escadas que na marcha em superfície nivelada

d. É o músculo mais volumoso

e. Ele também realiza rotação lateral da coxa

20. A força de compressão patelofemoral ____.

a. é maior durante a marcha que no agachamento

b. aumenta à medida que aumenta a flexão do joelho

c. é alta nos exercícios de extensão terminal

d. pode ser tão alta quanto dez vezes o peso corporal em um exercício de agachamento

21. Qual destas afirmações não é verdadeira em relação ao que ocorre durante o ciclismo?

a. Os isquiocrurais estão muito ativos no meio ciclo

b. Os principais produtores de potência são os músculos do quadríceps

c. Os flexores plantares estão ativos enquanto os dorsiflexores permanecem inativos

d. A cocontração do quadríceps femoral e dos isquiocrurais permanece ao longo de todo o ciclo

22. O joelho pode flexionar ao longo de uma maior amplitude de movimento quando ____.

a. o pé está em pronação

b. a coxa está hiperestendida

c. o pé está em supinação

d. a coxa está flexionada

e. Todas as alternativas

f. Alternativas a e b

23. A articulação do joelho é considerada ____.

a. uma articulação em gínglimo modificada

b. uma articulação do tipo condiloide

c. uma articulação do tipo condiloide duplo

d. Todas as alternativas

24. Qual destas afirmações não é verdadeira em relação à fáscia plantar?

a. Os ossos sesamoides fixados no interior da fáscia aumentam a vantagem mecânica durante o mecanismo molinete

b. Ela se origina no calcâneo e se insere no tálus, no cuneiforme e no navicular

c. A inflamação e a dor associadas com a fascite geralmente ocorrem na origem, e não na inserção

d. Ela é mais prevalente em pés de arco alto e em indivíduos com discrepância nos tendões do calcâneo ou no comprimento das pernas

25. Qual destas afirmações é verdadeira ao comparar a marcha e a corrida?

a. As forças de compressão do tornozelo estão presentes na corrida mas não na marcha

b. As forças verticais de reação do solo são cinco vezes maiores durante a corrida

c. Há uma fase de frenagem em ambas

d. Os movimentos nas articulações dos membros inferiores são tipicamente maiores na marcha por causa do maior tempo na fase de apoio

Referências bibliográficas

1. Adelaar, R. (1986). The practical biomechanics of running. *American Journal of Sports Medicine*, 14:497–500.

2. Adkins, S. B., Figler, R. A. (2001). Hip pain in athletes. *American Family Physician*, 61:2109–2118.

3. Amendola, A., Wolcott, M. (2002). Bony injuries around the hip. *Sports Medicine and Arthroscopy Review*, 10:163–167.

4. Anderson, F. C., Pandy, M. G. (2001). Static and dynamic optimization solutions for gait are practically equivalent. *Journal of Biomechanics*, 34:53–161.

5. Anderson, K., et al. (2001). Hip and groin injuries in athletes. *The American Journal of Sports Medicine*, 29:521–533.

6. Andersson, E. A., et al. (1997). Abdominal and hip flexor muscle activation during various training exercises. *European Journal of Applied Physiology*, 75:115–123.

7. Apkarian, J., et al. (1989). Three-dimensional kinematic and dynamic model of the lower limb. *Journal of Biomechanics*, 22:143–155.

8. Areblad, M., et al. (1990). Three-dimensional measurement of rear foot motion during running. *Journal of Biomechanics*, 23:933–940.

9. Bates, B. (1983). Foot function in running: Researcher to coach. In J. Terauds (Ed.). *Biomechanics in Sports*. Del Mar, CA: Academic Publishers, 293–303.

10. Bauer, J. J., et al. (2001). Quantifying force magnitude and loading rate from drop landings that induce osteogenesis. *Journal of Applied Biomechanics*, 17:142–152.

11. Baum, B. S., Li, L. (2003). Lower extremity muscle activities during cycling are influenced by load and frequency. *Journal of Electromyography and Kinesiology*, 13:181–190.

12. Bazzoli, A., Pollina, F. (1989). Heel pain in recreational runners. *Physician and Sportsmedicine*, 17:55–56.

13. Bergmann, G., et al. (2001). Hip contact forces and gait patterns from routine activities. *Journal of Biomechanics*, 34:859–871.

14. Besier, T. F., et al. (2005). Patellofemoral joint contact area increases with knee flexion and weight bearing. *Journal of Orthopaedic Research*, 23:345–350.

15. Beutler, A. I., et al. (2002). Electromyographic analysis of single leg closed chain exercises: implications for rehabilitation after anterior cruciate ligament reconstruction. *Journal of Athletic Training*, 37:13–18.

16. Beynnon B. D., et al. (1997). The strain behavior of the anterior cruciate ligament during squatting and active extension: A comparison of an open- and a closed-kinetic chain exercise. *The American Journal of Sports Medicine*, 25: 823–829.

17. Beynnon, B. D., et al. (2001). Ankle ligament injury risk factors: A prospective study of college athletes. *Journal of Orthopaedic Research*, 19:213–220.

18. Blackburn, T. A., Craig, E. (1980). Knee anatomy: A brief review. *Physical Therapy*, 60:1556–1560.

19. Blackburn, T. A., et al. (1982). An introduction to the plica. *Journal of Orthopaedic and Sports Physical Therapy*, 3:171–177.

20. Blazevich, A. J. (2000). Optimizing hip musculature for greater sprint running speed. *NSCA Strength and Conditioning Journal*, 22:22–27.

21. Boyd, K. T., et al. (1997). Common hip injuries in sport. *Sports Medicine*, 24:273–288.

22. Brody, D. M. (1980). Running injuries. *Clinical Symposium*, 32:2–36.

23. Brown, D. A. (1996). Muscle activity patterns altered during pedaling at different body orientations. *Journal of Biomechanics*, 10:1349–1356.

24. Brown, L. P., Yavarsky, P. (1987). Locomotor biomechanics and pathomechanics: A review. *Journal of Orthopaedic and Sports Physical Therapy*, 9:3–10.

25. Browning, K. H. (2001). Hip and pelvis injuries in runners: Careful examination and tailored management. *The Physician and Sports Medicine*, 29:23–34.

26. Buchbinder, M. R., et al. (1979). The relationship of abnormal pronation to chondromalacia of the patella in distance runners. *Podiatric Sports Medicine*, 69:159–162.

27. Burdett, R. G. (1982). Forces predicted at the ankle during running. *Medicine and Science in Sports and Exercise*, 14:308–316.

28. Bynum, E. B., et al. (1996). Open versus closed chain kinetic exercises after anterior cruciate ligament reconstruction. A prospective randomized study. *The American Journal of Sports Medicine*, 23:401–406.

29. Cerny, K., et al. (1990). Effect of an unrestricted knee-ankle-foot orthosis on the stance phase gait in healthy persons. *Orthopedics*, 13:1121–1127.

30. Chesworth, B. M., et al. (1989). Validation of outcome measures in patients with patellofemoral syndrome. *Journal of Sports Physical Therapy*, 10(8):302–308.

31. Clark, T. E., et al. (1983). The effects of shoe design parameters on rearfoot control in running. *Medicine and Science in Sports and Exercise*, 5:376–381.

32. Colby, S. (2000). Electromyographic and kinematic analysis of cutting maneuvers. *The American Journal of Sports Medicine*, 28:234–240.

33. Czerniecki, J. M. (1988). Foot and ankle biomechanics in walking and running. *American Journal of Physical Medicine and Rehabilitation*, 67:246–252.

34. Davies, G. J., et al. (1980). Knee examination. *Physical Therapy*, 60:1565–1574.

35. Davies, G. J., et al. (1980). Mechanism of selected knee injuries. *Physical Therapy*, 60:1590–1595.

36. Dewberry, M. J., et al. (2003). Pelvic and femoral contributions to bilateral hip flexion by subjects suspended from a bar. *Clinical Biomechanics*, 18:494–499.

37. DiStefano, V. (1981). Anatomy and biomechanics of the ankle and foot. *Athletic Training*, 16:43–47.

38. Donatelli, R. (1987). Abnormal biomechanics of the foot and ankle. *Journal of Orthopaedic and Sports Physical Therapy*, 9:11–15.

39. DonTigny, R. L. (1985). Function and pathomechanics of the sacroiliac joint: A review. *Physical Therapy*, 65:35–43.

40. Draganich, L. F., et al. (1989). Coactivation of the hamstrings and quadriceps during extension of the knee. *The Journal of Bone and Joint Surgery*, 71:1075–1081.

41. Drez, D. Jr., et al. (1982). Nonoperative treatment of double lateral ligament tears of the ankle. *American Journal of Sports Medicine*, 10:197–200.

42. Drysdale, C. L., et al. (2004). Surface electromyographic activity of the abdominal muscles during pelvic-tilt and abdominal-hollowing exercises. *Athletic Training*, 39:32–36.

43. Earl, J. E. (2005). Gluteus medius activity during 3 variations of isometric single-leg stance. *Journal of Sport Rehabilitation*, 14:1–11.

44. Earl, J. E., et al. (2001). Activation of the VMO and VL during dynamic mini-squat exercises with and without isometric hip adduction. *Journal of Electromyography and Kinesiology*, 11:381–386.

45. Engsberg, J. R., Andrews, J. G. (1987). Kinematic analysis of the talocalcaneal/talocrural joint during running support. *Medicine and Science in Sports and Exercise*, 19:275–284.

46. Ericson, M. O., Nisell, R. (1986). Tibiofemoral joint forces during ergometer cycling. *The American Journal of Sports Medicine*, 14:285–290.

47. Erickson, M. O., et al. (1986). Power output and work in different muscle groups during ergometer cycling. *European Journal of Applied Physiology*, 55:229–235.

48. Escamilla, R. F., et al. (1998). Biomechanics of the knee during closed kinetic and open kinetic chain exercises. *Medicine and Science in Sports and Exercise*, 30:556–569.

49. Fiore, R. D., Leard, J. S. (1980). A functional approach in the rehabilitation of the ankle and rearfoot. *Athletic Training*, 15:231–235.

50. Fleming, B. C., et al.(2005). Open- or closed-kinetic chain exercises after anterior cruciate ligament reconstruction? 33:134–140.

51. Freedman, W., et al. (1976). EMG patterns and forces developed during step-down. *American Journal of Physical Medicine*, 55:275–290.

52. Fukubayashi, T., Kurosawa, H. (1980). The contact area and pressure distribution pattern of the knee: A study of normal and osteoarthritic knee joints. *Acta Orthopaedica Scandinavica*, 51:871–879.

53. Garrison, J. G., et al. (2005). Lower extremity EMG in male and female college soccer players during single-leg landing. *Journal of Sport Rehabilitation*, 14:48–57.

54. Gehlsen, G. M., et al. (1989). Knee kinematics: The effects of running on cambers. *Medicine and Science in Sports and Exercise*, 21:463–466.

55. Giddings, V. L., et al.(2000). Calcaneal loading during walking and running. *Medicine and Science in Sports and Exercise*, 32, 627–634.

56. Godges, J. J., et al. (1989). The effects of two stretching procedures on hip range of motion and gait economy. *Journal of Orthopaedic and Sports Physical Therapy*, 10(9):350–357.

57. Grana, W. A., Coniglione, T. C. (1985). Knee disorders in runners. *Physician and Sportsmedicine*, 13:127–133.

58. Grelsamer, R. P., et al. (2005). Men and women have similar Q angles: A clinical and trigonometric evaluation. *Journal of Bone and Joint Surgery. British Volume*, 87:1498–1501.

59. Grieve, G. P. (1976). The sacroiliac joint. *Journal of Anatomy*, 58:384–399.

60. Hamilton, J. J., Ziemer, L. K. (1981). Functional anatomy of the human ankle and foot. In R. H. Kiene, K. A. Johnson (Eds.). *Proceedings of the AAOS Symposium on the Foot and Ankle*. St. Louis: Mosby, 1–14.

61. Halbach, J. (1981). Pronated foot disorders. *Athletic Training*, 16:53–55.

62. Heller, M. O., et al. (2001). Musculoskeletal loading conditions at the hip during walking and stair climbing. *Journal of Biomechanics*, 34:863–893.

63. Hintermann, B. (1999). Biomechanics of the unstable ankle joint and clinical implications. *Medicine and Science in Sports and Exercise*, 31(suppl):459–469.

64. Hodge, W. A., et al. (1987). The influence of hip arthroplasty on stair climbing and rising from a chair. In J. L. Stein (Ed.). *Biomechanics of Normal and Prosthetic Gait*. New York: American Society of Mechanical Engineers, 65–67.

65. Hole, J. W. (1990). *Human Anatomy and Physiology* (5th Ed.). Dubuque, IA: William C. Brown.

66. Hunt, G. C. (1985). Examination of lower extremity dysfunction. In J. Gould, G. J. Davies (Eds.). *Orthopaedic and Sports Physical Therapy*. St. Louis: Mosby, 408–436.

67. Hurwitz, D.E., et al. (2003). A new parametric approach for modeling hip forces during gait. *Journal of Biomechanics*, 36:113–119.

68. Hutson, M. A., Jackson, J. P. (1982). Injuries to the lateral ligament of the ankle: Assessment and treatment. *British Journal of Sports Medicine*, 4:245–249.

69. Inman, V. T. (1959). The influence of the foot-ankle complex on the proximal skeletal structures. *Artificial Limbs*, 13:59–65.

70. Jacobs. C., et al. (2005). Strength and fatigability of the dominant and nondominant hip abductors. *Journal of Athletic Training*, 40:203–206.

71. James, S. L., et al. (1978). Injuries to runners. *American Journal of Sports Medicine*, 6:40–50.

72. Johnson, M. E., et al. (2004). Age-related changes in hip abductor and adductor joint torques. *Archives of Physical Medicine and Rehabilitation*, 85:593–597.

73. Jorge, M., Hull, M. L. (1986). Analysis of EMG measurements during bicycle pedalling. *Journal of Biomechanics*, 19:683–694.

74. Kapandji, I. A. (1970). *The Physiology of the Joints* (Vol. 2). Edinburgh: Churchill Livingstone.

75. Kernozek, T. W., et al. (2005). Gender differences in frontal and sagittal plane biomechanics during drop landings. *Medicine and Science in Sports and Exercise*, 37:1003–1012.

76. Kempson, G. E., et al. (1971). Patterns of cartilage stiffness on the normal and degenerative human femoral head. *Journal of Biomechanics*, 4:597–609.

77. Kettlecamp, D. H., et al. (1970). An electrogoniometric study of knee motion in normal gait. *Journal of Bone and Joint Surgery*, 52(suppl A):775–790.

78. Kosmahl, E., Kosmahl, H. (1987). Painful plantar heel, plantar fascitis, and calcaneal spur: Etiology and treatment. *Journal of Orthopaedic and Sports Physical Therapy*, 9:17–24.

79. Krebs, D. E., et al. (1998) Hip biomechanics during gait. *Journal of Sports Physical Therapy*, 28:51–59.

80. Kvist, J., Gillquist, J. (2001). Sagittal plane knee translation and electromyographic activity during closed and open kinetic chain exercises in anterior cruciate ligament-deficient patients and control subjects. *The American Journal of Sports Medicine*, 29:72–82.

81. Lafortune, M. A., Cavanagh, P. R. (1985). Three-dimensional kinematics of the patella during walking. In B. Jonsson (Ed.). *Biomechanics X-A*. Champaign, IL: Human Kinetics, 337–341.

82. Lafortune, M. A., et al. (1992). Three-dimensional kinematics of the human knee during walking. *Journal of Biomechanics*, 25:347–357.

83. Larson, R. L. (1973). Epiphyseal injuries in the adolescent athlete. *Orthopedic Clinics of North America*, 4:839–851.

84. Laubenthal, K. N., et al. (1972). A quantitative analysis of knee motion during activities of daily living. *Physical Therapy*, 52:34–42.

85. Leib, F. J., Perry, J. (1971). Quadriceps function: An electromyographic study under isometric conditions. *Journal of Bone and Joint Surgery*, 53(suppl A):749–758.

86. Lieberman, D. E., et al. (2006). The human gluteus maximus and its role in running. *Journal of Experimental Biology*, 209:2143–55.

87. Lloyd-Smith, R., et al. (1985). A survey of overuse and traumatic hip and pelvic injuries in athletes. *Physician and Sports Medicine*, 13(10):131–141.

88. Locke, M., et al. (1984). Ankle and subtalar motion during gait in arthritic patients. *Physical Therapy*, 64:504–509.

89. Lovejoy, C. O. (1988). Evolution of human walking. *Scientific American*, 259(5):118–125.

90. Lutz, G. E., et al. (1993). Comparison of tibiofemoral joint forces during open-kinetic-chain and closed-kinetic-chain exercises. *Journal of Bone and Joint Surgery*, 75:732–739.

91. Lyon, K. K., et al. (1988). Q-angle: A factor in peak torque occurrence in isokinetic knee extension. *Journal of Orthopaedic and Sports Physical Therapy*, 9:250–253.

92. MacKinnon, C. D., Winter, D. A. (1993). Control of whole body balance in the frontal plane during human walking. *Journal of Biomechanics*, 26:633–644.

93. Majewski, M., Klaus, S. H. (2006). Epidemiology of athletic knee injuries: A 10 year study. *Knee*, 13:184–188.

94. Mann, R. A., et al. (1986). Comparative electromyography of the lower extremity in jogging, running, and sprinting. *American Journal of Sports Medicine*, 14:501–510.

95. Markhede, G., Stener, G. (1981). Function after removal of various hip and thigh muscles for extirpation of tumors. *Acta Orthopaedica Scandinavica*, 52:373–395.

96. Markhede, G., Grimby, G. (1980). Measurement of strength of the hip joint muscles. *Scandinavian Journal of Rehabilitative Medicine*, 12:169–174.

97. Matheson G. O., et al. (1987). Stress fractures in athletes. A case study of 320 cases. *American Journal of Sports Medicine*, 15:46–58.

98. McFadyen, B. J., Winter, D. A. (1988). An integrated biomechanical analysis of normal stair ascent and descent. *Journal of Biomechanics*, 21:733–744.

99. McClusky, G. Blackburn, T. A. (1980). Classification of knee ligament instabilities. *Physical Therapy*, 60:1575–1577.

100. McLeod, W. D., Hunter, S. (1980). Biomechanical analysis of the knee: Primary functions as elucidated by anatomy. *Physical Therapy*, 60:1561–1564.

101. McPoil, T., Brocato, R. S. (1985). The foot and ankle: Biomechanical evaluation and treatment. In J. A. Gould, G. J. Davies (Eds.). *Orthopaedic and Sports Physical Therapy*. St. Louis: Mosby, 313–341.

102. McPoil, T., Knecht, H. (1987). Biomechanics of the foot in walking: A functional approach. *Journal of Orthopedic and Sports Physical Therapy*, 7:69–72.

103. Metzmaker, J. N., Pappas, A. M. (1985). Avulsion fractures of the pelvis. *American Journal of Sports Medicine*, 13:349–358.

104. Milgrom, C., et al. (1985). The normal range of subtalar inversion and eversion in young males as measured by three different techniques. Foot and Ankle International, 6:143–145.

105. Mital, M. A., et al. (1980). The so-called unresolved OsgoodSchlatter lesion: A concept based on fifteen surgically treated lesions. *Journal of Bone and Joint Surgery*, 62 (suppl A): 732–739.

106. Montgomery, W. H., et al. (1994). Electromyographic analysis of hip and knee musculature during running. *The American Journal of Sports Medicine*, 22:272–278.

107. Morrison, J. B. (1968). Bioengineering analysis of force actions transmitted by the knee joint. *Journal of Biomedical Engineering*, 3:164–170.

108. Murray, M.P., et al (1964). Walking patterns of normal men. *Journal of Bone and Joint Surgery*, 46A:335–360.

109. Murray, R., et al. (2002). Pelvifemoral rhythm during unilateral hip flexion in standing. *Clinical Biomechanics*, 17:147–151.

110. Murray, S. M., et al. (1984). Torque-velocity relationships of the knee extensor and flexor muscles in individuals sustaining injuries of the anterior cruciate ligament. *American Journal of Sports Medicine*, 12:436–439.

111. Nadler, S. F., et al. (2002). Hip muscle imbalance and low back pain in athletes: Influence of core strengthening. *Medicine and Science in Sports and Exercise*, 34:9–16.

112. Nadzadi, M. E., et al. (2003). Kinematics, kinetics, and finite element analysis of commonplace maneuvers at risk for total hip dislocation. *Journal of Biomechanics*, 36:577–591.

113. Neptune, R. R., Kautz, S. A. (2000). Knee joint loading in forward versus backward pedaling: implications for rehabilitation strategies. *Clinical Biomechanics*, 15:528–535.

114. Neumann, D. A., et al. (1988). Comparison of maximal isometric hip abductor muscle torques between hip sides. *Physical Therapy*, 68:496–502.

115. Nisell, R. (1985). Mechanics of the knee: A study of joint and muscle load with clinical applications. *Acta Orthopaedica Scandinavica*, 56:1–42.

116. Nissell, R., et al. (1989). Tibiofemoral joint forces during isokinetic knee extension. *The American Journal of Sports Medicine*, 17:49–54.

117. Nissan, M. (1979). Review of some basic assumptions in knee biomechanics. *Journal of Biomechanics*, 13:375–381.

118. Nordin, M., Frankel, V. H. (1989). Biomechanics of the hip. In M. Nordin & V. H. Frankel (Eds.). *Basic Biomechanics of the Musculoskeletal System*. Philadelphia: Lea & Febiger, 135–152.

119. Noyes, F. R., et al. (1980). Knee ligament tests: What do they really mean? *Physical Therapy*, 60:1578–1581.

120. Noyes, F. R., Sonstegard, D. A. (1973). Biomechanical function of the pes anserinus at the knee and the effect of its transplantation. *Journal of Bone and Joint Surgery*, 35 (suppl A):1225–1240.

121. Nyland, J., et al. (2004). Femoral anteversion influences vastus medialis and gluteus medius EMG amplitude: Composite hip abductor EMG amplitude ratios during isometric combined hip abduction-external rotation. *Journal of Electromyography and Kinesiology*, 14:255–261.

122. O'Brien, M., Delaney, M. (1997) The anatomy of the hip and groin. *Sports Medicine and Arthroscopy Review*, 5:252–267.

123. Ono, T., et al. (2005). The boundary of the vastus medialis oblique and the vastus medialis longus. *Journal of Physical Therapy Science*, 17:1–4.

124. Oshimo, T. A., et al. (1983). The effect of varied hip angles on the generation of internal tibial rotary torque. *Medicine and Science in Sports and Exercise*, 15:529–534.

125. Osternig, L. R., et al. (1979). Knee rotary torque patterns in healthy subjects. In J. Terauds (Ed.). *Science in Sports*. Del Mar, CA: Academic, 37–43.

126. Osternig, L. R., et al. (1981). Relationships between tibial rotary torque and knee flexion/extension after tendon transplant surgery. *Archives of Physical and Medical Rehabilitation*, 62:381–385.

127. Perry, J. (1992). *Gait Analysis: Normal and Pathological Function*. Thorofare, NJ: Slack.

128. Polisson, R. P. (1986). Sports medicine for the internist. *Medical Clinics of North America*, 70:469–474.

129. Porterfield, J. A. (1985). The sacroiliac joint. In J. A. Gould, G. J. Davies (Eds.). *Orthopedic and Sports Physical Therapy*. St. Louis: Mosby, 550–579.

130. Pressel, T., Lengsfeld, M, (1998). Functions of hip joint muscles. *Medical Engineering and Physics*, 20:50–56.

131. Radakovich, M., Malone, T. (1980). The superior tibiofibular joint: The forgotten joint. *Journal of Orthopaedic and Sports Physical Therapy*, 3:129–132.

132. Radin, E. L. (1980). Biomechanics of the human hip. *Clinical Orthopaedics*, 152:28–34.

133. Rand, M. K., Ohtsuki, T. (2000). EMG analysis of lower limb muscles in humans during quick change in running direction. *Gait and Posture*, 12:169–183.

134. Raschke, U. Chaffin, D. B. (1996). Trunk and hip muscle recruitment in response to external anterior lumbosacral shear and moment loads. *Clinical Biomechanics*, 11:145–152.

135. Reid, D. C., et al. (1987). Lower extremity flexibility patterns in classical ballet dancers and their correlation to lateral hip and knee injuries. *American Journal of Sports Medicine*, 15(4):347–352.

136. Roach, K. E., Miles, T. P. (1991). Normal hip and knee active range of motion: The relationship to age. *Physical Therapy*, 71:656–665.

137. Robbins, S. E., Hanna, A. M. (1987). Running-related injury prevention through barefoot adaptations. *Medicine and Science in Sports and Exercise*, 19:148–156.

138. Robinovitch, S. N., et al. (2000). Prevention of falls and fall-related fractures through biomechanics. *Exercise and Sport Science Reviews*, 28:74–79.

139. Rodgers, M. (1988). Dynamic biomechanics of the normal foot and ankle during walking and running. *Physical Therapy*, 68:1822–1830.

140. Rubin, G. (1971). Tibial rotation. *Bulletin of Prosthetics Research*, 10(15):95–101.

141. Salathe, E. P. Jr., et al. (1990). The foot as a shock absorber. *Journal of Biomechanics*, 23:655–659.

142. Saudek, C. E. (1985). The hip. In J. Gould, G. J. Davies (Eds.). *Orthopaedic and Sports Physical Therapy*. St. Louis: Mosby, 365–407.

143. Savelberg, H. H., Meijer, K. (2004). The effect of age and joint angle on the proportionality of extensor and flexor strength at the knee joint. *Journal of Gerontology*, 59 (suppl A), 1120–1128.

144. Schache, A. G., et al. (2000). Relation of anterior pelvic tilt during running to clinical and kinematic measures of hip extension. *British Journal of Sports Medicine*, 34:279–283.

145. Scott, S. H., Winter, D. A. (1991). Talocrural and talocalcaneal joint kinematics and kinetics during the stance phase of walking. *Journal of Biomechanics*, 24:734–752.

146. Scott, S. H., Winter, D. A. (1993). Biomechanical model of the human foot: Kinematics and kinetics during the stance phase of walking. *Journal of Biomechanics*, 26:1091–1104.

147. Segal, P., Jacob, M. (1973). *The Knee*. Chicago: Year Book Medical.

148. Shaw, J. A., et al. (1973). The longitudinal axis of the knee and the role of the cruciate ligaments in controlling transverse rotation. *Journal of Bone and Joint Surgery*, 56 (suppl A): 1603–1609.

149. Simpson, K. J., Kanter, L. (1997). Jump distance of dance landings influencing internal joint forces: I. axial forces. *Medicine and Science in Sports and Exercise*, 29:916–927.

150. Slocum, D. B., Larson, R. L. (1963). Pes anserinus transplantation: A surgical procedure for control of rotatory instability of the knee. *Journal of Bone and Joint Surgery*, 50(suppl A):226–242.

151. Soderberg, G. L. (1986). *Kinesiology: Application to Pathological Motion*. Baltimore: Williams & Wilkins, 243–266.

152. Stacoff, A., et al. (2005). Ground reaction forces on stairs: effects of stair inclination and age. *Gait and Posture*, 21:24–38.

153. Stergiou, N., et al. (1999). Asynchrony between subtalar and knee joint function during running. *Medicine and Science in Sports and Exercise*, 31:1645–1655.

154. Stergiou, N., et al. (2003). Subtalar and knee joint interaction during running at various stride lengths. *Journal of Sports Medicine and Physical Fitness*, 43:319–326.

155. Stormont, D. M., et al. (1985). Stability of the loaded ankle. Relation between articular restraint and primary and secondary static restraints. *American Journal of Sports Medicine*, 13:295–300.

156. Taunton, J. E., et al. (1985). A triplanar electrogoniometer investigation of running mechanics in runners with compensatory overpronation. *Canadian Journal of Applied Sports Science*, 10:104–115.

157. Taylor, W. R., et al. (2004). Tibio-femoral loading during human gait and stair climbing. *Journal of Orthopaedic Research*, 22:625–632.

158. Tehranzadeh, J., et al. (1982). Combined pelvic stress fracture and avulsion of the adductor longus in a middle distance runner. *American Journal of Sports Medicine*, 10:108–111.

159. Tropp, H. (2002). Commentary: Functional ankle instability revisited. *Journal of Athletic Training*, 37:512–515.

160. Valderrabano, V., et al. (2006). Ligamentous posttraumatic ankle osteoarthritis. *The American Journal of Sports Medicine*, 34:612–620.

161. VanDenBogert, A. J., et al. (1999). An analysis of hip joint loading during walking, running and skiing. *Medicine & Science in Sports & Exercise*, 31:131–142.

162. van Ingen Schenau, G. J., et al. (1995). The control of mono-articular muscles in multijoint leg extensions in man. *Journal of Physiology*, 484:247–254.

163. Visser, J. J., et al. (1990). Length and moment arm of human leg muscles as function of knee and hip-joint angles. *European Journal of Applied Physiology*, 61(5-6): 453–460.

164. Vleeming, A., et al. (1990). Relation between form and function in the sacroiliac joint: Part I. Clinical anatomical aspects. *Spine*, 15:130–132.

165. Wallace, L. A., et al. (1985). The knee. In J. Gould, G. J. Davies (Eds.). *Orthopaedic and Sports Physical Therapy*. St. Louis: Mosby, 342–364.

166. Wang, C., et al. (1973). The effects of flexion and rotation on the length patterns of the ligaments of the knee. *Journal of Biomechanics*, 6:587–596.

167. Wright, D., et al. (1964). Action of the subtalar and ankle-joint complex during the stance phase of walking. *Journal of Bone and Joint Surgery*, 46(suppl A):361–383.

168. Yack, H. J., et al. (1993). Comparison of closed and open kinetic chain exercise in the anterior cruciate ligament-deficient knee. *American Journal of Sports Medicine*, 21:49.

169. Yates, J. W., Jackson, D. W. (1984). Current status of meniscus surgery. *Physician and Sports Medicine*, 12:51–56.

170. Yu, B., et al. (2006). Lower extremity biomechanics during the landing of a stop-jump task. *Clinical Biomechanics*, 21:297–305.

171. Zajac, F. E. (2002). Understanding muscle coordination of the human leg with dynamical simulations. *Journal of Biomechanics*, 35:1011–1018.

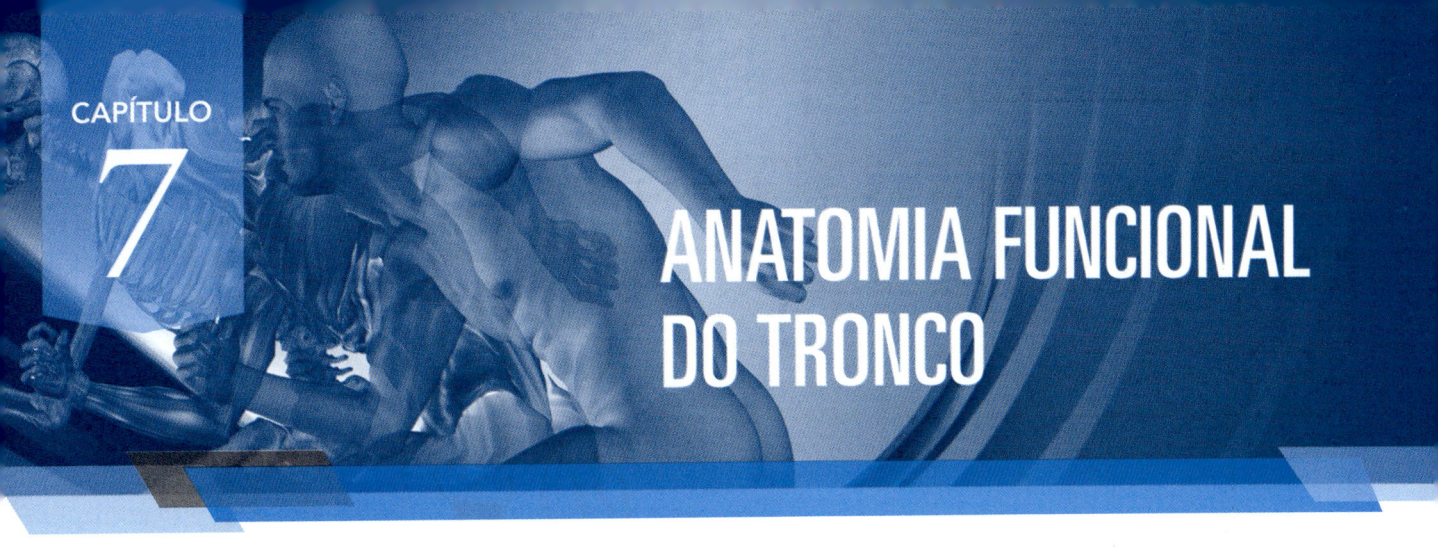

ANATOMIA FUNCIONAL DO TRONCO

OBJETIVOS

Após ler este capítulo, o estudante será capaz de:

1. Identificar as quatro curvaturas da coluna vertebral e discutir os fatores que contribuem para a formação de cada uma delas.

2. Descrever a estrutura e as características de movimento das vértebras cervicais, torácicas e lombares.

3. Descrever as relações de movimento entre a pelve e as vértebras lombares para a amplitude completa de movimentos do tronco.

4. Comparar as diferenças de força para os diversos movimentos do tronco.

5. Descrever exercícios específicos de força e flexibilidade para todos os movimentos do tronco.

6. Descrever algumas das lesões comuns das vértebras cervicais, torácicas e lombares.

7. Discutir as causas e origens da dor na região lombar.

8. Discutir a influência do envelhecimento na estrutura e no funcionamento do tronco.

9. Identificar as contribuições musculares do tronco para uma variedade de atividades.

10. Explicar como as cargas são absorvidas pelas vértebras e descrever algumas das cargas típicas impostas às vértebras em movimentos ou atividades específicos.

CONTEÚDO

A coluna vertebral funciona como uma barra elástica modificada, fornecendo suporte rígido e flexibilidade (48). Trata-se de uma estrutura complexa que proporciona conexão entre os membros superiores e inferiores (64). Há 33 vértebras na coluna vertebral, das quais 24 são móveis e contribuem para os movimentos do tronco. As vértebras estão dispostas em quatro curvaturas, que facilitam o apoio da coluna por oferecer uma resposta à carga com um mecanismo parecido a uma mola (37). Essas curvaturas também proporcionam equilíbrio e fortalecem a coluna vertebral.

Sete vértebras cervicais formam uma curvatura convexa para o lado anterior do corpo. Essa curvatura se forma quando o bebê começa a levantar a cabeça; ela apoia a cabeça e assume seu arqueamento em resposta à posição da cabeça. As 12 vértebras torácicas formam uma curva que é convexa para o lado posterior do corpo. A curvatura da parte torácica da coluna vertebral está presente desde o nascimento. Cinco vértebras lombares formam uma curva convexa para o lado anterior, que se forma em resposta à sustentação do peso e é influenciada pelo posicionamento da pelve e dos membros inferiores. A última curvatura é a curvatura sacrococcígea, formada por cinco vértebras sacrais fundidas e pelas quatro ou cinco vértebras fundidas do cóccix. A Figura 7.1 apresenta a curvatura de toda a coluna vertebral nas vistas lateral e posterior.

Comumente, a junção onde termina uma curvatura e começa outra é um local de grande mobilidade, que também fica vulnerável a lesões. Essas junções são as regiões cervicotorácica, toracolombar e lombossacral. Além disso, se as curvaturas da coluna vertebral forem exageradas, ela será mais móvel, e se as curvaturas forem atenuadas, a coluna vertebral será mais rígida. As regiões cervical e lombar da coluna vertebral são as mais móveis, enquanto as regiões torácica e pélvica são as mais rígidas (37).

Além de oferecer sustentação e flexibilidade ao tronco, a coluna vertebral tem a responsabilidade principal de proteger a medula espinal. Conforme mostra a Figura 7.2, a medula espinal avança através das vértebras num canal formado por corpo, pedículos e pilares das vértebras, o disco e um ligamento (o **ligamento amarelo**). Nervos periféricos se exteriorizam através do forame intervertebral na parte lateral das vértebras, formando agregados de fibras nervosas resultantes em inervações segmentares por todo o corpo.

O tronco, sendo o maior segmento do corpo, desempenha um papel fundamental tanto no funcionamento dos membros superiores como dos inferiores, que pode ser significativamente alterado de acordo com a sua posição. O movimento ou posição do tronco pode ser examinado como um todo ou por meio da observação dos movimentos ou posições das diferentes regiões da coluna vertebral ou do movimento em nível vertebral individual. Este capítulo examina tanto o movimento do tronco como um todo quanto os movimentos e funções no âmbito de cada região da coluna vertebral. As características estruturais da coluna vertebral serão apresentadas primeiro e, em seguida, faremos um exame das diferenças entre as três partes da coluna vertebral: cervical, torácica e lombar.

Coluna vertebral

A unidade funcional da coluna vertebral, o segmento móvel, é semelhante na estrutura de toda a coluna, exceto pelas duas primeiras vértebras cervicais, que possuem estrutura peculiar. O segmento móvel consiste em duas vértebras adjacentes e um disco que as separa (Fig. 7.3). O segmento pode ainda ser subdividido nas partes anterior e posterior, cada uma delas desempenhando um papel diferente na função vertebral.

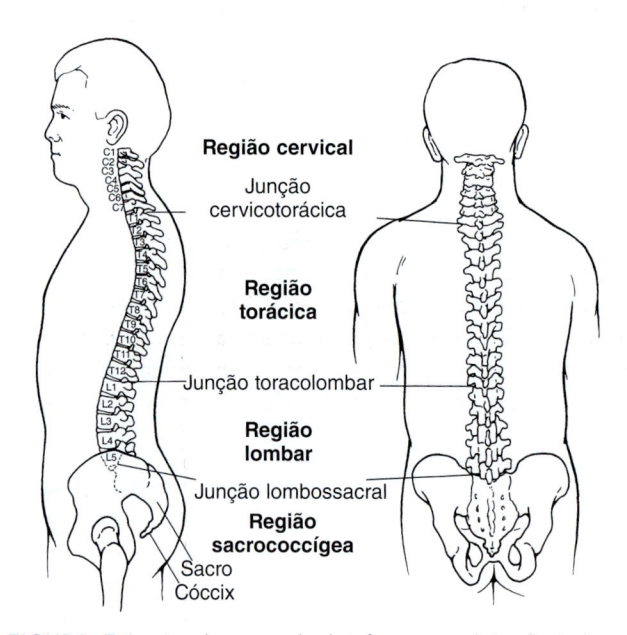

FIGURA 7.1 A coluna vertebral é forte e também flexível, em decorrência das quatro curvaturas alternadas. Nascemos com as curvaturas torácica e sacrococcígea. As curvaturas cervical e lombar se formam em resposta à sustentação do peso e a sobrecargas musculares a elas impostas durante a infância.

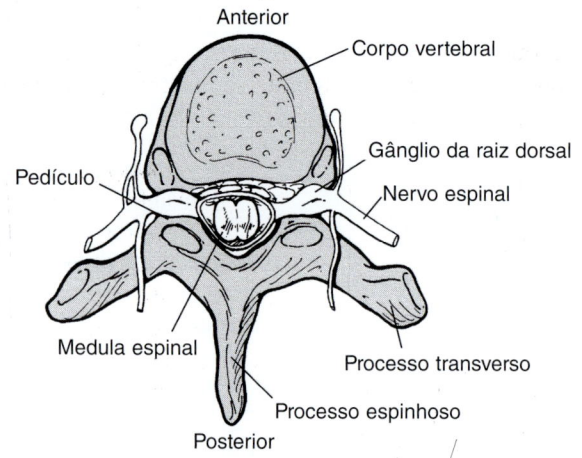

FIGURA 7.2 A coluna vertebral protege a medula espinal, que avança pela parte posterior da coluna através do forame ou canal vertebral. Nervos espinais se exteriorizam em cada nível vertebral.

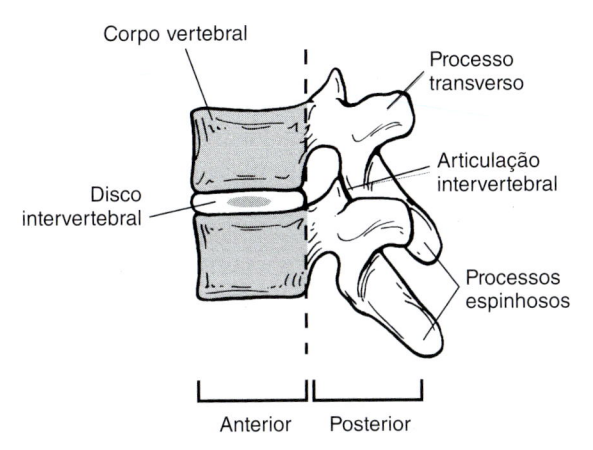

FIGURA 7.3 O segmento móvel vertebral pode ser dividido nas partes anterior e posterior. A parte anterior contém os corpos vertebrais, o disco intervertebral e os ligamentos. A parte posterior contém o forame vertebral, os arcos neurais, as articulações intervertebrais, os processos espinhosos e transversos e os ligamentos.

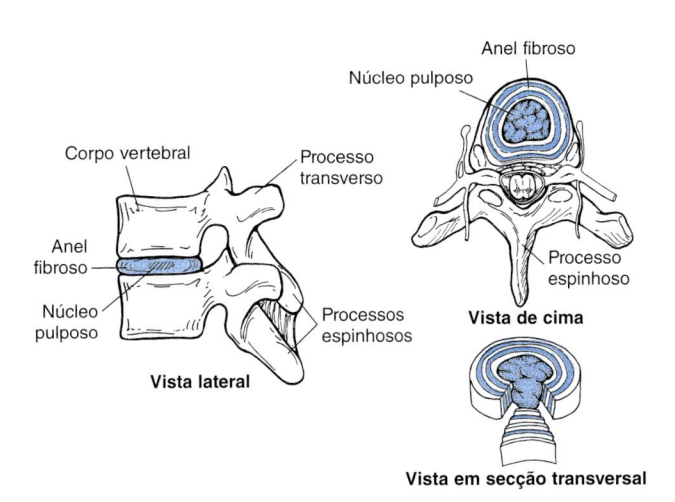

FIGURA 7.4 O disco intervertebral suporta e distribui cargas incidentes na coluna vertebral. O disco é composto por uma parte central com consistência de gel, o núcleo pulposo, que é circundado pelo anel fibroso.

SEGMENTO MÓVEL: PARTE ANTERIOR

A parte anterior do segmento móvel contém os dois corpos vertebrais, o **disco intervertebral** e os **ligamentos longitudinais anterior** e **posterior**. Os dois corpos vertebrais e o disco que os separa formam uma articulação cartilagínea que não é encontrada em nenhuma outra parte do corpo.

Cada um dos corpos vertebrais possui forma de tubo e é mais espesso no lado frontal (15), onde absorve grandes quantidades de forças compressivas. O corpo vertebral é composto por tecido esponjoso circundado por uma camada cortical dura e possui uma borda elevada que facilita a fixação do disco, dos músculos e ligamentos. Além disso, a superfície do corpo está revestida com cartilagem hialina, formando placas terminais articulares nas quais o disco se insere.

Separando os dois corpos adjacentes, situa-se o disco intervertebral, uma estrutura que mantém unidas as vértebras, ao mesmo tempo que permite mobilidade entre vértebras adjacentes. O disco é capaz de suportar as forças compressivas e também torsionais e de curvamento aplicadas à coluna. Os papéis do disco são suportar e distribuir cargas na coluna vertebral e restringir o movimento excessivo no segmento vertebral. A carga transmitida pelos discos intervertebrais distribui a pressão de modo uniforme sobre as placas terminais vertebrais, sendo também responsável pela maior parte da mobilidade na coluna vertebral (32). A Figura 7.4 apresenta vistas lateral, superior e em secção transversal do disco.

Cada disco é composto de núcleo pulposo e anel fibroso. O **núcleo pulposo** é uma massa com consistência de gel e formato esférico na parte central dos discos cervicais e torácicos e mais para a parte posterior nos discos lombares. O núcleo pulposo é constituído por 80 a 90% de água e 15 a 20% de colágeno (12), criando uma massa líquida que está sempre sob pressão e que exerce uma pré-carga sobre o disco. O núcleo pulposo é bastante preparado para suportar forças compressivas aplicadas ao segmento móvel.

Durante o dia, o conteúdo de água do disco fica reduzido, com as forças compressivas aplicadas durante as atividades cotidianas, resultando num encurtamento da coluna equivalente a 15 a 25 mm (1). A altura e o volume dos discos ficam reduzidos em cerca de 20%, fazendo com que o disco se saliente radialmente em direção ao exterior e aumente a carga axial nas articulações posteriores (1). Contudo, à noite, o núcleo pulposo absorve água, restaurando a altura do disco. Nos idosos, o conteúdo total de água do disco é menor (aproximadamente 70%) e a capacidade de absorção de água fica reduzida, o que resulta numa coluna vertebral encurtada.

O núcleo pulposo é circundado por anéis de tecido fibroso e fibrocartilagem – o **anel fibroso**. As fibras do anel fibroso avançam paralelamente em camadas concêntricas, mas estão orientadas na diagonal em 45° a 65° em relação aos corpos vertebrais (39,95). Cada camada alternada de fibras avança perpendicularmente à camada precedente, criando um padrão de linhas cruzadas semelhante ao observado num pneu radial (35). Quando é aplicada rotação ao disco, metade das fibras se tensiona, enquanto as fibras que avançam na outra direção se afrouxam.

As fibras que compõem o anel fibroso consistem em 50 a 60% de colágeno, proporcionando a resistência à tração no disco (12). Como resultado do envelhecimento e da maturação, o colágeno é remodelado no disco em resposta a mudanças na carga. Isso resulta em fibras anulares mais espessas e com concentrações mais elevadas de fibras colagenosas na área anterior do disco, e de fibras anulares mais delgadas na parte posterolateral do disco, porque nessa região as fibras são menos abundantes. As fibras provenientes do anel fibroso se inserem nas placas terminais dos corpos vertebrais adjacentes, no centro do segmento, e se prendem ao próprio material ósseo na periferia do disco (85). As direções das fibras no anel fibroso limitam o movimento rotacional e de cisalhamento entre as vértebras. A pressão incidente no tecido da camada periférica mantém o interespaço entre as placas terminais das vértebras adjacentes (32). A tensão é mantida no anel fibroso pelas placas terminais e pela pressão exercida para fora desde o núcleo pulposo. A pressão enrijece a camada externa e impede a protuberância radial do disco. A perda de tecido discal, que ocorre, por exemplo, em idosos, pode comprometer o funcionamento da coluna vertebral por causa de um aumento na protuberância radial, compressão das articulações ou redução no espaço para o tecido nervoso no forame (32).

O disco não possui vasos sanguíneos nem nervos, exceto por algum impulso sensorial proveniente das camadas mais externas do anel fibroso. Por causa disso, o reparo de um disco lesionado é imprevisível e não muito promissor.

O disco intervertebral funciona de forma hidrostática quando está saudável, respondendo com flexibilidade quando submetido a baixas cargas, e de forma rígida quando lhe são aplicadas cargas maiores. Assim que o disco sofre carga em compressão, o núcleo pulposo distribui de modo uniforme a pressão pelo disco e funciona como amortecedor. O disco se achata e alarga, e o núcleo pulposo se expande lateralmente no momento em que o disco perde líquido. Isso aplica tensão sobre as fibras do anel e converte a força de compressão vertical em força tensiva nessas fibras. A força tensiva absorvida pelas fibras do anel é cerca de 4 a 5 vezes a carga axial aplicada (60).

Há dois pontos fracos em que é provável a ocorrência de lesão discal quando o disco é submetido a cargas intensas. Primeiro, as placas terminais cartilagíneas, às quais o disco está preso, são apoiadas apenas por uma fina camada de tecido ósseo, ficando assim sujeitas à fratura. Segundo, o anel posterior é mais delgado e não está inserido tão firmemente como outras partes do disco, o que o torna mais vulnerável a lesões (95).

A pressão no disco aumenta de forma linear com o aumento das cargas compressivas, e a pressão é 30 a 50% maior que a carga aplicada por unidade de área (15). A maior mudança na pressão discal ocorre com a compressão. Durante a compressão, o disco perde líquido e o ângulo das fibras aumenta (39). O disco é muito flexível para os efeitos de uma força compressiva e raramente se rompe sob compressão. O osso esponjoso do corpo vertebral cederá e sofrerá fratura antes que o disco seja lesionado (39).

Movimentos como flexão, extensão e flexão lateral geram uma força de curvamento que provoca compressão e tensão. Com essa aplicação assimétrica da carga, o corpo vertebral realiza translação na direção do lado sobrecarregado, onde ocorre compressão, e as fibras são alongadas no outro lado, resultando em força tensiva.

Em flexão, as vértebras se inclinam anteriormente, forçando o núcleo pulposo na direção posterior e criando uma carga de compressão na parte anterior do disco e uma carga de tensão na parte posterior do anel. Em extensão, ocorre o oposto; as vértebras superiores se inclinam na direção posterior, impulsionando anteriormente o núcleo pulposo e aplicando pressão tensiva nas fibras anteriores do anel.

Em flexão lateral, as vértebras superiores se inclinam para o lado da flexão, gerando compressão nesse lado e tensão no lado oposto. A Figura 7.5 ilustra o comportamento do disco em flexão, extensão e flexão lateral.

Durante a rotação do tronco, ocorrem tanto tensão como cisalhamento no anel fibroso do disco (Fig. 7.6). A metade das fibras do anel que estão orientadas na direção da rotação fica tensionada, e as fibras restantes, com orientação na direção oposta, tornam-se frouxas. Isso eleva a pressão intradiscal, estreita o espaço articular e cria uma força de cisalhamento no plano horizontal de rotação e tensão nas fibras orientadas na direção da rotação. Durante a rotação, as fibras periféricas do anel fibroso ficam sujeitas a maior sobrecarga (85).

As últimas estruturas da parte anterior do segmento vertebral são os ligamentos longitudinais, que avançam ao longo da coluna vertebral desde a base do occipício até o sacro. Os ligamentos que atuam na coluna vertebral estão ilustrados na Figura 7.7. O **ligamento longitudinal anterior** é muito denso e forte, inserindo-se tanto na parte anterior do disco como nos corpos vertebrais do segmento móvel. Esse ligamento limita a hiperextensão da coluna vertebral e restringe o movimento de uma vértebra sobre outra para a frente. Também mantém uma carga constante incidindo na coluna vertebral e oferece sustentação à parte anterior do disco durante o ato de levantar peso (35).

O **ligamento longitudinal posterior** avança pela superfície posterior dos corpos vertebrais por dentro do canal vertebral e se conecta à borda dos corpos vertebrais e ao centro do disco. A face posterolateral do segmento não fica coberta por esse ligamento, o que aumenta a vulnerabilidade desse local para a ocorrência de protrusão do disco. O ligamento longitudinal posterior é largo na região cervical e estreito na **região lombar**. Esse ligamento oferece resistência na flexão da coluna vertebral.

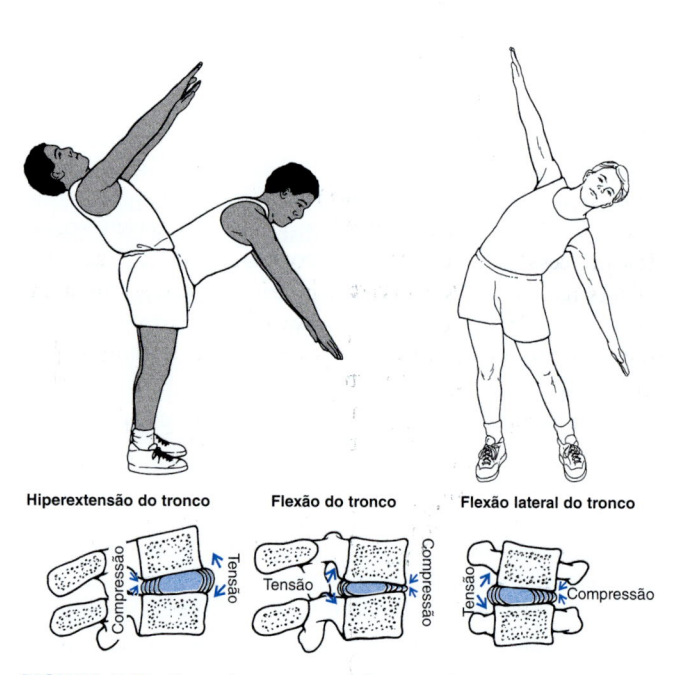

Hiperextensão do tronco   **Flexão do tronco**   **Flexão lateral do tronco**

FIGURA 7.5 Quando o tronco se flexiona, faz extensão ou se flexiona lateralmente, ocorre força compressiva para o lado da inclinação e força tensiva para o lado oposto.

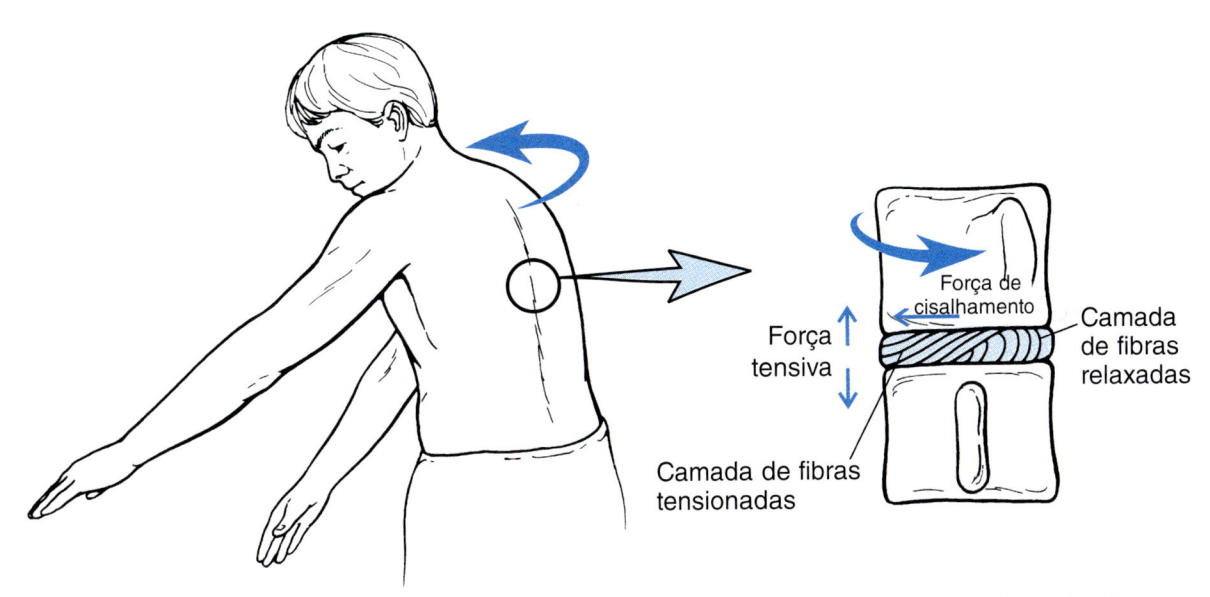

FIGURA 7.6 Quando o tronco realiza rotação, metade das fibras do anel fica tensionada, e as fibras restantes ficam relaxadas. Isso cria força tensiva nas fibras que avançam na direção da rotação e força de cisalhamento transversalmente ao plano de rotação.

SEGMENTO MÓVEL: PARTE POSTERIOR

A parte posterior do segmento móvel vertebral consiste em arcos neurais, articulações intervertebrais, processos transversos e espinhosos e ligamentos (Figs. 7.7 e 7.8). O **arco neural** é formado por dois **pedículos** e duas **lâminas** e, juntamente com o lado posterior do corpo vertebral, forma o forame vertebral, por onde passa a medula espinal. Nos pedículos e lâminas, o osso é muito duro, oferecendo boa resistência às grandes forças tensivas que devem ser acomodadas. Incisuras acima e abaixo de cada pedículo formam o **forame intervertebral**, através do qual os nervos espinais deixam o canal.

Projetando-se lateralmente na união das lâminas e dos pedículos, existem processos transversos e, projetando-se posteriormente a partir da junção das duas lâminas, observamos o **processo espinhoso**. Os processos espinhoso e transverso funcionam como locais de inserção para os músculos espinais que avançam ao longo da coluna.

As duas articulações sinoviais, chamadas **articulações dos processos articulares**, são formadas por facetas articulares nas margens superior e inferior de cada lâmina. A faceta articular superior é côncava e se encaixa na faceta inferior convexa da vértebra adjacente, formando uma articulação em cada lado das vértebras. As facetas articulares estão orientadas em ângulos diferentes nas regiões cervical, torácica e lombar da coluna vertebral, o que explica a maior parte das diferenças funcionais entre regiões. Essas diferenças serão discutidas mais especificamente numa seção subsequente deste capítulo.

As articulações dos processos articulares estão localizadas no interior de uma cápsula articular e possuem todas as demais características de uma articulação sinovial típica. Dependendo da orientação das articulações das facetas, essas articulações podem impedir o deslocamento de uma vértebra sobre a outra para a frente e também podem parti-cipar da sustentação da carga. Na posição de hiperextensão, essas articulações suportam 30% da carga (48). Também suportam uma parte significativa da carga quando a coluna é flexionada e realiza rotação (30). Ocorrem pressões mais altas nas articulações das facetas com uma combinação de torção, flexão e compressão das vértebras (10). As articulações dos processos articulares protegem os discos contra cisalhamento e rotação excessivos (1).

Cinco ligamentos dão sustentação à parte posterior do segmento vertebral (Fig. 7.7). O ligamento amarelo conecta longitudinalmente arcos vertebrais adjacentes, prendendo lâminas a lâminas. Trata-se de um ligamento com propriedades elásticas que permitem sua deformação e retorno ao comprimento original. Ele sofre alongamento com a flexão do tronco, se contrai com sua extensão e, na posição neutra, fica sob tensão constante, impondo contínua tensão sobre o disco.

Os ligamentos supraespinais e interespinais avançam, ambos, de um processo espinhoso para outro e resistem tanto ao cisalhamento como ao curvamento da coluna vertebral para a frente. Finalmente, os **ligamentos intertransversários**, que conectam um **processo transverso** a outro, resistem ao curvamento lateral do tronco. O papel de todos os ligamentos intervertebrais é impedir o curvamento excessivo (1).

CARACTERÍSTICAS ESTRUTURAIS E DE MOVIMENTO DAS PARTES DA COLUNA VERTEBRAL

Parte cervical

A parte cervical tem duas vértebras, o **atlas** (C1) e o **áxis** (C2), que possuem estruturas diferentes das demais vértebras (Fig. 7.9). O atlas não possui corpo vertebral e tem forma de anel, com um arco anterior e um arco posterior. O atlas possui processos transversos grandes, com um forame

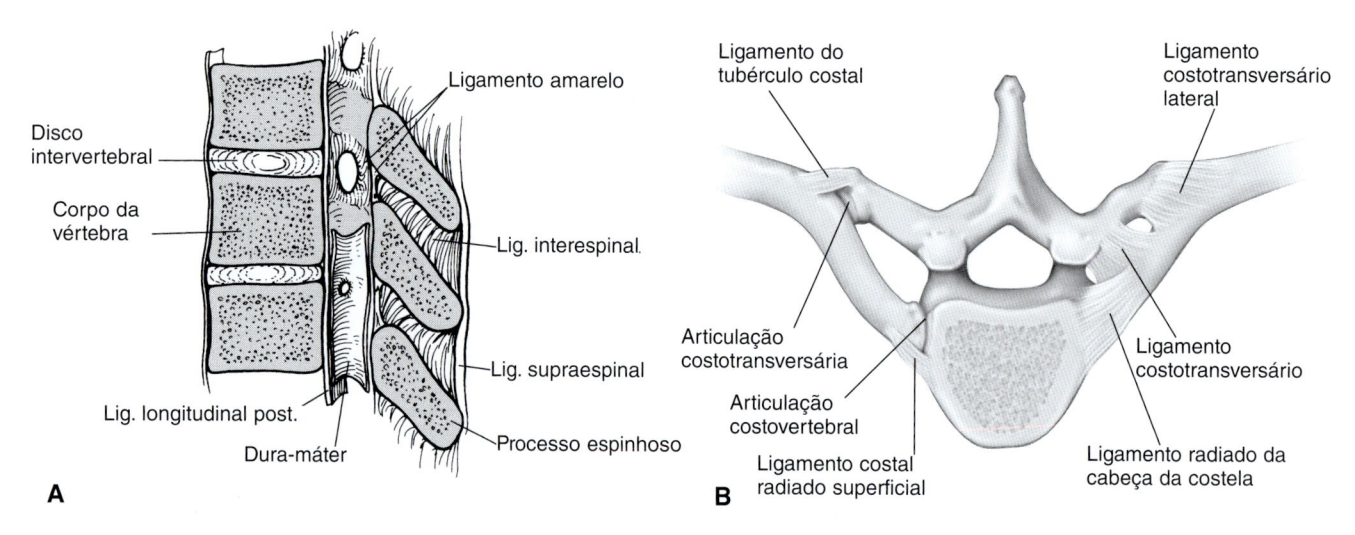

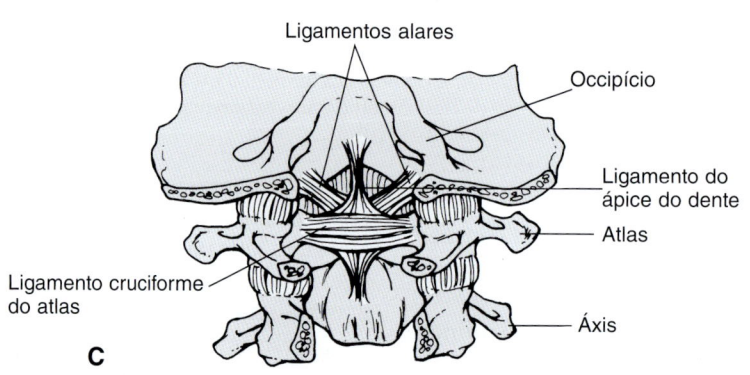

FIGURA 7.7

Ligamento	Inserção	Ação
Alar	Ápice do dente ATÉ o occipital medial	Limita a flexão lateral e a rotação da cabeça; mantém o dente do áxis no atlas
Do ápice do dente	Ápice do dente ATÉ a região anterior do forame magno	Mantém o dente do áxis no atlas e no crânio
Longitudinal anterior	Sacro; corpo e disco vertebrais anteriores ATÉ o corpo e o disco anteriores acima; atlas	Limita a hiperextensão da coluna vertebral; limita o deslizamento anterior das vértebras
Costotransversário	Tubérculo das costelas ATÉ o processo transverso das vértebras	Sustenta a fixação da costela às vértebras torácicas
Cruciforme do atlas	Osso odontoide ATÉ o arco do atlas	Estabiliza o odontoide e o atlas; previne o movimento posterior do dente do áxis no atlas
Iliolombar	Processo transverso das vértebras ATÉ o processo espinhoso das vértebras	Limita o movimento da região lombar na flexão e na rotação
Interespinal	Processo espinhoso das vértebras ATÉ o processo transverso das vértebras	Limita a flexão do tronco e as forças de cisalhamento sobre as vértebras
Intertransversário	Processo transverso das vértebras ATÉ o processo transverso das vértebras	Limita a flexão lateral do tronco
Amarelo	Lâminas das vértebras ATÉ as lâminas das vértebras	Limita a flexão do tronco; auxilia na extensão do tronco; mantém tensão constante nos discos vertebrais
Nucal	Lâminas das vértebras ATÉ as lâminas das vértebras na região cervical; conecta-se ao ligamento supraespinal	Limita a flexão cervical; auxilia na extensão; mantém constante a sobrecarga dos discos vertebrais
Longitudinal posterior	Corpo e disco vertebrais posteriores ATÉ o corpo e o disco vertebrais posteriores da vértebra seguinte	Limita a flexão do tronco e a flexão lateral
Radiado da cabeça da costela	Cabeça da costela ATÉ o corpo da vértebra	Mantém as costelas ligadas às vértebras torácicas
Supraespinal	Processo espinhoso ATÉ o processo espinhoso da vértebra seguinte	Limita a flexão do tronco; resiste à força de cisalhamento anterior sobre a coluna vertebral

FIGURA 7.7 Ligamentos da coluna vertebral. **A.** Há vários ligamentos longitudinais que avançam por toda a extensão da coluna vertebral. **B.** A região torácica da coluna vertebral possui ligamentos especializados que conectam as costelas às vértebras. **C.** Na região cervical, ligamentos especializados conectam as vértebras ao osso occipital.

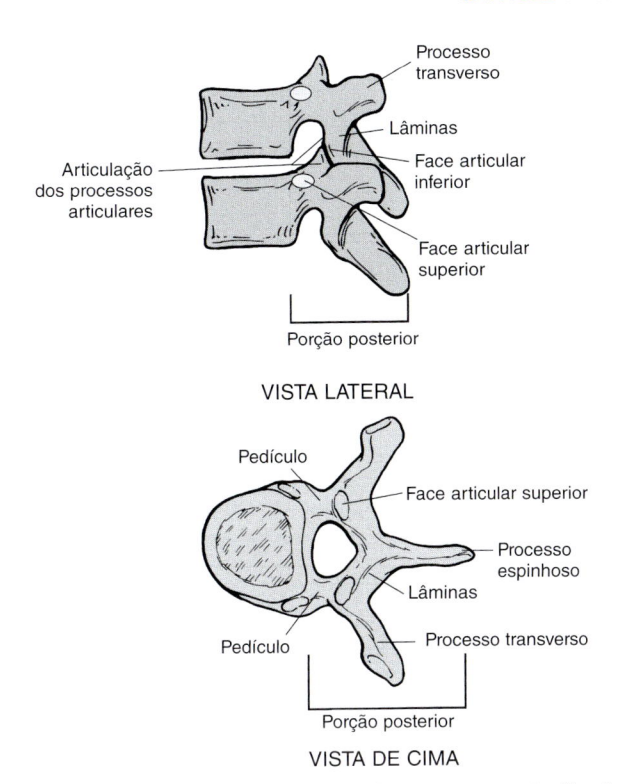

FIGURA 7.8   A porção posterior do segmento móvel vertebral é responsável por uma parte significativa da sustentação e restrição da coluna vertebral, em razão de seus ligamentos e estrutura. A porção posterior contém a única articulação sinovial da coluna vertebral, a articulação dos processos articulares, que une as faces superior e inferior de cada vértebra.

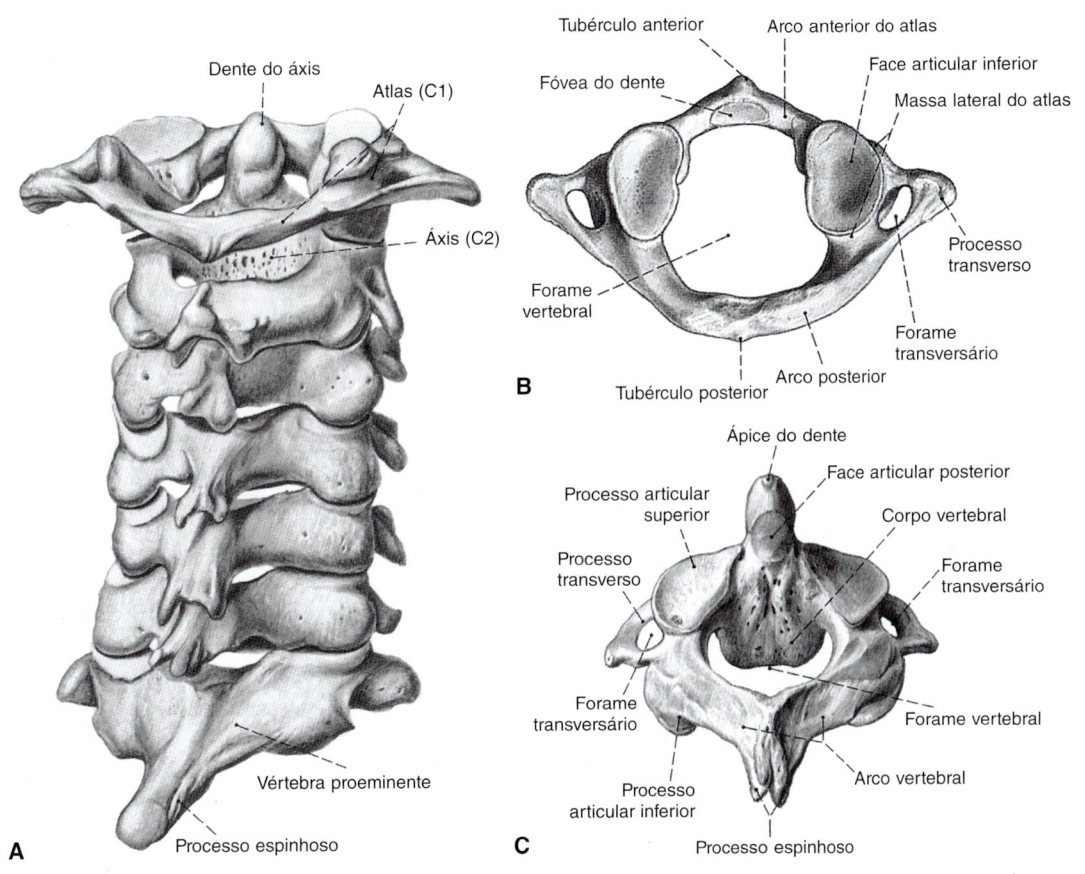

FIGURA 7.9   As vértebras cervicais (**A**) compreendem duas vértebras singulares, o atlas (**B**) e o áxis (**C**), que são muito diferentes de uma vértebra típica (**D**) e cumprem funções específicas de sustentação da cabeça. [Reproduzido com permissão de Sobotta J. (2001). In R. Putz, R. Pabst (Eds.). *Atlas of Human Anatomy, Vol. 2, Trunk, Viscera, Lower Limb.* Philadelphia, PA: Lippincott Williams & Wilkins, Figs. 720, 723, 725, 727.]

(continua)

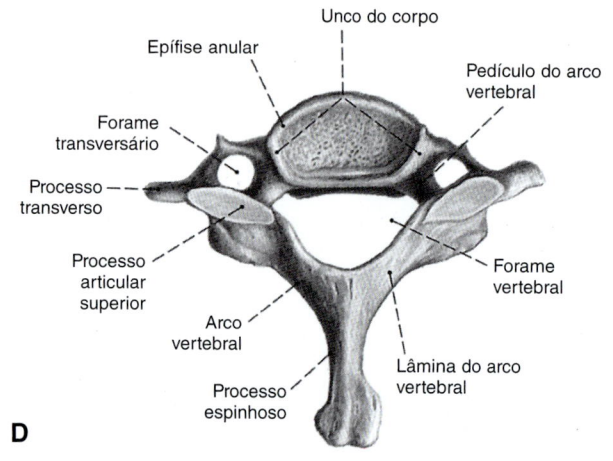

D

FIGURA 7.9 *(Continuação)*

transverso através do qual circula a irrigação sanguínea. Ele não possui processo espinhoso. Na parte superior, essa vértebra tem uma fóvea, ou depressão em forma de prato um pouco rasa, que contém o occipício craniano.

A articulação do atlas com o crânio é chamada **articulação atlantoccipital**. É nela que a cabeça se inclina em relação à coluna vertebral, para permitir movimentos livres no plano sagital. Ela também permite aproximadamente 10° a 15° de flexão e extensão (97) e não permite flexão lateral ou rotação (87).

O peso da cabeça é transferido para a parte cervical da coluna via C2, o áxis. Este possui um corpo modificado sem processo articular na parte superior do corpo vertebral nem pedículos. Em vez disso, a articulação com o atlas ocorre por meio de um pilar que se projeta desde a superfície superior do áxis e se encaixa no atlas, travando essa vértebra numa articulação giratória ou pivotante. O pilar é conhecido como **dente do áxis**.

A articulação entre o atlas e o áxis é conhecida como **articulação atlantoaxial**. Trata-se da mais móvel das articulações cervicais, permitindo aproximadamente 10° de flexão e extensão e 47° a 50° de rotação, mas não flexão lateral (97). Ela nos permite virar a cabeça e olhar de um lado para o outro. De fato, é responsável por 50% da rotação nas vértebras cervicais (97).

As vértebras cervicais restantes dão sustentação ao peso da cabeça, respondem às forças musculares e proporcionam mobilidade. As vértebras C3-C7 têm estruturas nos compartimentos anterior e posterior parecidas com aquelas das vértebras típicas. Os corpos das vértebras cervicais são pequenos e, quando estão de frente para trás, atingem cerca de metade da extensão de lado a lado. As vértebras cervicais também possuem pedículos curtos, processos articulares volumosos e processos espinhosos curtos. Os processos transversos das vértebras cervicais têm um forame por onde passam as artérias. Esse forame não é encontrado nas demais regiões da coluna vertebral. A Figura 7.10 ilustra diferenças de tamanho, forma e orientação nas diversas regiões da medula espinal. A Figura 7.11 fornece um exame mais cuidadoso das diferenças estruturais entre as vértebras cervicais, torácicas e lombares.

As facetas articulares nas vértebras cervicais se voltam em 45° para o plano horizontal e se situam paralelamente ao plano frontal (82), com os processos articulares superiores voltados para trás e para cima em relação aos processos articulares inferiores, que estão voltados para a frente e para baixo. Contrastando com outras regiões da coluna vertebral, os discos intervertebrais são menores na parte lateral do que os corpos das vértebras. Os discos cervicais são mais espessos na porção ventral que na dorsal, o que resulta numa forma em cunha que contribui para a curvatura lordótica na região cervical.

Em razão dos curtos processos espinhosos, da forma dos discos e da orientação das facetas articulares para trás e para baixo, o movimento na região cervical é maior do que em qualquer outra região da coluna vertebral. As vértebras cervicais podem fazer rotação em torno de aproximadamente 90°, flexão lateral de 20° a 45° (para cada lado), flexão num arco de 80° a 90° e extensão ao longo de 70° (87). A rotação máxima nas vértebras cervicais ocorre em C1-C2; a flexão lateral máxima ocorre em C2-C4; e a flexão e extensão máximas ocorrem em C1-C3 e C7-T1. Além disso, todas as vértebras cervicais se movimentam simultaneamente em flexão.

Além dos ligamentos que oferecem sustentação à coluna vertebral inteira, há alguns ligamentos especializados na região cervical. A Figura 7.7 fornece a localização e descreve a ação desses ligamentos.

Parte torácica

Uma das partes da coluna vertebral submetidas à maior restrição é a constituída pelas vértebras torácicas. Movimentando-se para baixo ao longo da coluna vertebral, as vértebras aumentam individualmente de tamanho; assim, a 12ª vértebra torácica é maior que a 1ª vértebra torácica. Os corpos ficam mais altos e as vértebras torácicas exibem pedículos maiores do que as vértebras cervicais (Fig. 7.11). Os processos transversos nas vértebras torácicas são longos e fazem angulação para trás, com as pontas dos processos transversos posteriormente às facetas articulares. Na parte posterior das vértebras torácicas existem longos processos espinhosos que se sobrepõem às vértebras e são direcionados para baixo e não para trás, como em outras regiões da coluna vertebral.

A conexão das vértebras torácicas com as costelas está ilustrada na Figura 7.12. As vértebras torácicas se articulam com as costelas por meio de facetas articulares existentes no corpo de cada vértebra. Facetas completas estão localizadas nos corpos da 1ª vértebra torácica e da 10ª à 12ª vértebras torácicas, enquanto as hemifacetas estão localizadas na 2ª à 9ª vértebra torácica, para conexão com as costelas. As vértebras torácicas são apoiadas pelos ligamentos já descritos anteriormente, juntamente com mais quatro outros que dão sustentação à inserção entre as costelas e o corpo vertebral e os processos transversos (Fig. 7.7).

As articulações dos processos articulares entre vértebras torácicas adjacentes exibem ângulos de 60° com o plano horizontal e de 20° com o plano frontal; as

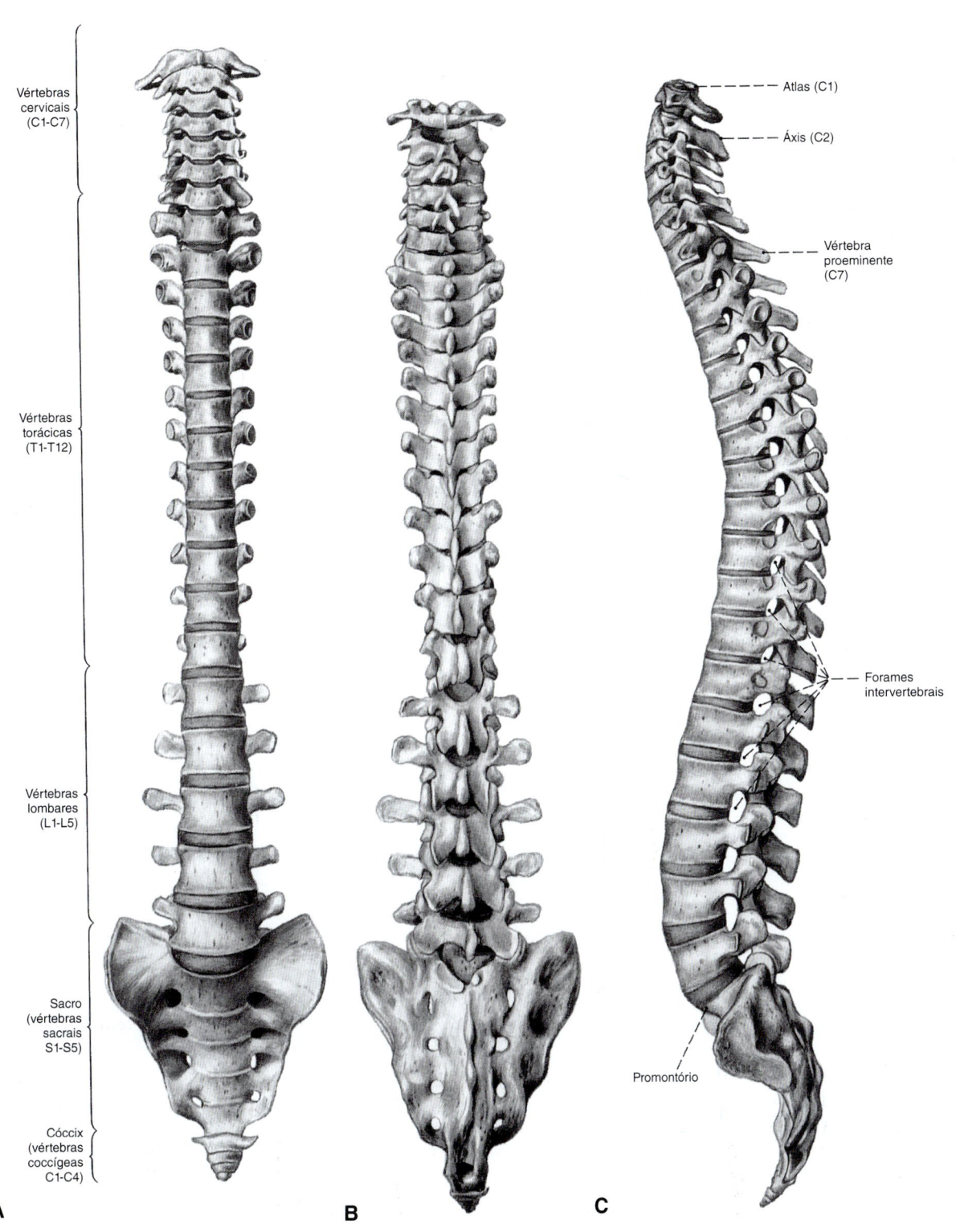

Vértebras
cervicais
(C1-C7)

Vértebras
torácicas
(T1-T12)

Vértebras
lombares
(L1-L5)

Sacro
(vértebras
sacrais
S1-S5)

Cóccix
(vértebras
coccígeas
C1-C4)

Atlas (C1)

Áxis (C2)

Vértebra
proeminente
(C7)

Forames
intervertebrais

Promontório

A   **B**   **C**

FIGURA 7.10   As vértebras em cada região (cervical, torácica e lombar) exibem características estruturais comuns, com variações regionais peculiares, como pode ser observado na figura, nas vistas anterior (**A**), posterior (**B**) e lateral (**C**). [Reproduzido com permissão de Sobotta J. (2001). In R. Putz, R. Pabst (Eds.). *Atlas of Human Anatomy, Vol. 2, Trunk, Viscera, Lower Limb*. Philadelphia, PA: Lippincott Williams & Wilkins, Figs. 708-710.]

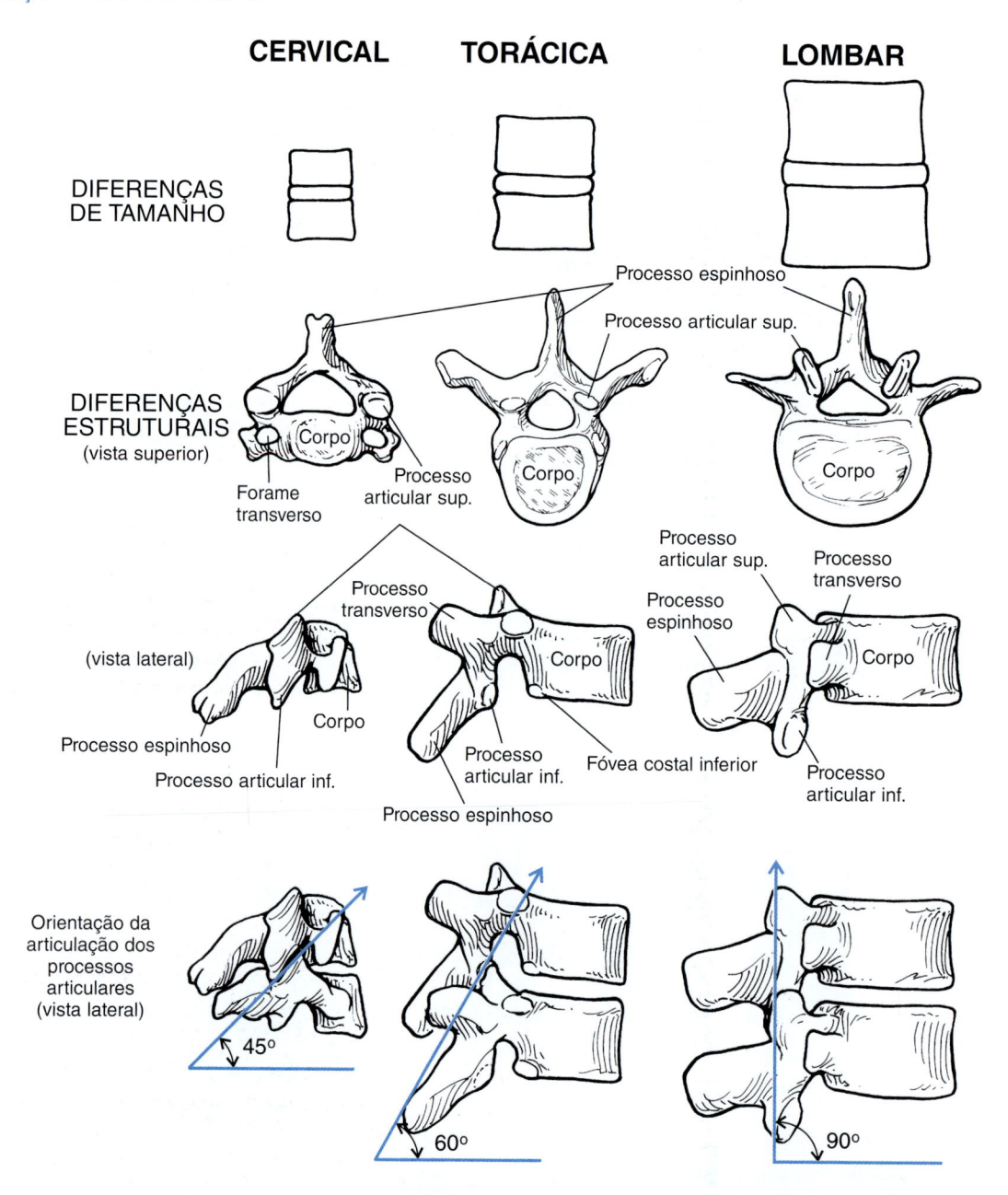

FIGURA 7.11 As vértebras cervicais, torácicas e lombares diferem entre si. Desde a região cervical até a região lombar, os corpos das vértebras aumentam de tamanho, e os processos transversos, espinhosos e as articulações dos processos articulares mudam de orientação.

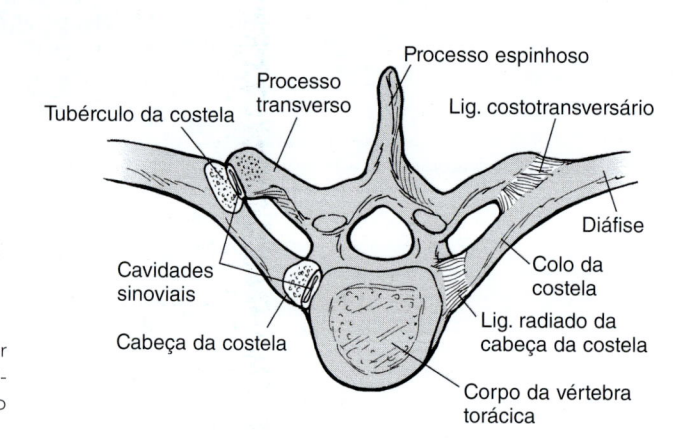

FIGURA 7.12 A região torácica tem movimentos restritos por causa de sua conexão com as costelas, que se conectam a uma hemifaceta no corpo das vértebras torácicas e a uma faceta no processo transverso.

facetas superiores estão voltadas para trás e um pouco para cima e lateralmente, enquanto as facetas inferiores estão voltadas para a frente, para baixo e medialmente (Fig. 7.11). Em comparação com as vértebras cervicais, as articulações intervertebrais torácicas estão orientadas mais no plano vertical.

Os movimentos na região torácica são limitados principalmente pela conexão com as costelas, pela orientação das facetas e pelos longos processos espinhosos que se sobrepõem nas costas. A amplitude de movimento na região torácica para flexão e extensão combinadas é de 3° a 12°, com movimento muito limitado na região torácica superior (2° a 4°), que aumenta na região torácica inferior até 20° na junção toracolombar (10,97).

A flexão lateral também é limitada nas vértebras torácicas, variando de 2° a 9° e aumentando mais uma vez quando se avança inferiormente pelas vértebras torácicas. Na região torácica superior, a flexão lateral se limita a 2° a 4°, enquanto na região torácica inferior pode chegar até 9° (10,97).

A rotação nas vértebras torácicas varia de 2° a 9°. A amplitude de movimento da rotação é contrária à amplitude de movimento da flexão e da flexão lateral, pois é máxima nos níveis superiores (9°), sofrendo redução nos níveis inferiores (2°) (10,97).

Os discos intervertebrais na região torácica têm maior relação entre diâmetro e altura do disco em comparação a qualquer outra região da coluna vertebral. Isso reduz a força tensiva imposta às vértebras em compressão, por reduzir a sobrecarga incidente no lado externo do disco (60). Assim, lesões discais na região torácica não são tão comuns como em outras regiões da coluna.

Parte lombar

A grande vértebra lombar é a estrutura submetida à maior carga no sistema esquelético. A Figura 7.11 ilustra as características das vértebras lombares. As vértebras lombares são grandes, com corpos mais largos nas laterais do que no diâmetro anteroposterior. Também são maiores verticalmente na parte anterior em comparação com a parte posterior. Os pedículos das vértebras lombares são curtos, os processos espinhosos, amplos, e pequenos processos transversos se projetam para trás, para cima e para os lados. Os discos na região lombar são espessos; como ocorre na região cervical, são mais espessos na porção ventral do que na porção dorsal, o que contribui para um aumento na concavidade anterior da região. Frobin et al. (32) informaram que a altura do disco ventral das vértebras lombares permanece razoavelmente constante na faixa etária de 16 até 57 anos, mas existem diferenças entre homens e mulheres e diferentes alturas dos discos em diferentes níveis das vértebras. Tipicamente, as vértebras lombares são mais altas em homens. Além disso, a maior altura de disco é observada em L4-L5 e L5-S1.

As articulações dos processos articulares na região lombar se situam no plano sagital, pois as faces articulares se situam em ângulo reto com o plano horizontal e fazem 45° com o plano frontal (97). As faces superiores estão voltadas para o meio, e as inferiores, para os lados. Isso muda na junção lombossacral, onde a articulação dos processos articulares se movimenta no plano frontal e a face inferior em L5 está voltada para a frente. Essa mudança na orientação evita que a coluna vertebral deslize para a frente sobre o sacro.

A região lombar é sustentada pelos ligamentos que avançam por toda a extensão da coluna vertebral e ainda por mais um, o **ligamento iliolombar** (Fig. 7.7). Outra importante estrutura de sustentação na região é a aponeurose toracolombar, que avança superiormente desde o sacro e a crista ilíaca até a caixa torácica. A aponeurose oferece resistência e sustentação na flexão completa do tronco. A tensão elástica nessa aponeurose também ajuda a iniciar a extensão do tronco (35).

A amplitude de movimento da região lombar é grande em flexão e extensão, variando de 8° a 20° nos diversos níveis das vértebras (10,97). A flexão lateral nos diversos níveis das vértebras lombares é limitada, variando de 3° a 6°, e há pouquíssima rotação (1° a 2°) em qualquer nível das vértebras lombares (10,97). No entanto, coletivamente, a amplitude de movimento na região lombar varia de 52° a 59° para flexão, 15° a 37° para extensão, 14° a 26° para flexão lateral e 9° a 18° de rotação (93). A Figura 7.13 apresenta uma revisão da amplitude de movimento em cada nível da coluna vertebral.

A articulação lombossacral é a que possui maior mobilidade entre as articulações lombares, sendo responsável por grande parte da flexão e extensão na região. Da flexão e extensão realizadas nas vértebras lombares, 75% podem ocorrer nessa articulação, com os 20% da flexão remanescente em L4-L5 e 5% nos demais níveis lombares (77).

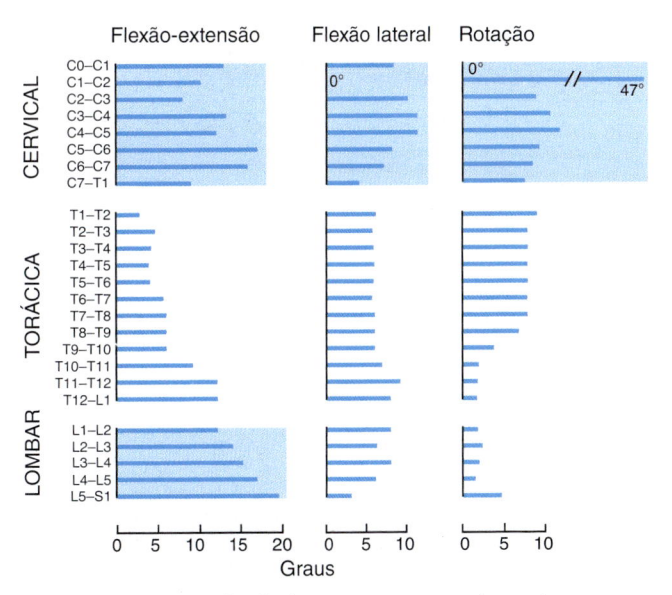

FIGURA 7.13 Amplitude de movimento em cada um dos segmentos móveis da coluna vertebral. As vértebras cervicais podem produzir a maior amplitude de movimento em cada segmento móvel. [Reproduzido de White, A. A., Panjabi, M. M. (1978). *Clinical biomechanics of the spine*. Philadelphia, PA: Lippincott Williams & Wilkins.]

MOVIMENTOS CARACTERÍSTICOS DA COLUNA VERTEBRAL COMO UM TODO

O movimento na coluna vertebral é muito pequeno entre uma vértebra e outra; mas, como um todo, a coluna vertebral é capaz de considerável amplitude de movimento. O movimento fica restringido pelos discos e pelo arranjo das facetas, mas pode ocorrer em três planos por meio do início e controle musculares ativos (90).

As características de movimento da coluna vertebral considerada como um todo estão apresentadas na Figura 7.14. Para a coluna vertebral como um todo, flexão e extensão ocorrem ao longo de aproximadamente 110° a 140°, com movimento livre nas regiões cervical e lombar e flexão e extensão limitadas na região torácica. O eixo de rotação para flexão e extensão se situa no disco, a menos que exista **degeneração discal** considerável, o que pode deslocá-lo para fora do disco. A flexão do tronco inteiro ocorre principalmente nas vértebras lombares ao longo dos primeiros 50° a 60°; em seguida, ocorre maior movimento de flexão pela inclinação da pelve para a frente (31). A extensão ocorre por meio de um movimento inverso, em que primeiro a pelve se inclina posteriormente e, em seguida, a parte lombar da coluna vertebral realiza extensão.

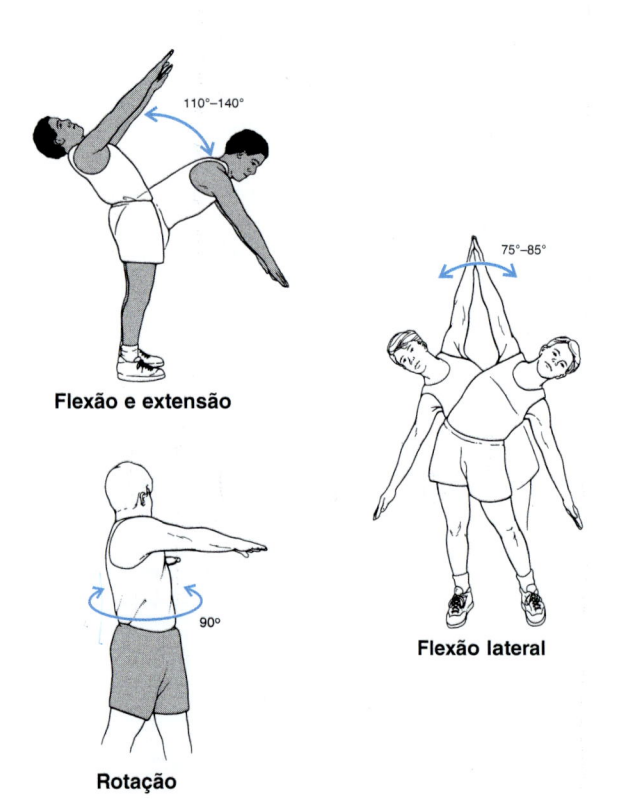

Flexão e extensão

Rotação

Flexão lateral

FIGURA 7.14   A amplitude de movimento no nível de cada segmento móvel isolado é pequena, mas, em combinação, o tronco é capaz de movimentar-se ao longo de significativa amplitude de movimento. Flexão e extensão ocorrem ao longo de cerca de 110° a 140°, principalmente nas regiões cervical e lombar, com uma contribuição muito limitada da região torácica. O tronco faz rotação em 90°, e o movimento ocorre livremente na região cervical, com uma flexão lateral concomitante nas regiões torácica e lombar. O tronco faz flexão lateral ao longo de 75° a 85°.

Ao ser iniciada a flexão, a vértebra superior desliza para a frente sobre a vértebra inferior, e a vértebra se inclina, aplicando uma força compressiva sobre a parte anterior do disco. Tanto os ligamentos como as fibras do anel absorvem as forças compressivas.

Na parte posterior, as porções superiores das articulações dos processos articulares deslizam superiormente sobre as facetas inferiores, gerando uma força de compressão entre as facetas e uma força de cisalhamento transversalmente à face das facetas. Essas forças são controladas pelos ligamentos posteriores, cápsulas circunjacentes às articulações dos processos articulares, músculos posteriores, fáscia e fibras posteriores do anel fibroso (85). A posição de flexão completa é mantida e sustentada pelos ligamentos capsulares apofisários, discos intervertebrais, ligamentos supraespinais e infraespinais, ligamento amarelo e pela resistência passiva oferecida pelos músculos das costas, nessa ordem (3).

A amplitude de movimento da flexão lateral é de cerca de 75° a 85°, principalmente nas regiões cervical e lombar (Fig. 7.14). Durante a flexão lateral, ocorre ligeiro movimento lateral das vértebras, com compressão discal para o lado da inclinação. Frequentemente, a flexão lateral é acompanhada por rotação. Numa postura relaxada, a rotação simultânea ocorre para o lado oposto da flexão lateral, ou seja, rotação esquerda acompanhando flexão lateral direita.

Se a vértebra estiver em flexão completa, a rotação simultânea ocorrerá para o mesmo lado, ou seja, rotação direita acompanhando flexão lateral direita. Contudo, isso pode variar, dependendo da região da coluna vertebral. Além disso, uma pessoa sem flexibilidade comumente fará alguma flexão lateral para obter flexão do tronco (2).

A rotação ocorre ao longo de 90°, é livre na região cervical e ocorre nas regiões torácica e lombar em combinação com flexão lateral (Fig. 7.14). Em geral, a rotação fica limitada na região lombar. Rotação direita na região torácica ou lombar será acompanhada por alguma flexão lateral esquerda.

As articulações dos processos articulares estão em posição de máximo contato em extensão da coluna, exceto para as duas primeiras vértebras cervicais, que ficam em posição de máximo contato em flexão. A coluna vertebral como um todo fica numa posição de máximo contato e em estado de rigidez quando, por exemplo, assume-se a posição de saudação militar com a cabeça erguida, ombros projetados para trás e o tronco em alinhamento vertical (35).

A flexibilidade das regiões do tronco varia, sendo determinada pelos discos intervertebrais e pelo ângulo de articulação das facetas articulares. Conforme apontado anteriormente, a mobilidade é maior na junção das regiões. A mobilidade também aumentará numa região em resposta à restrição ou rigidez em outro local qualquer da coluna vertebral.

MOVIMENTOS COMBINADOS DA PELVE E DO TRONCO

A relação entre os movimentos da pelve e do tronco foi discutida no Capítulo 6. A sincronização dos movimentos entre a pelve e o tronco é chamada **ritmo lombopélvico**.

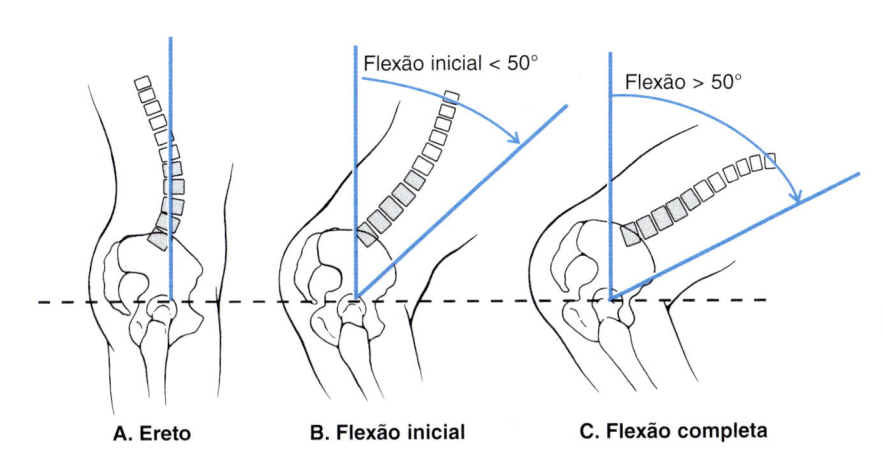

A. Ereto **B. Flexão inicial** **C. Flexão completa**

Flexão inicial < 50°

Flexão > 50°

FIGURA 7.15 **A.** Na postura ereta normal, há uma ligeira curvatura na região lombar. **B.** Os primeiros 50° de flexão ocorrem nas vértebras lombares conforme elas se achatam. **C.** A continuação da flexão é resultado de uma inclinação anterior da pelve.

Conforme mostra a Figura 7.15, durante a progressão da flexão do tronco, a curvatura lombar se autoinverte, achata e encurva na direção oposta. Isso continua até um ponto no qual a região lombar fica arredondada na flexão completa do tronco. Acompanhando os movimentos nas vértebras lombares, há a flexão do sacro, a inclinação anterior da pelve e, finalmente, a extensão do sacro. A pelve também se move para trás quando o peso é deslocado sobre os quadris.

Conforme já discutido neste capítulo, a atividade lombar é máxima ao longo dos primeiros 50° a 60° de flexão e, depois disso, a rotação pélvica se torna o fator predominante para o aumento da flexão do tronco. No movimento de extensão para o retorno, a inclinação posterior da pelve domina os estágios iniciais da extensão, e a atividade lombar se autoinverte, dominando os estágios finais da extensão do tronco. A pelve também se movimenta para a frente quando ocorre desvio do peso.

As relações de movimento entre a pelve e o tronco durante rotação ou flexão lateral do tronco não são tão bem definidas como na flexão e extensão por causa de restrições do movimento introduzidas pelo membro inferior. A pelve se movimentará com o tronco em rotação e fará rotação para a direita com esse mesmo movimento do tronco, a menos que o membro inferior esteja forçando uma rotação da pelve na direção oposta. Nesse caso, a pelve poderá permanecer na posição neutra ou fará rotação para o lado que estiver exercendo mais força.

De modo análogo, na flexão lateral do tronco, a pelve baixará para o lado da flexão lateral, a menos que seja oferecida resistência pelo membro inferior; nesse caso, a pelve fará rotação para o lado oposto (Fig. 7.16). Os movimentos pélvicos concomitantes serão determinados pelo movimento do tronco e pelo posicionamento unilateral ou bilateral do membro inferior.

A relação dos movimentos entre a pelve e o tronco começa a se complicar quando um movimento do membro inferior (p. ex., uma corrida) ocorre de tal forma que o indivíduo tem sequências diferentes para o membro que se movimenta no chão e para o membro que se movimenta fora do chão. A parte lombar da coluna vertebral faz ligeira flexão, e a pelve se inclina posteriormente durante a fase de

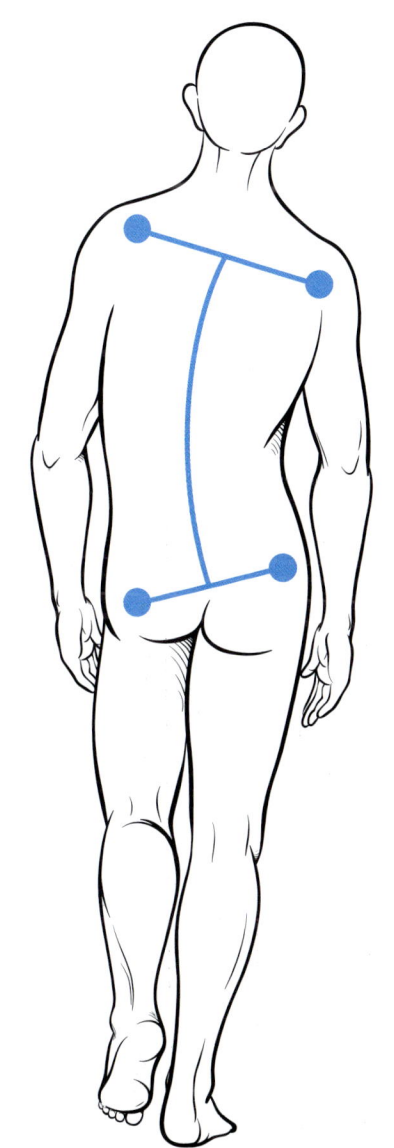

FIGURA 7.16 Na marcha e na corrida, ocorre flexão lateral do tronco para o lado de apoio, mas a pelve abaixa para o lado oposto por causa da resistência oferecida pelos membros inferiores.

aplicação de carga, com rápida reversão para extensão lombar e inclinação pélvica anterior no meio da fase de apoio. Os máximos de extensão lombar e de inclinação pélvica anterior ocorrem imediatamente após o levantamento dos dedos. Durante o contato e a carga no pé direito, no plano frontal, a coluna vertebral faz flexão lateral para o lado direito, e a pelve se inclina para o lado esquerdo. Esses movimentos são seguidos por flexão lateral da parte lombar da coluna vertebral para o lado esquerdo, enquanto a pelve começa a se elevar e inclinar para a direita, até a fase de levantamento dos dedos. Finalmente, a parte lombar da coluna vertebral e a pelve fazem rotação para a direita com o contato do membro direito. Durante a fase de apoio, ocorre rotação da parte lombar da coluna vertebral e da pelve para a esquerda, mas esses movimentos não são simultâneos (78).

Ações musculares

A extensão do tronco é um movimento importante utilizado para levantar o tronco e manter uma postura ereta. Os músculos normalmente ficam mais fortes à medida que a coluna vertebral vai se encurvando para baixo. Os músculos utilizados ativamente para a extensão do tronco também desempenham papéis muito importantes na flexão do tronco; assim, parece ser lógica uma revisão dos extensores em primeiro lugar.

EXTENSÃO DO TRONCO

A Figura 7.17 apresenta graficamente os músculos extensores da coluna vertebral e fornece também informações sobre sua inserção, ação e inervação.

Numerosos músculos de pequenas dimensões constituem o grupo muscular extensor. Contudo, eles podem ser classificados em dois grupos: o **eretor da espinha** (iliocostal, longuíssimo, espinal) e os músculos posteriores profundos ou paravertebrais (intertransversários, interespinais, **rotadores**, multífido). Esses músculos percorrem para cima e para baixo a coluna vertebral em pares e criam extensão se forem ativados como pares, ou rotação ou flexão lateral se forem ativados de modo unilateral. Existe também uma camada muscular superficial que consiste no trapézio e no latíssimo do dorso. Embora tanto o trapézio como o latíssimo do dorso possam influenciar o movimento do tronco, esses músculos não serão discutidos no presente capítulo.

Os três músculos eretores da espinha constituem a maior massa muscular que contribui para a extensão do tronco. Também se consegue extensão com contribuições dos músculos vertebrais profundos e de outros músculos específicos da região. Esses músculos profundos contribuem para a extensão do tronco e para outros movimentos desse segmento do corpo, dão sustentação à coluna vertebral, mantêm sua rigidez e promovem alguns dos movimentos mais finos no segmento móvel (85).

Além dos grupos musculares eretores da espinha e posteriores profundos, existem outros músculos específicos para cada região. A Figura 7.17 também fornece uma descrição completa desses músculos.

Os músculos eretores da espinha são mais espessos nas regiões cervical e lombar, onde ocorre a maior parte da extensão na coluna vertebral. O **multífido** é também mais espesso nas regiões cervical e lombar, aumentando a massa muscular para a geração de uma força de extensão do tronco.

Os músculos eretores da espinha e multífidos são constituídos por 57 a 62% de fibras musculares do tipo I, mas também têm fibras musculares dos tipos IIa e IIb, o que os torna funcionalmente versáteis e permite a geração de movimentos rápidos e vigorosos, embora esses músculos ainda oponham resistência à fadiga na manutenção de posturas durante períodos prolongados (89). Além de proporcionar a força muscular para a extensão do tronco, esses músculos proporcionam estabilidade posterior à coluna vertebral, se opõem à gravidade na manutenção de uma postura ereta e são importantes no controle da flexão para a frente (71).

FLEXÃO DO TRONCO

A flexão do tronco é livre na região cervical, limitada na região torácica e novamente livre na região lombar. Ao contrário dos músculos extensores posteriores, os flexores anteriores não percorrem a coluna vertebral em todo o seu comprimento. A flexão da parte lombar da coluna vertebral é criada pelos abdominais, com a ajuda dos músculos psoas maior e menor. A força de flexão dos abdominais também cria o pouco de flexão que existe nas vértebras torácicas. Os **abdominais** consistem em quatro músculos: reto do abdome, oblíquo interno do abdome, oblíquo externo do abdome e transverso do abdome (ver Fig. 7.17).

Além disso, os músculos oblíquos interno e externo e transverso do abdome se inserem na aponeurose toracolombar que reveste a região posterior do tronco. Quando esses músculos se contraem, fazem incidir tensão na aponeurose, fornecendo sustentação à região lombar e reduzindo a tensão nos músculos eretores da espinha posteriores (9,71). Os oblíquos estão ativos na postura ereta e na posição sentada, possivelmente estabilizando a base da coluna vertebral (83). A atividade dos oblíquos diminui na posição ereta com inclinação para a frente, pois a carga é transferida para outras estruturas (83).

O transverso do abdome se enrola em torno do tronco (como se fosse uma cinta abdominal), dando-lhe sustentação e, ao mesmo tempo, ajudando na respiração. O transverso do abdome aplica tensão à linha alba, um tecido conjuntivo fibroso que avança verticalmente na parte ventral do corpo e divide o reto do abdome nas metades direita e esquerda. Se a linha alba estiver estabilizada pela contração do transverso do abdome, os oblíquos no lado oposto poderão atuar no tronco. Esse músculo é também importante para pressurização da cavidade abdominal (83) em atividades como tosse, riso, defecação e parto.

Os abdominais são formados por 55 a 58% de fibras do tipo I, 15 a 23% de fibras do tipo IIa e 21 a 22% de fibras

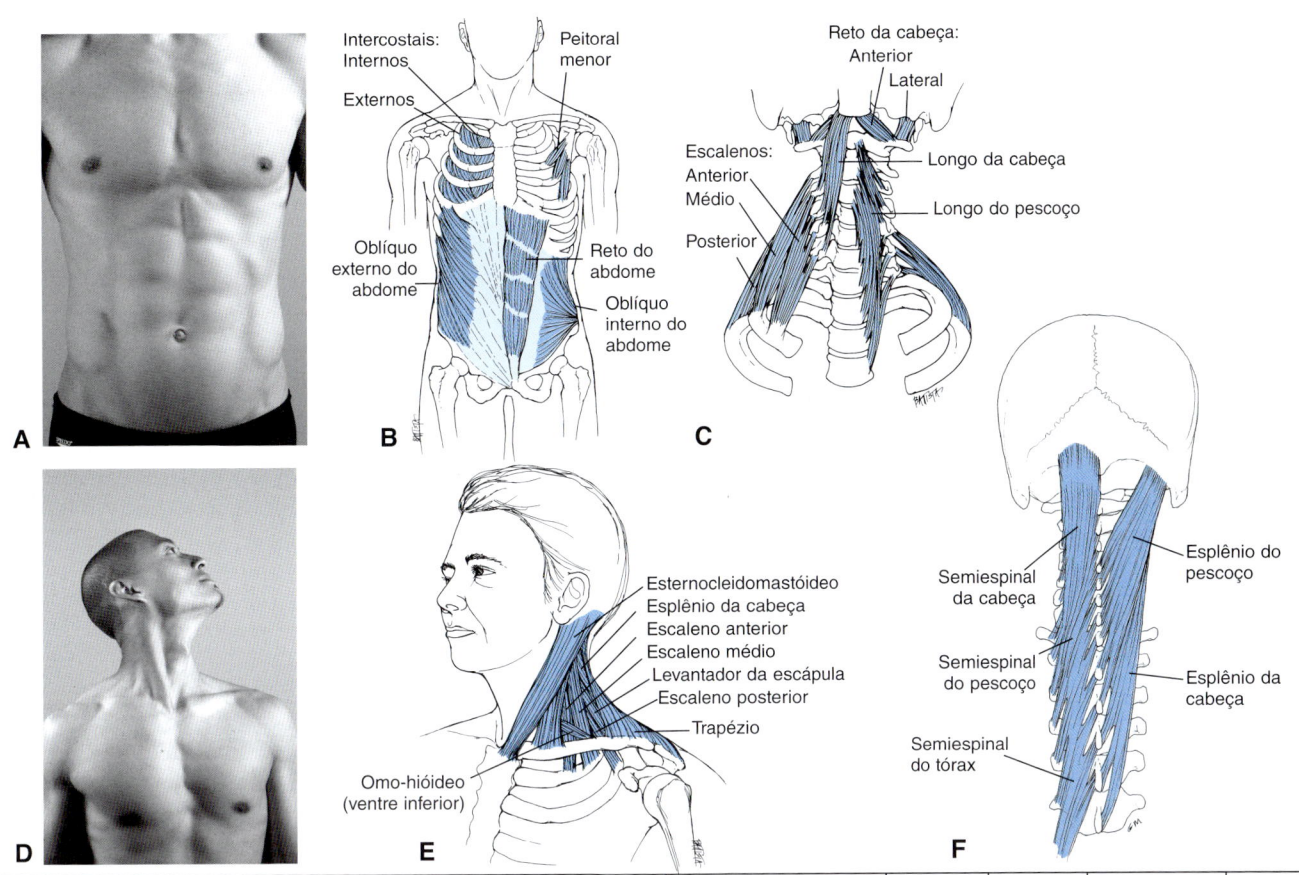

Músculo	Inserção	Inervação	Flexão	Extensão	Rotação	Flexão lateral
Oblíquo externo (ABD)	9ª-12ª costelas alternando com l. dorsal, s. ant. ATÉ a coluna vertebral superior anterior; tubérculo púbico; crista ilíaca ant.	Nervo intercostal; T7-T12	MP		MP: Para o lado oposto	MP
Iliocostal do lombo, parte lombar (EE)	Sacro; processos espinhosos de L1-L5, T11, T12; crista ilíaca ATÉ a 6ª ou 7ª costela inferior	Nervos espinais; ramos dorsais		MP	MP: Para o mesmo lado	MP
Iliocostal do lombo, parte torácica (EE)	6 costelas inferiores ATÉ as 6 costelas superiores, processo transverso de C7	Nervos espinais; ramos dorsais		MP	MP: Para o mesmo lado	MP
Iliocostal do pescoço (EE)	3ª-6ª costelas ATÉ os processos transversos de C4-C6	Nervos espinais; ramos dorsais		MP	MP: Para o mesmo lado	MP
Iliopsoas	Corpos de T12, L1-L5; processos transversos de L1-L5; superfície interna do ílio, sacro ATÉ o trocanter menor	Nervo femoral; ramos ventrais; L1, L3	MP			
Oblíquo interno do abdome (ABD)	Crista ilíaca, fáscia lombar ATÉ as costelas 8-10; linha alba	Nervos intercostais; T7-T12, L1	MP		MP: Para o mesmo lado	MP
Interespinais (PP)	Processo espinhoso ATÉ o processo espinhoso	Nervos espinais; ramos dorsais		MP		
Intertransversários (PP)	Processo transverso ATÉ o processo transverso	Nervos espinais; ramos ventrais, dorsais		MP		MP
Longuíssimo do tórax (EE)	Processo transverso posterior de L1-L5; aponeurose toracolombar ATÉ o processo transverso de T1-T12	Nervos espinais; ramos dorsais		MP	MP: Para o mesmo lado	MP
Longuíssimo do pescoço (EE)	Processo transverso de T1-T5 ATÉ o processo transverso de C4-C6	Nervos espinais; ramos dorsais		MP	MP: Para o mesmo lado	MP
Longuíssimo da cabeça	Processo transverso de T1-T5, C4-C7 ATÉ o processo mastoide	Nervos espinais; ramos dorsais		MP: Cabeça	MP: Para o mesmo lado	MP: Cabeça
Longo da cabeça	Processo transverso de C3-C6 ATÉ o osso occipital	Nervos cervicais; C1-C3	MP: Cervical e cabeça		MP: Para o mesmo lado	
Longo do pescoço	Processo transverso de C3-C5; corpos de T1-T2; corpos de C5-C7, T1-T3 ATÉ o atlas; processo transverso de C5-C6; corpos de C2-C4	Nervos cervicais; C2-C7	MP: Cervical		MP: Para o mesmo lado	MP: Cervical
Multífido (PP)	Sacro; espinha ilíaca; processos transversos de L5-C4 ATÉ o processo espinhoso do lado vertebral seguinte	Nervos espinais; ramos dorsais		MP	MP: Para o lado oposto	MP

FIGURA 7.17 Músculos que atuam na coluna vertebral, incluindo anatomia superficial (**A**) e músculos anteriores (**B**) do tronco; músculos cervicais anteriores profundos (**C**); anatomia superficial (**D**) e músculos da região cervical lateral (**E**); músculos posteriores profundos do pescoço e da parte superior das costas (**F**), e anatomia superficial (**G**) com os músculos superficiais (**H**), profundos (**I**) e pélvicos (**J**) correspondentes do tronco posterior.
(continua)

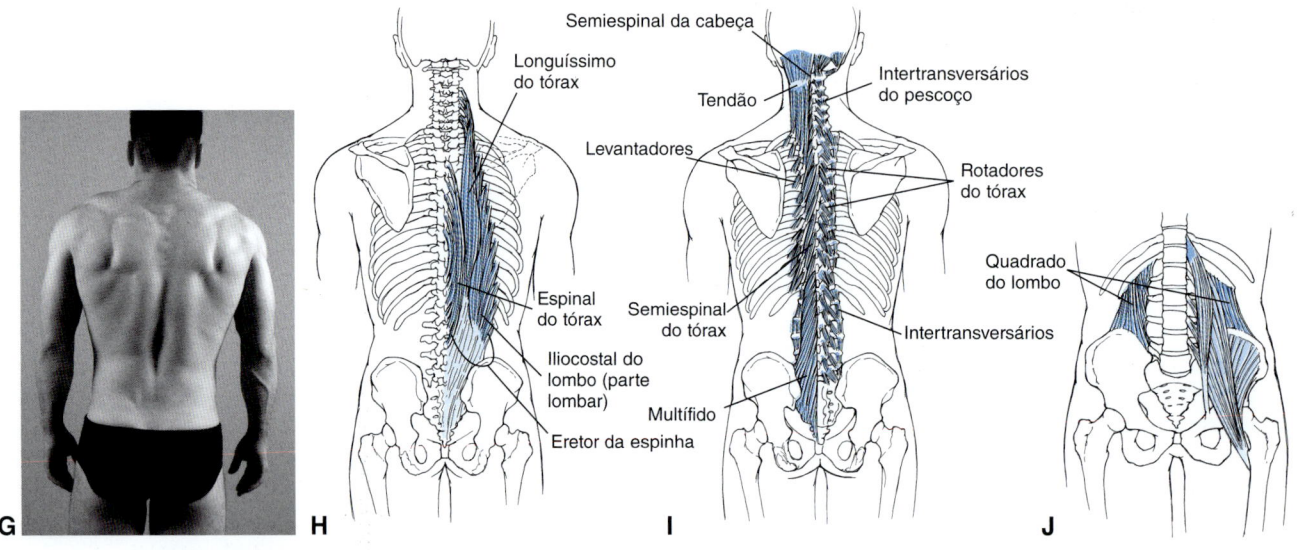

Músculo	Inserção	Inervação	Flexão	Extensão	Rotação	Flexão lateral
Quadrado do lombo	Crista ilíaca; processo transverso de L2-L5 ATÉ o processo transverso de L1-L2: última costela	Nervos torácicos; T12; nervos lomba-res; ramos ventrais				MP
Reto do abdome (ABD)	5ª-7ª cartilagem costal e processo xifoide ATÉ a crista e sínfise púbica	Nervo intercostal; T7-T12	MP			
Rotadores (PP)	Processo transverso ATÉ as lâminas das vértebras seguintes	Nervos espinais; ramos dorsais		MP	MP: Para o lado oposto	MP
Escalenos	Processo transverso de vértebras cervicais ATÉ as costelas 1,2	Nervos cervicais	MP: Cervical		MP: Rotação para o lado oposto	MP: Cervical
Semiespinal da cabeça	Facetas de C4-C6; processo trans-verso de C7 ATÉ a base de flexão occipital	Nervos cervicais; ramos dorsais		MP: Cervical	MP: Rotação para o lado oposto	MP: Cervical
Semiespinal do pescoço	Processo transverso de T1-T6 ATÉ o processo espinhoso de C1-C5	Nervos cervicais; ramos dorsais		MP: Cervical	MP: Rotação para o lado oposto	MP: Cervical
Semiespinal do tórax	Processos transversos de T6-T10 ATÉ os processos espinhosos de T1-T4, C6, C7	Nervos torácicos; ramos dorsais		MP	MP: Rotação para o lado oposto	MP
Espinal do tórax (EE)	Processos espinhosos de L1-L2, T11-T12 ATÉ o processo espinhoso de T1-T8, ligamento nucal	Nervos espinais; ramos dorsais		MP	MP: Para o mesmo lado	MP
Espinal do pescoço	Processo espinhoso de C7 ATÉ o processo espinhoso do áxis	Nervos espinais; ramos dorsais		MP		MP
Esplênio da cabeça	Ligamento nucal; processo espinhoso de C7, T1-T3 ATÉ o processo mastoide, osso occipital	Nervos cervicais; ramos dorsais		MP: Cervical	MP: Para o mesmo lado	MP: Cervical
Esplênio do pescoço	Processo espinhoso de T3-T6 ATÉ o processo transverso de C1-C3	Nervos cervicais; ramos dorsais		MP: Cervical	MP: Para o mesmo lado	MP: Cervical
Esternocleidomastóideo	Esterno, clavícula ATÉ o processo mastoide	Nervo acessório; nervo craniano XI	MP: Cabeça, cervical	MP: Rotação para o lado oposto	MP: Cervical	
Transverso do abdome (ABD)	Últimas 6 costelas; crista ilíaca; liga-mento inguinal; aponeurose toracolom-bar ATÉ a linha alba; crista púbica	Nervos intercostais; T7-T12, L1	*			

ABD: abdominais; EE: eretor da espinha; PP: músculos posteriores profundos.
* Sem ação específica; aumenta a pressão abdominal interna por meio de compressão.

FIGURA 7.17 *(Continuação)*

do tipo IIb (89). Essa composição das fibras, semelhante à existente nos músculos eretores da espinha, possibilita o mesmo tipo de versatilidade na produção de movimentos curtos e rápidos ou de movimentos prolongados do tronco.

Dois outros músculos contribuem para a flexão na região lombar. O primeiro é o potente flexor que atua no quadril, o músculo **iliopsoas**, que se prende aos corpos anteriores das vértebras lombares e no lado interno do ílio. O iliopsoas pode iniciar a flexão do tronco e tracionar a pelve para a frente, criando uma postura lordótica nas vértebras lombares. Além disso, se esse músculo estiver tenso, poderá ocorrer uma inclinação anterior exagerada da pelve. Se a inclinação não for contrabalançada pelos abdominais, a lordose aumentará, forças compressivas incidirão nas articulações das facetas e o disco intervertebral será empurrado para trás.

O segundo músculo localizado na região lombar é o **quadrado do lombo**, que forma a parede lateral do abdome e avança desde a crista ilíaca até a última costela (Fig. 7.17). Embora posicionado para ser mais um flexor lateral, o quadrado do lombo contribuirá para o movimento de flexão. Ele também é responsável pela conservação da posição pélvica no lado do balanço durante a marcha (35).

Quando uma pessoa está em pé ou sentada com a coluna ereta, ocorre atividade intermitente tanto nos músculos eretores da espinha como nos oblíquos interno e externo. Por outro lado, o iliopsoas está continuamente ativo na postura ereta, enquanto o reto do abdome está inativo (81).

A flexão na região torácica, que é limitada, é executada pelos músculos das regiões lombar e cervical. Na região cervical, existem cinco pares de músculos geradores de flexão, se ambos os músculos no par estiverem contraindo. Se apenas um dos músculos do par fizer contração, o resultado será movimento em todas as três direções – flexão, rotação e flexão lateral (85). A inserção, ação e inervação desses músculos estão apresentadas na Figura 7.17.

Flexão completa até tocar os dedos dos pés

O movimento na posição de flexão completa a partir da postura ereta é iniciado pelos músculos abdominais e pelo iliopsoas. Tão logo tenha sido iniciado, o movimento tem continuidade graças à força da gravidade que atua sobre o tronco, sendo controlado pela ação excêntrica dos músculos eretores da espinha. Há aumento gradual no nível de atividade nos músculos eretores da espinha de até 50° a 60° de flexão quando o tronco se flexiona nas vértebras lombares (6).

Quando as vértebras lombares descontinuam sua contribuição para a flexão do tronco, o movimento continua como resultado da contribuição da inclinação pélvica anterior. Os músculos posteriores do quadril, os isquiocrurais, e o glúteo máximo trabalham de forma excêntrica para controlar essa inclinação anterior da pelve. Quando o tronco se movimenta mais intensamente em flexão, a atividade

do eretor da espinha diminui até a inatividade total na posição de completa flexão. Nessa posição, os ligamentos posteriores e a resistência passiva dos músculos eretores da espinha alongados estão controlando e resistindo à flexão do tronco (48). A carga incidente nos ligamentos nessa posição de completa flexão se aproxima de sua resistência à ruptura (31), o que representa maior importância em cargas sustentadas pela aponeurose toracolombar e pelas articulações dos processos articulares lombares.

Quando o tronco se eleva de volta à posição ereta mediante extensão, o movimento é iniciado por uma contração dos músculos posteriores do quadril, do glúteo máximo e dos isquiocrurais, que flexionam e fazem rotação posterior da pelve. Os músculos eretores da espinha são ativos inicialmente, mas se tornam mais ativos ao longo dos últimos 45° a 50° do movimento de extensão (71).

Os músculos eretores da espinha são mais ativos na fase de levantamento do que na fase de abaixamento, e são muito ativos nas partes iniciais dos movimentos e novamente no final do movimento de extensão, com alguma diminuição da atividade no meio do movimento. Os abdominais também podem ficar ativos no movimento de retorno, quando funcionam para controle do movimento de extensão (48).

FLEXÃO LATERAL DO TRONCO

A flexão lateral da coluna vertebral é criada pela contração dos músculos nos dois lados da coluna, e a maior parte da atividade ocorre no lado para o qual ocorre a flexão lateral. A atividade máxima na flexão lateral do tronco ocorre nos músculos eretores da espinha da região lombar e nos **músculos intertransversários** profundos e **interespinais** no lado contralateral. O músculo multífido fica inativo durante a flexão lateral. Se a carga for mantida no braço durante a flexão lateral, ocorrerá também aumento nos músculos eretores da espinha da região torácica no lado oposto.

O quadrado do lombo e os abdominais também contribuem para a flexão lateral. O quadrado do lombo no lado da inclinação está situado numa posição que contribui de maneira significativa para a flexão lateral. Os abdominais também contrairão ao ser iniciada a flexão lateral, permanecendo ativos para modificar o movimento de flexão lateral.

Na parte cervical da coluna vertebral, a flexão lateral fica ainda mais facilitada por contrações unilaterais do **esternocleidomastóideo**, dos **escalenos** e músculos anteriores profundos. A flexão lateral é bastante livre na região cervical.

ROTAÇÃO DO TRONCO

A rotação do tronco é mais complicada em termos de ações musculares, por ser gerada por ações musculares em ambos os lados da coluna vertebral. Na região lombar, os músculos multífidos no lado para o qual ocorre a rotação estão ativos, do mesmo modo que o longuíssimo e o iliocostal no outro lado (8). Os abdominais exibem

---

Flexão e extensão da coluna vertebral

Peça a um colega para ficar em pé com o corpo ereto e relaxado e em seguida mover-se lentamente até alcançar uma posição de flexão completa do quadril e das costas. Peça-lhe então que retorne lentamente à posição ereta inicial. Todas as seguintes estruturas desempenham um papel nesse movimento: ligamentos posteriores da coluna vertebral, abdominais e iliopsoas, extensores das costas e extensores do quadril. Repita o movimento até que você consiga determinar o papel de cada uma dessas estruturas e o momento em que elas são usadas.

um padrão semelhante, em que o oblíquo interno do lado da rotação está ativo, e o oblíquo externo no lado oposto da rotação também está ativo.

Força dos músculos do tronco

A maior produção de força no tronco pode ser criada em extensão, atingindo valores médios de 210 N·m (newton-metros) para homens (56). A força registrada para a flexão do tronco foi de 150 N·m, ou aproximadamente 70% da força dos extensores. A flexão lateral chegou a 145 N·m, ou 69% da força dos extensores, e a força de rotação foi de 90 N·m, ou 43% dos valores dos extensores (56). Os valores de força para mulheres foram de aproximadamente 60% dos valores registrados para homens. De fato, outros estudos demonstraram que as mulheres são capazes de gerar apenas 50% da força de levantamento dos homens para baixar pesos até o solo e 33% da força de levantamento dos homens para levantar pesos do solo (99).

Levando-se em consideração todos os fatores, como forças geradas pela pressão intra-abdominal, ligamentos e outras estruturas, o momento extensor total é ligeiramente maior do que o momento flexor (72). Os abdominais contribuem com um terço dos momentos flexores e os músculos eretores da espinha contribuem com metade dos momentos extensores. Na rotação, os abdominais dominam, havendo alguma contribuição dos pequenos músculos posteriores (72).

A posição do tronco desempenha um papel significativo no processo de produção de força nos diversos movimentos. Foi demonstrado que a força de flexão do tronco, medida de forma isométrica, melhora em aproximadamente 9% quando medida em uma posição de 20° de hiperextensão (85). A força de extensão isométrica do tronco, medida na posição de 20° de flexão do tronco, foi 22% superior, em comparação com uma posição de 20° de extensão do tronco (85). Também podem ser obtidos valores mais elevados para forças de flexão e extensão do tronco se a medição for realizada com a pessoa sentada, e não em supinação ou pronação.

A força do tronco fica significativamente alterada numa situação dinâmica. Registrou-se um aumento de 15 a 70% nos momentos do tronco durante esforços dinâmicos acompanhados por aumentos na atividade da musculatura agonista e antagonista, aumento na pressão intra-abdominal, aumento na carga incidente na coluna vertebral e redução na capacidade dos músculos em responder a cargas externas (24). Tendo em vista os níveis mais elevados de coatividade, há maior incidência de carga nas estruturas da coluna vertebral, sem que ocorra contribuição para a capacidade de compensar momentos externos. Foi sugerido que a velocidade e aceleração do tronco, especialmente em várias direções, podem ser discriminantes mais precisos de distúrbios da região lombar, em comparação com a simples amplitude de movimento, por causa da redução na força e na capacidade funcional que acompanha a coativação em movimentos dinâmicos mais rápidos (24).

A produção de força durante o levantamento de um objeto com o uso dos extensores do tronco também diminuirá nos casos em que é maior a distância horizontal entre os pés e as mãos colocadas sobre o objeto (33). De fato, as forças aplicadas verticalmente a um objeto mantido distante do corpo equivalem a cerca de metade daquelas forças utilizadas em um levantamento realizado com o objeto junto ao corpo. Além disso, o aumento na largura de uma caixa diminuirá a capacidade de levantamento desse objeto, enquanto demonstrou-se que o aumento no comprimento da caixa não exerce influência (33).

O levantamento de um objeto pelo erguimento em ângulo reduz a carga incidente no cotovelo, ombro e nas regiões lombar e do quadril, mas aumenta a carga nos joelhos e tornozelos. Esse tipo de levantamento diminui em 9 a 15% a força compressiva incidente nas vértebras lombares (34). Além disso, pode-se levantar mais 16% do peso por um levantamento de estilo mais livre do que pelo levantamento tradicional com a coluna ereta e os joelhos flexionados (34).

Postura e estabilização da coluna vertebral

A eficiência dos movimentos e as sobrecargas impostas à coluna vertebral são determinadas em grande parte pela postura mantida no tronco. O posicionamento dos segmentos vertebrais é tão importante que justifica a redação de uma seção especial sobre postura.

ESTABILIZAÇÃO DA COLUNA VERTEBRAL

A coluna vertebral fica estabilizada por três sistemas: um sistema musculoesquelético passivo, um subsistema musculoesquelético ativo e o sistema de *feedback* nervoso (67). O subsistema passivo consiste em vértebras, articulações das facetas, cápsulas articulares, discos intervertebrais e ligamentos espinhais. O sistema ativo é formado pelos músculos e tendões que estabilizam a coluna vertebral, e o subsistema nervoso proporciona controle. Na coluna vertebral, a estabilidade aumenta e diminui dependendo das demandas impostas à estrutura. A estabilidade diminui durante períodos de redução da atividade muscular e aumenta com o aumento das forças compressivas articulares (20). Os músculos profundos da coluna vertebral, que são menores, controlam a postura e a relação entre vértebras (73), e os músculos superficiais, maiores, mobilizam a coluna vertebral e dispersam para a pelve as cargas vindas do tórax. Para que tenha estabilidade, a coluna vertebral depende da atividade dos pequenos músculos posturais.

Os músculos que desempenham papel importante na estabilização da coluna vertebral são: transverso do abdome, multífido, eretor da espinha e oblíquo interno do abdome. O transverso do abdome circunda o tronco (como se fosse uma cinta) e aumenta a pressão intra-abdominal e a rigidez da coluna vertebral. Esse é um dos primeiros músculos a entrar em atividade tanto em situações inesperadas como em condições de autocarga (22). O multífido tem uma organização que lhe permite atuar ao nível de cada vértebra; esse músculo fica em atividade contínua nas posições eretas (92) e pode fazer ajustes sutis para as vértebras em qualquer postura (51). O eretor da espinha está mais bem equipado para o controle da orientação da coluna vertebral, graças à sua capacidade em produzir extensão (73). Finalmente, o oblíquo interno do abdome opera juntamente com o transverso do abdome, no aumento da pressão intra-abdominal.

POSTURA

Postura em pé

Para que seja mantida uma postura ereta na posição em pé, a coluna vertebral em forma de S funciona como uma barra elástica na sustentação do peso. Nessa posição, é imposta ao tronco uma ação contínua de inclinação para a frente, pois o centro de gravidade se situa à frente da coluna vertebral. Como resultado da ação de inclinação do tronco para a frente, os músculos e ligamentos posteriores devem controlar e manter a postura ereta.

Há maior atividade dos eretores da espinha numa postura ereta do que em uma má postura. Na má postura, a maior parte da responsabilidade de sua manutenção é transferida para ligamentos e cápsulas. Qualquer alteração na postura em pé ou qualquer oscilação postural é controlada e reconduzida ao alinhamento pelos músculos eretores da espinha, abdominais e psoas (66). Todos esses músculos ficam ligeiramente ativos na posição em pé, com maior atividade na região torácica do que nas outras duas regiões (8).

Postura sentada

A postura na posição sentada exige menor gasto de energia e impõe menor carga sobre o membro inferior em comparação com a posição em pé (Fig. 7.18). Contudo, a permanência prolongada na posição sentada pode ter efeitos prejudiciais na parte lombar da coluna vertebral (85). A posição sentada sem sustentação é semelhante à posição em pé, de tal forma que ocorre elevada atividade muscular na região torácica do tronco, com simultâneos baixos níveis de atividade nos músculos abdominais e psoas (7).

A posição sentada sem apoio impõe maior carga à parte lombar da coluna vertebral do que a posição em pé, porque aquela posição cria inclinação para trás, achatamento da região lombar e um correspondente desvio para a frente no centro de gravidade (48). Esse quadro implica a aplicação de carga sobre os discos e estruturas posteriores do segmento vertebral. A posição sentada com as pernas na posição flexionada mantida por um longo tempo pode aumentar o comprimento dos músculos eretores da espinha em repouso (71) e alongar excessivamente as estruturas ligamentares posteriores. Uma postura sentada desleixada gera as maiores pressões sobre os discos. Um assento mais alto pode diminuir a força compressiva incidente nos discos, graças a uma postura mais vertical; por outro lado, aumentam as cargas incidentes no membro inferior.

Posturas de trabalho

Fatores biomecânicos ligados a posturas de trabalho estáticas e às posições sentada e em pé, flexões e torções frequentes, levantamento de objetos e movimentos de tracionar e empurrar são alguns dos fatores de risco para lesões nas costas. Em razão da elevada incidência de lesões nas costas no local de trabalho, é importante compreender as causas e conhecer suas medidas preventivas.

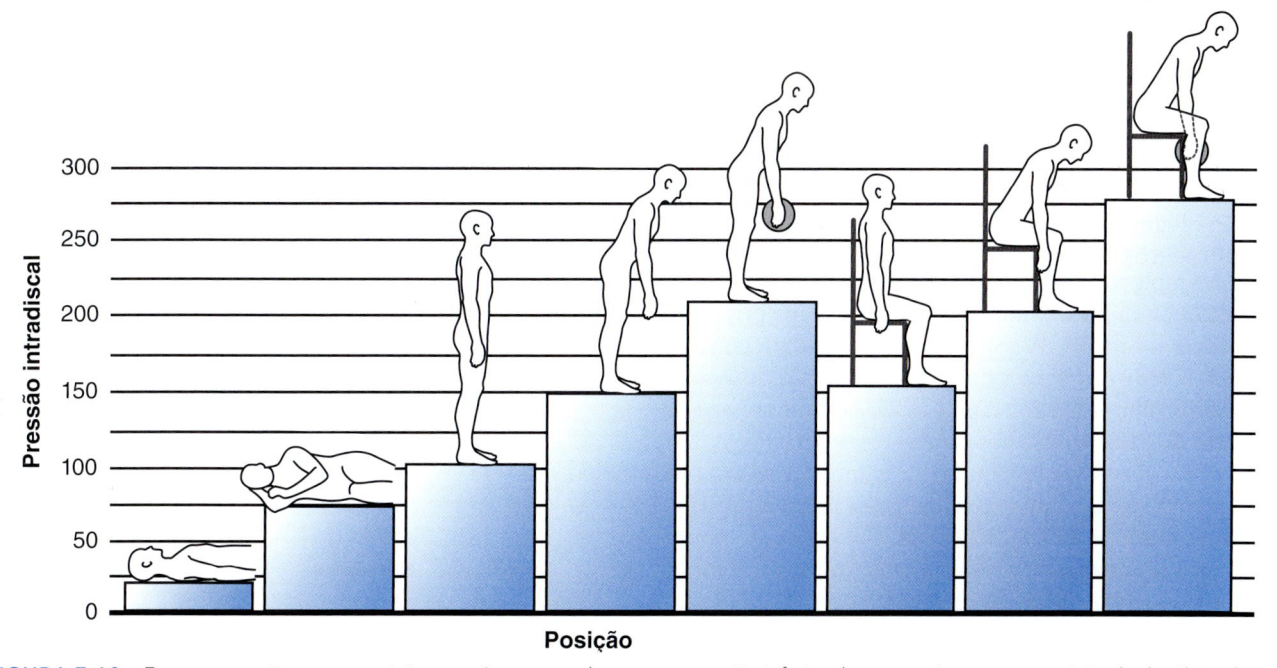

FIGURA 7.18 Em comparação com a posição em pé ereta, a sobrecarga na região inferior das costas é menor na posição de decúbito dorsal. A sobrecarga aumenta na postura sentada e aumenta ainda mais ao se inclinar para a frente ou assumir uma má postura.

As posturas de trabalho podem influenciar enormemente o acúmulo de tensão na região lombar (54), e as posturas sentada e em pé têm usos apropriados no local de trabalho (28). É preferível uma postura em pé quando o operário não pode colocar suas pernas sob a área de trabalho e quando há necessidade de usar maior força na tarefa em execução, por exemplo, no levantamento de objetos e na aplicação de forças de preensão máximas. Com o operário em pé, as tensões podem ser reduzidas pelo uso de tapetes, descansos para os pés e calçados apropriados (28). Outra medida positiva é que haja espaço suficiente para movimentação dos pés no local de trabalho. A fadiga muscular também pode ser minimizada com breves intervalos de descanso, ao longo do dia de trabalho. Um dos fatores mais importantes – tanto na posição em pé como na sentada – consiste em evitar longos períodos em posturas estáticas.

Posições de flexão contínua são causa de lesões por flexão nas regiões lombar e cervical no local de trabalho. Essas posturas podem ser eliminadas pelo aumento da altura da área de trabalho, de modo que não ocorra mais de 20° de flexão (85). O uso de um repouso para os pés também pode aliviar a distensão.

Tarefas de levantamento de objetos no local de trabalho podem estar na origem da dor lombar; assim, devem ser estabelecidas normas para redução do risco. Exemplificando, os pesos de objetos que serão levantados devem ser reduzidos à medida que for aumentando a frequência de levantamento, a distância de transporte percorrida e o tamanho do objeto. Os pesos também devem ser diminuídos quando levanta-se o objeto acima do nível dos ombros. Para a maioria das tarefas, será ideal o uso da técnica de levantamento adequada: manter a neutralidade da coluna vertebral, manter a carga próxima à pelve, evitar flexão e extensão do tronco e levantar a carga com os membros inferiores e com velocidade controlada. Nos casos em que um objeto está numa posição inadequada, ou quando o objeto se encontra em movimento antes de seu levantamento, pode haver necessidade de um movimento súbito. Essa ação implica menor aplicação de torque nos músculos extensores lombares (54).

De modo análogo ao que ocorre nas posturas em pé e de trabalho, o risco de lesão por levantamento de objetos pode ser minimizado com interrupções regulares e com a variação das tarefas de trabalho (54). Deve-se evitar uma flexão completa da coluna vertebral em qualquer levantamento por causa das mudanças impostas aos principais extensores lombares. A coluna vertebral completamente flexionada reduz os braços do momento para os músculos extensores, diminui a tolerância às cargas compressivas e transfere carga dos músculos para os tecidos passivos (53). O local de trabalho também exibe grande incidência de torções, em que a coluna vertebral passa por uma combinação de flexão e inclinação lateral. Essa postura alonga as estruturas posterolaterais ao máximo, particularmente o anel fibroso (39). A rotação na postura ereta fica limitada pelo contato nas articulações das facetas, enquanto a rotação numa postura flexionada desencaixa as articulações das facetas e desvia a resistência para o anel fibroso (50,70).

Em ambientes de trabalho na posição sentada, é importante uma cadeira adequadamente projetada para que o funcionário tenha um apoio ideal: sentar-se sem o apoio adequado resulta em pressões nos discos 40% superiores às pressões da postura em pé (28). Longos períodos na cadeira em uma posição flexionada e desleixada resultam em máxima aplicação de carga aos ligamentos iliolombares, em razão do desaparecimento da lordose lombar e do posicionamento do peso da parte superior do corpo atrás dos túberes isquiáticos (84). Na posição sentada com apoio, a carga incidente nas vértebras lombares é reduzida. Um encosto de cadeira ligeiramente reclinado para trás e com um apoio para a região lombar cria uma postura sentada que gera a menor carga nessa região da coluna vertebral.

Para que parte da carga seja reduzida, é recomendável o uso de um repouso lombar com espaço livre para os ombros. Encostos mais altos podem não ser tão eficazes, tendo em vista que o gradil costal é uma estrutura rígida. Não há necessidade de encostos acima do nível imediatamente subescapular (83). O local de trabalho deve ser avaliado com vistas à determinação de tarefas de alto risco, que envolvam repetição de flexão, torção, empurrar ou puxar, e tarefas de levantar e transportar objetos.

DESVIOS POSTURAIS

Desvios posturais no tronco são comuns na população geral (Fig. 7.19). Na região cervical, a curvatura exibe concavidade para o lado anterior. Essa curvatura deve ser pequena e se situar acima do cíngulo do membro superior. A cabeça também deve ficar acima do cíngulo do membro superior. Quando a curvatura cervical está acentuada para o lado anterior, diz-se que está ocorrendo **lordose**.

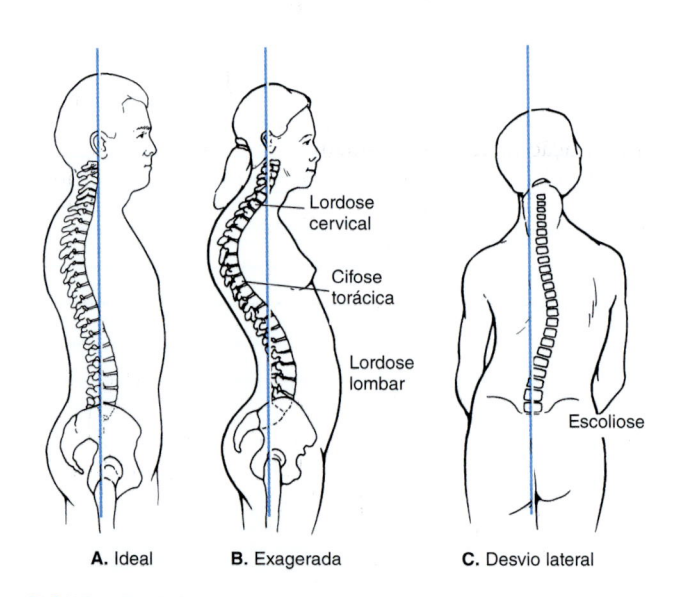

A. Ideal   **B.** Exagerada   **C.** Desvio lateral

FIGURA 7.19 **A.** A postura ideal é aquela em que as curvaturas estão equilibradas, mas não exageradas. **B.** As curvaturas podem ficar exageradas. **C.** Um desvio lateral da coluna vertebral (escoliose) pode criar um desalinhamento postural grave em todo o corpo.

Portanto, lordose cervical é um aumento na curvatura na região cervical, frequentemente concomitante com curvaturas exageradas em outras regiões da coluna vertebral.

Na região torácica, a curvatura exibe concavidade para o lado posterior. Uma postura de ombros arredondados pode causar **cifose torácica**, um distúrbio postural comum nessa região. A região torácica cifótica também está associada com osteoporose e diversos outros distúrbios.

A região lombar, curvada anteriormente, está sujeita a forças que podem ser criadas por uma curvatura lombar exagerada, chamada lordose ou hiperlordose lombar. A posição de curvatura acentuada frequentemente é criada pelo posicionamento anterior da pelve ou por abdominais fracos. Na região lombar, também não é incomum a presença de uma coluna plana com diminuição da curvatura lombar. Esse quadro foi associado com uma pelve inclinada para cima na porção anterior ou com tensionamento muscular e rigidez da coluna vertebral.

O mais grave dos distúrbios posturais que afetam a coluna vertebral é a **escoliose**, um desvio lateral da coluna. A curvatura pode ter forma de C ou de S, dependendo da direção e dos segmentos inicial e final. A escoliose em forma de C é designada quando o desvio ocorre apenas em uma região. Exemplificando, uma curva convexa para a esquerda na região cervical seria chamada curva em C cervical esquerda. Numa curva em forma de S, o desvio lateral ocorre em regiões diferentes e em direções opostas, como é o caso de uma convexidade torácica direita e lombar esquerda. Rotação pode acompanhar o desvio lateral, criando um mau alinhamento postural muito complexo. Desconhece-se a causa da escoliose, que é mais comum em mulheres do que em homens.

Condicionamento

Os músculos em torno do tronco ficam ativos durante a maioria das atividades, pois estabilizam o tronco, o movimentam em uma posição vantajosa para a complementação da produção de força ou ajudam no movimento dos membros. Tendo em vista que a região lombar é local comum de lesão na prática esportiva e também no local de trabalho, deve-se dar especial atenção a exercícios que fortaleçam e alonguem essa parte do tronco. O treinamento de resistência para os músculos das costas pode ser um dos meios mais eficazes para prevenção de lesões nessa região (54). Os exercícios para o tronco também devem ser avaliados quanto a seu impacto negativo no funcionamento e na estrutura dessa região do corpo. A Figura 7.20 apresenta exemplos de exercícios para o tronco.

Exercícios para o tronco devem ser realizados com a coluna vertebral na posição neutra e com cocontração dos abdominais. A cocontração dos abdominais e do eretor da espinha aumenta a rigidez e estabilidade da coluna vertebral, permitindo melhor resposta às cargas incidentes nessa estrutura (94). No entanto, a compressão vertebral aumenta com a cocontração, de forma que pode haver necessidade de redução dos níveis de cocontração para pessoas com dores nas costas e que seriam negativamente afetadas por maiores níveis de compressão.

Deve-se evitar exercícios que gerem lordose excessiva ou hiperextensão das vértebras lombares, pois eles exercem pressão excessiva no elemento posterior do segmento vertebral, podendo causar danos às facetas ou ao arco posterior. Alguns exemplos desses exercícios são: dupla elevação das pernas, dupla elevação das pernas com tesoura, extensão da coxa na posição de decúbito ventral, chutes para trás na posição de quatro apoios, extensão do tronco em decúbito ventral e arcos de balé. Ao selecionar um exercício para o tronco, fique atento a seus riscos. A posição de decúbito dorsal gera a menor quantidade de carga nas vértebras lombares. No entanto, a carga na posição de decúbito dorsal aumenta substancialmente se os abdominais e o iliopsoas forem ativados.

FLEXORES DO TRONCO

Comumente, os flexores do tronco são exercitados com alguma forma de exercício de flexão do tronco ou da coxa na posição de decúbito dorsal, de modo que esses músculos possam trabalhar contra a gravidade. Os exercícios de flexão do tronco devem ser avaliados quanto a sua eficiência e segurança. A Figura 7.21 ilustra três variações de exercícios para flexores do tronco. Os abdominais são mais ativos nas atividades de levantamento do tronco, em comparação com as atividades que envolvem levantamento das duas pernas (5). Todavia, a atividade abdominal é importante nos exercícios de levantamento das pernas, para manutenção da estabilidade da pelve e da rigidez no tronco. Ao que parece, a alteração da posição da perna (entre uma perna dobrada ou esticada) não altera significativamente os níveis totais de atividade muscular nos abdominais (5). As posições com joelho dobrado realmente envolvem em maior grau os flexores do quadril, por causa da redução do braço do momento e da diminuição da capacidade de força do iliopsoas.

Não existe um exercício que, isoladamente, seja o melhor para todos os abdominais ao mesmo tempo. O melhor exercício para o reto do abdome, que maximiza sua ativação e minimiza a ativação do psoas, é o *curl*, e o melhor exercício para os oblíquos do abdome é uma posição apoiada de lado e mantida de forma isométrica ou dinâmica (44).

EXTENSORES DO TRONCO

A extensão do tronco geralmente se realiza por meio de algum tipo de levantamento que utilize as pernas e as costas. Veja na Figura 7.20 exemplos de exercícios de alongamento e fortalecimento para os músculos extensores.

Dois tipos básicos de levantamento ativam o eretor da espinha: o levantamento com as pernas e o levantamento com as costas. O levantamento com as pernas é (*O texto continua na p. 274.*)

(*O texto continua na p. 274.*)

Grupo muscular	Exemplos de exercícios de alongamento	Exemplos de exercícios de fortalecimento	Outros exercícios
Flexores	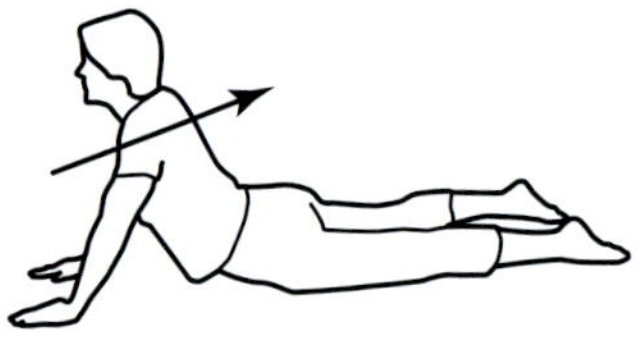 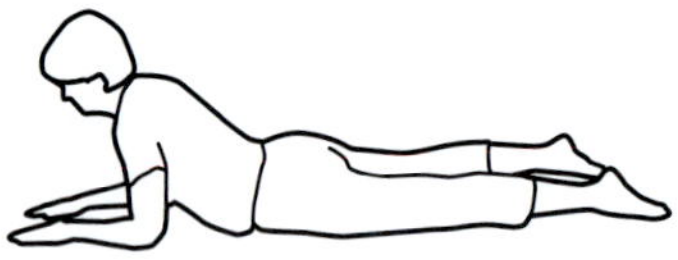 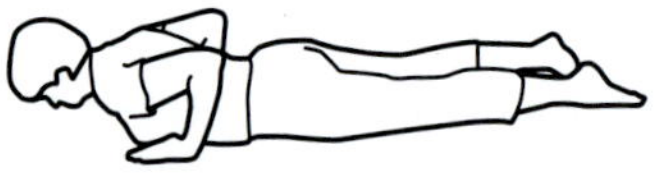 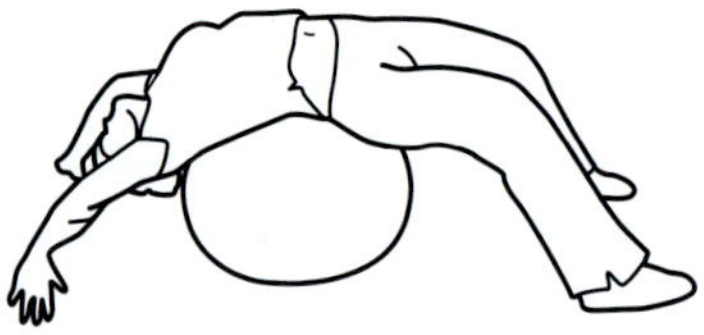	Cadeira do capitão 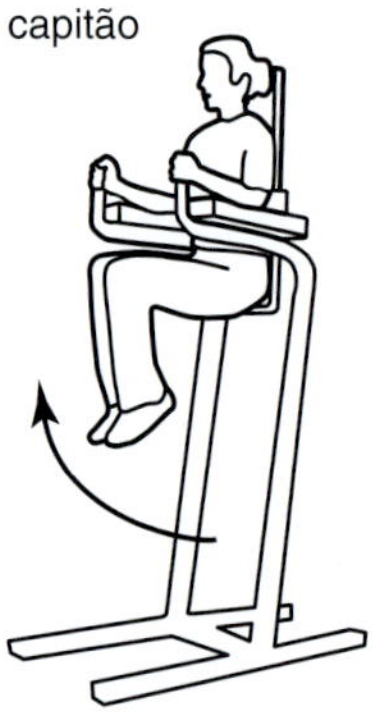 Aparelho para abdominal 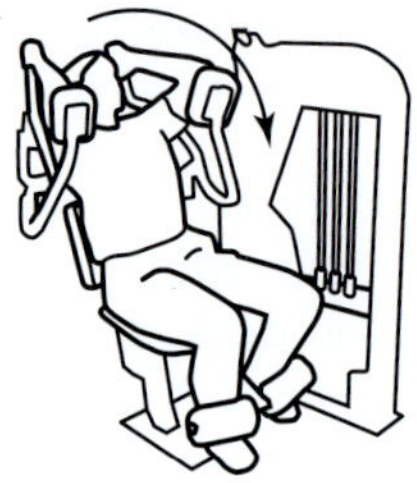 Abdominais com peso 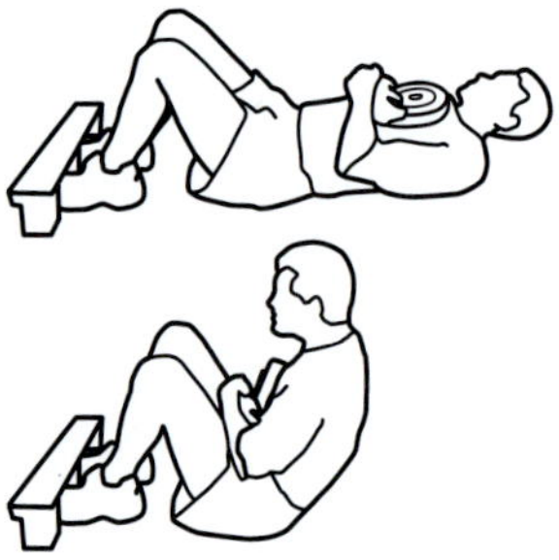	*Crunch* sobre bola suíça *Crunches* com cabo Levantamento de perna pendente Abdominal invertido, posição sentada Inclinações laterais com peso
Extensores	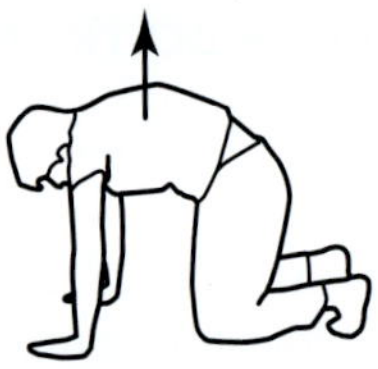 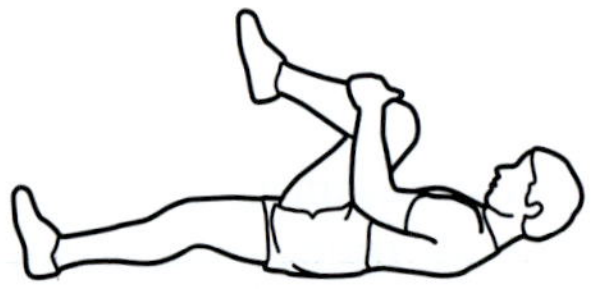 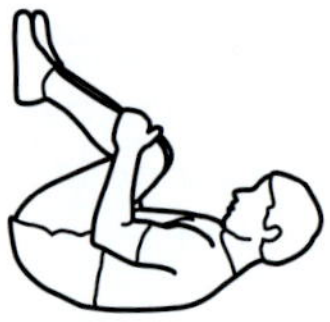	Cadeira romana 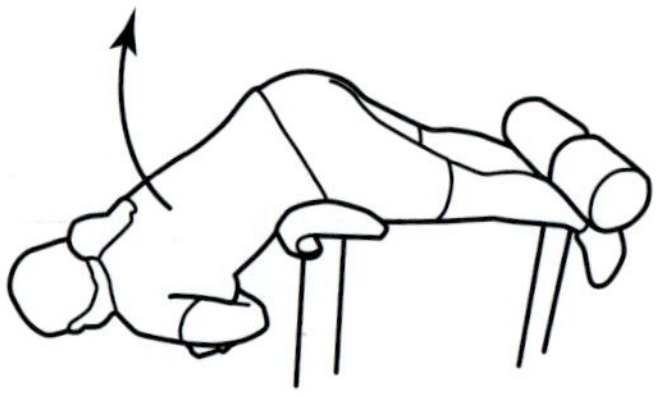 Aparelho de extensão das costas 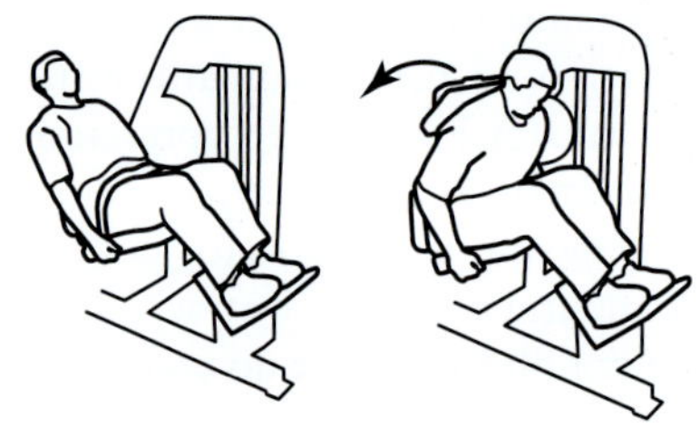	Remada sentada Hiperextensão no solo ou no banco Levantamento-terra

FIGURA 7.20 Exemplos de exercícios de alongamento e fortalecimento para grupos musculares selecionados.

(continua)

Grupo muscular	Exemplos de exercícios de alongamento	Exemplos de exercícios de fortalecimento	Outros exercícios
Extensores (cont.)	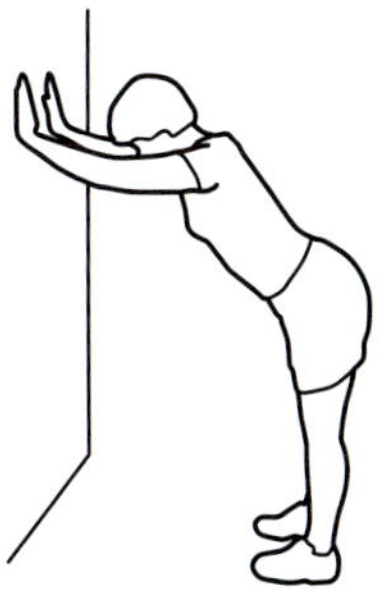	"Bom dia" 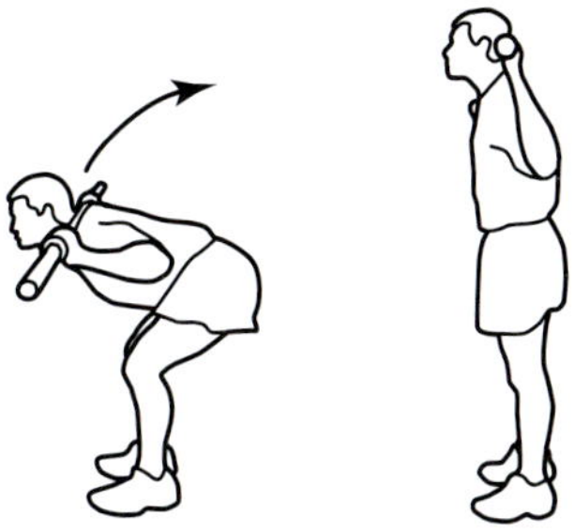	
Rotadores	Rolamento de quadril 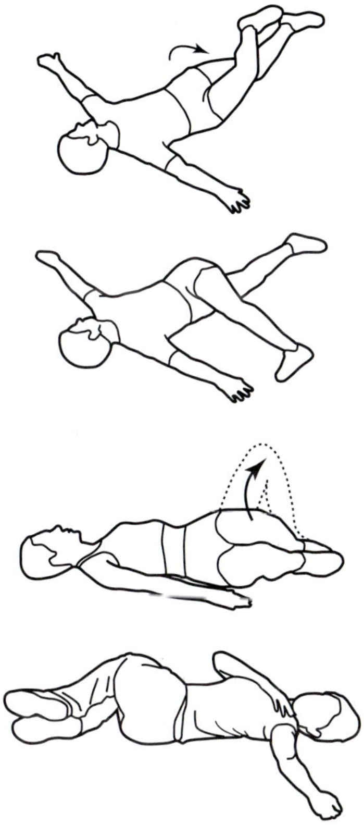	Bicicleta 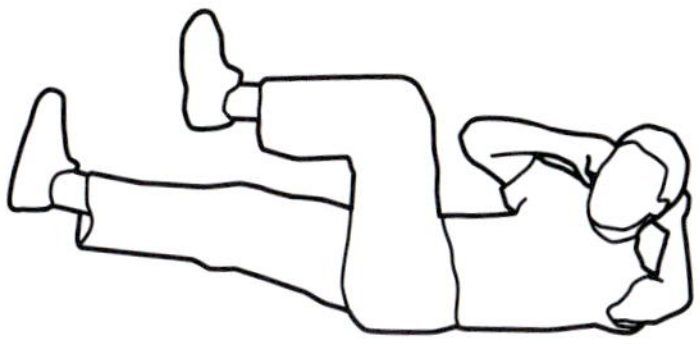 Rotações, posição em pé 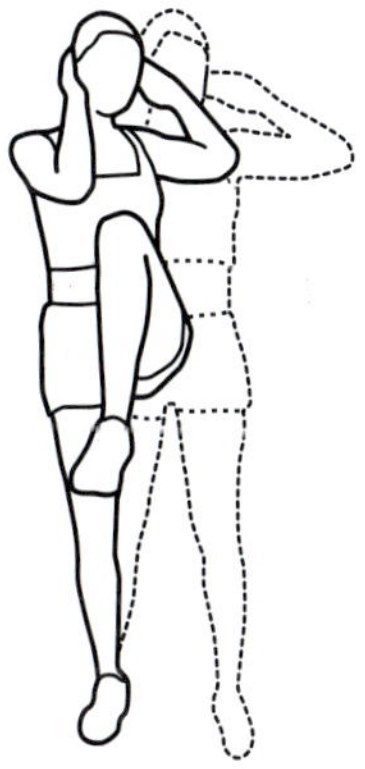	Torção de tronco invertida
Flexores laterais	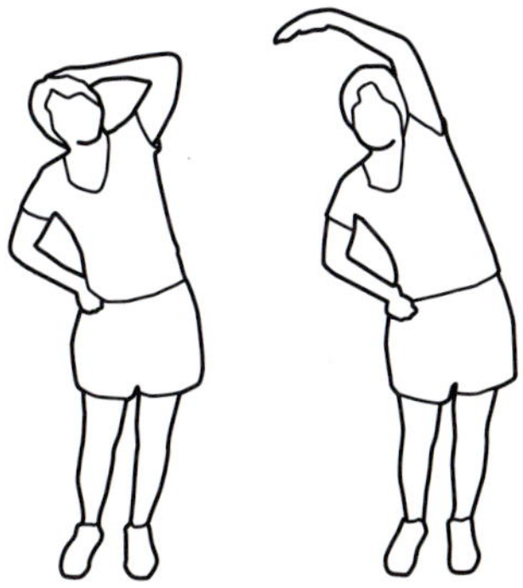	Inclinações laterais com haltere fixo 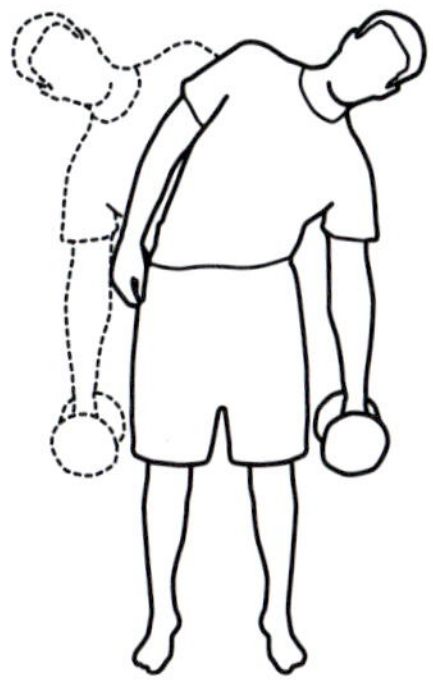	

FIGURA 7.20   *(Continuação)*

Exercício				
Características	*Curl-up:* lombar em contato com o chão, sem movimento nos quadris	Flexão do quadril, posição sentada: levantamento da parte superior do corpo (ereta) com flexão do quadril	*Sit-up:* combinação de flexão do tronco e dos quadris; flexione primeiro o tronco e, em seguida, os quadris	Levantamento da perna: uma ou duas pernas
Atividade muscular	● Atividade moderada a intensa nos abdominais ○ A maior atividade no reto do abdome ○ A menor atividade no oblíquo externo do abdome ○ Baixa atividade nos flexores do quadril ■ Ligeiramente maior com os joelhos dobrados ● Sem diferença significativa com os pés seguros ou com os joelhos esticados ou dobrados	● Maior atividade nos abdominais do que no *curl-up* ● Embora a atividade do oblíquo externo do abdome seja menor que as atividades do reto do abdome e do oblíquo interno do abdome, há maior atividade do oblíquo externo do abdome do que no *curl-up* ● Grande atividade dos flexores do quadril ● Sem mudança na atividade dos abdominais com as pernas seguras ou livres	● Atividade parecida observada na flexão do quadril, posição sentada	● No levantamento bilateral das pernas, há grande atividade no reto femoral e no oblíquo externo do abdome ● Pouca atividade nos abdominais se apenas uma das pernas for levantada ● Grande atividade nos flexores do quadril ○ Maior que em outras atividades com os membros não apoiados ○ A atividade do reto femoral é parecida com o *sit-up*

FIGURA 7.21 Os abdominais e flexores do quadril são utilizados de maneiras diferentes nos exercícios, dependendo da posição do tronco e da articulação do quadril.

um exercício de agachamento ou de levantamento-terra em que as costas são mantidas numa postura ereta ou ligeiramente flexionada e os joelhos ficam flexionados. Esse levantamento envolve a menor quantidade de atividade dos eretores da espinha e faz com que as forças compressivas e de cisalhamento incidentes na coluna vertebral sejam as menores (74). O levantamento com as pernas é iniciado com a inclinação posterior da pelve, iniciada pelo glúteo máximo e pelos músculos isquiocrurais. O eretor da espinha pode ser atrasado e apenas se envolver tardiamente no levantamento com as pernas, quando a extensão aumenta. O retardo está relacionado à magnitude do peso que está sendo levantado, e comumente os músculos não ficam ativos até que a aceleração inicial tenha se completado (6). Uma vez que há considerável sobrecarga nos ligamentos no início do levantamento, sugere-se que a atividade dos eretores da espinha comece na parte inicial do levantamento para estabilizar as costas (48).

No levantamento com as costas, a pessoa se inclina para a frente dobrando a cintura com os joelhos retos, como no exercício de "bom dia". Esse exercício cria a maior força de cisalhamento e compressão incidente nas vértebras lombares, mas os eretores da espinha ficam muito mais ativos nesse tipo de exercício (74). No levantamento com as costas, o movimento é iniciado pelos isquiocrurais e pelo glúteo máximo, sendo seguido pela atividade dos eretores da espinha. A extensão da coluna vertebral tem início aproximadamente num ponto que representa um terço do trajeto do levantamento (6). Ao realizar o levantamento com as costas sem carga, o eretor da espinha torna-se ativo depois do início do levantamento, mas, se ele for realizado com peso, o eretor da espinha entrará em atividade antes do início do levantamento (88).

Ao comparar levantamentos com as pernas e com as costas, deve-se levar em consideração tanto os riscos como os benefícios. O levantamento com as costas representa maior risco de lesão das vértebras, por causa das forças mais intensas incidentes no sistema. Qualquer postura de inclinação do tronco para a frente implicará na imposição de maiores forças de compressão na coluna vertebral; consequentemente, deve-se desencorajar uma postura de flexão do tronco durante um levantamento (23). As pressões discais são muito mais elevadas no levantamento com as costas em comparação com o levantamento com as pernas, principalmente por causa da posição e da distância do tronco (62). A atividade dos eretores da espinha no levantamento com as costas é maior do que no levantamento com as pernas.

A atividade dos extensores do tronco aumenta com aumentos na inclinação do tronco, enquanto a atividade de extensão do joelho diminui com a diminuição de sua inclinação (55). A atividade máxima dos eretores da espinha também ocorre mais tardiamente no levantamento com as costas, em comparação com o que ocorre no levantamento com as pernas. Por fim, a atividade dos abdominais é menor no levantamento com as costas em comparação com o levantamento com as pernas (88). Consequentemente, as costas não ficam tão bem apoiadas no levantamento com as costas quanto no levantamento com as pernas, o que gera maior possibilidade de lesão.

Para trabalhar os extensores na posição em pé mediante a hiperextensão do tronco, é preciso uma contribuição inicial do eretor da espinha. Essa atividade diminui e novamente aumenta mais tarde no movimento de hiperextensão (68). Se houver resistência ao movimento, a atividade no movimento dos músculos eretores lombares da espinha aumentará dramaticamente (43).

ROTADORES E FLEXORES LATERAIS DO TRONCO

É comum os movimentos de rotação e de flexão lateral do tronco não serem enfatizados num programa de exercícios. A Figura 7.20 fornece alguns exemplos de exercícios de rotação e de inclinação lateral. Há certa vantagem em incluir alguns desses exercícios num programa de treinamento, pois a rotação é um componente importante de muitos padrões de movimento. Do mesmo modo, a flexão lateral é um componente importante de atividades como arremesso, salto ornamental e ginástica artística.

Alguns indivíduos tentam isolar os oblíquos do abdome realizando exercícios de rotação do tronco contra resistência externa. Os oblíquos do abdome não são isolados nesse tipo de exercício, pois os músculos eretores da espinha também estão ativamente envolvidos. Se for acrescentado um exercício de rotação a uma série de exercícios, devemos nos cercar de cautela. Não devem ser executados exercícios combinados em que o tronco é flexionado ou estendido e, em seguida, submetido à rotação. Isso sobrecarrega as vértebras de forma excessiva e desnecessária. Se também tivermos que incluir rotação, essa parte deverá ser efetuada isoladamente. O mesmo vale para exercícios de flexão lateral que possam ser realizados contra resistência com o praticante em pé ou em decúbito lateral.

Muitos programas para aquisição de força com foco no tronco incorporam o uso de exercícios com bola. A vantagem desses exercícios é a melhora na postura, por causa da contínua estabilização da coluna vertebral, exigida quando o praticante está sentado ou se equilibrando sobre a bola. Os exercícios podem progredir de fáceis para difíceis, dependendo da distância entre a bola e o corpo.

FLEXIBILIDADE E MÚSCULOS DO TRONCO

É recomendável que os exercícios de alongamento sejam atividades que envolvam o arco de movimento funcional e que não exijam amplitudes extremas de movimento. Com efeito, com o aumento da flexibilidade, o risco de lesão pode aumentar (54). Tendo isso em mente, o alongamento dos músculos do tronco é fácil de praticar e pode ser feito na posição em pé ou deitada. As posições deitadas oferecem estabilização para o membro inferior e a pelve, o que contribui para os movimentos se o exercício for realizado com o praticante na posição em pé. Todo alongamento dos músculos do tronco deve ser realizado ao longo de apenas um plano, pois movimentos envolvendo mais de um plano de cada vez sobrecarregam excessivamente os segmentos vertebrais.

Tenha cautela ao prescrever exercícios de flexão máxima do tronco como, por exemplo, tocar os dedos dos pés para alongamento dos extensores. Lembre-se de que, nessa posição, o tronco recebe sustentação dos ligamentos e elementos posteriores do segmento, e as cargas incidentes nos discos são grandes. Portanto, escolha um exercício alternativo.

De maneira análoga, o teste de sentar-alcançar é frequentemente utilizado como medida da flexibilidade tanto da região lombar como dos isquiocrurais. Recentemente, foi sugerido que o teste de sentar-alcançar serve principalmente como avaliação da flexibilidade dos isquiocrurais e não da região lombar (71). Também foi demonstrado que a posição de sentar-alcançar aumenta a tensão na região lombar, em decorrência da exagerada inclinação posterior da pelve. Recomenda-se que o exercício de alongamento na posição de sentar-alcançar seja realizado com o praticante mantendo uma curvatura lombar ligeiramente lordótica durante toda a prática, a fim de evitar o curvamento exagerado.

Falta de flexibilidade no tronco ou na parte posterior da coxa influenciará a carga e as tensões incidentes durante o exercício. Se a região lombar estiver sem flexibilidade, a reversão da curvatura lombar ficará limitada nos movimentos de flexão para a frente. Isso implica em maior tensão aplicada aos isquiocrurais. Se esse grupo muscular estiver sem flexibilidade, a rotação da pelve sofrerá limitação, o que significa maior tensão nos músculos e ligamentos lombares. Além disso, a inibição da rotação da pelve para a frente aumentará a força de compressão geral incidente na coluna vertebral (71).

TREINAMENTO PARA O *CORE*

O *core* é a área situada entre o esterno e os joelhos, e os exercícios para essa área enfatizam os abdominais, a região lombar e os quadris. Os músculos do *core* transmitem forças entre as partes superior e inferior do corpo, proporcionando estabilidade à coluna vertebral durante as atividades cotidianas e de levantamento de objetos (86). O fortalecimento dos músculos do *core* pode funcionar como medida preventiva para lesões nas costas ou para recorrência de lesões na região. Os exercícios para o *core* concentrados especificamente na região lombar do tronco estão ilustrados na Figura 7.22. O *curl-up* exercita o reto do abdome; a ponte lateral visa aos oblíquos, ao transverso do abdome e ao quadrado do lombo; e o exercício "perdigueiro" objetiva os extensores do quadril e das costas (54). Exercícios de flexão lateral também estimulam a coativação dos extensores e dos flexores (46). É sabido que exercícios envolvendo a concavidade e a compressão da região lombar contra o chão, e também o exercício de ponte, aumentam a atividade no transverso do abdome e no oblíquo interno (11). O exercício de ponte frontal é executado com a pessoa em pé ou em quatro apoios.

Potencial de lesão no tronco

Foi demonstrado que as dores nas costas afetam até 17% dos trabalhadores nos Estados Unidos, e os maiores percentuais de lesão ocorrem em ocupações como carpintaria e construção e em enfermeiras e dentistas (36). Ademais, 85% da população do mundo ocidental informam dores nas costas em algum momento da vida, e os picos de incidência de lesões ocorrem nos anos de atividade profissional (13).

Sit-up com joelho dobrado

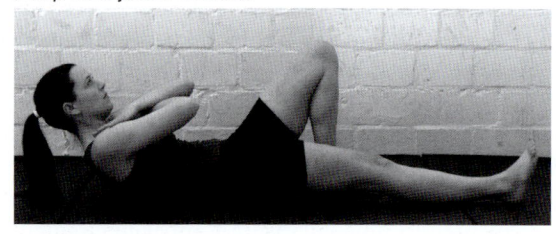

Ponte frontal

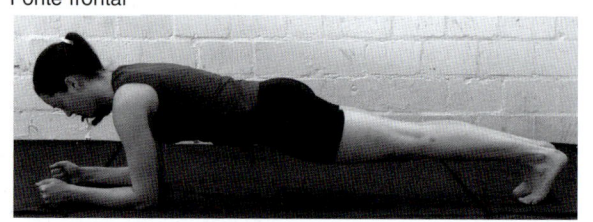

Perdigueiro

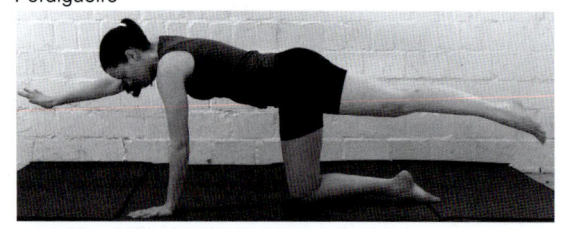

Camelo (em quatro apoios)

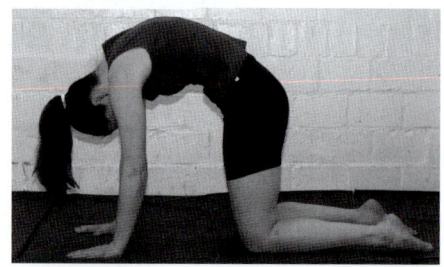

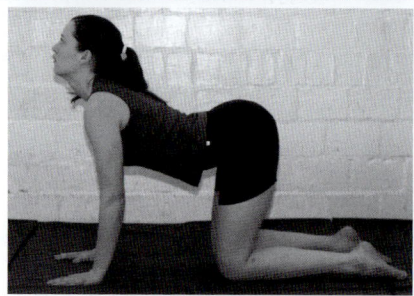

Curl-up

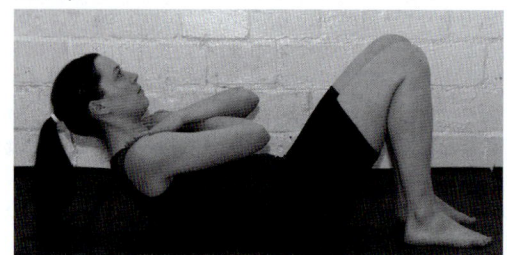

Ponte supina

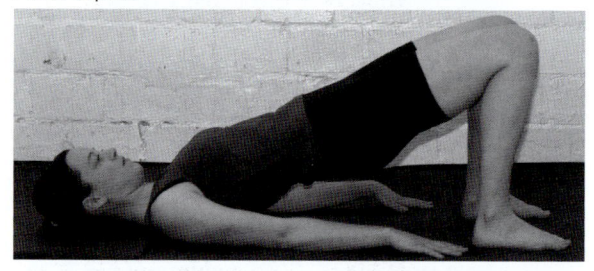

Camelo (em pé)

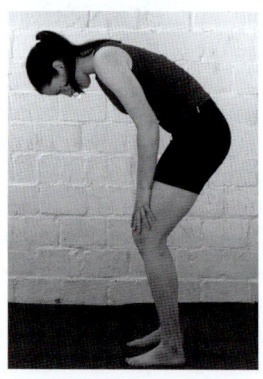 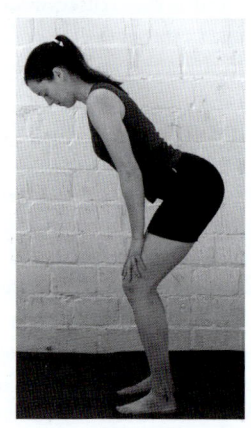

Ponte lateral

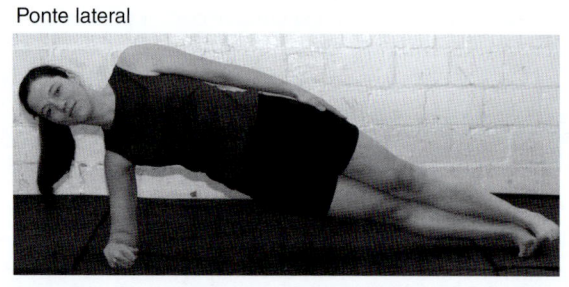

FIGURA 7.22 Exercícios para o *core* com concentração nos abdominais e nos extensores dos quadris e do tronco. O fortalecimento desses músculos pode evitar lesões na região lombar.

A dor lombar é um problema crônico para 1 a 5% da população, havendo recidiva em 30 a 70% daquelas pessoas com um problema lombar inicial (71). Os sexos são igualmente afetados. A dor lombar é mais comum na faixa etária de 25 a 60 anos, e a incidência mais elevada desse problema se situa por volta dos 40 anos (71). Dor nas costas é incomum em crianças e atletas. Entorse nas costas é responsável por apenas 2 a 3% do número total de entorses na população de atletas (25), mas esse é um distúrbio bastante debilitante. A dor nas costas é um problema bastante particular em esportes que exigem níveis elevados de inclinação e rotação como, por exemplo, golfe, ginástica artística e beisebol. A sua principal causa é o esforço muscular ou tendíneo, e apenas 1 a 5% dos casos de dor nas costas estão ligados a uma lesão de disco intervertebral (14). Ligamentos rompidos não são causa comum de dor nas costas, e quase todas as lesões nessa região são resultantes de microtraumas nos músculos e tendões, causados por atividades como levantamento de objetos com postura desequilibrada, posturas estáticas prolongadas, tensão crônica e posição sentada crônica (14).

A dor nas costas pode ser causada por compressão da medula espinal ou de raízes nervosas em decorrência da protrusão de disco intervertebral ou prolapso discal. Protrusões de disco ocorrem com mais frequência nas junções intervertebrais de C5-C6, C6-C7, L4-L5 e L5-S1 (45). Protrusões de disco lombar ocorrem em um percentual significativamente mais elevado do que em qualquer outra região do tronco. Como ilustra a Figura 7.23, a protrusão de disco pode causar compressão no nervo que se exterioriza da medula espinal, causando problemas ao longo de toda a coluna vertebral e membro inferior.

A lesão do disco ocorre comumente num segmento móvel que está comprimido durante uma flexão ligeiramente superior aos limites normais de movimento (3). Além disso, foi demonstrado que um grau significativo de torção ou de rotação do tronco causa rompimento de fibras no anel fibroso do disco. Também é comum uma compressão simples da coluna vertebral lesionar os corpos vertebrais e placas terminais, e não o disco. Do mesmo modo, a flexão máxima do tronco não acompanhada de compressão lesionará os ligamentos posteriores do arco e não o disco (3).

No caso de prolapso de disco, o núcleo pulposo sofre extrusão para dentro do anel fibroso, tanto no sentido lateral quanto vertical. Prolapso vertical é mais comum que prolapso posterior, e o resultado é uma saliência anterolateral do anel. Isso faz com que os corpos se inclinem para a frente e girem em pivô sobre as articulações dos processos articulares, aplicando sobrecarga às facetas (95). Um prolapso posterior ou posterolateral do disco para o interior do canal vertebral acarreta dor nas costas e sintomas neurológicos, causados pela compressão do nervo. Nodos de Schmorl é a denominação de um problema em que um prolapso vertical de parte do núcleo pulposo faz protrusão para uma lesão na placa terminal das vértebras adjacentes (40). Ocorre lesão no disco em razão de cargas excessivas, ruptura das fibras posteriores mais internas do anel fibroso e degeneração de disco (10).

Degeneração de disco nos primeiros anos da terceira idade consiste num processo gradual, durante o qual ocorrem divisões e rupturas no tecido discal. A progressão da degeneração discal está ilustrada na Figura 7.24. Embora os sintomas dessa condição (ou desse distúrbio) discal possam não surgir até os primeiros anos da terceira idade, o processo pode ter início num momento muito anterior da vida. É comum que casos de degeneração discal tenham início

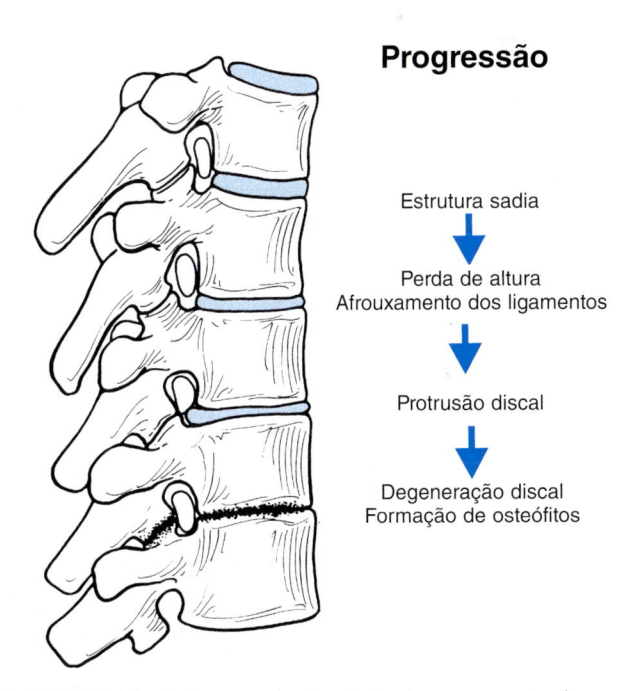

Progressão

Estrutura sadia

Perda de altura
Afrouxamento dos ligamentos

Protrusão discal

Degeneração discal
Formação de osteófitos

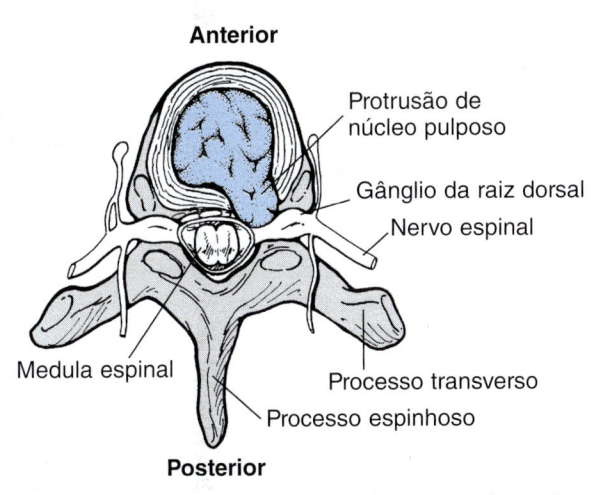

Anterior

Protrusão de núcleo pulposo

Gânglio da raiz dorsal

Nervo espinal

Medula espinal

Processo transverso

Processo espinhoso

Posterior

FIGURA 7.23   A lesão de um disco pode ser causada por flexão extrema do tronco enquanto este sofre compressão ou é submetido a carga. Movimentos de rotação também podem romper o disco. Quando a ruptura ocorre, a pressão pode passar a incidir nos nervos espinais.

FIGURA 7.24   A degeneração discal estreita o espaço articular, causando encurtamento dos ligamentos, aumento da pressão incidente no disco e sobrecarga nas articulações dos processos articulares.

com o relaxamento dos músculos e ligamentos posteriores, comprimindo a parte anterior e aplicando tensão na parte posterior do disco. Geralmente, as rupturas no disco são paralelas às placas terminais, a meio caminho entre a placa terminal e o meio do disco (95). Com a ampliação dessas rupturas, há a possibilidade de separação da parte central do disco. Comumente, as divisões e rupturas ocorrem nas partes posterior e posterolateral do disco, ao longo da margem posterior das bordas marginais dos corpos vertebrais (95). Eventualmente, as rupturas podem ser preenchidas por tecido conjuntivo e, mais adiante, por tecido ósseo. Ocorre formação de osteófitos na periferia dos corpos vertebrais, e osso esponjoso é gradualmente depositado na parte anterior do disco, onde é grande a pressão.

Esse distúrbio pode progredir até o ponto de formação de uma conexão óssea entre dois corpos vertebrais, o que conduz à subsequente necrose do disco. Osteoartrite das articulações dos processos articulares também é um subproduto da degeneração discal, quando maior sobrecarga é aplicada a essas articulações. Um disco que sofreu ligeira degeneração também fica mais suscetível ao prolapso (3).

Podem ocorrer fraturas dos diversos componentes ósseos das vértebras. As fraturas podem se localizar nos processos espinhosos, processos transversos ou lâminas, e podem ser fraturas compressivas do próprio corpo vertebral. A **espondilólise**, ilustrada na Figura 7.25, envolve uma fratura por fadiga no arco neural posterior na parte interarticular. Essa lesão é muito comum em esportes que exigem movimentos repetidos de flexão, extensão e rotação, como ginástica artística, halterofilismo, futebol americano, dança e luta romana (76). Em atletas, a incidência de espondilólise chega a 20,7% (41).

O jogador de linha do futebol americano é um exemplo típico do atleta que pode fraturar o arco neural. Esse atleta assume uma posição de partida numa postura de três ou quatro apoios com o tronco flexionado. Essa postura achata a região lombar, comprime e estreita a parte anterior do disco e sobrecarrega o arco transverso. Ao se projetar com extensão do tronco e fazer contato com um adversário, o jogador de linha gera uma grande força de cisalhamento na articulação dos processos articulares (76).

Outro exemplo de atividade causadora de espondilólise é o salto com vara. O atleta praticante dessa modalidade estende o tronco na fixação da vara, seguindo-se rápida flexão do tronco (75). A grande amplitude de movimento que ocorre com a rápida aceleração e desaceleração é responsável pelo desenvolvimento da fratura por estresse. De modo geral, esse problema está associado a atividades repetidas e, raramente, a um evento traumático isolado (10).

No caso de espondilólise nos dois lados, pode ocorrer **espondilolistese** (Fig. 7.25). Caso tenha ocorrido um defeito bilateral do arco neural, o segmento móvel fica instável, havendo separação dos elementos anteriores e posteriores. As vértebras superiores deslizam anteriormente sobre as inferiores. Esse distúrbio é mais comum nas vértebras lombares, especialmente no local de L5-S1, onde com frequência as forças de cisalhamento são elevadas. O problema piora com a flexão da coluna vertebral, o que aumenta a força de cisalhamento anterior incidente no segmento móvel (96).

As regiões cervical, torácica e lombar do tronco estão sujeitas às suas lesões específicas. Na região cervical da coluna vertebral, são comuns as lesões de flexão e extensão, ou lesões pelo mecanismo de chicote. Nessa lesão, a cabeça é rapidamente flexionada, distendendo os ligamentos posteriores ou mesmo causando luxação das articulações dos processos articulares posteriores, se a força for suficientemente grande (82). A rápida aceleração-desaceleração da cabeça provoca tanto entorse como distensão muscular na região cervical. Durante um impacto com a parte traseira do carro, o corpo é arremessado para a frente e forçado em hiperextensão. A isso, segue-se uma rápida sacudida da cabeça para a frente, num movimento de flexão. Esse mecanismo de chicote, quando vigoroso, pode fraturar os corpos vertebrais com a ação de encunhamento no movimento de flexão, que comprime conjuntamente os corpos. Numa lesão por flexão, a sétima vértebra cervical é um local provável de fratura.

Lesões por flexão e compressão também são comuns nas vértebras cervicais, sendo observadas em esportes como futebol americano e salto ornamental. A parte cervical da coluna vertebral se retifica com a flexão, criando uma estrutura colunar carente de flexibilidade ao ser feito o contato. Os discos, corpos vertebrais, processos e ligamentos resistem a essa carga, e, quando sua capacidade é excedida, podem ocorrer luxação vertebral e compressão da medula espinal.

As lesões que podem ocorrer nas vértebras cervicais em decorrência de uma extensão vigorosa são: ruptura do ligamento longitudinal anterior e a própria separação entre as fibras anulares do disco e as vértebras. A hiperextensão vigorosa da coluna vertebral pode fazer parte da lesão pelo mecanismo de chicote e, de maneira habitual, afeta a sexta vértebra cervical (85).

As vértebras cervicais estão propensas a sofrer lesão em certas atividades que submetem a região a forças repetidas. No salto ornamental, salto em altura e outras atividades em que são utilizadas técnicas de aterrissagem incomuns, os praticantes ficam sujeitos a forças repetidas de extensão e

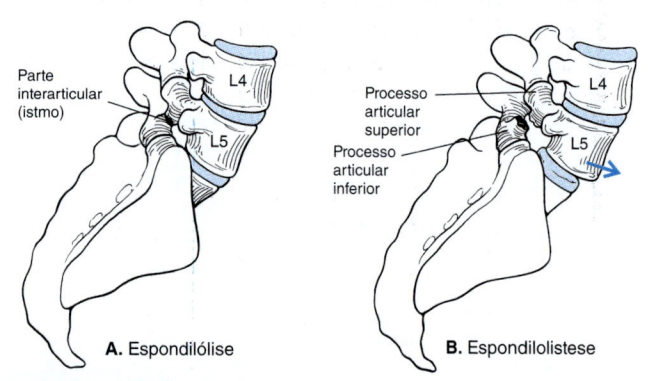

A. Espondilólise   **B.** Espondilolistese

FIGURA 7.25 **A.** A fratura por fadiga da parte interarticular é denominada espondilólise. **B.** Quando a fratura ocorre bilateralmente, há o desenvolvimento de espondilolistese.

flexão incidentes nas vértebras cervicais que podem causar lesão (10). São importantes o posicionamento e a postura das vértebras cervicais em muitas dessas atividades que envolvem contato externo na região.

A região torácica da coluna vertebral não é lesionada com a mesma frequência que as regiões cervical e lombar, provavelmente por causa de sua estabilização e seus movimentos limitados, como resultado da interface com as costelas. O distúrbio conhecido como doença de Scheuermann é comumente observado na região torácica e consiste em um aumento na cifose dessa região em decorrência do encunhamento das vértebras. A causa da doença de Scheuermann é desconhecida, mas esse distúrbio parece ser mais prevalente em indivíduos que manuseiam objetos pesados. Também é comum entre nadadores de competição praticantes do estilo borboleta (10).

A região lombar da coluna vertebral é a mais lesionada, principalmente por causa da magnitude das cargas suportadas por esse segmento. Dor lombar pode ter origem em qualquer de vários locais na região lombar. Acredita-se que, no súbito surgimento de dor, o problema geralmente estará nos músculos, irritados por alguma torção rápida ou movimento para alcançar um objeto. Se a dor for do tipo crônico e de baixa intensidade, observa-se que a causa é o uso excessivo (96).

Dor miofascial, comum na região lombar, envolve bainhas musculares e tendões que foram distendidos em decorrência de algum traumatismo mecânico ou espasmo reflexo no músculo (98). A distensão muscular na região lombar também está relacionada às elevadas tensões geradas quando se levanta um objeto pesado a partir da posição inclinada para a frente.

Com o passar do tempo, os espasmos musculares causarão uma sensação dolorida imprecisa na região lombar. Do mesmo modo, uma dor imprecisa pode ser causada por posturas distorcidas mantidas durante longos períodos. Os músculos entram em fadiga, os ligamentos ficam sobrecarregados e o tecido conjuntivo pode ficar inflamado como resultado da má postura.

Irritação das articulações na região lombar ocorre com maior frequência em atividades que envolvam inclinações frequentes para a frente como, por exemplo, jardinagem e construção. Sobrecarga anormal nas articulações dos processos articulares também é comum em atividades como ginástica artística, balé e patinação artística (98). Tanto espondilólise como espondilolistese ocorrem com maior frequência na região lombar do que em qualquer outra região do tronco.

Os discos intervertebrais na região lombar exibem maior incidência de prolapso discal do que qualquer outro segmento da coluna vertebral. Como em qualquer outra área do tronco, uma protrusão de disco pode comprimir as raízes nervosas que deixam a medula espinal, acarretando dormência, formigamento ou dor nos segmentos corporais adjacentes. Ciatalgia é um desses problemas. No caso da ciatalgia, o nervo isquiático é comprimido, enviando sinais de dor pela parte lateral do membro inferior.

A etiologia da dor lombar não foi ainda claramente definida por causa dos numerosos fatores de risco associados ao distúrbio. Alguns desses fatores são: trabalho repetitivo, inclinação e torção, movimentos de empurrar e tracionar, tropeções, escorregões, quedas e postura de trabalho sentada ou estática (71). Pode ocorrer lesão lombar por meio de algum levantamento descoordenado ou anormal ou pela aplicação repetida de carga durante algum tempo.

A dor lombar associada a posturas eretas está relacionada a posições que mantêm hiperextensão dos joelhos, hiperlordose das vértebras lombares, ombros encurvados ou hiperlordose das vértebras cervicais. Na posição sentada, é melhor evitar o cruzamento das pernas nos joelhos, pois essa posição aplica sobrecarga na região lombar. Do mesmo modo, devem ser evitadas posições que mantenham as pernas numa posição estendida com os quadris flexionados, pois acentuam a **lordose lombar**.

Basicamente, lesões lombares como resultado de levantamento de peso ocorrem em consequência do peso da carga e de sua distância em relação ao corpo. Conforme já mencionado neste capítulo, uma posição correta para levantamento de um objeto é aquela com as costas eretas, joelhos fletidos, peso próximo ao corpo e movimentação ao longo de apenas um plano (Fig. 7.26). Essa técnica de levantamento minimizará a carga imposta à região lombar. Uma postura com inclinação para a frente para levantamento de um objeto reduz a atividade dos extensores do tronco, e o momento para a frente recebe resistência por estruturas passivas como os discos, ligamentos e fáscia. O levantamento de um peso com postura flexionada pode fazer com que um porcentual de até 16 até 31% do momento extensor seja aplicado às estruturas passivas (27), o que coloca essas estruturas em risco de lesão.

Esforços máximos súbitos em resposta a uma carga inesperada estão ligados a altas incidências de lesão nas costas (49). Os extensores das costas são músculos posturais lentos, que podem não gerar força rapidamente para impedir uma torção ou um encurvamento excessivo da coluna vertebral com a aplicação de uma carga súbita. A aplicação inesperada de uma carga pode também aumentar a força compressiva, quando os extensores contraem para evitar uma perturbação postural, nos casos em que um peso é inesperadamente colocado nas mãos (49). Essa situação pode levar a uma combinação de elevadas tensões de compressão e flexão nas vértebras.

Força e flexibilidade musculares também são consideradas fatores predisponentes para dor lombar. Músculos isquiocrurais retraídos e um trato iliotibial inflexível foram, ambos, associados com dor lombar (71). Abdominais fracos também estão relacionados à dor lombar. Se os abdominais estiverem fracos, estará faltando controle sobre a pelve e haverá prevalência de hiperlordose. A posição de hiperlordose aplica uma sobrecarga indevida nas articulações dos processos articulares posteriores e no disco intervertebral. Essa é uma consideração importante em atividades como os exercícios abdominais *sit-up* e *curl-up*.

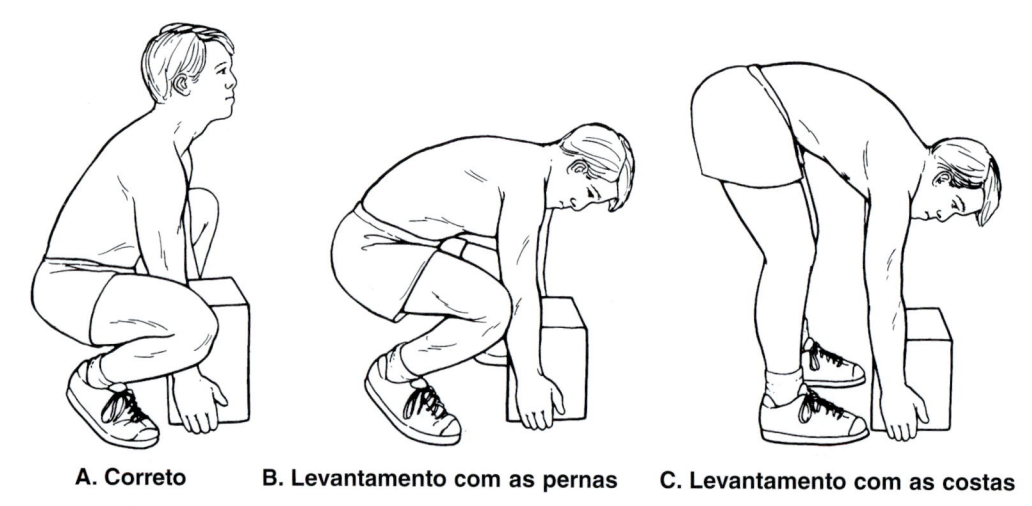

A. Correto   **B. Levantamento com as pernas**   **C. Levantamento com as costas**

FIGURA 7.26   A lesão lombar pode ser reduzida se forem empregadas técnicas apropriadas para levantamento de objetos. A consideração mais importante não é se você vai usar suas pernas, mas onde o peso estará em relação ao seu corpo. Uma técnica de levantamento adequada faz com que o peso fique junto ao corpo, com a cabeça levantada e as costas arqueadas (**A**). A técnica de levantamento com as pernas (**B**) não é melhor que a de levantamento com as costas (**C**) se o peso for mantido longe do corpo. (**B**) e (**C**) devem ser evitadas.

Também foi demonstrado que a atividade dos músculos eretores da espinha está relacionada à incidência de dor lombar. Indivíduos que sofrem de dor lombar também exibem aumento na atividade elétrica e fadiga no grupo dos músculos eretores da espinha (71). Embora existam relações inversas entre força e flexibilidade e dor lombar, a força e a flexibilidade de um indivíduo talvez não sejam determinantes de uma possível dor lombar. Contudo, força, flexibilidade e aptidão são fatores que determinam a recorrência de dor lombar (71).

Efeitos do envelhecimento no tronco

Os efeitos do envelhecimento sobre a coluna vertebral podem predispor certos indivíduos a alguma lesão ou problema doloroso. Durante o processo de envelhecimento, a flexibilidade da coluna vertebral diminui em até apenas um décimo da flexibilidade de indivíduos mais jovens (61). Também ocorre uma perda correspondente de força nos músculos do tronco de aproximadamente 1% por ano (71). Entre os 30 e 80 anos de idade, a força nas cartilagens, ossos e ligamentos sofre redução de cerca de 30, 20 e 18%, respectivamente (71).

A forma e o comprimento da coluna vertebral também mudam com o envelhecimento. A região fluida no disco envelhecido é menor, o que implica em maior sobrecarga sobre o anel fibroso (26). Os discos também podem ter sua altura reduzida, o que implica numa coluna vertebral mais curta, embora tenha sido informado que a altura do disco ventral é constante tanto em homens como em mulheres na faixa etária entre 16 e 57 anos (32). Também ocorre aumento na inclinação lateral do tronco, aumento na cifose torácica e diminuição na lordose lombar (58). Especificamente na região lombar, ocorre perda da mobilidade no segmento L5-S1, com concomitante aumento na mobilidade dos demais segmentos (40). Não ficou ainda esclarecido se essas alterações ligadas à idade fazem parte do processo normal de envelhecimento do tronco ou estão relacionadas a doenças. Mas está claro que manter a força e flexibilidade do tronco em pessoas já com idade avançada trará benefícios.

Contribuição dos músculos do tronco para habilidades esportivas ou movimentos

Já tivemos a oportunidade de descrever anteriormente a contribuição dos músculos das costas nas ações de levantamento. Também foi avaliada a contribuição dos abdominais para o exercício de *sit-up* ou de *curl-up*. Os músculos do tronco também contribuem para atividades como andar e correr.

Por ocasião do contato com o solo, o tronco se flexiona para o lado do membro que está fazendo contato. O tronco também se movimenta para trás e esses dois movimentos são máximos no final da fase de duplo apoio. Depois da movimentação para apoio simples, o tronco se movimenta para a frente, embora ainda mantenha a flexão lateral na direção do membro de apoio (91). Com o aumento da velocidade da marcha, ocorre aumento correspondente na amplitude de movimento lombar, acompanhado por níveis mais elevados de ativação muscular (16).

No caso de uma corrida, os movimentos na fase de apoio são bastante semelhantes, ocorrendo flexão do tronco e flexão lateral para o lado de apoio. Uma diferença é que, durante uma caminhada, ocorre extensão do tronco por ocasião do contato com o solo, ao passo que, durante a corrida, o tronco estará flexionado no momento do contato com o solo apenas em grandes velocidades (90). Em velocidades menores, o tronco estará estendido durante o contato. Tanto no caso de uma caminhada como durante uma corrida, para um ciclo completo, o tronco se movimentará para a frente e para trás duas vezes por ciclo.

Outra diferença entre caminhar e correr está na intensidade e na duração da flexão lateral na fase de apoio. Durante uma corrida, a intensidade da flexão lateral é maior, mas a flexão lateral é mantida durante mais tempo na posição máxima da caminhada, em comparação com a corrida (91). Ocorre apenas uma oscilação completa da flexão lateral de um lado para o outro para cada ciclo de caminhada e corrida.

Ao ocorrer o contato com o solo (tanto numa caminhada como numa corrida), há um disparo da atividade nos músculos longuíssimo e multífido. Essa atividade pode ter início imediatamente antes do contato, em geral na forma de uma contração ipsilateral para controle da inclinação lateral do tronco. A atividade é seguida pela contração dos músculos eretores da espinha contralaterais, de modo que ambos os lados se contraem (90).

Há um segundo disparo de atividade nesses músculos na metade do ciclo, que ocorre com o contato do outro membro. Nesse momento, tanto o longuíssimo como o multífido estão novamente ativos. No primeiro disparo de atividade, os músculos ipsilaterais ficam mais ativos, enquanto nesse segundo disparo, são os músculos contralaterais os mais ativos (90). A atividade dos músculos eretores da espinha coincide com a atividade dos extensores nas articulações do quadril, joelho e tornozelo.

Os músculos lombares funcionam como limitadores do movimento ao controlarem a flexão lateral e a flexão do tronco para a frente (90). Os músculos cervicais servem para manter a cabeça na posição ereta sobre o tronco, não sendo tão ativos como os músculos de outras regiões da coluna vertebral.

A Figura 7.27 apresenta uma revisão mais aprofundada da atividade muscular para o saque com *top spin* no tênis. No saque, ocorre atividade considerável nos abdominais e no eretor da espinha. A maior atividade muscular ocorre nas fases de preparação (*windup*) descendente e de aceleração (21). Também ocorre considerável coativação do eretor da espinha e dos abdominais para estabilização do tronco quando este é movimentado para trás (em um arco

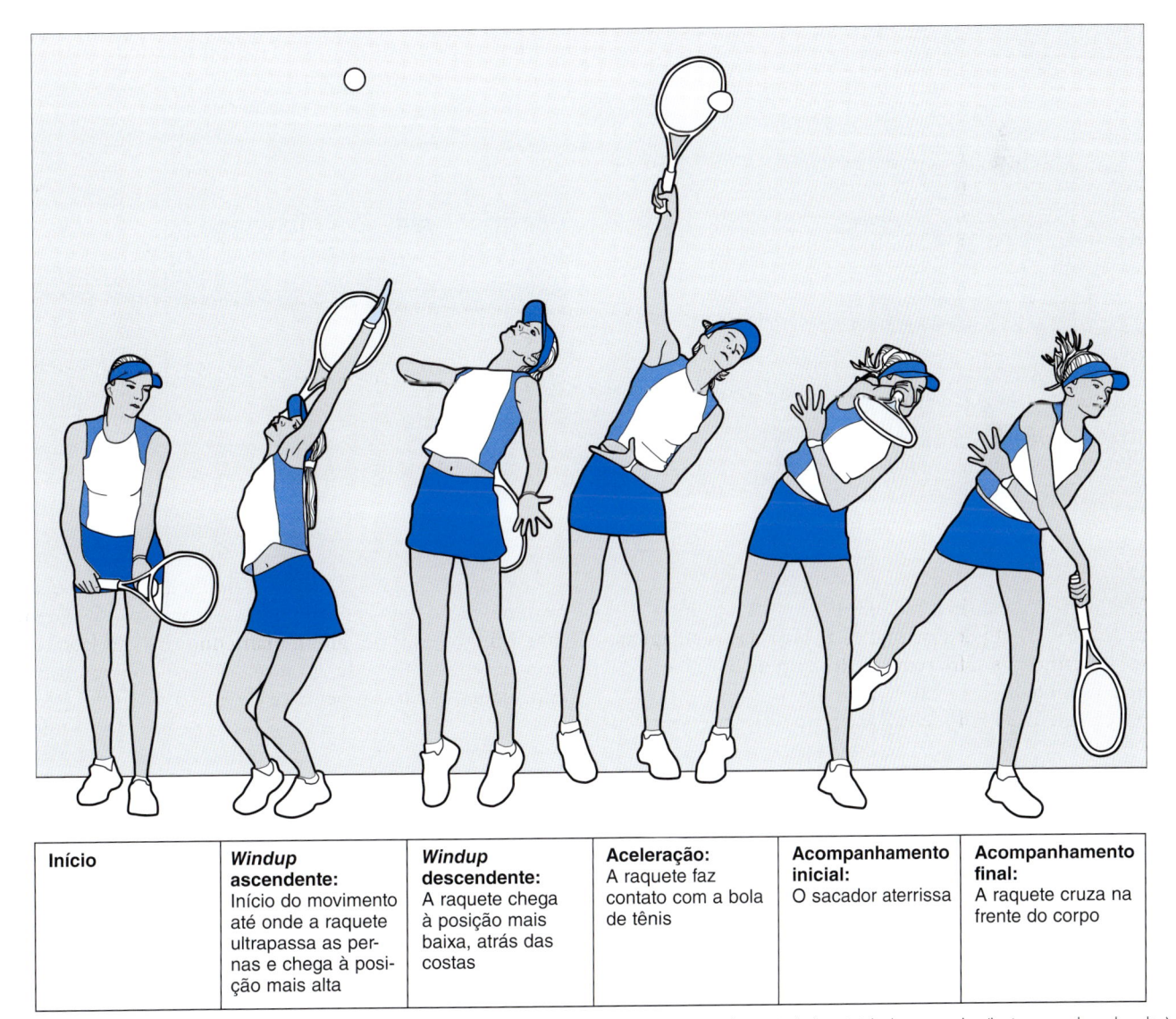

Início	Windup ascendente: Início do movimento até onde a raquete ultrapassa as pernas e chega à posição mais alta	Windup descendente: A raquete chega à posição mais baixa, atrás das costas	Aceleração: A raquete faz contato com a bola de tênis	Acompanhamento inicial: O sacador aterrissa	Acompanhamento final: A raquete cruza na frente do corpo

FIGURA 7.27 Músculos do tronco envolvidos no saque com *top spin* no tênis ilustrando o nível de atividade muscular (baixa, moderada, alta) e o tipo de ação muscular – concêntrica (CON) e excêntrica (EXC) – com a finalidade associada.

(continua)

Músculo	Windup ascendente: início do movimento até onde a raquete ultrapassa as pernas e atinge a posição mais alta			Windup descendente: a raquete chega à posição mais baixa, atrás das costas			Aceleração: a raquete faz contato com a bola de tênis			Acompanhamento, parte inicial: o sacador aterrissa			Acompanhamento, parte final: a raquete cruza a frente do corpo		
	Nível	Ação	Finalidade	Nível	Ação	Finalidade	Nível	Ação	Finalidade	Nível	Ação	Finalidade	Nível	Ação	Finalidade
Eretor da espinha	Baixo	CON	Extensão	Baixo-dir.	CON	Rotação para a direita	Moderado	Iso	Estabilização do tronco	Mod	EXC	Controle da flexão do tronco	Moderado-dir.	EXC	Controle da flexão do tronco
				Moderado-esq.	CON	Extensão							Moderado-esq.	EXC	Controle da flexão lateral
					CON	Flexão lateral esquerda									
Oblíquo externo do abdome	Baixo	CON	Rotação para a direita	Baixo-dir.	CON	Rotação para a direita	Moderado	CON	Flexão do tronco	Baixo	Iso	Estabilização do tronco	Baixo	EXC	Controle da rotação do tronco
				Moderado-esq.	CON	Flexão lateral esquerda									
Oblíquo interno do abdome	Baixo	CON	Rotação para a direita	Alto	CON	Rotação para a direita	Alto	CON	Flexão do tronco	Mod	Iso	Estabilização do tronco	Moderado	EXC	Controle da rotação do tronco
					CON	Flexão lateral esquerda									
					EXC	Controle da extensão do tronco									
Reto do abdome	Baixo	EXC	Controle da extensão do tronco	Moderado	EXC	Controle da extensão do tronco	Moderado	CON	Flexão do tronco	Baixo	CON	Flexão do tronco	Baixo	EXC	Controle da rotação do tronco
					CON	Início da flexão do tronco									

FIGURA 7.27   *(Continuação)*
Fonte: Chow, J. W. (2003). Lower trunk muscle activity during the tennis serve. Journal of Science and Medicine in Sport, 6:512-518

das costas) na fase descendente do *windup* e na subsequente fase de aceleração. Entre os músculos do tronco, os oblíquos interno e externo do abdome são os mais ativos. Tendo em vista que tanto o eretor da espinha como os abdominais são responsáveis pela rotação e flexão lateral, ocorre ativação unilateral dos músculos para dar início à rotação e à flexão lateral do tronco para a direita e para a esquerda.

Forças atuantes nas articulações do tronco

Cargas aplicadas à coluna vertebral são geradas pelo peso corporal, pela força muscular atuante em cada segmento móvel, por forças pré-tensivas decorrentes das forças dos discos e ligamentos e por cargas externas que estão sendo manipuladas ou aplicadas (48). A coluna vertebral não pode suportar mais de 20 N sem contração muscular (4,64). A parte lombar da coluna vertebral, desprovida de músculos, pode suportar forças um pouco maiores (> 100 N) antes de deformar (64).

A tensão muscular depende da posição dos segmentos da parte superior do corpo e de qualquer carga externa que é levantada. Quaisquer ajustes posturais que movimentam a carga ou os segmentos corporais para mais perto das costas diminuirão a quantidade de tensão muscular necessária para manter o sistema em equilíbrio. Na Figura 7.28, os pesos do tronco e da carga tendem a mover o tronco em rotação no sentido horário. Os músculos eretores na região inferior da coluna precisam se contrair para evitar essa rotação. Reduzir a tensão muscular diminuirá a força de compressão sobre a região inferior da coluna.

Discos, articulações dos processos articulares e ligamentos intervertebrais constituem as estruturas de sustentação de cargas. Forças compressivas são aplicadas perpendicularmente ao disco; assim, a linha de ação varia com a orientação do disco. Exemplificando, nas vértebras lombares, apenas no nível de L3-L4 a força compressiva é aplicada verticalmente na posição em pé ereta (26). As forças de compressão recebem resistência principalmente pelo disco, a menos que haja estreitamento discal, quando a resistência será oferecida pelas articulações dos processos articulares (26). Para momentos de curvamento por flexão, um porcentual de 70% do momento recebe resistência pelos ligamentos intervertebrais e 30% pelos discos e em extensão; dois terços do momento recebem resistência pelas articulações dos processos articulares e pelo arco neural, e um terço pelos discos (26). Momentos de curvamento lateral recebem resistência pelos discos, e a rotação é detida pelos discos e pelo contato ósseo nas articulações dos processos articulares (26) (Fig. 7.28).

As vértebras lombares lidam com a maior carga, principalmente por causa de seu posicionamento, da posição do centro da massa em relação à região lombar e pelo peso do corpo atuando mais na região lombar do que nas demais regiões da coluna vertebral. Da carga de compressão transportada pelas vértebras lombares, 18% são resultantes do

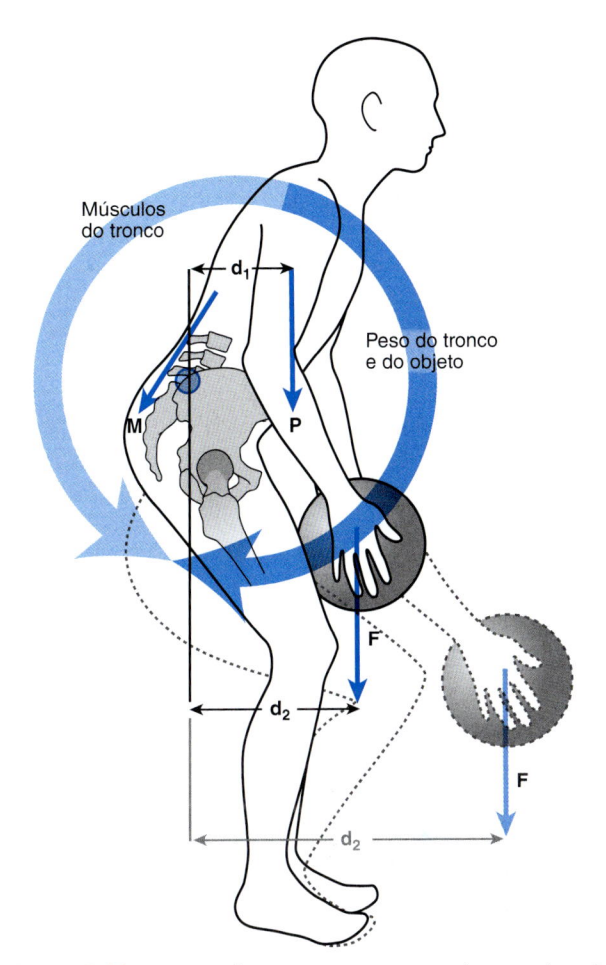

FIGURA 7.28   O peso do tronco e o peso que é segurado pelas mãos tendem a mover o tronco em rotação no sentido horário enquanto os músculos das costas tentam movê-lo em uma rotação no sentido anti-horário. Um equilíbrio desses torques garante que o tronco permaneça em uma postura estática. Mover o peso mais longe das costas aumentará a tendência horária e exigirá maiores contrações musculares para manter a postura. A força de compressão total na região inferior da coluna é a soma do peso do tronco, do peso segurado pelas mãos e da força muscular.

peso da cabeça e do tronco (57). A outra origem de compressão substancial é a atividade muscular. Forças musculares protegem a coluna vertebral contra curvamento e torção excessivos, mas submetem a coluna a forças compressivas elevadas. As forças compressivas são aumentadas diante de maior flexão lombar, e é bastante comum a observação de aumentos substanciais na flexão lombar diante de ações como, por exemplo, cruzar as pernas (35-53%), agachamento nos calcanhares (70-75%), levantamento de pesos do solo (70-100%) e movimentos rápidos de afundo (100-110%) (26).

A carga axial incidente nas vértebras lombares na posição em pé é de 700 N. Essa carga pode aumentar rapidamente para valores superiores a 3.000 N quando uma carga pesada é levantada do solo, e pode ser reduzida praticamente à metade na posição de decúbito dorsal (300 N) (15). Felizmente, a parte lombar da coluna vertebral pode opor resistência de cerca de 9.800 N de carga vertebral antes de sofrer fratura (61).

A carga incidente nas vértebras lombares é mais afetada pela distância da carga com relação ao corpo, e não pela própria postura de levantamento (61). Exemplificando, a magnitude da força compressiva que atua nas vértebras lombares no semiagachamento equivale de 6 a 10 vezes o peso do corpo (18). Se o peso for projetado mais para a frente como resultado da flexão, as cargas compressivas aumentarão, mesmo com ajustes posturais como a retificação da curvatura lombar (29).

Cargas incidentes nas vértebras lombares podem atingir de 2 até 2,5 vezes o peso corporal numa atividade como, por exemplo, caminhar (17). Essas cargas são máximas durante a elevação dos dedos e aumentam com o aumento na velocidade da caminhada. Cargas incidentes nas vértebras durante atividades como, por exemplo, andar, são resultantes da atividade muscular dos extensores e da quantidade de inclinação do tronco da pessoa que está caminhando (48). Isso se compara a cargas superiores a 4 pesos corporais no remo, com um máximo na fase de impulsão, como resultado da contração dos músculos e da posição do tronco (59).

A direção da força ou carga que está atuando nas vértebras é influenciada pelo posicionamento. Numa postura em pé com o sacro inclinado 30° em relação à vertical, é criada uma força de cisalhamento que é aplicada transversalmente à articulação lombossacral e chega a cerca de 50% do peso corporal acima da articulação (Fig. 7.29). Se o ângulo sacral aumentar para 40%, a força de cisalhamento aumentará para 65% do peso corporal, e, diante de uma inclinação sacral de 50°, a força atuante sobre a articulação será de 75% do peso corporal acima da articulação (77).

Cargas lombossacrais também são elevadas em exercícios como o agachamento, em que as forças máximas são geradas no ponto em que o movimento interrompe a ascensão. Essas cargas são mais elevadas do que as registradas no joelho ou no quadril para a mesma atividade (65).

Cargas são aplicadas às vértebras lombares mesmo numa posição de decúbito dorsal e relaxada de repouso. As cargas ficam significativamente reduzidas por causa da perda das forças representadas pelo peso corporal, mas estão ainda presentes como resultado de forças musculares e ligamentares. De fato, a posição deitada com as pernas estendidas impõe carga nas vértebras lombares por causa da tração do músculo psoas. A flexão da coxa mediante a colocação de um travesseiro por baixo dos joelhos pode reduzir essa carga.

Cargas impostas às vértebras são transportadas pelos diversos elementos estruturais do segmento. As facetas articulares carregam grandes cargas nas vértebras lombares durante a extensão, torção e inclinação lateral, mas não transportam carga durante a flexão (79). Foi demonstrado que cargas incidentes nas facetas em extensão chegam até a 30 a 50% da carga total incidente na coluna vertebral e, na articulação artrítica, a porcentagem pode ser ainda maior (38). Os ligamentos posteriores e anteriores transportam cargas em flexão e extensão, respectivamente, mas transportam pouca carga na inclinação lateral e na torção. Os discos intervertebrais absorvem e distribuem grande parte da carga imposta às vértebras. A pressão intradiscal é de 1,3 a 1,5 vezes a carga compressiva aplicada por unidade de área do disco (61,80), e a pressão aumenta de forma linear com cargas de até 2.000 N (60). A carga da terceira vértebra lombar na posição ereta é de aproximadamente 60% do peso corporal total (62).

Pressões na posição sentada são 40% maiores que aquelas impostas na posição em pé, embora as pressões interdiscais possam ser reduzidas pelo posicionamento de um pé à frente do outro e por sua elevação (85). Na posição em pé, aumenta a curvatura natural da parte lombar da coluna vertebral, enquanto na posição sentada a curvatura fica reduzida. O aumento da curvatura reduz a pressão no núcleo pulposo, enquanto, ao mesmo tempo, aumenta a incidência de carga das articulações dos processos articulares e aumenta a compressão nas fibras da parte posterior do anel fibroso (1). As pressões intradiscais são maiores com os movimentos de flexão e de flexão lateral do tronco e pequenas com os movimentos de extensão e rotação (63). Os aumentos de pressão podem ser atribuídos à tensão gerada nos ligamentos, que pode aumentar a pressão intradiscal em 100% ou mais na posição de flexão completa (1). A inclinação lateral gera pressões maiores do que a flexão, e uma pressão ainda maior se a rotação adicionada à inclinação lateral causar inclinação e compressão assimétricas (8).

Demonstrou-se que discos intervertebrais fazem frente a cargas compressivas na faixa de 2.500 a 7.650 N (69). Em indivíduos idosos, essa faixa é muito mais modesta e, em indivíduos com menos de 40 anos, a faixa é muito maior (69).

Os elementos posteriores do segmento vertebral ajudam na sustentação das cargas. Quando a coluna vertebral se encontra sob compressão, a carga é suportada parcialmente pelos pedículos e pela **parte interarticular** e, até certo ponto, pelas articulações dos processos articulares. Quando cargas de compressão e curvamento são aplicadas à coluna vertebral, as articulações dos processos articulares suportam 25% da carga. Contudo, diante de cargas impostas por forças compressivas e de cisalhamento, a parcela suportada pelas articulações dos processos articulares é de apenas 16% (57). Qualquer extensão da coluna vertebral é acompanhada por

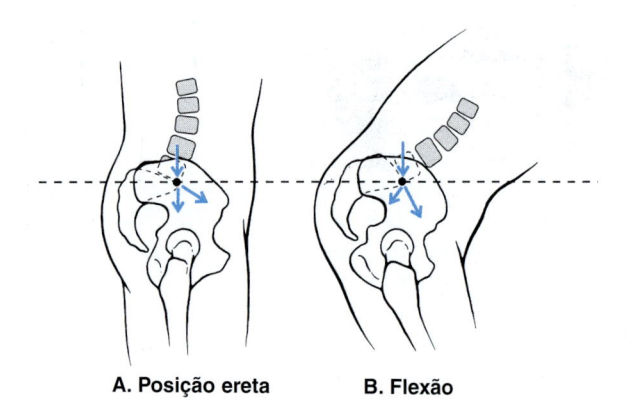

A. Posição ereta   **B. Flexão**

FIGURA 7.29   A. A força de cisalhamento ao longo da articulação lombossacral na posição ereta equivale aproximadamente a 50% do peso corporal. **B.** Se a pessoa se flexionar de modo que o ângulo sacral aumente para 50°, a força de cisalhamento poderá aumentar para até 75% do peso corporal acima da articulação.

aumento na distensão compressiva incidente nos pedículos, aumento tanto na distensão compressiva como na tensiva na parte interarticular, e aumento na força compressiva atuante nas articulações dos processos articulares (42).

Na flexão completa do tronco, as cargas são mantidas e absorvidas pelos ligamentos capsulares das articulações dos processos articulares, disco intervertebral, **ligamentos supraespinal** e **interespinal** e ligamento amarelo, nessa ordem (3). Os músculos eretores da espinha também oferecem certa resistência passiva.

Na compressão, a maior parte da carga é transportada pelo disco e pelo corpo vertebral. O corpo vertebral é suscetível a lesões antes do disco e ficará danificado em cargas compressivas de apenas 3.700 N em idosos e de 13.000 N em adultos jovens e saudáveis (37). No caso de

rotação, durante a qual são aplicadas forças torsionais, as articulações dos processos articulares se tornam mais suscetíveis a lesões e, durante um movimento de inclinação para a frente, o disco e as articulações dos processos articulares ficam em risco de lesão por causa das forças compressivas no segmento móvel anterior e das forças tensivas nos elementos posteriores.

As cargas na região cervical da coluna vertebral são menores que as incidentes nas regiões torácica ou lombar, variando com a posição da cabeça; essas cargas passam a ser significativas em posições extremas de flexão e extensão (82). As cargas incidentes no disco lombar foram calculadas usando-se um transdutor de pressão miniaturizado (61). A Figura 7.30 apresenta as cargas aproximadas para as várias posturas e exercícios, embora os pesquisadores recomen-

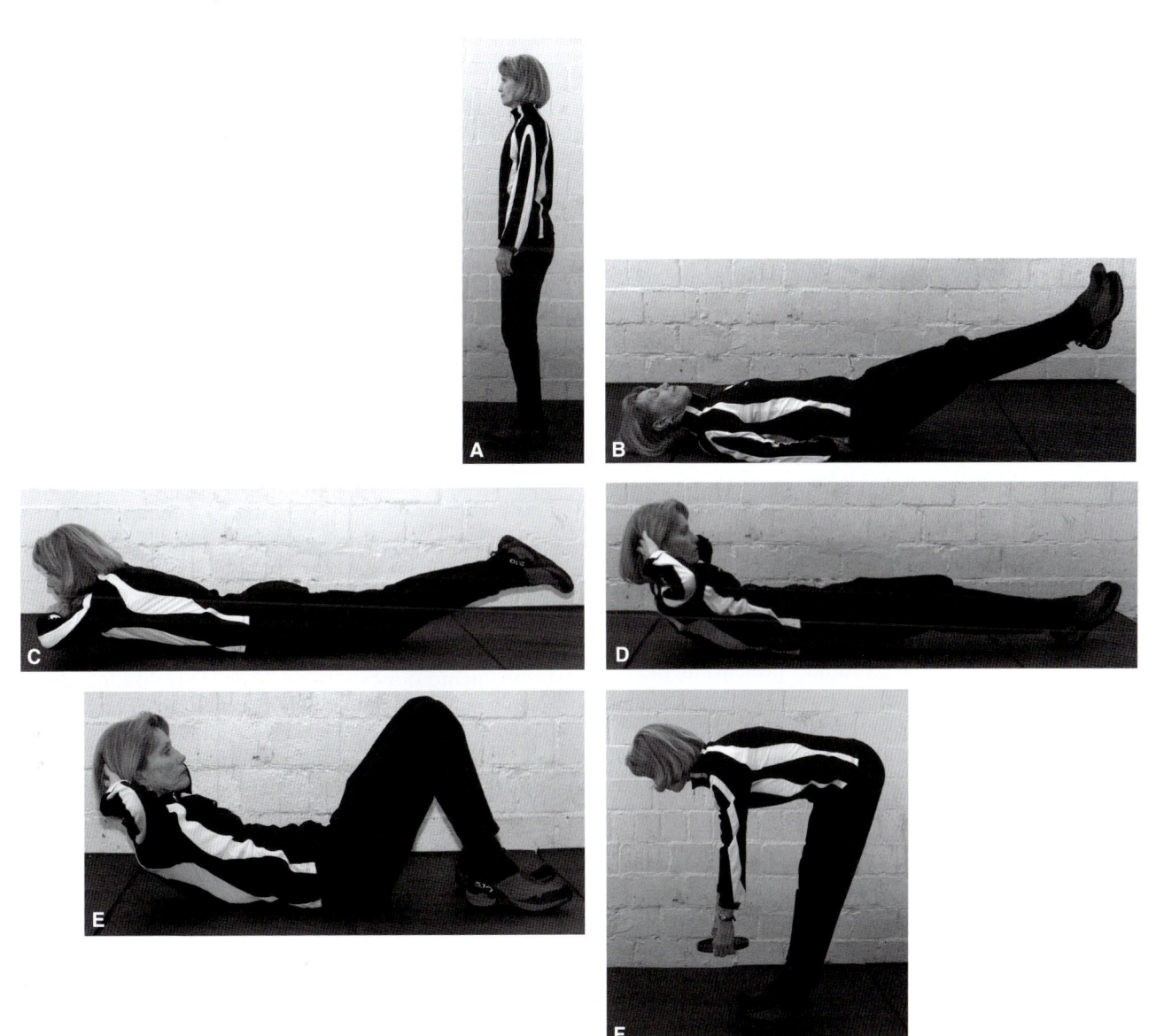

FIGURA 7.30 A figura ilustra as posturas ou movimentos representativos em ordem de carga calculada incidente nas vértebras lombares, com o uso de um transdutor de pressão miniaturizado. A posição ereta resultou na menor quantidade de carga incidente (686 N) (**A**), seguida pela elevação com as duas pernas estendidas (1.176 N) (**B**), hiperextensão das costas (1.470 N) (**C**), *sit-ups* com os joelhos estendidos (1.715 N) (**D**), *sit-ups* com os joelhos flexionados (1.764 N) (**E**) e inclinação para a frente com peso nas mãos (1.813 N) (**F**). [Adaptado com permissão de Nachemson A. (1976). Lumbar intradiscal pressure. In M. Jayson (Ed.). *The Lumbar Spine and Back Pain.* Kent: Pitman Medical Publishing Company Ltd, 407-433.]

dem cautela na interpretação de valores absolutos, para que nossa atenção seja direcionada para os valores relativos (61). Estudos recentes demonstraram que a carga compressiva na região lombar pode ser superior a 3.000 N em exercícios abdominais do tipo *sit-ups*, e que um *sit-up* com os pés fixados gera cargas semelhantes, não importando se a pessoa está usando a técnica de joelhos flexionados ou de pernas estendidas (52).

Resumo

A coluna vertebral proporciona tanto flexibilidade como estabilidade ao corpo. As quatro curvaturas – cervical, torácica, lombar e sacral – formam uma barra elástica modificada. As curvaturas cervical, torácica e lombar são móveis, e a curvatura sacral é rígida.

Como um todo, o movimento da coluna vertebral é criado por pequenos movimentos em cada segmento móvel. Cada segmento móvel é composto por duas vértebras adjacentes e pelo disco que as separa. A parte anterior do segmento móvel consiste em corpo vertebral, disco intervertebral e ligamentos. O movimento é permitido com a compressão do disco. No interior do próprio disco intervertebral, a massa com consistência de gel no centro (o núcleo pulposo) absorve a compressão e gera força de tensão nas camadas concêntricas de tecido fibroso (o anel fibroso) que circundam o núcleo pulposo.

A parte posterior do segmento móvel compõe-se de arcos neurais, articulações intervertebrais, processos transversos e espinhosos e ligamentos. Essa parte do segmento móvel deve acomodar grandes forças tensivas.

A amplitude de movimento em cada segmento móvel é apenas de alguns graus, mas, em combinação, o tronco é capaz de se movimentar ao longo de uma amplitude de movimento considerável. Flexão ocorre livremente na região lombar ao longo de 50° a 60° e a faixa total do movimento de flexão vai de 110° a 140°. A amplitude de movimento da flexão lateral é de cerca de 75° a 85°, principalmente nas regiões cervical e lombar, com alguma contribuição dada pela região torácica. Rotação ocorre ao longo de 90°, sendo livre na região cervical. Nas regiões torácica e lombar, a rotação ocorre em combinação com a flexão lateral.

Em sua maioria, os movimentos da parte lombar da coluna vertebral são acompanhados por movimentos pélvicos, evento denominado **ritmo lombopélvico**. Na flexão do tronco, a pelve se inclina anteriormente e se movimenta para trás. Na extensão do tronco, ela se movimenta posteriormente e se desvia para a frente. A pelve se movimenta com o tronco durante a rotação e a flexão lateral.

O movimento de extensão do tronco é gerado pelos músculos eretores da espinha e pelos músculos posteriores profundos que avançam em pares ao longo da coluna vertebral. Os extensores também são muito ativos, controlando a flexão do tronco ao longo dos primeiros 50° a 60° de uma ação de abaixamento com o auxílio da gravidade. Os abdominais produzem flexão do tronco contra a gravidade ou contra resistência. Também geram rotação e flexão lateral do tronco com a ajuda dos extensores.

Os músculos do tronco podem gerar a maior quantidade de força no movimento de extensão, mas o momento extensor total é apenas ligeiramente maior que o momento flexor. A produção de força também é influenciada pela posição do tronco. No levantamento de um objeto, a contribuição dos extensores diminuirá com o aumento da distância do objeto, horizontalmente em relação ao corpo. A contribuição dos diversos segmentos e músculos também fica influenciada pelo ângulo de tração e pela largura do objeto que está sendo levantado.

Postura é uma consideração importante na manutenção de uma coluna saudável. A coluna vertebral é estabilizada por três sistemas: um sistema passivo, um sistema musculoesquelético ativo e um sistema de *feedback* neural. Os músculos transverso do abdome, eretor da espinha e oblíquo interno desempenham papéis importantes na estabilização da coluna vertebral. As posturas em pé e sentada dependem de algum apoio dos músculos do tronco. No local de trabalho, a postura é fator importante, particularmente se posições estáticas forem mantidas durante muito tempo. Sugere-se períodos de pausa curtos e espaçados regularmente ao longo do dia de trabalho para que seja minimizada a tensão cumulativa nas posturas estáticas. As posturas que devem ser evitadas incluem: má postura em pé, posição sentada prolongada, posição sentada sem apoio e posições de flexão contínua.

Desvios posturais são comuns na população geral. Alguns dos desvios posturais comuns no tronco são: lordose excessiva, cifose excessiva e escoliose. Dentre os desvios posturais citados, o mais grave é a escoliose.

O condicionamento dos músculos do tronco sempre deve incluir exercícios para a região lombar. Além disso, os exercícios para o tronco devem ser avaliados em termos de segurança e eficácia. Por exemplo, os flexores do tronco podem ser fortalecidos utilizando-se diversos exercícios de flexão do tronco ou do quadril, como o exercício de *sit-up*, o *curl-up* e a elevação dupla das pernas estendidas. O condicionamento dos extensores pode ser realizado por meio dos diversos levantamentos. Tanto o levantamento com as pernas como o levantamento com o tronco são comumente utilizados para fortalecimento dos extensores. O levantamento com o tronco impõe mais sobrecarga sobre as vértebras e causa maior pressão discal em comparação com o levantamento com as pernas.

O alongamento dos músculos do tronco pode ser feito na posição em pé ou deitada, mas recomenda-se que o alongamento ocorra ao longo de uma faixa funcional. A posição deitada oferece maior apoio para o tronco. Deve-se evitar exercícios de tocar a ponta dos dedos do pé para ganho de flexibilidade por causa da tensão incidente nos elementos posteriores da coluna vertebral.

É alta a incidência de lesões no tronco, e prevê-se que 85% da população geral sofrerá dor nas costas em algum momento de suas vidas. Dor nas costas pode ser causada por protrusão ou prolapso de disco sobre um nervo; porém, é mais provável que esteja associada a uma entorse ou distensão de tecido mole. Ocorre degeneração discal com o envelhecimento e, consequentemente, esse problema pode levar à redução do espaço articular e à compressão de nervo. A coluna vertebral pode também sofrer fraturas no corpo vertebral como resultado da incidência de cargas compressivas, ou no arco neural posterior, em associação com hiperlordose (espondilólise). Quando o defeito ocorre em ambos os lados do arco neural, a espondilolistese é desenvolvida: as vértebras deslizam anteriormente uma sobre a outra. Algumas lesões são específicas para determinadas regiões do tronco como, por exemplo, a lesão da região cervical pelo mecanismo de chicote e a doença de Scheuermann nas vértebras torácicas.

As alterações na coluna vertebral associadas ao processo de envelhecimento são: diminuição da flexibilidade, perda de força, redução da altura da coluna vertebral, aumento da inclinação lateral e cifose torácica. Não ficou ainda esclarecido se essas alterações são uma consequência normal do envelhecimento ou se estão relacionadas ao desuso, uso inadequado ou a algum processo patológico específico.

A contribuição dos músculos do tronco para as habilidades esportivas e para os movimentos é importante para a obtenção de equilíbrio e estabilidade. Os músculos do tronco estão ativos tanto na caminhada como na corrida, quando o tronco realiza flexão lateral, flexão e extensão e rotação. Também há atividade considerável na região cervical do tronco quando a cabeça e a parte superior do tronco são mantidas numa posição ereta. Quando o tenista saca, ocorre contração unilateral do abdominal e do eretor da espinha para que sejam iniciadas as ações de rotação e flexão lateral do saque. No saque, os oblíquos são os músculos do tronco mais ativos.

As cargas incidentes nas vértebras são substanciais nas ações de levantamento e em diferentes posturas. As cargas incidentes nas vértebras lombares podem variar de 2 a 10 vezes o peso corporal em atividades como caminhar e levantar pesos. As cargas que incidem nos próprios discos intervertebrais são influenciadas pela mudança da postura. Exemplificando, as pressões incidentes no disco são 40% maiores na posição sentada em comparação com a posição em pé.

QUESTÕES PARA REVISÃO

Verdadeiro ou falso

1. ____ O músculo transverso do abdome não causa flexão, extensão nem rotação do tronco.

2. ____ A altura do disco intervertebral é mínima no fim do dia.

3. ____ Ocorre pouco movimento de flexão/extensão na região torácica.

4. ____ Existem três curvaturas evidentes na coluna vertebral.

5. ____ A inclinação posterior da pelve acompanha a extensão do tronco.

6. ____ Forças de compressão são perpendiculares ao disco vertebral, mesmo quando uma pessoa está em decúbito dorsal.

7. ____ O reto do abdome é muito ativo em um abdominal *curl-up*.

8. ____ A força de flexão do tronco é duas vezes superior à força de extensão.

9. ____ O tamanho do corpo vertebral é indicativo do peso que ele sustenta.

10. ____ A posição sentada resulta em pressões mais baixas sobre o disco intervertebral que a posição em pé.

11. ____ Cruzar as pernas sobre os joelhos enquanto se está sentado impõe maior sobrecarga na região lombar da coluna.

12. ____ A maioria das lesões da região lombar acomete os ligamentos.

13. ____ Na posição de flexão completa do tronco, a maior parte da sobrecarga é absorvida pelos ligamentos e pelo disco.

14. ____ Na caminhada e na corrida, o tronco realiza flexão lateral em direção ao membro de balanço.

15. ____ Com exceção do anel fibroso, o disco é vascularizado e inervado por muitos nervos.

16. ____ A curvatura torácica começa a se desenvolver à medida que o bebê começa a levantar a cabeça.

17. ____ Uma cadeira bem projetada pode reduzir as pressões lombares na posição sentada para um nível inferior ao das pressões na posição em pé.

18. ____ Para a prevenção de lesões no local de trabalho, o treinamento de resistência para os músculos das costas é melhor que o treinamento de força ou de potência.

19. ____ A maior parte dos músculos das costas possui predominantemente fibras musculares do tipo I, de contração lenta.

20. ____ Uma curvatura posterior exagerada na região lombar é denominada lordose ou hiperlordose.

21. ____ O áxis e o atlas não possuem um corpo vertebral.

22. ____ Os músculos eretores da espinha são os que respondem primeiro quando uma carga é aplicada à coluna.

23. ____ Na extensão do tronco, o disco se move no sentido posterior.

24. ____ O movimento torácico é limitado principalmente pelas articulações entre os ossos e por sua morfologia.

25. ____ As cargas sobre as vértebras lombares podem alcançar 10 vezes o peso corporal durante o levantamento de peso.

Múltipla escolha

1. A estabilidade muscular da coluna é fornecida pelo músculo ____.
   a. multífido
   b. reto do abdome

c. eretor da espinha
d. Todas as alternativas
e. Alternativas a e c

2. Em uma lesão causada pelo mecanismo de chicote, ____.
   a. o carro e a cabeça aceleram para a frente em sincronia
   b. o pescoço hiperestende
   c. ocorre distensão na região anterior da coluna, enquanto a região posterior sofre compressão
   d. Todas as alternativas
   e. Alternativas b e c

3. Durante a caminhada e a corrida, ____.
   a. a flexão lateral máxima é mantida por mais tempo durante a corrida
   b. o longuíssimo e o multífido são ativos no contato
   c. o tronco se move para a frente e para trás uma vez a cada ciclo
   d. Todas as alternativas
   e. Alternativas a e b

4. O atlas ____.
   a. articula-se com o crânio na articulação atlantoccipital
   b. não possui processo espinhoso
   c. possui forame transverso, através do qual os vasos sanguíneos passam
   d. Todas as alternativas
   e. Alternativas a e b

5. Na inclinação para a frente no nível dos quadris, ____.
   a. o movimento lombar é responsável por 50° a 60° de flexão, e então ocorre a rotação anterior da pelve
   b. os extensores da coluna e do quadril se contraem de forma excêntrica
   c. as fibras posteriores do anel fibroso estão em tensão, enquanto as fibras anteriores estão em compressão
   d. Todas as alternativas
   e. Alternativas a e c

6. Qual(is) da(s) seguinte(s) estrutura(s) fornecem a maior resistência à flexão do tronco?
   a. Ligamentos capsulares apofisários
   b. Discos intervertebrais
   c. Ligamentos supraespinais e interespinais.
   d. Ligamento amarelo
   e. Músculos extensores das costas

7. Na rotação para a direita, ____.
   a. estão ativos o multífido, o longuíssimo e o iliocostal do lado direito
   b. estão ativos o multífido do lado direito e o longuíssimo e o iliocostal do lado esquerdo
   c. estão ativos os oblíquos interno e externo do lado direito
   d. estão ativos o oblíquo interno do lado direito e o oblíquo externo do lado esquerdo
   e. Alternativas a e c
   f. Alternativas b e d

8. Os ligamentos que sustentam a parte posterior do segmento vertebral incluem ____.
   a. longitudinal posterior, ligamento amarelo, supraespinal, interespinal e intertransversário
   b. ligamento amarelo, supraespinal, interespinal e intertransversário

c. longitudinal anterior, ligamento amarelo, supraespinal e interespinal
d. longitudinal posterior, supraespinal e interespinal

9. A causa de escoliose é ____.
   a. desconhecida
   b. falta de cálcio
   c. má postura, em meninas
   d. comprimento desigual das pernas
   e. desequilíbrios musculares

10. Qual das seguintes alternativas é falsa em relação às lesões da coluna vertebral?
   a. Com um disco em prolapso, o núcleo pulposo sofre extrusão para dentro do anel fibroso
   b. A doença de Scheuermann resulta do encunhamento das vértebras cervicais
   c. Rupturas nos discos intervertebrais podem ser preenchidas com tecido conjuntivo ou com tecido ósseo
   d. A espondilólise é uma fratura da parte interarticular

11. Qual das seguintes alternativas é verdadeira em relação aos músculos abdominais?
   a. O oblíquo interno causa rotação para o lado oposto
   b. O oblíquo externo causa rotação para o mesmo lado
   c. O transverso do abdome se contrai para aumentar a pressão abdominal e a estabilização da coluna vertebral
   d. Todas as alternativas

12. A dor lombar ____.
   a. pode ser causada por fraqueza dos músculos abdominais
   b. é comum em atletas, adultos de meia-idade e idosos
   c. afeta mais os homens que as mulheres.
   d. Todas as alternativas
   e. Alternativas a e c

13. Uma forma de diminuir as forças de compressão durante o levantamento é ____.
   a. mover a carga para mais perto do corpo
   b. flexionar mais os quadris
   c. carregar o objeto com uma mão e não com as duas
   d. Todas as alternativas

14. Se contraídos ao mesmo tempo, os músculos eretores da espinha criam _____; mas, se contraídos unilateralmente, eles criam _____.
   a. extensão, rotação
   b. extensão, flexão lateral
   c. flexão, flexão lateral
   d. Alternativa a ou b

15. A amplitude de movimento de todo o segmento do tronco é de aproximadamente ____.
   a. 70° de flexão, 45° de flexão lateral e 50° de rotação
   b. 110° de flexão, 75° de flexão lateral e 90° de rotação
   c. 110° de flexão, 50° de flexão lateral e 100° de rotação
   d. 70° de flexão, 75° de flexão lateral e 90° de rotação

16. O momento de flexão do tronco ____.
   a. é igual ao momento de extensão
   b. é maior que o momento de extensão
   c. é menor que o momento de extensão
   d. pode ser maior ou menor que o momento de extensão, dependendo da magnitude da curvatura lombar

17. Uma posição de máximo contato existe para as articulações dos processos articulares quando ____.
  a. se está sentado ou em pé
  b. a coluna vertebral está em flexão completa
  c. o atlas e o áxis estão em flexão
  d. Todas as alternativas
  e. Alternativas b e c

18. A dor lombar é mais comum na faixa etária de ____.
  a. 25 a 60 anos
  b. 40 a 50 anos
  c. 40 a 65 anos
  d. 60 a 75 anos

19. Devem ser evitados os exercícios que criam lordose excessiva das vértebras lombares, incluindo ____.
  a. elevação dupla das pernas estendidas
  b. chutes para trás na posição de quatro apoios
  c. extensão do tronco em decúbito ventral
  d. Todas as alternativas

20. Para operários que trabalham na posição em pé, as tensões no local de trabalho podem ser reduzidas ____.
  a. evitando-se posturas estáticas prolongadas
  b. apoiando-se sobre tapetes acolchoados
  c. usando-se botas sem entressolas
  d. Todas as alternativas
  e. Alternativas a e b

21. A protrusão do disco é mais comum em qual região?
  a. Cervical
  b. Torácica
  c. Lombar
  d. Sacral

22. Quando a coluna vertebral é submetida à inclinação lateral combinada com flexão, a tensão é colocada sobre:
  a. o ligamento amarelo
  b. o anel fibroso
  c. a articulação dos processos articulares
  d. Alternativas a e b

23. O exercício *sit-up* ____.
  a. aumenta a contribuição dos abdominais em relação aos flexores do quadril, se realizado com os joelhos flexionados
  b. é um exercício ideal para todos os músculos abdominais
  c. resulta em uma maior ativação dos abdominais, se comparado com os exercícios que envolvem elevação dupla das pernas
  d. Todas as alternativas

24. A flexão completa da coluna vertebral deve ser evitada porque ____.
  a. transfere a carga dos músculos para os tecidos passivos
  b. diminui a tolerância às cargas de compressão
  c. reduz os braços de momento para os músculos extensores
  d. Todas as alternativas

25. Em relação à coluna vertebral, o envelhecimento não resulta em ____.
  a. redução de flexibilidade da coluna
  b. uma maior região fluida no disco
  c. menor lordose lombar e aumento da cifose torácica
  d. aumento da inclinação lateral

Referências bibliográficas

1. Adams, M. A., Dolan, P. (1995). Recent advances in lumbar spinal mechanics and their clinical significance. *Clinical Biomechanics*, 10(1):3–19.
2. Adams, M. A., Hutton, W. C. (1982). Prolapsed intervertebral disc: A hyperflexion study. *Spine*, 7:184–191.
3. Adams, M. A., et al. (1980). The resistance to flexion of the lumbar intervertebral joint. *Spine*, 5:245–253.
4. Andersen, T. B., et al. (2004). Movement of the upper body and muscle activity patterns following a rapidly applied load: The influence of pre-load alterations. *European Journal of Applied Physiology*, 91:488–492.
5. Andersson, E. A., et al. (1997). Abdominal and hip flexor muscle activation during various training exercises. *European Journal of Applied Physiology*, 75:115–123.
6. Andersson, G. B. J., et al. (1976). Myoelectric back muscle activity in standardized lifting postures. In P. V. Komi (Ed.). *Biomechanics* 5–A. Baltimore: University Park Press, 520–529.
7. Andersson, G. B. J., et al. (1974). Myoelectric activity in individual lumbar erector spinae muscles in sitting. *Scandinavian Journal of Rehabilitative Medicine*, 3:91.
8. Andersson, G. B. J., et al. (1974). Quantitative electromyographic studies of back muscle activity related to posture and loading. *Orthopedic Clinics of North America*, 8:85–96.
9. Andersson, G. B. J., et al. (1977). Intradiscal pressure, intra-abdominal pressure and myoelectric back muscle activity related to posture and loading. *Clinical Orthopaedics*, 129:156–164.
10. Ashton-Miller, J. A., Schultz, A. B. (1988). Biomechanics of the human spine and trunk. In K. B. Pandolf (Ed.). *Exercise and Sport Sciences Reviews*. New York: Macmillan, 169–204.
11. Barnett, F., Gillard, W. (2005). The use of lumbar spinal stabilization techniques during the performance of abdominal strengthening exercises. *Journal of Sports Medicine and Physical Fitness*, 45:38–44.
12. Beard, H. K., Stevens, R. L. (1976). Biochemical changes in the intervertebral disc. In M. Jayson (Ed.). *The Lumbar Spine and Back Pain*. Kent: Pitman Medical Publishing Company Ltd, 407–433.
13. Bigos, S. J., et al. (1986). Back injuries in industry: a retrospective study. III. Employee-related factors. *Spine*, 11(3): 252–256.
14. Bracko, M. R. (2004). Can we prevent back injuries? *ACSM's Health and Fitness Journal*, 8:5–11.
15. Broberg, K. B. (1983). On the mechanical behavior of intervertebral discs. *Spine*, 8:151–165.
16. Callaghan, J. P., et al. (1999). Low back three-dimensional joint forces, kinematics, and kinetics during walking. *Clinical Biomechanics*, 14:203–216.
17. Capazzo, A. (1984). Compressive loads in the lumbar vertebral column during normal level walking. *Journal of Orthopaedic Research*, 1:292.
18. Capazzo, A., et al. (1985). Lumbar spine loading during half squat exercises. *Medicine and Science in Sports and Exercise*, 17:613–620.
19. Chiu, T. T., et al. (2002). Maximal isometric muscle strength of the cervical spine in healthy volunteers. *Clinical Rehabilitation*, 16, 772–779.
20. Cholewicki, J., McGill, S. M. (1996). Mechanical stability of the in vivo lumbar spine: implications for injury and chronic low back pain. *Clinical Biomechanics*, 11:1–15.

21. Chow, J. W. (2003). Lower trunk muscle activity during the tennis serve. *Journal of Science in Medicine and Sport*, 6:512–518.

22. Cresswell, A. G., et al. (1994). The influence of sudden perturbations on trunk muscle activity and intra-abdominal pressure while standing. *Experimental Brain Research*, 98:336–341.

23. Davies, P. R. (1981). The use of intra-abdominal pressure in evaluating stresses on the lumbar spine. *Spine*, 6:90–92.

24. Davis, K. G., Marras, W. S. (2000). The effects of motion on trunk biomechanics. *Clinical Biomechanics*, 15:703–717.

25. Dehaven, K. E., Lintner, D. M. (1986). Athletic injuries: Comparison by age, sport, and gender. *American Journal of Sports Medicine*, 14:218–224.

26. Dolan, P., Adams, M. A. (2001). Recent advances in lumbar spinal mechanics and their significance for modeling. *Clinical Biomechanics*, 16:S8–S16.

27. Dolan, P., et al. (1994). Passive tissues help the back muscles to generate extensor moments during lifting. *Journal of Biomechanics*, 27:1077–1085.

28. Ebben, J. M. (2003). Improved ergonomics for standing work. *Occupational Health & Safety*, 72: 72–76.

29. Eklund, J. A. E., et al. (1983). A method for measuring the load imposed on the back of a sitting person. *Ergonomics*, 26:1063–1076.

30. El-Bohy, A. A., King, A. I. (1986). Intervertebral disc and facet contact pressure in axial torsion. In S. A. Lantz, A. I. King (Eds.). *Advances in Bioengineering*. New York: American Society of Mechanical Engineers, 26–27.

31. Farfan, H. F. (1975). Muscular mechanism of the lumbar spine and the position of power and efficiency. *Orthopedic Clinics of North America*, 6:135.

32. Frobin, W., et al. (1997). Precision measurement of disc height, vertebral height and sagittal plane displacement from lateral radiographic views of the lumbar spine. *Clinical Biomechanics*, 12(suppl):S5–S63.

33. Garg, A. (1980). A comparison of isometric strength and dynamic lifting capability. *Ergonomics*, 23:13–27.

34. Garg, A., et al. (1983). Biomechanical stresses as related to motion trajectory of lifting. *Human Factors*, 25:527–539.

35. Gould, J. A. (1985). The spine. In J. A. Gould and G. J. Davies (Eds.). *Orthopaedic and Sports Physical Therapy*. St. Louis: Mosby, 518–549.

36. Guo, H. R. (2002). Working hours spent on repeated activities and prevalence of back pain. *Occupational and Environmental Medicine*, 59:680–688.

37. Haher, T. R., et al. (1993). Biomechanics of the spine in sports. *Clinics in Sports Medicine*, 12:449–463.

38. Hedman, T. (1992). A new transducer for facet force measurement in the lumbar spine: Benchmark and in vitro test results. *Journal of Biomechanics*, 25:69–80.

39. Hickey, D. S., Hukins, D. W. L. (1980). Relation between the structure of the annulus fibrosus and the function and failure of the intervertebral disc. *Spine*, 5:106–116.

40. Hilton, R. C. (1976). Systematic studies of spinal mobility and Schmorl's nodes. In M. Jayson (Ed.). *The Lumbar Spine and Back Pain*. Kent: Pitman Medical, 115–131.

41. Hoshina, H. (1980). Spondylolysis in athletes. *Physician and Sportsmedicine*, 3:75–78.

42. Jayson, M. I. V. (1983). Compression stresses in the posterior elements and pathologic consequences. *Spine*, 8:338–339.

43. Jonsson, B. (1970). The functions of individual muscles in the lumbar part of the erector spinae muscle. *Electromyography*, 10:5–21.

44. Juker, D., et al. (1998). Quantitative intramuscular myoelectric activity of lumbar portions of psoas and the abdominal wall during a wide variety of tasks. *Medicine and Science in Sports and Exercise*, 30:301–310.

45. Kelsey, J. L., et al. (1984). Acute prolapsed lumbar intervertebral disc: An epidemiological study with special reference to driving automobiles and cigarette smoking. *Spine*, 9:608–613.

46. Konrad, P., Schmitz, K., Denner, A. (2001). Neuromuscular evaluation of trunk training exercises. *Journal of Athletic Training*, 36:109–119.

47. Lander, J. E., et al. (1990). The effectiveness of weight-belts during the squat exercise. *Medicine and Science in Sports and Exercise*, 22:117–126.

48. Lindh, M. (1989). Biomechanics of the lumbar spine. In M. Nordin, V. H. Frankel (Eds.). *Basic Biomechanics of the Musculoskeletal System*. Philadelphia: Lea & Febiger, 183–208.

49. Mannion, A. F., et al. (2000) Sudden and unexpected loading generates high forces on the lumbar spine. *Spine*, 842–852.

50. Marras, W. S., et al. (1998). Trunk muscle activities during asymmetric twisting motions. *Journal of Electromyography and Kinesiology*, 8:247–256.

51. McGill, S. M. (1991). Kinetic potential of the lumbar trunk musculature about three orthogonal orthopaedic axes in extreme postures. *Spine*, 16:809–815.

52. McGill, S. M. (1995). The mechanics of torso flexion: Sit-ups and standing dynamic flexion manoeuvres. *Clinical Biomechanics*, 10:184–192.

53. McGill, S. M., et al. (2000). Changes in lumbar lordosis modify role of the extensor muscles. *Clinical Biomechanics*, 15:777–780.

54. McGill, S. (2002). *Low Back Disorders. Evidence-Based Prevention and Rehabilitation*. Champaign, IL: Human Kinetics.

55. McLaughlin, T. M., et al. (1978). Kinetics of the parallel squat. *Research Quarterly*, 49:175–189.

56. McNeill, T., et al. (1980). Trunk strengths in attempted flexion, extension, and lateral bending in healthy subjects and patients with low-back disorders. *Spine*, 5:529–538.

57. Miller, J. A. A., et al. (1983). Posterior element loads in lumbar motion segments. *Spine*, 8:331–337.

58. Milne, J. S., and Lauder, I. J. (1974). Age effects in kyphosis and lordosis in adults. *Annals of Human Biology*, 1:327–337.

59. Morris, F. L., et al. (2000). Compressive and shear force generated in the lumbar spine of female rowers. *International Journal of Sports Medicine*, 21:518–523.

60. Nachemson, A. (1960). Lumbar intradiscal pressure. Experimental studies of post-mortem material. *Acta Orthopaedica Scandinavia*, 43:10–104.

61. Nachemson, A. (1976). Lumbar intradiscal pressure. In M. Jayson (Ed.). *The Lumbar Spine and Back Pain*. Kent: Pitman Medical, 257–269.

62. Nachemson, A., Morris, J. M. (1964). In vivo measurements of intradiscal pressure: Discometry, a method for the determination of pressure in the lower lumbar discs. *Journal of Bone and Joint Surgery*, 46(suppl A):1077–1092.

63. Nachemson, A., et al. (1979). Mechanical properties of human lumbar spine motion segments. Influence of age, sex, disc level and degeneration. *Spine*, 4:1–8.

64. Najarian, S., et al. (2005). Biomechanical effect of posterior elements and ligamentous tissues of lumbar spine on load sharing. *Biomedical Materials and Engineering*, 15:145–148.

65. Nisell, R., Ekholm, J. (1986). Joint load during the parallel squat in powerlifting and force analysis of in vivo bilateral

quadriceps tendon rupture. *Scandinavian Journal of Sports Science*, 8:63–70.

66. Oddsson, L., Thorstensson, A. (1987). Fast voluntary trunk flexion movements in standing: Motor patterns. *Acta Physiologica Scandinavia*, 129:93–106.

67. Panjabe, M. M. (1992). The stabilizing system of the spine. Part 1. Function, dysfunction, adaptation, and enhancement. *Journal of Spinal Disorders*, 5:383–389.

68. Pauly, J. E. (1966). An electromyographic analysis of certain movements and exercises. I. Some deep muscles of the back. *Anatomical Record*, 155:223.

69. Perey, O. (1957). Fracture of the vertebral end plates in the lumbar spine. An experimental biomechanical investigation. *Acta Orthopaedica Scandinavia*, 25:1–101.

70. Plamondon, A., et al. (1995). Moments at the L5/S1 joint during asymmetrical lifting: effects of different load trajectories and initial load positions. *Clinical Biomechanics*, 10(3):128–136.

71. Plowman, S. A. (1992). Physical activity, physical fitness, and low-back pain. In J. O. Holloszy (Ed.). *Exercise and Sport Sciences Reviews*. Baltimore: Williams & Wilkins, 221–242.

72. Rab, G. T., et al. (1977). Muscle force analysis of the lumbar spine. *Orthopedic Clinics of North America*, 8:193.

73. Richardson, C. A., et al. (2002). *Therapeutic Exercise for Spinal Segmental Stabilization in Low Back Pain*. London: Churchill Livingstone.

74. Roozbazar, A. (1974). Biomechanics of lifting. In R. C. Nelson, C. A. Morehouse (Eds.). *Biomechanics IV*. Baltimore: University Park Press, 37–43.

75. Rossi, F. (1978). Spondylolysis, spondylolisthesis and sports. *Journal of Sports Medicine and Physical Fitness*, 18:317–340.

76. Saal, J. (1988). Rehabilitation of football players with lumbar spine injury: Part 1. *Physician and Sportsmedicine*, 16:61–67.

77. Saunders, H. D. (1985). *Evaluation, Treatment and Prevention of Musculoskeletal Disorders*. Minneapolis: Viking.

78. Schache, A. G. (2002). Three-dimensional and angular kinematics of the lumbar spine and pelvis during running. *Human Movement Science*, 21:273–293.

79. Schendel, M. J., et al. (1993). Experimental measurement of ligament force, facet force, and segment motion in the human lumbar spine. *Journal of Biomechanics*, 26:427–438.

80. Schultz, A. B., et al. (1982). Loads on the lumbar spine: Validation of a biomechanical analysis by measurements of intradiscal pressures and myoelectric signals. *Journal of Bone and Joint Surgery*, 64-A:713–720.

81. Shah, J. S. (1976). Structure, morphology, and mechanics of the lumbar spine. In M. Jayson (Ed.). *The Lumbar Spine and Back Pain*. Kent: Pitman Medical, 339–405.

82. Shapiro, I., Frankel, V. H. (1989). Biomechanics of the cervical spine. In M. Nordin, V. H. Frankel (Eds.). *Basic Biomechanics of the Musculoskeletal System*. Philadelphia: Lea & Febiger.

83. Snijders, C. J., et al. (1995). Oblique abdominal muscle activity in standing and in sitting on hard and soft surfaces. *Clinical Biomechanics*, 10:73–78.

84. Snijders, C. J., et al. (2004). The influence of slouching and lumbar support on iliolumbar ligaments, intervertebral discs and sacroiliac joints. *Clinical Biomechanics*, 19:323–329.

85. Soderberg, G. L. (1986). *Kinesiology: Application to Pathological Motion*. Baltimore: Williams & Wilkins.

86. Stephenson, J., Swank, A. M. (2004). Core training: Designing a program for anyone. *Strength and Conditioning Journal*, 26:34–38.

87. Swartz, E. E., et al. (2005). Cervical spine functional anatomy and the biomechanics of injury due to compressive loading. *Journal of Athletic Training*, 40:155–161.

88. Takala, E., et al. (1987). Electromyographic activity of hip extensor and trunk muscles during stooping and lifting. In B. Jonsson (Ed.). *Biomechanics X-A*. Champaign, IL: Human Kinetics.

89. Thorstensson, A., Carlson, H. (1987). Fiber types in human lumbar back muscles. *Acta Physiologica Scandinavia*, 131:195–202.

90. Thorstensson, A., et al. (1982). Lumbar back muscle activity in relation to trunk movements during locomotion in man. *Acta Physiologica Scandinavia*, 116:13–20.

91. Thorstensson, A., et al. (1984). Trunk movements in human locomotion. *Acta Physiologica Scandinavia*, 121:9–22.

92. Valencia, F. P., Munro, R. R. (1985). An electromyographic study of the lumbar multifidus in man. *Electromyography and Clinical Neurophysiology*, 25:205–221.

93. Van Herp, G., et al. (2000). Three-dimensional lumbar spinal kinematics: a study of range of movement in 100 healthy subjects aged 20 to 60+ years. *Rheumatology*, 39:1337–1340.

94. Vera-Garcia, F. J. (2006). Effects of different levels of torso activation on trunk muscular and kinematic responses to posteriorly applied sudden loads. *Clinical Biomechanics*, 21:443–455.

95. Vernon-Roberts, B. (1976). The pathology and interrelation of intervertebral disc lesions, osteoarthrosis of the apophyseal joints, lumbar spondylosis and low-back pain. In M. Jayson (Ed.). *The Lumbar Spine and Back Pain*. Kent: Pitman Medical, 83–113.

96. Weiker, G. G. (1989). Evaluation and treatment of common spine and trunk problems. *Clinics in Sports Medicine*, 8:399–417.

97. White, A. A., Panjabi, M. M. (1978). The basic kinematics of the spine. *Spine*, 3:12–20.

98. Wyke, B. (1976). The neurology of lower back pain. In M. Jayson (Ed.). *The Lumbar Spine and Back Pain*. Kent: Pitman Medical, 266–315.

99. Yates, J. W., et al. (1980). Static lifting strength and maximal isometric voluntary contractions of back, arm, and shoulder muscles. *Ergonomics*, 23:37–47.

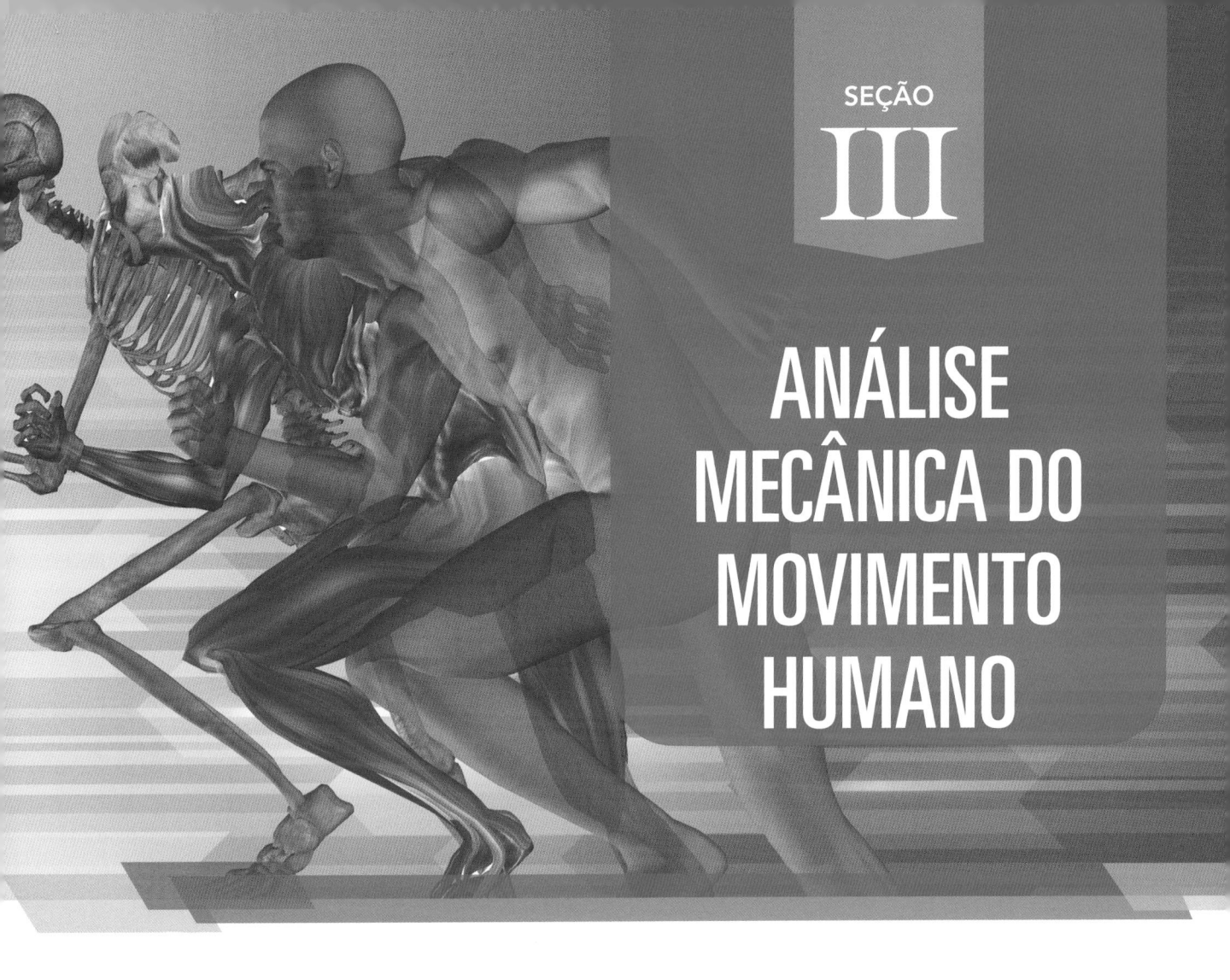

ANÁLISE MECÂNICA DO MOVIMENTO HUMANO

CINEMÁTICA LINEAR

Chama-se **cinemática** o ramo da mecânica que descreve os componentes espaciais e temporais do **movimento**. A descrição envolve posição, velocidade e aceleração de um corpo, sem levar em consideração as forças que causam o movimento. Uma análise cinemática do movimento pode ser tanto qualitativa como quantitativa. Na cinemática, uma **análise qualitativa** é uma descrição não numérica de um movimento com base em uma observação direta. A descrição pode variar desde uma simples dicotomia de desempenho – bom ou ruim – até uma sofisticada identificação das ações articulares. O ponto principal é que a descrição é não numérica e subjetiva. São exemplos o treinador que observa o desempenho de um atleta a fim de corrigir uma imperfeição em sua técnica, o médico que faz uma inspeção visual da marcha depois da aplicação de uma prótese em um membro ou o professor que avalia desempenhos em um teste de habilidade.

Em biomecânica, a ênfase principal está na análise quantitativa. A palavra *quantitativa* implica um resultado numérico. Em uma **análise quantitativa**, o movimento é analisado numericamente com base em medições provenientes de dados coletados durante a realização do movimento. Os movimentos podem então ser descritos com maior precisão e também ser comparados em termos aritméticos com desempenhos precedentes ou subsequentes. Com o advento de tecnologias sofisticadas e disponíveis, atualmente existem sistemas quantitativos à disposição de treinadores, professores e médicos. Muitos desses profissionais, que no passado baseavam suas conclusões em análises qualitativas, uniram-se aos pesquisadores no uso de análises quantitativas. São numerosas as vantagens da análise quantitativa: ela proporciona uma representação completa, objetiva e precisa do movimento. Exemplificando: podólogos e fisioterapeutas têm à sua disposição instrumentos para análise do movimento que lhes permitem quantificar a amplitude de movimento do pé, movimentos quase impossíveis de acompanhar a olho nu. Esses movimentos são importantes na avaliação da função do membro inferior durante a locomoção.

Cinemática linear é um subgrupo da cinemática que estuda de modo particular o movimento em linha reta. Ocorre **translação** ou movimento translacional, nomes atribuídos ao movimento em linha reta, quando todos os pontos em um corpo ou objeto movimentam-se na mesma distância ao longo de um mesmo intervalo de tempo. Na Figura 8.1A, um objeto está sofrendo um movimento de translação. Os pontos A_1 e B_1 se movem até A_2 e B_2, respectivamente, ao mesmo tempo e seguindo trajetórias paralelas. A distância de A_1 até A_2 e de B_1 até B_2 é a mesma e, portanto, ocorreu translação. Um patinador que desliza sobre o gelo mantendo a mesma pose é um bom exemplo de translação. Embora possa parecer que a translação apenas ocorra em uma linha reta, o **movimento linear** pode ocorrer ao longo de uma trajetória curva. Isso chama-se **movimento curvilíneo** (Fig. 8.1B). Embora o objeto se desloque por uma trajetória curva, a distância de A_1 até A_2 e de B_1 até B_2 é a mesma, sendo percorrida no mesmo intervalo de tempo. Exemplificando: um praticante de

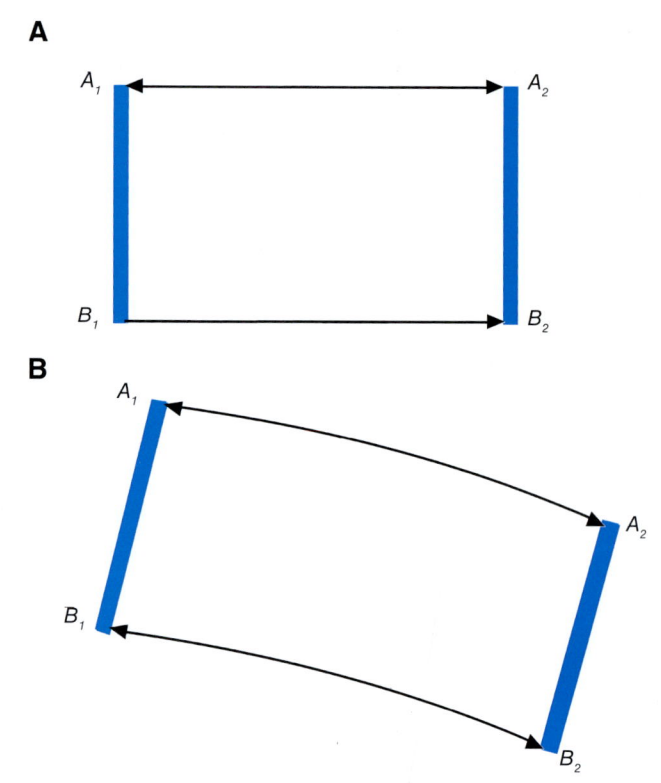

FIGURA 8.1 Tipos de movimento translacional. **A.** Movimento em linha reta, ou retilíneo. **B.** Movimento curvilíneo. Tanto em **A** como em **B**, o movimento de A_1 até A_2 e de B_1 até B_2 é o mesmo e ocorre no mesmo período de tempo.

paraquedismo, ao saltar de um avião antes da abertura do paraquedas, sofrerá um movimento curvilíneo.

Coleta de dados cinemáticos

Há vários métodos pelos quais são coletados dados cinemáticos para utilização em uma análise quantitativa. Laboratórios de biomecânica, por exemplo, podem utilizar acelerômetros que medem diretamente as acelerações de segmentos do corpo. O método mais comum para obtenção de dados cinemáticos é, no entanto, o de sistemas de vídeo de alta velocidade ou de captura optoelétrica de movimentos. Os dados obtidos com sistemas de vídeo de alta velocidade ou optoelétricos registram as posições dos segmentos corporais com referência ao tempo. No caso do vídeo de alta velocidade, esses dados são adquiridos pela fita de vídeo por meio de **digitalização**. Nos sistemas de captura optoelétrica de movimentos, os marcadores no corpo são rastreados por um sensor de câmera que realiza a varredura dos sinais provenientes de diodos emissores de radiação infravermelha (sistema de marcadores ativos) ou a unidade de captura do vídeo funciona como fonte e como gravador da radiação infravermelha que reflete de um marcador retrorreflexivo (sistema de marcadores passivos). A localização dos marcadores é introduzida, na sequência, em um computador, o que elimina a digitalização utilizada nos sistemas de vídeo. Em todos os sistemas, as câmeras são calibradas com um quadro de referência que permite a conversão entre as coordenadas da câmera e um conjunto de coordenadas de marcadores reais conhecidos no campo de visão.

SISTEMAS DE REFERÊNCIA

Antes de qualquer análise, é necessário determinar um sistema de referência espacial. São muitas as opções oferecidas ao profissional de biomecânica com relação a um sistema de referência; contudo, a maioria dos laboratórios utiliza um **sistema de coordenadas cartesianas**. O sistema de coordenadas cartesianas é também conhecido como sistema de referência retangular. Ele pode ser tanto bidimensional (2D) como tridimensional (3D).

O sistema de referência 2D consiste em dois eixos imaginários perpendiculares um ao outro (Fig. 8.2*A*). Comumente, os dois eixos (*x*, *y*) estão posicionados de modo que um deles fique vertical (*y*) e o outro, horizontal (*x*), embora possam ser posicionados de qualquer maneira. Deve-se enfatizar que as designações desses eixos como *x* ou *y* são arbitrárias. Eles poderiam facilmente se chamar a ou b. O que é importante é ter consistência na nomenclatura dos eixos. Esses dois eixos (*x* e *y*) formam um plano que é conhecido como plano *x-y*.

Exemplificando, em certas circunstâncias, os eixos podem ser realinhados de tal modo que um eixo (*y*) avance acompanhando o eixo longitudinal de um segmento, e o outro eixo (*x*) seja perpendicular ao eixo *y*. Quando o segmento se move, o eixo *y* correspondente ao eixo longitudinal do segmento também se move, o que significa que o eixo *y* não precisa ser necessariamente vertical (Fig. 8.2*B*). Esse sistema de referência local permite a identificação de um ponto no corpo relativo a um segmento real do corpo, e não a um ponto de referência externo.

Existe um programa de computador chamado MaxTRAQ que pode ser utilizado para reforçar muitos dos conceitos ilustrados neste e nos próximos capítulos. Para obter uma cópia de MaxTRAQ, acesse o *site* abaixo e siga as instruções. Depois de ter baixado o programa, recomenda-se enfaticamente que você utilize o tutorial, para entender como o programa funciona.

Fonte: http://www.innovision-systems.com/lippincott/index.html

Um par ordenado de números é utilizado para determinar qualquer ponto com referência aos eixos, e a intersecção ou origem dos eixos é designada como (0, 0). Esse par de números é sempre designado pela ordem horizontal ou pelo valor de *x*, seguido pela vertical ou valor de *y*. Portanto, esses valores são conhecidos como **ordenada** (coordenada horizontal) e **abscissa** (coordenada vertical), respectivamente. A ordenada (valor de *x*) refere-se à distância desde o eixo vertical, e a abscissa (valor de *y*) refere-se à distância desde o eixo horizontal. Habitualmente, as coordenadas são escritas como (horizontal; vertical; ou *x*, *y*), podendo ser utilizadas para designar qualquer ponto no plano *x-y*.

Usa-se um sistema de referência 2D quando o movimento que está sendo descrito é planar. Exemplificando: se podemos observar que o objeto ou corpo está se deslocando para cima ou para baixo (verticalmente) e para a direita ou para a esquerda (horizontalmente), segundo observação de uma direção, o movimento é planar. Um sistema de referência 2D resulta em quatro quadrantes nos

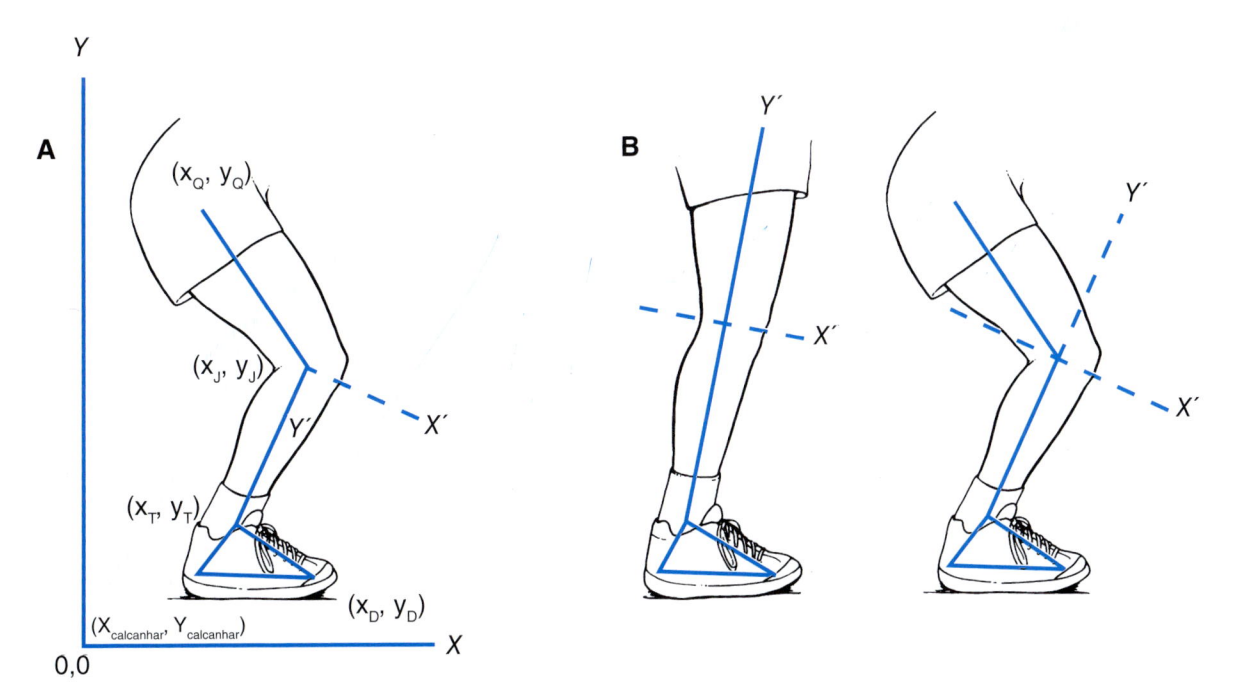

FIGURA 8.2 **A.** Sistema de referência bidimensional que define o movimento de todos os pontos digitalizados em um fotograma. **B.** Sistema de referência bidimensional aplicado ao centro da articulação do joelho com o eixo y definindo o eixo longitudinal da tíbia.

quais os movimentos para a esquerda da origem resultam em valores de *x* negativos e movimentos para baixo da origem resultam em valores de *y* negativos (Fig. 8.3). É vantajoso posicionar o sistema de referência de tal modo que todos os pontos se situem dentro do primeiro quadrante, onde tanto os valores de *x* como de *y* são positivos.

Se um indivíduo flexionasse e abduzisse a coxa durante a sua projeção para a frente e lateralmente para fora, o movimento não seria planar, mas 3D. Consequentemente, nesse caso, deve ser utilizado um sistema de coordenadas tridimensional para descrever o movimento. Esse sistema de referência possui três eixos, cada um perpendicular ou ortogonal aos demais, para a descrição de uma posição relativa ao eixo horizontal ou *x*, ao eixo vertical ou *y* e ao eixo mediolateral ou *z*. Em qualquer espaço físico, há necessidade de três tipos de informação para a localização precisa de partes do corpo ou de qualquer ponto importante, porque o conceito de profundidade (eixo *z*; medial e lateral) deve ser acrescentado aos componentes bidimensionais de altura (eixo *y*; para cima e para baixo) e de largura (eixo *x*; para a frente e para trás). Em um sistema tridimensional (Fig. 8.4), as coordenadas são escritas como (horizontal; vertical; mediolateral; ou *x*, *y* e *z*). A intersecção dos eixos ou origem é definida como (0, 0, 0) no espaço 3D. Todos os valores de coordenadas são positivos no primeiro quadrante do sistema de referência, onde os movimentos são horizontais e para a direita (*x*), verticais e para cima (*y*) e horizontais e para a frente (*z*). De modo correspondente, os movimentos negativos são para a esquerda (*x*), para baixo (*y*) e para trás (*z*). Nesse sistema, as coordenadas podem designar qualquer ponto em uma superfície, não apenas em um plano, como ocorre no sistema de referência bidimensional. A análise cinemática 3D do movimento humano é muito mais complexa que uma análise 2D e não será tratada neste livro.

A Figura 8.5 ilustra um sistema de coordenadas 2D e como um ponto é referido nesse sistema. Nessa figura, o

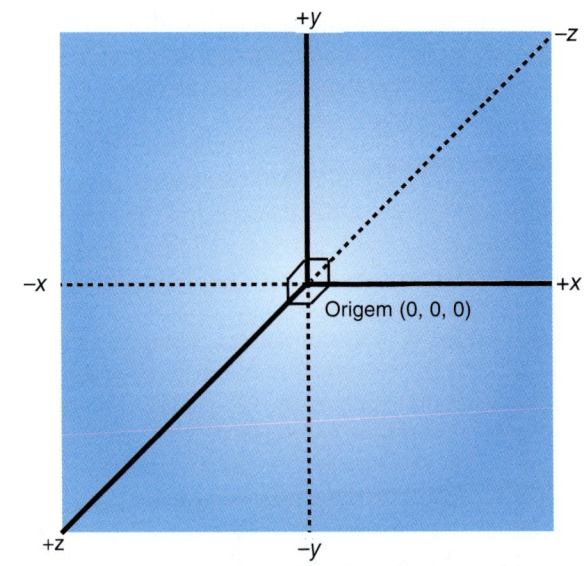

FIGURA 8.4 Sistema de coordenadas tridimensional.

ponto A situa-se a 5 unidades do eixo *y* e a 4 unidades do eixo *x*. A designação do ponto A é (5,4). É importante lembrar de que o número designado como coordenada *x* determina sua distância do eixo *y*, e a coordenada *y* determina sua distância do eixo *x*. A distância da origem até o ponto é chamada resultante (*r*), podendo ser determinada com a aplicação do **teorema de Pitágoras**, conforme se segue:

$$r = \sqrt{x^2 + y^2}$$

No exemplo da Figura 8.5:

$$r = \sqrt{5^2 + 4^2}$$
$$= 6,40$$

Antes de registrar o movimento, em geral, o biomecânico aplica marcadores nos pontos de referência dos segmentos do corpo a serem analisados, permitindo, mais tarde, a identificação da posição e movimento do segmento em questão. Exemplificando: se o biomecânico estiver inte-

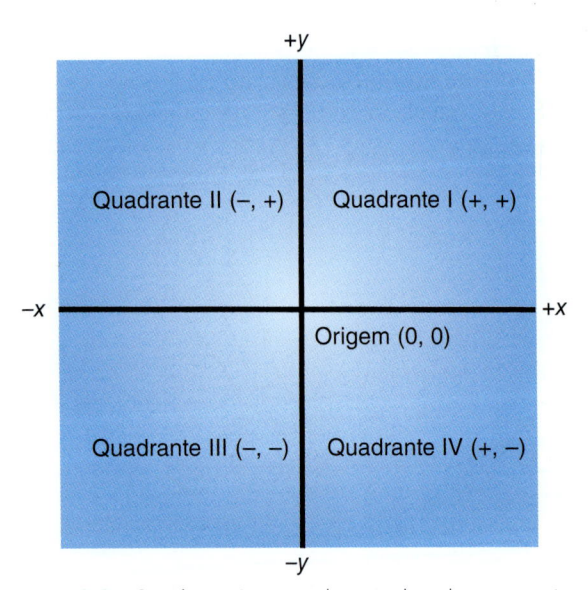

FIGURA 8.3 Quadrantes e sinais das coordenadas em um sistema de coordenadas bidimensional.

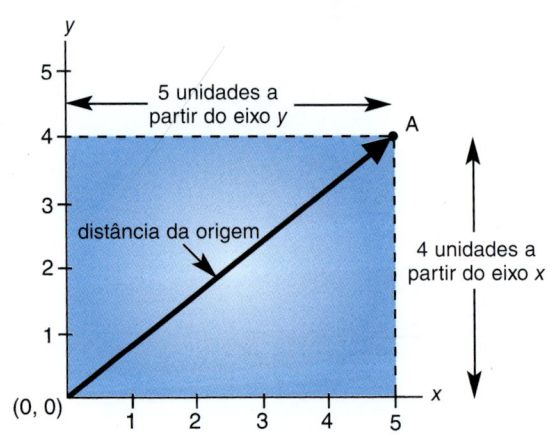

FIGURA 8.5 Sistema de coordenadas bidimensional ilustrando o par ordenado de números que definem um ponto em relação à origem.

ressado em uma vista sagital (2D) da atividade de caminhar ou correr, uma aplicação típica de marcadores poderia ser: dedo do pé, quinto metatarsal e calcâneo no pé; maléolo lateral do tornozelo; côndilo lateral no joelho; trocanter maior no quadril e a crista ilíaca. A Figura 8.6 é um fotograma isolado do registro ilustrativo da vista sagital de um corredor usando esses marcadores específicos. O Apêndice C apresenta coordenadas 2D para um ciclo completo de caminhada usando esses marcadores específicos.

Para uma análise 2D ou 3D, aplica-se um sistema global de coordenadas em cada quadro de dados, com a origem no mesmo local em cada fotograma. Dessa forma, cada localização de ponto de referência do segmento poderá ser apresentada de acordo com os mesmos eixos x-y (ou x-y-z), sendo identificada em cada fotograma pela duração do movimento.

Consulte os dados referentes à caminhada no Apêndice C: usando o primeiro fotograma, assinale os pares ordenados das coordenadas x-y para cada um dos pontos de referência dos segmentos e trace linhas conectando os pontos de referência dos segmentos. Com isso, será criada uma figura linear.

FATORES TEMPORAIS DO MOVIMENTO

A análise dos fatores temporais no movimento humano é uma abordagem inicial à análise biomecânica. Na locomoção humana, podem ser investigados fatores como cadência, duração da passada, duração da fase de apoio ou de sustentação (quando o corpo está sustentado por um membro), duração da fase de balanço (quando o membro está se projetando em preparação para o próximo contato com o solo) e período de não sustentação. O conhecimento dos padrões temporais de um movimento é fundamental em uma análise cinemática, pois ocorrem mudanças na posição ao longo do tempo.

Na análise cinemática, o intervalo de tempo entre cada fotograma é determinado pela velocidade de amostragem ou de captura de fotogramas da câmera ou sensor. Isso forma a base para a contagem do tempo (cronometragem) do movimento. Câmeras de vídeo adquiridas em lojas de aparelhos eletrônicos geralmente operam na velocidade de 24 a 30 campos ou fotogramas por segundo (fps). Câmeras de vídeo ou unidades de captura de movimento de alta velocidade, comumente utilizadas em estudos biomecânicos, podem operar em velocidades de 60, 120, 180 ou 200 fps. A 60 fps, o tempo transcorrido entre cada imagem e fotograma é de 1/60 s (0,01667 s); a 200 fps, esse tempo é de 1/200 s (0,005 s). Comumente, um evento-chave no início do movimento é designado como o fotograma inicial para digitalização. Por exemplo, em uma análise da marcha, o primeiro evento pode ser considerado como o contato do calcanhar do pé situado ao lado da câmera com o solo. Com o contato do pé do lado da câmera ocorrendo no tempo zero, todos os eventos subsequentes no movimento serão cronometrados a partir desse evento. Os dados coletados para o experimento de caminhada no Apêndice C foram determinados por esse procedimento, sendo apresentados a partir do tempo zero, com o contato do calcanhar direito, e até 1,15 s mais tarde, quando ocorre o próximo contato do calcanhar do pé direito. O tempo de 1,15 s foi calculado com base na velocidade de amostragem de 60 fps; o tempo transcorrido entre fotogramas é 0,01667 s, e foram coletados 69 fotogramas.

UNIDADES DE MEDIDA

Se for realizada uma análise quantitativa, haverá necessidade de informar os resultados nas unidades de medida corretas. Em biomecânica, utiliza-se exclusivamente o Sistema Internacional de Unidades (SI) na literatura de pesquisa científica. Todas as quantidades de um sistema de medidas têm uma dimensão associada a ele. O termo dimensão representa a natureza de uma quantidade. No SI, as dimensões básicas são massa, comprimento, tempo e temperatura. Cada dimensão tem uma unidade a ela associada. As unidades básicas do SI são quilograma (massa), metro (comprimento), segundo (tempo), kelvin (temperatura), ampère (corrente elétrica), mol (quan-

> Se você baixou o programa MaxTRAQ, poderá utilizá-lo para digitalizar qualquer um dos arquivos de vídeo e criar uma figura linear com base em seus marcadores digitalizados.

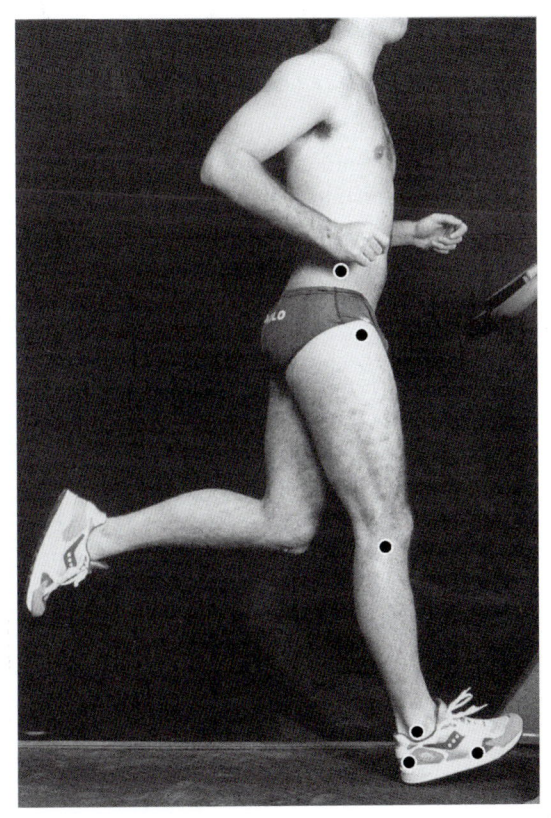

FIGURA 8.6 Corredor com as marcações em sua perna direita para uma análise cinemática sagital.

tidade de matéria) e candela (intensidade luminosa). Todas as demais unidades utilizadas em biomecânica são derivadas dessas unidades básicas. As unidades SI e suas abreviaturas e fatores de conversão estão apresentados no Apêndice A. Considerando-se que as unidades SI são utilizadas com mais frequência na biomecânica, as usaremos neste livro.

VETORES E ESCALARES

Certas quantidades, tais como massa, distância e volume, podem ser plenamente descritas por sua quantidade ou magnitude. São quantidades **escalares**. Por exemplo, quando uma pessoa participa de uma corrida de 5 km, a distância ou magnitude da corrida é 5 km. Outras quantidades escalares que podem ser descritas com um número simples são massa, volume e velocidade. Mas há outras quantidades que não podem ser completamente descritas apenas por sua magnitude. Essas quantidades são chamadas **vetores**, sendo descritas tanto pela magnitude como pela direção. Exemplificando: quando um objeto sofre deslocamento, a distância e a direção são importantes. Como muitas das quantidades calculadas na análise cinemática são vetores, é necessário que os compreendamos inteiramente.

Os vetores são representados por uma seta, com a magnitude representada pelo comprimento da linha e com a seta apontando para a direção apropriada (Fig. 8.7). Vetores serão iguais se suas magnitudes forem iguais e se estiverem apontando para a mesma direção.

Vetores podem ser somados. Graficamente, os vetores podem ser adicionados pelo posicionamento da origem do vetor na extremidade do outro vetor (Fig. 8.8A). Na Figura 8.8B, os vetores não apontam para a mesma direção, mas ainda assim a origem de B pode ser aplicada à extremidade de A. A união da origem de B à extremidade de A gera o vetor C, que é a soma de A + B ou a **resultante** dos dois vetores. A subtração de vetores é realizada pela adição do negativo de um dos vetores. Ou seja:

$$C = A - B$$

ou

$$C = A + (-B)$$

Essa operação está ilustrada na Figura 8.8C.

Vetores também podem ser submetidos a formas de multiplicação que são utilizadas principalmente em análises 3D; essa operação não será descrita neste livro. No entanto, discutiremos a multiplicação por um escalar. A multiplicação de um vetor por um escalar muda a magnitude do vetor, mas não sua direção. Portanto, a multiplicação por 3 (um escalar) vezes o vetor A é o mesmo que a soma de A + A + A (Fig. 8.8D).

Um vetor também pode ser resolvido, ou decomposto em seus componentes horizontal e vertical. Na Figura 8.9A, o vetor a é ilustrado com seus componentes horizontal e vertical. O vetor pode ser resolvido nesses componentes usando-se as funções trigonométricas seno e cosseno (ver o Apêndice B). Um triângulo retângulo pode consistir em dois componentes e no próprio vetor. Considere um triângulo retângulo com lados x, y e a, em que a é a hipotenusa do triângulo (Fig. 8.9B). O seno do ângulo teta (θ) é definido como:

$$\text{sen } \theta = \frac{\text{comprimento do lado oposto a } \theta}{\text{hipotenusa}}$$

ou

$$\text{sen } \theta = \frac{y}{r}$$

O cosseno do ângulo θ é definido como:

$$\cos \theta = \frac{\text{comprimento do lado adjacente a } \theta}{\text{hipotenusa}}$$

ou

$$\cos \theta = \frac{x}{r}$$

Se os componentes vetoriais y e a e a resultante r formam um triângulo retângulo e se são conhecidos o comprimento do vetor resultante e o ângulo (θ) do vetor com

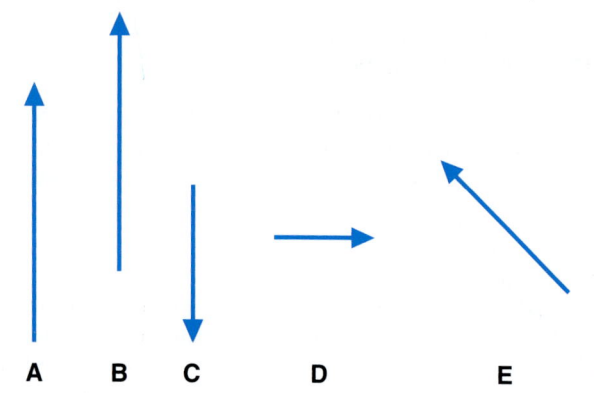

FIGURA 8.7 Vetores. Apenas os vetores *A* e *B* são iguais, porque são equivalentes em magnitude e direção.

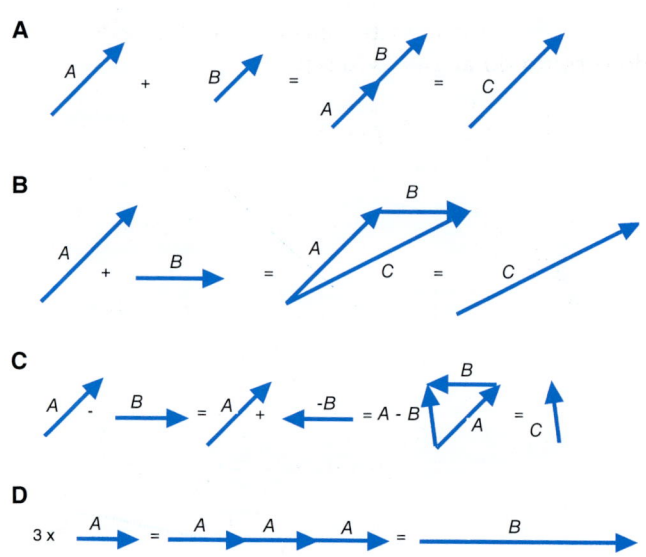

FIGURA 8.8 Operações vetoriais ilustradas graficamente. **A** e **B**. Adição. **C**. Subtração. **D**. Multiplicação por um escalar.

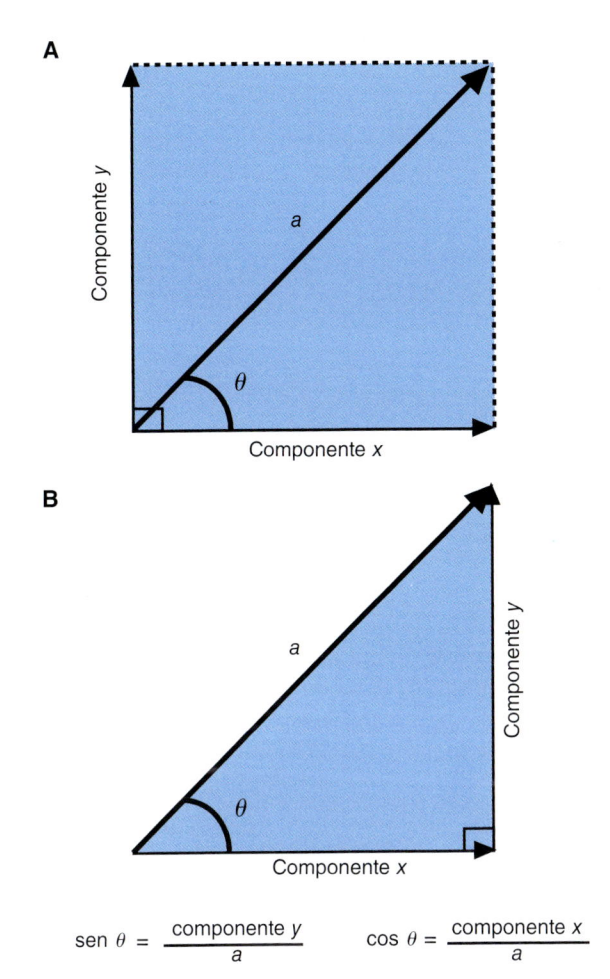

$$\text{sen } \theta = \frac{\text{componente } y}{a} \qquad \cos \theta = \frac{\text{componente } x}{a}$$

FIGURA 8.9   Vetor *a* resolvido em seus componentes horizontal (*x*) e vertical (*y*) usando-se as funções trigonométricas seno e cosseno. **A.** Componentes. **B.** Os componentes e o vetor formam um triângulo retângulo.

a horizontal, podem ser usados o seno e o cosseno para solucionar os componentes.

Por exemplo, se o vetor resultante tem um comprimento de 7 unidades e o vetor forma um ângulo de 43°, o componente horizontal é determinado usando-se a definição do **cosseno do ângulo**. Ou seja:

$$\cos 43° = \frac{x}{a}$$

Se cos 43° é 0,7314 (ver o Apêndice B), podemos rearranjar essa equação para solucionar o componente horizontal:

$$\begin{aligned} x &= a \cos 43° \\ &= 7 \times 0,7314 \\ &= 5,12 \end{aligned}$$

O componente vertical é encontrado usando-se a definição do **seno do ângulo**. Ou seja:

$$\text{sen } 43° = \frac{y}{a}$$

e, se sen 43° é 0,6820 (ver o Apêndice B), podemos rearranjar essa equação para solucionar o componente vertical *y*:

$$\begin{aligned} y &= a \text{ sen } 43° \\ &= 7 \times 0,6820 \\ &= 4,77 \end{aligned}$$

Portanto, os comprimentos dos componentes horizontal e vertical são 5,12 e 4,77, respectivamente. Esses dois valores identificam o ponto em relação à origem do sistema de coordenadas.

Frequentemente, os vetores estarão voltados para direções relativas à origem que não se encontram no primeiro quadrante (Fig. 8.3). Tome-se, por exemplo, o vetor ilustrado na Figura 8.10. Nesse caso, um vetor com comprimento de 12 unidades situa-se fazendo um ângulo de 155°, o que o posiciona no segundo quadrante, onde os valores de *x* estão à esquerda e são negativos. A resolução desse vetor em seus componentes vertical e horizontal pode ser calculada de diversas maneiras, dependendo do ângulo escolhido para cálculo. O componente vertical do vetor pode ser calculado do seguinte modo:

$$\begin{aligned} y &= a \text{ sen } \theta_1 \\ &= a \text{ sen } 155° \\ y &= 12 \times 0,4226 \\ &= 5,07 \end{aligned}$$

ou se a escolha recair em θ_2:

$$\begin{aligned} y &= a \cos \theta_2 \\ y &= a \cos 65° \\ y &= 12 \times 0,4226 \\ &= 5,07 \end{aligned}$$

ou, ainda, se a opção for θ_3:

$$\begin{aligned} y &= a \text{ sen } \theta_3 \\ y &= a \text{ sen } 25° \\ y &= 12 \times 0,4226 \\ &= 5,07 \end{aligned}$$

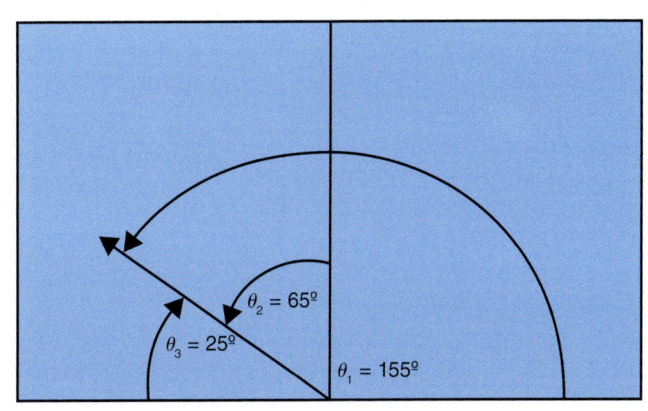

FIGURA 8.10   A orientação de um vetor pode ser descrita em relação a diversas referências como, por exemplo, a horizontal à direita (θ_1), a vertical (θ_2) e a horizontal à esquerda (θ_3).

De modo análogo, o componente horizontal do vetor pode ser calculado usando-se os mesmos ângulos:

$$x = a \cos \theta_1$$
$$x = a \cos 155°$$
$$x = 12 \times -0,9063$$
$$= -10,88$$

ou se a escolha recair em θ_2:

$$x = a \operatorname{sen} \theta_2$$
$$x = a \operatorname{sen} 65°$$
$$x = 12 \times 0,9063$$
$$= -10,88$$

(x é negativo no Quadrante II) ou, ainda, se a opção for θ_3:

$$x = a \cos \theta_3$$
$$x = a \cos 25°$$
$$x = 12 \times 0,9063$$
$$= -10,88$$

É comum trabalhar com vários vetores que precisam ser combinados para a avaliação do vetor resultante. Os vetores podem ser graficamente combinados mediante a conexão de suas extremidades a suas origens, unindo-se a origem do primeiro vetor à extremidade do último para obtenção do vetor resultante (Fig. 8.8). Isso também pode ser feito pela resolução, em primeiro lugar, de cada vetor nos componentes x e y utilizando-se a técnica trigonométrica descrita anteriormente e, em seguida, aplicando outra técnica para compor o vetor resultante.

Para ilustrar: os dois vetores mostrados na Figura 8.8B terão valores determinados por comprimento 10 e $\theta = 45°$ para o vetor A, e comprimento 5 e $\theta = 0°$ para o vetor B. A primeira etapa consiste em resolver cada vetor em seus componentes vertical e horizontal.

Vetor A:

$$y = 10 \operatorname{sen} 45°$$
$$y = 10 \times 0,7071$$
$$= 7,07$$
$$x = 10 \cos 45°$$
$$x = 10 \times 0,7071$$
$$= 7,07$$

Vetor B:

$$y = 5 \operatorname{sen} 0°$$
$$y = 5 \times 0,0$$
$$= 0$$
$$x = 5 \cos 0°$$
$$x = 5 \times 1,000$$
$$= 5,00$$

Para determinar a magnitude do vetor resultante, os componentes horizontal e vertical de cada vetor são somados e resolvidos pela aplicação do teorema de Pitágoras:

	Componentes horizontais	Componentes verticais
Vetor A	7,07	7,07
Vetor B	5,00	0,00
Soma (Σ)	12,07	7,07

$$C = \sqrt{x^2 + y^2}$$
$$C = \sqrt{12,7^2 + 7,07^2}$$
$$= \sqrt{145,69 + 49,99}$$
$$= \sqrt{195,68}$$
$$= 13,99$$

Para determinar o ângulo do vetor resultante, usam-se as funções trigonométricas **tangente** e arco tangente (ver o Apêndice B). Neste exemplo, essas funções podem ser utilizadas para calcular o ângulo entre os vetores:

$$\tan \theta = \frac{\text{componente } y}{\text{componente } x}$$

$$\theta = \text{arco tan} \left(\frac{7,07}{12,07} \right)$$

$$\theta = \text{arco tan} \left(0,5857 \right)$$

$$= 30,36°$$

O vetor C resultante tem um comprimento de 13,99 e um ângulo de 30,36°. Essa composição de vários vetores pode ser aplicada a qualquer quantidade de vetores.

Posição e deslocamento

POSIÇÃO

A posição de um objeto refere-se à sua localização no espaço em relação a algum referencial. Unidades de comprimento são utilizadas para medir a posição de um objeto a partir de um eixo de referência. Tendo em vista que o sistema métrico é sempre empregado em estudos de biomecânica, a unidade de comprimento mais comumente utilizada é o metro. Tome-se como exemplo um praticante de salto de plataforma em pé em uma torre de 10 m em relação à superfície da água. O referencial é a superfície da água, e a posição do mergulhador é 10 m acima do referencial. A posição do mergulhador pode ser determinada ao longo do salto, com uma altura medida a partir da superfície da água. Conforme previamente mencionado, a análise de fotogramas de vídeo ou de sensores determina a posição de um corpo ou de um ponto de referência de segmento corporal em relação a dois referenciais em um sistema de referência 2D, o eixo x e o eixo *y*. O exemplo da caminhada no Apêndice C contém o fotograma de referência 2D originado no solo, no meio da área experimental. Isso torna positivos todos os valores de *y*, já que eles são medidos em relação ao solo, e todos os valores de *x* positivos ou negativos, dependendo de onde estiver o segmento do corpo: ou atrás (2) ou à frente (1) da origem no meio da área de caminhada.

DESLOCAMENTO E DISTÂNCIA

Quando o mergulhador salta da plataforma, ocorre movimento, como acontece sempre que um objeto ou corpo muda de posição. Os objetos não podem mudar instantaneamente de posição, então, deve-se atentar ao fator tempo ao considerar o movimento. O movimento pode ser pensado, portanto, como uma mudança progressiva da posição ao longo do tempo. Nesse exemplo, o mergulhador sofreu um deslocamento de 10 m desde a plataforma de mergulho até a água. O deslocamento é medido em uma linha reta, desde uma posição até a posição seguinte. Não se deve confundir deslocamento com distância.

A distância percorrida por um objeto pode ou não ser uma linha reta. Na Figura 8.11, um corredor inicia uma corrida, corre até o ponto A, vira à direita e corre até o ponto B, vira à esquerda e corre até o ponto C, vira à direita e corre até o ponto D e, finalmente, vira à esquerda até o ponto final da corrida. A distância é o comprimento real da trajetória percorrida. Por outro lado, deslocamento é uma linha reta entre o local de partida e o final da corrida.

O deslocamento é definido tanto pelo alcance do movimento do objeto desde sua posição de partida como pela direção em que ele se moveu. Considerando que o deslocamento descreve intrinsecamente a magnitude e a direção da mudança na posição, trata-se de uma quantidade vetorial. A distância, por se referir apenas ao alcance do movimento de um objeto, é uma quantidade escalar.

A letra grega maiúscula delta (Δ) refere-se a uma mudança em um parâmetro; assim, Δs significa uma mudança em *s*. Se *s* representa a posição de um ponto, então Δs é o deslocamento desse ponto. As letras f e i subscritas referem-se, respectivamente, à posição final e inicial, com a implicação lógica de que a posição final ocorreu depois da posição inicial. Em termos matemáticos, deslocamento (Δs) é empregado para o caso geral:

$$\Delta s = s_f - s_i$$

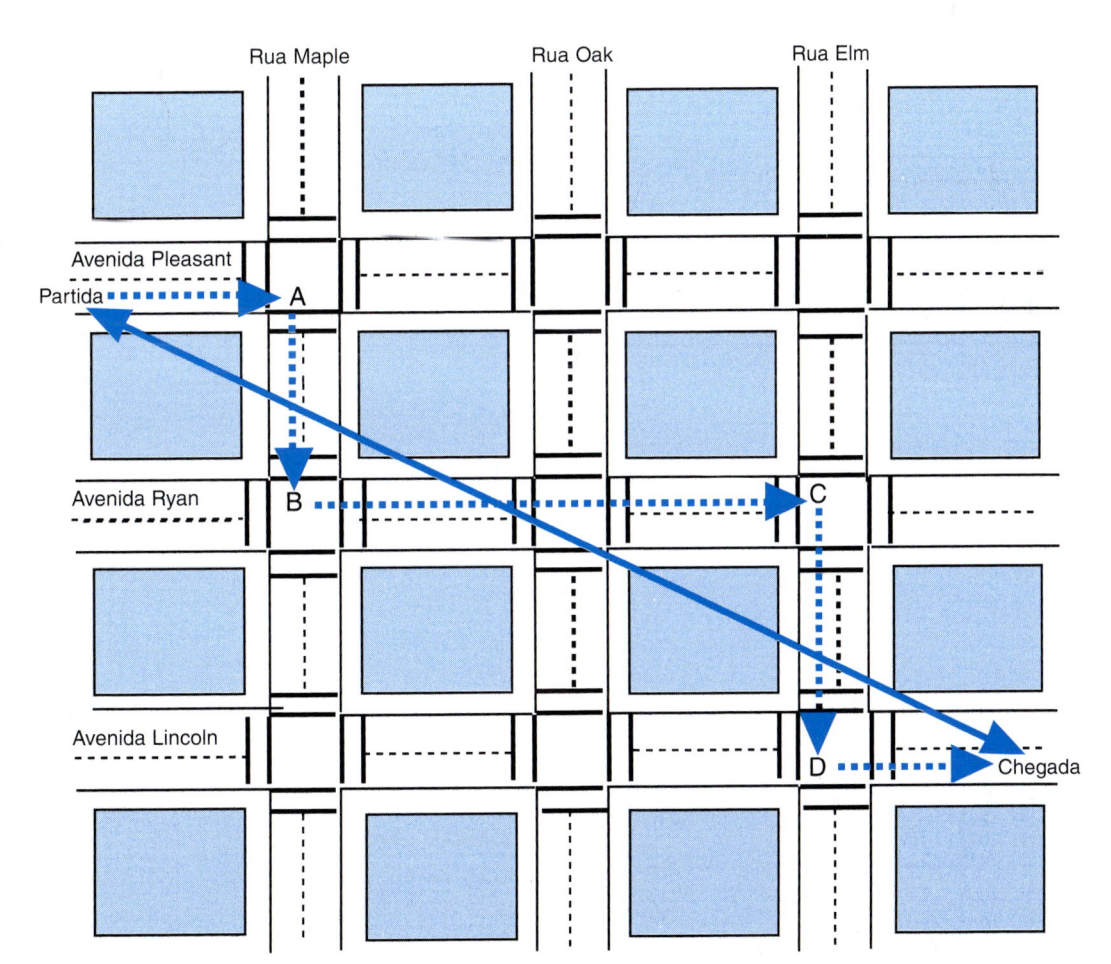

FIGURA 8.11   Um corredor se movimenta ao longo da trajetória representada pela *linha pontilhada*. O comprimento dessa trajetória é a distância percorrida. O comprimento da *linha contínua* é o deslocamento.

em que s_f é a posição final e s_i é a posição inicial. O deslocamento para cada componente de posição pode também ser calculado como se segue:

$$\Delta x = x_f - x_i$$

para deslocamento horizontal e

$$\Delta y = y_f - y_i$$

para deslocamento vertical.

O deslocamento resultante pode também ser calculado utilizando-se a relação de Pitágoras, conforme se segue:

$$r = \sqrt{\Delta x^2 + \Delta y^2}$$

Por exemplo, se um objeto se encontra na posição A (2, 1) no tempo 0,02 s e na posição B (7,7) no tempo 0,04 s (Fig. 8.12A), os deslocamentos horizontal e vertical são:

$$\Delta x = 7 \text{ m} - 2 \text{ m}$$
$$= 5 \text{ m}$$
$$\Delta y = 7 \text{ m} - 1 \text{ m}$$
$$= 6 \text{ m}$$

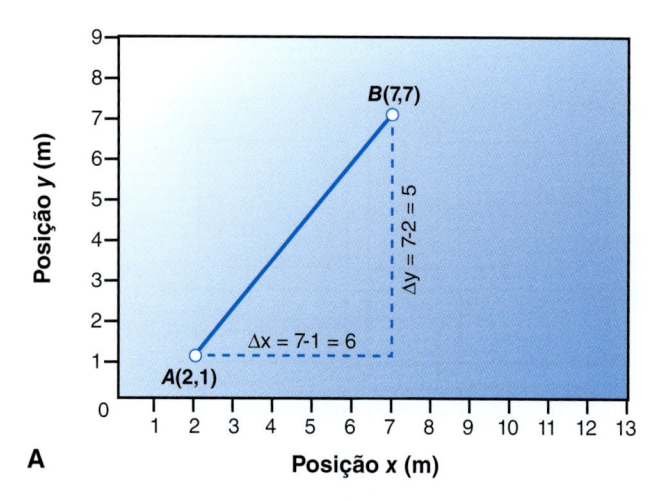

A

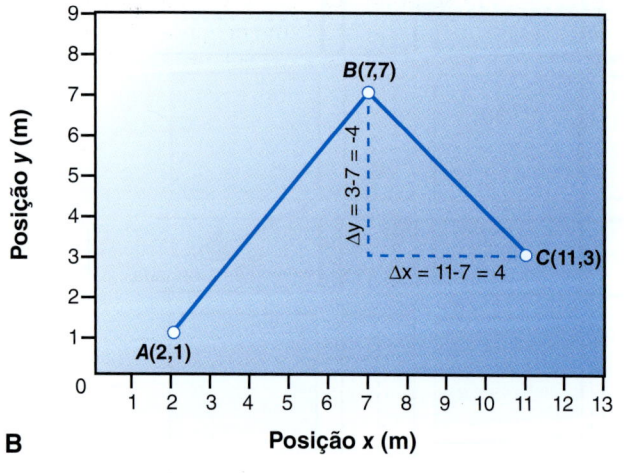

B

FIGURA 8.12 Os deslocamentos horizontal e vertical em um sistema de coordenadas da trajetória de **(A)** A a B e **(B)** de B a C.

Utilizando MaxTRAQ, importe o arquivo de vídeo da mulher andando. Localize o quadro (*frame*) no qual o pé direito faz o primeiro contato com o chão. Quais são os deslocamentos horizontal, vertical e resultante da cabeça entre esse quadro e o quadro subsequente, quando os dois pés estão em contato com o chão?

O objeto deslocou-se 5 m horizontalmente e 6 m verticalmente. O movimento também pode ser descrito como à direita e para cima em relação à origem do sistema de referência. O deslocamento resultante ou comprimento do vetor de *A* até *B* pode ser calculado como:

$$r = \sqrt{6^2 \text{m} + 5^2 \text{m}}$$
$$= 7,81 \text{ m}$$

A direção do deslocamento do vetor de *A* até *B* pode ser calculada como:

$$\theta = \text{arco tan}\left(\frac{6}{5}\right)$$
$$\theta = 1,2$$
$$= 50,2°$$

Portanto, o ponto deslocou-se 7,81 m para cima e para a direita da origem em um ângulo de 50,2°.

Considere a Figura 8.12*B*. Em uma posição sucessiva ao ponto *B*, o objeto se movimentou para a posição *C* (11,3). O deslocamento é:

$$\Delta x = 11 \text{ m} - 7 \text{ m}$$
$$= 4 \text{ m}$$
$$\Delta y = 3 \text{ m} - 7 \text{ m}$$
$$= -4 \text{ m}$$

O objeto teria sido deslocado por 4 m horizontalmente e por – 4 m verticalmente, ou 4 m para a direita em afastamento do eixo *y* e 4 m para baixo na direção do eixo *x*. O deslocamento resultante entre os pontos *B* e *C* pode ser calculado como:

$$r = \sqrt{4^2 \text{m} + 4^2 \text{m}}$$
$$= 5,66 \text{m}$$

A direção do deslocamento do vetor de *B* até *C* pode ser calculada como:

$$\theta = \text{arco tan}\left(\frac{-4}{4}\right)$$
$$\theta = \text{arco tan}(-1)$$
$$= -45°$$

O deslocamento a partir do ponto *B* até *C* é 5,66 m para a direita e para baixo na direção do eixo *x* a partir do ponto *B*, em um ângulo de 45° abaixo da horizontal.

Velocidade vetorial e velocidade escalar

Velocidade escalar é definida como a distância percorrida dividida pelo tempo consumido ao percorrê-la. Em automóveis, por exemplo, a velocidade escalar é registrada continuamente pelo velocímetro conforme o motorista se desloca de um local para outro. No caso do automóvel, a velocidade escalar é medida em quilômetros por hora. Assim:

$$\text{Velocidade escalar} = \frac{\text{distância}}{\text{tempo}}$$

No uso cotidiano, os termos *velocidade vetorial* e *velocidade escalar* são utilizados de maneira intercambiável, mas velocidade vetorial descreve magnitude e direção, enquanto a velocidade escalar descreve apenas magnitude. Em corridas de rua, geralmente a partida fica próxima da linha de chegada, e a velocidade vetorial ao longo de toda a corrida pode ser bastante pequena. Nesse caso, a velocidade escalar pode ser mais importante para o participante.

Velocidade vetorial é uma quantidade definida como a mudança de posição pelo tempo consumido. Em estudos de biomecânica, no entanto, a velocidade vetorial é mais importante que a velocidade escalar. Comumente, a velocidade vetorial é designada pela letra *v* minúscula, e o tempo, pela letra *t* minúscula. A velocidade vetorial pode ser determinada por:

$$v = \frac{\text{deslocamento}}{\text{tempo}}$$

Especificamente, velocidade vetorial é:

$$v = \frac{\text{posição}_f - \text{posição}_i}{\text{tempo na posição final} - \text{tempo na posição inicial}}$$

$$= \frac{\text{mudança na posição}}{\text{mudança no tempo}}$$

$$= \frac{\Delta s}{\Delta t}$$

A unidade de velocidade mais comumente utilizada nos estudos biomecânicos é metro por segundo (m/s ou m·s^{-1}), embora qualquer unidade de comprimento dividida por uma unidade de tempo esteja correta, desde que seja apropriada para a situação. As unidades para velocidade vetorial podem ser determinadas pela aplicação da fórmula para velocidade vetorial e divisão das unidades de comprimento por unidades de tempo.

$$\text{Velocidade vetorial} = \frac{\text{deslocamento (m)}}{\text{tempo (segundos)}}$$

$$= \text{m/s} \ \text{ou} \ \text{m·s}^{-1}$$

Considere a posição de um objeto que está em um ponto A (2, 4) no tempo 1,5 s e que se movimentou para o ponto B (4,5; 9) no tempo 5 s. A velocidade vetorial horizontal (v_x) é:

$$v_x = \frac{4,5 \text{ m} - 2 \text{ m}}{5 \text{ s} - 1,5 \text{ s}}$$

$$= \frac{2,5 \text{ m}}{3,5 \text{ s}}$$

$$= 0,71 \text{ m/s}$$

A velocidade vetorial vertical (v_y) pode ser determinada de modo semelhante:

$$v_y = \frac{9 \text{ m} - 4 \text{ m}}{5 \text{ s} - 1,5 \text{ s}}$$

$$= \frac{5 \text{ m}}{3,5 \text{ s}}$$

$$= 1,43 \text{ m/s}$$

A magnitude resultante ou velocidade total pode ser calculada usando-se a relação de Pitágoras, conforme se segue:

$$v = \sqrt{0,71^2 + 1,43^2}$$

$$= \sqrt{2,55}$$

$$= 1,60 \text{ m/s}$$

A direção resultante da velocidade é:

$$\tan \theta = \frac{y}{x}$$

$$\theta = \text{arco tan}\left(\frac{1,43}{0,71}\right)$$

$$\theta = \text{arco tan}(2,04)$$

$$= 63,92°$$

A Tabela 8.1 apresenta exemplos de medidas de velocidade. Como se pode ver, existe grande variedade de velocidades no movimento humano, indo desde a faixa de 0,7 a 1 m/s para uma caminhada lenta até 43 a 50 m/s para a cabeça de um taco de golfe durante uma tacada.

Utilizando MaxTRAQ, importe o arquivo de vídeo da mulher andando. Localize o quadro (*frame*) no qual o pé direito faz o primeiro contato com o chão. Digitalize a orelha direita nesse quadro e nos quatro quadros subsequentes. O tempo transcorrido entre quadros é 0,0313 s. Quais são as velocidades horizontal, vertical e resultante da cabeça entre esse quadro e o quadro subsequente?

TABELA 8.1 — Exemplos de velocidade linear

Ação	Velocidade linear (m/s)
Velocidade vetorial da cabeça do taco de golfe para a frente no impacto (23)	43
Velocidade vetorial de aproximação do salto em altura	7-8
Velocidade vetorial horizontal e vertical do salto em altura na decolagem (8)	4,2; 4
Velocidade vetorial de aproximação do salto em distância (22)	9,5-10
Arremesso de beisebol, velocidade vetorial de uma bola rápida ao ser lançada (10)	35,1
Arremesso de beisebol, velocidade vetorial de uma bola em curva ao ser lançada (10)	28,2
Velocidade vetorial vertical na decolagem, salto agachado e salto de contra-movimento (11)	3,43; 3,8
Velocidade vetorial vertical de salto (*hop*) (11)	1,52
Velocidade vetorial de caminhada	0,7-3
Marcha (corrida)	4
Corrida, corrida de velocidade	4-10
Propulsão da cadeira de rodas (30)	1,11-2,22

INCLINAÇÃO

A Figura 8.13 é uma ilustração da **mudança na posição** horizontal ou posição ao longo do eixo *x* em função do tempo. Nesse gráfico, a expressão geométrica que descreve a mudança na posição horizontal é chamada Δx. A expressão que descreve a **mudança no tempo** é chamada Δt. A **inclinação** de uma linha é:

$$\text{Inclinação} = \frac{\text{mudança na posição}}{\text{mudança no tempo}} = \frac{\Delta x}{\Delta t}$$

O grau de inclinação nos esclarece bastante acerca da velocidade. Se a inclinação for muito acentuada, ou seja, representar um número alto, a posição está mudando rapidamente e a velocidade vetorial é alta. Se a inclinação é nula,

o objeto não mudou de posição e a velocidade vetorial é nula. Como é vetorial, a velocidade pode ter inclinações positivas e negativas. A Figura 8.14 ilustra inclinações positivas, negativas e nula. As linhas *a* e *b* têm inclinações positivas, implicando que o objeto foi deslocado em afastamento da origem do sistema de referência. Mas a linha *a* exibe uma inclinação mais acentuada que *b*, indicando que o objeto foi deslocado por maior distância por unidade de tempo. A linha *c* ilustra uma inclinação negativa, indicando que o objeto estava se movimentando na direção da origem. A linha *d* mostra uma inclinação nula, significando que o objeto não estava se deslocando nem em afastamento nem em aproximação da origem durante o intervalo de tempo. As linhas *e* e *f* têm inclinações idênticas, mas a inclinação de *e* é positiva e a inclinação de *f* é negativa.

MÉTODO DA PRIMEIRA DIFERENÇA CENTRAL

Os dados cinemáticos coletados em certos estudos biomecânicos baseiam-se em posições dos pontos de referência dos segmentos gerados em cada fotograma de vídeo com um intervalo de tempo baseado na velocidade de exposição da câmara (número de fotogramas por segundo). Isso proporciona ao biomecânico todas as informações de que necessita para calcular a velocidade vetorial. Contudo, ao ser calculada a velocidade vetorial em relação a determinado intervalo de tempo, não é gerada a velocidade em qualquer das extremidades do intervalo de tempo; ou seja, não se pode assumir que a velocidade vetorial calculada ocorra no momento da posição final nem no momento da posição inicial. A posição de um objeto pode mudar ao longo de um período menor do que o intervalo entre dois fotogramas de vídeo. Portanto, a velocidade vetorial calculada entre dois fotogramas de vídeo representa a média das velocidades vetoriais ao longo de todo o intervalo de tempo entre fotogramas. Portanto, utiliza-se uma velocidade vetorial média para estimar a mudança de posição ao longo do intervalo de tempo. Essa não é a velocidade no início ou no fim do intervalo de tempo. Assim, se as coisas ocorrem dessa

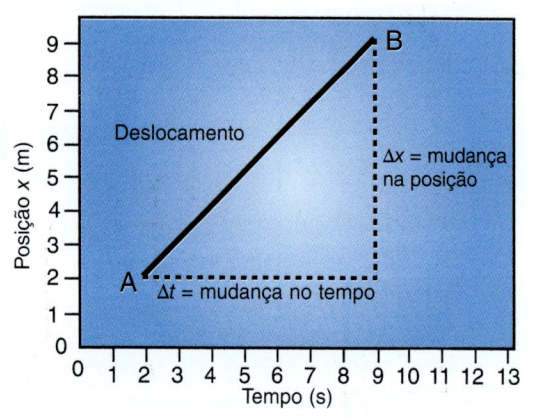

FIGURA 8.13 Posição horizontal assinalada como função do tempo. A inclinação da linha de *A* a *B* é $\frac{\Delta x}{\Delta t}$.

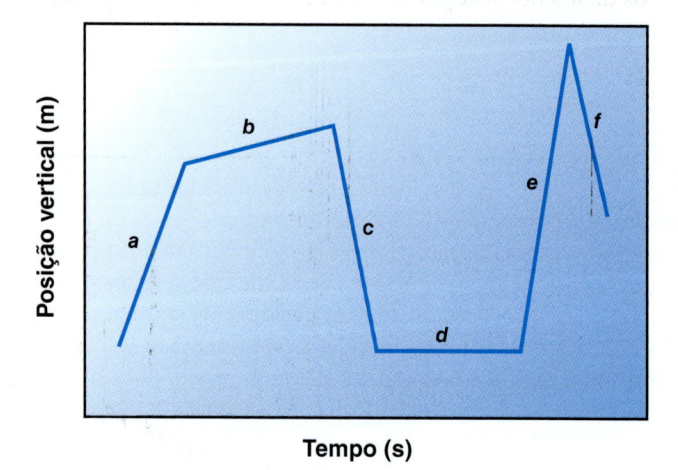

FIGURA 8.14 Diferentes inclinações em um gráfico de posição vertical *versus* tempo. As inclinações *a*, *b* e *e* são positivas. As inclinações *c* e *f* são negativas; a inclinação *d* é nula.

maneira, deve existir algum ponto no intervalo de tempo entre fotogramas no qual ocorre a velocidade vetorial calculada. A melhor estimativa para sua ocorrência é no ponto médio do intervalo de tempo. Exemplificando: se a velocidade fosse calculada usando-se os dados dos fotogramas 4 e 5, ela ocorreria no ponto médio do intervalo de tempo entre os fotogramas 4 e 5 (Fig. 8.15A).

Se os dados forem coletados a 60 fps, as posições nos fotogramas de vídeo 1 até 5 ocorrem nos tempos 0, 0,0167 s, 0,0334 s, 0,0501 s e 0,0668 s. As velocidades calculadas utilizando-se esse método ocorrem nos tempos 0,0084 s, 0,0251 s, 0,0418 s e 0,0585 s. Isso significa que, depois de utilizar a fórmula geral para cálculo da velocidade vetorial, as posições obtidas do vídeo e as velocidades vetoriais calculadas não estão exatamente sincronizadas no tempo. Embora esse problema possa ser superado, pode ser inconveniente em certos cálculos.

Para resolver isso, o método de uso mais frequente para cálculo da velocidade vetorial consiste no **método da primeira diferença central**. Esse método emprega a diferença de posições ao longo de dois fotogramas como numerador. O denominador no cálculo da velocidade vetorial é a mudança no tempo ao longo de dois intervalos de tempo. A fórmula para esse método é:

$$v_{xi} = \frac{x_{i+1} - x_{i-1}}{2\Delta t}$$

para o componente horizontal, e

$$v_{yi} = \frac{y_{i+1} - y_{i-1}}{2\Delta t}$$

para o componente vertical.

Isso significa que a velocidade no fotograma i é calculada utilizando-se as posições no fotograma $i + 1$ e no fotograma $i - 1$. O uso de 2 Δt apresenta a velocidade ao mesmo tempo que o fotograma i, já que esse é o ponto médio do intervalo de tempo. Exemplificando: se for calculada a velocidade vetorial no fotograma 5, serão utilizados os dados nos fotogramas 4 e 6. Se o tempo do fotograma

4 é 0,0501 s e no fotograma 6 é 0,0835 s, a velocidade calculada utilizando-se esse método ocorreria no tempo 0,0668 s ou no fotograma 5 (Fig. 8.15B).

Analogamente, se for calculada a velocidade no fotograma 3, serão utilizadas as posições nos fotogramas 2 e 4. Considerando-se que o intervalo de tempo entre os dois fotogramas é o mesmo, a mudança no tempo seria de 2 vezes Δt. Se fosse calculada a velocidade vetorial horizontal no tempo do fotograma 13, deveria ser utilizada a seguinte equação:

$$v_{x13} = \frac{x_{14} - x_{12}}{t_{14} - t_{12}}$$

A localização da velocidade vetorial calculada estaria em t_{13}, ou no mesmo ponto no tempo do fotograma 13. Esse método de cálculo alinha precisamente no tempo os dados de posição e velocidade. Supõe-se que os intervalos de tempo entre fotogramas de dados sejam constantes. Como apontado anteriormente, em geral, esse é o caso em estudos biomecânicos.

O método da primeira diferença central utiliza o ponto de dado imediatamente antes e depois do ponto onde é calculada a velocidade vetorial. Um problema é que faltarão dados no início e no final do experimento de vídeo. Isso significa que a velocidade vetorial no início e no final do experimento é estimada, ou então que será utilizado outro método para avaliação da velocidade nesses pontos. Um método simples consiste em coletar e analisar vários fotogramas antes e depois do movimento de interesse. Exemplificando: se foi analisada a passada de um indivíduo caminhando, o primeiro contato do pé direito com o solo deve ser escolhido como evento inicial para o estudo. Nesse caso, pelo menos um fotograma antes do evento deve ser analisado para que seja calculada a velocidade vetorial no instante do contato do pé direito. Analogamente, se o evento final no experimento é o contato subsequente do pé direito, deve ser analisado ao menos um fotograma além desse evento para que seja calculada a velocidade vetorial no evento final. Na prática, geralmente, os bio-

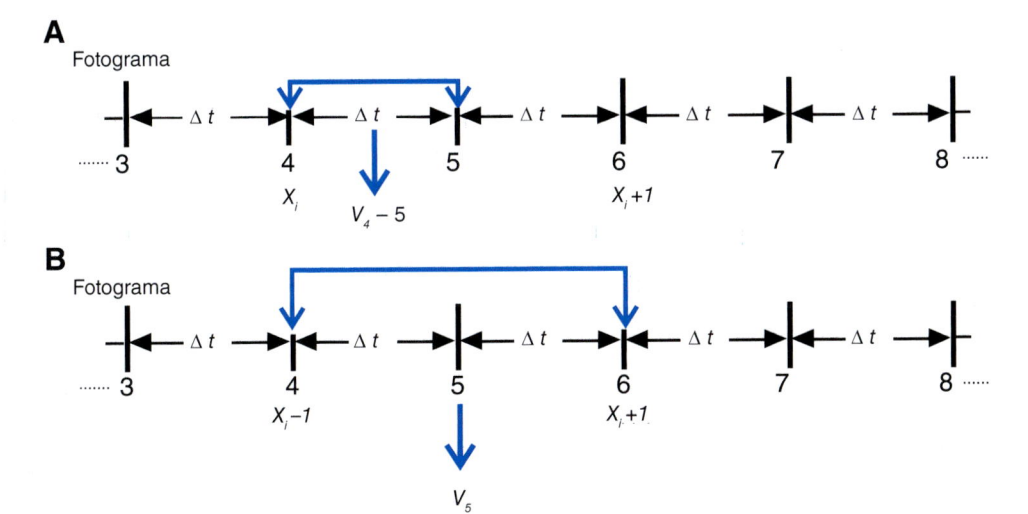

A

FIGURA 8.15 Localização da velocidade no tempo. **A.** Utilizando-se o método tradicional ao longo de apenas um intervalo de tempo. **B.** Utilizando-se o método da primeira diferença central.

mecânicos digitalizam vários fotogramas antes e depois do experimento.

EXEMPLO NUMÉRICO

Os dados da Tabela 8.2 representam o movimento vertical de um objeto durante 0,167 s. Nesse conjunto de dados, a velocidade da câmera era de 60 fps, de modo que Δt foi 0,0167 s. O objeto inicia em repouso, movimenta-se em ascensão durante 0,1002 s e, em seguida, volta a descer para além da posição de partida, antes de retornar à posição inicial.

Utilizando-se a fórmula para o método da primeira diferença central, o cálculo da velocidade no tempo para o fotograma 3 é o seguinte:

$$v_{y3} = \frac{y_4 - y_2}{t_4 - t_2}$$

$$= \frac{0,27 \text{ m} - 0,15 \text{ m}}{0,0501 \text{s} - 0,0167 \text{ s}}$$

$$= 3,59 \text{ m/s}$$

A Tabela 8.2 mostra o cálculo da velocidade para cada fotograma utilizando o método da primeira diferença. A Figura 8.16 mostra os perfis de posição e velocidade desse movimento. Cada uma dessas velocidades calculadas representa a inclinação da linha reta indicativa da frequência de mudança de posição dentro daquele intervalo de tempo, ou a velocidade média durante aquele intervalo de tempo. Quando a posição muda rapidamente, a inclinação da curva de velocidade se torna mais acentuada, e quando a posição muda menos rapidamente, a inclinação é menos acentuada.

VELOCIDADE INSTANTÂNEA

Mesmo ao utilizar o método da primeira diferença central, calcula-se a velocidade média durante um intervalo de tempo. Em alguns casos, pode haver necessidade de

> Consulte os dados referentes à caminhada no Apêndice C. Calcule as velocidades horizontal e vertical da articulação do joelho durante o ciclo de marcha completo usando o método da primeira diferença. Faça um gráfico das velocidades horizontal e vertical e discuta as características cinemáticas lineares da articulação do joelho durante as fases de apoio (fotogramas 1-41) e balanço (fotogramas 41-69).

calcular a velocidade em um instante específico. Essa é a chamada **velocidade instantânea**. Quando a mudança no tempo, Δt, torna-se cada vez menor, a velocidade calculada é a média durante um intervalo de tempo muito mais breve. Nesse caso, o valor calculado se aproxima da velocidade em determinado instante no tempo. No processo de tornar progressivamente menor o intervalo de tempo, t terminará se aproximando de zero. No ramo da matemática chamado **Cálculo**, isso é chamado de **limite**. Ocorre um limite quando a mudança no tempo se aproxima de zero. O conceito de limite está graficamente ilustrado na Figura 8.17. Se a velocidade for calculada ao longo do intervalo de t_1 a t_2, como se faz ao utilizar o método da primeira diferença central, será calculada a inclinação de uma linha chamada **secante**. Uma secante cruza uma linha curva em dois de seus pontos. A inclinação dessa secante é a velocidade média ao longo do intervalo de tempo t_1 a t_2. Mas, quando a mudança no tempo se aproxima de zero, a linha de inclinação toca efetivamente a curva em apenas um ponto. Na verdade, essa linha de inclinação é tangente à curva, ou seja, uma linha que toca a curva em apenas um ponto. A inclinação da tangente representa a velocidade instantânea, já que o intervalo de tempo é tão pequeno que bem pode ser igual a zero.

Portanto, a velocidade instantânea é a inclinação de uma linha tangente à curva posição-tempo. No campo do Cálculo, a velocidade instantânea é expressa como um

TABELA 8.2	Cálculo da velocidade com base em um grupo de dados de posição-tempo		
Fotograma	Tempo (s)	Posição vertical (y) (m)	Velocidade vertical (v_y) (m/s)
1	0,0000	0,00	0,00
2	0,0167	0,15	(0,22 – 0,00)/(0,0334 – 0,00) = 6,59
3	0,0334	0,22	(0,27 – 0,15)/(0,0501 – 0,0167) = 3,59
4	0,0501	0,27	(0,30 – 0,22)/(0,0668 – 0,0334) = 2,40
5	0,0668	0,30	(0,20 – 0,27)/(0,0835 – 0,0501) = –2,10
6	0,0835	0,20	(0,00 – 0,30)/(0,1002 – 0,0668) = –8,98
7	0,1002	0,00	(–0,26 – 0,20)/(0,1169 – 0,0835) = –13,77
8	0,1169	–0,26	(–0,30 – 0,00)/(0,1336 – 0,1002) = –8,98
9	0,1336	–0,30	[–0,22 – (–0,26)]/(0,1503 – 0,1169) = 1,20
10	0,1503	–0,22	[0,00 – (–0,30)]/(0,1670 – 0,1336) = 8,98
11	0,1670	0,00	0,00

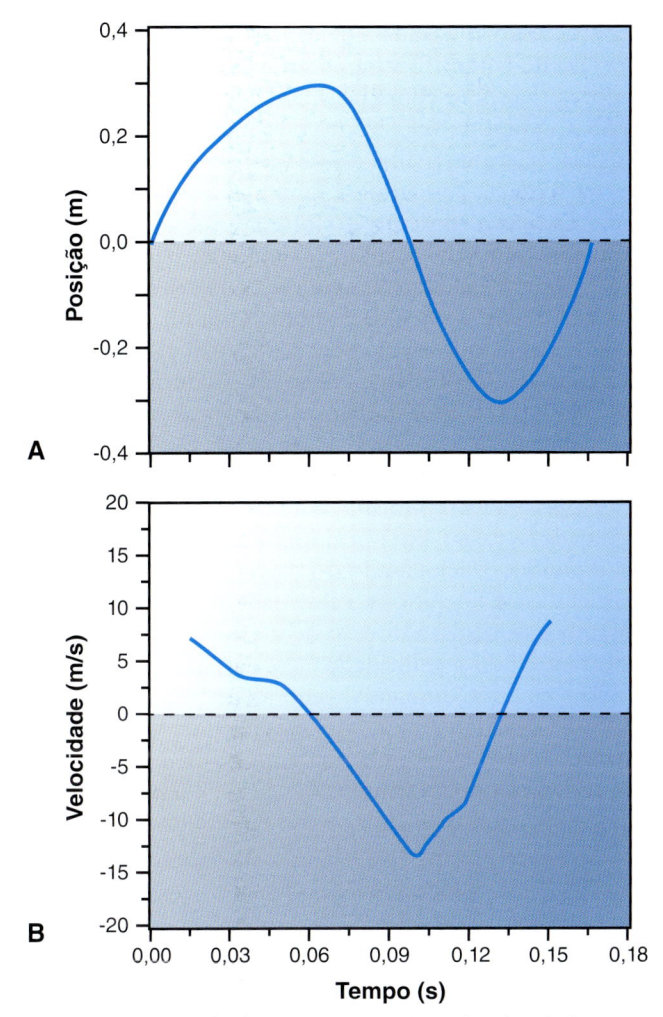

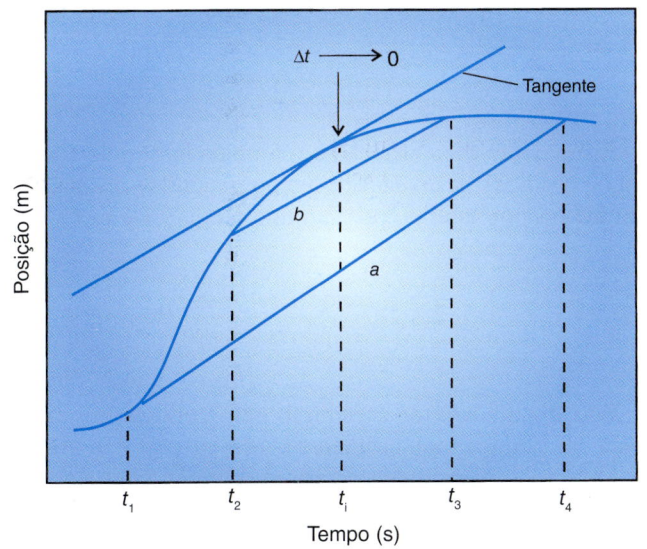

FIGURA 8.16 Perfis de posição-tempo (**A**) e de velocidade-tempo (**B**) dos dados da Tabela 8.2.

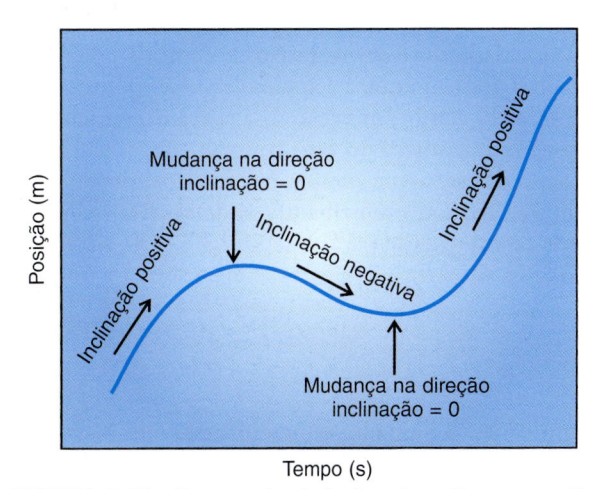

FIGURA 8.17 A inclinação da secante *a* é a velocidade média ao longo do intervalo de tempo t_1 a t_4. A inclinação da secante *b* é a velocidade média ao longo do intervalo de tempo t_2 a t_3. A inclinação da tangente é a velocidade instantânea no intervalo de tempo t_i, quando o intervalo de tempo é tão pequeno que, com efeito, equivale a zero.

limite. O numerador em um limite é representado por Δx ou Δy, significando uma mudança de posição muito pequena nas posições horizontal ou vertical, respectivamente. O denominador é representado por Δt, significando uma mudança muito pequena no tempo. Para os casos horizontal e vertical, as fórmulas para velocidade instantânea expressas como limite são:

$$\lim_{dt \longrightarrow 0} v_x = \frac{dx}{dt}$$

$$\lim_{dt \longrightarrow 0} v_y = \frac{dy}{dt}$$

Para a velocidade horizontal instantânea, essa fórmula é lida como dx/dt, ou o limite de v_x quando dt se aproxima de zero. É também denominada derivada de x em relação a t. Analogamente, a velocidade vertical instantânea, dy/dt, é o limite de v_y quando dt se aproxima de zero, ou a derivada de y em relação a t.

EXEMPLO GRÁFICO

É possível obter, por meio de um gráfico, uma estimativa da forma de uma curva de velocidade com base na forma do perfil de posição-tempo. A capacidade de fazer essa operação é fundamental para que possamos demonstrar que compreendemos os conceitos previamente discutidos. Dois desses conceitos serão utilizados na construção do gráfico: (*a*) a inclinação e (*b*) o extremo local. O ponto no qual uma curva muda de direção (ao atingir um máximo ou um mínimo) é chamado extremo local. A inclinação nesse ponto é igual a zero e, assim, a derivada da curva nesse ponto no tempo será também igual a zero (Fig. 8.18). Ou seja, quando a posição muda de direção, a velocidade no ponto da mudança na direção será, instantaneamente, igual a zero.

Na Figura 8.19*A*, a posição horizontal de um objeto é traçada em função do tempo. Os extremos locais, os pontos em que a curva muda de direção, estão indicados

FIGURA 8.18 Extremos locais (inclinação = 0) em um gráfico de posição-tempo.

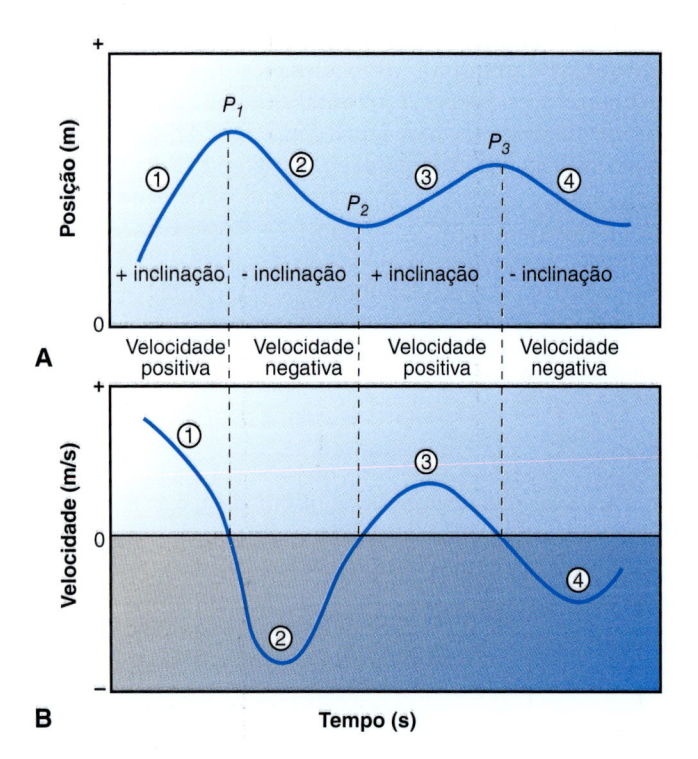

FIGURA 8.19 A curva posição-tempo (**A**) e a respectiva curva velocidade-tempo (**B**) traçadas com a aplicação dos conceitos de extremos locais e inclinações.

como P_1, P_2 e P_3. Nesses pontos, por definição, a velocidade será igual a zero. Se a curva da velocidade tiver que ser construída na mesma linha de tempo, esses pontos poderão ser projetados para a linha de velocidade-tempo, sabendo-se que a velocidade nesses pontos será igual a zero. As inclinações de cada seção da curva posição-tempo são (1) positiva, (2) negativa, (3) positiva e (4) negativa. A partir do início do movimento até o extremo local P_1, o objeto estava se movimentando em uma direção positiva, mas, nesse extremo local (P_1), a velocidade era igual a zero. A curva de velocidade correspondente nessa seção deve aumentar positivamente e, em seguida, se tornar menos positiva, destarte retornando a zero. Na seção 2 da curva posição-tempo, a inclinação é negativa, indicando que a velocidade deve ser negativa. Porém, os extremos locais P_1 e P_2 indicam que a velocidade nesses pontos será igual a zero. Portanto, na seção 2, a curva de velocidade correspondente começa no zero, aumenta negativamente e, em seguida, se torna menos negativa, retornando a zero em P_2. De modo semelhante, pode-se gerar a forma da curva de velocidade para as seções 3 e 4 na curva de posição (Fig. 8.19*B*).

Aceleração

No movimento humano, a velocidade de um corpo ou um segmento de corpo raramente será constante. É com frequência que a velocidade muda ao longo do movimento. Mesmo quando a velocidade é constante, isso pode ocorrer apenas quando se calcula a média ao longo de um grande intervalo de tempo. Exemplificando: em uma corrida de fundo, o atleta pode correr distâncias consecutivas de 400 m em 65 s, indicando velocidade constante ao longo de cada distância. Mas uma análise detalhada revelaria que o corredor, na verdade, aumentou e diminuiu a velocidade, mas com uma média constante ao longo dos 400 m. De fato, foi demonstrado que corredores diminuem e, em seguida, aumentam a velocidade durante cada contato do solo com cada pé (2). Se a velocidade muda continuamente, nos parece correto que essas variações na velocidade devam ser descritas. Além disso, a frequência de mudança da velocidade pode estar relacionada às forças que causam o movimento.

A variação da velocidade em relação ao tempo é chamada aceleração. No uso cotidiano, acelerar significa aumentar a velocidade (escalar). Em um automóvel, quando o acelerador é pisado, a velocidade do carro aumenta. Quando o acelerador é liberado, a velocidade do carro diminui. Em ambos os casos, a direção do carro não é um aspecto importante, pois a velocidade é escalar. Mas a aceleração se refere tanto ao aumento como à diminuição das velocidades. Considerando-se que esse tipo de velocidade é vetorial, a aceleração também é um vetor.

A aceleração, comumente designada pela letra minúscula a, pode ser determinada por meio da seguinte fórmula:

$$a = \frac{\text{mudança na velocidade}}{\text{mudança no tempo}}$$

Em termos mais gerais,

$$a = \frac{\text{velocidade}_f - \text{velocidade}_i}{\text{tempo na posição final} - \text{tempo na posição inicial}}$$
$$= \frac{\text{mudança na velocidade}}{\text{mudança no tempo}}$$
$$= \frac{\Delta v}{\Delta t}$$

As unidades de aceleração são a unidade de velocidade (m/s) dividida pela unidade de tempo (segundo), resultando em metros por segundo por segundo ou m/s² ou m·s⁻².

$$\text{aceleração} = \frac{\text{velocidade (m/s)}}{\text{tempo (segundo)}}$$

Essa é a unidade de aceleração mais comumente utilizada em estudos biomecânicos.

O método da primeira diferença central é também utilizado no cálculo da aceleração em muitos estudos biomecânicos. O uso desse método indica que a aceleração calculada está associada a um tempo no movimento em que uma velocidade calculada e um ponto digitalizado também estão associados. A fórmula da primeira diferença central para o cálculo da aceleração é análoga àquela para o cálculo da velocidade:

$$a_{xi} = \frac{vx_{i+1} - vx_{i-1}}{2\Delta t}$$

para o componente horizontal, e

$$a_{yi} = \frac{vy_{i+1} - vy_{i-1}}{2\Delta t}$$

para o componente vertical.

Exemplificando: para calcular a aceleração no fotograma 7, devem ser utilizados os valores para velocidade nos fotogramas 8 e 6, e duas vezes o intervalo entre fotogramas individuais.

ACELERAÇÃO INSTANTÂNEA

Considerando que a aceleração representa a variação de uma velocidade em relação ao tempo, também se aplicam à aceleração os conceitos referentes à velocidade. Assim, a aceleração pode ser representada como uma inclinação indicativa da relação entre velocidade e tempo. Em um gráfico de velocidade-tempo, o grau de inclinação e a direção da inclinação indicarão se a aceleração é positiva, negativa ou igual a zero.

Além disso, a aceleração instantânea pode ser definida por um raciocínio análogo ao da velocidade instantânea. A **aceleração instantânea** pode ser definida como a inclinação de uma linha tangente a um gráfico de velocidade-tempo ou como um limite:

$$\lim_{dt \to 0} a_x = \frac{dv_x}{dt}$$

para aceleração horizontal, e

$$\lim_{dt \to 0} a_y = \frac{dv_y}{dt}$$

para aceleração vertical. O termo dv refere-se a uma mudança na velocidade. A aceleração horizontal é o limite de v_x quando dt se aproxima de zero, e a aceleração vertical é o limite de v_y quando dt se aproxima de zero.

ACELERAÇÃO E DIREÇÃO DO MOVIMENTO

Um fator complicador na compreensão do significado da aceleração tem relação com a direção de movimento de um objeto. O termo *acelerar* é usado com frequência para indicar aumento da velocidade, e o termo *desacelerar* descreve diminuição da velocidade. Esses termos são satisfatórios quando o objeto em questão está se movimentando na mesma direção de maneira contínua. Mesmo se a velocidade e, portanto, a aceleração mudarem, é possível que a direção na qual um objeto se desloca não mude. Exemplificando: um corredor em uma corrida de 100 metros rasos começa do repouso, ou de uma velocidade zero. Quando a corrida começa, o corredor aumenta a velocidade até a marca dos 50 m, e a aceleração é positiva. Depois da marca dos 50 m, a velocidade do corredor pode não mudar durante parte da corrida e a aceleração é igual a zero. Tendo cruzado a linha de chegada, o corredor reduz a velocidade, então, sua aceleração fica negativa. Finalmente, o corredor volta ao repouso e, nesse ponto, a velocidade é igual a zero. Ao longo de toda a corrida, o corredor se deslocou na mesma direção, mas teve acelerações positiva, zero e negativa. Portanto, podemos constatar que o sinal da aceleração não pode ser determinado exclusivamente pela direção do movimento.

Considere agora o atleta completando uma corrida de vai-e-vem ou bidirecional (*shuttle run*), consistindo em uma corrida de 10 m afastando-se da posição de partida, seguida por uma corrida de 10 m em retorno à posição de partida. As duas seções dessa corrida estão ilustradas na Figura 8.20. A primeira seção de 10 m da corrida pode ser considerada uma corrida em uma direção positiva. O atleta, correndo em uma direção positiva, aumenta a velocidade e, então, ao se aproximar do ponto da virada, precisa diminuir a velocidade positiva. Assim, ele tem aceleração positiva seguida por aceleração negativa. A Figura 8.21 apresenta um perfil de velocidade horizontal idealizado e a correspondente aceleração horizontal para a corrida de vai-e-vem. A corrida de 10 metros em uma direção de t_0 a t_2 ilustra que a velocidade positiva, em relação à mudança de posição, estava constantemente afastada do eixo y. Além disso, a inclinação da curva de velocidade de t_0 a t_1 é positiva, indicando aceleração positiva quando o corredor aumenta a velocidade, enquanto a inclinação da curva de velocidade de t_1 a t_2 é negativa, resultando em aceleração negativa quando o corredor diminui a velocidade em antecipação a sua parada e virada para retorno.

No ponto de virada para retorno, o corredor, agora se deslocando em uma direção negativa, aumenta a velocidade negativa (Fig. 8.20), resultando em uma aceleração negativa. Ao se aproximar da linha de chegada, ele precisa diminuir a velocidade negativa para ter aceleração positiva. Isso está graficamente ilustrado na Figura 8.21; de t_2 até t_4, a velocidade é negativa porque o objeto se movimentou de volta na direção do eixo y ou ponto de referência. A inclinação da curva de velocidade de t_2 a t_3 é negativa, indicando aceleração negativa.

Continuando na direção da linha de chegada, o corredor começa a diminuir a velocidade na direção negativa. Essa diminuição na velocidade negativa é uma aceleração positiva, conforme está ilustrada na seção de t_3 até t_4 pela inclinação positiva da curva de velocidade. Portanto, o sinal da aceleração só pode ser determinado a partir de uma combinação da direção do movimento e se a velocidade for crescente ou decrescente. Podem ocorrer acelerações positivas e negativas sem que o objeto mude de direção. Se a velocidade final for maior que a velocidade inicial, a aceleração será positiva. Por exemplo:

$$a = \frac{v_f - v_i}{t_f - t_i}$$

$$= \frac{10\,\text{m/s} - 3\,\text{m/s}}{3\,\text{s} - 1\,\text{s}}$$

$$= \frac{7\,\text{m/s}}{2\,\text{s}}$$

$$= 3{,}5\,\text{m/s}$$

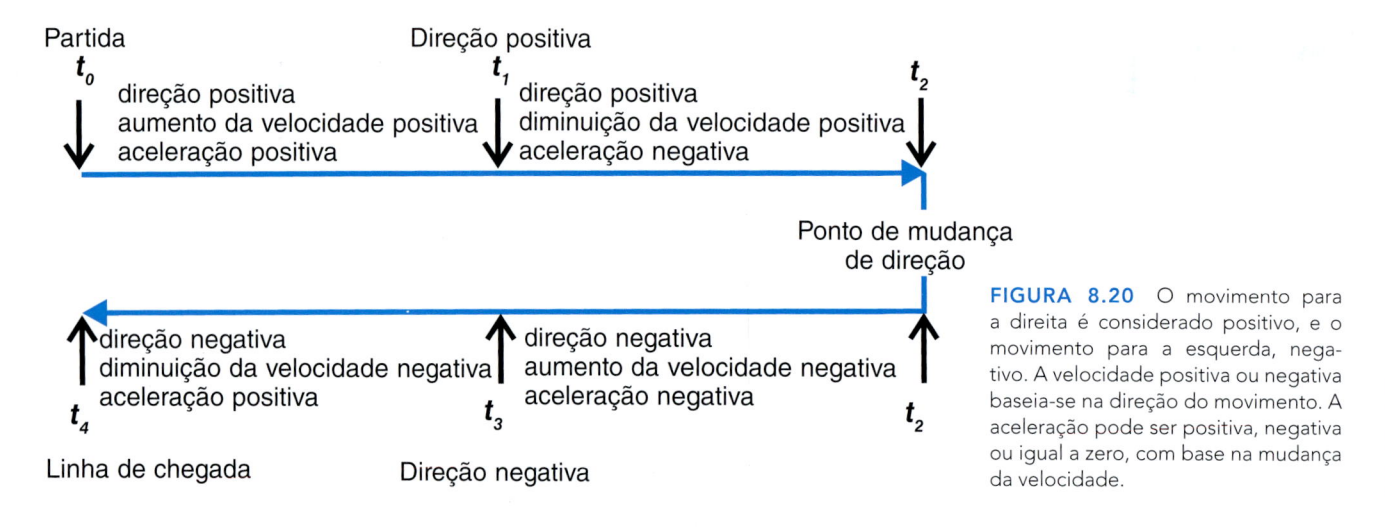

FIGURA 8.20 O movimento para a direita é considerado positivo, e o movimento para a esquerda, negativo. A velocidade positiva ou negativa baseia-se na direção do movimento. A aceleração pode ser positiva, negativa ou igual a zero, com base na mudança da velocidade.

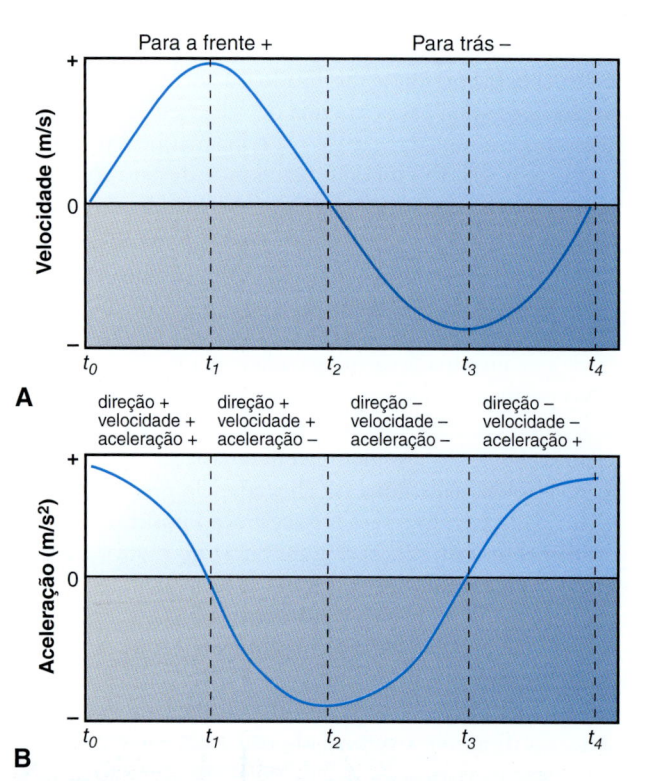

FIGURA 8.21 Relação gráfica entre aceleração e direção do movimento durante uma corrida de vai e vem (t_2 pontua quando o corredor mudou de direção).

Porém, se a velocidade final for menor que a velocidade inicial, a aceleração será negativa. Por exemplo:

$$a = \frac{v_f - v_i}{t_f - t_i}$$
$$= \frac{4 \text{ m/s} - 10 \text{ m/s}}{5\text{s} - 3\text{s}}$$
$$= \frac{-6 \text{ m/s}}{2\text{s}}$$
$$= -3 \text{ m/s}$$

No primeiro caso, diz-se que o objeto está acelerando e, no segundo caso, desacelerando. Esses termos, porém,

se tornam confusos quando o objeto realmente muda de direção. Para não gerar confusão, é melhor evitar o uso dos termos *aceleração* e *desaceleração*; incentivamos o leitor para que use *aceleração positiva* e *aceleração negativa*.

EXEMPLO NUMÉRICO

Utilizaremos os dados de velocidade calculados com base na Tabela 8.2 representando a posição vertical (y) de um objeto para ilustrar o método da primeira diferença central para o cálculo da aceleração. A Tabela 8.3 apresenta o tempo em cada fotograma, a posição vertical, a velocidade vertical e a aceleração vertical calculada para cada fotograma.

Para calcular a aceleração no tempo do fotograma 4:

$$a_{y4} = \frac{v_5 - v_3}{t_5 - t_3}$$
$$= \frac{-2,10 \text{ m/s} - 3,59 \text{ m/s}}{0,0668 \text{ s} - 0,0334 \text{ s}}$$
$$= -170,36 \text{ m/s}^2$$

A Figura 8.22 representa um gráfico dos perfis de velocidade e aceleração do movimento completo. Quando a velocidade aumenta rapidamente, a inclinação da curva de aceleração se torna mais acentuada, e, quando a velocidade muda menos rapidamente, a inclinação é menos acentuada.

EXEMPLO GRÁFICO

Anteriomente, construímos um gráfico para a estimativa da forma da relação entre posição e velocidade usando os conceitos de inclinação e extremos locais. Também é possível construir um gráfico para a estimativa da forma de uma curva de aceleração com base na forma do perfil de velocidade-tempo. Também, nesse caso, são utilizados os dois conceitos de inclinação e extremos locais, desta vez em um gráfico de velocidade-tempo. A Figura 8.23A representa a velocidade horizontal dos dados apresentados na Figura 8.19. Os extremos locais da curva de velocidade,

TABELA 8.3 Cálculo da aceleração com base em um grupo de dados de velocidade-tempo

Fotograma	Tempo (s)	Posição vertical (y) (m)	Velocidade (v_y) (m/s)	Aceleração (a_y) (m/s²)
1	0,0000	0,00	0,00	0,000
2	0,0167	0,15	6,59	(3,59 − 0,00)/(0,0334 − 0,00) = 107,49
3	0,0334	0,22	3,59	(2,40 − 6,59)/(0,0501 − 0,0167) = −125,50
4	0,0501	0,27	2,40	(−2,10 − 3,59)/(0,0668 − 0,0334) = −170,32
5	0,0668	0,30	−2,10	(−8,98 − 2,40)/(0,0835 − 0,0501) = −340,64
6	0,0835	0,20	−8,98	[−13,77 − (−2,10)]/(0,1002 − 0,0668) = −349,60
7	0,1002	0,00	−13,77	[−8,98 − (−8,98)]/(0,1169 − 0,0835) = 0,00
8	0,1169	−0,26	−8,98	[1,20 − (−13,77)]/(0,1336 − 0,1002) = 448,21
9	0,1336	−0,30	1,20	[8,98 − (−8,98)]/(0,1503 − 0,1169) = 537,72
10	0,1503	−0,22	8,98	(0,00 − 1,20)/(0,1670 − 0,1336) = −35,93
11	0,1670	0,00	0,00	0,00

onde a curva muda de direção, estão indicados como v_1 e v_2. Nesses pontos, a aceleração é igual a zero. A construção da curva de aceleração na mesma linha de tempo que

a curva de velocidade permite a projeção da ocorrência desses extremos locais desde a linha de tempo da curva de velocidade até a linha de tempo da aceleração.

As inclinações de cada seção da curva velocidade-tempo são (*a*) a v_1, negativa; (*b*) v_1 a v_2, positiva; e (*c*) além de v_2, negativa. A curva de velocidade até v_1 tem inclinação negativa, mas a curva atinge o extremo local em v_1. A curva de aceleração correspondente dessa seção (Fig. 8.23*B*) é negativa, mas se iguala a zero no extremo local v_1. Entre v_1 e v_2, a curva de velocidade tem inclinação positiva. A curva de aceleração entre esses pontos no tempo terá início com valor zero no tempo correspondente a v_1, tornar-se-á mais positiva

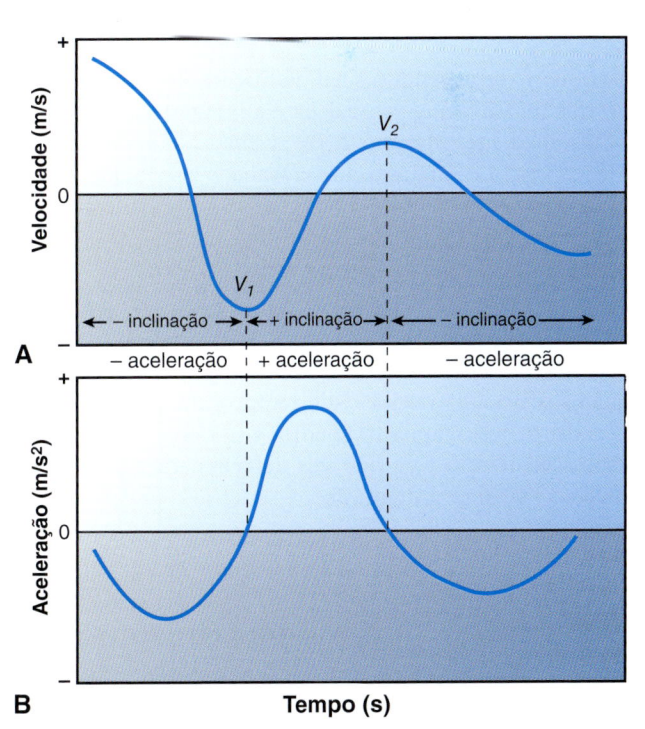

A

B

FIGURA 8.22 Perfis velocidade-tempo (**A**) e aceleração-tempo (**B**) para a Tabela 8.3.

FIGURA 8.23 Relação entre a curva velocidade-tempo e a curva aceleração-tempo, traçadas com a aplicação dos conceitos de extremos locais e inclinações.

e, consequentemente, retornará a zero em um tempo correspondente a v_2. Uma lógica semelhante pode ser utilizada para descrever a construção do restante da curva de aceleração.

Diferenciação e integração

Até agora, a discussão da análise cinemática se baseou em um processo em que os dados de posição foram previamente acumulados. Novos cálculos podem, então, ser feitos utilizando os dados de posição e de tempo. Quando a velocidade é calculada por meio do deslocamento e do tempo, ou quando a aceleração é calculada por meio da velocidade e do tempo, o procedimento matemático envolvido é chamado **diferenciação**. A solução de um processo que usa diferenciação é chamada **derivada**. A derivada é simplesmente a inclinação de uma linha – secante ou tangente – como função do tempo. Portanto, quando a velocidade é calculada por meio da posição e do tempo, diferenciação é o método utilizado para calcular a derivada da posição. A velocidade é a derivada do deslocamento e do tempo. Analogamente, a aceleração é a derivada da velocidade e do tempo.

No entanto, em certas situações, podem ser coletados dados de aceleração. A partir desses dados, podem ser calculadas as velocidades e as posições, com base em um processo que é o oposto da diferenciação. Esse processo matemático é conhecido como **integração**. Frequentemente, usa-se antidiferenciação como sinônimo de integração. O resultado da integração é chamado **integral**. Então, velocidade é a integral do tempo de aceleração. A equação seguinte descreve a afirmativa acima:

$$v = \int_{t_1}^{t_2} a \, dt$$

em que $\int_{t_1}^{t_2}$ representa o sinal de integração. Essa expressão nos informa que velocidade é a integral de aceleração do tempo 1 até o tempo 2. Os termos t_1 e t_2 definem os pontos inicial e final em que é avaliada a velocidade. Do mesmo modo, posição é a integral de velocidade:

$$s = \int_{t_1}^{t_2} v \, dt$$

Mas o significado da integral não fica tão evidente quanto o da derivada. A integração exige o cálculo abaixo da área sob a curva velocidade-tempo para que seja determinado o deslocamento médio, ou a área sob a curva aceleração-tempo para que seja determinada a velocidade média. O sinal de integração

$$\int_{t_1}^{t_2}$$

é um s longo; indica o somatório de áreas entre os tempos t_1 e t_2.

A área sob a curva aceleração-tempo é a mudança na velocidade ao longo do intervalo de tempo. Isso pode ser demonstrado pela análise das unidades ao ser calculada a área sob a curva. Exemplificando: a obtenção da área sob

uma curva aceleração-tempo envolve multiplicação de um valor de aceleração por um valor de tempo:

Área sob a curva = aceleração × tempo

$$= \frac{m}{s^2} \times s$$

$$= \frac{m}{s \times s} \times s$$

$$= m/s$$

A área sob a curva teria unidades de velocidade. Portanto, uma medida de velocidade é a área sob uma curva aceleração-tempo. Essa área representa a mudança na velocidade ao longo do intervalo de tempo em questão. Analogamente, a mudança no deslocamento é a área sob uma curva velocidade-tempo.

A Figura 8.24 ilustra o conceito de área sob a curva. Dois retângulos representam uma aceleração constante de 3 m/s² durante 6 s na primeira parte da curva, e aceleração constante de 7 m/s² durante 2 s. A área do retângulo é obtida multiplicando-se seu comprimento pela largura. Assim, a área sob o primeiro retângulo, A, é igual a 3 m/s² vezes 6 s, ou 18 m/s. No segundo retângulo, B, a área é igual a 7 m/s² vezes 2 s, ou 14 m/s. A área total é igual a 32 m/s. Esse valor representa a velocidade média durante esse período.

Em geral, curvas de velocidade-tempo e de aceleração-tempo não formam retângulos (como nos exemplos precedentes), e assim o cálculo da integral não é tão simples. A técnica geralmente utilizada, a **soma de Riemann**, depende do tamanho do intervalo de tempo, dt. Se dt for pequeno o suficiente, e geralmente é, em um estudo cinemático, a integral ou área sob a curva pode ser calculada pela soma progressiva do produto de cada ponto de dado ao longo da curva e dt. Por exemplo, se a curva a ser integrada é uma curva velocidade horizontal-tempo, a

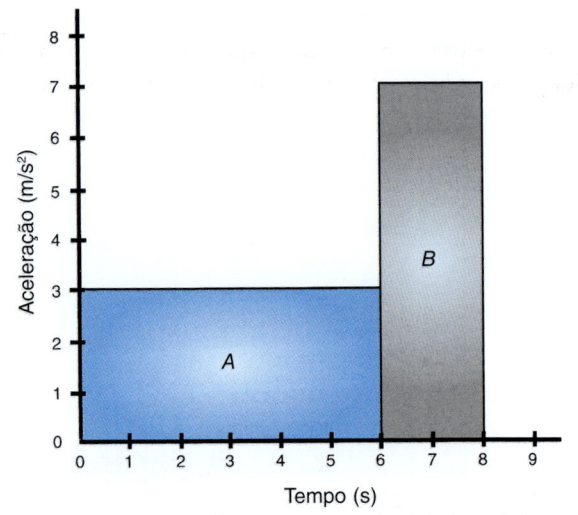

FIGURA 8.24 Curva aceleração-tempo ideal. A área A é igual a 3 m/s² × 6 s, ou 18 m/s. Isso representa a mudança de velocidade ao longo do intervalo de tempo de 0 a 6 s. A mudança de velocidade para a área B é igual a 14 m/s.

integral será igual à mudança de posição. Se a curva velocidade horizontal-tempo for composta por 30 pontos de dados com afastamentos iguais a 0,005 s, a integral será:

$$\int_{t_i}^{t_{30}} v_{xi}\, dt = ds$$

e, para determinar a área sob a curva,

$$ds = \sum_{t=1}^{30} \left(v_{xi} \times dt\right)$$

Em geral, o cálculo da soma de Riemann fornece excelente estimativa da área sob a curva.

Cinemática linear da caminhada e da corrida

Uma análise cinemática descreve as posições, velocidades e acelerações dos corpos em movimento. Trata-se de um dos mais básicos tipos de análises que podem ser efetuadas, porque é utilizada apenas para descrever o movimento, sem referência às suas causas. Habitualmente, dados cinemáticos são coletados por meio de câmeras de vídeo ou sensores de alta velocidade, e as posições dos segmentos do corpo são geradas por meio de digitalização ou de outras técnicas de identificação de marcadores. À guisa de ilustração da análise cinemática em estudos biomecânicos, utilizar-se-á como exemplo o estudo da marcha humana. As formas mais estudadas de marcha humana são a caminhada e a corrida.

PARÂMETROS DA PASSADA

Em ambas as formas locomotoras de movimento, as ações do corpo são cíclicas, envolvendo sequências nas quais o corpo é sustentado primeiramente por uma perna e, em seguida, pela outra. Essas sequências são definidas por certos parâmetros. Parâmetros típicos, como passada e passo, estão ilustrados na Figura 8.25. O ciclo locomotor ou passada é definido pelos eventos nessas sequências. A **passada** é definida como o intervalo desde um evento em uma perna até

o mesmo evento na mesma perna, no contato seguinte. De modo usual, um evento como o primeiro instante do contato do pé define o início de uma passada. Exemplificando: a passada pode ser definida pelo contato do calcanhar do pé direito até o contato subsequente do calcanhar do membro direito. A passada é subdividida em passos. O **passo** é uma parte da passada que vai desde a ocorrência de um evento em uma perna até o mesmo evento na perna oposta. Exemplificando: o passo pode ser definido como o contato do pé no membro direito até o contato do pé no membro esquerdo. Assim, dois passos equivalem a uma passada, que também é chamada ciclo da marcha.

O comprimento e a frequência da passada se encontram entre os parâmetros cinemáticos lineares mais comumente estudados. A distância coberta por uma passada é o **comprimento da passada** e o número de passadas por minuto é a **frequência da passada**. A velocidade de corrida e da caminhada é o resultado da relação entre frequência e comprimento da passada. Ou seja,

Velocidade de corrida = comprimento da passada × frequência da passada

A velocidade pode ser aumentada pelo aumento do comprimento da passada ou de sua frequência, ou ambos. A Tabela 8.4 apresenta exemplos de características da passada desde uma lenta caminhada até um tiro de velocidade, demonstrando claramente os ajustes na frequência e no comprimento da passada que contribuem para o aumento da velocidade. A passada pode ser alongada apenas até certo ponto; de fato, a partir da velocidade de caminhada de 0,75 m/s, a rotação pélvica começa a contribuir para o alongamento da passada (31). Muitos estudos (9,19,22, 28) demonstraram que, em uma corrida, também ocorre aumento na frequência e no comprimento da passada com o aumento da velocidade, mas o ajuste não é proporcional em velocidades maiores. Isso está ilustrado na Figura 8.26. Para velocidades de até 7 m/s, os aumentos são lineares, enquanto que, para velocidades maiores, ocorre menor incremento no comprimento da passada e maior incremento na frequência da passada. Isso indica que, durante um tiro de velocidade, os corredores aumentam sua velo-

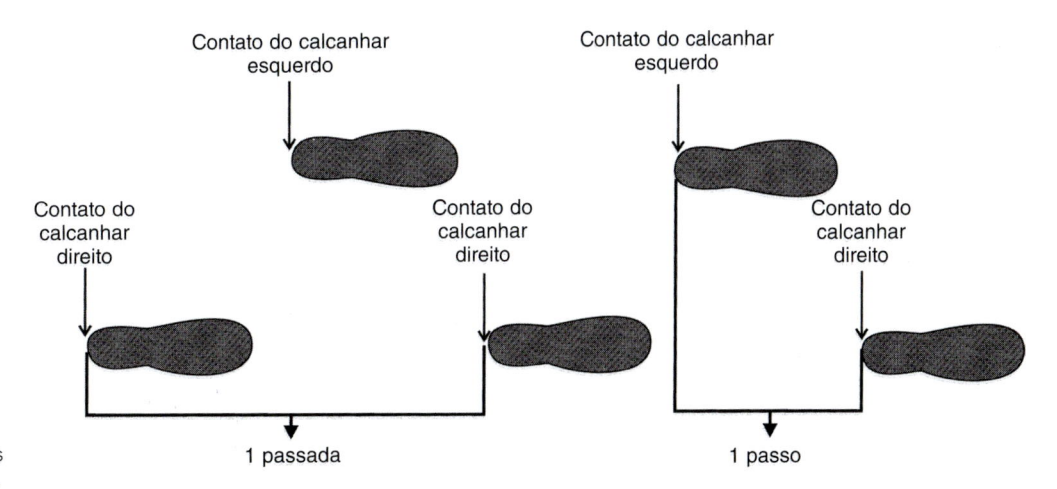

FIGURA 8.25 Parâmetros da passada durante a marcha.

Contato do calcanhar esquerdo

Contato do calcanhar direito

Contato do calcanhar esquerdo

Contato do calcanhar direito

Contato do calcanhar direito

1 passada

1 passo

TABELA 8.4	Comparação das características da passada entre a caminhada e a corrida		
Variável	Caminhada (17,25)	Corrida (22,25)	Tiro de velocidade
Velocidade (m/s)	0,67–1,32	1,65–4,00	8,00–9,00
Comprimento da passada (m)	1,03–1,35	1,51–3,00	4,60–4,50
Cadência (passos/min)		79,00–118,00	132,00–200,00
Frequência da passada (Hz)	0,65–0,98	1,10–1,38	1,75–2,00
Duração do ciclo (s)	1,55–1,02	0,91–0,73	0,57–0,50
Apoio (% do ciclo da marcha)	66,00–60,00	59,00–30,00	25,00–20,00
Balanço (% do ciclo da marcha)	34,00–40,00	41,00–70,00	75,00–80,00

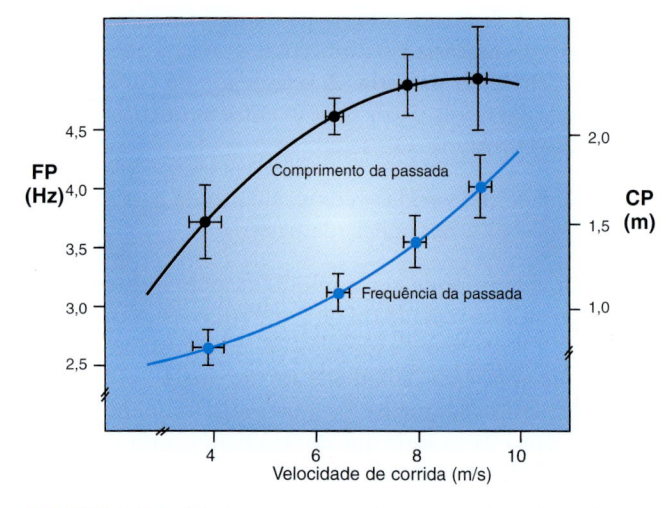

FIGURA 8.26 Mudanças no comprimento e na frequência da passada em função da velocidade de corrida. (Adaptado de Luhtanen, P., Komi, P. V. [1973]. Mechanical factors influencing running speed. In E. Asmussen, K. Jorgensen [Eds.]. *Biomechanics VI-B*. Baltimore, MD: University Park Press.)

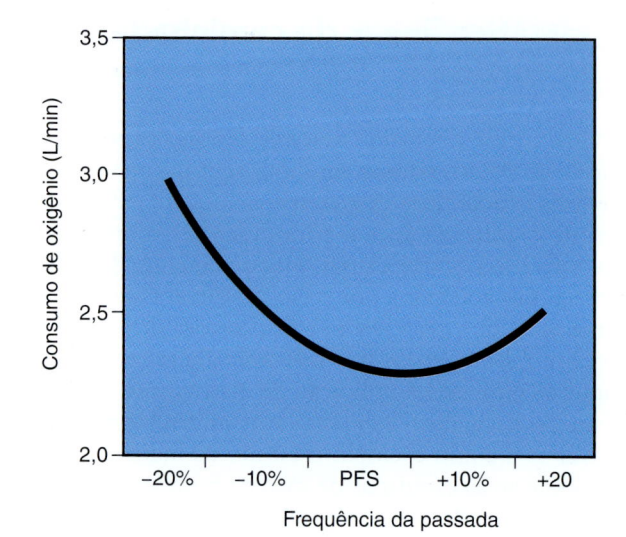

FIGURA 8.27 Consumo de oxigênio em função da frequência da passada.

cidade aumentando mais sua frequência de passada, em vez de seu comprimento de passada. A princípio, o corredor aumenta a velocidade aumentando o comprimento da passada. Contudo, há um limite físico para o quanto um indivíduo pode aumentar o comprimento da passada. Portanto, para correr com maior rapidez, o corredor deve aumentar a frequência da passada.

Foi demonstrado que as pessoas escolhem uma velocidade para andar ou correr (velocidade de locomoção preferida) e um comprimento de passada preferido na velocidade escolhida para deambulação (18). Desvios com relação ao comprimento de passada preferido na velocidade preferida resultam em graves consequências para a pessoa. Pesquisadores demonstraram que o aumento ou a diminuição do comprimento da passada enquanto a velocidade de locomoção se mantém constante pode aumentar a demanda de oxigênio para a locomoção (12,18). Isso está ilustrado na Figura 8.27.

Cada indivíduo tem uma velocidade preferida na qual opta por começar a correr, em vez de andar com maior rapidez. Geralmente, essa velocidade se situa em algum ponto por volta dos 2 m/s. A velocidade de caminhada na

> Consulte os dados referentes à caminhada no Apêndice C: calcule o comprimento e a frequência do passo, o comprimento e a frequência da passada e a cadência (passos por minuto). Calcule a velocidade de caminhada.

qual o indivíduo passa para a corrida é mais elevada que a velocidade de corrida na qual ele retorna à caminhada (20).

Os parâmetros da marcha são ajustados quando as condições físicas ou ambientais oferecem restrições ao ciclo da marcha. Exemplificando: um indivíduo com um defeito físico limitante comumente andará com menor velocidade e cadência por aumentar a fase de apoio do ciclo, reduzir a fase de balanço e diminuir o comprimento do passo (25). Os indivíduos com paralisia cerebral sofrem restrições significativas na marcha, que ficam evidenciadas por baixas velocidades, passadas curtas, cadência lenta e mais tempo gasto no apoio duplo. Fatores ambientais também influenciam a marcha; por exemplo, quando a superfície fica escorregadia, a maioria das pessoas reduz o comprimento do passo. Isso minimiza a possibilidade de uma queda, ao aumentar o ângulo de contato do calcanhar com o solo e diminuir a possibilidade de deslocamento do pé sobre a superfície escorregadia (3).

A passada na corrida e na caminhada pode ser ainda subdividida nas fases de **apoio** ou **posicionamento** e na fase de **não apoio** ou **balanço**. A fase de apoio ou de posicionamento ocorre quando o pé está em contato com o solo, ou seja, desde o ponto de contato com o solo até quando o pé deixa o solo. Frequentemente, a fase de apoio é subdividida na etapa de contato do calcanhar, seguida pela etapa de pé no solo, **apoio médio**, elevação do calcanhar e elevação dos dedos. A fase de não apoio ou de balanço ocorre desde o ponto no qual o pé deixa o solo até quando o mesmo pé faz contato novamente com o solo. O tempo proporcional despendido nas fases de apoio e balanço varia consideravelmente entre as atividades de caminhar e correr. Durante uma caminhada, as porcentagens aproximadas do tempo total da passada despendido nas fases de apoio e de balanço são de, respectivamente, 60% e 40%. Essas proporções mudam com o aumento da velocidade, tanto em uma corrida como em uma caminhada (Tab. 8.4). O tempo absoluto e o tempo relativo (uma porcentagem do tempo total da passada) despendidos no apoio diminuem com o aumento das velocidades de corrida e da caminhada (1,2). As alterações típicas no tempo relativo da fase de apoio em uma corrida variam de 68% em um ritmo de *jogging* a 54% em uma corrida de velocidade moderada e até 47% em um tiro de velocidade.

O tempo despendido nas fases de apoio e de balanço é apenas um dos fatores que diferenciam a caminhada da

Utilizando MaxTRAQ, importe o arquivo de vídeo da mulher andando. Qual é a duração de tempo despendido no apoio simples e no apoio duplo durante uma passada? (Nota: o tempo transcorrido entre quadros é 0,0313 s.)

corrida. O outro fator que determina se a marcha é caminhada ou corrida é se um pé está sempre em contato com o solo ou não. Quando uma pessoa caminha, há sempre um pé no solo, com um breve período no qual ambos os pés se encontram no solo, criando uma sequência alternada de apoio simples e duplo (Fig. 8.28). Na corrida, nem sempre a pessoa tem um dos pés sobre o solo; existe uma fase aérea, seguida por fases alternadas de apoio simples (com apenas um dos pés).

CURVA DE VELOCIDADE

A cinemática linear da caminhada e da corrida competitiva também foi estudada por biomecânicos. Em vários casos, atletas foram considerados como pontos isolados, não tendo sido levado em consideração o movimento dos braços e das pernas como unidades individuais. Com o passar dos anos, vários pesquisadores tentaram medir a curva de velocidade de um corredor durante uma corrida de velocidade (14). A. V. Hill, que viria a ganhar o Prêmio Nobel em fisiologia, propôs um modelo matemático simples para representação da curva de velocidade, e investigações subsequentes confirmaram esse modelo (Fig. 8.29).

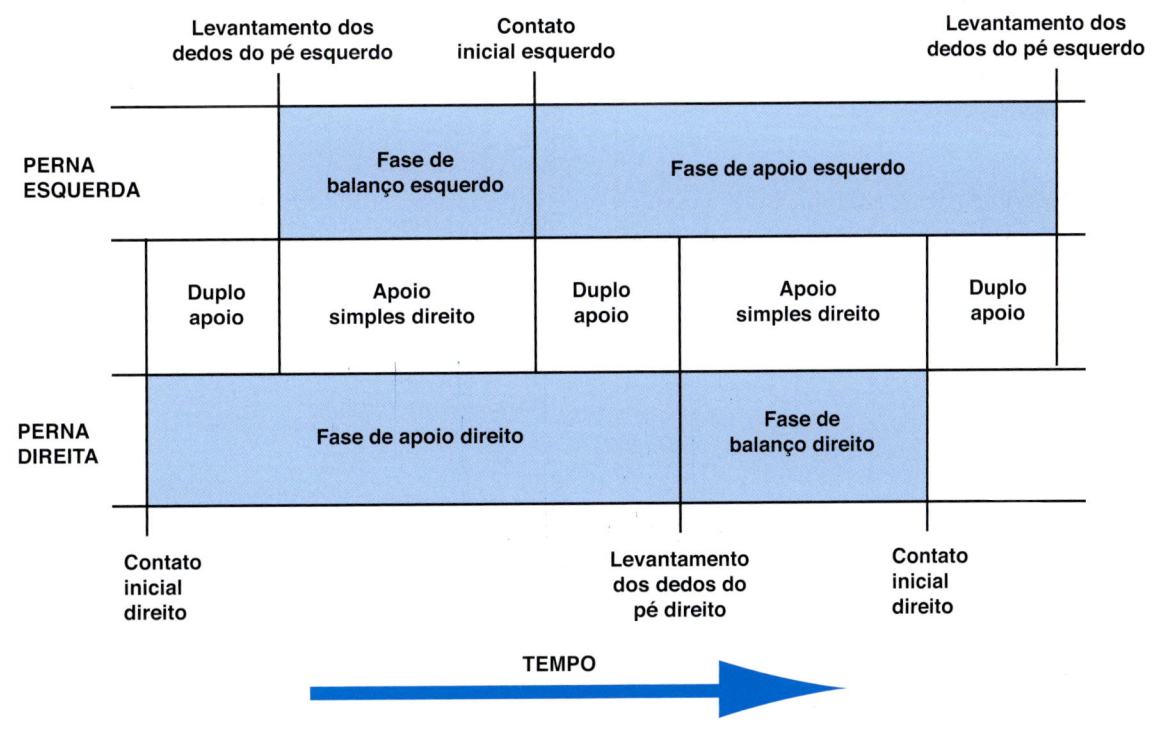

FIGURA 8.28 Apoio simples e duplo durante uma caminhada.

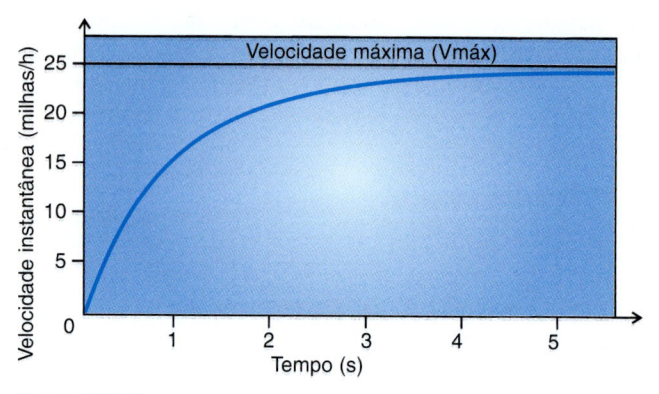

FIGURA 8.29 Modelo matemático proposto por Hill de uma curva de velocidade em uma corrida de velocidade. (Adaptado de Brancazio, P. J. [1984]. *Sport Science*. New York: Simon & Schuster.)

Em sua maioria, os corredores velocistas enquadram-se quase estritamente nesse modelo. No início da corrida, a velocidade do corredor é igual a zero. A princípio, a velocidade aumenta rapidamente, mas depois permanece em um valor constante. Isso significa que, no início, o corredor acelera rapidamente, mas a aceleração diminui adiante, no final da corrida. O velocista não pode aumentar a velocidade indefinidamente durante toda a corrida. De fato, em geral, o vencedor de uma corrida de velocidade é o corredor cuja velocidade diminui menos no final da corrida. A Figura 8.30 ilustra os dados de deslocamento, velocidade e aceleração para a final de 100 m rasos nas Olimpíadas de 2000, para o sexo feminino. Os gráficos demonstram características semelhantes para Marion Jones (Fig. 8.30*A*)

(A) Marion Jones **(B) Savatheda Fynes**

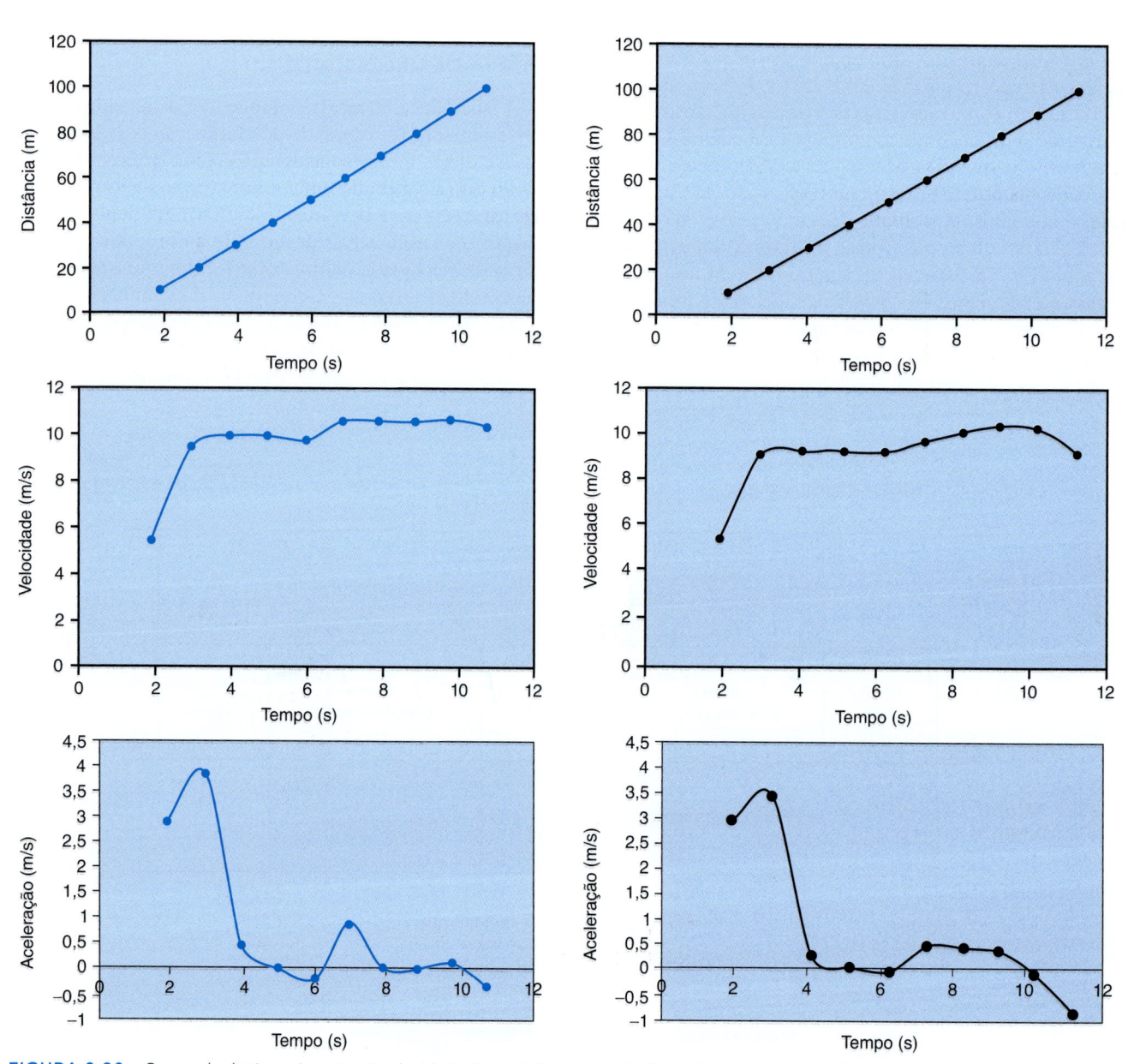

FIGURA 8.30 Curvas de distância (**em cima**), velocidade (**no meio**) e aceleração (**embaixo**) no desempenho de Marion Jones (**A**) e Savatheda Fynes (**B**) na final dos 100 m para mulheres nas Olimpíadas de 2000. (Fonte dos tempos parciais: http://sydney2000.nbcolympics.com/)

e Savatheda Fynes (Fig. 8.30*B*), embora tenham terminado em primeiro e sétimo, respectivamente. Em um estudo de velocistas do sexo feminino (6), foi relatado que as velocistas participantes de uma corrida de 100 m atingiam sua velocidade máxima entre 23 e 37 m. Também foi relatado que essas velocistas perderam, em média, 7,3% de suas velocidades máximas nos 10 m finais da corrida. Essas duas tendências também estavam presentes na final dos 100 m para mulheres (ver Fig. 8.30).

Ainda não foi medida a velocidade instantânea mais rápida de um corredor durante uma corrida em um cenário de competição. Mas a velocidade média pode ser prontamente calculada. Marion Jones e Maurice Greene, em seus desempenhos ganhadores da medalha de ouro nos Jogos Olímpicos de 2000, percorreram os 100 m em 10,75 s e 9,87 s, respectivamente, para uma velocidade média de 9,30 m/s e 10,13 m/s, ou velocidades equivalentes a 33,5 km/h e 36,5 km/h, respectivamente.

VARIAÇÃO DA VELOCIDADE DURANTE A PRÁTICA ESPORTIVA

Ao calcular a velocidade média durante uma corrida, lembre-se de que essa não era a velocidade do corredor em cada instante durante a corrida. Durante uma corrida, o corredor faz contato com o solo diversas vezes, e é importante notar o que ocorre com a velocidade horizontal durante esses contatos com o solo. A Figura 8.31*A* apresenta a velocidade horizontal de um corredor durante a fase de apoio da passada da corrida, com base em um estudo de Bates et al. (2). Nesse estudo, uma análise dos corredores indicou que a velocidade horizontal diminuía

imediatamente no contato do pé, continuando a diminuir durante a primeira parte do período de apoio. Quando a perna do corredor se estendia na parte final do período de apoio, a velocidade aumentava. O gráfico correspondente de aceleração-tempo para um corredor durante a fase de apoio (Fig. 8.31*B*) mostra acelerações negativas e positivas distintas. Pode-se observar que o corredor tem instantaneamente aceleração zero durante a fase de apoio, representando a transição da aceleração negativa para a aceleração positiva. Isso é decorrência do corredor ter reduzido sua marcha durante a primeira parte da fase de apoio e aumentado sua velocidade na parte final. Para que seja mantida uma velocidade média constante, o corredor deve ganhar uma velocidade na parte final da fase de apoio correspondente à velocidade perdida na primeira parte.

Cinemática linear da tacada de golfe

CARACTERÍSTICAS DA TACADA

A finalidade do balanço (*swing*) que o jogador executa numa tacada de golfe é gerar velocidade na cabeça do taco e controlá-la de modo que seja direcionada do melhor modo possível para o contato com a bola. Embora muitas das características biomecânicas importantes do balanço na tacada de golfe sejam de natureza angular, a cinemática linear da cabeça do taco irá determinar, em última instância, o sucesso da tacada. A Figura 8.32 ilustra a trajetória da cabeça do taco no balanço. Iniciando na posição A, o golfista conduz o taco para cima e para trás e à frente do ombro em comando (B), permitindo que a cabeça do taco

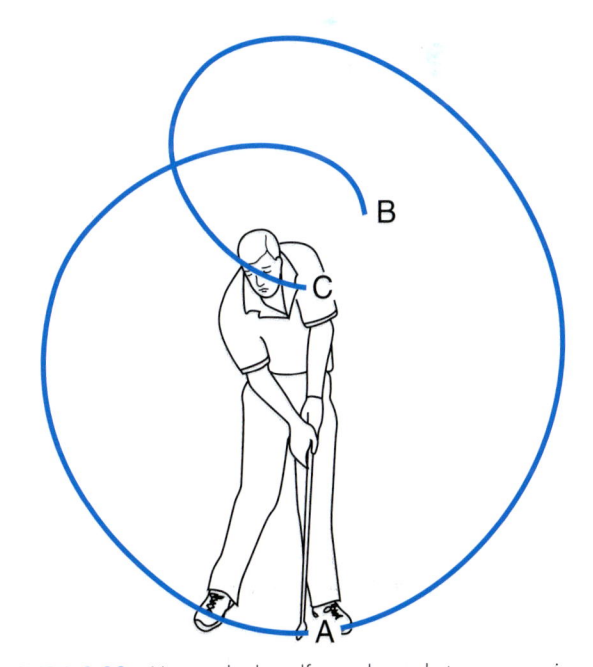

FIGURA 8.31 Mudanças na velocidade (**A**) e na aceleração (**B**) durante a fase de apoio de uma passada de corrida. (Adaptado de Bates, B. T., et al., [1979]. Variations of velocity within the support phase of running. In J. Terauds e G. Dales (Eds.). *Science in Athletics*. Del Mar, CA: Academic.)

FIGURA 8.32 Na tacada de golfe, a cabeça do taco se movimenta em uma trajetória curva ao longo de uma distância considerável (de A para B e para C), proporcionando tempo para que a velocidade se desenvolva na cabeça do taco.

percorra uma distância maior. A finalidade desse movimento para trás (*backswing*) é posicionar os segmentos apropriados em uma posição ideal para o desenvolvimento da força e para o estabelecimento da máxima amplitude de movimento para o movimento para baixo (*downswing*) subsequente. No movimento para baixo, que é a fase crucial do balanço, a cabeça do taco acelera em frequências superiores a 800 m/s², em preparação para o contato. O contato é realizado com a bola na posição inicial original (A), na qual a cabeça do taco ainda está acelerando. A velocidade de pico é obtida logo depois do impacto. No momento do impacto, é muito possível que sejam atingidas velocidades da cabeça do taco na faixa de 40 m/s, sendo que alguns golfistas conseguem velocidades muito maiores. O tempo para completar um giro total do taco pode ficar na faixa de 1.000 ms, em que a fase de movimento para baixo representa 210 ms, ou um pouco acima de 20% do tempo. Tão logo se tenha completado o impacto, a fase de acompanhamento desacelera o taco, até que o giro seja encerrado em C.

VELOCIDADE E ACELERAÇÃO DO TACO

A Figura 8.33*A* ilustra a velocidade do taco de golfe (centro de gravidade) durante a fase de movimento para baixo (*downswing*) (24). O movimento do taco foi gravado em três dimensões para determinar as características cinemáticas lineares da direção da bola para a frente ou para trás (*x*), para cima ou para baixo (*y*) e se afastando ou se aproximando do golfista (*z*). Na parte inicial desse movimento, com o taco ainda acima e por trás da cabeça, a velocidade na direção *x* é para trás, afastando-se da bola, na direção negativa, enquanto o taco é conduzido desde a parte mais alta do movimento para trás (*backswing*) em torno do corpo e na direção da bola. Na segunda metade do movimento para baixo, a velocidade *x* sofre abrupta elevação e passa a ser positiva, quando o taco retorna e

continua na direção da bola. A velocidade de pico para a frente é obtida depois do impacto.

A velocidade z ou mediolateral tem início com sinal negativo, indicando que, da parte superior do movimento para trás até a aproximação do ponto a meio caminho no movimento para baixo, o taco de golfe está se movimentando na direção do golfista e, em seguida, desloca-se positivamente quando gira em um movimento de afastamento do golfista. Essa tendência é oposta àquela na direção vertical, em que a velocidade na direção *y* começa com pequenos movimentos para cima e reverte para um movimento para baixo, quando o taco de golfe é conduzido até a bola.

As curvas de aceleração correspondentes na Figura 8.33*B* identificam as fases cruciais no giro do taco de golfe, nas quais são obtidas as acelerações máximas. A aceleração máxima na direção da bola (*x*) ocorre 40 ms antes do impacto, alcançando um valor de 870 m/s² (24). A aceleração tem continuidade durante o impacto, embora seja pequena. Também há uma aceleração vertical, que atinge seu máximo imediatamente antes do impacto, e que ainda está acelerando durante o impacto. Essas tendências podem se parecer muito em todos os tipos de tacos, mas pode ocorrer redução em valores como a velocidade da cabeça do taco, que diminui do taco madeira 1 (*driver*) para o ferro 9, por causa de diferenças em seus parâmetros.

Cinemática linear da propulsão da cadeira de rodas

PARÂMETROS DO CICLO

Muitos indivíduos com lesão da medula espinal ou outras deficiências musculoesqueléticas graves usam uma cadeira de rodas para se locomover. A propulsão de uma cadeira de rodas manual envolve ações cíclicas do corpo, com o uso de

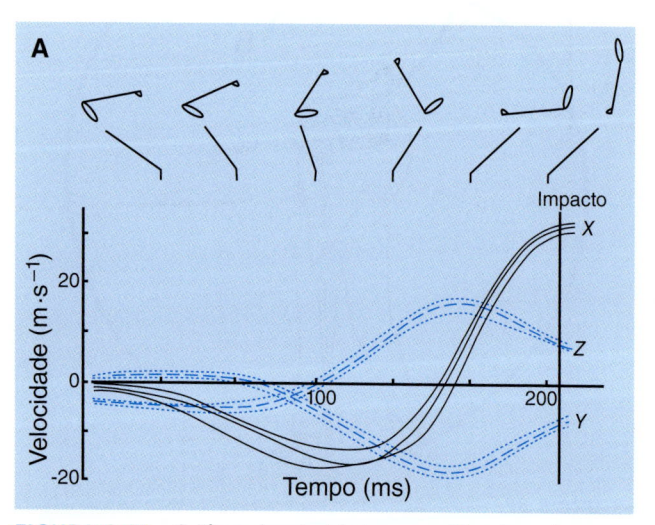

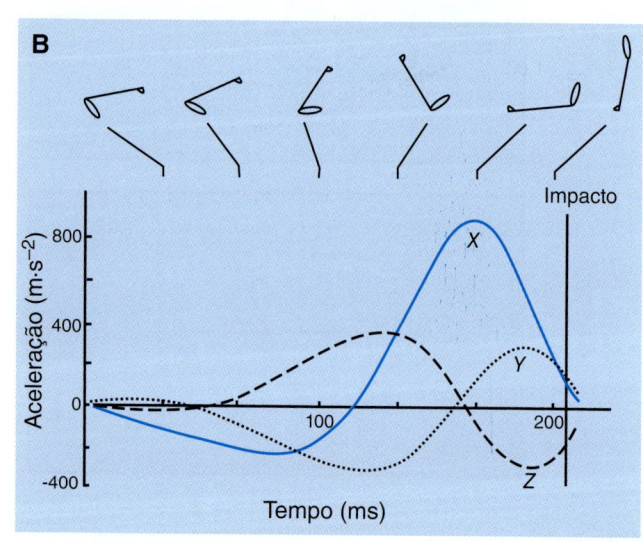

FIGURA 8.33 Gráficos de velocidade-tempo (**A**) e de aceleração-tempo (**B**) do centro de gravidade de um segmento de taco de golfe (do tipo *driver*) se aproximando ou se afastando da bola (*X*), verticalmente (*Y*) e se aproximando ou se afastando do corpo do golfista (*Z*). (Adaptado de Neal, R. J., Wilson, B. D. [1985]. 3D Kinematics and kinetics of the golf swing. *International Journal of Sport Biomechanics*, 1:221-232.)

sequências em que ambas as mãos estão em contato com a borda da roda ou não. Essas sequências são definidas por certos parâmetros. O ciclo típico de uma cadeira de rodas inclui uma fase propulsiva, com a mão empurrando a borda da roda da cadeira, seguida de uma fase não propulsiva, em que a mão é levada de volta para o início de outra fase propulsiva. A fase não propulsiva é descrita por três ações, começando com a liberação, quando a mão solta a borda ao final da propulsão, seguida pela recuperação, quando a mão é conduzida de volta para o topo da borda da roda para novamente dar início à fase propulsiva e, finalmente, pelo contato, quando a mão toca a borda da roda. A quantidade de tempo despendida no contato e a amplitude do deslocamento da mão para a frente e para trás varia com as preferências individuais e características das cadeiras de rodas como, por exemplo, a posição do assento. Mesmo em atletas de classe internacional, há variação nos padrões do ciclo. A Figura 8.34 ilustra o deslocamento da mão sobre a borda da roda para diferentes estilos propulsivos de seis atletas em cadeira de rodas (16). Tipicamente, os três velocistas utilizaram um movimento para trás e para a frente sobre a parte superior da borda da roda, mas a trajetória da liberação da borda foi variável, dependendo

das mãos dos atletas fazerem alças pequenas ou grandes durante a movimentação da mão para trás para fazer contato com a borda da roda a fim de obter propulsão. Nos três corredores fundistas, o padrão de movimentação da mão foi mais circular, mas ainda assim variou significativamente entre os indivíduos.

ESTILOS DE PROPULSÃO

Foram identificados dois estilos de propulsão de cadeira de rodas (27). Um deles é a técnica de bombeamento observada em velocistas na Figura 8.35*A*, em que a mão se movimenta para trás e para a frente na horizontal, com deslocamentos relativamente grandes com referência à borda da roda. A outra técnica popular é a técnica circular (Fig. 8.35*B*), em que a mão se movimenta em uma trajetória circular ao longo da borda da roda. A fase de empurrar (impulso) no padrão circular representa maior porcentagem do ciclo de propulsão total (43,0%), em comparação com a mesma fase no padrão de bombeamento (34,7%), sugerindo maior eficiência.

A Figura 8.35*A* ilustra deslocamentos verticais e horizontais do punho, cotovelo, ombro e pescoço durante a

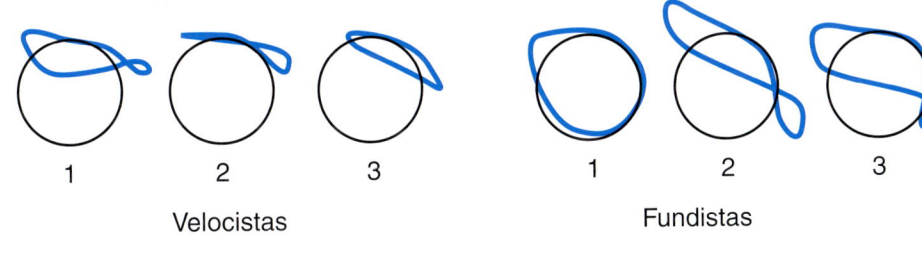

1   2   3   1   2   3

Velocistas   Fundistas

FIGURA 8.34 Padrões de deslocamento da mão para seis atletas olímpicos em cadeira de rodas ilustrando diferenças em estilos de propulsão entre velocistas (200 m) e fundistas (1.500 m). (Adaptado de Higgs, C. [1984]. Propulsion of racing wheelchairs. In C. Scherrell (Ed.). *Sport and Disabled Athletes.* Champaign, IL: Human Kinetics, 165-172.)

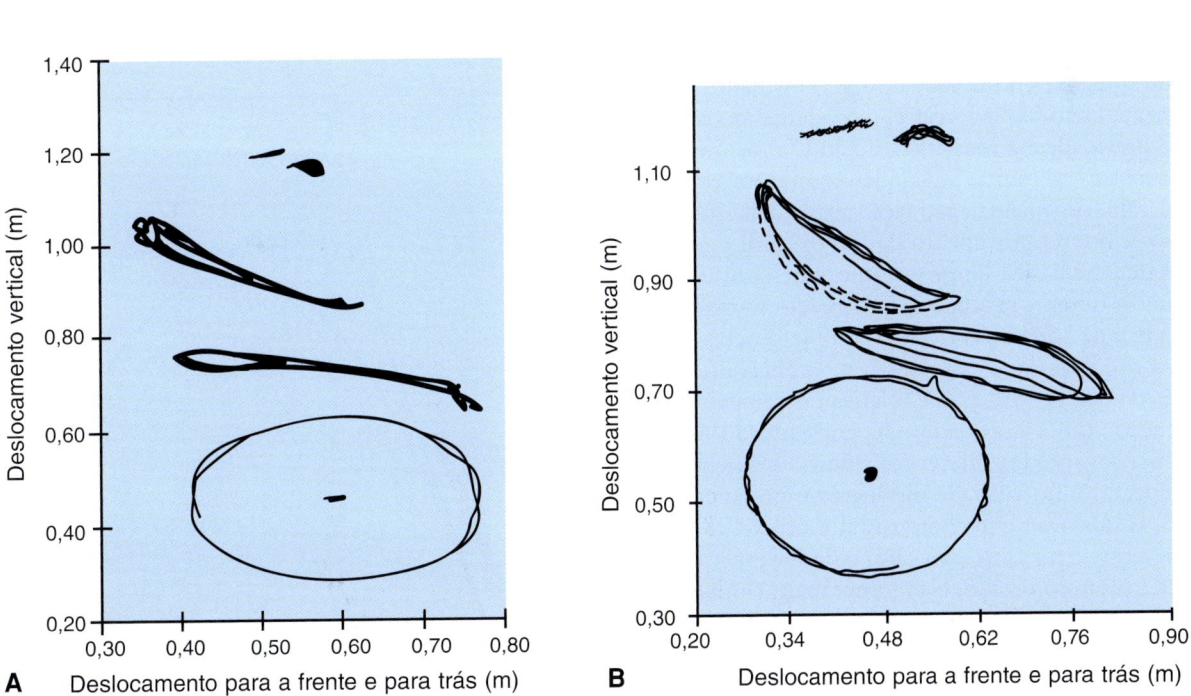

FIGURA 8.35   Deslocamentos verticais e para a frente e para trás do pescoço, ombro, cotovelo e punho durante vários ciclos de propulsão da cadeira de rodas exibem diferenças entre dois indivíduos, incorporando o estilo de ação de bombeamento (**A**) e de ação circular (**B**). (Cortesia de Joe Bolewicz, RPT.)

propulsão da cadeira de rodas para um indivíduo moderadamente ativo com paraplegia de T3-T4. No ciclo de propulsão, o punho se desloca para a frente e para trás em uma trajetória retilínea, indicando um padrão de propulsão do tipo impulso. O pescoço se movimentou para a frente e para trás ao longo de uma faixa de aproximadamente 5,9 cm e em uma média de cerca de 1 cm para cada 6,7 cm de movimento do punho. O pico de aceleração da mão sobre a borda da roda ocorreu perto do final da fase de impulso, situando-se na faixa de 32 m/s².

Para aumentar a velocidade da propulsão da cadeira de rodas, o tempo do ciclo é reduzido pelo aumento da frequência de ciclos. Isso ocorre como resultado da mudança dos ângulos inicial e final para a frente da borda da roda, sem que sejam mudados os componentes angulares do ângulo de impulso (30). O padrão de ação no antebraço muda de um padrão de impulso-tração na velocidade mais lenta para algo mais parecido com um padrão de impulso com a ajuda de uma flexão contínua do tronco.

> Utilizando MaxTRAQ, importe o arquivo de vídeo do atleta na cadeira de rodas. Digitalize o eixo da cadeira de rodas no quadro em que o atleta inicia a fase de propulsão e, em seguida, no quadro em que termina a propulsão. Calcule a distância percorrida pela cadeira de rodas.

Movimento de projéteis

O movimento de projéteis refere-se ao movimento de corpos arremessados no ar. Esse tipo de movimento implica que o projétil não tenha forças externas atuando sobre si, exceto a gravidade e a resistência do ar. O movimento do projétil ocorre em muitas atividades como, por exemplo, beisebol, salto ornamental, patinação artística, basquetebol, golfe e voleibol. O movimento de um **projétil** é um caso especial de cinemática linear em que – desconsiderando a resistência do ar – sabemos que ocorrem mudanças na velocidade e na aceleração tão logo o objeto deixa o solo.

Para a discussão que se segue, a resistência do ar será considerada desprezível, pois é relativamente pequena em comparação com a gravidade. Dependendo do projétil, podem ser levantadas diferentes questões cinemáticas. Exemplificando: no salto em distância ou no lançamento de peso, o deslocamento horizontal é crucial. Mas, no salto em altura e no salto com vara, o deslocamento vertical precisa ser maximizado. Na biomecânica, é importante compreender a natureza do movimento dos projéteis.

GRAVIDADE

Quando não existem outras forças atuando em um corpo, a força de gravidade sobre um projétil resulta em uma acele-

ração vertical constante. A aceleração causada pela gravidade equivale a aproximadamente 9,81 m/s² ao nível do mar e é decorrente da atração de duas massas – a Terra e o objeto. Apenas a gravidade e a resistência do ar atuam sobre um objeto quando ele está se deslocando pelo ar sem ajuda. Objetos nessa situação são chamados projéteis. A gravidade acelera de modo uniforme um projétil na direção da superfície da Terra. Contudo, nem todos os objetos que voam pelo ar são projéteis. Objetos dotados de autopropulsão, como os aviões, e objetos aerodinâmicos, como um bumerangue, geralmente não são classificados como projéteis.

TRAJETÓRIA DE UM PROJÉTIL

O curso percorrido por um projétil em seu voo é chamado **trajetória** (Fig. 8.36A). O instante no qual o objeto se transforma em um projétil é conhecido como instante de liberação. A gravidade atua de forma contínua para mudar o movimento vertical do objeto, logo que tenha sido liberado. O curso de voo percorrido por um projétil na ausência de resistência do ar é uma **parábola** (Fig. 8.36A).

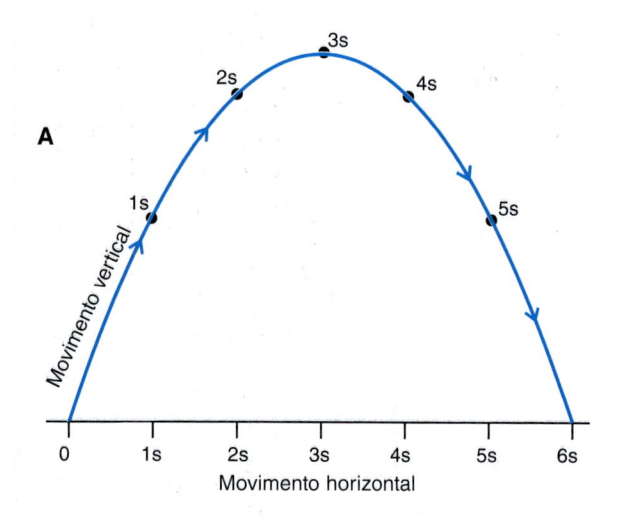

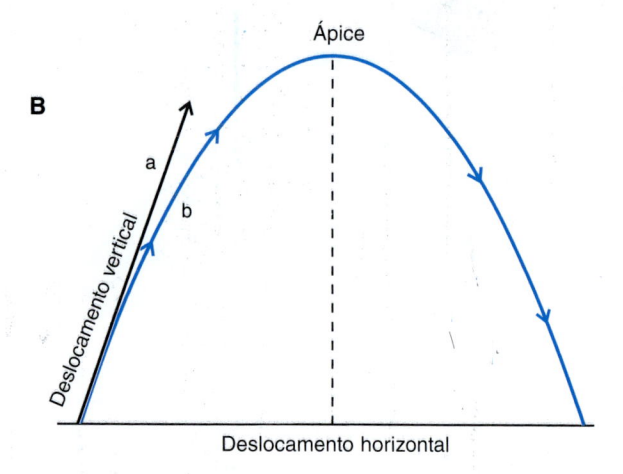

FIGURA 8.36 **A.** A trajetória parabólica de um projétil. **B.** O percurso "a" representa a trajetória de um projétil sem a influência da gravidade. O percurso "b" é uma trajetória com a ação da gravidade. O percurso "b" forma uma parábola.

A parábola é uma curva simétrica em relação a um eixo que atravessa seu ponto mais elevado. O ponto mais elevado de uma parábola é o **ápice**.

Se a gravidade não atuasse sobre o projétil, ele continuaria a se deslocar indefinidamente com a mesma velocidade de sua liberação (Fig. 8.36B). No espaço, além da tração gravitacional de nosso planeta, uma breve descarga do motor de uma astronave resultará em mudança da velocidade. Quando o motor é desligado, a velocidade naquele instante permanece constante, resultando em aceleração igual a zero. Considerando-se a inexistência de gravidade e a ausência de resistência do ar, o veículo continuará em seu curso até que o motor seja novamente acionado.

FATORES QUE INFLUENCIAM OS PROJÉTEIS

Três fatores principais influenciam a trajetória de um projétil: o **ângulo de projeção**, a **velocidade de projeção** e a **altura de projeção** (Fig. 8.37).

Ângulo de projeção

O ângulo no qual o objeto é liberado determina a forma de sua trajetória. Geralmente, ângulos de projeção variam de 0° (paralelos ao solo) a 90° (perpendiculares ao solo), embora em algumas atividades esportivas como, por exemplo, salto de esqui, o ângulo de projeção seja negativo. Se o ângulo de projeção for igual a zero (paralelo à horizontal), a trajetória será essencialmente a segunda metade da parábola porque a velocidade vertical é zero e a força da gravidade se faz imediatamente sentir, tracionando o objeto para a superfície da Terra. Por outro lado, se o

ângulo de projeção for de 90°, o objeto será projetado diretamente para cima no ar, com velocidade horizontal igual a zero. Nesse caso, a parábola será tão estreita que formará uma linha reta.

Se o ângulo de projeção se situar entre 0° e 90°, a trajetória será efetivamente parabólica. A Figura 8.38 exibe trajetórias teóricas para um objeto projetado em diversos ângulos, com a mesma velocidade e altura de projeção.

O ângulo ideal de projeção para determinada atividade baseia-se na finalidade da atividade. Intuitivamente, é provável que o salto sobre um objeto relativamente alto (p. ex., a barra no salto em altura) exija um ângulo de projeção bastante acentuado. Foi demonstrado que isso é verdadeiro, pois praticantes de salto em altura têm um ângulo de projeção de 40° a 48° utilizando a técnica *flop* de salto em altura, que consiste em passar de costas sobre a barra de salto (7). Por outro lado, se o indivíduo tentar o salto para obtenção da distância horizontal máxima, tal como no salto em distância, o ângulo de projeção será muito menor. Isso também foi demonstrado, pois praticantes do salto em distância têm ângulos de projeção de 18° a 27° (13). A Tabela 8.5 ilustra os ângulos de projeção relatados na literatura científica especializada para diversas atividades. Ângulos de projeção positivos indicam ângulos

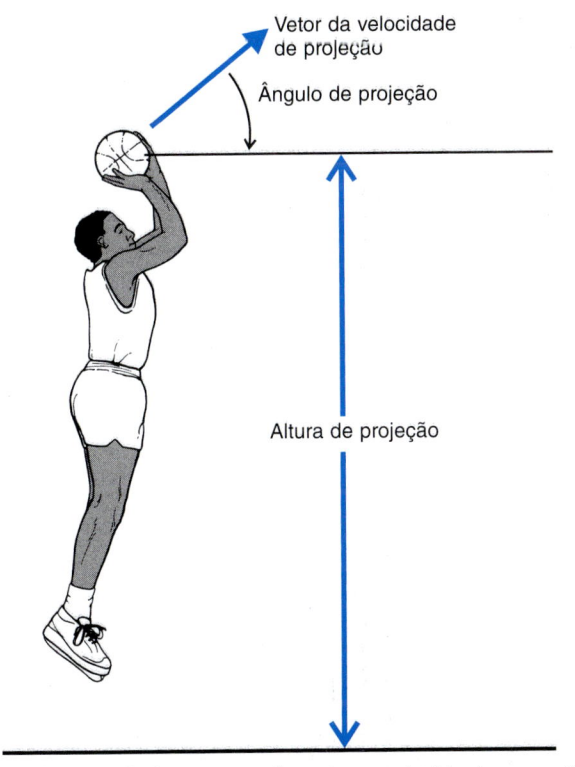

Vetor da velocidade de projeção

Ângulo de projeção

Altura de projeção

FIGURA 8.37   Os fatores que influenciam a trajetória de um projétil são velocidade de projeção, ângulo de projeção e altura de projeção.

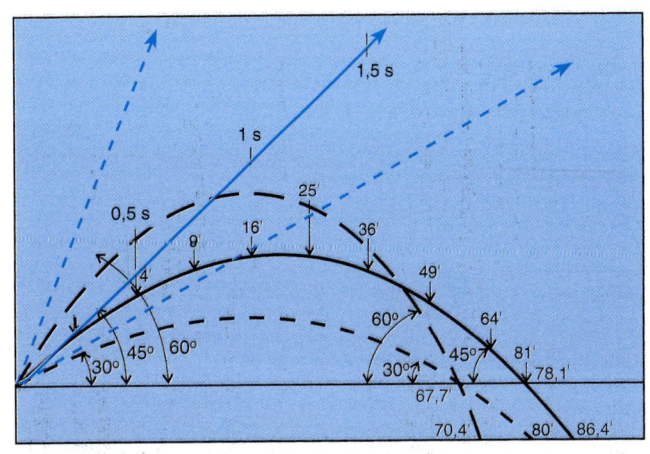

FIGURA 8.38   Trajetórias teóricas de um projétil projetado em diferentes ângulos, com manutenção da velocidade (15,2 m/s) e altura (2,4 m) constantes. (Adaptado de Broer, M. R., Zernike, R. F. [1979]. *Efficiency of Human Movement*, 4. ed. Philadelphia, PA: WB Saunders.)

TABELA 8.5	Ângulos de projeção utilizados em atividades selecionadas

Atividade	Ângulo (°)	Referência
Mergulho esportivo	5-22	5
Salto com esqui	–4	21
Saque de tênis	3-15	6
Lançamento de disco	15-35	9
Salto em altura (técnica *flop*)	40-48	7

maiores que zero, em que o objeto é projetado acima da horizontal. Ângulos de projeção negativos dizem respeito àqueles menores que zero, ou abaixo da horizontal. Exemplificando: num serviço de tênis, o saque é projetado para baixo, em relação ao ponto de impacto.

Velocidade de projeção

A velocidade do projétil no instante de sua liberação determinará a altura e a distância da trajetória, desde que os demais fatores sejam mantidos constantes. A velocidade de projeção resultante, geralmente, é calculada e fornecida ao serem discutidos os fatores que influenciam o projétil. A velocidade de projeção resultante é a soma vetorial das velocidades horizontal e vertical. Mas é necessário que nos concentremos nos componentes do vetor velocidade, pois eles ditarão a altura da trajetória e a distância que será percorrida pelo projétil. Como outros vetores, a velocidade de projeção tem um componente vertical (v_y) e um componente horizontal (v_x).

A magnitude da velocidade vertical é reduzida pelo efeito da gravidade (9,81 m/s para cada segundo de voo ascendente). A gravidade reduz a velocidade vertical do projétil até que esta seja igual a zero. Nesse ponto, o projétil atinge seu ponto mais elevado no voo. Portanto, o componente da velocidade vertical determina a altura do ápice da trajetória. A velocidade vertical afeta o tempo que o projétil despende para alcançar essa altura e, por consequência, o tempo de queda na Terra.

O componente horizontal da velocidade de projeção é constante durante todo o voo do projétil. O alcance ou a distância percorrida pelo projétil é determinado multiplicando-se a velocidade horizontal pelo tempo de voo até essa posição. A magnitude da distância que o projétil percorre é chamada **alcance** do projétil. Exemplificando: se um projétil é liberado em uma velocidade horizontal de 13,7 m/s, ele terá percorrido 13,7 m no primeiro segundo, 27,4 m após 2 s, 40,1 m após 3 s etc.

O ângulo de projeção afetará a magnitude relativa da velocidade horizontal e vertical. Se o ângulo de projeção for de 40° e a velocidade de projeção for de 13,7 m/s, o componente horizontal da velocidade de projeção será o produto da velocidade pelo cosseno do ângulo de projeção, ou 13,7 m/s × cosseno de 40°, ou 10,49 m/s. O componente vertical é o produto da velocidade de projeção pelo seno do ângulo de projeção (ou 13,7 m/s) e seno de 40° (ou 8,81 m/s).

Para compreender, em aspectos gerais, como o ângulo de projeção afeta os componentes da velocidade, considere que o cosseno de 0° é igual a 1 e que diminui até zero com o aumento do ângulo. Se o cosseno do ângulo for utilizado para representar a velocidade horizontal, a velocidade horizontal diminuirá com o aumento do ângulo de projeção de 0° até 90° (Fig. 8.39). Além disso, o seno de 0° é igual a zero e aumenta até 1 com o aumento do ângulo. Consequentemente, se o seno do ângulo for utilizado para representar a velocidade vertical, ela aumentará com o aumento do ângulo de 0° até 90° (Fig. 8.39).

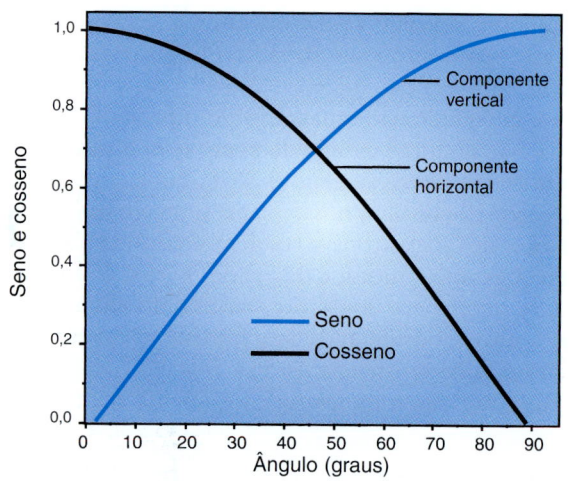

FIGURA 8.39 Gráfico dos valores de seno e cosseno nos ângulos de 0° a 90°. Seno 45° = cosseno 45°.

É fácil perceber que, à medida que o ângulo vai se aproximando de 90°, a velocidade horizontal se torna menor e a velocidade vertical aumenta. Quando o ângulo chega às proximidades de 0°, a velocidade horizontal torna-se maior e a velocidade vertical, menor.

No ângulo de 45°, porém, o seno e o cosseno do ângulo são iguais. Portanto, para qualquer velocidade determinada, a velocidade horizontal equivale à velocidade vertical. Pode parecer que o ângulo de projeção de 45° seja o ângulo de projeção ideal, pois para qualquer velocidade as velocidades horizontal e vertical são iguais. Isso é válido em algumas circunstâncias que serão discutidas com relação à altura de projeção. De modo geral, se o alcance máximo do projétil é fator crucial, será apropriado um ângulo que otimize a velocidade horizontal, ou seja, um ângulo menor que 45°. Portanto, em atividades como salto em distância e arremesso de peso, o ângulo de projeção ideal é inferior a 45°. Se a altura do projétil é importante, deverá ser escolhido um ângulo superior a 45°. É o caso de atividades como salto em altura.

Altura de projeção

A altura de projeção de um projétil é a diferença em altura entre a posição de decolagem vertical e a posição de aterrissagem vertical. Três situações afetam consideravelmente a forma da trajetória. Em cada caso, a trajetória é parabólica, mas a forma da parábola pode não ser completamente simétrica; ou seja, a primeira metade da parábola pode não ter a mesma forma da segunda metade.

No primeiro caso, o projétil é liberado e aterrissa na mesma altura (Fig. 8.40A). A forma da trajetória é simétrica e, portanto, o tempo para que o projétil atinja o ápice a partir do seu ponto de liberação é igual ao tempo para que o projétil atinja o solo a partir do ápice. Se uma bola for chutada da superfície de um campo e aterrissar em sua superfície, a altura de projeção relativa será igual a zero e, portanto, o tempo transcorrido até a bola atingir o ápice equivale ao tempo transcorrido desde o ápice até seu contato com o solo.

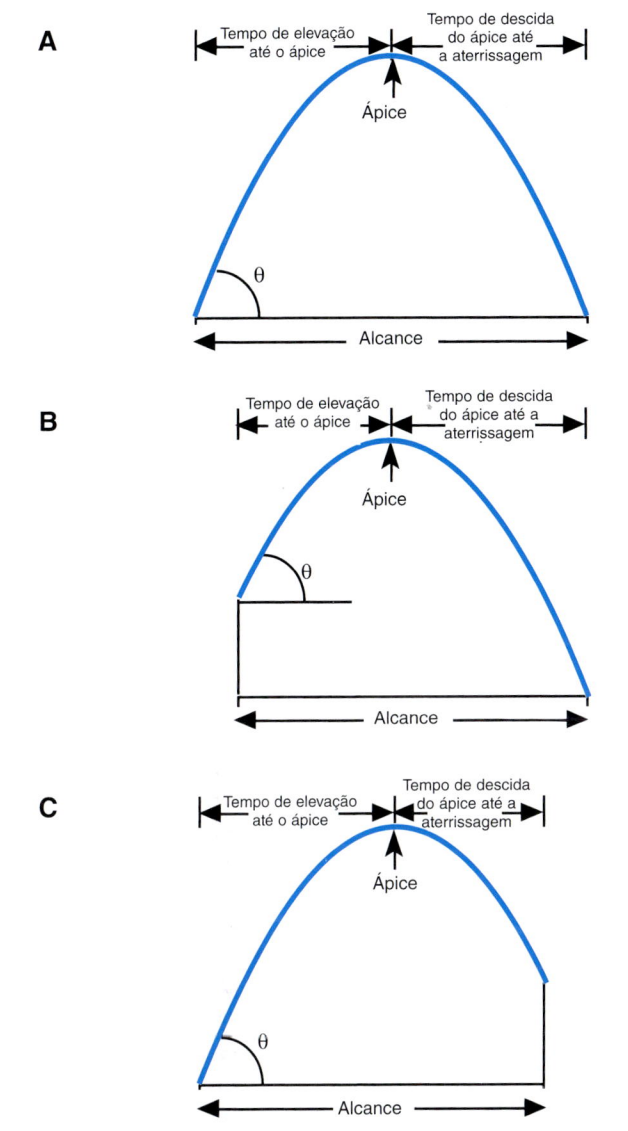

FIGURA 8.40 Influência da altura de projeção zero (**A**), da altura de projeção positiva (**B**) e da altura de projeção negativa (**C**) sobre a forma da trajetória de um projétil.

Na segunda situação, o projétil é liberado de um ponto mais elevado do que a superfície onde irá aterrissar (Fig. 8.40*B*). A parábola é assimétrica e a parte inicial até o ápice é menor que a segunda parte da parábola. Nesse caso, o tempo transcorrido até o projétil atingir o ápice será menor que o tempo transcorrido desde o ápice até sua descida ao solo. Exemplificando: se um arremessador de peso soltar o peso de um ponto situado 2,2 m acima do solo, e se o peso aterrissa no solo, a altura de projeção é de 2,2 m.

Na terceira situação, o projétil é liberado de um ponto situado abaixo da superfície onde irá aterrissar (Fig. 8.40*C*). Também nesse caso, a trajetória será assimétrica, mas agora a parte inicial da trajetória até o ápice é maior que a segunda parte. Portanto, o tempo transcorrido até o projétil atingir o ápice será maior que o tempo transcorrido desde o ápice até sua descida ao solo. Exemplificando: se uma bola for arremessada de uma altura de 2,2 m e aterrissar em uma árvore à altura de 4 m, a altura de projeção é 1,8 m.

Em geral, quando a velocidade de projeção e o ângulo de projeção são mantidos constantes, quanto mais alto for o ponto de liberação do projétil, maior será a duração do voo. Se o tempo de voo for maior, o alcance será maior. Além disso, para um alcance máximo, quando a altura de projeção relativa é igual a zero, o ângulo ideal é 45°; quando a altura de projeção está acima da altura de aterrissagem, o ângulo de projeção ideal é inferior a 45°; e quando a altura de projeção está abaixo da altura de aterrissagem, o ângulo de projeção ideal é superior a 45°. O efeito de aterrissagens mais baixas que as decolagens está ilustrado na Figura 8.38.

OTIMIZAÇÃO DAS CONDIÇÕES DE PROJEÇÃO

Para que sejam otimizadas as condições para liberação de um projétil, deve-se levar em consideração a finalidade do projétil. Conforme já tivemos a oportunidade de discutir, os três fatores principais que afetam o voo de um projétil estão inter-relacionados e afetarão tanto a altura da trajetória como a distância percorrida. Tendo em vista que tanto a altura do ápice como o comprimento da trajetória do projétil são afetados pela velocidade de projeção, pode-se intuir que um aumento da velocidade de projeção aumentará esses dois parâmetros. Contudo, essa percepção comum é equivocada. A escolha de um ângulo de projeção apropriado é o fator que ditará se a velocidade vertical ou a velocidade horizontal será aumentada com o aumento da velocidade de projeção. Ademais, o ângulo de projeção pode ser afetado pela altura de projeção.

A importância relativa desses fatores está ilustrada no exemplo a seguir. Se um atleta arremessar o peso com uma velocidade de 14 m/s em um ângulo de 40° e a uma altura de 2,2 m, a distância do arremesso será 22 m. Se cada fator for aumentado por determinada porcentagem (10%, nesse caso) com os dois outros fatores mantidos constantes, pode-se calcular a importância relativa de cada fator. O aumento da velocidade para 15,4 m/s resulta em um arremesso de 26,2 m; o aumento do ângulo para 44° resulta em um arremesso de 22 m; e o aumento da altura de projeção para 2,4 m resulta em um arremesso de 22,2 m. Fica imediatamente evidente que o aumento da velocidade de projeção aumenta o alcance do arremesso de maneira mais substancial do que o aumento do ângulo ou da altura de projeção. Contudo, esses três fatores estão inter-relacionados, e qualquer alteração em um deles resulta em alteração nos demais.

Equações de aceleração constante

Quando um projétil está se deslocando pelo ar, apenas a gravidade e a resistência do ar atuam sobre ele. Se ignorarmos a resistência do ar, consideraremos apenas a gravidade como atuante no projétil. A aceleração decorrente da gravidade é constante e, portanto, o projétil sofre aceleração constante. Utilizando os conceitos apresentados na seção precedente, pode-se determinar equações de aceleração constante, ou de movimento dos projéteis, com base nas definições de velocidade e aceleração. Há três dessas expressões envolvendo as inter-relações dos parâmetros cinemáticos tempo, posição, velocidade e aceleração. Frequentemente, essas expressões são chamadas de equações de aceleração constante. A primeira equação expressa a velocidade final como função da velocidade inicial, aceleração e tempo:

$$v_f = v_i + at$$

onde as variáveis v_f e v_i referem-se à velocidade final e à velocidade inicial, a é a aceleração e t é o tempo.

Na segunda equação, a posição final é expressa em função da posição inicial, velocidade inicial, posição final, posição inicial e aceleração:

$$s_f = s_i + v_i t + \frac{1}{2} at^2$$

em que v_i é a velocidade inicial, t é o tempo e a é a aceleração. A variável nessa expressão pode se referir ao caso horizontal ou vertical, sendo a mudança de posição ou a distância que o objeto se desloca de uma posição para outra. Essa equação é derivada pela integração da primeira equação.

A última equação expressa a velocidade final em função da velocidade inicial, posição final, posição inicial e aceleração:

$$v_f^2 = v_i^2 + 2a(s_f - s_i)$$

em que v_f e v_i referem-se à velocidade final e à velocidade inicial, s_f e s_i referem-se à posição final e à posição inicial, a é a aceleração. Cada uma das variáveis cinemáticas nessa expressão se manifestou em uma ou ambas as equações precedentes.

EXEMPLO NUMÉRICO

Todas as equações da aceleração constante utilizam parâmetros que são básicos para a cinemática linear. Portanto, as três equações da aceleração constante nos fornecem um método útil de análise do movimento de projéteis. Se, por exemplo, estivermos calculando o alcance de um projétil, a seguinte equação pode ser utilizada:

$$\text{Alcance} = \frac{v^2 \times \text{sen}\,\theta \times \cos\theta + v_x \times \sqrt{\left(v_y\right)^2 + 2gh}}{g}$$

em que v = velocidade de projeção, θ = ângulo de projeção, h = altura de liberação da projeção e g = aceleração da gravidade. Suponha-se que um lançador de peso o solte em um ângulo de 40°, desde uma altura de 2,2 m e com a velocidade de 13,3 m/s. A Figura 8.41 ilustra o que se sabe

sobre as condições do projétil no instante de sua projeção e a forma da trajetória com base em nossa discussão prévia. Utilizando-se a equação precedente, o alcance do projétil pode ser calculado da seguinte forma:

$$\text{Alcance} = \frac{13,3 \text{ m/s}^2 \times \text{sen}\,40° \times \cos 40° + 10,19 \text{ m/s} \times \sqrt{(8,55 \text{ m/s})^2 + 2(9,81 \text{ m/s}^2)(2,2 \text{ m})}}{9,81 \text{ m/s}^2}$$

$$= \frac{176,89 \times 0,6428 \times 0,766 + 10,19 \times \sqrt{73,10 + 43,16}}{9,81}$$

$$= \frac{87,09 + 10,19 \times 10,78}{9,81}$$

$$= \frac{87,09 + 109,84}{9,81}$$

$$= 20,07 \text{ m}$$

O mesmo problema pode ser solucionado utilizando-se o método da tabela com as equações de aceleração constante (ver Apêndice D).

Resumo

A biomecânica é uma disciplina quantitativa. Um tipo de análise quantitativa envolve a cinemática linear, o estudo do movimento linear em relação ao tempo. A cinemática linear envolve as quantidades vetoriais de posição, velocidade vetorial e aceleração e as quantidades escalares de deslocamento e velocidade escalar. Deslocamento é definido como a mudança de posição. A velocidade vetorial é definida em função do tempo decorrido para a mudança de posição, sendo calculada em estudos biomecânicos utilizando o método da primeira diferença central pela aplicação da fórmula a seguir:

$$v = \frac{s_{i+1} - s_{i-1}}{2\Delta t}$$

A aceleração é definida como frequência da mudança da velocidade, sendo também calculada pela aplicação do método da primeira diferença central, conforme segue:

$$a = \frac{v_{i+1} - v_{i-1}}{2\Delta t}$$

O processo de cálculo da velocidade com base na posição e no tempo, ou da aceleração com base na velocidade e no tempo, é chamado diferenciação, ou cálculo diferencial. O cálculo da derivada por meio do cálculo diferencial vincula-se à determinação da inclinação de uma linha tangente à curva parâmetro-tempo. O processo oposto ao cálculo diferencial é a integração, ou cálculo integral. A velocidade vetorial pode ser calculada como a integral da aceleração, e a posição pode ser calculada como a integral da veloci-

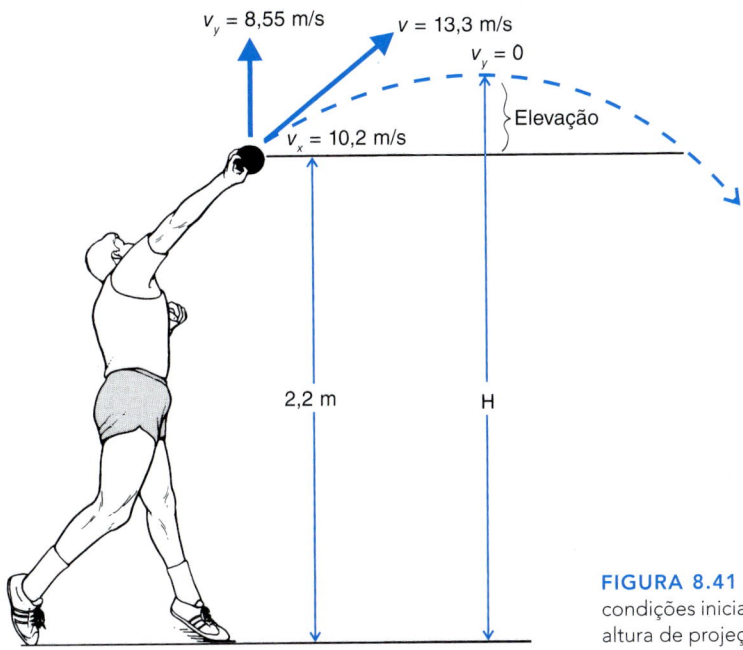

$v_y = 8{,}55$ m/s $v = 13{,}3$ m/s
$v_y = 0$

Elevação

$v_x = 10{,}2$ m/s

2,2 m H

FIGURA 8.41 Condições durante o arremesso do peso. As condições iniciais são: v = 13,3 m/s; ângulo de projeção = 40° e altura de projeção = 2,2 m.

dade. A integração implica o cálculo da área sob a curva parâmetro-tempo. O método de calcular a área sob uma curva parâmetro-tempo é chamado soma de Riemann.

O movimento de projéteis envolve um objeto que é submetido à aceleração constante, por estar uniformemente acelerado pela gravidade. O voo de um projétil, sua altura e distância são afetados por condições no ponto de liberação: ângulo, velocidade e altura relativa de projeção. Três equações determinam a aceleração constante. A primeira expressa a velocidade final, v_f, como função da velocidade inicial, v_i, aceleração, a, e tempo, t. A equação é:

$$v_f = v_i + at$$

A segunda equação expressa a posição, s, como função da velocidade inicial, v_i, aceleração, a, e tempo, t. Ou seja:

$$s = v_i t + \frac{1}{2}at^2$$

A terceira equação expressa a velocidade final, v_f, em função da velocidade inicial, v_i; posição inicial, s_i; posição final, s_f; aceleração, a.

$$v_f^2 = v_i^2 + 2a(s_f - s_i)$$

Essas equações podem ser utilizadas no cálculo do alcance de um projétil. Contudo, uma equação geral para o alcance de um projétil é:

$$\text{Alcance} = \frac{v^2 \times \text{sen}\,\theta \times \cos\theta + v_x \times \sqrt{\left(v_y\right)^2 + 2gh}}{g}$$

Revisão de equações para cinemática linear

Finalidade	Dados	Fórmula
Composição e magnitude dos vetores	Componentes horizontais e verticais	$r^2 = x^2 + y^2$
Composição e ângulo dos vetores	Componentes horizontais e verticais	$\tan\theta = y/x$
Resolução de vetor vertical	Magnitude e direção do vetor	$y = r\,\text{sen}\,\theta$
Resolução de vetor horizontal	Magnitude e direção do vetor	$x = r\cos\theta$
Tempo entre fotogramas de vídeo	Fotograma da câmera, velocidade de amostragem	Tempo (s) = 1/ frequência de fotogramas
Cálculo da posição	Posição inicial em relação à origem, velocidade constante (aceleração zero), tempo	$s = s_i + v_i t$
Cálculo da posição	Posição inicial em relação à origem, velocidade constante (aceleração zero), tempo	$s = v_i t$

(continua)

Revisão de equações para cinemática linear (*continuação*)

Finalidade	Dados	Fórmula
Cálculo da posição	Velocidade inicial, tempo, aceleração constante	$s = v_i t + \frac{1}{2}at^2$
Cálculo da posição	Velocidade inicial zero, tempo, aceleração constante	$s = \frac{1}{2}at^2$
Cálculo da velocidade média	Deslocamento e tempo	$v = (x_2 - x_1)/(t_2 - t_1)$
Cálculo da velocidade média	Velocidade inicial e final	$v = (v_i + v_f)/2$
Cálculo da velocidade final	Velocidade inicial, aceleração constante e tempo	$v_f = v_i + at$
Cálculo da velocidade final	Velocidade inicial zero, aceleração constante, tempo	$v = at$
Cálculo da velocidade final	Velocidade no tempo = zero, aceleração constante, posição inicial em relação à origem, posição final	$v_f = \sqrt{[v_i^2 + 2a(x_f - x)]}$
Cálculo da velocidade final	Velocidade inicial = zero, aceleração constante, posição inicial e final	$v_f^2 = 2as$ $v = \sqrt{[2a(x_f - x)]}$
Cálculo da aceleração	Velocidade final e deslocamento	$a = v_f^2/2d$
Cálculo da aceleração média	Velocidade e tempo	$a = (v_2 - v_1)/(t_2 - t_1)$
Cálculo do tempo	Deslocamento, aceleração constante	$t = \sqrt{(2d/a)}$
Cálculo do tempo no ar para um projétil iniciando e aterrissando na mesma altura	Velocidade vertical, aceleração constante	$t = 2\,v_y/a$
Cálculo da distância de um projétil	Velocidade resultante, ângulo de liberação inicial, aceleração constante	$s = r^2\,\text{sen}\,2\theta/a$

QUESTÕES PARA REVISÃO

Verdadeiro ou falso

1. ____ Por meio da digitalização, o cálculo da abdução e da adução do ombro durante um polichinelo é uma análise qualitativa.

2. ____ Durante um salto em distância, ocorre apenas movimento translacional.

3. ____ Os eixos x e y em um sistema de referência retangular 2D são sempre orientados nos sentidos horizontal e vertical, respectivamente.

4. ____ Com um sistema de referências de coordenadas que se origina na articulação talocrural, os eixos do sistema de coordenadas serão sempre horizontais e verticais durante movimentos para a frente, como a caminhada.

5. ____ Uma estrutura de referência 2D possui dois eixos e dois planos.

6. ____ Velocidade é um vetor.

7. ____ Aceleração é definida como a taxa de mudança de velocidade no tempo.

8. ____ Deslocamento e distância são quantidades escalares.

9. ____ A inclinação de uma linha tangente a uma velocidade pela curva de tempo indica aceleração instantânea.

10. ____ Vetores podem ser subtraídos graficamente tomando o oposto de um deles e colocando sua origem na extremidade do outro vetor.

11. ____ A área sob um gráfico de velocidade-força representa o deslocamento.

12. ____ Aceleração negativa indica que a direção de movimento se afasta da origem na direção negativa.

13. ____ O ponto máximo em um gráfico de posição-tempo indica o ponto em que a velocidade também é máxima.

14. ____ Mudança na velocidade é equivalente à área sob uma curva de aceleração-tempo.

15. ____ Um valor positivo em uma curva de velocidade--tempo indica que a posição correspondente pode ser positiva ou negativa.

16. ____ Comprimento de passada e comprimento de passo são sinônimos.

17. ____ Durante a corrida de velocidade, em comparação com a caminhada, uma maior porcentagem do ciclo da marcha é despendida no apoio, porque maiores forças precisam ser geradas.

18. ____ Em velocidades mais rápidas de caminhada, primeiro aumenta-se a frequência de passo e em seguida o comprimento de passada.

19. ____ A velocidade de corrida é um produto do comprimento de passada pela frequência de passada; portanto, o aumento de um deles aumenta a velocidade.

20. ____ As pessoas são mais eficientes se aumentam seu comprimento de passada 10% além do preferido para uma determinada velocidade de corrida.

21. ____ Em uma tacada de golfe, a cabeça do taco está próxima da velocidade horizontal máxima ao entrar em contato com a bola.

22. ____ A aceleração horizontal da cabeça de um taco de golfe é inferior a seu máximo no momento do impacto em uma tacada.

23. ____ Na cadeira de rodas, a frequência de ciclo diminui à medida que a velocidade de propulsão aumenta.

24. ____ O alcance de um projétil é maximizado usando-se um ângulo de projeção inferior a 45° se a altura de aterrissagem for menor que a altura de liberação.

25. ____ A velocidade horizontal de um arremesso de peso é diminuída pela gravidade a 9,81 m/s enquanto está no ar.

Múltipla escolha

1. Converta as coordenadas retangulares de (111, 222) em coordenadas polares.
   a. (192,3; 26,6°)
   b. (192,3; 63,4°)
   c. (248,2; 26,6°)
   d. (248,2; 63,4°)

2. Converta as coordenadas polares de (202, 202°) em coordenadas retangulares.
   a. (−187,3; −75,7)
   b. (−75,7; −187,3)
   c. (81,6; 81,6)
   d. (−187,3; 75,7)

3. A Figura 8.11 ilustra a trajetória de um corredor. Se ele começar e terminar no final de cada bloco, e se cada bloco for um quadrado com comprimento de 180 m, qual será a magnitude do deslocamento resultante do corredor?
   a. 3 600 m
   b. 1 080 m
   c. 894 m
   d. 805 m

4. Um nadador completa 10 voltas em uma piscina de 50 m, terminando onde começou. Qual foi a distância linear e qual foi o deslocamento linear?
   a. Distância = 500 m; deslocamento = 500 m
   b. Distância = 500 m; deslocamento = 0 m
   c. Distância = 0 m; deslocamento = 0 m
   d. Distância = 0 m; deslocamento = 500 m

5. Durante um saque de voleibol, a bola deixa a mão com uma velocidade inicial de 10 m/s em um ângulo de 41° a partir da horizontal. Quais são as velocidades horizontal e vertical da bola?
   a. v_x = 7,5 m/s; v_y = 6,6 m/s
   b. v_x = 6,6 m/s; v_y = 7,5 m/s
   c. v_x = 5,2 m/s; v_y = 8,6 m/s
   d. v_x = 8,6 m/s; v_y = 5,2 m/s

6. Na decolagem, as velocidades horizontal e vertical de um praticante de salto em altura são 2,0 e 3,9 m/s, respectivamente. Quais são a velocidade e o ângulo de decolagem resultantes?
   a. v = 19,2 m/s; θ = 62,9°
   b. v = 5,9 m/s; θ = 27,1°
   c. v = 4,4 m/s; θ = 62,9°
   d. v = 4,4 m/s; θ = 27,1°

7. Dado um triângulo retângulo em quadrante I com hipotenusa = 28,8 cm, lado X = 1,0 cm, determine o comprimento do lado Y e o tamanho dos outros dois ângulos.
   a. Lado Y = 28,9 cm, θ1 = 86,2°, θ2 = 3,9°
   b. Lado Y = 26,9 cm, θ1 = 86,0°, θ2 = 4,0°
   c. Lado Y = 28,7 cm, θ1 = 86,2°, θ2 = 3,8°
   d. Lado Y = 30,7 cm, θ1 = 86,5°, θ2 = 3,5°

8. Suponha que um indivíduo se mova do ponto s1 (1, 0) ao ponto s2 (1, 11) e ao ponto s3 (−4, 4), terminando no ponto s4 (2, −7). Quais são os deslocamentos horizontal, vertical e resultante?
   a. Horizontal = 11 unidades; vertical = 14 unidades; resultante = 7,1 unidades
   b. Horizontal = 1 unidade; vertical = −7 unidades; resultante = 7,1 unidades
   c. Horizontal = 0 unidade; vertical = 8 unidades; resultante = 8 unidades
   d. Horizontal = 1 unidade; vertical = 7 unidades; resultante = 25 unidades

9. Combine os dois vetores de velocidade a seguir para encontrar o vetor resultante. Vetor A = 5,5 m/s a 210° e vetor B = 10,7 unidades a 82°.
   a. Resultante = 8,51 m/s; θ = 67,4°
   b. Resultante = 8,51 m/s; θ = 112,6°
   c. Resultante = 72,3 m/s; θ = 22,6°
   d. Resultante = 72,3 m/s; θ = 112,6°

10. Um indivíduo corre 20 km em 89 minutos. Qual a velocidade média em metros por segundo?
    a. 0,27
    b. 0,90
    c. 3,75
    d. 225

11. Um *bobsled* acelera a partir do repouso em uma velocidade constante de 3 m/s2. Com qual velocidade ele se desloca após 3,5 segundos?
    a. 6,5 m/s
    b. 7 m/s
    c. 9 m/s
    d. 10,5 m/s

12. A velocidade inicial de uma bola de beisebol é 35 m/s a 10°. Ela foi lançada em uma altura de 2,0 m. Qual sua altura em relação ao solo e a que distância horizontal está esse objeto após ter percorrido 1,12 segundo de voo?
    a. Vertical = 2,66 m; horizontal = 38,61 m
    b. Vertical = 0 m; horizontal = 38,61 m
    c. Vertical = 0,66 m; horizontal = 6,81 m
    d. Vertical = 2,66 m; horizontal = 6,81 m

13. Um praticante de salto triplo precisa de uma velocidade de 9,2 m/s para executar um bom salto. Se ele acelerar a 1,65 m/s^2, quanto tempo precisará para alcançar a velocidade?
    a. 4,58 segundos
    b. 5,71 segundos
    c. 3,50 segundos
    d. 5,58 segundos

14. Um praticante de salto com vara está tentando atingir uma velocidade de 7 m/s no final de uma pista de 14 m. Qual deverá ser sua aceleração?
    a. 0,50 m/s^2
    b. 1,75 m/s^2
    c. 2,00 m/s^2
    d. 3,50 m/s^2

15. Se um ginasta deixa o solo com uma velocidade vertical de 9,81 m/s ao executar um mortal para trás, em que ponto de sua trajetória estará seu centro de massa 1,0 segundo depois?
    a. Aproximando-se ao ápice
    b. No ápice
    c. Em declínio a partir do ápice
    d. No solo
    e. Não há informação suficiente

16. A velocidade de decolagem vertical de uma criança ao saltar em uma cama elástica é de 5,3 m/s. Supondo que as alturas de decolagem e aterrissagem são iguais, por quanto tempo a criança fica no ar?
    a. 0,29 segundo
    b. 0,54 segundo
    c. 1,08 segundo
    d. 1,85 segundo

17. Duas bolinhas de gude têm o mesmo tamanho e massa. A bolinha A é jogada de uma altura de 9,81 m e a bolinha B tem uma velocidade horizontal inicial de 9,81 m/s e uma velocidade vertical de 0 m/s. Qual bolinha entrará primeiro em contato com o solo?
    a. Bolinha A
    b. Bolinha B
    c. As duas bolinhas entrarão em contato com o solo ao mesmo tempo

Questões 18 a 24: um disco de 1 kg é arremessado com uma velocidade de 19 m/s em um ângulo de 35° a partir de uma altura de 1,94 m. Desconsidere a resistência do ar.

18. Calcule os componentes de velocidade vertical e horizontal.
    a. v_x = 15,56 m/s, v_y = 10,90 m/s
    b. v_x = 10,90 m/s, v_y = 15,56 m/s
    c. v_x = 30,19 m/s, v_y = 21,14 m/s
    d. v_x = 21,14 m/s, v_y = 30,19 m/s

19. Calcule o tempo até a altura de pico.
    a. 1,11 segundo
    b. 1,59 segundo
    c. 2,15 segundos
    d. 2,22 segundos

20. Calcule a altura da trajetória a partir do ponto de lançamento.
    a. 6,06 m
    b. 6,66 m
    c. 17,5 m
    d. 18,1 m

21. Calcule a altura total da parábola.
    a. 20,1 m
    b. 19,5 m
    c. 8,60 m
    d. 8,00 m

22. Calcule o tempo do ápice até o solo.
    a. 1,63 segundo
    b. 1,28 segundo
    c. 1,99 segundo
    d. 2,02 segundos

23. Calcule o tempo total de voo.
    a. 3,13 segundos
    b. 3,10 segundos
    c. 2,39 segundos
    d. 2,74 segundos

24. Calcule o alcance do lançamento.
    a. 29,9 m
    b. 42,6 m
    c. 26,1 m
    d. 37,2 m

25. Uma bola de beisebol que deixa o bastão a 46° e uma altura de 1,2 m a partir do solo passa por cima de uma parede de 3 m de altura situada a 125 m da base. Qual a velocidade inicial da bola (ignorando-se a resistência do ar)?
    a. 34,9 m/s
    b. 35,3 m/s
    c. 35,0 m/s
    d. 36,9 m/s

Referências bibliográficas

1. Bates, B. T., Haven, B. H. (1974). Effects of fatigue on the mechanical characteristics of highly skilled female runners. In R. C. Nelson, C. A. Morehouse (Eds.). *Biomechanics IV*. Baltimore: University Park Press, 119–125.
2. Bates, B. T., et al. (1979). Variations of velocity within the support phase of running. In J. Terauds and G. Dales (Eds.). *Science in Athletics*. Del Mar, CA: Academic, 51–59.
3. Brady, R. A., et al. (2000). Foot displacement but not velocity predicts the outcome of a slip induced in young subjects while walking. *Journal of Biomechanics*, 33:803–808.
4. Brancazio, P. J. (1984). *Sport Science*. New York: Simon & Schuster.
5. Broer, M. R., Zernike, R. F. *Efficiency of Human Movement* (4th ed.). Philadelphia: Saunders College, 1979.
6. Chow, J. W. (1987). Maximum speed of female high school runners. *International Journal of Sports Biomechanics*, 3:110–127.

7. Dapena, J. (1980). Mechanics of translation in the Fosbury flop. *Medicine and Science in Sports and Exercise*, 12:37–44.

8. Dapena, J., Chung, C. S. (1988). Vertical and radial motions of the body during the take-off phase of high jumping. *Medicine and Science in Sports and Exercise*, 20:290–302.

9. Elliott, B. C., Blanksby, B. A. (1979). A biomechanical analysis of the male jogging action. *Journal of Human Movement Studies*, 5:42–51.

10. Elliott, B., et al. (1986). A three-dimensional cinematographic analysis of the fastball and curveball pitches in baseball. *International Journal of Sport Biomechanics*, 2:20–28.

11. Fukashiro, S., Komi, P. V. (1987). Joint moment and mechanical power flow of the lower limb during vertical jump. *International Journal of Sports Medicine*, 8:15–21.

12. Hamill, J., et al. (1995). Shock attenuation and stride frequency during running. *Human Movement Science* 14:45–60.

13. Hay, J. G. (1986). The biomechanics of the long jump. *Exercise and Sport Science Review*, 401–446.

14. Henry, F. M., Trafton, I. (1951). The velocity curve of sprint running. *Research Quarterly*, 23:409–422.

15. Heusner, W. W. (1959). Theoretical specifications for the racing dive: Optimum angle for take-off. *Research Quarterly*, 30:25–37.

16. Higgs, C. (1984). Propulsion of racing wheelchairs. In C. Sherrel (Ed.). *Sport and Disabled Athletes*. Champaign, IL: Human Kinetics, 165–172.

17. Holden, J. P., et al. (1997). Changes in knee joint function over a wide range of walking speeds. *Clinical Biomechanics*, 12:375–382.

18. Holt, K. G., et al. (1991). Predicting the minimal energy cost of human walking. *Medicine and Science in Sports and Exercise* 23(4):491–498.

19. Hoshikawa, T., et al. (1973). Analysis of running patterns in relation to speed. In *Medicine and Sport Vol. 8: Biomechanics III*. Basel: Karger, 342–348.

20. Hreljac, A. (1993). Preferred and energetically optimal gait transition speeds in human locomotion. *Medicine and Science in Sports and Exercise*, 25:1158–1162.

21. Komi, P. V., et al. (1974). *Biomechanics of ski-jumping*. Jyvaskyla, Finland: University of Jyvaskyla, 25–29.

22. Luhtanen, P., Komi, P. V. (1973). Mechanical factors influencing running speed. In E. Asmussen, K. Jorgensen (Eds.). *Biomechanics VI-B*. Baltimore: University Park Press, 23–29.

23. Mason, B. R., et al. (1996). Biomechanical golf swing analysis. In R. Bauer (ed.). *XIII International Symposium for Biomechanics in Sport: Proceedings*. Thunder Bay, Ontario: International Society for Biomechanics in Sport, 67–70.

24. Neal, R. J., Wilson, B. D. (1985). 3D Kinematics and kinetics of the golf swing. *International Journal of Sport Biomechanics*, 1:221–232.

25. Ounpuu, S. (1994). The biomechanics of walking and running. *Clinics in Sports Medicine*, 13:843–863.

26. Owens, M. S., Lee, H. Y. (1969). A determination of velocities and angles of projection for the tennis serve. *Research Quarterly*, 40:750–754.

27. Sanderson, D. J., Sommer, H. J. (1985). Kinematic features of wheelchair propulsion. *Journal of Biomechanics*, 18:423–429.

28. Sinning, W. E., Forsyth, H. L.(1970). Lower limb actions while running at different velocities. *Medicine and Science in Sports*, 2:28–34.

29. Terauds, J. (1975). Some release characteristics of international discus throwing. *Track and Field Review*, 75:54–57.

30. Vanlandewijck, Y. C., et al. (1994). Wheelchair propulsion efficiency: Movement pattern adaptations to speed changes. *Medicine and Science in Sports and Exercise*, 26:1373–1381.

31. Wagenaar, R. C., Emmerik, R. E. A. (2000). Resonant frequencies of arms and legs identify different walking patterns. *Journal of Biomechanics*, 33:853–861.

CINEMÁTICA ANGULAR

OBJETIVOS

Após ler este capítulo, o estudante será capaz de:

1. Distinguir entre os movimentos linear, angular e geral.

2. Determinar ângulos relativos e absolutos.

3. Discutir as convenções para o cálculo de ângulos do membro inferior.

4. Discutir a relação entre as quantidades cinemáticas de distância e deslocamento angulares, velocidade angular e aceleração angular.

5. Discutir a relação entre os movimentos angular e linear, particularmente deslocamento, velocidade e aceleração.

6. Discutir estudos de pesquisa selecionados que utilizaram uma abordagem cinemática angular.

7. Solucionar problemas quantitativos que aplicam os princípios da cinemática angular.

CONTEÚDO

Movimento angular

Movimento angular ocorre quando todas as partes de um corpo se movimentam no mesmo ângulo, mas não são submetidas ao mesmo deslocamento linear. A subcategoria da cinemática que trata do movimento angular é a **cinemática angular**, que descreve o movimento angular sem considerar suas causas. Considere uma roda de bicicleta (Fig. 9.1). Escolha qualquer ponto perto do centro da roda e qualquer ponto próximo ao pneu da roda. Quando a roda estiver girando, o ponto próximo ao pneu percorrerá maior distância que o ponto próximo ao centro da roda. O movimento da roda é um movimento angular.

O movimento angular ocorre em torno de um **eixo de rotação**, que é uma linha perpendicular ao plano no qual ocorre a **rotação**. Exemplificando, a roda da bicicleta gira em torno de seu eixo, que é o eixo de rotação. O eixo da roda é perpendicular ao plano de rotação descrito pelo pneu da roda (Fig. 9.1).

É fundamental que se entenda o movimento angular para que se compreenda como ocorre o movimento. Praticamente todos os movimentos humanos envolvem rotação de segmentos do corpo. Os segmentos giram em torno dos centros das articulações que formam seus eixos de rotação. Por exemplo, o segmento do antebraço gira em torno da articulação do cotovelo durante a flexão e a extensão. Quando um indivíduo se move, os segmentos geralmente realizam tanto rotação como translação. Combinações sequenciadas de movimentos angulares de vários segmentos podem resultar num movimento linear da extremidade do segmento, o que pode ser observado no arremesso e em muitos outros movimentos nos quais são importantes as velocidades na extremidade. Quando ocorre a combinação de rotação e translação, tal combinação é descrita como **movimento geral**. A Figura 9.2

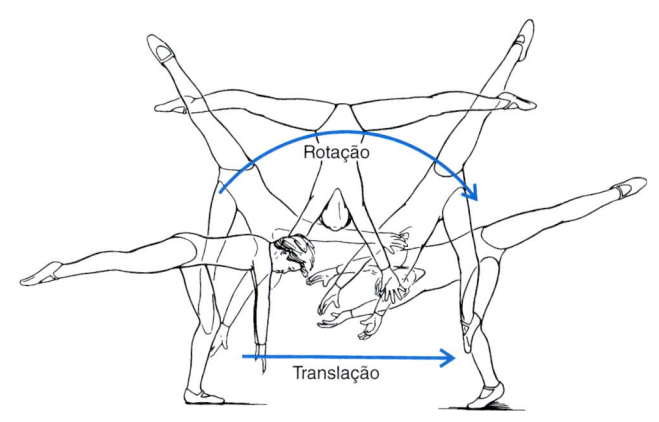

FIGURA 9.2 Ginasta completando uma reversão lateral (estrela), como exemplo de movimento geral. Ela realiza simultaneamente translação e rotação.

ilustra a combinação de movimentos lineares e rotacionais. A ginasta executa uma translação ao se movimentar no solo. Ao mesmo tempo, ela está realizando rotação. A combinação de rotação e translação é comum na maioria dos movimentos humanos.

Medida dos ângulos

ÂNGULO

Um **ângulo** se compõe de duas linhas, dois planos, ou uma combinação que faz intersecção num ponto chamado **vértice** (Fig. 9.3). Numa análise biomecânica, as linhas que se cruzam geralmente são segmentos do corpo. Se o eixo longitudinal do segmento da perna é um dos lados de um

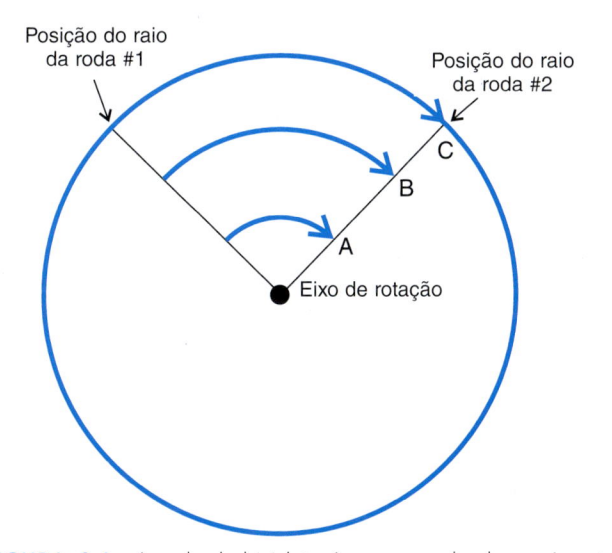

FIGURA 9.1 A roda da bicicleta é um exemplo de movimento rotacional. Os pontos A, B e C são submetidos à mesma quantidade de rotação, mas a diferentes deslocamentos lineares; C exibe o maior deslocamento linear.

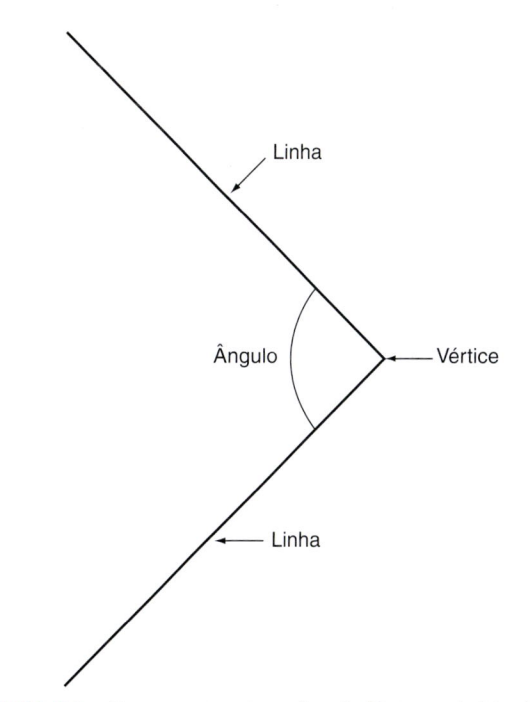

FIGURA 9.3 Componentes de um ângulo. Note que, habitualmente, as linhas são segmentos, e o vértice do ângulo é o centro da articulação.

ângulo e o eixo longitudinal do segmento da coxa é o outro lado, o vértice é o centro da articulação do joelho. Ângulos podem ser determinados com base nos pontos coordenados descritos no Capítulo 8. Pontos coordenados que descrevem os centros articulares determinam os lados e o vértice do ângulo. Exemplificando, um ângulo no joelho pode ser construído utilizando-se os segmentos da coxa e da perna. Os pontos coordenados que descrevem os centros das articulações talocrural e do joelho definem o segmento da perna, enquanto os pontos coordenados que descrevem os centros das articulações do quadril e do joelho definem o segmento da coxa. O vértice do ângulo é o centro da articulação do joelho.

A definição de um segmento mediante a aplicação de marcadores nos centros das articulações do indivíduo resulta numa suposição tecnicamente incorreta – o centro da articulação no vértice do ângulo não muda ao longo do movimento. Por causa das assimetrias na forma das superfícies articulares na maioria das articulações, um ou ambos os ossos constituintes da articulação podem exibir deslocamento em relação um ao outro. Por exemplo, embora o joelho seja frequentemente considerado uma articulação em gínglimo, isso não é verdade. Na articulação do joelho, os côndilos medial e lateral do fêmur são assimétricos. Portanto, quando o joelho se flexiona e estende, a tíbia gira ao longo de seu eixo longitudinal e em torno de um eixo que passa pelo joelho, de frente para trás. Assim, a localização do centro da articulação muda ao longo de qualquer movimento do joelho. O centro de rotação de uma articulação num instante do tempo é chamado centro articular instantâneo (Fig. 9.4). É difícil localizar esse eixo de rotação móvel sem técnicas

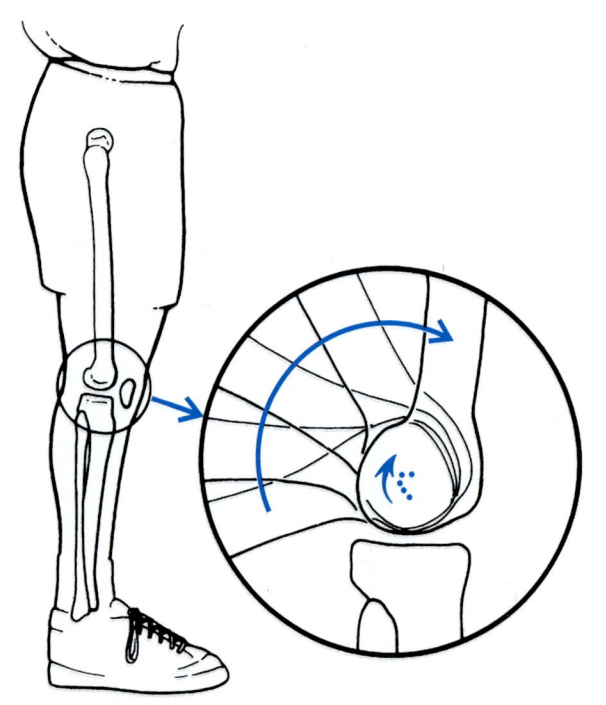

FIGURA 9.4 Centro instantâneo de rotação do joelho. [Adaptado de Nordin, M., Frankel, V. H. (eds.) (1979). *Biomechanics of the Musculoskeletal System*. 2. ed. Philadelphia: Lea & Febiger.]

> Utilizando o MaxTRAQ, importe o primeiro arquivo de vídeo do golfista. Quais articulações você usaria para calcular o ângulo do ombro direito? Qual é o vértice do ângulo?

especiais como, por exemplo, medidas radiográficas. Na maioria das situações, essas medidas não são práticas; portanto, é preciso considerar a hipótese de um **centro articular instantâneo** estático.

UNIDADES DE MEDIDA

No movimento angular, utilizamos três unidades para medir ângulos. É importante que sejam utilizadas as unidades corretas para a clara comunicação dos resultados desse trabalho e para comparação dos valores entre estudos. O uso das unidades corretas também é essencial porque as medidas de ângulos podem ser utilizadas em cálculos subsequentes. A primeira e mais comumente utilizada é o **grau**. Um círculo, que descreve uma rotação completa, transcreve um arco de 360° (Fig. 9.5*A*). O ângulo de 90° possui lados perpendiculares entre si. A linha reta descreve um ângulo de 180° (Fig. 9.5*B*).

A segunda unidade de medida descreve o número de rotações ou revoluções em torno de um círculo (Fig. 9.5*A*). Uma **revolução** é uma rotação de 360°. Exemplificando, o salto triplo na patinação exige que o patinador faça 3,5 revoluções no ar. O patinador completa uma rotação de 1.260°. Essa unidade de medida é útil em descrições qualitativas de movimentos na patinação artística, na ginástica artística e nos saltos ornamentais, mas não tem utilidade na análise quantitativa.

Embora o grau seja compreendido com maior facilidade e a revolução seja usada com frequência, a unidade mais apropriada para a medida angular na biomecânica é o **radiano**. O radiano é definido como a medida de um ângulo no centro de um círculo descrito por um arco igual ao comprimento do raio do círculo (Fig. 9.5*C*), ou seja,

$$\theta = s/r = 1 \ \text{rad}$$

em que θ = 1 radiano, s = arco de comprimento r ao longo do diâmetro, e r = raio do círculo. Tendo em vista que tanto s como r têm unidades de comprimento (m), as unidades no numerador e no denominador anulam-se reciprocamente. Disso resulta que o radiano é adimensional.

Em cálculos subsequentes, o radiano não será considerado na determinação das unidades do resultado dos cálculos. Graus possuem uma dimensão, devendo ser incluídos na unidade do produto de qualquer cálculo. Portanto, há necessidade de usar o radiano como unidade de medida angular, em vez do grau, em qualquer

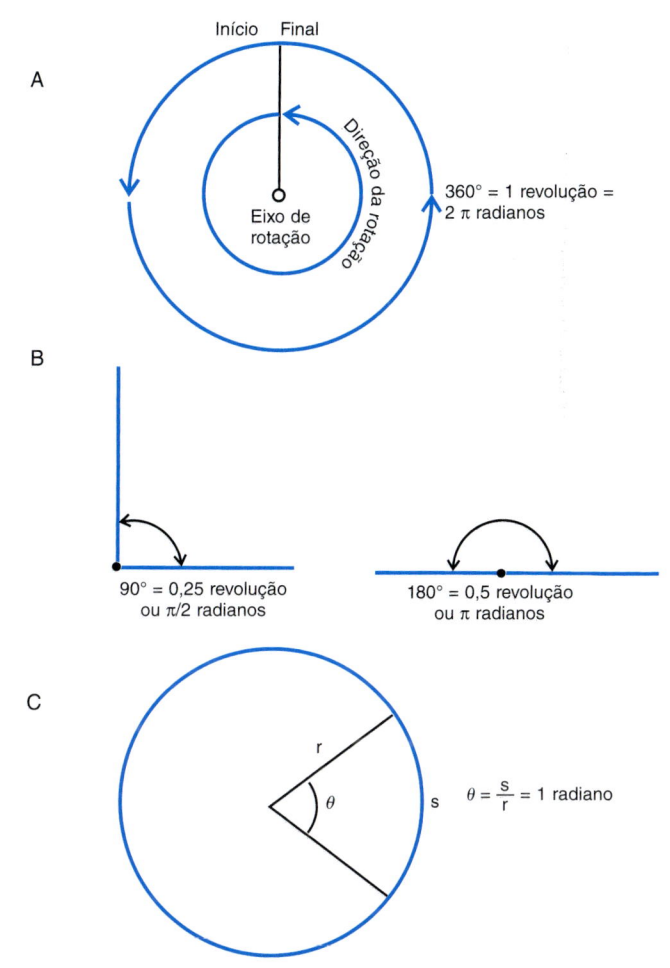

FIGURA 9.5 Unidades de medida angular. **A.** Revolução. **B.** Linhas porpendicular e reta. **C.** Radiano.

Tipos de ângulos

ÂNGULO ABSOLUTO

Nos estudos biomecânicos, geralmente são calculados dois tipos de ângulos. O primeiro é o **ângulo absoluto**, o ângulo de inclinação de um segmento do corpo em relação a alguma referência fixa no ambiente. Esse tipo de ângulo descreve a orientação de um segmento no espaço. Existem duas convenções principais para cálculo dos ângulos absolutos. Uma envolve a aplicação de um sistema de coordenadas na extremidade proximal do segmento. Em seguida, o ângulo é medido na direção anti-horária a partir da horizontal direita. Entretanto, a convenção utilizada com mais frequência para cálculo de ângulos absolutos aplica um sistema de coordenadas na extremidade distal do segmento (Fig. 9.6). Com essa convenção, o ângulo também é medido na direção anti-horária a partir da horizontal direita. Os ângulos absolutos calculados com o uso dessas duas convenções estão relacionados e fornecem informações comparáveis. Contudo, ao calcular ângulos absolutos, a convenção utilizada deve ser claramente informada. O ângulo absoluto de um segmento em relação à horizontal direita também é chamado **ângulo do segmento**.

Ângulos absolutos são calculados utilizando-se a relação trigonométrica da **tangente**. A tangente é definida com base nos lados de um triângulo retângulo. É a relação do lado oposto ao ângulo em questão e o lado adjacente ao ângulo. O ângulo em questão não é o ângulo reto no triângulo. Se forem consideradas as posições coordenadas dos segmentos da perna e da coxa, os ângulos absolutos desses dois segmentos poderão ser calculados (Fig. 9.7).

cálculo que envolva movimento linear, porque o radiano é adimensional.

Um radiano equivale a 57,3°. Para converter um ângulo em graus para radianos, divida o ângulo em graus por 57,3. Por exemplo:

$$\frac{72°}{57,3°} = 1,26 \text{ rad}$$

Para converter radianos em graus, multiplique o ângulo em radianos por 57,3. Por exemplo:

$$0,67 \text{ rad} \times 57,3° = 38,4°$$

Frequentemente, a medida angular em radianos é determinada em múltiplos de pi ($\pi = 3,1416$). Considerando que há 2 π radianos num círculo completo, o ângulo de 180° pode ser representado como π radianos, 90° como π/2 radianos, e assim por diante.

Embora a unidade de medida angular no Sistema Internacional de Unidades (SI) seja o radiano e essa unidade deva ser utilizada nos cálculos subsequentes, os conceitos de movimento angular apresentados no restante deste capítulo utilizarão o grau a fim de facilitar a compreensão.

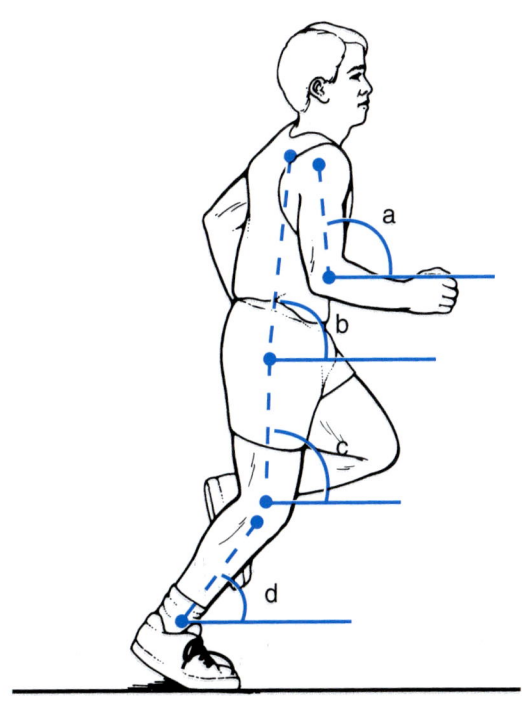

FIGURA 9.6 Ângulos absolutos. Braço (a), tronco (b), coxa (c) e perna (d) de um corredor.

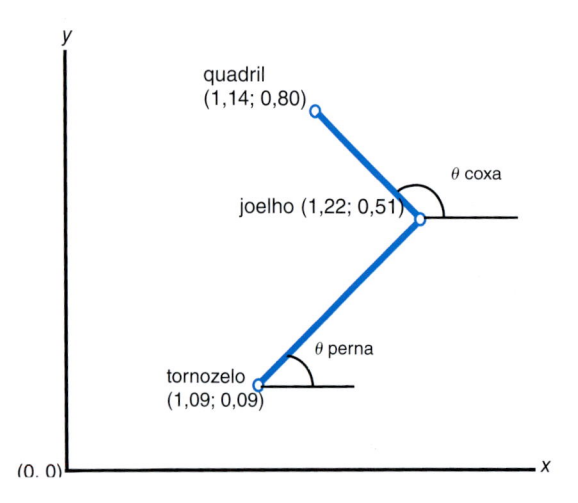

FIGURA 9.7 Ângulos absolutos da coxa e da perna conforme definidos por um sistema de coordenadas.

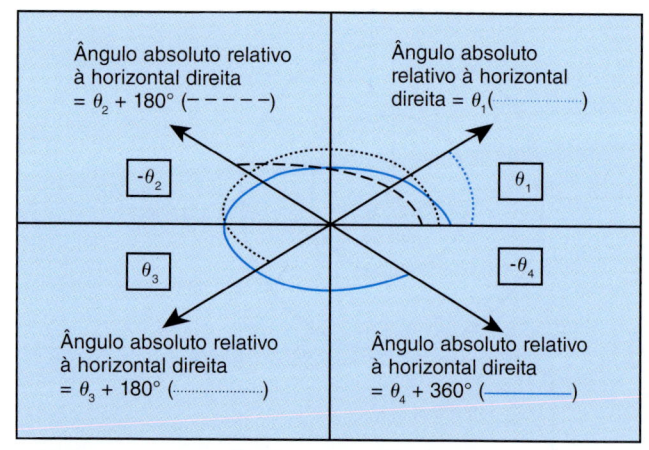

FIGURA 9.8 Para o cálculo de ângulos absolutos relativos à horizontal direita, há necessidade de promover ajustes quando a orientação é tal que as diferenças entre as extremidades proximal e distal indicam que o segmento não está situado no primeiro quadrante.

Para calcular o ângulo absoluto da perna, os valores das coordenadas da extremidade distal são subtraídos dos valores das coordenadas da extremidade proximal, e a razão de y e x define a tangente do ângulo:

$$\tan \theta_{\text{perna}} = (y_{\text{proximal}} - y_{\text{distal}})/(x_{\text{proximal}} - x_{\text{distal}})$$
$$= (y_{\text{joelho}} - y_{\text{tornozelo}})/(x_{\text{joelho}} - x_{\text{tornozelo}})$$
$$= (0,51 - 0,09)/(1,22 - 1,09)$$
$$= 0,42/0,13$$
$$= 3,23$$

Em seguida, o ângulo cuja tangente é 3,23 novamente é determinado utilizando-se as tabelas trigonométricas (veja o Apêndice B) ou uma calculadora. A isso se chama determinar o inverso da tangente; sua representação matemática consiste em:

$$\theta_{\text{perna}} = \tan^{-1} 3,23$$
$$= 72,8°$$

Portanto, o ângulo absoluto da perna é 72,8° em relação à horizontal direita. Essa orientação indica que a perna está posicionada de tal forma que o joelho está mais distanciado do eixo vertical (y) do sistema de coordenadas do que o tornozelo. Ou seja, a articulação do joelho se encontra à direita da articulação talocrural (Fig. 9.7).

De modo semelhante, para calcular o ângulo da coxa, os valores das coordenadas são aplicados:

$$\tan \theta_{\text{coxa}} = (y_{\text{quadril}} - y_{\text{joelho}})/(x_{\text{quadril}} - x_{\text{joelho}})$$
$$= (0,80 - 0,51)/(1,14 - 1,22)$$
$$= 0,29 - 0,08$$
$$= -3,625$$

Também nesse caso, determinamos o ângulo cuja tangente é −3,625 da seguinte maneira:

$$\theta_{\text{coxa}} = \tan^{-1} -3,625$$
$$= -74,58°$$

Esse ângulo está com orientação horária a partir da horizontal esquerda, pois nos movimentamos para o segundo quadrante com o valor de x negativo. Para converter o ângulo de modo que fique relacionado à horizontal direita e na direção anti-horária, é preciso que seja somado a 180°, resultando num ângulo absoluto de 105,4° em relação à horizontal direita (Fig. 9.8).

Um ângulo absoluto da coxa de 105,4° no segundo quadrante significa que a coxa está orientada de tal forma que a articulação do quadril está à esquerda do eixo vertical (y), avançando ao longo da articulação do joelho e acima do eixo horizontal (x) do sistema de coordenadas. Nesse caso, a coxa estaria orientada com o joelho à direita do quadril nesse sistema de referência. Quando tanto x como y estão negativos, o valor se situa no terceiro quadrante, e o ângulo é calculado na direção anti-horária e em relação à horizontal esquerda, de modo que ainda serão acrescentados 180° para ajuste do ângulo absoluto, a fim de que este fique relativo à horizontal direita. Finalmente, se apenas o valor de y for negativo, o ângulo estará no quarto quadrante, sendo tomado na direção horária e em relação à horizontal direita, de modo que devemos adicionar 360° a fim de converter o ângulo absoluto para que fique relativo à horizontal direita na direção anti-horária.

As extremidades dos segmentos do tronco, coxa, perna e pé, tanto para a fase de contato do calcanhar como de elevação dos dedos na caminhada, estão representados graficamente na Figura 9.9. Os cálculos correspondentes dos ângulos absolutos, mostrados na Tabela 9.1, lançam mão das convenções previamente discutidas para conversão de todos os ângulos, de modo que eles são tomados na direção anti-horária com relação à horizontal direita. Exemplificando, a orientação da perna no contato do calcanhar resulta numa posição de x negativa e numa posição de y positiva; assim, adicionamos 180° ao cálculo final do ângulo, para que se transforme num ângulo relativo à horizontal direita. Contudo, no caso da elevação

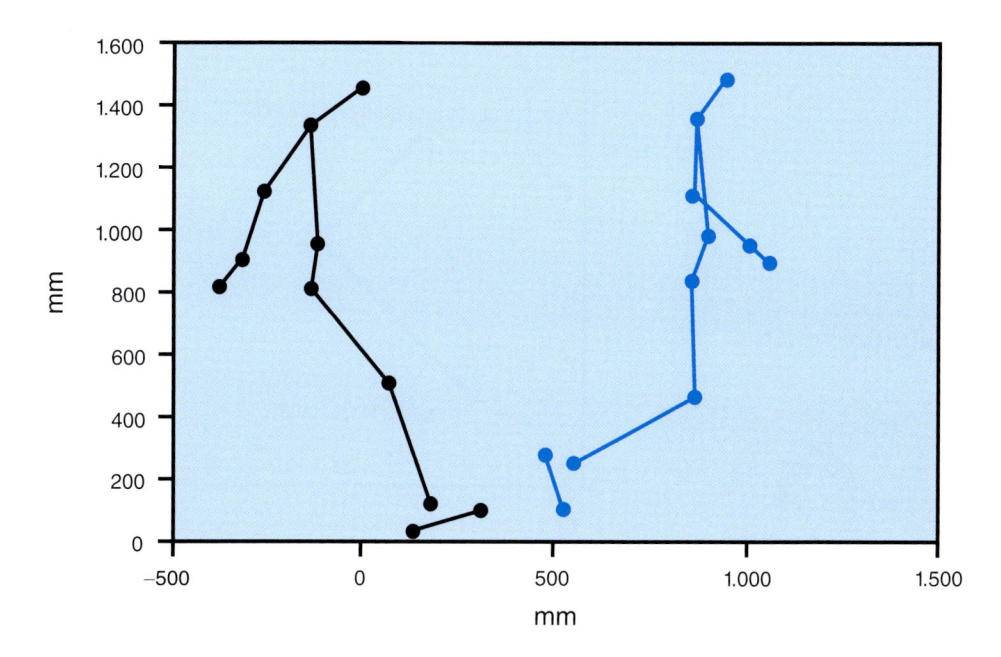

FIGURA 9.9 Depois de lançadas as extremidades dos segmentos no gráfico e criada uma figura esquemática, podem ser facilmente observadas as semelhanças ou diferenças de posição. São evidentes as diferenças nas fases de contato do pé direito (em preto) e de elevação dos dedos do pé direito (em azul). Veja os Fotogramas 1 e 76, respectivamente, no Apêndice C.

TABELA 9.1 — Cálculo do ângulo absoluto para as fases de contato do calcanhar e de elevação dos dedos do pé na caminhada

Fotograma	$Tronco_x$ = (ombro$_x$ até trocanter maior$_x$)	$Tronco_y$ = (ombro$_y$ até trocanter maior$_y$)	Ângulo absoluto = arco tan (y/x)	$Coxa_x$ = (trocanter maior$_x$ até joelho$_x$)	$Coxa_y$ = (trocanter maior$_y$ até joelho$_y$)
1	–3,95	523,08	= –89,57° + 180° = 90,43°	–210,15	317,14
76	10,92	532,10	= 88,82°	–14,76	368,95

Ângulo absoluto = arco tan (y/x)	$Perna_x$ = (joelho$_x$ até tornozelo$_x$)	$Perna_y$ = (joelho$_y$ até tornozelo$_y$)	Ângulo absoluto = arco tan (y/x)	$Pé_x$ = (calcanhar$_x$ até met$_x$)	$Pé_y$ = (calcanhar$_y$ até met$_y$)	Ângulo absoluto = arco tan (y/x)
= –56,47° + 180° = 123,53°	–113,03	377,88	= –73,35° + 180° = 106,65°	–181,92	–67,95	= 0,48° + 180° = 200,48°
= –87,71° + 180° = 92,29°	313,49	218,66	= 34,90°	–51,20	169,39	= –73,18° + 180° = 106,82°

dos dedos, tanto x como y são positivos, e assim não há necessidade de ajuste. Do mesmo modo, a orientação do pé nas fases de contato do calcanhar resulta tanto em *x* como *y* negativos, o que os situa no terceiro quadrante, onde novamente adicionamos 180°. Esses ajustes proporcionam uma referência consistente para o cálculo dos ângulos absolutos.

> Utilizando o MaxTRAQ, importe o primeiro vídeo da mulher andando (representando o contato do calcanhar direito). Digitalize o ombro direito, o trocanter maior direito, o joelho direito e o tornozelo direito. Calcule os ângulos absolutos do tronco, da coxa e da perna.

ÂNGULO RELATIVO

O outro tipo de ângulo calculado em estudos biomecânicos é o **ângulo relativo** (Fig. 9.10*A*). Esse é o ângulo entre eixos longitudinais de dois segmentos, o qual também é denominado ângulo intersegmentar ou **ângulo articular**. Um ângulo relativo (p. ex., o ângulo do cotovelo) pode descrever a quantidade de flexão ou extensão na articulação. Contudo, ângulos relativos não descrevem a posição dos segmentos ou os lados do ângulo no espaço. Se um indivíduo tiver um ângulo relativo de 90° no cotovelo e se esse ângulo for mantido, o braço poderá estar em qualquer posição dentre as várias existentes (Fig. 9.10*B*).

Ângulos relativos podem ser calculados utilizando-se a **lei dos cossenos**. Essa lei, que é simplesmente um caso mais geral do teorema de Pitágoras, descreve a relação entre os lados de um triângulo que não contém um ângulo reto.

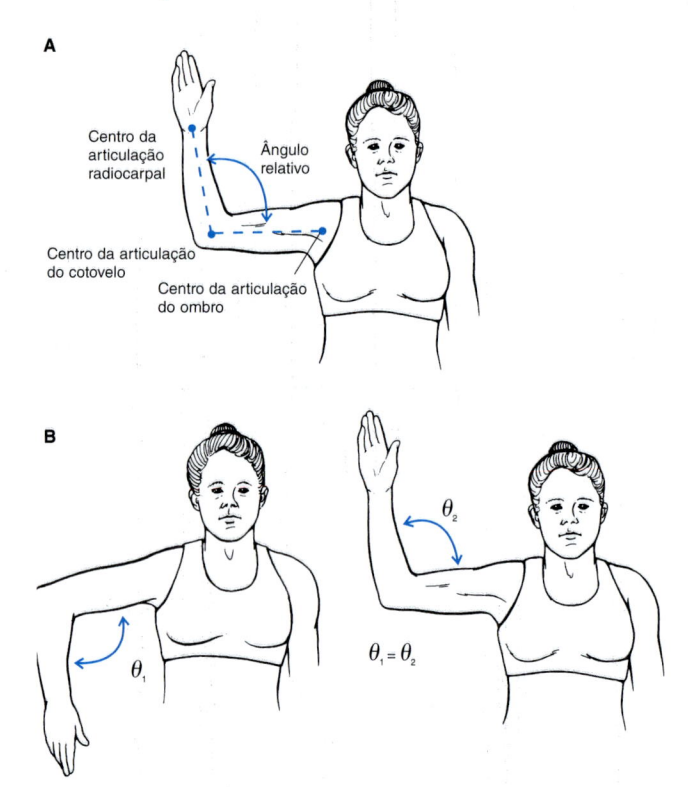

A

Centro da
articulação
radiocarpal

Ângulo
relativo

Centro da articulação
do cotovelo

Centro da articulação
do ombro

B

θ_2

θ_1

$\theta_1 = \theta_2$

FIGURA 9.10 **A.** Ângulo relativo do cotovelo. **B.** O mesmo ângulo relativo do cotovelo com o braço e o antebraço em posições diferentes.

Para nossos objetivos, o triângulo se compõe dos dois segmentos B e C e de uma linha, A, que une a extremidade distal de um segmento à extremidade proximal de outro (Fig. 9.11).

Na Figura 9.11, são fornecidos os pontos de coordenadas para dois segmentos que descrevem a coxa e a perna. Para calcular o ângulo relativo no joelho (θ), os comprimentos a, b e c devem ser calculados utilizando-se a relação de Pitágoras.

$$a = \sqrt{\left(x_b - x_a\right)^2 + \left(y_b - y_a\right)^2}$$
$$= \sqrt{\left(1,14 - 1,09\right)^2 + 1\left(0,80 - 0,09\right)^2}$$
$$= \sqrt{0,0025 + 0,5041}$$
$$= 0,71$$

$$b = \sqrt{\left(x_b - x_k\right)^2 + \left(y_b - y_k\right)^2}$$
$$= \sqrt{\left(1,14 - 1,22\right)^2 + \left(0,80 - 0,51\right)^2}$$
$$= \sqrt{0,0064 + 0,0841}$$
$$= 0,30$$

$$c = \sqrt{\left(x_k - x_a\right)^2 + \left(y_k - y_a\right)^2}$$
$$= \sqrt{\left(1,22 - 1,09\right)^2 + \left(0,51 - 0,09\right)^2}$$
$$= \sqrt{0,0169 + 0,1764}$$
$$= 0,44$$

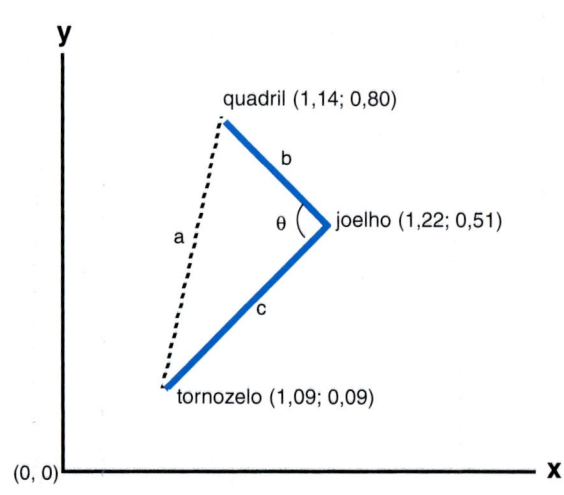

y

quadril (1,14; 0,80)

b

θ joelho (1,22; 0,51)

a

c

tornozelo (1,09; 0,09)

(0, 0) — **x**

FIGURA 9.11 Pontos de coordenadas descrevem os centros das articulações do quadril, do joelho e do tornozelo e o ângulo relativo do joelho (θ).

Utilizando o MaxTRAQ, importe o terceiro arquivo de vídeo da mulher andando (representando a fase intermediária do apoio). Digitalize a crista ilíaca direita, o trocanter maior direito, o joelho direito e o tornozelo direito. Calcule os ângulos relativos do quadril e do joelho.

A próxima etapa consiste em substituir esses valores na equação da lei dos cossenos e calcular a solução para o cosseno do ângulo θ.

$$a^2 = b^2 + c^2 - 2 \times b \times c \times \cos \theta$$
$$\cos \theta = b^2 + c^2 - a^2 / 2 \times b \times c$$
$$\cos \theta = 0,30^2 + 0,44^2 - 0,71^2 / 2 \times 0,30 \times 0,44$$
$$\cos \theta = -0,833$$

Para calcular o ângulo θ, o ângulo cujo cosseno é igual a $-0,833$ pode ser determinado utilizando-se as tabelas trigonométricas (veja o Apêndice B) ou uma calculadora com funções trigonométricas. Esse processo, conhecido como determinação do inverso do cosseno ou arco cosseno, é descrito a seguir:

$$\theta = \cos^{-1} - 0,833$$
$$\theta = 146,4°$$

Portanto, o ângulo relativo no joelho é $146,4°$. Nesse caso, o joelho está ligeiramente flexionado ($180°$ representando extensão completa).

Um ângulo relativo pode ser calculado a partir dos valores absolutos para obtenção de um resultado semelhante aos cálculos que utilizam a lei dos cossenos. O ângulo relativo entre dois segmentos pode ser calculado subtraindo-se o ângulo absoluto do segmento distal do segmento proximal. No exemplo que utiliza a coxa e a perna, outra opção é a série de cálculos a seguir:

$$\theta_{\text{relativo}} = \theta_{\text{absoluto da coxa}} - \theta_{\text{absoluto da perna}}$$
$$\theta_{\text{relativo}} = -74{,}58° - 72{,}8°$$
$$\theta_{\text{relativo}} = 147{,}4°$$

Em situações clínicas, calcula-se com mais frequência o ângulo relativo porque esse valor é um indicador mais prático da função e da posição da articulação. No entanto, nas análises biomecânicas quantitativas, ângulos absolutos são calculados com maior frequência que ângulos relativos por serem utilizados em diversos cálculos subsequentes. Entretanto, independentemente do tipo de ângulo calculado, é preciso utilizar um quadro de referência consistente.

Infelizmente, muitos sistemas de coordenadas e sistemas de definição de ângulos têm sido utilizados em estudos biomecânicos, o que resulta em dificuldades ao serem comparados valores entre estudos. Várias organizações, entre as quais a Canadian Society of Biomechanics e a International Society of Biomechanics, estão atualmente tentando padronizar o cálculo e a representação dos ângulos para proporcionar consistência na pesquisa biomecânica, em especial na área da cinemática articular.

Ângulos das articulações do membro inferior

Ao discutir o ângulo de uma articulação como o joelho e o tornozelo, é imperativo que seja feita uma representação significativa da ação da articulação. Um uso especial de ângulos relativos para cálculo de ângulos articulares é muito útil para médicos e outros profissionais interessados no funcionamento articular. Ângulos das articulações do membro inferior podem ser calculados utilizando-se os ângulos absolutos de modo semelhante ao procedimento descrito anteriormente. Winter (36) apresentou um sistema de convenções para ângulos da articulação do membro inferior. Essas definições para ângulos do membro inferior se prestam apenas ao uso em análises no plano sagital 2D (bidimensional). No sistema de Winter, são utilizados pontos digitalizados que descrevem o tronco, a coxa, a perna e o pé para o cálculo dos ângulos absolutos de cada uma dessas articulações (Fig. 9.12). Com base nesses ângulos absolutos, pode-se calcular os ângulos das articulações. Nessa análise biomecânica, pressupõe-se que está sendo analisada a vista sagital do lado direito. Ou seja, o ângulo direito do corpo do indivíduo está mais próximo da câmera e considera-se que está no plano x–y.

ÂNGULO DO QUADRIL

Com base nos ângulos absolutos do tronco e da coxa calculados, o ângulo do quadril é:

$$\theta_{\text{quadril}} = \theta_{\text{absoluto da coxa}} - \theta_{\text{absoluto do tronco}}$$

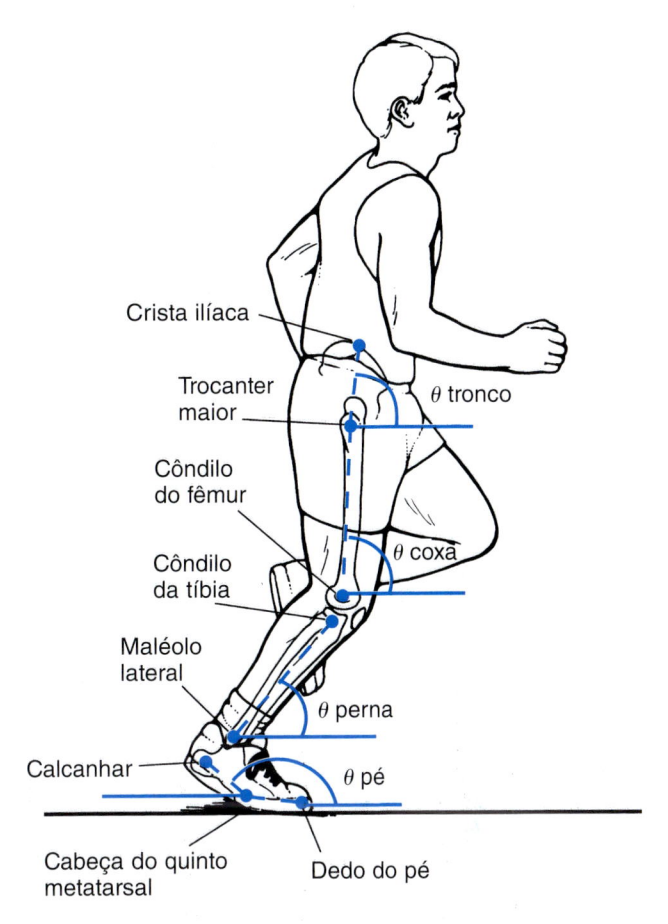

Crista ilíaca
Trocanter maior
θ tronco
Côndilo do fêmur
θ coxa
Côndilo da tíbia
Maléolo lateral
θ perna
Calcanhar
θ pé
Cabeça do quinto metatarsal
Dedo do pé

FIGURA 9.12 Definição dos ângulos absolutos da vista sagital do tronco, coxa, perna e pé. [De Winter, D. A. (1987). *The Biomechanics and Motor Control of Gait.* Waterloo, ON: University of Waterloo Press.]

Nesse esquema, se o ângulo do quadril for positivo, a ação no quadril será de flexão, ao passo que, se o ângulo for negativo, a ação será de extensão. Se o ângulo for igual a zero, a coxa e o tronco estarão verticalmente alinhados numa posição neutra. Exemplificando, o ângulo da articulação do quadril que representasse flexão e extensão para a fase de contato do calcanhar durante a caminhada (Tab. 9.1) seria:

$$\theta_{\text{quadril}} = \theta_{\text{coxa}} - \theta_{\text{tronco}}$$
$$= 123{,}53° - 90{,}43°$$
$$= 33{,}1°$$

O ângulo articular de 33,1° no contato do calcanhar com o solo indica que a coxa está se flexionando na articulação do quadril. Na caminhada em ritmo moderado, o ângulo do quadril oscila ± 35° em torno de 0°, enquanto numa corrida oscila ± 45°.

ÂNGULO DO JOELHO

Utilizando o ângulo absoluto da coxa e da perna, o ângulo da articulação do joelho fica definido como:

$$\theta_{\text{joelho}} = \theta_{\text{absoluto da coxa}} - \theta_{\text{absoluto da perna}}$$

Na locomoção, o ângulo do joelho é sempre positivo, ou seja, está em certo grau de flexão, e comumente varia entre 0-50° ao longo de toda a passada de uma caminhada e de 0-80° durante a passada de uma corrida. Tendo em vista que o ângulo do joelho é positivo, essa articulação está sempre em certo grau de flexão. Se o ângulo do joelho ficar progressivamente maior, o joelho estará flexionando; por outro lado, se ficar progressivamente menor, o joelho estará se estendendo. Ângulo do joelho igual a zero significa posição neutra, enquanto ângulo negativo indica hiperextensão do joelho. O ângulo do joelho para a fase de contato do calcanhar no exemplo da caminhada (Tab. 9.1) é:

$$\theta_{joelho} = \theta_{coxa} - \theta_{perna}$$

$$= 123,53° - 106,65°$$

$$= 16,88°$$

ÂNGULO DO TORNOZELO

O ângulo do tornozelo é calculado utilizando-se os ângulos absolutos do pé e da perna:

$$\theta_{ângulo\ da\ articulação\ talocrural} = \theta_{perna} - \theta_{pé} + 90°$$

Isso pode parecer mais complicado que os outros cálculos de ângulos das articulações do membro inferior. Sem a adição de 90°, o ângulo do tornozelo iria oscilar em torno de 90°, o que dificultaria sua interpretação. A adição de 90° faz com que o ângulo do tornozelo oscile em torno de 0°. Assim, um ângulo positivo representa dorsiflexão e um ângulo negativo representa flexão plantar.

O ângulo do tornozelo para a fase de contato do calcanhar no exemplo da caminhada (Tab. 9.1) é:

$$\theta_{tornozelo} = \theta_{perna} - \theta_{pé} + 90°$$

$$= 106,65° - 200,48° + 90°$$

$$= -3,83°$$

Esse valor indica que o tornozelo se encontra em flexão plantar no contato do calcanhar com o solo. Em geral, o ângulo do tornozelo oscila ±20° durante uma passada de

caminhada natural e ±35° durante uma passada de corrida. A Figura 9.13 apresenta ângulos do membro inferior calculados para uma passada de caminhada com o uso da convenção de Winter.

Os ângulos articulares calculados com o uso da abordagem dos ângulos relativos (lei dos cossenos) e os mesmos ângulos calculados com base nos ângulos absolutos com a convenção de Winter (36) têm exatamente o mesmo significado clínico. Na abordagem dos ângulos relativos, o ângulo articular calculado é o ângulo compreendido entre os dois

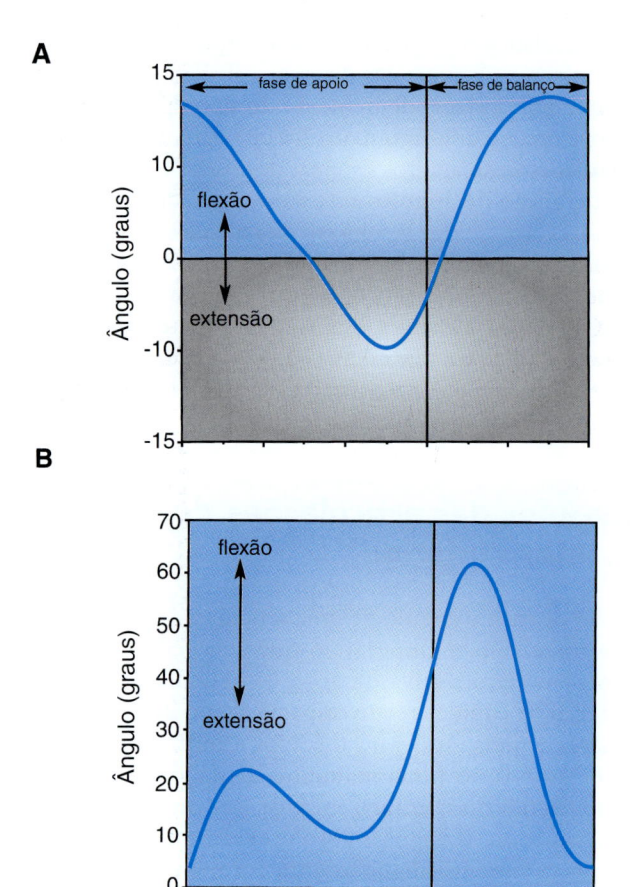

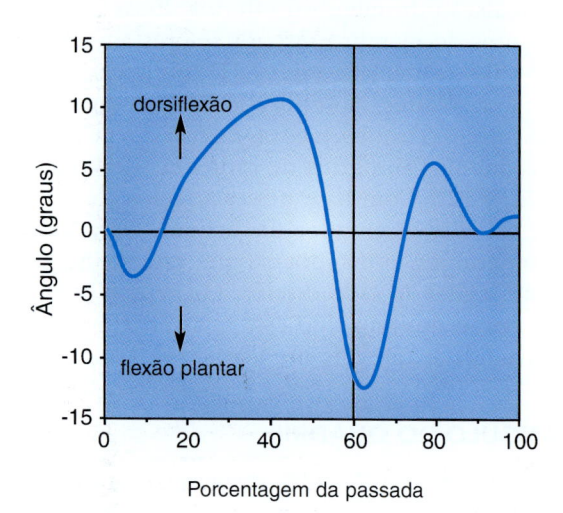

FIGURA 9.13 Gráficos dos ângulos do quadril (**A**), do joelho (**B**) e do tornozelo (**C**) durante uma caminhada.

Utilizando o MaxTRAQ, importe o primeiro arquivo de vídeo da mulher andando (representando o contato do calcanhar direito). Digitalize o ombro direito, o trocanter maior direito, o joelho direito e o tornozelo direito. Calcule os ângulos absolutos do tronco, da coxa e da perna (isso foi feito em uma tarefa anterior). Com esses ângulos absolutos, calcule os ângulos do quadril e do joelho utilizando o sistema de Winter (36).

segmentos. Com o uso da abordagem dos ângulos absolutos, o ângulo articular calculado é a diferença entre os ângulos dos dois segmentos. A interpretação desses ângulos é exatamente a mesma, e ambos estão apresentados na Figura 9.14.

ÂNGULO DO RETROPÉ

Outro ângulo do membro inferior que é calculado com frequência em análises biomecânicas é o ângulo da parte posterior do pé (ou retropé). Numa análise 2D, considera-se que o movimento da articulação talocalcânea ocorre no plano frontal. O ângulo do retropé representa o movimento da articulação talocalcânea. Portanto, esse ângulo se aproxima da eversão e da inversão do calcâneo no plano frontal. Eversão e inversão do calcâneo estão entre os movimentos na ação de pronação e supinação da articulação talocalcânea. Na literatura especializada, frequentemente a eversão do calcâneo é medida com a finalidade de avaliar a pronação, enquanto a inversão do calcâneo é medida para determinar a supinação.

O ângulo do retropé é calculado utilizando-se os ângulos absolutos da perna e do calcâneo no plano frontal. Dois marcadores de segmento são aplicados na parte posterior da perna para que fique definido o eixo longitudinal da perna. Dois outros marcadores também são aplicados no calcâneo (ou na parte posterior do calçado) para que o seu eixo longitudinal fique definido (Fig. 9.15).

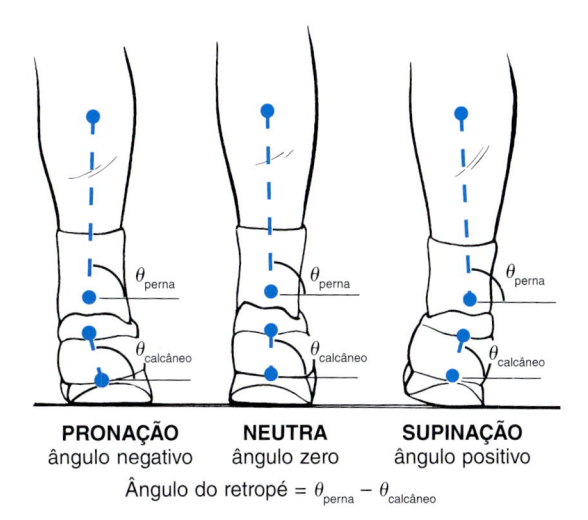

PRONAÇÃO ângulo negativo **NEUTRA** ângulo zero **SUPINAÇÃO** ângulo positivo

Ângulo do retropé = $\theta_{perna} - \theta_{calcâneo}$

FIGURA 9.15 Definição dos ângulos absolutos da perna e do calcâneo no plano frontal. Esses ângulos são utilizados para constituir o ângulo do retropé direito.

Pesquisadores relataram que marcadores aplicados ao calçado, e não diretamente sobre o calcâneo, não fornecem uma indicação real do movimento do calcanhar (30). De fato, foi sugerido que o cálculo do movimento do retropé para um mesmo movimento é maior quando os marcadores são aplicados ao calçado do que quando os marcadores são aplicados sobre o calcâneo. Independentemente de seu posicionamento, os marcadores são utilizados para calcular os ângulos absolutos da perna e do calcanhar; assim, o ângulo do retropé é:

$$\theta_{retropé} = \theta_{perna} - \theta_{calcâneo}$$

Por esse cálculo, um ângulo positivo representa inversão do calcâneo, um ângulo negativo representa eversão do calcâneo e um ângulo zero é a posição neutra.

Durante a fase de apoio do ciclo da marcha, o retropé, conforme definição do ângulo da parte posterior do pé, está situado numa posição invertida no contato inicial do pé com o solo. Nesse momento, o ângulo do retropé é positivo. Desse ponto em diante, durante a fase de apoio e de apoio médio, o retropé se movimenta até uma posição de eversão. Portanto, o ângulo do retropé é negativo. Na posição de apoio médio, o pé fica menos evertido e se movimenta até uma posição invertida na elevação dos dedos do pé. O ângulo do retropé torna-se menos negativo e acaba ficando positivo durante a elevação dos dedos. A Figura 9.16 é uma representação de uma curva típica do ângulo do retropé durante a fase de apoio de uma passada de corrida.

Representação dos vetores do movimento angular

É difícil representar graficamente vetores do movimento angular por meio de linhas com setas, como fizemos na cinemática linear. Mas é essencial que saibamos como é determinada a direção de rotação. A direção de rotação de

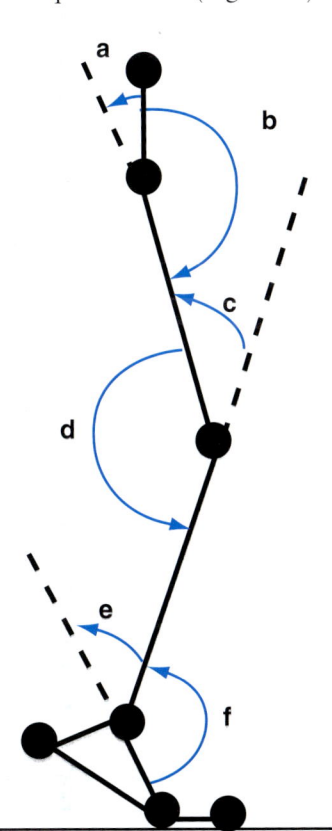

FIGURA 9.14 Representações de ângulos articulares utilizando os cálculos com ângulos relativos e com ângulos absolutos. Os ângulos a, c e e estão calculados com base nos ângulos absolutos; os ângulos b, d e f utilizam os cálculos de ângulos relativos. Ambas as representações têm o mesmo significado.

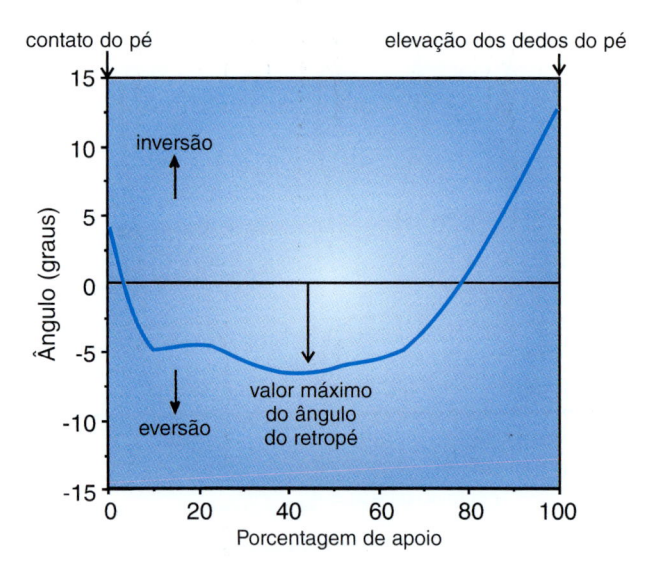

contato do pé elevação dos dedos do pé

FIGURA 9.16 Gráfico de ângulo-tempo típico para o retropé durante uma corrida. Está indicado o valor máximo do ângulo do retropé.

um vetor de movimento angular é conhecida como **polaridade** do vetor. A polaridade de um vetor de movimento angular é determinada pela **regra da mão direita**. A direção de um vetor de movimento angular é determinada pela aplicação dessa regra; para tanto, apontamos os dedos da mão direita, flexionados na palma, na direção da rotação. O vetor de movimento angular é definido por uma seta do comprimento apropriado que coincide com a direção do polegar da mão direita estendido (Fig. 9.17). A convenção 2D geralmente utilizada é que todos os segmentos no sentido anti-horário a partir da horizontal direita têm polaridade positiva, e todos os segmentos que fazem rotação no sentido horário têm polaridade negativa.

Relações do movimento angular

As relações discutidas no Capítulo 8 sobre cinemática linear são comparáveis às da cinemática angular. O caso angular é meramente um análogo do caso linear.

POSIÇÃO E DESLOCAMENTO ANGULARES

A posição angular de um objeto se refere à sua localização em relação a um sistema de referência espacial definido. No caso de um sistema 2D com o eixo y representando o movimento verticalmente para cima e para baixo, e com o eixo x representando o movimento na direção anteroposterior, a posição angular é descrita no plano x-y. Um sistema tridimensional (3D) acrescenta um terceiro eixo, z, no campo medial-lateral. Muitos médicos lançam mão de planos para descrever o posicionamento angular. Por exemplo, se os eixos são posicionados com a origem na articulação do ombro, a posição angular do braço no plano x-y seria uma posição de flexão e extensão; no plano y-z, abdução e adução, e no plano x-z, rotação. Esse sistema funciona bem na descrição de ângulos articulares, mas carece de precisão

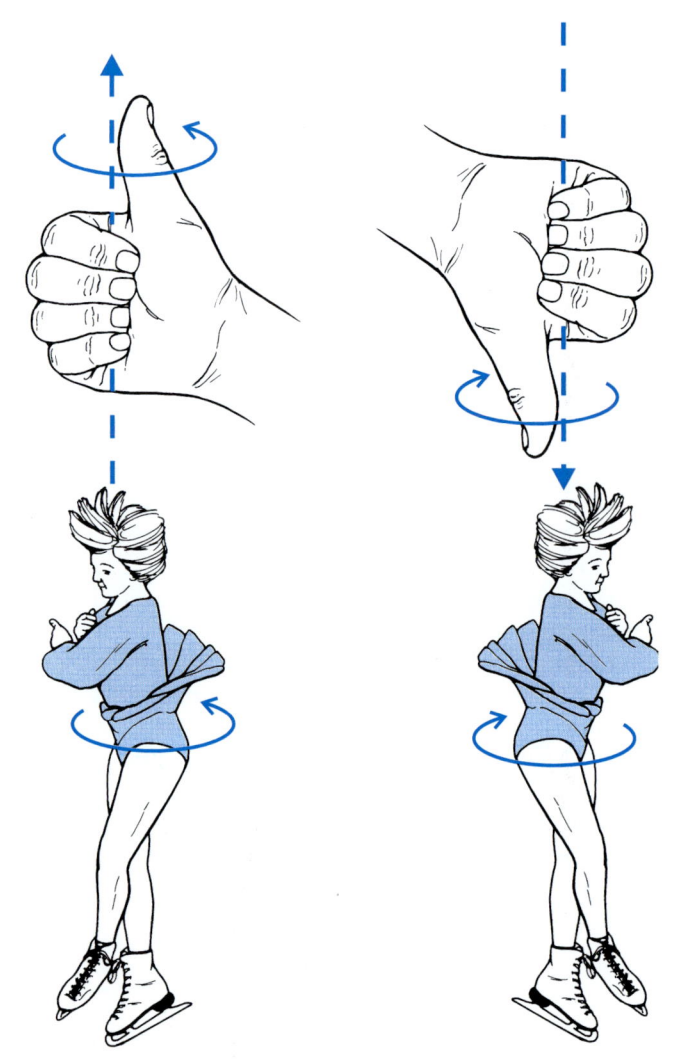

FIGURA 9.17 Regra da mão direita aplicada para identificar a polaridade da velocidade angular de uma patinadora artística durante um giro. Os dedos da mão direita apontam na direção da rotação, e o polegar direito aponta na direção do vetor da velocidade angular. O vetor dessa velocidade é perpendicular ao plano de rotação.

para descrever movimentos complexos. Ângulos absolutos podem ser computados em relação a um sistema de referência fixo aplicado numa articulação ou em outro ponto fixo do ambiente. Conforme discutido anteriormente, a posição angular também pode ser calculada em relação a outra linha ou plano ao qual se permita movimentação. É comum apresentar ângulos articulares como os mostrados na Figura 9.13, para documentação das ações articulares num movimento como o de caminhar.

Devemos analisar os conceitos de distância e deslocamento no caso angular. Consideremos um pêndulo simples oscilando no plano x-y ao longo de um arco de 70° (Fig. 9.18). Se o pêndulo oscilar ao longo de um arco simples, a **distância angular** será de 70°, mas se oscilar ao longo de 1,5 arco, a distância angular será de 105°. A distância angular é o total de todas as mudanças angulares medidas acompanhando-se sua trajetória exata. No entanto, como no caso linear, distância angular não é a mesma coisa que deslocamento angular.

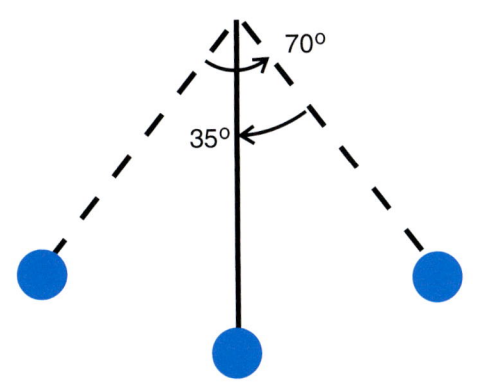

FIGURA 9.18 Um pêndulo oscilante ilustra a distância angular ao longo de 1,5 arco de oscilação.

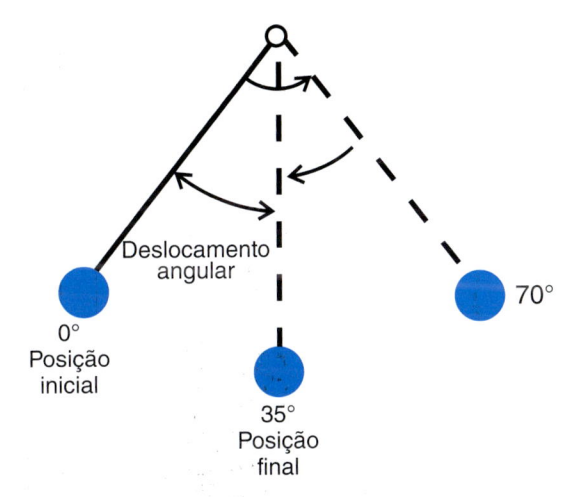

Deslocamento angular = 35° − 0° = 35°

FIGURA 9.19 O deslocamento angular é a diferença entre a posição inicial e a posição final.

Deslocamento angular é a diferença entre as posições inicial e final do objeto em rotação (Fig. 9.19). No exemplo do pêndulo, se esse objeto oscilar ao longo de dois arcos completos, o deslocamento angular terá sido igual a zero, pois sua posição final é idêntica à posição inicial. O deslocamento angular jamais excede 360° ou 2π rad de rotação, enquanto a distância angular pode ser igual a qualquer valor. Na discussão sobre deslocamento angular, é necessário designar a direção da rotação. Rotação na direção anti-horária é considerada positiva (+) e rotação na direção horária é negativa (−). Com um sistema de referência 3D posicionado na articulação do ombro, o eixo *y* positivo seria para cima, o eixo *x* positivo seria na direção posteroanterior e o eixo *z* positivo seria na direção medial-lateral. Os movimentos articulares positivos correspondentes em relação a esses eixos seriam flexão/extensão (eixo *x*), rotação medial/lateral (eixo *y*), e abdução/adução (eixo *z*).

Se o ângulo absoluto de um segmento, teta (θ), for calculado para posições sucessivas no tempo, o deslocamento angular ($\Delta\theta$) será:

$$\Delta\theta = \theta_{final} - \theta_{inicial}$$

A polaridade, ou sinal, do deslocamento angular é determinada pelo sinal de $\Delta\theta$ calculado e pode ser confirmada pela regra da mão direita.

VELOCIDADE ANGULAR

Velocidade vetorial angular e **velocidade escalar angular** são análogas com a velocidade vetorial linear e a velocidade escalar linear tanto em definição como em significado. Velocidade escalar angular é a distância angular percorrida por unidade de tempo. Essa velocidade em geral não é fundamentalmente importante na análise biomecânica, por não ser utilizada no desenvolvimento de nenhum tipo de cálculo.

A velocidade vetorial angular, caracterizada pela letra grega ômega (ω), é uma quantidade que descreve a mudança na posição angular em relação à mudança no tempo. Se o ângulo medido é θ, então a velocidade angular é:

ω = mudança na posição angular/mudança no tempo

$\quad$ = $\theta_{final} - \theta_{inicial}$/tempo$_{final}$ − tempo$_{inicial}$

$\quad$ = $\Delta\theta/\Delta t$

Se o ângulo inicial de um segmento era 34° no tempo 1,25 s, e o segmento se movimentou até um ângulo de 62° no tempo 1,30 s, a velocidade angular será de:

$$\omega = \Delta\theta/\Delta t$$
$$= (62° - 34°)/(1,30 \text{ s} - 1,25 \text{ s})$$
$$= 28°/0,05 \text{ s}$$
$$= 560°/\text{s}$$

Velocidade escalar angular e velocidade vetorial angular em geral são apresentadas em graus por segundo (°/s). Mas se (conforme já mencionado) houver necessidade de fazer qualquer tipo de cálculo com uso de velocidade angular, as unidades deverão ser expressas em radianos por segundo (rad/s).

No exemplo anterior, a velocidade angular média foi calculada ao longo do intervalo de 1,25 s até 1,30 s. Em conformidade com a discussão do Capítulo 8, essa velocidade angular representaria a inclinação de uma secante num gráfico de posição angular-tempo ao longo desse intervalo. A velocidade angular instantânea representaria a inclinação de uma tangente num gráfico de posição angular-tempo e seria calculada como um limite.

$$\text{limite } \omega = d\theta/dt$$
$$dt \to 0$$

Portanto, a velocidade angular é a primeira derivada da posição angular.

Como no caso linear, a direção da inclinação num perfil de ângulo-tempo determinará se a velocidade angular é positiva ou negativa, e o grau da inclinação indicará a velocidade de mudança da posição angular. Se θ_{final} for maior que $\theta_{inicial}$, ω será positivo (ou seja, a inclinação é positiva), mas se θ_{final} for menor que $\theta_{inicial}$, ω será negativo (i. e., a inclinação é negativa). Essas duas situações podem ser con-

| TABELA 9.2 | | | | | | Cálculo da posição, velocidade e aceleração angulares da coxa durante a fase de apoio da caminhada | | | |

N. do foto-grama	Tempo (segundos)	Trocanter maior (TM) x	y	Joelho (J) x	y	Ângulo da coxa (°)	Velocidade da coxa (°/s)	Aceleração da coxa (°/s/s)
1	0,0000	−127,4	817,4	81,5	499,7	123,33		
2	0,0083	−114,7	817,6	92,8	499.2	123,09	−29,52	
3	0,0166	−101,3	818,0	104,7	498,8	122,84	−31,33	−326,51
4	0,0249	−87,5	818,6	116,9	498,6	122,57	−34,94	−471,69
5	0,0332	−73,4	819,5	129,2	498,5	122,26	−39,16	−435,54
						$\omega_6 = (\theta_7 - \theta_5)/(t_7 - t_5) =$		
6	0,0415	−59,1	820,6	141,5	498,6	121,92	−42,17	−507,83
7	0,0498	−44,9	822,0	153,6	498,8	121,56	−47,59	−689,16
8	0,0581	−30,7	823,7	165,4	499,0	121,13	−53,61	−762.05
						$\alpha_9 = (\omega_{10} - \omega_8)/(t_{10} - t_8) =$		
9	0,0664	−16,7	825,6	176,8	499,3	120,67	−60,24	−907,23
10	0,0747	−2,8	827,7	187,6	499,6	120,13	−68,67	−1052,41
11	0,0830	11,0	829,9	197,9	499,9	119,53	−77,71	−1161,45
						$\theta_{12} = 180 + \mathrm{atan}([TM_y - J_y]/[TM_x - J_x]) =$		
12	0,0913	24,6	832,3	207,5	500,1	118,84	−87,95	−1088,55
13	0,0996	38,0	834,8	216,4	500,2	118,07	−95,78	−980,12
14	0,1079	51,2	837,4	224,8	500,3	117,25	−104,22	−943,98
15	0,1162	64,3	840,1	232,5	500,4	116,34	−111,45	
16	0,1245	77,1	842,7	239,7	500,3	115,40		

firmadas com o uso da regra da mão direita. Se não houver mudança no ângulo, a inclinação e ω serão iguais a zero.

O método utilizado no cálculo da velocidade angular ao longo de uma série de fotogramas de uma análise cinemática é o método de diferença central de primeira ordem. Esse método calcula a velocidade angular no mesmo instante em que são disponibilizados os dados para posição angular. Para a velocidade angular, essa fórmula é:

$$\omega_i = (\theta_{i+1} - \theta_{i-1})/(t_{i+1} - t_{i-1})$$

em que θ_i é o ângulo no tempo t_i. A Tabela 9.2 representa os dados para o ângulo absoluto da coxa coletados para uma fase de apoio durante a caminhada (veja o Apêndice C). A velocidade de exposição da câmera foi 120 fotogramas por segundo, e cada terceiro fotograma está representado desde o contato do calcanhar com o solo (fotograma 0) até a elevação dos dedos do pé (fotograma 76). O tempo transcorrido entre cada fotograma é $1/120 = 0,0083$ s; portanto, o tempo entre três fotogramas é igual a 0,0249 s. Utilizando o método de diferença central de primeira ordem, a velocidade angular é calculada com base na posição angular absoluta para cada fotograma. Depois de calculados, os valores são tipicamente lançados em um gráfico, para que seja observado o padrão de movimento (Fig. 9.20). Os resultados do cálculo e do traçado do gráfico da cinemática angular da coxa indicam que, na maior parte da fase de apoio, a coxa está se movimentando na direção horária em

relação à articulação do joelho. No contato do calcanhar, a coxa se encontra em extrema flexão do quadril, a qual é reduzida conforme o tronco é conduzido sobre o membro de apoio, movimentando a coxa na direção horária (velocidade angular negativa). A coxa está verticalmente alinhada no fotograma 39, e o tronco continua a se movimentar sobre o membro, forçando-a a continuar em sua rotação na direção horária em torno da articulação do joelho. No final da fase de apoio (fotograma 63), o movimento da coxa sofre inversão, tendo início um movimento desse segmento na direção anti-horária, em preparação para a elevação dos dedos do pé (velocidade angular positiva).

ACELERAÇÃO ANGULAR

Aceleração angular é a velocidade de mudança da velocidade angular com relação ao tempo; esse parâmetro tem como símbolo a letra grega alfa (α).

Consulte os dados referentes à caminhada no Apêndice C. Usando o método de diferença central de primeira ordem, calcule e faça o traçado do gráfico da velocidade angular da perna, utilizando os ângulos absolutos da posição do segmento.

Aceleração angular = mudança na velocidade angular/ mudança no tempo

$$\alpha = (\omega_{final} - \omega_{inicial})/(tempo_{final} - tempo_{inicial})$$

$$\alpha = \Delta\omega/\Delta t$$

Para facilitar a compreensão, em geral os estudiosos da biomecânica apresentam seus resultados em graus por segundo quadrado, mas a unidade de uso mais comum para aceleração angular é radianos por segundo quadrado (rad/s^2).

Como ocorre no caso linear, a aceleração angular é a derivada da velocidade angular e representa a inclinação de uma linha, seja secante para a aceleração média angular ou tangente para a aceleração angular instantânea. Se α é a inclinação de uma secante para um perfil de velocidade angular-tempo, representa uma aceleração média ao longo do intervalo de tempo. Se α for a inclinação de uma tangente, a aceleração angular instantânea terá sido calculada. Isso também implica que a inclinação pode ser positiva $(\omega_{final} > \omega_{inicial})$, negativa $(\omega_{final} < \omega_{inicial})$ ou igual a zero $(\omega_{final} = \omega_{inicial})$. A direção do vetor da aceleração angular pode ser confirmada pelo uso da regra da mão direita. A aceleração angular instantânea é calculada pela fórmula:

$$Limite \; \alpha = d\omega/dt$$

$$dt \to 0$$

Também nesse caso, numa análise cinemática, o método habitualmente utilizado para cálculo da aceleração angular é o método de diferença central de primeira ordem. A fórmula para aceleração angular por esse método é:

$$\alpha_i = (\omega_{i+1} - \omega_{i-1})/(t_{i+1} - t_{i-1})$$

em que ω_i é a velocidade angular no tempo t_i. A Tabela 9.2 apresenta a aceleração angular da coxa calculada para fotogramas selecionados, na fase de apoio da caminhada.

Como no caso da aceleração linear, o sinal ou polaridade da aceleração angular não indica a direção da rotação. Exemplificando, a aceleração angular positiva pode significar aumento da velocidade angular na direção positiva ou diminuição da velocidade angular na direção negativa. Do mesmo modo, aceleração angular negativa pode indicar diminuição da velocidade angular na direção positiva ou aumento da velocidade angular na direção negativa. A posição, velocidade e aceleração angulares da coxa estão apresentadas na Tabela 9.2, com seus gráficos correspondentes na Figura 9.20. A aceleração angular da coxa é negativa (a velocidade angular aumenta na direção negativa) e, em seguida, positiva (a velocidade angular diminui na direção negativa) durante a parte da fase de apoio em que a velocidade angular da coxa é negativa. A aceleração permanece positiva (a velocidade angular vetorial aumenta na direção positiva) nos últimos estágios da fase de apoio, quando a velocidade angular vetorial da coxa muda de negativa para positiva (mudança de direção).

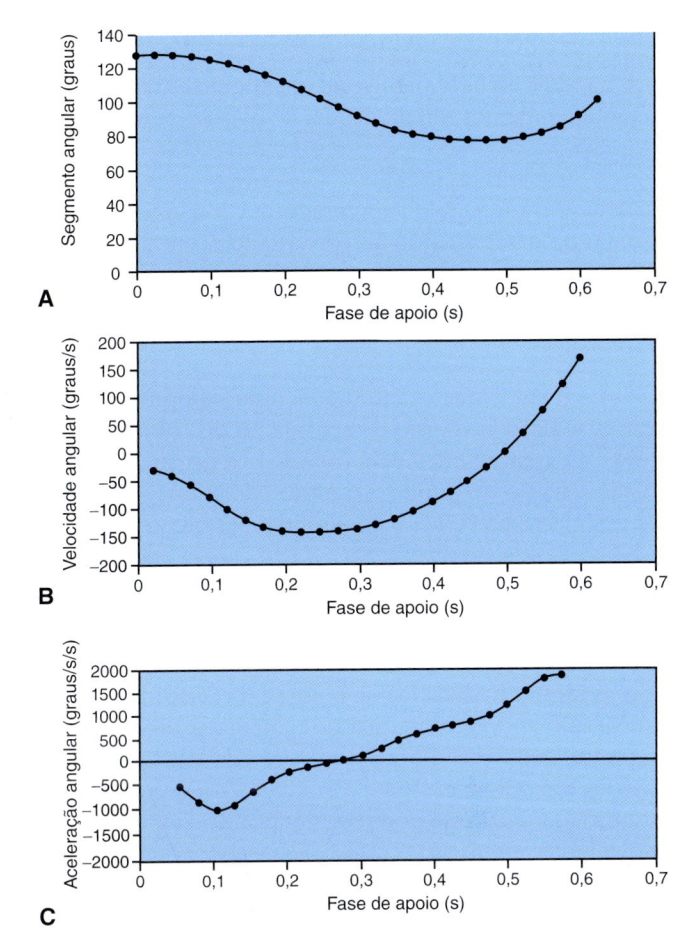

FIGURA 9.20 Representações gráficas de: ângulo absoluto da coxa (**A**), velocidade angular da coxa (**B**) e aceleração angular da coxa (**C**) como função do tempo para a fase de apoio da caminhada (dados do Apêndice C).

Relação entre movimento angular e movimento linear

Em muitos movimentos humanos, os movimentos dos segmentos que constituem o movimento como um todo são angulares, enquanto o resultado do movimento é linear. Por exemplo, um arremessador lança uma bola de beisebol que se desloca de modo linear. Contudo, os movimentos dos segmentos do arremessador resultantes no arremesso são rotacionais. Em muitos casos, é necessário ter conhecimento do movimento linear da mão, que depende do movimento angular dos segmentos do membro superior. Esse exemplo sugere uma relação mecânica entre movimento linear e angular.

Consulte os dados referentes à caminhada no Apêndice C. Aplicando o método de diferença central de primeira ordem, calcule e faça o gráfico da aceleração angular da perna.

DESLOCAMENTO LINEAR E ANGULAR

Quando a medida angular de um ângulo, o radiano, foi definida, pudemos observar que:

$$\theta = s/r$$

em que θ era o ângulo subtendido por um arco de comprimento s que é igual ao raio do círculo. Com o rearranjo dessa equação, o comprimento do arco pode ser apresentado como:

$$s = r\theta$$

Suponhamos que o antebraço, com comprimento r_1, realiza rotação em torno da articulação do cotovelo (Fig. 9.21). O arco descrito pela rotação – a distância igual à movimentação do punho – é Δs_1, e o ângulo é $\Delta\theta$. A distância linear percorrida pelo punho é descrita como:

$$\Delta s_1 = r_1 \Delta\theta$$

Portanto, podemos descrever a distância linear em que qualquer ponto no segmento se movimenta, se forem conhecidos a distância desse ponto até o eixo de rotação e o ângulo ao longo do qual o segmento realiza rotação. Suponha que outro ponto no braço seja marcado como s_2, com uma distância igual a r_2 até o eixo de rotação. A distância na qual esse ponto se desloca durante o mesmo movimento angular é:

$$\Delta s_2 = r_2 \Delta\theta$$

Considerando que r_1 está mais distante que r_2, a distância percorrida por s_1 forçosamente deve ser maior que a distância percorrida por s_2. Portanto, os pontos mais distais num segmento se deslocam por maior distância que os pontos mais próximos ao eixo de rotação. O valor para a expressão r é chamado **raio de rotação** e se refere à distância de um ponto em relação ao eixo de rotação.

Vamos considerar que a mudança no ângulo, $\Delta\theta$, é muito pequena; então o comprimento do arco, Δs, pode ser aproximadamente uma linha reta. Portanto, pode ser formulada uma relação entre deslocamento angular e linear. Ou seja, quando r é o raio de rotação:

$$\text{deslocamento linear} = \text{raio de rotação} \times \text{deslocamento angular}$$

ou

$$\Delta s = r \Delta\theta$$

ou, utilizando o cálculo (ou seja, quando $d\theta$ é muito pequeno):

$$ds = r \, d\theta$$

Exemplificando, se o segmento do braço, com comprimento igual a 0,13 m realizar rotação em torno do cotovelo por uma distância angular de 0,23 radianos, a distância linear percorrida pelo punho será:

$$\Delta s = r \Delta\theta$$
$$\Delta s = 0,23 \text{ rad} \times 0,13 \text{ m}$$
$$\Delta s = 0,03 \text{ m}$$

Δs tem como unidade de comprimento o metro (m), que é a unidade correta, pois esta é uma distância linear. Note que os radianos são quantidades adimensionais, de modo que o produto dos radianos multiplicados por metros resultam em unidades de metros.

VELOCIDADE LINEAR E ANGULAR

A relação entre velocidade linear e angular é semelhante à relação entre deslocamento linear e angular. No exemplo apresentado na última seção, o braço, com comprimento igual a r, realiza rotação em torno do cotovelo. O deslocamento linear do punho é o produto da distância r, o raio de rotação, pelo deslocamento angular do segmento. Aplicando o cálculo diferencial na equação com relação ao tempo:

$$ds = r \, d\theta$$
$$ds/dt = r \, d\theta/dt$$
$$v = r\omega$$

Portanto, a velocidade linear de um ponto num corpo em rotação é igual ao produto da distância desse ponto até o eixo de rotação pela velocidade angular do corpo. O vetor da velocidade linear nessa expressão é instantaneamente tangente à trajetória do objeto, sendo denominado **velocidade tangencial**, ou v_T (Fig. 9.22). Ou seja, o vetor da velocidade linear se comporta como uma tangente, tocando a trajetória curva em apenas um ponto. Assim, o vetor é perpendicular ao segmento em rotação.

Por exemplo, se o segmento do braço com comprimento $r = 0,13$ m girasse com uma velocidade angular de 2,4 rad/s, a velocidade do punho seria:

$$v_T = r\omega$$
$$v_T = 0,13 \text{ m} \times 2,4 \text{ rad/s}$$
$$v_T = 0,31 \text{ m/s}$$

Expressamos velocidade linear em metros por segundo; nesse caso, temos a unidade de metros vezes radianos por segundo, pois radianos são quantidades adimensionais.

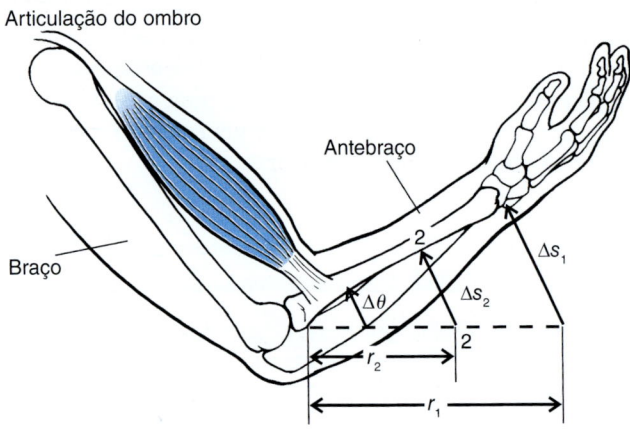

FIGURA 9.21 Relação entre deslocamento linear e angular.

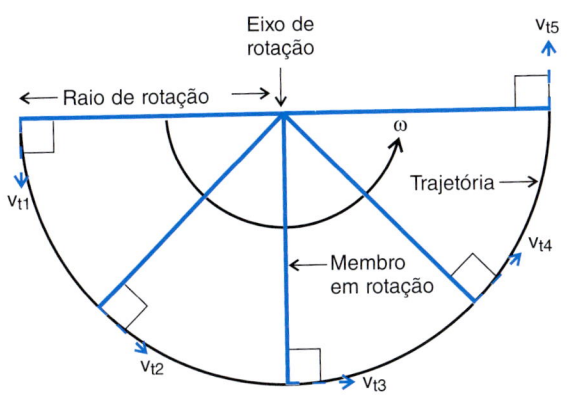

FIGURA 9.22 Velocidade tangencial de um segmento em rotação em diferentes instantes do tempo. A velocidade tangencial é perpendicular ao raio de rotação.

A relação entre velocidade linear e velocidade angular é fundamental em diversos movimentos humanos, particularmente aqueles nos quais a pessoa arremessa ou golpeia um objeto. Para aumentar a velocidade linear da bola, por exemplo, o jogador de futebol pode aumentar a velocidade angular dos segmentos do membro inferior e/ou aumentar o comprimento do membro estendendo as articulações para conseguir o alcance máximo do chute. No nível individual, a principal alternativa consiste em aumentar as velocidades angulares desses segmentos. Por exemplo, Plagenhoef (23) descreveu velocidades do pé antes do impacto de 16,33 a 24,14 m/s para diversos tipos de chutes no futebol executados pelo mesmo indivíduo. Tendo em vista que os comprimentos dos segmentos não mudam de forma substancial, se ocorreu mudança na velocidade do pé, certamente a velocidade angular deve ter variado para cada tipo de chute.

No entanto, em algumas atividades, o comprimento r pode mudar. No golfe, os tacos têm comprimentos variáveis e inclinações na cabeça do taco diferentes de acordo com a distância desejada para o deslocamento da bola (Fig. 9.23). Exemplificando, o ferro 2 é mais comprido que o ferro 9, e apresenta uma elevação diferente da cabeça, a qual é maior no ferro 9 em comparação com o ferro 2. Se os dois tacos tivessem a mesma inclinação da cabeça, a tacada com o ferro 2 alcançaria maior distância que a tacada com o ferro 9, dada a mesma velocidade angular do movimento oscilatório do golfe (*swing*), como é o caso para a maioria dos golfistas experientes. Frequentemente, os golfistas usam o mesmo taco, mas variam em seu comprimento, r, restringindo o movimento do cabo, isto é, agarrando o taco mais perto da metade da sua haste. Utilizando essa técnica, o golfista pode fazer o *swing* com a mesma velocidade angular, mas variando o comprimento e, assim, a velocidade linear da cabeça do taco.

ACELERAÇÃO LINEAR E ANGULAR

Lembre-se de que o vetor da velocidade linear calculado pelo produto do raio e a velocidade angular é tangente à trajetória curva, podendo ser denominado velocidade tangencial. Conforme dito anteriormente:

$$v_T = r\omega$$

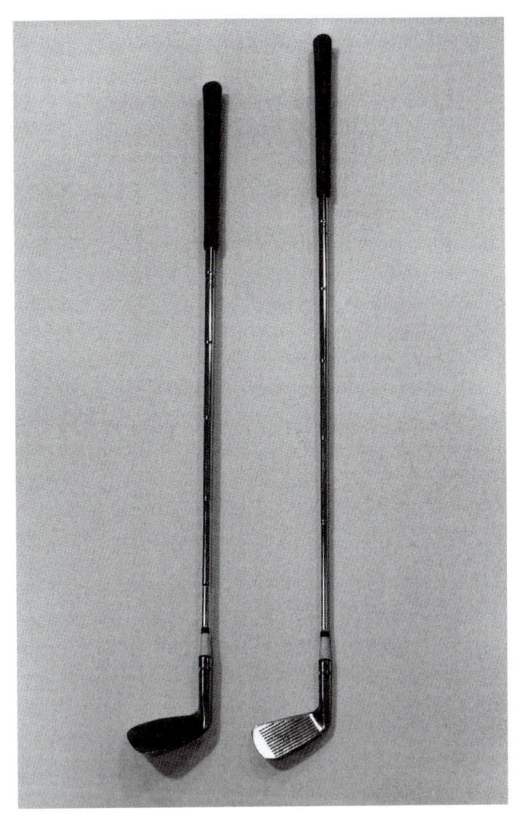

FIGURA 9.23 Comparação dos comprimentos das hastes de tacos de golfe – um ferro 2 (à esquerda) e um ferro 9.

Se for calculada a derivada de tempo dessa expressão, a relação expressará a **aceleração tangencial** em termos do raio de rotação e da aceleração angular. A expressão da derivada é:

$$a_T = \alpha r$$

em que a_T é a aceleração tangencial, r é o raio de rotação e α é a aceleração angular. A aceleração tangencial, como o vetor da velocidade tangencial, é um vetor tangente à curva e perpendicular ao segmento em rotação (Fig. 9.24). Em qualquer atividade em que o atleta gira para lançar um objeto (p. ex., lançamento de disco), a finalidade é lançá-lo o mais distante possível. Portanto, para compreender essa atividade, é preciso compreender a velocidade e a aceleração tangenciais. A frequência de mudança na velocidade tangencial do disco ao longo de seu caminho (ou trajetória) curvo é a aceleração tangencial. O pico da velocidade tangencial é idealmente alcançado num momento imediatamente anterior à liberação do disco e, nesse instante, a aceleração tangencial deve ser igual a zero.

Consideremos um arremessador de softbol que usa um arremesso com a mão num nível abaixo do cotovelo; nesse caso, também devemos tomar conhecimento de outro componente da aceleração linear atuante durante o movimento rotacional. Conforme o arremessador movimenta seu braço até o ponto de liberar o arremesso, a bola percorre uma trajetória curva. Considerando que o braço do arremessador está ligado ao ombro, a bola deve acompanhar a trajetória curva descrita pela rotação do braço. Portanto, para conti-

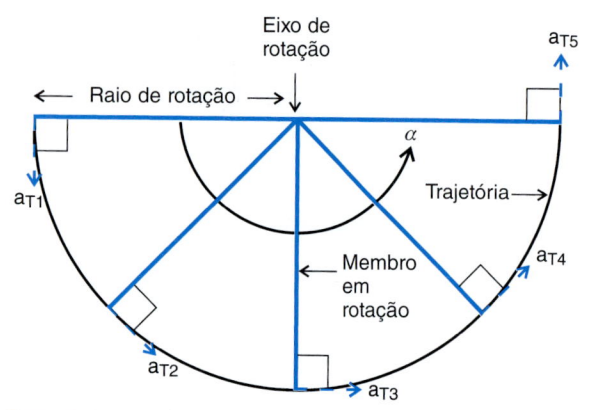

FIGURA 9.24   Aceleração tangencial de um segmento oscilante. É perpendicular ao membro oscilante.

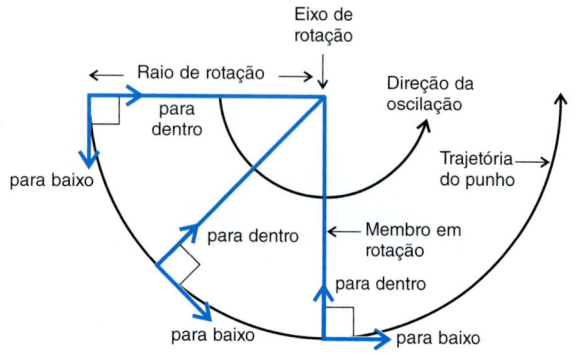

FIGURA 9.25   Direções dos componentes da aceleração do punho de um arremessador de softbol/beisebol durante a oscilação do braço para baixo até a liberação da bola. O punho é acelerado para dentro na direção do ombro e para baixo tangencialmente à trajetória do punho. Esses dois vetores são perpendiculares entre si.

nuar nessa trajetória, a bola se movimenta ligeiramente para dentro e para baixo em cada instante no tempo transcorrido até que seja liberada pelo arremessador (Fig. 9.25). Ou seja, a bola recebe aceleração gradual para baixo e para dentro na direção do ombro, ou eixo de rotação.

Foram discutidos dois componentes da aceleração gerada pela rotação de um segmento: um tangencial à trajetória do segmento e outro ao longo do segmento, na direção do eixo de rotação. Essas duas acelerações são necessárias para que a bola na mão do arremessador continue em sua trajetória curva. O movimento para a frente é o resultado da aceleração tangencial que foi discutida anteriormente. Mas a aceleração na direção do eixo ou centro de rotação é chamada **aceleração centrípeta** (Fig. 9.26). O adjetivo "centrípeta" significa "que busca o centro". A aceleração centrípeta também é chamada **aceleração radial**. Qualquer uma dessas denominações é correta, embora no restante dessa discussão venhamos a utilizar apenas o termo *aceleração centrípeta*.

Para derivar a fórmula para a aceleração centrípeta, a aceleração linear resultante da extremidade de segmento, por exemplo, o punho, de um segmento em rotação é:

$$a = \frac{dv}{dt}$$

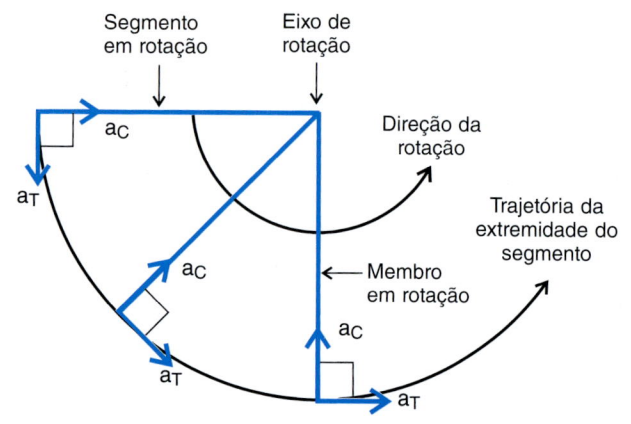

FIGURA 9.26   Aceleração tangencial (a_T) e aceleração centrípeta (a_C), que são perpendiculares entre si. A aceleração tangencial acelera para baixo a extremidade do segmento, e a aceleração centrípeta acelera a extremidade na direção do centro de rotação. O resultado é o movimento ao longo de uma trajetória curva.

Considerando que o segmento se encontra em rotação, a velocidade linear é:

$$v_T = \omega r$$

Fazendo as substituições na equação da aceleração, a aceleração passa a ser:

$$a = d(\omega r)/dt$$

Se forem aplicadas certas regras de computação do cálculo, a equação passa a ser descrita como:

$$a = \omega \times dr/dt + d\omega/dt \times r$$

Considerando que dr/dt é a velocidade linear e $d\omega/dt$ é a aceleração angular dos segmentos, essa expressão passa a ser:

$$a = \omega v + \alpha r$$

A velocidade linear, v, é igual a ωr, e assim a expressão para a aceleração linear da extremidade do segmento é:

$$a = \omega \omega r + \alpha r$$

ou

$$a = \omega^2 r + \alpha r$$

Devemos lembrar que a aceleração resultante tem dois componentes, que são perpendiculares entre si. Essa expressão ilustra esses dois componentes. Essa explicação exige o uso de cálculo vetorial e é muito mais complicada na derivação do que o apresentado. O sinal de adição (+) nessa expressão significa adição vetorial. Foi previamente determinado que αr era a aceleração tangencial; assim, $\omega^2 r$ é a aceleração centrípeta. A expressão para a aceleração centrípeta é:

$$a_C = \omega^2 r$$

Também podemos expressar aceleração centrípeta pela fórmula a seguir, como função da velocidade tangencial e do raio de rotação. Ou seja, se $v = \omega r$ for substituído na equação de aceleração centrípeta, a equação ficará assim:

$$a_C = \frac{v^2}{r}$$

A partir dessa expressão, podemos observar que a aceleração centrípeta aumentará se a velocidade tangencial aumentar ou se o raio de rotação diminuir. Exemplificando, a diferença habitual entre uma pista de corrida *indoor* e uma pista ao ar livre é que a pista *indoor* é menor e, portanto, tem menor raio. Se um corredor tentasse manter a mesma velocidade na curva *indoor* como o faz na pista ao ar livre, a aceleração centrípeta teria que ser maior para que o corredor fizesse a curva. Geralmente, o corredor não pode fazer a volta na mesma velocidade que numa pista ao ar livre, e assim os tempos de corrida em pistas *indoor* são um pouco mais lentos do que nas pistas ao ar livre.

Considerando que as acelerações centrípeta e tangencial são componentes da aceleração linear, elas devem ser perpendiculares entre si. Então, pode ser construído o vetor de aceleração desses componentes. A aceleração resultante (Fig. 9.27) é calculada utilizando-se a relação de Pitágoras:

$$a = \sqrt{a_T^2 + a_C^2}$$

Ao calcular a aceleração tangencial ou a aceleração centrípeta, as unidades de velocidade angular e de aceleração angular são radianos por segundo e radianos por segundo ao quadrado, respectivamente. As unidades de aceleração linear (metros por segundo ao quadrado) podem apresentar resultados apenas quando uma unidade com base no radiano for utilizada no cálculo.

Diagramas do tipo ângulo-ângulo

Na maioria das representações gráficas do movimento humano, comumente algum parâmetro (p. ex., posição, ângulo, velocidade) é lançado num gráfico como função do tempo. Em certas atividades como, por exemplo, a locomoção, os movimentos dos segmentos são cíclicos; isto é, são repetitivos, com o final de um ciclo situando-se no início do ciclo seguinte. Nessas circunstâncias, um **diagrama do tipo ângulo-ângulo** pode ser útil para repre-

sentar a relação entre dois ângulos durante o movimento. Um diagrama do tipo ângulo-ângulo é o lançamento, num gráfico, de um ângulo como função de outro ângulo. Ou seja, um ângulo é utilizado para o eixo *x* e o outro para o eixo *y*. Num diagrama do tipo ângulo-ângulo, comumente um dos ângulos é um ângulo relativo (ângulo entre dois segmentos) e o outro é um ângulo absoluto (ângulo relativo ao quadro de referência). Para que o gráfico do tipo ângulo-ângulo seja significativo, deve existir uma relação funcional entre os ângulos (Fig. 9.28). Exemplificando, ao estudar determinado corredor, a relação entre os ângulos do tornozelo e do joelho na vista sagital pode ser significativa, enquanto a relação entre os ângulos do cotovelo e do tornozelo talvez não seja.

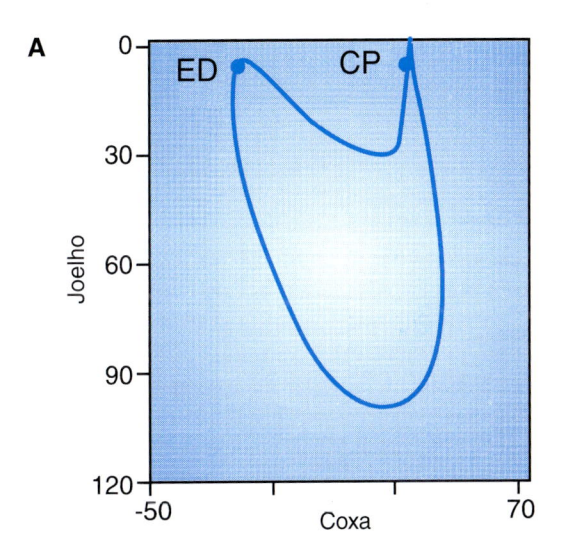

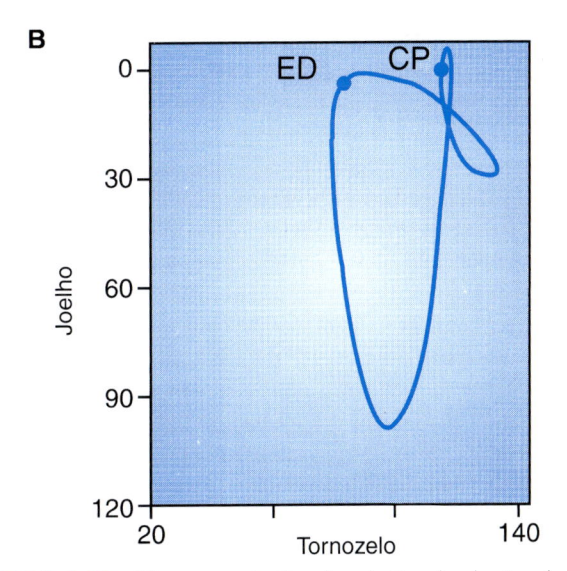

FIGURA 9.28 Diagramas do tipo ângulo-ângulo do ângulo do joelho como função do ângulo da coxa (**A**), e do ângulo do joelho lançado no gráfico como função do ângulo do tornozelo (**B**) para uma passada completa de corrida de um indivíduo correndo na velocidade de 3,6 m/s. ED = elevação dos dedos do pé; CP = contato do pé. [Adaptado de Williams, K. R. (1985). Biomechanics of running. *Exercise and Sports Sciences Review*, 14.]

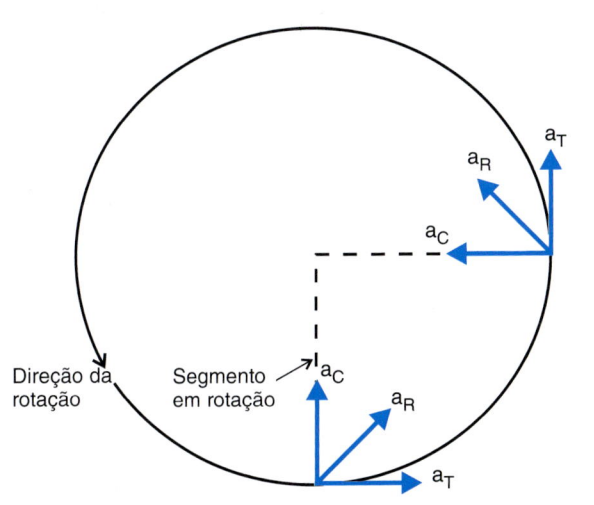

FIGURA 9.27 Vetor de aceleração linear resultante (a_R), composto pelos componentes da aceleração centrípeta e da aceleração tangencial.

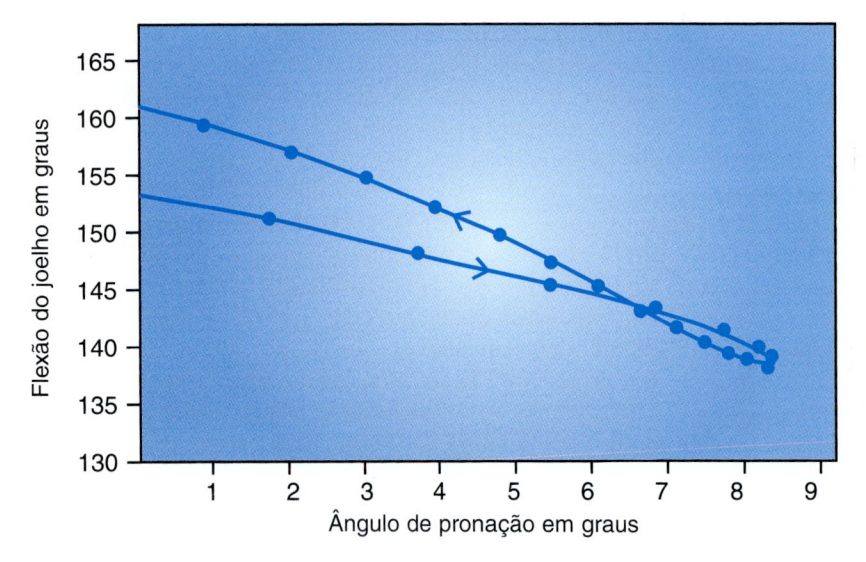

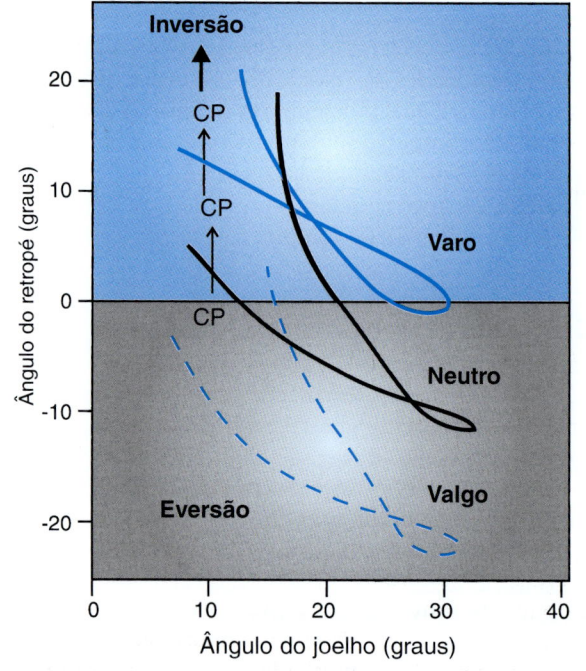

FIGURA 9.29 Diagrama do tipo ângulo-ângulo de flexão do joelho como função do ângulo de pronação talocalcânea para um indivíduo correndo na velocidade de 3,75 minutos por quilômetro numa esteira rolante. Os pontos na curva indicam intervalos de tempo iguais. [Adaptado de Bates, B. T., et al. (1978, outono). Foot function during the support phase of running. *Running*, 24:29.]

Um problema desse tipo de diagrama é que o tempo não pode ser representado com facilidade no gráfico. Mas o tempo pode ser apresentado pela aplicação de marcas na curva de ângulo-ângulo para representar cada instante no tempo em que os dados foram calculados. Essas marcas são aplicadas a intervalos de tempo iguais, dando uma indicação da distância angular ao longo da qual cada articulação se movimentou em intervalos de tempo iguais. Assim, é representada a velocidade angular do movimento, pois quanto mais afastadas as marcas ficam na curva, maior é a velocidade do movimento. Por outro lado, quanto mais próximas estão as marcas entre si, menor é a velocidade (Fig. 9.29).

Diagramas do tipo ângulo-ângulo se revelaram úteis no exame da relação entre o ângulo do retropé e o ângulo do joelho (1,34). Essa relação se baseia nos movimentos anatômicos relacionados das articulações talocalcânea e do joelho. Na fase de apoio da marcha, o joelho se flexiona durante o contato com o solo e continua a se flexionar até a fase de apoio médio. Ao mesmo tempo, o pé toca o solo numa posição invertida e imediatamente começa a fazer eversão até a fase de apoio médio. Tanto a flexão do joelho como a eversão subtalar estão associadas à rotação medial da tíbia. Depois da fase de apoio médio, o joelho se estende e a articulação subtalar (talocalcânea) realiza inversão. Essas duas ações articulares resultam em rotação lateral da tíbia. Essas ações estão apresentadas na Figura 9.29 com o ângulo do joelho expressado como ângulo relativo, e a inversão e a eversão da articulação talocalcânea expressas como ângulo absoluto.

A Figura 9.30, um diagrama do tipo ângulo-ângulo apresentado num artigo científico por van Woensel e Cavanagh (34), ilustra a relação entre o ângulo do joelho e o ângulo do retropé em condições de sapatilhas de corrida diferentes. Um dos três calçados utilizados nesse estudo foi especialmente projetado para forçar o corredor a fazer pronação durante a fase de apoio, outro para forçar o corredor a fazer supinação durante o apoio e o terceiro par foi um tipo neutro de calçado.

Em muitos estudos de pesquisa, diagramas de ângulo-ângulo são apresentados, mas não utilizados na quanti-

FIGURA 9.30 Diagrama do tipo ângulo-ângulo para o joelho e o retropé de um indivíduo com três tipos de sapatilhas de corrida. CP = contato do pé. A sapatilha vara possui uma cunha medial que promove mediação da pronação do retropé; a sapatilha valga possui uma cunha lateral que melhora a pronação do retropé; e a sapatilha neutra é um calçado de corrida normal. [Adaptado de van Woensel, W., Cavanagh, P. R. (1992). A perturbation study of lower extremity motion during running. *International Journal of Sports Biomechanics*, 8:30-47.]

ficação do movimento. Entretanto, mais recentemente, os pesquisadores começaram a utilizar o que é conhecido como técnica de codificação vetorial modificada, para a quantificação de gráficos de ângulo-ângulo (12). Essa técnica é utilizada para determinar o ângulo entre cada par de pontos contíguos ao longo de um ciclo (Fig. 9.31). O movimento relativo entre esses pontos tem sido utilizado como medida de coordenação entre os ângulos, que representam segmentos ou articulações (12,24).

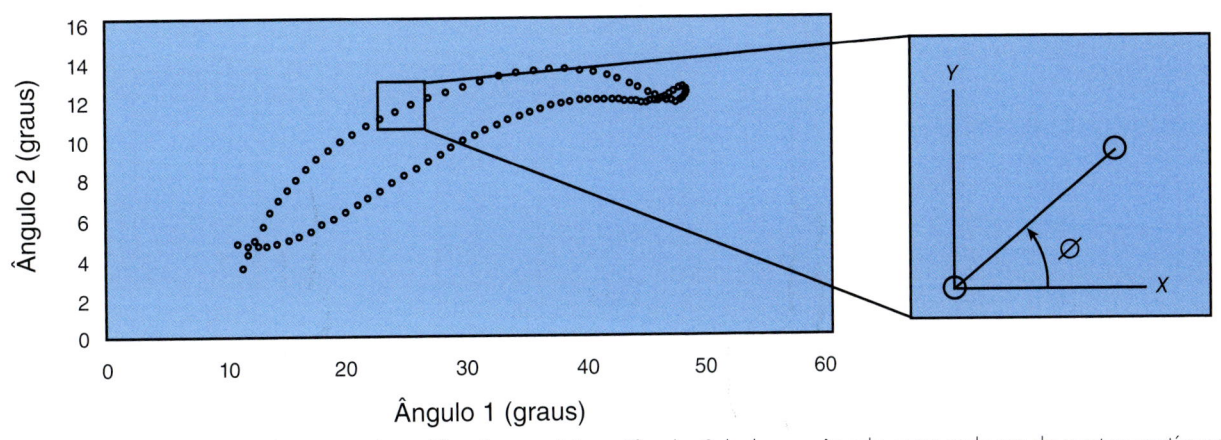

FIGURA 9.31 Representação da técnica de codificação vetorial modificada. Calcula-se o ângulo entre cada par de pontos contíguos, em relação à horizontal à direita.

Utilizando os dados de deambulação do Apêndice C, calcule os ângulos absolutos da coxa e da perna para o fotograma que denota contato do pé direito, e para os três fotogramas seguintes. Usando esses ângulos absolutos, calcule o movimento relativo entre a coxa e a perna por meio da técnica de codificação vetorial modificada.

Cinemática angular da caminhada e da corrida

Muitos pesquisadores estudaram o modo de variação dos ângulos articulares do membro inferior durante toda a passada da caminhada e da corrida, em particular durante a fase de apoio da passada. Tipicamente, uma análise cinemática angular da caminhada e da corrida deve incluir uma representação gráfica das ações articulares como uma função do tempo. Embora alguns pesquisadores tenham estudado padrões de velocidade e aceleração angulares tanto na corrida como na caminhada, o principal enfoque de investigação tem recaído nas características das posições e deslocamentos angulares em eventos críticos no ciclo da locomoção. Tanto na caminhada como na corrida, a maior amplitude de movimento ocorre no plano sagital, e frequentemente são utilizados movimentos de segmentos nesse plano para descrever as características da marcha. O cálculo de ângulos no plano sagital pode ser efetuado por meio de análise 2D. Embora o movimento nos outros planos seja crucial para uma marcha bem-sucedida, a obtenção desses ângulos depende de uma análise 3D.

Ângulos do membro inferior

A Figura 9.32 apresenta os padrões cinemáticos angulares das articulações nos planos sagital, frontal e transverso para caminhada, corrida e para tiros de velocidade. Embora exis-

tam diferenças óbvias de magnitude em que os deslocamentos angulares aumentam com a velocidade de locomoção, os padrões são semelhantes nas diferentes velocidades de locomoção, com algumas diferenças fásicas temporais. A única exceção ocorre na articulação talocrural, em que há cada vez menos flexão plantar no contato do calcanhar com o aumento da velocidade de locomoção, até um ponto, na corrida muito rápida, em que deixa de ocorrer flexão plantar (6).

Ao ser estabelecido o contato com o solo (tanto numa caminhada como numa corrida), uma resposta à carga absorve o peso corporal. A cinemática angular que acompanha essa resposta consiste em flexão do quadril, flexão do joelho e dorsiflexão do tornozelo. Enquanto o corpo continua sobre o pé na fase de apoio médio, esses movimentos têm continuidade até os estágios finais da fase de apoio, em que ocorre reversão para extensão do quadril, extensão do joelho e flexão plantar.

Foi informado que o ângulo de flexão do quadril no contato inicial com o solo para os ciclos da caminhada e da corrida se situa na faixa de 35-40° e 45-50°, respectivamente (17,21,22). Nas fases iniciais de contato, o quadril realiza adução na faixa informada de 5-10° e 8-12°, respectivamente para caminhada e corrida. Depois do contato com o solo, a quantidade de flexão do quadril reduz-se ao longo do curso da fase de apoio até a fase de elevação dos dedos do pé, quando foi informada uma variação de 0-3° de extensão do quadril na caminhada e 3-5° de extensão do quadril na corrida (17,21,22). Também ocorre movimento do quadril em abdução na elevação dos dedos na faixa de 2-5° tanto para a caminhada como para a corrida. Quando o membro se encontra fora do solo na fase de balanço, são informados valores máximos de flexão do quadril na faixa de 35-50° para a caminhada e 55-65° para a corrida. A abdução do quadril na parte inicial da fase de balanço é semelhante para a caminhada e a corrida; foi informado que se situa na faixa de 3-8°. A adução do quadril no final da fase de balanço varia mais entre a caminhada e a corrida, respectivamente, na faixa de 0-5° e 5-15° (17,21,22).

O ângulo do joelho está flexionado no contato com o solo, e na literatura foi informado que se situa na faixa de

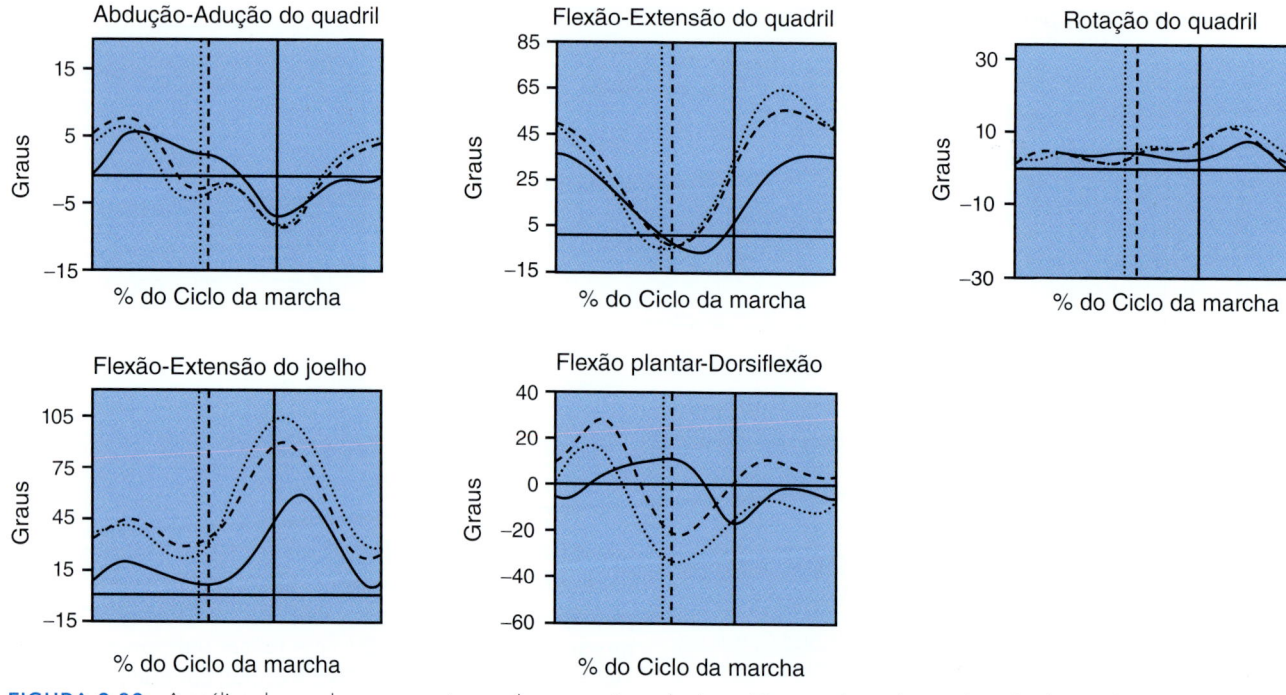

FIGURA 9.32 A análise da marcha comumente envolve um registro da cinemática angular ao longo do ciclo da marcha, inclusive a fase de apoio (porcentagem do ciclo até a linha vertical) e a fase de balanço (porcentagem do ciclo além da linha vertical). As diferenças e semelhanças na cinemática angular entre a caminhada (linha contínua), a corrida (linha tracejada) e a corrida de velocidade (linha pontilhada) se tornam evidentes quando visualizadas comparativamente num gráfico. [Adaptado de Novacheck, T. F. (1995). *Instructional Course Lectures*. Park Ridge, IL, 44:497-506.]

10-15° para a caminhada (17,21,22) e de 21-40° (1,5,8,9, 17,21,22) para a corrida. Depois do contato com o solo, o joelho se flexiona até valores que variam de 20-25° para a caminhada e 38-60° para a corrida, e a maior flexão ocorre em velocidades mais rápidas (1,2). O movimento de flexão do joelho abaixa o corpo na fase de apoio. A flexão máxima do joelho ocorre na fase de apoio médio, e depois ele se estende até a fase de elevação dos dedos do pé. A extensão completa não é alcançada na elevação dos dedos; os valores variam de 10-40° na caminhada e de 18-40° na corrida, dependendo da velocidade (4,8,17,21,22). Em geral, maiores valores de extensão na elevação dos dedos estão associados a velocidades mais rápidas. Na fase de balanço, a flexão do joelho é importante para encurtar a perna oscilante antes que a flexão do quadril impulsione o membro para a frente. Foi informado que a variação da flexão do joelho na caminhada e na corrida se situa na faixa de 50-65° e de 100-125°, respectivamente (17,21,22).

Também nesse caso, embora seja variável a magnitude dos ângulos do joelho nesses instantes específicos no tempo durante a fase de apoio da corrida, o perfil da curva não varia. O perfil do ângulo da articulação do joelho parece ser relativamente estável e imune a distorções causadas por influências como o modelo da sapatilha de corrida (9,34) e dor muscular de início tardio (10).

Na caminhada, o tornozelo está em flexão plantar, numa variação, registrada na literatura, de 5-6° no contato do calcanhar com o solo, movimentando-se até 10-12° de dorsiflexão antes de retornar a 15-20° de flexão plantar durante a elevação dos dedos. Durante a fase de balanço

da caminhada, o pé continua a avançar ao longo de 18-20° de flexão plantar e, em seguida, dorsiflexiona numa faixa registrada de 2-5° em preparação para o próximo contato do calcanhar. Com o aumento da velocidade de locomoção, há menos flexão plantar no contato do calcanhar, até que dorsiflexão seja o movimento presente no contato do pé. Dependendo da velocidade, a faixa de dorsiflexão no contato do calcanhar é de 10-17°, aumentando para 20-30° na fase de apoio médio e, em seguida, movimentando-se até a flexão plantar na elevação dos dedos do pé (faixa, 10-20°). A flexão plantar continua até os momentos iniciais da fase de balanço (faixa, 15-30°) e, em seguida, o pé avança como se estivesse caminhando até a dorsiflexão, na faixa registrada de 10-15° (17,21,22).

Alterações na cinemática angular das articulações do membro inferior durante a caminhada e também na corrida ocorrem em resposta a alterações no ambiente ou a limitações funcionais no sistema. Exemplificando, alguns indivíduos, ao correrem sobre uma superfície não deformante, farão um ajuste cinemático no momento do impacto ao responderem com maior flexão inicial do joelho no contato (7). Andar em aclives implica uma série de ajustes no membro inferior. Por exemplo, ao aumentar o grau de 0 para 24%, os ajustes no membro inferior têm início no contato do calcanhar com um aumento de 22% na dorsiflexão, 31% mais de flexão do joelho e 23% mais de flexão do quadril (16). Ao longo da fase de apoio, ocorrem ajustes desiguais nas três articulações do membro inferior, em que a articulação do quadril sofre o maior aumento na amplitude de movimento (+59%), seguida pelo tornozelo

(+20%) e por uma redução (–12%) na amplitude de movimento no joelho (16). O principal ajuste para andar num declive durante a fase de apoio ocorre na articulação do joelho, na qual estão presentes até 15° mais de flexão do joelho no início da fase de apoio (15). Na fase de balanço, ocorrem ajustes de movimento no quadril e no tornozelo, com menos flexão do quadril e menos flexão plantar.

MOVIMENTO DO RETROPÉ

Diversas pesquisas descreveram o ângulo do retropé durante a fase de apoio da caminhada e da corrida. Foi levantada a hipótese de que o movimento excessivo do retropé durante uma corrida causa diversas lesões no membro inferior, embora haja pouca evidência relacionando diretamente lesões a um excessivo movimento do retropé (5,20). De fato, não foi ainda determinada uma definição válida de movimento excessivo do retropé. De um ponto de vista funcional, há necessidade da eversão do calcâneo, porque esse movimento permite que o pé assuma uma posição plana no solo. Tipicamente, a literatura informa valores para o ângulo máximo do retropé de –6 até –17° na fase de apoio médio (5,11) para a corrida, e na faixa de –9,2 até –12,9° para a caminhada (14,26). Essa ampla variação nos valores máximos pode ser decorrente de diferenças na estrutura do pé de indivíduos, bem como da influência do calçado utilizado. Foi registrado que ângulos do retropé mais extremos ocorreram na fase de apoio médio na corrida, quando os participantes usavam sapatilhas de corrida, em comparação com aqueles com calçados de treinamento (11). Também foram informados ângulos mais extremos de eversão do retropé para corredores que utilizavam um calçado com sola interna muito macia, em comparação com aqueles que usavam uma sola interna mais firme (9). Embora em termos de movimento o ângulo do retropé esteja relacionado ao ângulo do joelho pela ação de rotação da tíbia, ele é, ao contrário do ângulo do joelho, muito variável e certamente pode ser influenciado por diversos fatores.

As ações simultâneas desses dois ângulos do membro inferior têm sido objeto de várias pesquisas. Considerando que a rotação medial da tíbia acompanha a flexão do joelho e a eversão da articulação talocalcânea, e que ambos os movimentos atingem seu máximo na fase de apoio médio, foi sugerido que a falta de sincronização dessas ações articulares é um mecanismo possível para a lesão do membro inferior (1). Hamill et al. (9) esclareceram que o ângulo do retropé podia ser mudado por uma sapatilha de corrida com uma sola interna muito macia, enquanto o ângulo do joelho não podia. Esses autores informaram que, numa sapatilha de corrida com a sola interna macia, o ângulo máximo do retropé ocorreu mais cedo no período de apoio do que a flexão máxima do joelho. A articulação talocalcânea também permaneceu nesse máximo, enquanto o joelho começava a se estender. Portanto, parece que uma ação de torção pode ser aplicada à tíbia pelas velocidades diferentes nas quais ela realizava rotação no início da fase de apoio e,

mais tarde, também nessa fase. Considerando que a tíbia é uma estrutura rígida e pode ser difícil fazê-la girar, esse osso pode continuar a realizar rotação medial no joelho, embora deva fazer rotação lateral. É possível que essa ação indesejável no joelho cause dor nessa articulação em corredores. Se essas ações forem repetidas a cada contato do pé no solo e o corredor tiver muitos contatos desse tipo, poderá ficar sujeito a uma lesão no joelho que não mais permitiria o treinamento. Esse tipo de lesão é frequentemente chamada **lesão por uso excessivo**. Essa lesão é resultante de um acúmulo de sobrecargas, e não de apenas uma única carga de alto nível.

ALTERAÇÕES ANGULARES CLÍNICAS

A locomoção é também influenciada por diversos problemas clínicos. Exemplificando, é comum que um indivíduo com doença de Parkinson caminhe com passos rápidos e pequenos e com menor amplitude de movimento nas articulações do membro inferior. Um flexor do quadril (p. ex., o músculo psoas) tensionado em indivíduos com paralisia cerebral pode limitar a extensão do quadril durante a fase de apoio (28). Isso provoca aumento na inclinação pélvica (2°). Ajustes específicos na cinemática articular de indivíduos com hemiplegia podem demonstrar redução na amplitude de movimento na articulação do joelho, com aumentos na amplitude de movimento no tornozelo e excessivo movimento no quadril e no joelho na fase de balanço. Finalmente, indivíduos com lesão em um membro tipicamente farão compensação para a dor, alterando a amplitude de movimento em ambos os membros para que possam aumentar o tempo despendido no membro indolor.

Cinemática angular da tacada de golfe

O Capítulo 8 lembrou que a velocidade linear e a trajetória da cabeça do taco de golfe são determinantes importantes de uma tacada bem-sucedida nesse esporte. Esses dois componentes da cinemática linear da tacada de golfe (considerando-se o *swing*, isto é, o balanço) são resultado de uma série de movimentos angulares; assim, comumente a cinemática angular da tacada de golfe é o enfoque principal da instrução e avaliação do golfe. O *swing* do golfe pode ser descrito com precisão utilizando-se um modelo de pêndulo duplo, com uma ligação sendo o braço que faz rotação em torno da articulação do ombro e a segunda ligação sendo o taco e o punho, em que o punho atua como uma dobradiça em torno da qual o taco gira (18). Foi sugerida uma terceira ligação conectada entre o ombro e o que é conhecido como eixo central, quando o corpo gira em torno de um eixo vertical (31). Para as finalidades dessa introdução ao *swing* do golfe, o enfoque principal recairá nas características de duplo pêndulo da tacada.

No *swing* do golfe, o braço esquerdo (em um golfista destro) determina o plano da tacada (31). O plano do *swing* é um plano elíptico em torno do corpo que faz com que a cabeça do taco entre em contato com a bola pela sua parte interna, onde termina com um impacto direto na bola. O *swing* é um pivô em torno de um eixo que avança através da base do pescoço, com a cabeça imóvel (29). Muitos golfistas iniciantes tentam criar um plano vertical para o *swing*, com o taco projetado diretamente para trás e diretamente para a frente. Quando a cabeça do taco desce para encontrar a bola com esse plano de *swing*, jamais fará contato direto com a bola; com o contato, o taco aplicará rotação na bola.

As posições angulares do taco de golfe nos diversos estágios do *swing* são bons indicadores de um *swing* bem-sucedido. Uma vista frontal do *swing* do golfe nos dá uma boa perspectiva para a avaliação da posição do taco (Fig. 9.33). No primeiro estágio do *swing*, o golfista "endereça" a bola (estágio de *address*). Essa posição no início do *swing* deve ser idêntica à posição de impacto com a bola. O *address* estabelece a posição do braço e do ombro que fará com que o taco fique em alinhamento preciso para o impacto (29). O taco e o braço esquerdo devem formar uma linha reta, e a face do taco deve estar voltada para baixo, ao longo de uma linha perpendicular desde a bola (Fig. 9.34*A*). Quando o taco inicia seu movimento para trás (estágio de *backswing*), ocorre uma fase inicial de afastamento (fase de *takeaway*) em que a cabeça do taco é recuada e afastada da bola. Esse movimento é iniciado com um desvio do peso para trás, o que permite maior amplitude de movimento no quadril e aplaina o arco do *swing*. É preferível um *takeaway* longo: o taco se desloca num arco amplo, e o punho não permite movimento do taco até que as mãos estejam à altura do peito. Isso aumenta a distância de deslocamento da cabeça do taco, pois os ombros são girados até um ponto mais distante do alvo. No final da fase de *takeaway*, o braço esquerdo deve estar em posição horizontal ao solo e o taco deve estar vertical e perpendicular ao braço (Fig. 9.34*B*). Continuando até o ponto mais alto do *backswing*, a parte superior do corpo faz rotação para permitir que o taco fique de novo posicionado paralelamente ao solo, e também paralelo à linha do alvo final para contato com a bola. O cotovelo direito se flexiona no final do *backswing*, com o objetivo de reduzir o comprimento e permitir mais aceleração. O braço esquerdo

continua na posição reta e vertical. Essa posição garante que, por ocasião do contato, a face do taco se desloque diretamente para a bola (Fig. 9.34*C*). Do ponto mais alto do *backswing*, o *downswing* (a descida do taco) tem início quando a haste do taco e o braço esquerdo caem, juntos, até uma posição a meio caminho do percurso inferior, onde o braço esquerdo fica novamente paralelo ao solo e ao taco na vertical (Fig. 9.34*D*). A rotação do quadril e as pernas iniciam esse movimento ao se deslocarem para a frente, deixando cair o ombro direito e a haste do taco até a posição correta. A posição de impacto deve repetir a posição inicial de *address*, com o braço esquerdo e o taco de golfe formando uma linha vertical reta e a face do taco deslocando-se numa linha reta até chocar-se com a bola (Fig. 9.34*E*). Se essas posições angulares puderem ser obtidas dentro do contexto de um *swing* fluente, a bola irá se deslocar com precisão até um ponto distante.

A interação das ligações do braço e do taco está ilustrada nas curvas de deslocamento, velocidade e aceleração na fase de *downswing* apresentada na Figura 9.34. O deslocamento do segmento do braço na fase de *downswing* foi de 100-270°, e o deslocamento do taco com relação ao braço foi de 50-175°. Com o aumento do deslocamento do ombro nas fases iniciais, o ângulo do punho permanece constante até que é desfeita a torção superior nos estágios finais do *downswing* (18). A torção superior do punho aumenta dramaticamente 80 a 100 ms antes do impacto, quando o taco fica alinhado com as mãos (19). A interação entre os segmentos do braço e do taco de golfe aumenta a velocidade e a aceleração do taco por ocasião do impacto. Isso está ilus-

> Utilizando o MaxTRAQ, importe os dois primeiros arquivos de vídeo do golfista. Digitalize o ombro direito, o ombro esquerdo, o cotovelo direito, o cotovelo esquerdo e o punho esquerdo em cada fotograma. Calcule os ângulos absolutos do braço e do antebraço.

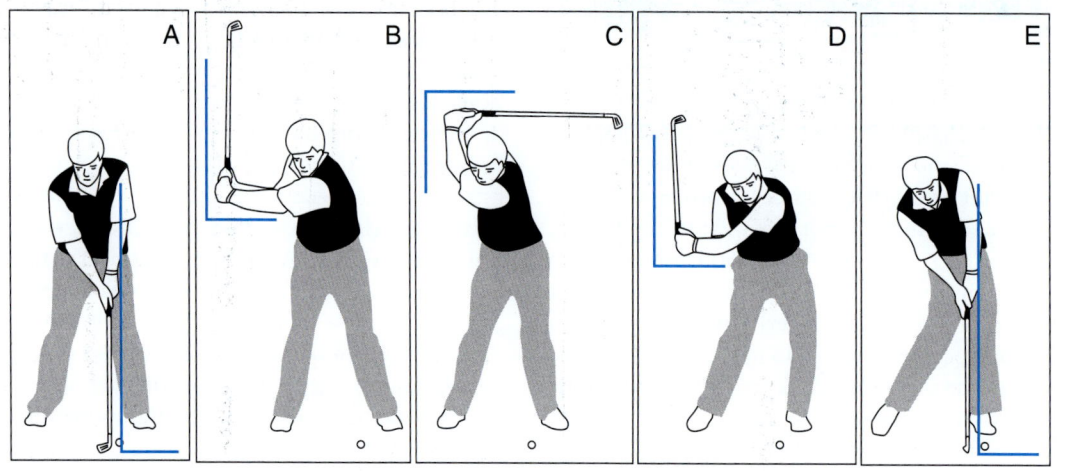

FIGURA 9.33 Posições angulares típicas nas fases de *address* (A), *takeaway* (B), alto do *backswing* (C), *downswing* (D) e impacto (E) determinam o sucesso do *swing* do golfe.

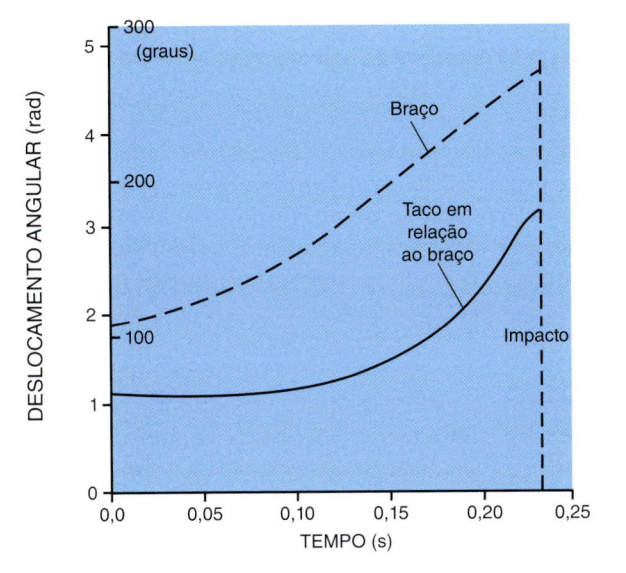

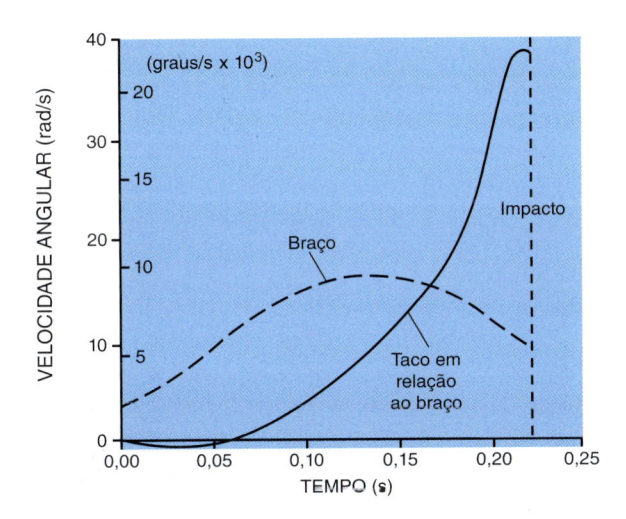

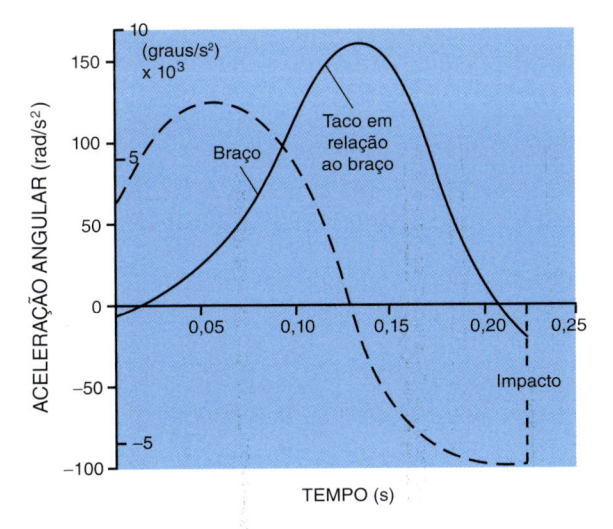

FIGURA 9.34 Um modelo utilizado para estudar o movimento de *swing* do golfe é o pêndulo duplo. Dados para deslocamento, velocidade e aceleração do braço (linha tracejada) e do movimento do taco em relação ao braço (linha contínua) ilustram as características singulares do movimento de cada segmento. [Adaptado de Milburn, P. D. (1982). Summation of segmental velocities in the golf swing. *Medicine and Science in Sports and Exercise*, 14:60-64.]

trado no gráfico de velocidade angular, em que a velocidade do braço percorre uma faixa de 250°/s, aumentando para 800°/s, com redução da velocidade para 500°/s no impacto. O efeito resultante no segmento do taco é um aumento na velocidade, do zero inicial até culminar com 2.300 até 4.000°/s no impacto (18,19). As acelerações angulares do taco são mínimas no início da fase de *downswing* e aumentam rapidamente até valores próximos de 10.000°/s² num ponto em que a aceleração angular do braço havia sido reduzida para zero e teve início a aceleração negativa (18).

Cinemática angular da propulsão da cadeira de rodas

As características cinemáticas angulares do tronco e das ações articulares no ombro, cotovelo e punho constituem o enfoque de muitas pesquisas sobre a propulsão da cadeira de rodas. Tanto a cinemática linear como a cinemática angular têm suas limitações, porque a mão precisa acompanhar a borda de propulsão da roda (32). Contudo, há diferenças na posição das mãos na borda de propulsão, bem como posições diferentes do assento e outros ajustes que podem alterar consideravelmente a cinemática angular. A Figura 9.35 mostra um desenho esquemático que representa as posições angulares sagitais dos segmentos do braço, antebraço e mão durante a propulsão da cadeira de rodas. As posições angulares estão ilustradas para vários estágios no evento, numa posição de contato com a borda de propulsão da cadeira de rodas que mede −15° com relação ao centro morto superior, continuando até +60° em incrementos de 15°.

Foi registrado que a amplitude de movimento nas articulações do cotovelo e do ombro apresenta, em média, 55-62° de flexão e extensão do cotovelo, 60-65° de flexão e extensão do ombro, 20° de abdução e adução do ombro, 36° de rotação medial e lateral do ombro, 35° de flexão e extensão do punho e 68-72° de flexão ulnar e radial do punho (13,25). Foi também informado um valor aproximado de 37° de pronação e supinação (3). Por meio da flexão na fase propulsiva e da extensão na fase de recuperação depois da liberação das mãos, o tronco contribui para a propulsão da cadeira de rodas (33). Não foram ainda estudadas profundamente a velocidade e a aceleração angulares durante a propulsão da cadeira de rodas, mas os valores registrados se aproximam de 300°/s para extensão do cotovelo, mesmo em velocidades menores (1,11 m/s) (35).

Se a propulsão for efetuada com uma alavanca, em vez de na borda de propulsão da roda, a cinemática angular mudará, exigindo mais amplitude de movimento do cotovelo, menos extensão do ombro, mais rotação do ombro e mais abdução do ombro (13). Do mesmo modo, são observadas mudanças dependentes da velocidade no deslocamento angular. Foi informado que, com o aumento da velocidade de propulsão, ocorre aumento do deslocamento do tronco e diminuição do deslocamento do ombro (27). A propulsão num aclive também influencia a cinemática angular, resultando em maior deslocamento do tronco e

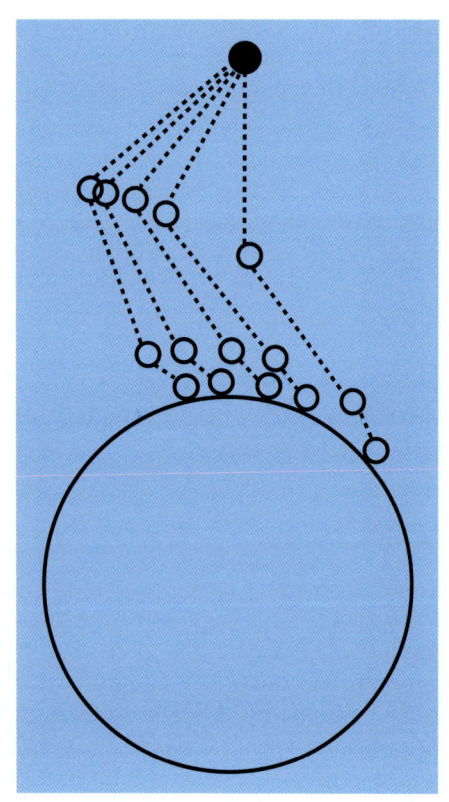

FIGURA 9.35 Posições angulares do membro superior durante a propulsão da cadeira de rodas na velocidade de 1,11 m/s. [Adaptado de Van der Helm, F. C. T., Veeger, H. E. J. (1996). Quasi-static analysis of muscle forces in the shoulder mechanism during wheelchair propulsion. *Journal of Biomechanics*, 29:39-52.]

em aumento no deslocamento do braço junto ao ombro. Finalmente, ajustes do assento influenciam a cinemática angular, dependendo da direção e do nível de alteração (13).

Utilizando o MaxTRAQ, importe os arquivos de vídeo do indivíduo na cadeira de rodas. Digitalize o ombro direito, o cotovelo direito e o punho direito nos cinco fotogramas após a fase de propulsão inicial. Calcule os ângulos absolutos do braço e do antebraço, a velocidade angular e a aceleração angular. Note que o tempo entre os fotogramas é 0,0313 s.

Resumo

Praticamente todos os movimentos humanos voluntários envolvem a rotação de segmentos em torno de eixos que atravessam os centros das articulações. Portanto, é preciso que conheçamos a cinemática angular para compreender o movimento humano. Ângulos podem ser medidos em graus, revoluções ou radianos. Se a medida angular for utilizada em cálculos subsequentes, será preciso utilizar o radiano. Um radiano é igual a 57,3°.

Ângulos podem ser definidos como relativos e absolutos, e ambos podem ser utilizados em pesquisas biomecânicas. Um ângulo relativo mede o ângulo entre dois segmentos, mas não pode determinar a orientação dos segmentos no espaço. Um ângulo absoluto mede a orientação de um segmento no espaço em relação ao eixo horizontal direito posicionado na extremidade distal do segmento. É preciso expor com clareza como os ângulos dos segmentos são definidos ao serem apresentados os resultados de qualquer análise biomecânica.

As quantidades cinemáticas de posição, deslocamento, velocidade e aceleração angulares têm a mesma relação entre si, como ocorre com seus análogos lineares. Portanto, a velocidade angular é calculada utilizando-se o método de diferença central de primeira ordem, conforme se segue:

$$\omega_i = (\theta_{i+1} - \theta_{i-1})/2\Delta t$$

Do mesmo modo, a aceleração angular é definida como:

$$\omega_i = (\omega_{i+1} - \omega_{i-1})/2\Delta t$$

As técnicas de cálculo diferencial e integral se aplicam tanto a quantidades angulares como lineares. Assim, velocidade angular é a primeira derivada da posição angular com relação ao tempo, e aceleração angular é a segunda derivada. O conceito da inclinação de uma secante e de uma tangente também se aplica ao caso angular para diferenciar quantidades médias de instantâneas. A integração abrange a área sob a curva. Assim, a área situada sob uma curva de velocidade-tempo é o deslocamento angular médio, e a área sob uma curva de aceleração-tempo é a velocidade angular média.

É tarefa difícil representar vetores de movimento angular pelo processo em que foram representados os vetores de movimento linear. Usa-se a regra da mão direita para determinar a direção do vetor de movimento angular. Geralmente as rotações na direção anti-horária são positivas (+), enquanto as rotações na direção horária são negativas (−).

Ângulos do membro inferior na vista sagital foram definidos com a aplicação de um sistema sugerido por Winter (36). Nessa convenção, foram definidos ângulos do tornozelo, joelho e quadril usando os ângulos absolutos dos segmentos do pé, perna, coxa e pelve. O ângulo do retropé mede o movimento relativo da perna e do calcâneo no plano frontal, sendo calculado com base nos ângulos absolutos do calcâneo e da perna.

Existe relação entre movimento linear e angular. Quantidades comparáveis das duas formas de movimento podem ser relacionadas se for levado em consideração o raio de rotação. A velocidade linear da extremidade distal de um segmento em rotação é chamada velocidade tangencial, sendo calculada pela fórmula:

$$v_T = \omega r$$

em que ω é a velocidade angular do segmento e r o comprimento do segmento. A derivada da velocidade tangencial, isto é, aceleração tangencial, é:

$$a_T = \alpha r$$

em que α é a aceleração angular do segmento em rotação. O outro componente da aceleração linear da extremidade do segmento em rotação é a aceleração centrípeta, ou radial, que é expressa pela fórmula:

$$a_C = \omega^2 r$$

Os componentes da aceleração tangencial e da aceleração centrípeta são perpendiculares entre si.

Um instrumento útil na biomecânica é a apresentação do movimento angular em diagramas do tipo ângulo-ângulo. Em geral, esses diagramas apresentam ângulos articulares que guardam relação em termos anatomicamente funcionais. No entanto, nesse tipo de gráfico, o tempo pode ser apresentado apenas de forma indireta. Recentemente, gráficos de ângulo-ângulo foram quantificados com o uso da técnica de codificação vetorial modificada (12).

Revisão de equações para cinemática angular

Finalidade	Dados	Fórmula
Ângulo relativo entre dois segmentos, usando a lei dos cossenos	Comprimento dos segmentos a e b e distância entre as extremidades de a e b (comprimento c)	$\theta = \text{arco cos } (b^2 + c^2 - a^2)/(2 \times b \times c)$
Ângulo absoluto	Extremidades: componentes horizontal e vertical	$\theta = \text{arco tan } ([y_{proximal} - y_{distal}]/[x_{proximal} - x_{distal}])$
Cálculo da posição	Posição inicial em relação à origem, velocidade constante (aceleração zero) e tempo	$\theta = \theta_{inicial} + \omega_{inicial}t$
Cálculo da posição	Posição inicial na origem, velocidade constante (aceleração zero) e tempo	$\theta = \omega_{inicial}t$
Cálculo da posição	Velocidade inicial, tempo, aceleração constante	$\theta = \omega_i t + \frac{1}{2}\alpha t^2$
Cálculo da posição	Velocidade inicial = zero, tempo, aceleração constante	$\theta = \frac{1}{2}\alpha t^2$
Cálculo do deslocamento final	Velocidade angular final; aceleração angular constante	$\theta = \omega^2/2 \times \alpha$
Cálculo da velocidade média	Deslocamento e tempo	$\omega = (\theta_2 - \theta_1)/(t_2 - t_1)$
Cálculo da velocidade média	Velocidades inicial e final	$\omega = (\omega_{inicial} + \omega_{final}/2)$
Cálculo da velocidade final	Velocidade inicial, aceleração constante e tempo	$\omega_f = \omega_{inicial} + \alpha t$
Cálculo da velocidade final	Velocidade de partida = zero, aceleração constante e tempo	$\omega = \alpha t$
Cálculo da velocidade final	Velocidade no tempo = zero, aceleração constante, posição inicial em relação à origem, posição final	$\omega = \sqrt{\omega_{inicial}^2 + 2\alpha(\theta - \theta_{inicial})}$
Cálculo da velocidade final	Velocidade inicial = zero, aceleração constante, posições inicial e final	$\omega_f^2 = 2\alpha\theta$ $\omega = \sqrt{2\alpha(\theta - \theta_{inicial})}$
Cálculo da aceleração	Velocidade e deslocamento finais	$\alpha = \omega_{final}^2/2\theta$
Cálculo da aceleração média	Velocidade e tempo	$\alpha = (\omega_2 - \omega_1)/(t_2 - t_1)$
Cálculo da aceleração média	Deslocamento, tempo	$\alpha = 2\theta/t^2$
Cálculo do tempo	Deslocamento, aceleração constante	$t = \sqrt{2\theta/\alpha}$
Cálculo da distância linear	Raio, deslocamento angular	$s = r\theta$
Cálculo da velocidade linear (tangencial)	Raio, velocidade angular	$v = r\omega$
Cálculo da aceleração linear (tangencial)	Raio, aceleração angular	$a = r\alpha$
Aceleração centrípeta	Raio, velocidade angular	$a_C = \omega^2 r$
Aceleração centrípeta	Raio, velocidade linear tangencial	$a_C = v^2/r$

QUESTÕES PARA REVISÃO

Verdadeiro ou falso

1. ____ Uma articulação talocrural com uma velocidade angular de −2,4 rad/s está em flexão plantar.

2. ____ Restringir o movimento do taco de golfe aumenta as velocidades tangencial e angular da cabeça do taco.

3. ____ Na corrida, flexão do quadril, extensão do joelho e dorsiflexão do tornozelo ocorrem durante o contato inicial com o solo.

4. ____ No boliche, a velocidade angular do braço em torno do ombro é zero se estiver oscilando em uma velocidade angular constante.

5. ____ Os pontos de 1 e 40 cm a partir do eixo central de um carrossel têm as mesmas velocidades angular e tangencial.

6. ____ A aceleração centrípeta é proporcional ao inverso da distância de um objeto a partir do eixo de rotação.

7. ____ O ângulo do segmento entre o tronco e o braço abduzido na lateral é 90°.

8. ____ Raio e radiano são a mesma coisa.

9. ____ O ângulo absoluto do tronco na posição ereta é 90°.

10. ____ Em geral, o ângulo de flexão do joelho é maior no contato do pé na corrida do que na caminhada.

11. ____ As acelerações tangencial e centrípeta são sempre paralelas entre si no movimento angular.

12. ____ Ângulos relativos não fornecem informações sobre a orientação do corpo ou segmento no espaço.

13. ____ A velocidade tangencial de um ponto em uma alavanca é uma função do comprimento do raio e da velocidade angular.

14. ____ Para calcular a velocidade angular durante o chute de uma bola, o comprimento da coxa é o raio de rotação em torno do quadril.

15. ____ O deslocamento angular pode variar somente de 0 a 2π, mas a velocidade angular pode variar de infinito negativa a positiva.

16. ____ Na primeira metade do apoio, o retropé passa da posição de eversão para a de inversão na maioria dos corredores.

17. ____ A lei dos cossenos permite-nos calcular os ângulos do segmento que não estão em ângulo reto entre si.

18. ____ Exceto para alguns indivíduos que conseguem hiperestender os joelhos, a articulação do joelho está sempre flexionada e, portanto, em um ângulo relativo positivo.

19. ____ Se o joelho direito gira no sentido anti-horário em torno do pé, que está no solo, a velocidade angular é positiva.

20. ____ Ângulos articulares relativos são sempre calculados como ângulo do segmento proximal menos o ângulo do segmento distal.

21. ____ A maior parte do movimento em um salto *triple axel* da patinação no gelo ocorre no plano horizontal.

22. ____ O *swing* do golfe é mais bem representado como um pêndulo único, com o braço, o punho e o taco rodando ao redor do ombro.

23. ____ Para movimentos cíclicos, o tempo é lançado no gráfico sobre o eixo *x* e o ângulo do segmento é lançado no gráfico sobre o eixo *y*.

24. ____ Radianos, graus e revoluções são unidades apropriadas para distância e deslocamento angulares.

25. ____ A regra da mão direita é usada para determinar se uma horizontal direita ou esquerda é usada para medir os ângulos do segmento.

Múltipla escolha

Questões 1–4: um taco de hóquei com 1,1 m de comprimento completa uma tacada em 0,15 segundo em uma amplitude de 85°. Considere uma velocidade angular uniforme.

1. Qual é a velocidade angular média do taco?
   a. 12,8 rad/s
   b. 567°/s
   c. 10,9 rad/s
   d. 623°/s

2. Qual é a distância linear movida pela extremidade do taco?
   a. 94 m
   b. 77 m
   c. 1,6 m
   d. 1,3 m

3. Qual é a velocidade tangencial da extremidade do taco?
   a. 624 m/s
   b. 10,9 m/s
   c. 12,0 m/s
   d. 14,1 m/s

4. Qual é a aceleração tangencial da extremidade do taco?
   a. 145 m/s^2
   b. 132 m/s^2
   c. 36,3 m/s^2
   d. 72,6 m/s^2

5. Durante um exercício de flexão do cotovelo, o ângulo relativo no cotovelo é 103° em 0,67 segundo e 89° em 0,75 segundo. Qual é a velocidade angular média do cotovelo?
   a. −5,0°/s
   b. 5,0°/s
   c. −175°/s
   d. 175°/s

6. Uma jogadora de softbol só é fisicamente capaz de oscilar o bastão em 600°/s. Ela consegue aumentar a velocidade da bola se bater sem treinamento adicional para esse fim ou sem usar um bastão diferente?
   a. Sim, segurando o bastão mais próximo à base, de modo que o raio de rotação aumenta.
   b. Sim, segurando o bastão mais próximo à cabeça, de modo que o raio de rotação diminui.
   c. Não, ela terá que aumentar a velocidade angular ou aumentar a massa do bastão.
   d. A velocidade angular não afeta a velocidade tangencial da bola após o impacto.

7. Se um patinador realiza uma rotação ao girar em uma velocidade angular constante de 3,6 rad/s durante 3,9 segundos, qual é sua aceleração angular?
   a. 14 rad/s^2
   b. 0,92 rad/s^2
   c. 0 rad/s^2
   d. 1,1 rad/s^2

8. Um pião está girando em 5,6 rev/s e começa a desacelerar em 0,66 rev/s^2. Quanto tempo levará para que esse objeto pare?
   a. 0,12 segundo
   b. 3,7 segundos
   c. 6,6 segundos
   d. 8,5 segundos

9. A fase de chute da jogada *punt* do futebol americano ocorre em 0,25 segundo e inclui flexão do quadril (89°) e extensão do joelho (100°). Se a coxa tiver 0,70 m de comprimento e a perna 0,68 m, qual será a velocidade tangencial do pé resultante desses movimentos?

a. 4,7 m/s   c. 4,3 m/s
b. 9,1 m/s   d. 18,2 m/s

10. Um lançador de disco gira ao longo dos últimos 50° de um giro em 0,12 segundo. A distância do ombro à mão é de 1,00 m, e a distância do eixo de rotação ao centro do disco é de 1,17 m. Calcule a velocidade linear média do disco.

a. 488 m/s   c. 7,27 m/s
b. 416 m/s   d. 8,51 m/s

11. Um objeto gira em uma velocidade angular constante de 1000°/s. Se ele girar por 2,0 segundos, qual será a distância angular percorrida?

a. 2.000 rad   c. 500 rad
b. 34,9 rad   d. 8,73 rad

12. Um lançador de martelo solta o martelo depois de atingir uma velocidade angular de 16,2 rad/s. Se o martelo está a 180 cm do eixo de rotação, qual será sua velocidade linear no momento em que for liberado?

a. 29,2 m/s   c. 2.916 m/s
b. 11,1 cm/s   d. 9,00 m/s

13. Calcule o ângulo relativo do joelho e os ângulos absolutos da coxa considerando as seguintes posições em m: quadril (2,000; 1,905); joelho (2,122; 1,642); e tornozelo (1,897; 1,210).

a. Abs = −65,1°; rel = −52,4°
b. Abs = 114,9°; rel = −127,6°
c. Abs = 114,9°; rel = 52,4°
d. Abs = 24,9°; rel = 37,6°

14. Durante a fase de apoio da caminhada, o ângulo absoluto da coxa tem as seguintes velocidades angulares:

Fotograma	Tempo (s)	Velocidade angular (rad/s)
38	0,6167	1,033
39	0,6333	1,511
40	0,6500	1,882
41	0,6667	2,190

Calcule a aceleração angular no fotograma 39.

a. 25,49 rad/s²   c. 22,22 rad/ s²
b. 18,44 rad/ s²   d. 20,33 rad/ s²

15. Um patinador no gelo girando em torno de um eixo vertical reduz sua velocidade angular de 450°/s a 378°/s em 9,6 segundos. Determine a aceleração angular.

a. −7,5 rad/s²   c. 7,5°/s²
b. −0,13 rad/s²   d. −72°/s²

16. Uma ginasta deseja completar três revoluções no ar em 1,77 segundo. Com que rapidez, em média, ela deve girar?

a. 1,69 rad/s   c. 33,4 rad/s
b. 10,65 rad/s   d. 18,8 rad/s

17. A roda de uma bicicleta realiza 1,5 revolução com uma velocidade angular média de 18 rad/s. Você coloca a

mão sobre a roda para desacelerá-la a uma taxa de 500°/s². Qual distância angular foi percorrida antes de a roda parar?

a. 1.064°
b. 2.152°
c. 9,43 rad
d. 28,0 rad

18. Qual destas afirmativas é verdadeira em relação aos pedais de um ciclista?

a. A velocidade angular é zero se sua aceleração angular for zero.
b. O deslocamento angular é sempre igual à distância angular percorrida.
c. A distância angular é sempre maior ou igual ao deslocamento angular.
d. A aceleração centrípeta sempre parte do eixo de rotação.

19. Um carrossel possui um raio de 3,0 m. A criança A corre ao redor, empurrando-o com a velocidade de 4,0 m/s. A criança B leva 4,71 segundos para fazer uma revolução ao empurrar o carrossel. Qual criança empurra mais rápido?

a. Criança A
b. Criança B
c. As duas empurram de forma igual
d. Não há informações suficientes

20. Um saltador ornamental acelera 802°/s na execução de um salto mortal. Qual é o deslocamento angular após 0,16 segundo?

a. 20,5°   c. 128°
b. 64,2°   d. 10,3°

21. Um indivíduo corre em torno de uma curva com um raio de 17 m a 6,64 m/s. Qual é a aceleração centrípeta do corredor?

a. 2,59 m/s²   c. 0,39 m/s²
b. 2,56 m/s²   d. 114 m/s²

22. A velocidade angular final de uma tacada de golfe foi de 400°/s com uma aceleração angular constante de 501°/s². Qual a distância de rotação do taco?

a. 101°   c. 160°
b. 319°   d. 200°

23. Um ciclista alcança 99 rpm durante uma corrida. Qual foi sua velocidade angular em radianos por segundo?

a. 5,18   c. 99
b. 622   d. 10,36

24. Uma arremessadora de softbol lança a bola com uma velocidade angular de 35,28 rad/s. A bola percorre 12,5 m em direção ao rebatedor, em 0,372 segundo. Qual é a distância do ombro da jogadora em relação à bola?

a. 1,05 m   c. 0,92 m
b. 0,95 m   d. 1,02 m

25. Na fase de liberação do boliche, o braço e o antebraço do jogador deslocam-se ao longo de 0,24 de 0,28 rad, respectivamente, em 0,03 segundo. O comprimento do braço é 0,82 m e o do antebraço é 0,51 m. Qual contribuição percentual em relação à velocidade tangencial da bola vem da rotação do antebraço?

a. 42%   c. 35%
b. 58%   d. 65%

Referências bibliográficas

1. Bates, B. T., et al. (1978). Foot function during the support phase of running. *Running*, 24:29.
2. Bates, B. T., et al. (1979). Functional variability of the lower extremity during the support phase of running. *Medicine and Science in Sports and Exercise*, 11(4):328–331.
3. Boniger, M. L., et al. (1997). Wrist biomechanics during two speeds of wheelchair propulsion: An analysis using a local coordinate system. *Archives Physical Medicine Rehabilitation*, 78:364–372.
4. Cavanagh, P. R., et al. (1977). A biomechanical comparison of good and elite distance runners. In P. Milvy (Ed.). *The Marathon: Physiological, Medical, Epidemiological, and Psychological Studies*. New York: New York Academy of Science, 328–345.
5. Clarke, T. E., et al. (1983). The effects of shoe design parameters of rearfoot control in running. *Medicine and Science in Sports and Exercise*, 15(5):376–381.
6. Czerniecki, J. M. (1988). Foot and ankle biomechanics in walking and running. *American Journal of Physical Medicine and Rehabilitation*, 67:246–252.
7. Dixon, S. J., et al. (2000). Surface effects on ground reaction forces and lower extremity kinematics in running. *Medicine and Science in Sports and Exercise*, 32:1919–1926.
8. Elliott, B. R., Blanksby, B. A. (1979). A biomechanical analysis of the male jogging action. *Journal of Human Movement Studies*, 5:42–51.
9. Hamill, J., et al. (1992). Timing of lower extremity joint actions during treadmill running. *Medicine and Science in Sports and Exercise*, 24:807–813.
10. Hamill, J., et al. (1990). Muscle soreness during running: Biomechanical and physiological considerations. *International Journal of Sports Biomechanics*, 7:125–137.
11. Hamill, J., et al. (1987). Effects of shoe type on cardiorespiratory responses and rearfoot control during treadmill running. *Medicine and Science in Sports and Exercise*, 20:515–521.
12. Heiderscheit, B. C., Hamill, J., Van Emmerik, R. E. A. Locomotion variability and patellofemoral pain. *Journal of Applied Biomechanics* 18(2):110–121, 2002.
13. Hughes, C. J., et al. (1992). Biomechanics of wheelchair propulsion as a function of seat position and user-to-chair interface. *Archives of Physical Medicine and Rehabilitation*, 73:263–269.
14. Isacson, J., et al. (1986). Three dimensional electrogoniometric gait recording. *Journal of Biomechanics*, 19:627–635.
15. Kuster, M., et al. (1995). Kinematic and kinetic comparison of downhill and level walking. *Clinical Biomechanics*, 10:79–84.
16. Lange, G. W., et al. (1996). Electromyographic and kinematic analysis of graded treadmill walking and the implications for knee rehabilitation. *Journal of Orthopedic and Sports Physical Therapy*, 23:294–301.
17. Mann, R. A., Hagy, J. L. (1980). Biomechanics of walking, running, and sprinting. *American Journal of Sports Medicine*, 8:345–350.
18. Milburn, P. D. (1982). Summation of segmental velocities in the golf swing. *Medicine and Science in Sports and Exercise*, 14:60–64.
19. Neal, R. J., Wilson, B. D. (1985). 3D kinematics and kinetics of the golf swing. *International Journal of Sports Biomechanics*, 1:221–231.
20. Nigg, B. M., et al. (1983). Methodological aspects of sport shoe and sport surface analysis. In H. Matsui, K. Kobayashi (Eds.). *Biomechanics VIII-B*. Champaign, IL: Human Kinetics, 1041–1052.
21. Novacheck, T. F. (1995). Walking, running, and sprinting: A three dimensional analysis of kinematics and kinetics. *Instructional Course Lectures*, 44:497–506.
22. Ounpuu, S. (1994). The biomechanics of walking and running. *Clinics in Sports Medicine*, 13:843–863.
23. Plagenhoef, S. (1971). *Patterns of Human Motion*. Englewood Cliffs, NJ: Prentice-Hall.
24. Pollard, C. D., Heiderscheit, B. C., Van Emmerik, R. E. A., Hamill, J. Gender differences during an unanticipated cutting maneuver. *Journal of Applied Biomechanics* 21:143–152, 2005.
25. Rodgers, M. M., et al. (1994). Biomechanics of wheelchair propulsion during fatigue. *Archives of Physical Medicine and Rehabilitation*, 75:85–93.
26. Ronsky, J. L., et al. (1995). Correlation between physical activity and the gait characteristics and ankle joint flexibility of the elderly. *Clinical Biomechanics*, 10:41–49.
27. Sanderson, D. J., Sommer, H. J. (1989). Kinematic features of wheelchair propulsion. *Journal of Rehabilitation Research*, 26:31–50.
28. Schwartz, M. H., et al. (2000). A tool for quantifying hip flexor function during gait. *Gait and Posture*, 12:122–127.
29. Shoup, T. E., Fabian, D. (1986). Lengths and lies: choosing golf equipment scientifically. *SOMA*, 1:16–23.
30. Stacoff, A., Nigg, B. M., Reinschmidt, C., et al. (2000). Tibiocalcaneal kinematics of barefoot versus shod running. *Journal of Biomechanics* 33(11): 1387–1396.
31. Turner, A. B., Hills, N. J. (1999). A three-link mathematical model of the golf swing. In M. R. Farrally, A. J. Cochran (Eds.). *Science and Golf III*. Champaign, IL: Human Kinetics, 3–12.
32. Van der Helm, F. C. T., Veeger, H. E. J. (1996). Quasi-static analysis of muscle forces in the shoulder mechanism during wheelchair propulsion. *Journal of Biomechanics*, 29:39–52.
33. Vanlandewijck, Y. C., et al. (1984). Wheelchair propulsion efficiency: movement pattern adaptations to speed changes. *Medicine and Science in Sports and Exercise*, 26:1372–1381.
34. van Woensel, W., Cavanagh, P. R. (1992). A perturbation study of lower extremity motion during running. *International Journal of Sports Biomechanics*, 8:30–47.
35. Veeger, H. E. J., et al. (1991). Load on the upper extremity in manual wheelchair propulsion. *Journal of Electromyography and Kinesiology*, 1:270–280.
36. Winter, D. A. (1987). *The Biomechanics and Motor Control of Gait*. Waterloo, Ontario, Canada: University of Waterloo.

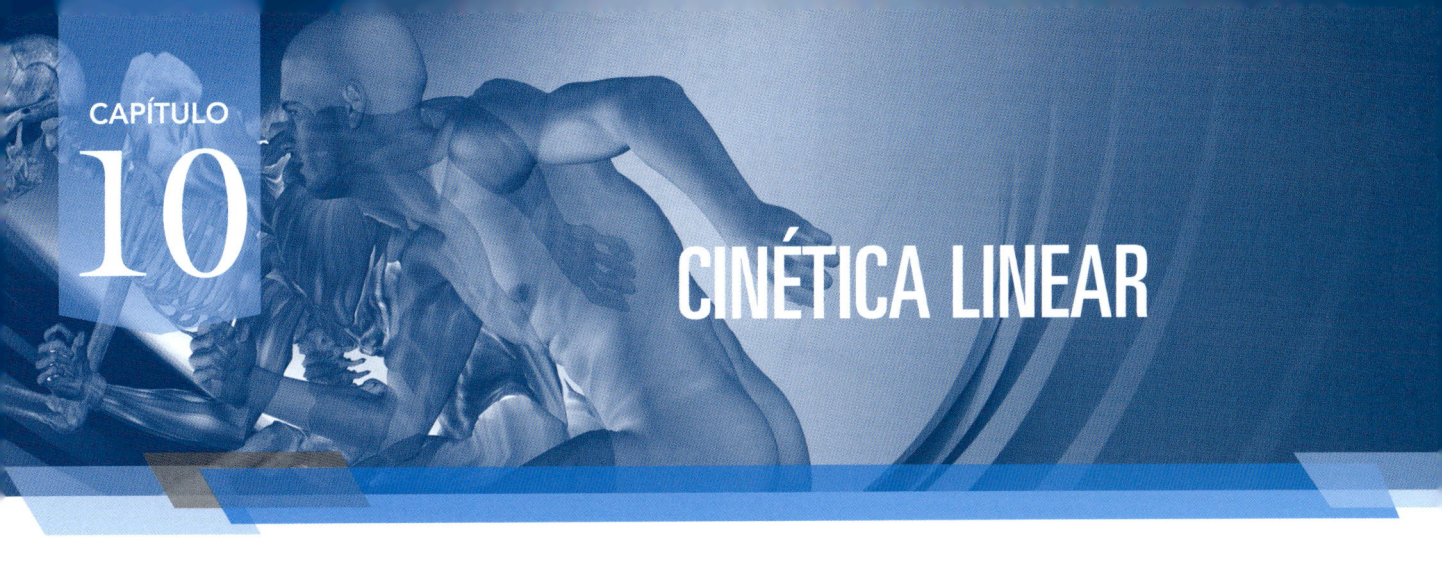

CINÉTICA LINEAR

Os Capítulos 8 e 9 discutiram as cinemáticas linear e angular. A cinemática foi definida como a descrição do movimento, sem levar em consideração sua causa. O movimento descrito era do tipo translacional (linear), rotacional (angular) ou uma combinação de ambos (geral). Neste capítulo, estudaremos as causas do movimento. Por exemplo, como nos impulsionamos para a frente durante uma corrida? Por que um corredor se inclina na curva de uma pista de corrida? O que mantém um avião no ar? Por que as bolas de golfe realizam *slice* ou *hook*? De que modo um arremessador faz a curva com a bola de beisebol? A busca pelas causas do movimento remonta à Antiguidade, e as respostas de algumas dessas perguntas foram sugeridas por personalidades notáveis, como Aristóteles e Galileu. O auge dessas explicações foi obra do grande cientista Sir Isaac Newton, que está entre os maiores pensadores da história da humanidade em razão de suas teorias sobre a gravidade e o movimento. De fato, as leis do movimento descritas por Newton em seu famoso livro *Principia Mathematica* (1687) constituem a pedra angular da mecânica do movimento humano (14). O ramo da mecânica que estuda as causas dos movimentos é chamado **cinética**. A cinética trata de forças que atuam sobre um sistema. Se o movimento é translacional, estamos falando da **cinética linear**. A base para o entendimento da cinética do movimento linear é o conceito de **força**.

Força

Força é um conceito de dificílima definição. De fato, geralmente definimos *força* descrevendo o que uma força pode fazer. De acordo com os princípios de Newton, os objetos se movem quando há interferência de alguma força maior que a resistência ao movimento oferecida pelo objeto. A força envolve a interação de dois objetos e gera uma mudança no estado de movimento de um deles por ação de empuxo ou tração. A força pode produzir movimento, pará-lo, acelerá-lo ou mudar a direção do objeto. Em cada um desses casos, a aceleração do objeto muda ou é impedida de mudar. Portanto, a força pode ser definida como qualquer interação – empuxo ou tração – entre dois objetos, podendo fazer com que o objeto acelere positiva ou negativamente. Exemplificando, a ação de empuxo contra o solo, gerada por uma vigorosa extensão do joelho e do quadril, pode ser suficiente para fazer com que o corpo acelere para cima e deixe o solo – isto é, salte.

CARACTERÍSTICAS DE UMA FORÇA

Forças são vetores e, como tal, possuem as características de um vetor – magnitude e direção. Magnitude é a quantidade de força aplicada. Também é necessário determinar a direção da força porque ela pode influenciar seu efeito, por exemplo, se a força exerce uma ação de empuxo ou tração. Comumente, os vetores (conforme foi descrito no Capítulo 8) são representados por setas, cujo comprimento indica a magnitude da força e cuja cabeça aponta na direção em que está sendo aplicada a força. No Sistema Internacional (SI) de medidas, a unidade de força é o newton (N), embora, para valores comparativos, as for-

ças sejam frequentemente representadas na literatura como uma relação de força para peso corporal (*PC*) ou força para massa corporal. A Tabela 10.1 apresenta os valores de pico para diversos movimentos, expressos como função do *PC*.

TABELA 10.1	Forças máximas atuantes sobre o corpo
Atividade	**Força relativa (N/PC)**
Salto vertical, vertical de pico	
Squat jump	1,4–8,3 (34)
Contramovimento	2,2 (62)
Pulo de pés juntos	1,5–5,4 (26)
Aterrissagem em superfície dura, da altura de 0,45 m	5–7 (61)
Descer de barras horizontais	8,2–11,6 (61)
Aterrissagem numa só perna, salto mortal duplo para trás	9,3–10,6 (63)
Aterrissagem de rebote de basquetebol	1,3–6,0 (77)
Salto vertical, superfície dura	> 3 (48)
Salto vertical, superfície macia	2 (48)
Salto triplo, forças verticais	
1° salto (*hop*)	7–10 (65)
2° salto ou passada (*step*)	8–12 (65)
3° salto (*jump*)	7,1–12,2 (65)
Salto triplo, forças anteroposteriores	
1° salto (*hop*)	2,1–3,3 (65)
2° salto ou passada (*step*)	1,7–3,2 (65)
3° salto (*jump*)	1,7–3,9 (65)
Basquetebol, arremesso com salto, distância de 2 pontos	
Vertical	2,6 (29)
Horizontal	0,5 (29)
Caminhada (vertical)	1–1,5
Forças compressivas na articulação talocrural	3–5,5 (66)
Forças de reação na articulação talocrural	3,9–5,2 (66)
Forças de reação na articulação talocalcânea	2,4–2,8 (66)
Corrida (vertical)	2–3,5 (70)
Força do tipo osso sobre osso na articulação do tornozelo	13 (70)
Força no tendão patelar	4,7–6,9 (70)
Força patelofemoral	7,0–11,1 (70)
Força na aponeurose plantar	1,3–2,9 (70)
Força no tendão do calcâneo	
Caminhada	3,9 (34)
Corrida	7,7 (34)
Pico de forças atuantes no quadril	
Caminhada	2,8–4,8 (7)
Prática de *jogging*	5,5 (7)
Tropeção	7,2 (7)

*Fonte entre parênteses.

As forças possuem duas outras características igualmente importantes: o **ponto de aplicação** e a **linha de ação**. O ponto de aplicação é o ponto específico no qual a força é aplicada a um objeto. Isso é muito importante porque, com maior frequência, o ponto de aplicação determinará se o movimento resultante é linear e/ou angular. Em muitos casos, a força é representada por um ponto de aplicação num ponto específico, embora possa haver muitos pontos de aplicação. Exemplificando, o ponto de aplicação de uma força muscular é o centro do local de inserção do músculo no osso. Em muitos casos, o músculo não está inserido em um ponto isolado no osso, mas em muitos pontos, como é o caso do músculo deltoide, que possui forma de leque. No entanto, na solução de problemas mecânicos, considera-se que o músculo esteja inserido num único ponto. Outros pontos de aplicação são o ponto de contato entre o pé e o solo para atividades como saltar, caminhar e correr; o contato da mão com a bola, para um arremesso no beisebol; e o ponto de contato entre a raquete e a bola no tênis.

A linha de ação de uma força é uma linha reta de comprimento infinito na direção de ação da força. Pode-se pressupor que uma força produza a mesma aceleração do objeto se atuar em qualquer ponto ao longo de sua linha de ação. Portanto, se a força proveniente do solo na última fase do salto de um praticante de salto triplo tiver uma linha de ação direcionada para 18° em relação à horizontal, o saltador acelerará para a frente e para cima nessa direção. De modo geral, a orientação dessa linha de ação é dada com referência a um sistema de coordenadas x, y. A orientação da linha de ação em relação a esse sistema é dada como uma posição angular, sendo conhecida como **ângulo de aplicação**. Esse ângulo é designado pela letra grega teta (θ). As quatro características de uma força — magnitude, direção, ponto de aplicação e linha de ação — estão ilustradas na Figura 10.1A, para uma força muscular, e na Figura 10.1B, para a decolagem de um salto em altura.

COMPOSIÇÃO E RESOLUÇÃO DE FORÇAS

Forças são quantidades vetoriais que possuem tanto magnitude como direção. Conforme apresentado na discussão de vetores cinemáticos no Capítulo 8, um vetor de força isolado pode ser decomposto em componentes perpendiculares ou várias forças podem ser compostas em um único vetor. Ou seja, um vetor de força isolado pode ser calculado ou composto de modo a representar o efeito final de todas as forças no sistema. Analogamente, dada a força resultante, ela pode ser decomposta em seus componentes horizontal e vertical. Para fazer qualquer dessas operações, são aplicados os princípios trigonométricos apresentados no Apêndice B.

Entretanto, devem ser definidos diversos tipos de sistemas de força para compor ou decompor sistemas de várias forças. Em qualquer sistema de forças que atuam apenas num plano, as forças são chamadas de *coplanares*, e, se as forças atuam apenas num ponto, são chamadas *concorrentes*. Qualquer conjunto de **forças coplanares** pode ser substituído por uma única força, ou a resultante, produzindo o mesmo efeito que as várias forças envolvidas. O processo de descobrir essa força única é chamado **composição** de vetores de força.

Quando vetores de força atuam ao longo de apenas uma linha, diz-se que o sistema é colinear. Nesse caso, utiliza-se a adição vetorial para compor as forças. Considere o sistema de forças da Figura 10.2A. Os vetores de força a, b e c atuam na mesma direção e podem ser substituídos por uma força única, d, que é a soma de a, b e c. Portanto,

$$d = a + b + c$$
$$= 5\,N + 7\,N + 10\,N$$
$$= 22\,N$$

O vetor de força d teria o mesmo efeito que os outros três vetores de força. Mas, na Figura 10.2B, dois dos vetores de força, a e b, estão atuando em uma direção, enquanto o vetor c está exercendo sua ação na direção oposta. Portanto, o vetor de força d é a soma algébrica desses três vetores de força:

$$d = a + b - c$$
$$= 5\,N + 7\,N - 4\,N$$
$$= 8\,N$$

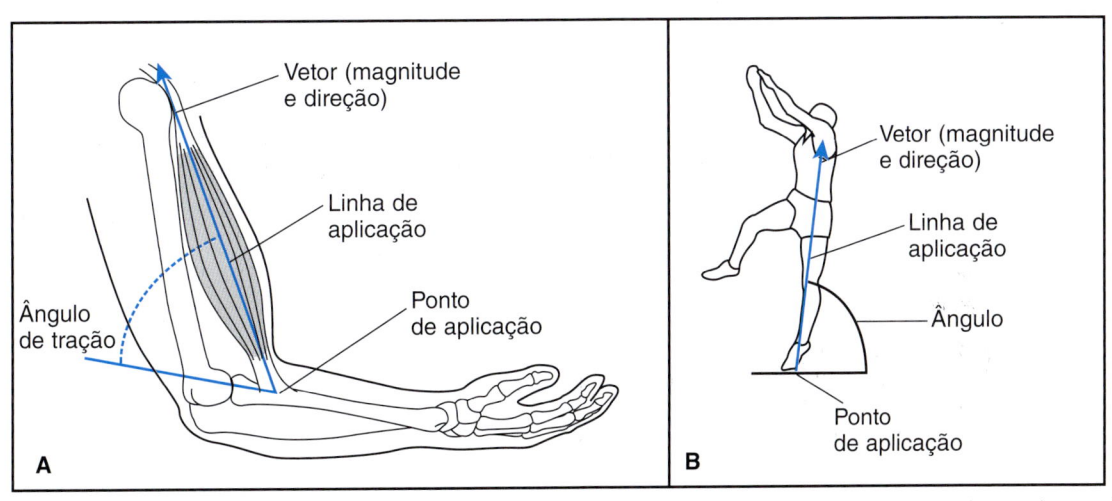

FIGURA 10.1 Características de uma força para uma força muscular interna (**A**) e uma força externa gerada no solo no salto em altura (**B**).

A

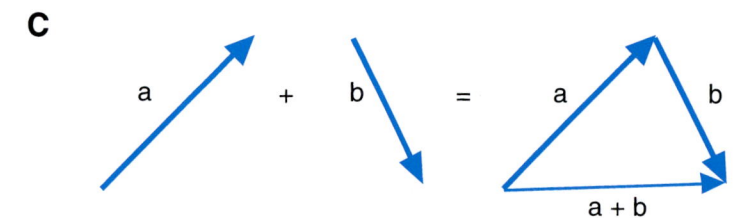

B

C

D

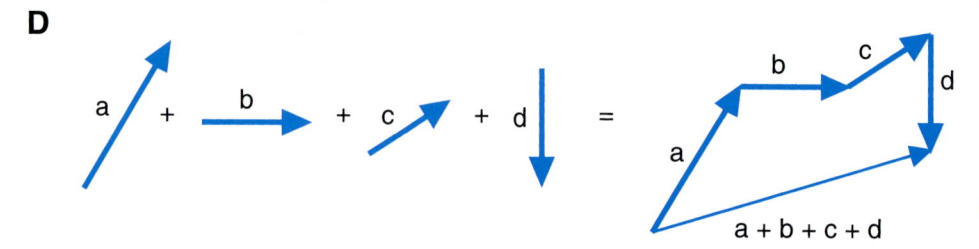

FIGURA 10.2 Adição de vetores de força.

O vetor de força *d* ainda representa o efeito resultante desses vetores de força. Nesses dois exemplos, estão presentes grupos de vetores de **forças colineares**.

Quando os vetores de força não são colineares, mas são coplanares, podem ainda ser compostos para que seja determinada a força resultante. Graficamente, isso pode ser feito de um modo exatamente igual ao descrito no Capítulo 8, na seção de adição de vetores. Considere a Figura 10.2*C*. Os vetores de força *a* e *b* não são colineares, mas podem ser compostos ou adicionados para que seja determinado o seu efeito resultante. Com a seta do vetor *a* colocada na origem do vetor *b*, o vetor *c* composto resultante é a distância entre a origem de *a* e a cabeça da seta de *b*. Esse procedimento está ilustrado na Figura 10.2*D*, com vários vetores.

Vários vetores também podem ser combinados com o uso de funções trigonométricas. Inicialmente apresentado no Capítulo 8, esse procedimento envolve, em primeiro lugar, a decomposição de cada vetor em seus componentes usando a **resolução**. Uma vez resolvidos em seus componentes horizontal e vertical, são adicionados os componentes ortogonais para cada vetor, e o vetor resultante é composto. À guisa de ilustração, os quatro vetores mostrados na Figura 10.2*D* receberão os seguintes valores de comprimento e ângulo: vetor *A*, comprimento 10 e $\theta = 45°$; vetor *B*, comprimento 6 e $\theta = 0°$; vetor *C*, comprimento 5 e $\theta = 30°$; e vetor *D*, comprimento 7 e $\theta = 270°$. A primeira etapa consiste em decompor cada vetor em seus componentes vertical e horizontal.

Vetor *A*

$$y = 10 \text{ sen } 45°$$
$$= 10 \times 0{,}7071$$
$$= 7{,}07$$

$$x = 10 \cos 45°$$
$$= 10 \times 0{,}7071$$
$$= 7{,}07$$

Vetor *B*

$$y = 6 \text{ sen } 0°$$
$$= 6 \times 0{,}0$$
$$= 0$$

$$x = 6 \cos 0°$$
$$= 6 \times 1{,}00$$
$$= 6{,}00$$

Vetor *C*

$$y = 5 \text{ sen } 30°$$
$$= 5 \times 0{,}50$$
$$= 2{,}50$$

$$x = 5 \cos 30°$$
$$= 5 \times 0{,}866$$
$$= 4{,}33$$

Vetor *D*

$$y = 7 \text{ sen } 270°$$
$$= 7 \times -1{,}00$$
$$= -7{,}00$$

$$x = 7 \cos 270°$$
$$= 7 \times 0{,}00$$
$$= 0$$

	Componentes horizontais	Componentes verticais
Vetor A	7,07	7,07
Vetor B	5,00	0,00
Vetor C	4,33	2,50
Vetor D	0,00	–7,00
Somatório (Σ)	16,40	2,57

Para determinar a magnitude do vetor resultante, os componentes horizontal e vertical de cada vetor são adicionados e resolvidos usando o teorema de Pitágoras:

$$C = \sqrt{x^2 + y^2}$$
$$C = \sqrt{16,40^2 + 2,57^2}$$
$$= \sqrt{268,96 + 6,61}$$
$$= \sqrt{275,57}$$
$$= 16,60$$

Para determinar o ângulo do vetor resultante, deve ser utilizada a tangente da função trigonométrica:

$$\tan \theta = y\text{-componente}/x\text{-componente}$$
$$\theta = \text{arco tan} \left(\frac{2,57}{16,40} \right)$$
$$\theta = \text{arco tan} (0,1567)$$
$$= 8,91°$$

As características do vetor resultante (R = 16,60; θ = 8,91°) ficam claramente confirmadas pelo exame da resultante obtida pela combinação gráfica dos vetores, usando o método da junção da extremidade à origem.

Consulte os dados de força de reação do solo (FRS) durante a caminhada no Apêndice C: utilizando a força anteroposterior de pico (F_y) e a força vertical (F_z) para o fotograma 21, calcule a força resultante e o ângulo de aplicação da força nesse ponto.

Leis do movimento

A publicação dos *Principia Mathematica*, em 1687, por Sir Isaac Newton (1642-1727) assombrou a comunidade científica da época (14). Nesse livro, Newton introduziu suas três leis do movimento, as quais utilizamos para explicar vários fenômenos. Embora essas leis tenham sido superadas pela teoria da relatividade de Einstein, ainda podemos utilizar os princípios básicos de Newton como base para a maio-

ria das análises do movimento humano na biomecânica. As três leis do movimento de Newton demonstraram como e quando uma força cria um movimento e como isso se aplica a todos os diferentes tipos de forças previamente identificados. A obra de Newton proporcionou a ligação entre causa e efeito. Para que se possa compreender completamente a natureza subjacente do movimento, há necessidade de compreender a causa do movimento e não meramente a descrição do resultado. Ou seja, as forças que causam o movimento devem ser completamente compreendidas. As citações dessas leis foram extraídas de uma tradução do *Principia Mathematica* de Newton (14).

PRIMEIRA LEI: LEI DA INÉRCIA

Todo corpo continua em seu estado de repouso, ou de movimento uniforme em linha reta, a menos que seja compelido a mudar esse estado por forças externas nele incidentes (14).

A **inércia** de um objeto é utilizada para descrever sua resistência ao movimento. A inércia está diretamente relacionada à massa do objeto. **Massa** é uma grandeza escalar e é a medida da quantidade de matéria que constitui um objeto, sendo expressa em quilogramas. A massa de um objeto é constante, independente do local onde é medida, e assim a massa é a mesma, ainda que tenha sido calculada na Terra ou na Lua. Quanto maior a massa de um objeto, maior será sua inércia e, portanto, maior a dificuldade em sua movimentação ou mudança de seu movimento atual.

Para fazer com que um objeto se movimente, a inércia do objeto precisa ser superada. Newton sugeriu que um objeto em repouso – um objeto com velocidade zero – permaneceria em repouso. Isso parece óbvio. Uma cadeira colocada num quarto tem velocidade igual a zero porque não está se movendo. Além disso, um objeto que se move em uma velocidade constante continua a fazê-lo em linha reta. Esse conceito não é tão óbvio, pois as circunstâncias práticas de indivíduos sobre a superfície da Terra raramente vivenciam um movimento em velocidade constante. Se for observado que a velocidade constante resulta numa aceleração igual a zero, do mesmo modo que ocorre com a velocidade igual a zero, então podemos compreender como essa lei é válida para ambos os casos. Portanto, a inércia desses objetos os compeliria a manter seu estado em velocidade constante. A primeira lei do movimento de Newton pode ser expressa como:

$$\text{Se } \Sigma F = 0, \text{ então } \Delta v = 0$$

Note que ΣF refere-se à força final e leva em conta todas as forças atuantes no objeto.

A superação da inércia por esses objetos depende de uma força resultante externa maior do que a inércia do objeto. Exemplificando, se uma barra tem massa igual a 70 kg, é preciso exercer uma força superior a 686,7 N, ou a aceleração decorrente da gravidade (9,81 m/s²) vezes 70 kg, para que o haltere seja levantado. Se um objeto for submetido a uma força externa que pode superar a inércia, o objeto ficará acelerado. Para fazer com que um objeto se movimente no sentido positivo, a força externa deve acelerar positivamente o objeto. Por outro lado, para que um objeto que se desloque no sentido positivo seja impedido de se movimentar, a força externa deve acelerá-lo negativamente. Considerando que a massa corporal determina a inércia, um indivíduo com uma massa maior terá que gerar forças externas maiores para superar a inércia e gerar aceleração.

SEGUNDA LEI: LEI DA ACELERAÇÃO

A mudança de movimento é proporcional à força incidente, e tal mudança ocorre na direção da linha reta na qual a força incidiu (14).

A segunda lei de Newton gera uma equação que relaciona todas as forças atuantes em determinado objeto, sua massa e sua aceleração. Essa relação é:

$$\Sigma F = ma$$

Essa equação também pode ser utilizada para definir a unidade de força, o newton. Pela substituição das unidades para massa e aceleração no lado direito da equação, pode-se observar que:

$$F = ma$$

$$\text{newton} = \frac{\text{kg·m}}{\text{s}^2}$$

em que kg-m = quilograma-metros. A força, nessa equação, é a força resultante que atua sobre o objeto em questão, isto é, o somatório de todas as forças envolvidas.

Ao adicionar todas as forças atuantes sobre um objeto, deve-se levar em consideração a direção das forças em questão. Se as forças se opuserem exatamente umas às outras, a força resultante será igual a zero. Se a soma das forças for igual a zero, a aceleração também será igual a zero. Esse caso também é descrito pela primeira lei de Newton. Se a força resultante produzir aceleração, o objeto acelerado se deslocará numa linha reta ao longo da linha de ação da força resultante.

O rearranjo da equação descrita pela segunda lei de Newton permite a definição de outro conceito importante na biomecânica. Anteriormente, definimos aceleração como a taxa de variação da velocidade em função do tempo, ou dv/dt. Fazendo as devidas substituições dessa expressão na equação da segunda lei:

$$\Sigma F = m\frac{dv}{dt}$$

ou

$$\Sigma F = \frac{mdv}{dt}$$

O produto de massa e velocidade no numerador do lado direito dessa equação é conhecido como momento de um objeto. Momento é a quantidade de movimento de um objeto. Em geral, ele é representado pela letra p e tem como

unidade quilograma-metro por segundo. Exemplificando, se um jogador de futebol tiver uma massa de 83 kg e estiver correndo a 4,5 m/s, seu momento será de:

$$p = \text{massa} \times \text{velocidade}$$

$$= 83 \text{ kg} \times 4,5 \text{ m/s}$$

$$= 373,5 \text{ kg·m/s}$$

Assim, podemos reescrever a segunda lei de Newton da seguinte maneira:

$$\Sigma F = \frac{dp}{dt}$$

Ou seja, força é igual à velocidade de mudança do momento linear em relação à mudança no tempo. Para mudar o momento linear de um objeto, é preciso que seja aplicada uma força externa a ele. O momento linear pode aumentar ou diminuir, mas, qualquer que seja o caso, há necessidade de uma força externa.

TERCEIRA LEI: LEI DE AÇÃO E REAÇÃO

Para toda ação há sempre uma reação igual e oposta; ou as ações mútuas de dois corpos atuantes um sobre o outro são sempre iguais e direcionadas para partes contrárias.

Essa lei demonstra que as forças nunca têm ação isolada, mas sempre aos pares. Quando dois objetos interagem, a força exercida pelo objeto A sobre o objeto B é contrabalançada por uma força igual e oposta exercida pelo objeto B sobre o objeto A. Essas forças têm magnitudes iguais, mas direções opostas. Ou seja:

$$\Sigma F_{\text{A em B}} = -\Sigma F_{\text{B em A}}$$

Além disso, a força (a ação) e a contraforça (a reação) atuam sobre objetos diferentes. O resultado é que essas forças não podem anular uma à outra porque atuam de forma distinta e têm efeito diferente sobre os objetos. Exemplificando, uma pessoa que aterrissa de um salto exerce uma força sobre a Terra, e esta exerce uma força igual e oposta sobre a pessoa. Tendo em vista que a Terra possui uma massa maior que o indivíduo, o efeito no indivíduo é maior do que o efeito na Terra. Esse exemplo ilustra que, embora a força e a contraforça sejam iguais, os resultados podem não ser necessariamente comparáveis.

Em movimentos humanos, uma força de ação é gerada no solo ou num aparelho, e a força de reação geralmente produz o movimento desejado. Como mostra a Figura 10.3, o saltador faz contato com o solo e gera uma grande força para baixo por causa da aceleração do corpo em combinação com as forças geradas pelos segmentos do corpo por ocasião do contato, e uma força de reação resultante para cima controla a aterrissagem.

Tipos de força

As forças que existem na natureza e que afetam o modo como os seres humanos se movimentam podem ser clas-

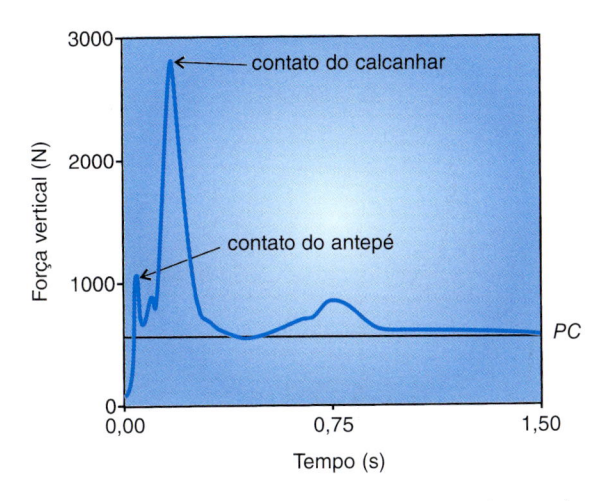

FIGURA 10.3 *FRS* vertical durante a aterrissagem de um salto.

sificadas de diversas maneiras. O esquema classificatório mais comum consiste na descrição das forças como forças de contato ou **forças de não contato** (11). Uma força de contato envolve ações de empuxo ou tração exercidas por um objeto em contato direto com outro objeto. Essas são as forças envolvidas, por exemplo, quando um taco de beisebol golpeia uma bola ou quando o pé toca o chão. Contrastando com as forças de contato, existem aquelas que atuam à distância. Essas são as chamadas forças de não contato. Como o próprio nome implica, essas são forças exercidas por objetos que não se encontram em contato direto entre si e, na verdade, podem estar separados por uma distância considerável.

FORÇAS DE NÃO CONTATO

Na investigação do movimento humano, a força de não contato mais familiar e importante é a gravidade. Qualquer objeto largado de uma altura cai livremente sobre a superfície da Terra, atraído pela gravidade. Em sua obra, *Principia Mathematica* (1687), Newton introduziu sua teoria da gravidade (14). Na lei da gravitação, Newton identificou a gravidade como a força que faz com que os objetos caiam na direção da Terra, a Lua gire numa órbita em torno da Terra e os planetas girem em torno do Sol. Essa lei afirma que: "A força da gravidade é inversamente proporcional ao quadrado da distância entre os objetos que se atraem e proporcional ao produto de suas massas."

Em termos algébricos, a lei é descrita pela seguinte equação:

$$F = \frac{Gm_1 m_2}{r^2}$$

em que G é a constante gravitacional universal, m_1 é a massa de um objeto, m_2 é a massa do outro objeto, e r é a distância entre os centros de massa dos objetos.

O valor da constante G foi estimado por Newton e determinado com precisão por Cavendish em 1798. O valor de G é igual a $6{,}67 \times 10^{-11}$ Nm^2/kg^2.

A atração gravitacional de um objeto de tamanho relativamente pequeno em relação a outro objeto de dimensões semelhantes é extremamente pequena e, portanto, pode ser desprezada. Nos estudos biomecânicos, os objetos de maior interesse são a Terra, o corpo humano e projéteis. Nesses casos, a massa da Terra é considerável e a gravidade é uma força muito importante. A força de atração da Terra sobre um objeto é chamada peso do objeto. O **peso** é determinado pela fórmula:

$$P = F_g = \frac{Gm_{objeto} - M_{Terra}}{r^2}$$

A força da gravidade faz com que um objeto acelere em direção à Terra numa frequência de 9,81 m/s². Com base em suas teorias do movimento, Newton determinou que:

$$P = ma$$

em que m é a massa do indivíduo e a é a aceleração decorrente da gravidade. Assim:

$$P = mg$$

em que g é a aceleração decorrente da gravidade. Portanto, o peso corporal (PC) é o produto da massa do indivíduo e da aceleração decorrente da gravidade. Por isso, fica evidente que a massa do indivíduo e seu PC não são a mesma coisa. Enquanto o PC é uma força, e a unidade apropriada para PC é o newton, massa do corpo é uma grandeza escalar cuja unidade é o quilograma. Para determinar o PC de uma pessoa, simplesmente devemos multiplicar a massa pela aceleração decorrente da gravidade (9,81 m/s²).

Tendo em vista que peso é uma força, ele tem os mesmos atributos de uma força. Como vetor, o peso tem uma linha de ação e um ponto de aplicação. Considera-se que o PC total de um indivíduo tenha um ponto de aplicação no centro de massa e uma linha de ação desde o centro de massa até o centro da Terra. Considerando que a Terra é enorme, essa linha de ação é uma reta diretamente voltada para baixo.

O ponto de origem do vetor de peso é chamado centro de gravidade. Esse é um ponto em torno do qual estão regularmente distribuídas todas as partículas do corpo. Outro termo utilizado em substituição de *centro de gravidade* é *centro de massa*, um ponto em torno do qual está igualmente distribuída a massa do segmento ou do corpo. Esses conceitos diferem no sentido de que "centro de gravidade" refere-se apenas à direção vertical, porque essa é a direção na qual a gravidade atua, enquanto "centro de massa" não depende de uma orientação vertical. O cálculo do centro de massa e do centro de gravidade será apresentado no Capítulo 11.

O valor para g, a aceleração decorrente da gravidade, depende do quadrado da distância ao centro da Terra. Devido ao giro em torno de seu eixo, a Terra não é perfeitamente esférica. Ela é ligeiramente achatada nos polos, resultando em distâncias menores até o centro da Terra a partir dos polos em comparação com distâncias a partir da linha do equador. Assim, os pontos sobre a Terra não estão todos equidistantes de seu centro, e a aceleração decorrente da gravidade, g, não tem o mesmo valor em todos os lugares. A latitude – a posição, na Terra, em relação ao equador – em que é realizado, por exemplo, um salto em distância, pode ter efeito significativo na distância saltada. Outro fator que influencia o valor de g é a altitude. Quanto maior a altitude, mais baixo o valor para g. Se uma pessoa estivesse se pesando e fosse essencial um peso mínimo, o local ideal para a pesagem seria na montanha mais alta na linha do equador terrestre.

FORÇAS DE CONTATO

Tendo em vista que **forças de contato** são aquelas resultantes da interação direta de dois objetos, a quantidade desse tipo de força é consideravelmente maior do que a força de não contato isolada que acabamos de discutir. As seguintes forças de contato são consideradas imperativas no movimento humano: força de reação do solo (*FRS*); força de reação articular; atrito; resistência dos fluidos; força inercial; força muscular; e força elástica.

Força de reação do solo

Em quase todos os movimentos humanos terrestres, o indivíduo é submetido à ação da *FRS* em algum momento. Essa é a força de reação proporcionada pela superfície sobre a qual a pessoa está se movimentando. A superfície pode ser uma praia arenosa, um piso de ginásio, uma calçada de concreto ou um gramado. Se o indivíduo balançar numa barra suspensa, a superfície da barra proporcionará uma força de reação. Todas as superfícies proporcionam uma força de reação. O indivíduo empurra contra o solo com força e o solo empurra de volta contra o indivíduo com igual força na direção oposta (lei de ação e reação de Newton). Essas forças afetam ambas as partes – o solo e o indivíduo – e não se autocancelam, embora tenham a mesma magnitude mas direções opostas. Do mesmo modo, a *FRS* muda em magnitude, direção e ponto de aplicação durante o período em que o indivíduo se encontra em contato com a superfície.

Como ocorre com todas as forças, a *FRS* é um vetor e pode ser decomposto em seus componentes. Para a finalidade de análise, comumente a *FRS* é decomposta em seus componentes. Esses componentes são ortogonais entre si ao longo de um sistema de coordenadas tridimensional (Fig. 10.4). Em geral, os componentes recebem as seguintes denominações: *Fz*, vertical (para cima-para baixo); *Fy*, anteroposterior (para a frente-para trás); e *Fx*, mediolateral (de um lado para o outro). Contudo, no registro de dados

Consulte os dados de *FRS* para caminhada no Apêndice C: calcule a força resultante usando dados de F_y (anteroposterior) e F_z (vertical) para os fotogramas 18, 36 e 60. De que modo a direção da aplicação da força muda ao longo da fase de apoio?

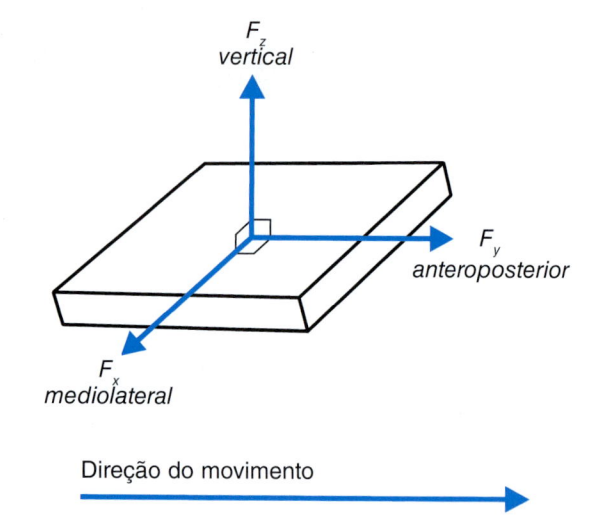

FIGURA 10.4 Componentes da força de reação do solo. A origem do sistema de coordenadas na plataforma de força se situa no centro da plataforma.

tridimensionais (3D), os componentes devem ser designados como: *Fy* (vertical); *Fx* (anteroposterior); e *Fz* (mediolateral). Neste livro, usaremos a convenção mais antiga, por ser o sistema de uso mais comum. Provavelmente fica muito mais clara a representação dos componentes da *FRS* como $F_{vertical}$, $F_{anteroposterior}$ e $F_{mediolateral}$. Qualquer que seja o caso, os componentes anteroposterior e mediolateral são denominados componentes de cisalhamento por terem ação paralela à superfície do solo.

Os biomecânicos medem os componentes da *FRS* utilizando uma **plataforma de força**. Plataforma de força é uma balança de medida sofisticada, comumente presa ao solo, com sua superfície no mesmo nível da superfície em que o indivíduo realiza o teste. A Figura 10.5 ilustra uma disposição experimental típica para plataforma de força, com a qual foram coletados os dados do Apêndice C. Esse aparelho pode medir a força da colisão da planta do pé sobre a superfície onde o teste é realizado ou a força de um indivíduo simplesmente em pé sobre a plataforma. Plataformas de força têm sido utilizadas desde a década de 1930 (28), mas se tornaram mais presentes nas pesquisas de biomecânica na década de 1980.

Embora as forças sejam medidas em newtons, geralmente os dados de *FRS* são obtidos pela divisão do componente de força pelo *PC* do indivíduo, resultando em unidades vezes o *PC*. Em outros casos, *FRS* podem ser obtidas pela divisão da força pela massa corporal, resultando numa unidade de newtons por quilograma de massa corporal.

Dados de *FRS* têm sido utilizados em muitos estudos, na investigação de diversas atividades. Na maioria das vezes, entretanto, os estudos lidavam com a carga ou com o impacto sobre o corpo durante aterrissagens, seja de saltos ou durante a fase de apoio da marcha. Exemplificando, *FRS* foram estudadas durante a fase de apoio da corrida (17,19), caminhada (36) e aterrissagens de saltos (27,53).

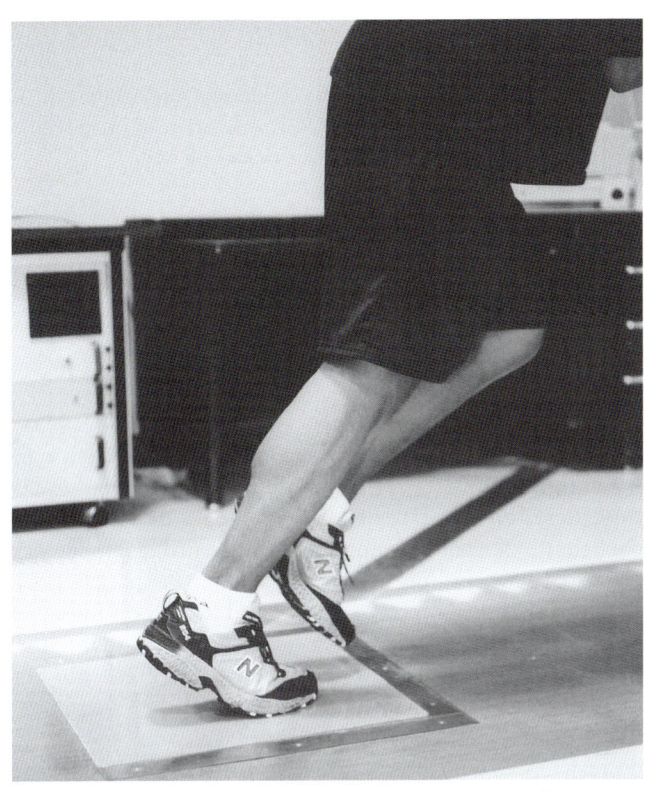

FIGURA 10.5 Montagem típica de plataforma de força em laboratório.

Consulte os dados de *FRS* para caminhada no Apêndice C: localize as forças (N) vertical (F_z), anteroposterior (F_y) e mediolateral (F_n) máximas. Registre as forças de pico representadas numa escala que leve em conta *PC* e massa corporal (N/kg).

A Figura 10.3 ilustra a curva do componente vertical de um contato isolado do pé de um indivíduo na aterrissagem de um salto. Está ilustrado apenas o componente vertical, por ser de magnitude muito maior do que os demais componentes e também porque o principal interesse nas aterrissagens é o efeito de cargas ou impactos verticais no corpo humano. Na curva de aterrissagem, o primeiro pico representa o contato inicial entre o solo e o antepé. O segundo pico é o contato do calcanhar com a superfície. Em geral, o segundo pico é maior do que o primeiro pico. Contudo, alguns indivíduos aterrissam com o pé plano, exibindo apenas um **pico de impacto**. Quando o indivíduo fica em repouso na superfície, a curva da força vertical se iguala ao seu *PC*. Embora a magnitude do componente vertical no momento do impacto numa corrida seja igual a 3 a 5 vezes o *PC*, o componente vertical durante a aterrissagem pode chegar a até 11 vezes o *PC*, dependendo da altura de onde a pessoa caiu (27,53).

Deve-se ter em mente que a *FRS* é o somatório dos efeitos de todas as massas dos segmentos multiplicado pela aceleração decorrente da gravidade. Ou seja, o somatório dos produtos das massas e das acelerações de cada segmento. Essa soma reflete o centro de massa do indivíduo. Consequentemente, a *FRS* atua no centro de massa do corpo todo (Fig. 10.6). Dividindo uma força pela massa, o resultado é a aceleração. Exemplificando, de acordo com a segunda lei de Newton, a equação que relaciona o componente vertical da *FRS* à aceleração é:

$$\Sigma F = ma$$

Dividindo os dois lados da equação pela massa do corpo (m):

$$a = \Sigma F/m$$

Esse valor reflete a aceleração do centro de massa. Muitos pesquisadores relacionaram o componente vertical da *FRS* à função do pé durante aterrissagens. Tendo em vista que *FRS* atua no centro de massa, a relação entre um componente da *FRS* e a função do pé é, na melhor das hipóteses, tênue.

Força de reação articular

Em muitos casos durante uma análise biomecânica, segmentos individuais são examinados isoladamente, ou um de cada vez numa ordem lógica. Quando essa análise é realizada, o segmento é separado nas articulações, devendo ser levadas em consideração as forças atuantes através das articulações. Exemplificando, se a pessoa está em pé, parada, a coxa exerce uma força para baixo sobre a perna, através da articulação do joelho. Analogamente, a perna exerce uma força para cima de igual magnitude, incidindo na coxa (Fig. 10.7). Essa é a força resultante que atua através da articulação, sendo conhecida como **força de reação articular**.

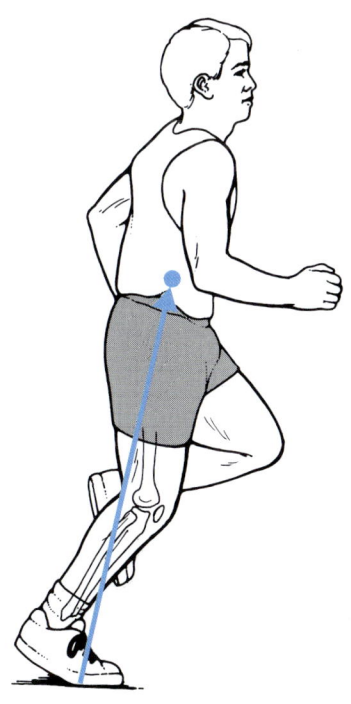

FIGURA 10.6 O vetor da força de reação do solo atua através do centro de massa do corpo.

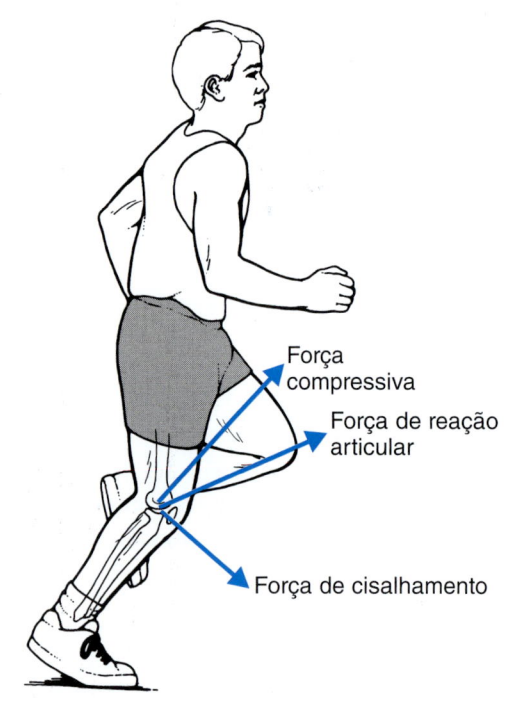

FIGURA 10.7 A força de reação articular do joelho com seus componentes de cisalhamento e de compressão.

Na maioria das análises, desconhece-se a magnitude dessa força, mas ela pode ser calculada se forem fornecidos os dados cinemáticos e cinéticos apropriados, além dos dados antropométricos descritivos das dimensões do corpo.

Tem havido certa confusão com relação a saber se a força de reação articular é a força da superfície óssea distal de um segmento atuante sobre a superfície óssea proximal do segmento contíguo. Mas a força de reação articular não pode refletir essa **força de osso sobre osso** através de uma articulação. A própria força de osso sobre osso é a soma das forças musculares em contração ativa que tracionam a articulação e da força de reação articular. Tendo em vista que não se sabe qual é a força gerada pelos músculos em contração ativa, é difícil calcular a força de osso-sobre-osso, embora tenham sido efetuados cálculos sofisticados com esse objetivo (91).

Atrito

Atrito é uma força que atua paralelamente à interface de duas superfícies que estão em contato durante o movimento (ou durante o movimento iminente) de uma superfície ao se movimentar sobre outra. Exemplificando, o peso de um bloco que repousa sobre uma mesa horizontal traciona o peso para baixo, pressionando-o contra a mesa. A mesa exerce uma força para cima que atua sobre o bloco, sendo perpendicular ou normal à superfície. Para movimentar horizontalmente o bloco, é preciso que seja exercida sobre ele uma força horizontal de suficiente magnitude. Se essa força for demasiadamente pequena, o bloco não se moverá. Nesse caso, é evidente que a mesa exerce uma força horizontal igual e oposta à força incidente no bloco. Essa interação, ou força de atrito, é decorrente da ligação das moléculas do bloco e da mesa em locais onde

as superfícies estão em contato muito rente. A Figura 10.8 ilustra esse exemplo.

Parece que a área de contato influencia a força de atrito. Contudo, esse não é o caso. A força de atrito é proporcional à força normal entre as superfícies, ou seja:

$$F_a = \mu N$$

em que μ é o **coeficiente de atrito** e N é a força normal, ou força perpendicular à superfície. O coeficiente de atrito é calculado por:

$$\mu = \frac{F_a}{N}$$

O coeficiente de atrito é um número adimensional. A magnitude desse coeficiente depende da natureza das superfícies em contato. Quanto maior a magnitude do coeficiente de atrito, maior a interação entre as moléculas das superfícies em interface.

Continuando com o exemplo do bloco e da mesa, se a ele for aplicada uma força que cresce continuamente, a mesa também aplicará uma força oposta crescente em resistência ao movimento. No ponto em que a força de tração atinge seu máximo e não ocorre movimento, a força de resistência é chamada força de atrito estático máxima (F_{eMAX}). Antes do movimento, pode-se afirmar que:

$$F_{eMAX} \leq \mu_e N$$

em que μ_e é o coeficiente de atrito estático. Mas, em algum ponto, a força será suficientemente grande, e a **força de atrito** estática não poderá impedir o movimento do bloco. Essa relação simplesmente significa que, se um bloco com peso de 750 N está posicionado sobre uma superfície com $\mu_e = 0,5$, serão necessários 50% da força normal de 750 N, ou 375 N de uma força horizontal, para provocar movimento entre o bloco e a mesa. Um μ_e de 0,1 necessitaria de uma força horizontal de 75 N para provocar movimento, e um μ_e de 0,8 necessitaria de uma força horizontal igual a 600 N. Como se pode ver, quanto menor for o coeficiente de atrito, menor será a força horizontal necessária para provocar o movimento.

Quando o bloco desliza ao longo da superfície da mesa, ligações moleculares são continuamente estabelecidas e desfeitas. Assim, tão logo as duas superfícies comecem a

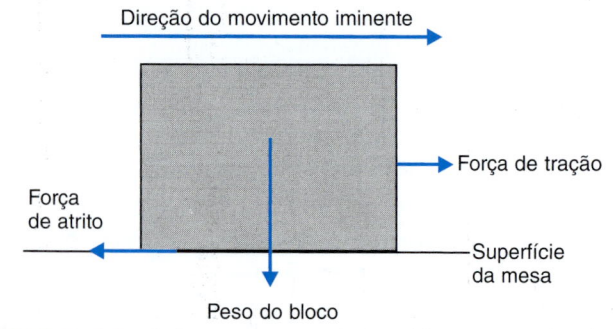

FIGURA 10.8 As forças atuantes sobre um bloco tracionado sobre uma mesa.

se movimentar uma em relação à outra, torna-se ligeiramente mais fácil manter o movimento. O resultado é uma força de atrito deslizante que se opõe ao movimento. Atrito deslizante e atrito de rolamento são tipos de **atrito cinético**. Atrito cinético é definido como:

$$F_c = \mu_c N$$

em que μ_c é o coeficiente de atrito cinético ou o coeficiente de arito durante o movimento. Foi constatado experimentalmente que μ_c é menor que μ_e, e que μ_c depende da velocidade relativa do objeto. Em velocidades de um centímetro por segundo até alguns metros por segundo, μ_c é quase constante. A Figura 10.9 ilustra a relação entre atrito-força externa.

Embora o atrito translacional seja importante no movimento humano, também devemos levar em consideração o atrito rotacional. **Atrito rotacional** é a resistência a movimentos rotatórios ou giratórios. Exemplificando, as solas dos calçados de um jogador de basquetebol ao realizar um movimento de pivô interagem com a superfície da quadra para resistir ao giro do pé. Obviamente, o jogador deve ser capaz de realizar esse movimento durante um jogo, e assim o atrito rotacional deve permitir esse movimento sem influenciar as demais características friccionais do calçado. Ao executar um giro de 180° com um calçado de basquetebol convencional numa quadra de madeira, o jogador deve ter um valor de atrito rotacional 4,3 vezes maior do que se estiver calçando meias de ginástica (78). A determinação do atrito rotacional não resulta num coeficiente de atrito. Os valores utilizados para comparar o atrito rotacional baseiam-se no valor da resistência à rotação, que é comumente medido sobre uma plataforma de força. Exemplificando, foi demonstrado que os valores de atrito rotacional para um calçado de tênis sobre gramado ou grama artificial variam de 15,8 a 21,2 N·m (newton-metros) e de 17,1 a 21,2 N·m, respectivamente (59). Atrito translacional e atrito rotacional não são independentes entre si.

Atrito é uma influência complexa mas importante no movimento humano. O simples ato de caminhar em uma sala depende de um coeficiente de atrito apropriado entre a sola do calçado e a superfície do chão. Nas atividades cotidianas, pode-se tentar aumentar ou diminuir o coeficiente de atrito, dependendo da atividade. Exemplificando, patinadores preferem gelo recém-formado por ter baixo coeficiente de atrito. Por outro lado, golfistas usam luvas para aumentar o coeficiente de atrito e obter uma melhor preensão no taco.

Muitos tipos de atletas usam calçados com travas para aumentar o coeficiente de atrito e obter melhor tração sobre a superfície de jogo. Valiant (76) sugeriu que μ_e igual a 0,8 proporciona tração suficiente para os movimentos esportivos e que qualquer coeficiente de atrito mais elevado pode não ser seguro. De fato, em certas situações, calçados com travas podem resultar em demasiado atrito translacional e/ou rotacional. Isso parece ocorrer na grama artificial. Muitas lesões, como a hiperextensão da articulação metatarsofalângica do hálux e rupturas do ligamento cruzado anterior, foram relacionadas ao excesso de força de atrito sobre a grama artificial.

Quando o coeficiente de atrito é demasiadamente baixo, há risco de escorregar, mas quando ele é alto demais, há risco de tropeçar. No local de trabalho, são numerosos os escorregões e quedas que frequentemente causam lesões graves. Cohen e Compton (20) registraram que 50% de 120.682 casos de indenização a operários no estado de Nova York entre 1966 e 1970 foram causados por escorregões. Na Inglaterra, Buck (12) citou estatísticas de 1982 em que 14% dos acidentes na indústria de manufatura foram resultantes de escorregões e tropeções. Portanto, o coeficiente de atrito é um critério muito importante no planejamento de qualquer superfície onde pessoas desempenharão suas atividades, seja no local de trabalho ou no campo esportivo.

O coeficiente de atrito estático de materiais em diferentes superfícies foi medido com sucesso com a ajuda de um dispositivo (2), ilustrado na Figura 10.10, constituído por um objeto de massa conhecida e um dinamômetro de mola para aferição da força. A superfície móvel, geralmente algum tipo de calçado, é colocada por baixo da massa. O dinamômetro traciona a massa até que ela se mova, e a força é medida pelo aparelho no instante do movimento. Com isso, pode ser calculado o coeficiente de atrito usando a massa conhecida e a força medida com o dinamômetro. Esse tipo de atrito é conhecido como medida de material de teste e não envolve o ser humano.

É difícil medir o coeficiente de atrito estático ou cinético com precisão sem a ajuda de equipamento sofisticado. Qualquer um desses dois coeficientes, contudo, podem ser medidos com uma plataforma de força. Os componentes de cisalhamento F_y e F_x são, de fato, as forças de atrito respectivamente nas direções anteroposterior e mediolateral. Se a força normal for conhecida, poderá ser estimado o coeficiente de atrito dinâmico. Em geral, isso é feito usando o componente vertical (F_z) como a força normal. Assim, o coeficiente de atrito pode ser determinado por:

$$\mu = \frac{F_y}{F_z}$$

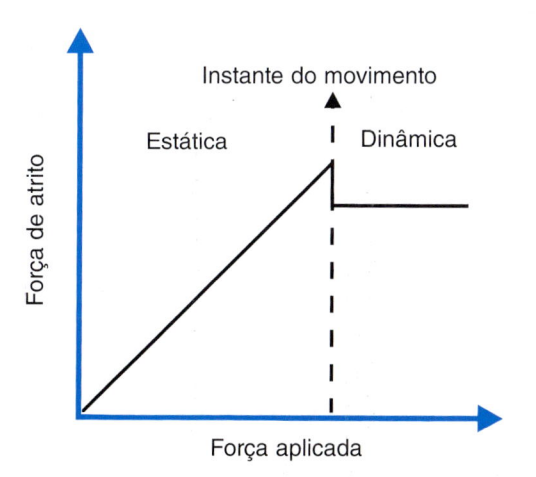

FIGURA 10.9 Representação teórica da força de atrito como função da força aplicada. A força aplicada aumenta com a força de atrito até que ocorra o movimento.

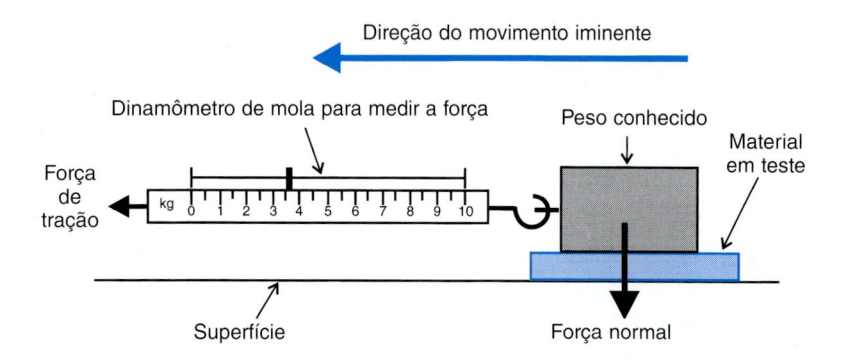

FIGURA 10.10 Dinamômetro, dispositivo para medir a força aplicada. O peso conhecido constitui a força normal, e o dinamômetro de mola mede a força horizontal que está opondo resistência ao peso conhecido. O coeficiente de atrito é determinado pela relação entre a força aferida no dinamômetro de mola e o peso conhecido.

Vários pesquisadores planejaram instrumentos para medição do atrito translacional e também do atrito rotacional. Um aparelho desenvolvido pelo Nike Sports Science Laboratory é um desses instrumentos (Fig. 10.11). Esse instrumento foi utilizado para medir as características de atrito de muitos tipos de calçados esportivos.

Em geral, a magnitude do coeficiente de atrito depende dos tipos de materiais que constituem as superfícies em contato e de suas respectivas naturezas. Exemplificando, um calçado com sola de borracha deve ter coeficiente de atrito maior num piso de madeira de ginásio em comparação com um sapato com sola de couro. Calçados para a prática de *jogging* numa pista artificial registram coeficientes de atrito estáticos e dinâmicos na faixa de 0,7 a 1,1 e 0,7 a 1,0, respectivamente (59). Esses valores podem ser comparados com chuteiras de futebol americano em grama artificial, para as quais os coeficientes de atrito estáticos e dinâmicos vão de 1,1 a 1,6 e de 1,0 a 1,5, respectivamente (59). A relativa aspereza ou lisura das superfícies de contato também afeta o coeficiente de atrito. Intuitivamente, uma superfície áspera tem coeficiente de atrito mais elevado do que uma superfície lisa. A adição de lubrificantes, umidade ou poeira a uma superfície também afetará consideravelmente as características friccionais. Para determinar o coeficiente de atrito, todos esses fatores devem ser levados em conta.

Resistência dos fluidos

Em muitas atividades, o movimento humano é afetado pelo fluido no qual as atividades são realizadas. Tanto o ar (um gás) como a água (um líquido) são considerados fluidos. Portanto, o movimento de um corredor é afetado pelo movimento do ar da mesma forma que o movimento de um nadador é afetado pela água ou pela interface ar-água. Projéteis, tanto seres humanos como objetos, também são afetados pelo ar. Exemplificando, qualquer pessoa que já tenha golpeado uma bola de golfe na direção de uma rajada de vento compreenderá os efeitos do ar sobre a bola.

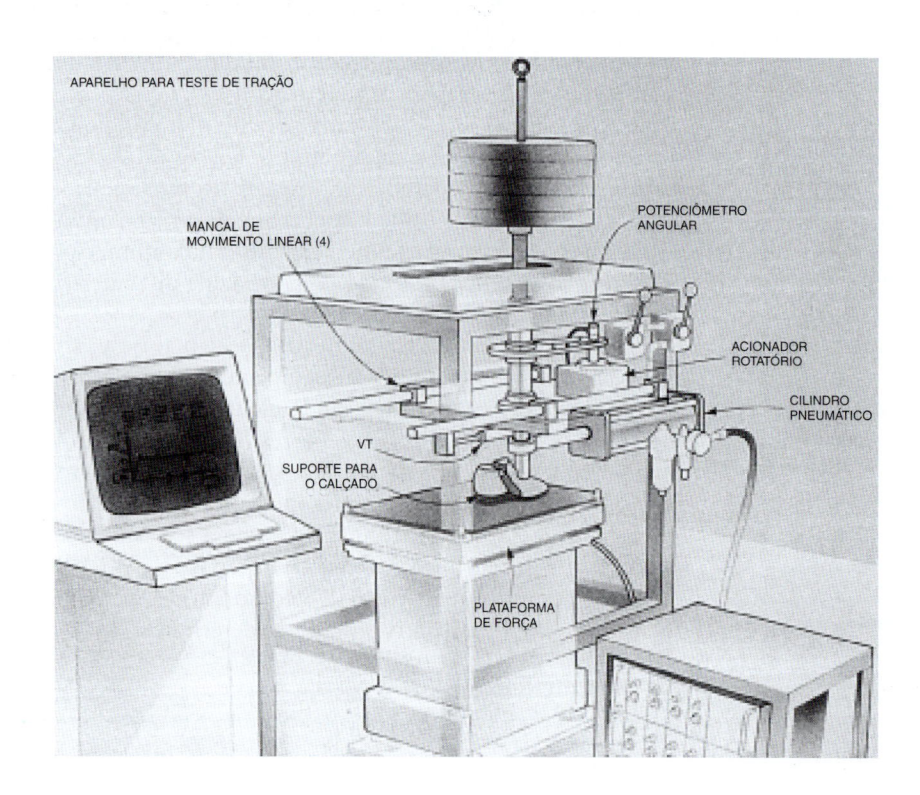

FIGURA 10.11 Aparelho para avaliação mecânica das características do atrito translacional e rotacional de solados de calçados esportivos. Esse aparelho foi desenvolvido pelo Nike Sports Research Laboratory.

Densidade e viscosidade

As duas propriedades de um fluido que mais afetam os objetos quando estes o atravessam são sua densidade e viscosidade. A **densidade** é definida como massa por unidade de volume. Geralmente, quanto mais denso for o fluido, maior será a resistência por ele oferecida ao objeto. A densidade do ar é particularmente afetada por umidade, temperatura e pressão. A **viscosidade** é uma medida da resistência do fluido ao fluxo. Exemplificando, a água é mais viscosa do que o ar, e disso resulta que a resistência da água é maior do que a resistência do ar. Gases como o ar se tornam mais viscosos com o aumento da temperatura.

Quando um objeto atravessa um fluido, ele o perturba. Isso é válido tanto para o ar como para a água. O grau de perturbação depende da densidade e da viscosidade do fluido. Quanto maior a perturbação do fluido, maior a energia que é transmitida do objeto para o fluido. Essa transferência de energia do objeto para o fluido é chamada **resistência do fluido**. A força resultante da resistência do fluido pode ser decomposta em dois componentes – sustentação e arrasto (Fig. 10.12).

Componente de arrasto da força

O arrasto é um componente da resistência dos fluidos que sempre funciona como oposição ao movimento. A direção do arrasto é sempre diretamente oposta à direção do vetor da velocidade e tem como ação o retardo do movimento do objeto através do fluido. Na maioria dos casos, arrasto é sinônimo de resistência do ar. A magnitude do componente de arrasto pode ser determinada pela fórmula:

$$F_{\text{arrasto}} = \frac{1}{2}\, C_a\, A\rho\, v^2$$

em que C_a é uma constante, o coeficiente de arrasto; A é a área frontal projetada do objeto; a letra grega rho (ρ) é a viscosidade do fluido; e v é a velocidade relativa do objeto, isto é, sua velocidade em relação ao fluido. A magnitude do componente de arrasto é uma função da natureza do fluido, da natureza e da forma do objeto e da velocidade do objeto através do fluido.

Devem ser considerados dois tipos de arrasto. O arrasto como um resultado do atrito entre a superfície do objeto e o fluido é conhecido como **arrasto de superfície** ou **arrasto viscoso**. Quando um objeto se movimenta através de um fluido, este interage com a superfície do objeto, literalmente aderindo à sua superfície. A camada de fluido resultante é chamada **camada limítrofe**. O fluido na camada limítrofe diminui a velocidade em relação ao objeto conforme um passa pelo outro. Disso resulta que o objeto empurra o fluido e este, por sua vez, empurra o objeto na direção oposta. Essa interação provoca atrito entre o fluido na camada limítrofe e a superfície do objeto. Esse atrito fluido se opõe ao movimento do objeto através do fluido. Um fluido com grande viscosidade gerará um componente de arrasto elevado. Além disso, o tamanho do objeto se torna mais importante se maior parte da sua superfície ficar exposta ao fluido.

Com base na fórmula para força de arrasto, pode-se perceber que essa força aumenta em função da velocidade ao quadrado. Na verdade, a velocidade relativa do fluido ao passar pelo objeto determina como o objeto interagirá com o fluido. Em baixas velocidades de movimento do objeto, o fluido passa por ele em camadas uniformes de velocidades diferentes, ao passo que as camadas com movimentação mais lenta são as mais próximas à superfície do objeto. A isso se dá o nome de **fluxo laminar** (Fig. 10.13*A*). O fluxo laminar ocorre quando o objeto é pequeno e liso e a velocidade é pequena. A força de arrasto consiste quase inteiramente em arrasto de superfície ou de atrito. Contudo, em qualquer objeto existem pontos, chamados pontos de separação, nos quais o fluido se separa do objeto. Ou seja, o fluido não acompanha completamente os contornos da forma do objeto. Enquanto o objeto se movimenta mais rapidamente através do fluido, este se movimenta pelo objeto com maior rapidez. Quando isso ocorre, os pontos de separação se movimentam para a frente no objeto, e o fluido se separa dos contornos do objeto mais próximo à sua parte frontal. Assim, em velocidades relativamente altas, o fluido não mantém um fluxo laminar; ocorre um **fluxo separado** (Fig. 10.13*B*). O fluxo separado é tam-

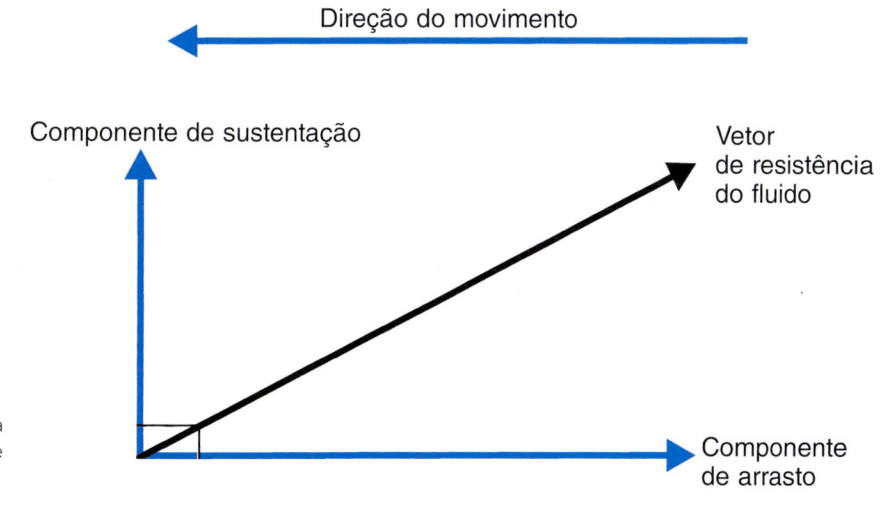

Direção do movimento

Componente de sustentação

Vetor de resistência do fluido

Componente de arrasto

FIGURA 10.12 Vetor de resistência do fluido com seus componentes de sustentação e de arrasto.

A. Fluxo laminar

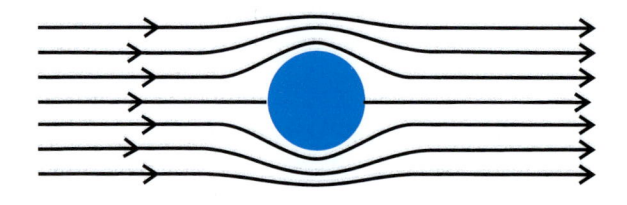

B. Fluxo separado

Pontos de separação

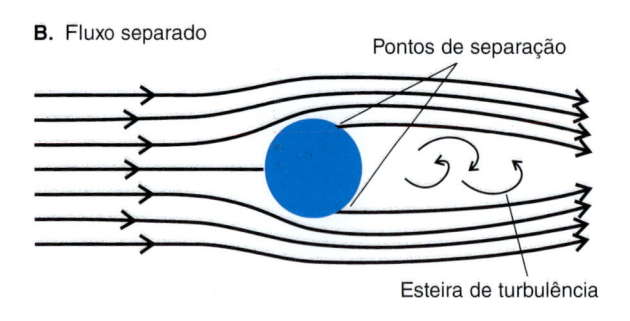

Esteira de turbulência

C. Fluxo turbulento

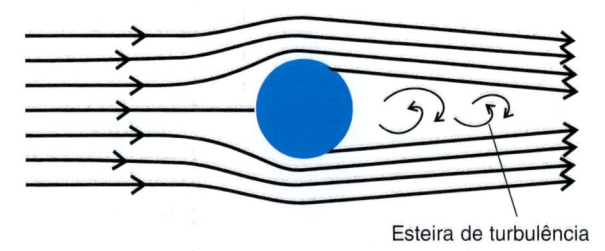

Esteira de turbulência

FIGURA 10.13 Fluxo em torno de uma esfera. **A.** Fluxo laminar. **B.** Fluxo separado. **C.** Fluxo turbulento.

bém conhecido como **fluxo** parcialmente **turbulento**. Nesse caso, o fluido é incapaz de contornar a forma do objeto, e a camada limítrofe se separa da superfície. Isso provoca turbulência atrás do objeto. Nos esportes de lancha a motor, por exemplo, a turbulência atrás da lancha é chamada esteira. A esteira de um objeto que se movimenta através de um fluido é uma região de baixa pressão. Fluxo separado ocorre numa velocidade relativamente baixa se o objeto for grande ou se tiver uma superfície irregular, ou ainda em qualquer condição na qual o fluido não possa aderir à superfície do objeto.

Quando o fluido entra em contato com a parte frontal do objeto, forma-se uma área de pressão relativamente alta. A área de turbulência atrás do objeto é uma área de pressão mais baixa que a parte frontal do objeto. Quanto maior for a turbulência, mais baixa será a pressão atrás do objeto. A diferença resultante da pressão entre a parte da frente e a de trás do objeto retarda seu movimento através do fluido. Com o aumento da velocidade de fluxo, o ponto no qual a camada limítrofe se separa da superfície do objeto se desloca um pouco mais para a frente do objeto, resultando num diferencial de pressão ainda maior e em maior resistência. O arrasto resultante desse diferencial de

pressão é chamado **arrasto de forma**. No fluxo parcialmente turbulento, ocorrem tanto arrasto de forma como arrasto de atrito. Com o aumento do efeito de esteira, há predomínio do arrasto de forma.

Com o aumento da velocidade relativa do objeto e do fluido, a camada limítrofe inteira se torna turbulenta. Esse tipo de fluxo de fluido é chamado fluxo turbulento (Fig. 10.13*C*). Curiosamente, a turbulência na camada limítrofe realmente desloca o **ponto de separação** na direção da parte de trás do objeto, reduzindo a capacidade da camada limítrofe em se separar do objeto. O resultado é uma redução na força de arrasto.

A passagem de um fluxo parcialmente turbulento para um fluxo completamente turbulento (o que diminui a força de arrasto) pode ser conseguida por meio de uma superfície mais aerodinâmica e lisa. Ao contrário do que seria de se esperar, as depressões numa bola de golfe ou as costuras numa bola de beisebol (tornando, portanto, a superfície menos regular) realmente ajudam nessa transição.

A passagem de um fluxo laminar para outro parcialmente turbulento pode ser evitada com a minimização do arrasto, com uma forma aerodinâmica e/ou uma superfície lisa. Atletas como corredores velocistas, ciclistas, nadadores e esquiadores geralmente vestem roupas lisas durante suas competições (Fig. 10.14). Ocorre uma redução significativa no arrasto, da ordem de 10%, quando um patinador de velocidade veste um traje justo e liso (80). O uso de roupas lisas também evita que cabelos longos, fitas e roupas folgadas aumentem o arrasto (47). Kyle (46) registrou que roupas folgadas ou cabelos longos e cheios podiam aumentar o arrasto de 2 a 8%. Ele calculou que a diminuição de 6% na resistência do ar pode aumentar o alcance de um salto em distância de 3 a 5 cm.

O aprimoramento da aerodinâmica da forma de um objeto envolve diminuição da área frontal projetada. A área frontal projetada de um objeto é a área da superfície que pode entrar em contato com o fluxo do fluido. Atletas praticantes de esportes nos quais a resistência do ar precisa ser minimizada manipulam constantemente essa área frontal. Exemplificando, um patinador de velocidade pode assumir diversas posições corporais durante uma corrida. O patinador que fica com os braços pendentes à frente apresenta uma área frontal maior do que o patinador que assume a posição de corrida com os braços para trás. As áreas frontais nessas posições de patinação de velocidade são 42,21 dm² e 38,71 dm², respectivamente (84). De modo análogo, um corredor de esqui assumirá uma posição agachada para minimizar a área frontal em vez da postura de um esquiador de fim de semana. Para diminuir o componente de arrasto, é preciso que o indivíduo assuma uma posição mais aerodinâmica. Essa postura ajuda a minimizar o diferencial de pressão e, portanto, o arrasto de forma no objeto. Exemplificando, o coeficiente de arrasto para uma figura humana em pé é 0,92, enquanto é de apenas 0,8 para um corredor e 0,7 para um esquiador numa posição de agachamento (46).

Muitos equipamentos já foram planejados para minimizar a resistência do fluido. Novos projetos de bicicletas; rodas traseiras sólidas para bicicletas de corrida; roupas

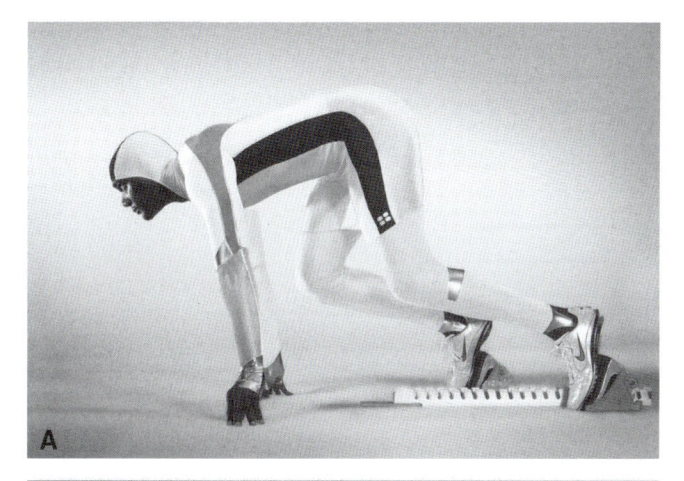

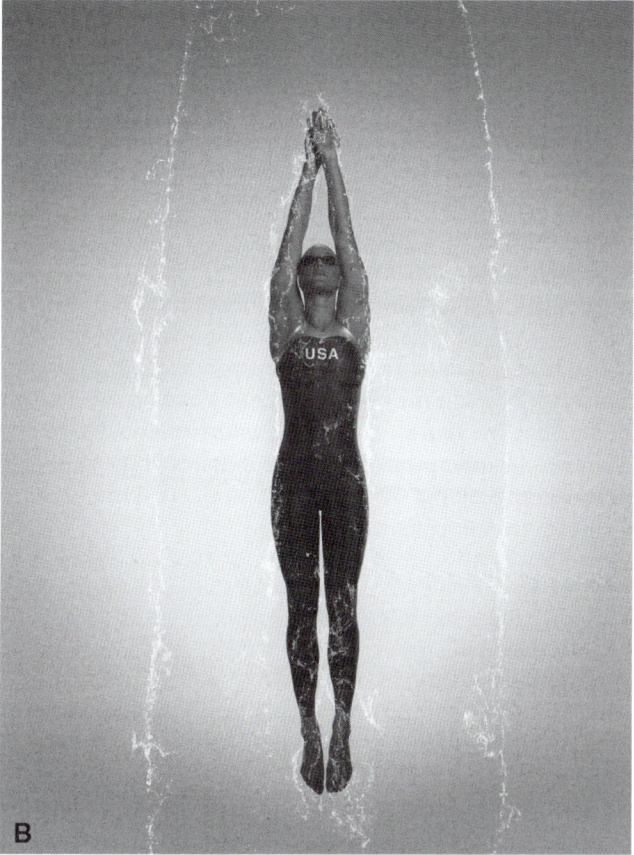

FIGURA 10.14   (A e B) Exemplos de roupas utilizadas por atletas para reduzir o arrasto (Fotos fornecidas por Nike, Inc.).

especiais para esquiadores, nadadores, corredores e ciclistas; bastões encurvados para a prática do esqui *downhill*; novos modelos de capacetes, etc. – todos contribuíram para ajudar os atletas em suas competições. A pesquisa na busca de posições corporais aerodinâmicas também tem ajudado consideravelmente os atletas em muitos esportes, como ciclismo, patinação de velocidade e corridas de grande velocidade (84).

Embora possa parecer pouco intuitivo, o arrasto também pode ter um efeito propulsivo em algumas atividades, particularmente na natação. Esse conceito, denominado **arrasto propulsivo**, foi proposto pelo famoso treinador de nata-

ção da Universidade de Indiana, "Doc" Counsilman (21). Esse conceito lança mão da terceira lei de Newton (ação e reação), afirmando que, enquanto o nadador movimenta sua mão através da água contra a direção do movimento, a força de reação da água ajuda na propulsão do nadador na água. Ressalta-se, ainda, que, ao mudar a orientação da mão no seu deslocamento através da água, é gerada uma força de arrasto na direção oposta à do movimento da mão – o que aumenta a propulsão do nadador para a frente.

Componente de sustentação da força

Sustentação é o componente da resistência dos fluidos com ação perpendicular ao arrasto. Portanto, a sustentação também tem ação em ângulo reto com a direção do movimento. Embora sempre exista um componente de arrasto da força, o componente de sustentação ocorre apenas em circunstâncias especiais. Ou seja, a sustentação ocorre apenas se o objeto estiver girando ou não for perfeitamente simétrico. O componente de **força de sustentação** é uma das forças mais significativas na aerodinâmica. Essa é a força, por exemplo, que ajuda os aviões a voar e faz com que o dardo e o disco sejam lançados a maiores distâncias. Ao contrário do que o nome sugere, esse componente de força nem sempre se opõe à gravidade.

A força de sustentação é gerada por qualquer quebra na simetria do fluxo aéreo em torno de um objeto. Isso pode ser demonstrado num objeto com forma assimétrica, um objeto plano que esteja inclinado em relação ao fluxo de ar ou um objeto giratório. O efeito faz com que o ar que flui por um dos lados do objeto siga uma trajetória diferente da seguida pelo ar que flui pelo outro lado. O resultado desse fluxo aéreo diferencial é uma pressão aérea mais baixa num lado do objeto e uma pressão aérea mais alta no outro lado. Esse diferencial de pressão faz com que o objeto se movimente na direção do lado com a pressão mais baixa. O resultado é que o aerofólio cria força de sustentação na direção da pressão mais baixa. O conceito de sustentação da força é utilizado, por exemplo, nas asas dos aviões, assim como nas saias (ou *spoilers*) em carros.

A força de sustentação também contribui para a trajetória curva de uma bola em giro, o que é fundamental no beisebol e, ainda mais, no golfe. O giro da bola é decorrente do ar que flui mais rapidamente num dos seus lados e mais lentamente no outro lado, criando um diferencial de pressão. Considere uma bola em giro na Figura 10.15. O lado A da bola gira contra o fluxo de ar, fazendo com que a camada limítrofe fique mais lenta nesse lado. Mas no lado B, tendo em vista que está se movimentando na mesma direção do fluxo de ar, a camada limítrofe acelera. De acordo com o princípio de Bernoulli, isso resulta num diferencial de pressão. Isso é comparável ao diferencial de pressão em torno do aerofólio. Portanto, a bola sofre deflexão lateral na direção do giro ou para o lado em que há uma área de baixa pressão. Esse efeito foi descrito originalmente por Gustav Magnus em 1852 e, por isso, é conhecido como **efeito Magnus**.

No beisebol, os arremessadores dominaram a arte de aplicar um giro (*spin*) apenas suficiente para que a bola encurve sua trajetória de forma bem-sucedida. Os jogadores de fute-

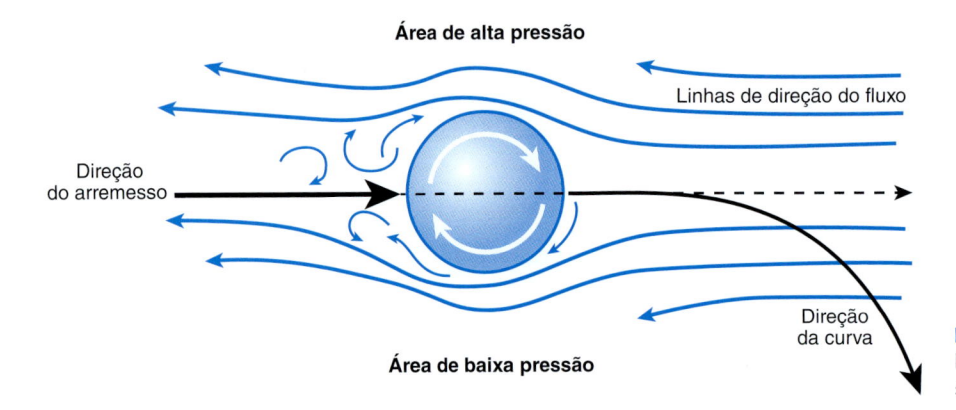

Área de alta pressão

Linhas de direção do fluxo

Direção
do arremesso

Direção
da curva

Área de baixa pressão

FIGURA 10.15 Efeito Magnus em uma bola em giro. Por causa desse efeito, a bola se curvará na direção indicada.

bol dão efeito (i. e., giro) em seus chutes para fazer com que a bola se desloque em uma trajetória curva (Fig. 10.16). Nesse exemplo, os defensores se esforçam para evitar que a bola siga em linha reta até as redes. O jogador que está cobrando a falta faz com que a bola descreva uma curva em torno da barreira de defensores. Muitos golfistas tentam não colocar um *spin* lateral na bola para evitar que ela se desvie para a direita ou para a esquerda. No entanto, eles tentam colocar *backspin* na bola (rotação invertida). Por causa do efeito Magnus, o *backspin* cria um diferencial de pressão entre a parte superior e a parte inferior da bola de golfe, com a pressão mais baixa na parte superior. A bola ganha força de sustentação e, portanto, maior distância.

Do mesmo modo que existe uma força de arrasto propulsivo na natação, também podemos discutir o conceito de **força ascensional propulsiva** (21). O nadador mantém suas mãos posicionadas de tal modo que parecem aerofólios, e o nadador as inclina ou orienta colocando o compo-

nente de sustentação na direção desejada do nado (5,69). Portanto, o componente de sustentação também pode contribuir para o movimento do nadador para a frente.

Velocidade terminal

As forças de arrasto ajudam a explicar por que os objetos mais pesados parecem cair mais rapidamente do que os objetos mais leves. Na ausência de uma atmosfera, a única força atuante sobre um objeto em queda é o peso e, portanto, ele acelera em $-9,81$ m/s^2. Na presença de uma atmosfera, há também uma força de arrasto atuante para cima. Essa força de arrasto é pequena com movimento lento, mas aumenta à medida que a velocidade do objeto aumenta. Em algum ponto durante a aceleração de um objeto em queda, a força de arrasto será igual ao peso do objeto. Nesse ponto, a força resultante é 0 e o objeto deixará de acelerar. A velocidade em que isso ocorre é chamada de velocidade terminal:

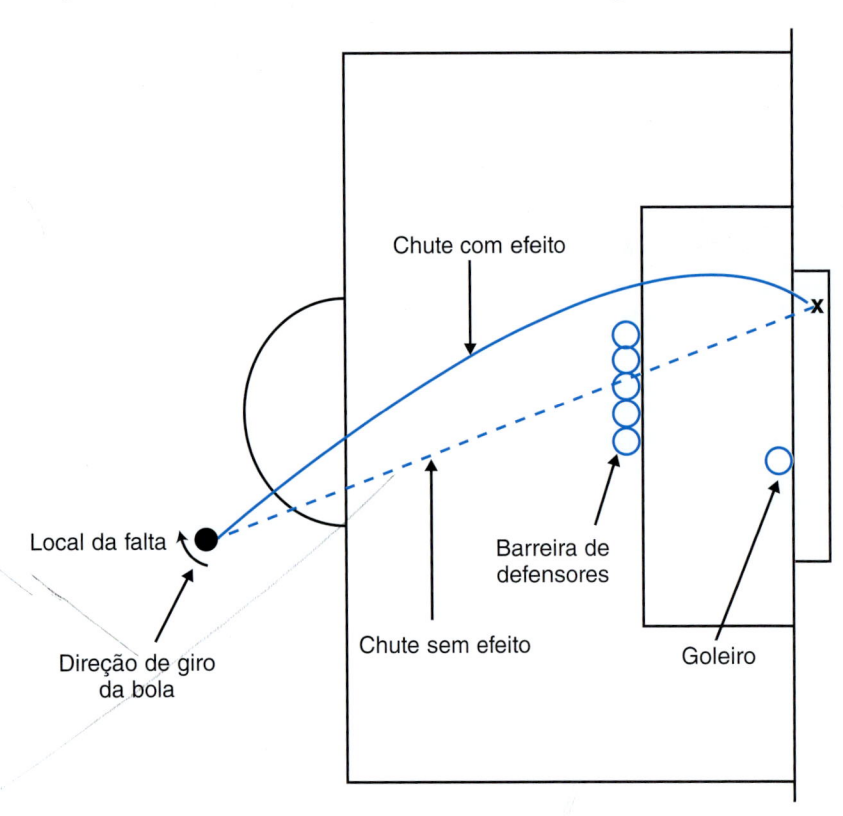

Chute com efeito

Local da falta

Barreira de
defensores

Goleiro

Chute sem efeito

Direção de giro
da bola

FIGURA 10.16 No futebol, o batedor da falta dá um chute "em curva" em torno da barreira de defensores.

$$F_{\text{arrasto}} = F_{\text{peso}}$$

$$\frac{1}{2}C_d A\rho v^2 = mg$$

$$v = \sqrt{\frac{m \cdot g}{\frac{1}{2}(C_d \cdot A \cdot \rho)}}$$

em que C_d é uma constante, o coeficiente de arrasto; A é a área frontal projetada do objeto; a letra grega rho (ρ) é a viscosidade do fluido; m é a massa; g é a aceleração devida à gravidade; e v é a velocidade terminal. Na posição de arco estável, um paraquedista alcançará uma velocidade terminal de aproximadamente 175 a 195 km/h após 9 a 10 segundos de queda livre (Fig. 10.17). Objetos mais leves com um formato semelhante alcançarão velocidade terminal mais cedo e com uma velocidade menor que objetos mais pesados. Do mesmo modo, objetos pesados com uma área frontal maior geralmente terão uma velocidade terminal menor por causa da maior força de arrasto. Uma bola de golfe (0,45 N) terá uma velocidade terminal de aproximadamente 40 m/s, ao passo que uma bola de basquete muito mais pesada (5,84 N) terá uma velocidade terminal menor, de cerca de 20 m/s, por causa da maior área frontal.

Força inercial

Em muitas circunstâncias no movimento humano, um segmento pode exercer uma determinada força sobre outro, fazendo com que esse segmento se movimente sem interferência da ação muscular. Quando isso ocorre, foi gerada uma força inercial. De modo geral, um segmento mais proximal exerce uma força inercial num segmento mais distal. Exemplificando, durante a fase de balanço na corrida, o tornozelo fica em flexão plantar ao se erguer do solo e levemente dorsiflexionado ao aterrissar. O tornozelo fica relaxado durante a fase de balanço e, de fato, o

movimento muscular em torno dessa articulação é muito limitado. Mas a perna também se projeta e exerce uma força inercial no segmento do pé, fazendo com que esse segmento se movimente para a posição de dorsiflexão. Analogamente, o segmento da coxa exerce uma força inercial sobre a perna.

Força muscular

Ao definir força, observou-se que ela consiste em uma ação de empuxo ou tração, tendo como resultado uma mudança na velocidade. Um músculo pode gerar apenas uma força tensiva ou de tração e, portanto, possui apenas capacidade unidirecional. O bíceps braquial, por exemplo, traciona em sua inserção no antebraço, resultando na flexão do cotovelo. Para estender o cotovelo, o tríceps braquial precisa tracionar sua inserção no antebraço. Assim, os movimentos em qualquer articulação devem ser realizados por pares musculares opostos. A gravidade também ajuda na movimentação dos segmentos.

Na maioria das análises biomecânicas, considera-se que uma força muscular que atua através de uma articulação é uma força resultante. Ou seja, a força de músculos individuais que agem por meio de uma articulação não pode ser levada em conta. Geralmente, em qualquer articulação, há vários músculos em ação. Cada um desses músculos constitui um valor desconhecido. Em termos matemáticos, o número de valores desconhecidos deve ter um número comparável de equações. Tendo em vista que não existe um número comparável de equações, não pode haver solução para cada força muscular considerada individualmente. Se tal solução fosse tentada, o resultado matemático seria uma solução indeterminada; ou seja, não haveria solução. Assim, podemos calcular apenas o efeito final de todos os músculos que cruzam a articulação.

Pressupõe-se também que a força muscular atua num ponto isolado. Também nesse caso tal suposição não é

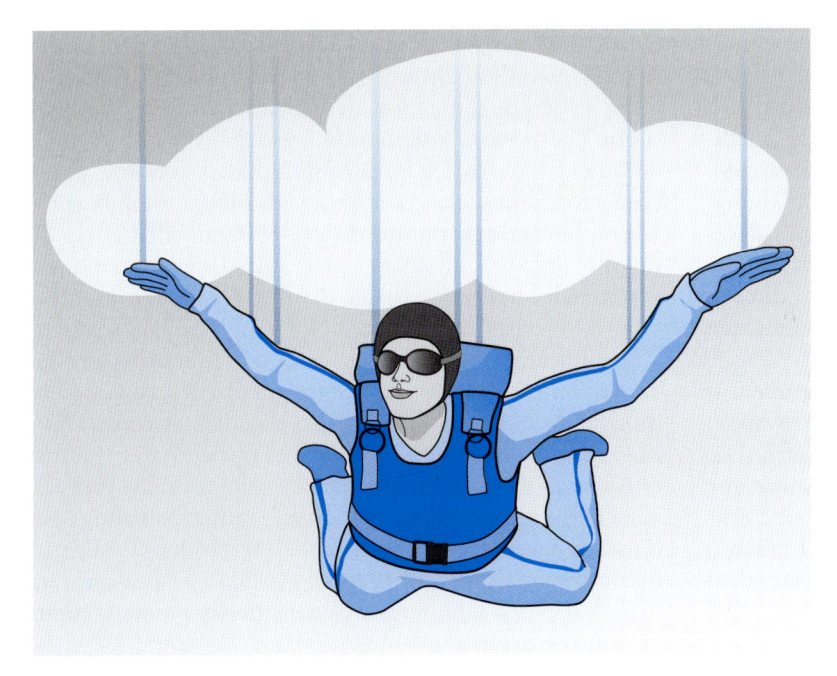

FIGURA 10.17 Uma posição básica de paraquedismo é chamada de posição do arco estável. A área frontal é ampla a fim de reduzir a velocidade terminal, e os torques podem ser minimizados para evitar rotação.

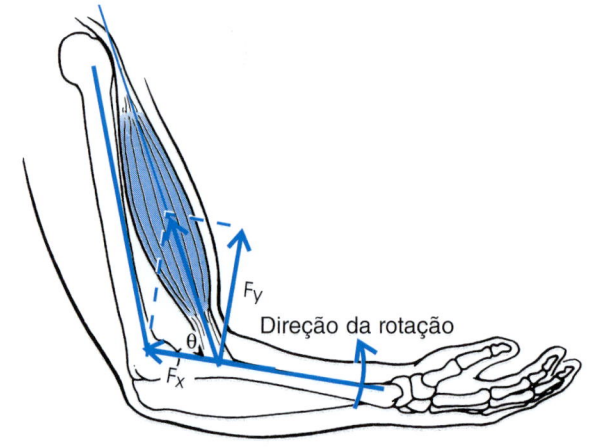

FIGURA 10.18 Vetor de força muscular, ângulo de tração (θ) e seus componentes vertical e horizontal.

completamente correta, pois em raras circunstâncias, ou nunca, as inserções musculares ocorrem em pontos isolados. Cada músculo pode ser representado como vetor de força isolado, que é a resultante de todas as forças geradas pelas fibras musculares individuais (Fig. 10.18). O vetor de força pode ser decomposto em seus componentes; um dos componentes (F_y) é responsável por uma rotação na articulação, e o outro (F_x) tem ação na direção do centro da articulação. Se for levado em consideração o ângulo θ, pode-se observar que, à medida que esse ângulo aumenta (por exemplo, quando a articulação está se flexionando), o componente rotacional aumenta, enquanto o componente atuante na direção do centro da articulação diminui. Podemos assumir tais ocorrências porque:

$$F_y = F \operatorname{sen} \theta$$

e

$$F_y = F \cos \theta$$

Com θ = 90°, o componente rotacional é máximo, pois sen 90° = 1, enquanto o componente atuante na direção do centro da articulação é igual a zero, pois cos θ = 0.

É muito difícil medir a própria força muscular *in vivo*. Para que isso seja feito, há necessidade de utilizar um modelo matemático ou a aplicação de um aparelho medidor chamado transdutor de força no tendão do músculo. Muitos pesquisadores desenvolveram modelos matemáticos em busca de aproximações das forças musculares individuais (41,71). Mas, para que isso seja realizado, há necessidade de fazer várias suposições, inclusive a direção da força muscular, o ponto de aplicação e a possibilidade de ocorrer cocontração.

Exemplificando, um modelo simples para determinar o pico de força do tendão do calcâneo durante a fase de apoio de uma passada de corrida lançaria mão da *FRS* vertical de pico e o ponto de aplicação dessa força. Deve-se assumir que a linha dessa força é uma distância específica anterior à articulação talocrural e que o tendão do calcâneo está localizado a uma distância específica posterior àquela articulação. Além disso, é preciso determinar o centro de massa do pé e sua localização em relação ao centro da articulação talocrural.

Nesse exemplo bastante simples, fica evidente o número de suposições anatômicas que precisam ser feitas.

A segunda técnica – aplicação de um dispositivo de medição de força no tendão de um músculo – depende de um procedimento cirúrgico. Komi et al. (45) e Komi (43) aplicaram transdutores de força no tendão do calcâneo de indivíduos. Komi (43) relatou ter registrado pico de força no tendão do calcâneo correspondente a 12,5 *PC*, quando o indivíduo avaliado corria a uma velocidade de 6 m/s. Embora a técnica de medição de forças musculares *in vivo* não esteja ainda bem desenvolvida para estudos a longo prazo, ela pode ser utilizada na análise de diversos parâmetros importantes na mecânica muscular.

Força elástica

Quando uma força é aplicada a um material, este sofre mudança de comprimento. A equação algébrica que reflete essa relação é:

$$F = k\Delta s$$

em que k é uma constante de proporcionalidade e Δs é a mudança no comprimento. A constante k representa rigidez ou a capacidade do material em ser comprimido ou alongado. Um material mais rígido exige maior força para sua compressão ou alongamento. Essa relação é aplicada com frequência a materiais biológicos e é representada nas relações de carga-deformação. Essa relação foi apresentada no Capítulo 2.

O efeito da força elástica pode ser visualizado num exemplo de um mergulhador em um trampolim. O mergulhador usa o *PC* como força de deflexão do trampolim. Com a deflexão, o trampolim armazena uma força elástica que retorna quando ele realiza um rebote e volta a seu estado original. Como resultado, o mergulhador é impelido para cima. Um corpo considerável de pesquisas foi conduzido para determinar a elasticidade dos trampolins de mergulho utilizados em competições (9,73).

Na maioria das situações, os tecidos biológicos – músculos, tendões e ligamentos – não excedem seu limite elástico. Dentro desse limite, esses tecidos podem armazenar força ao serem alongados, de forma muito parecida com o que ocorre com uma tira de borracha. Quando a força de carga é removida, a força elástica pode retornar e, junto com a força muscular, contribui para a força total da ação. Exemplificando, a prática do pré-alongamento antes de um movimento aumentará a produção de força ao induzir o potencial de força elástica dos tecidos circunjacentes. Contudo, existe uma limitação de tempo no que se refere a quanto tempo essa força elástica pode ficar armazenada. Tentativas de medir o efeito da força elástica armazenada mostraram que o uso dessa força pode afetar o consumo de oxigênio (3). Komi e Bosco (44) pesquisaram outras estimativas da força elástica armazenada no salto vertical; esses autores relataram ter observado saltos mais altos com o uso da força elástica armazenada. Alexander (1) sugeriu que o armazenamento da força elástica é importante na locomoção dos seres humanos e de muitos animais, como cangurus e avestruzes.

Representação de forças atuantes sobre um sistema

Quando se empreende uma análise de qualquer movimento humano, deve-se levar em consideração diversas forças atuantes sobre o **sistema**. Para simplificar o problema, e para que se tenha melhor compreensão, é frequente o uso de um diagrama de corpo livre. O **diagrama de corpo livre** consiste em um desenho esquemático do sistema, mostrando as representações vetoriais das forças externas que nele atuam. Em biomecânica, sistema refere-se ao corpo humano em sua totalidade, ou a partes do corpo humano e a qualquer outro objeto que possa ser importante na análise. É fundamentalmente importante definir de modo correto o sistema; caso contrário, variáveis estranhas podem dificultar a análise. Forças externas são aquelas exercidas fora, e não dentro do sistema. Assim, as forças internas não são representadas em um diagrama de corpo livre.

Depois da definição do sistema, é preciso identificar e desenhar as forças que nele atuam. A Figura 10.19 é um diagrama de corpo livre de uma vista sagital de corpo inteiro de um corredor. As forças externas que atuam sobre o corredor são *FRS*; atrito; resistência do fluido ou do ar; e gravidade refletida pelo *PC* do corredor. As representações vetoriais das forças externas estão desenhadas na figura esquemática, no ponto de aplicação aproximado. Se o corredor estiver conduzindo um implemento, por exemplo, um peso aplicado ao punho, será preciso acrescentar ao diagrama de corpo livre outro vetor de força que represente o peso desse implemento (Fig. 10.20). Mas, na maioria dos casos, as quatro forças externas referidas anteriormente são as únicas identificadas num diagrama de corpo total.

Quando um segmento específico – não o corpo inteiro – é definido como o sistema, é preciso esclarecer a interpretação do que constitui força externa. Ao desenhar um diagrama de corpo livre de determinado segmento, este deve ser isolado do restante do corpo. O segmento é desenhado desconectado do resto do corpo e são desenhadas todas as forças atuantes nesse segmento. As forças musculares que cruzam as articulações proximais ou distais desse segmento são externas ao sistema, devendo ser classificadas como forças externas. Conforme já tivemos a oportunidade de observar, não é possível identificar todos os músculos e suas forças atuantes através de uma articulação. Utiliza-se uma força muscular resultante idealizada, ou seja, um vetor de força isolado, na representação da soma total de todas as forças musculares.

A Figura 10.21 é um diagrama de corpo livre do antebraço de um indivíduo fazendo uma flexão de bíceps com peso. As quatro forças externas atuantes nesse sistema que devem ser identificadas são a força resultante do músculo bíceps, a força de reação articular, a força da gravidade no braço – representada pelo peso do antebraço, e a força da gravidade atuante na barra ou o peso da barra. Essas forças são desenhadas da forma como atuariam durante esse movimento. Em muitos casos, a força de reação articular e a força muscular resultante não são conhecidas, mas preci-

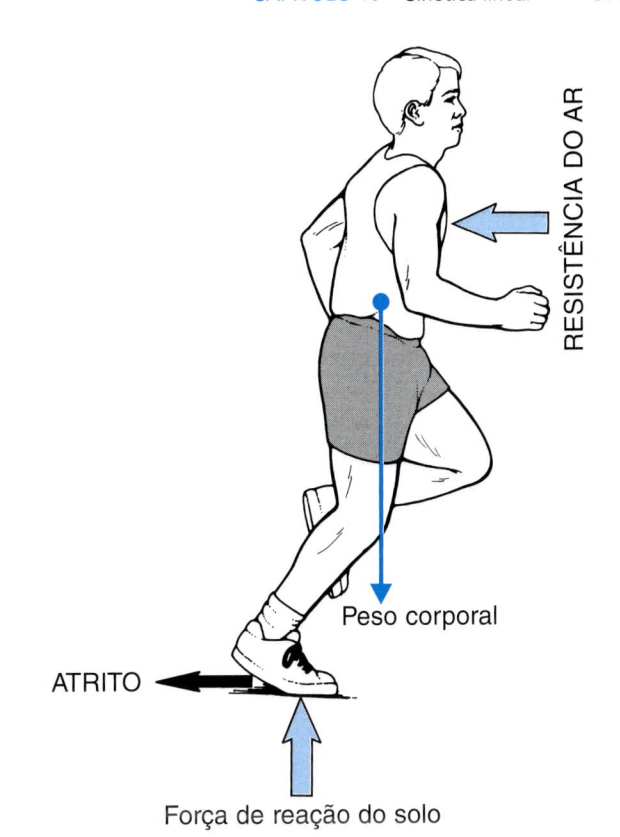

FIGURA 10.19 Diagrama de corpo livre de um corredor com o corpo inteiro definido como sistema.*

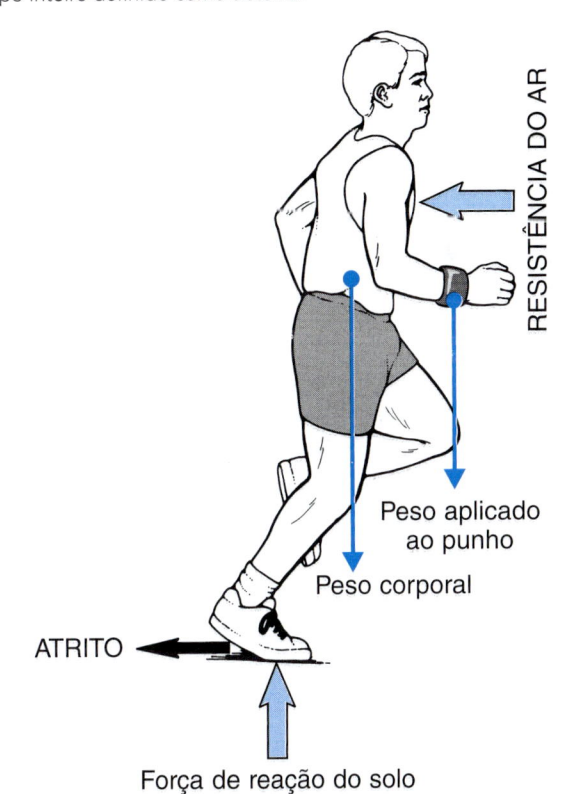

FIGURA 10.20 Diagrama de corpo livre de um sistema com peso aplicado ao punho do corredor.*

*Nota do RC: Sendo o atrito sempre contrário à força aplicada – neste caso, a ação do pé empurrando para trás –, a seta que o indica deve apontar para a frente, e não para trás, como mostra a ilustração.

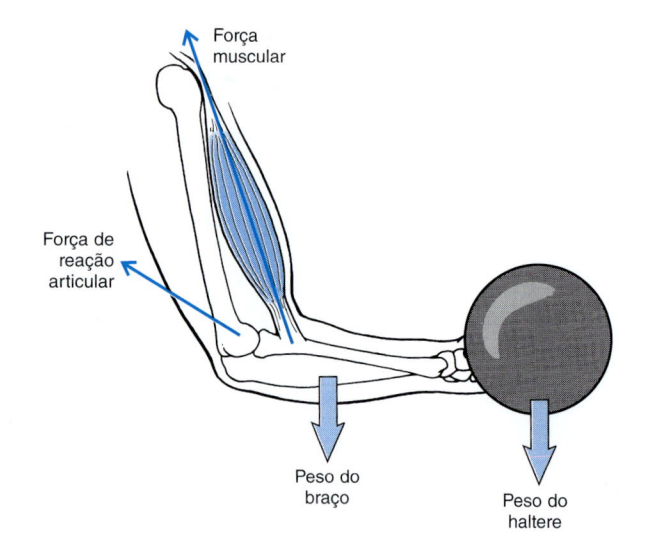

FIGURA 10.21 Diagrama de corpo livre do antebraço durante uma flexão do bíceps com haltere.

sam ser calculadas. São consideradas desprezíveis todas as demais forças, como as forças de atrito nas articulações e as forças dos ligamentos e dos tendões. Também é ignorada a resistência do ar.

O diagrama de corpo livre é um instrumento extremamente útil nos estudos biomecânicos. O desenho do sistema e a identificação das forças atuantes no sistema definem o problema e determinam como a análise deve se processar.

ANÁLISE UTILIZANDO AS LEIS DO MOVIMENTO DE NEWTON

Existem várias formas conceituais e variações das leis de Newton que podem descrever a relação entre a cinemática e a cinética de um movimento. Com base na lei da aceleração de Newton ($F = ma$), surgem três abordagens gerais para a exploração das interações cinemáticas e cinéticas. Essas abordagens podem ser categorizadas como o efeito de uma força num instante do tempo, o efeito de uma força aplicada ao longo de determinado intervalo de tempo e o efeito de uma força aplicada por certa distância (54). Nenhum desses métodos pode ser considerado melhor ou pior que os demais. A escolha de qual relação será empregada depende simplesmente de qual método responderá de forma mais adequada à questão. Contudo, o uso da técnica analítica apropriada tornará possível investigar com mais efetividade as forças causadoras dos movimentos.

Efeitos de uma força em um instante do tempo

Ao serem considerados os efeitos de uma força e a aceleração resultante num instante do tempo, aplica-se a segunda lei do movimento de Newton:

$$\Sigma F = ma$$

Podem ser definidas duas situações com base na magnitude da aceleração resultante. Na primeira situação, a aceleração resultante terá valor igual a zero. Esse é o ramo da mecânica conhecido como **estática**. No segundo caso, a aceleração resultante é um valor diferente de zero. Essa área de estudo é conhecida como **dinâmica**.

Análise estática

O caso estático é aplicado a sistemas em repouso ou que se movimentam em velocidade constante. Nessas duas situações, a aceleração é igual a zero. Quando a aceleração de um sistema é igual a zero, diz-se que o sistema está em equilíbrio. Um sistema está em equilíbrio quando (em conformidade com a primeira lei de Newton) permanece em repouso ou se encontra em movimento numa velocidade constante.

No movimento translacional, quando um sistema se encontra em equilíbrio, todas as forças que agem sobre um sistema se anulam, e o efeito é igual a zero. Ou seja, o somatório de todas as forças atuantes sobre o sistema deve ter zero como total. Isso fica expresso algebricamente como:

$$\Sigma F_{\text{sistema}} = 0$$

Além disso, as forças podem ser também expressas nessa equação em termos dos componentes bidimensionais x e y, como:

$$\Sigma F_x = 0$$

e

$$\Sigma F_y = 0$$

Nesse caso, o somatório das forças na direção horizontal (x) deve ser igual a zero, e o somatório das forças na direção vertical (y) também deve ser igual a zero.

O caso estático é simplesmente um exemplo particular da segunda lei de Newton, podendo ser descrito em termos de uma relação de causa e efeito. O lado esquerdo dessas equações descreve a causa do movimento, e o lado direito descreve o produto ou o resultado do movimento. Tendo em vista que todas as forças no sistema se encontram em um estado de equilíbrio, não há aceleração. Se as forças não estivessem em equilíbrio, ocorreria alguma aceleração.

A Figura 10.22 apresenta um diagrama de corpo livre de um sistema de forças lineares em que uma caixa com 100 N repousa sobre uma mesa. A gravidade atua tracionando para baixo a caixa, com uma força de 100 N. Tendo em vista que a caixa não se movimenta verticalmente, é preciso que uma força igual e oposta atue para a sustentação da caixa. Nesse sistema de coordenadas, "para cima" é positivo e "para baixo" é negativo. Portanto, o peso da caixa, que está agindo para baixo, tem sinal negativo. Não existem forças horizontais em ação nesse exemplo. Por isso:

$$\Sigma F_y = 0$$

$$-100\ \text{N} + R_y = 0$$

$$R_y = 100\ \text{N}$$

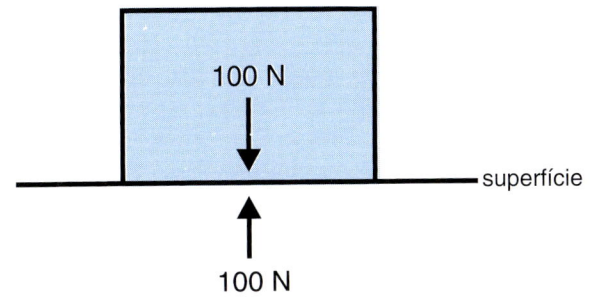

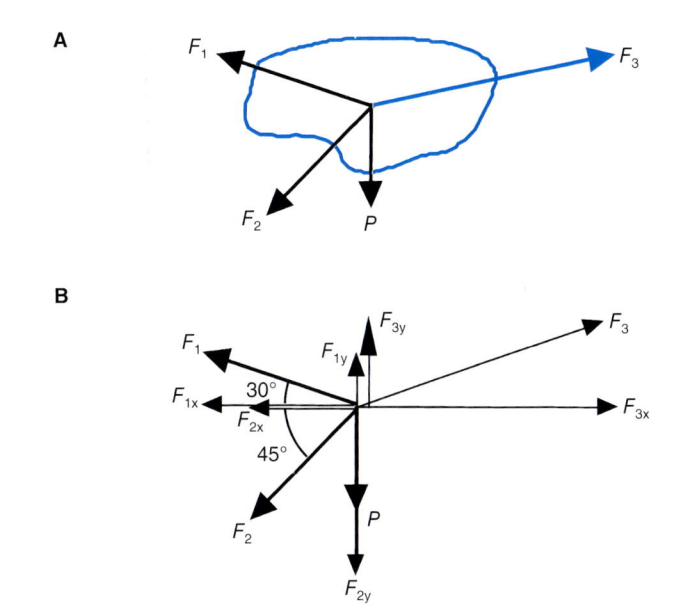

FIGURA 10.22   Diagrama de corpo livre de uma caixa sobre uma mesa. A caixa se encontra em equilíbrio porque não existem forças horizontais e o somatório das forças verticais é igual a zero.

FIGURA 10.24   **A.** Sistema de forças em que o somatório das forças é igual a zero. **B.** Diagrama de corpo livre do sistema de força mostrando os componentes horizontal e vertical de todas as forças.

em que R_y é a força de reação ao peso da caixa. Tendo em vista que o peso da caixa tem ação negativa, a força de reação deve ter ação positiva, ou na direção oposta ao peso da caixa.

Considere agora um sistema em que várias forças estão em ação. A Figura 10.23 ilustra um cabo-de-guerra como sistema de forças lineares. Nesse exemplo, as duas competidoras à direita equilibram os três competidores à esquerda. Os competidores à esquerda exercem forças de 50, 150 e 300 N, respectivamente. Pode-se considerar que essas forças têm ação numa direção horizontal negativa. Pressupondo uma situação estática, pode ser calculada a força de reação para produzir o equilíbrio. Assim:

$$\Sigma F_x = 0$$

$$-50\ \text{N} - 150\ \text{N} - 300\ \text{N} + R_x = 0$$

$$R_x = 50\ \text{N} + 150\ \text{N} + 300\ \text{N}$$

$$R_x = 500\ \text{N}$$

As duas competidoras à direita precisam exercer uma força de reação de 500 N na direção positiva para produzir um estado de equilíbrio.

O sistema de forças lineares anteriormente apresentado é um exemplo relativamente simples do caso estático, mas, em muitas circunstâncias no movimento humano, as forças não são paralelas. Na Figura 10.24A, duas forças não paralelas F_1 e F_2 atuam sobre um corpo rígido junto com o próprio peso do corpo. Para que esse sistema fique em equilíbrio, é preciso que uma terceira força (F_3) entre em ação através da intersecção das duas forças não paralelas.

O diagrama de corpo livre na Figura 10.24B mostra que o componente horizontal de F_3 que atua numa direção positiva deve contrabalançar o somatório dos componentes horizontais das forças não paralelas F_1 e F_2. Do mesmo modo, os componentes verticais F_1 e F_2 devem ser contrabalançados pelo peso do corpo rígido e pelo componente vertical de F_3. Se $F_1 = 100$ N, os componentes de F_1 são:

$$F_{1x} = F_1 \cos 30°$$
$$= F_1 \cos 150°\ \text{(em relação à horizontal direita)}$$
$$= 100\ \text{N} \times \cos 150°$$
$$= -86,6\ \text{N}$$
$$F_{1y} = F_1 \,\text{sen}\, 30°$$
$$= 100\ \text{N} \times \text{sen}\, 150°\ \text{(em relação à horizontal direita)}$$
$$= 100\ \text{N} \times \text{sen}\, 150°$$
$$= 50,0\ \text{N}$$

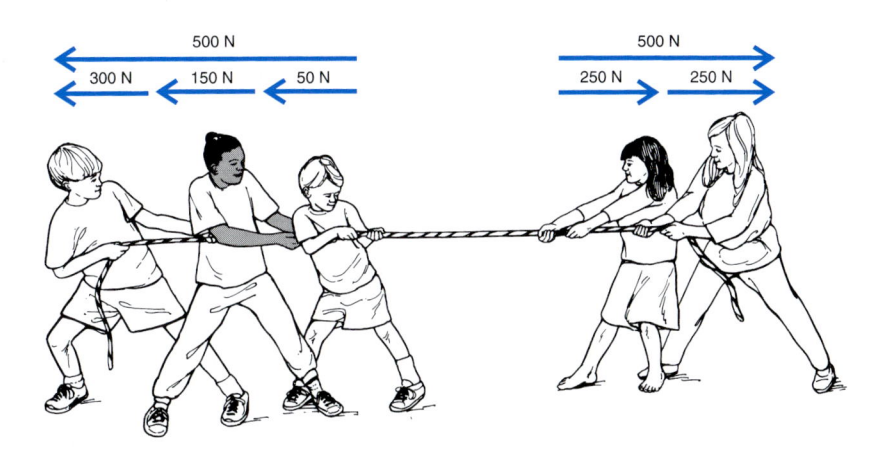

FIGURA 10.23   Cabo de guerra. O sistema se encontra em equilíbrio porque o somatório das forças na direção horizontal é igual a zero. Não pode ocorrer movimento para a esquerda nem para a direita.

e se $F_2 = 212,13$ N, os componentes de F_2 são:

$$F_{2x} = F_2 \cos 45°$$
$$= 212,13 \text{ N} \times \cos 225° \text{ (em relação à horizontal direita)}$$
$$= -150 \text{ N}$$
$$F_{2y} = F_2 \text{ sen } 45°$$
$$= 212,13 \text{ N} \times \text{sen } 225° \text{ (em relação à horizontal direita)}$$
$$= -150 \text{ N}$$

O peso do corpo rígido, 50 N, também tem ação em uma direção vertical negativa. Portanto:

$$\Sigma F_y = 0$$
$$F_{3y} + F_{1y} + F_{2y} + P = 0$$
$$F_{3y} + 50 \text{ N} - 150 \text{ N} - 50 \text{ N} = 0$$
$$F_{3y} = -50 \text{ N} + 150 \text{ N} + 50 \text{ N}$$
$$F_{3y} = 150 \text{ N}$$

F_{3y} deve ter magnitude de 150 N para que o sistema seja mantido em equilíbrio na direção vertical. Na direção horizontal:

$$\Sigma F_x = 0$$
$$F_{3x} + F_{1x} + F_{2x} = 0$$
$$F_{3x} - 86,6 \text{ N} - 150 \text{ N} = 0$$
$$F_{3x} = 86,6 \text{ N} + 150 \text{ N}$$
$$F_{3x} = 236,6 \text{ N}$$

Para equilibrar as duas forças não paralelas na direção horizontal, há necessidade de uma força igual a 236,6 N. A força resultante, F_3, pode ser determinada utilizando a relação de Pitágoras:

$$F_3 = \sqrt{F_{3x}^2 + F_{3y}^2}$$
$$F_3 = \sqrt{236,6^2 + 150^2}$$
$$F_3 = 280 \text{ N}$$

A orientação da força F_3 pode ser determinada pela aplicação das funções trigonométricas:

$$\theta_{F_3} = \text{arco tan } (F_y/F_x)$$
$$= \text{arco tan } (150/236,6)$$
$$= \text{arco tan } (0,6340)$$
$$= 32,37°$$

As forças F_1 e F_2 e o peso do corpo rígido são contrabalançados pela força F_3, o que mantém o sistema em equilíbrio.

Uma segunda condição que determina se um sistema está ou não em equilíbrio ocorre quando as forças do sistema não são concorrentes. **Forças concorrentes** não coincidem no mesmo ponto e, assim, causam rotação em torno de algum eixo. Contudo, o somatório de todas essas rotações é igual a zero, e, como esse é um caso estático,

não ocorre rotação. Esse tópico será discutido mais detalhadamente no Capítulo 11.

Foram desenvolvidos modelos estáticos para avaliação de tarefas como manipulação e levantamento de materiais. Cria-se um diagrama de corpo livre das forças de reação articular e das forças que atuam no centro de massa do segmento. A Figura 10.25 é um modelo estático de levantamento (18) que exibe as forças lineares atuantes sobre o corpo nas articulações do ombro, cotovelo, punho, quadril, joelho e tornozelo e no contato com o solo. Esse modelo não ficará completo até que sejam incluídos os componentes angulares (veja o Capítulo 11).

Análise dinâmica

Pode-se usar uma análise estática para avaliar as forças no corpo humano nos casos em que a aceleração é insignificante (4). Porém, quando as acelerações são significativas, é preciso lançar mão da **análise dinâmica**. Portanto, deve-se usar a análise dinâmica quando as acelerações são diferentes de zero. As equações para a análise dinâmica foram derivadas da segunda lei do movimento de Newton,

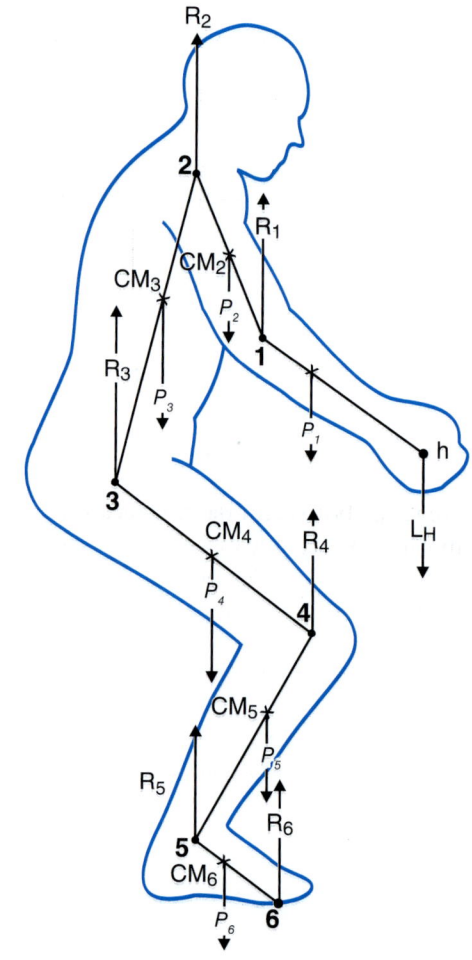

FIGURA 10.25 Diagrama de corpo livre de um modelo estático de levantamento em vista sagital mostrando as forças lineares nas articulações e nos segmentos. [Adaptado de Chaffin, D. B., Andersson, G. B. J. (1991). *Occupational Biomechanics*. 2. ed. New York: Wiley.]

sendo ampliadas pelo famoso matemático suíço Leonhard Euler (1707-1783). As equações do movimento para um caso bidimensional baseiam-se em:

$$\Sigma F = ma$$

A aceleração linear pode ser decomposta em componentes horizontal (x) e vertical (y). Como na análise bidimensional estática, numa análise cinética linear bidimensional dinâmica são utilizadas equações independentes:

$$\Sigma F_x = ma_x$$
$$\Sigma F_y = ma_y$$

em que x e y representam respectivamente as direções das coordenadas horizontal e vertical; a é a aceleração do centro de massa e m é o centro de massa do corpo. As forças que atuam sobre um corpo podem ser de qualquer tipo dentre os já discutidos anteriormente, como força muscular, gravitacional, de contato ou inercial. As forças gravitacionais são os pesos de cada um dos segmentos. As forças de contato podem ser reações – forças com outro segmento, o solo ou um objeto externo – e as forças inerciais são ma_x e ma_y. Aplicando as equações de movimento dinâmico, pode-se calcular as forças em ação num segmento.

Ao passar da análise estática para a análise dinâmica, o problema torna-se mais difícil. No caso estático, não havia acelerações presentes. No caso dinâmico, devem ser consideradas as acelerações lineares e as propriedades inerciais dos segmentos do corpo que resistem a essas acelerações. Além disso, ocorre aumento substancial no trabalho realizado para a coleta dos dados necessários para se conduzir uma análise dinâmica. Tendo em vista que as forças causadoras do movimento são determinadas pela avaliação do próprio movimento resultante, será utilizada a abordagem pela técnica da **dinâmica inversa**. Com frequência, esse método é denominado abordagem dinâmica inversa de Newton-Euler. Tal abordagem calcula as forças com base nas acelerações do objeto em vez de medir diretamente as forças.

Ao empregar a abordagem da dinâmica inversa, é preciso determinar o sistema que está sendo considerado. Comumente, o sistema é definido como uma série de segmentos. A análise para uma série de segmentos é geralmente realizada iniciando-se com o segmento mais distal e prosseguindo proximalmente até o próximo segmento e assim por diante. Quando se utiliza essa abordagem, devem-se formular várias suposições. O corpo é considerado um sistema rígido de ligações com articulações de pinos sem atrito. Cada ligação, ou segmento, possui massa fixa e um centro de massa num ponto fixo. Finalmente, o momento de inércia em torno de qualquer eixo de cada segmento permanece constante. O momento de inércia será discutido no Capítulo 11.

Como já afirmamos anteriormente, o caso dinâmico é mais complexo que o caso estático. Por causa disso, apresentaremos apenas um exemplo limitado de um segmento isolado. A Figura 10.26 apresenta um diagrama de corpo livre do pé de um indivíduo durante a fase de balanço do ciclo da marcha para as forças lineares atuantes sobre um segmento.

Durante a fase de balanço na marcha, não há outras forças externas, além da gravidade, incidentes no pé. Pode-se observar que as únicas forças lineares que atuam no pé são os componentes horizontal e vertical da força de reação articular e o peso do pé atuando pelo centro de massa. Os componentes da força de reação articular podem ser calculados com a ajuda das equações de cinética linear bidimensional que definem a análise dinâmica. Em primeiro lugar, a força de reação articular horizontal pode ser definida:

$$\Sigma F_x = ma_x$$

Considerando que não há outras forças horizontais além da força de reação articular horizontal, essa equação passa a ser:

$$R_x = ma_x$$

Se a massa do pé for igual a 1,16 kg e a aceleração horizontal de seu centro de massa for igual a –1,35 m/s², a força de reação horizontal será:

$$R_x = 1,16 \text{ kg} \times -1,35 \text{ m/s}^2$$
$$R_x = -1,57 \text{ N}$$

Em seguida, o componente da força de reação articular vertical pode ser definido com base na equação:

$$\Sigma F_y = ma_y$$

Mas há uma força vertical diferente da força de reação articular vertical. Essa força é o próprio peso do pé, e assim as forças verticais são descritas como:

$$R_y - mg = ma_y$$

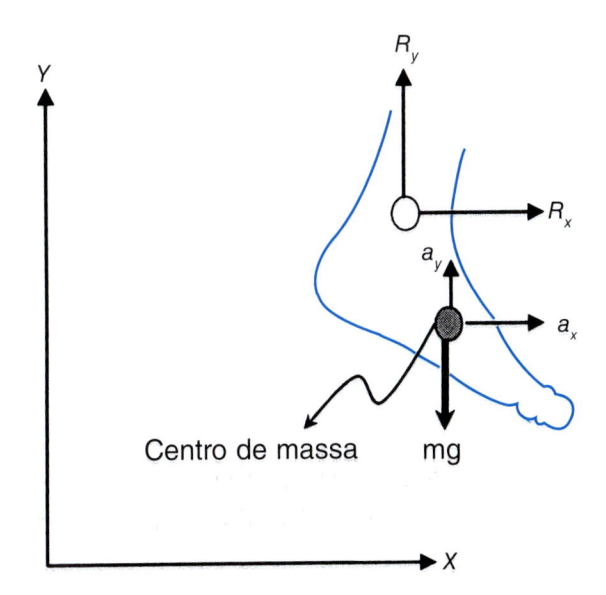

FIGURA 10.26 Diagrama de corpo livre do segmento do pé durante a fase de balanço de uma passada de caminhada exibindo forças e acelerações lineares.

Isolando R_y, a equação passa a ser:

$$R_y = ma_y - mg$$

Se a aceleração vertical do centro de massa do pé for 7,65 m/s², então:

$$R_y = (1,16 \text{ kg} \times 7,65 \text{ m/s}^2) + (1,16 \text{ kg} \times 9,81 \text{ m/s}^2)$$
$$R_y = 20,3 \text{ N}$$

> Consulte os dados referentes à caminhada no Apêndice C: identifique o pico de força vertical máxima. Utilizando a massa corporal do participante (50 kg), determine a aceleração vertical nesse ponto. Repita o procedimento para as forças anteroposterior e mediolateral máximas.

Efeitos da força aplicada durante um período de tempo

Para que o movimento ocorra, as forças devem ser aplicadas ao longo do tempo. A manipulação da equação que descreve a segunda lei do movimento de Newton permite a formulação de uma importante relação física no movimento humano, que descreve o conceito de forças atuantes ao longo do tempo. Essa relação liga o momento linear de um objeto à força e ao tempo durante o qual a força atua. Essa relação é derivada da segunda lei de Newton:

$$F = m \times a$$

Tendo em vista que a = dv/dt, essa equação pode ser reescrita como:

$$F = m \times \frac{dv}{dt}$$

e, prosseguindo:

$$F = d\left(\frac{m \times v}{dt}\right)$$

Se cada membro da equação for multiplicado por d*t* para que a fração no lado direito da equação desapareça, a equação resultante será:

$$F \times dt = d(m \times v)$$

ou

$$F \times dt = mv_{\text{final}} - mv_{\text{inicial}}$$

A quantidade *mv* (massa × velocidade) refere-se ao momento do objeto. Então, o lado direito dessa equação refere-se à mudança no momento. O lado esquerdo dessa equação, o produto de $F \times dt$, uma quantidade conhecida como **impulso**, tem como unidade o newton-segundo (N · s). Impulso é a medida do que se faz necessário para mudar o movimento de um objeto. A equação derivada descreve a **relação impulso-momento**.

A Figura 10.27 ilustra o componente vertical de *FRS* da descida do pé de um corredor sobre o chão. Essa Figura representa uma força aplicada ao longo do tempo quando o pé está em contato com a superfície, gerando uma força para baixo e recebendo uma força de reação igual e na direção oposta. O impulso pode ser expresso graficamente como a área sob uma curva de força-tempo.

Considere um indivíduo com uma massa de 65 kg saltando no ar de uma posição agachada. A velocidade dessa pessoa no início do salto é igual a zero. A análise com o auxílio do vídeo revela que a velocidade do centro de massa por ocasião da decolagem foi de 3,4 m/s. Então, o impulso pode ser calculado como:

$$F \times dt = mv_{\text{final}} - mv_{\text{inicial}}$$
$$F \times dt = (65 \text{ kg} \times 3,4 \text{ m/s}) - (65 \text{ kg} \times 0 \text{ m/s})$$
$$F \times dt = 221 \text{ kg·m/s}$$

Assume-se que a aplicação da força ocorreu durante 0,2 s. Portanto, a força média aplicada seria:

$$F \times 0,02 \text{ s} = 221 \text{ kg·m/s}$$
$$F = \frac{221 \text{ kg·m/s}}{0,02 \text{ s}}$$
$$F = 1\,105 \text{ N}$$

A natureza da força aplicada e o tempo de duração da aplicação determinarão como o momento linear do objeto será mudado. Para mudar o momento de um objeto, uma grande força pode ser aplicada durante um curto período ou uma pequena força durante um longo período. É certo que a tática utilizada dependerá da situação. Exemplificando, ao aterrissar de um salto, a pessoa precisa mudar o momento de algum valor inicial para zero. Esse valor inicial por ocasião do impacto é função da massa do corpo multiplicada pela velocidade criada pela força da gravidade, que faz com que o saltador acelere na direção do solo numa base de 9,81 m/s². Por ocasião do impacto no solo, é gerado um impulso para mudar o momento linear e reduzi-lo a zero

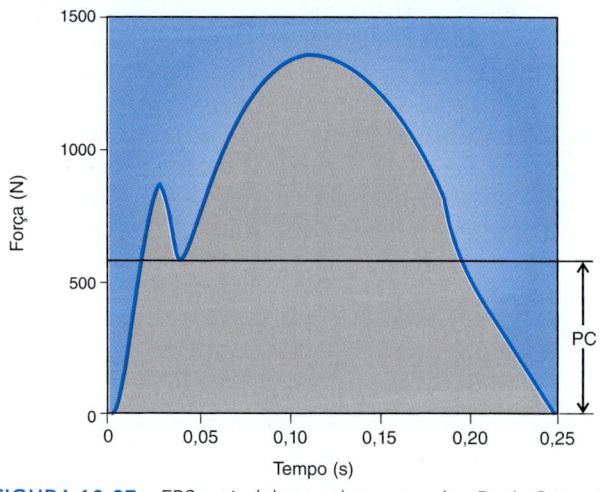

FIGURA 10.27 *FRS* vertical de um atleta correndo a 5 m/s. O impulso vertical é a área sombreada sob a curva de força-tempo.

quando o saltador para. Se o indivíduo aterrissar com uma pequena flexão nos joelhos (joelhos travados), o impacto da força ocorrerá durante um período muito curto. Mas, se o indivíduo aterrissar e flexionar as articulações do membro inferior, a força de impacto será menor e ocorrerá durante um período mais prolongado. Se, em ambos os casos, o saltador estiver aterrissando com a mesma velocidade e, consequentemente, com o mesmo momento, os impulsos resultantes também serão os mesmos, embora haja diferentes componentes de força (força maior *versus* força menor) e de tempo (tempo curto *versus* prolongado).

Um exemplo de aterrissagens suave e rígida está ilustrado na Figura 10.28. Esse exemplo, retirado de um estudo de DeVita e Skelly (23), mostra um grande pico de força na aterrissagem rígida em comparação com uma força menor na aterrissagem suave. Tendo em vista que as duas aterrissagens parecem ocorrer durante aproximadamente o mesmo período de tempo, há maior impulso nas aterrissagens rígidas.

Uma interessante aplicação da pesquisa para uso da relação impulso-momento é no salto vertical. Esse campo de pesquisa vem lançando mão da plataforma de força para determinar a *FRS* durante o salto vertical. Deve-se lembrar que a *FRS* reflete a força atuante no centro de massa do indivíduo. Assim, os pesquisadores utilizaram a relação impulso-momento, em dados coletados com a ajuda da plataforma de força, para determinar os parâmetros neces-

sários para a investigação da altura do centro de massa acima de seu ponto de partida durante o salto vertical (44). A Figura 10.29*A* ilustra o perfil da *FRS* vertical de um indivíduo que começou em repouso sobre a plataforma e saltou no ar. Isso se chama salto de contramovimento, porque o indivíduo flexiona os joelhos e, em seguida, projeta os braços para cima enquanto os joelhos estão estendidos durante o salto. A Figura 10.29*B* ilustra um *squat jump* (salto agachado), em que o indivíduo começa na posição agachada (joelhos flexionados) e simplesmente estende com vigor os joelhos para saltar no ar.

Em ambos os casos representados na Figura 10.29, a relação impulso-momento linear pode ser utilizada para o cálculo da altura de pico do centro de massa acima da altura inicial durante o salto. Considere a curva de *FRS* vertical de um salto de contramovimento na Figura 10.30. A força vertical na parte inicial da curva é o *PC* do indivíduo. Se a linha do *PC* for estendida até o instante da decolagem, a área sob a curva descreverá o impulso do *PC* (PC_{imp}). Esse parâmetro pode ser calculado como uma integral:

$$PC_{imp} = \int_{ti}^{tf} PC\,dt$$

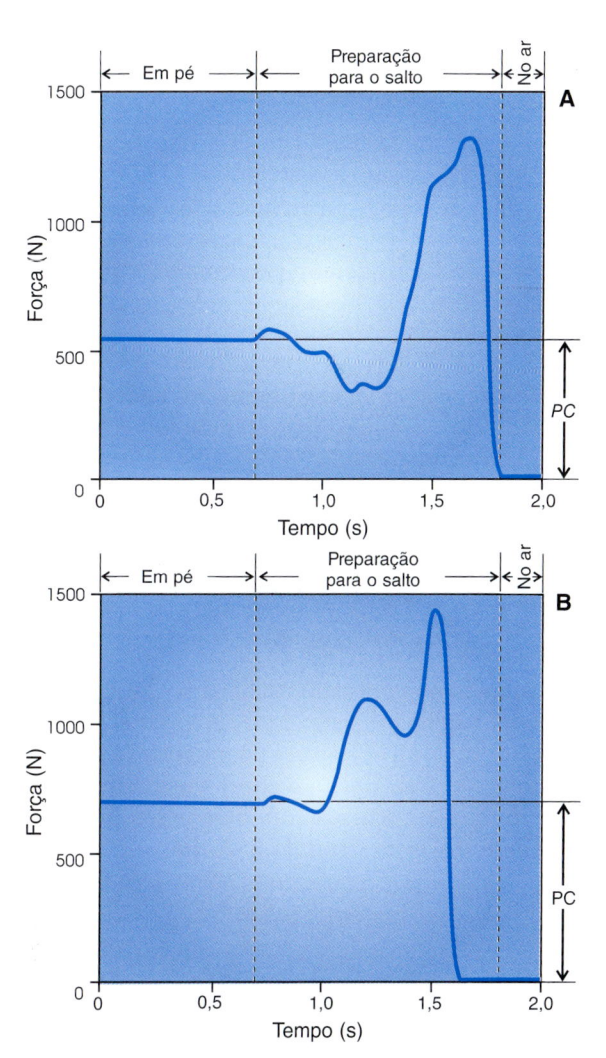

Utilizando os dados do Apêndice C, construa um gráfico das curvas de reação do solo vertical, anteroposterior e mediolateral para a fase de apoio da caminhada e sombreie a área referente ao impulso para cada curva.

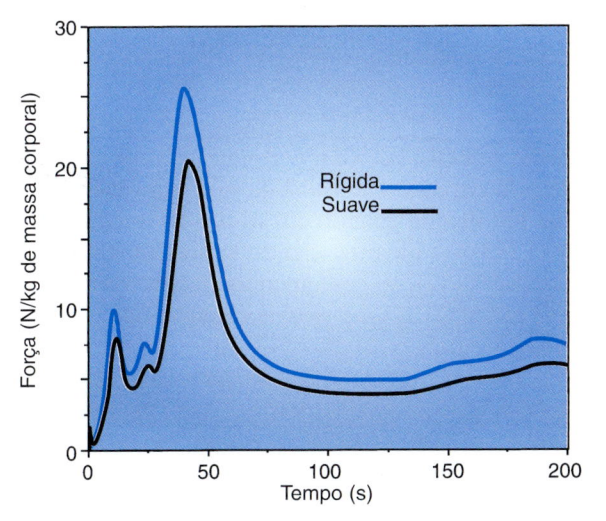

FIGURA 10.28 *FRS* vertical para aterrissagens suaves e rígidas. Aterrissagens rígidas tiveram impulso linear 23% maior do que aterrissagens suaves. [Adaptado de DeVita, P., Skelly, W. A. (1992). Effect of landing stiffness on joint kinetics and energetics in the lower extremity. *Medicine and Science in Sports and Exercise*, 24:108-115.]

FIGURA 10.29 *FRS* vertical de dois tipos de saltos verticais: salto de contramovimento (**A**) e *squat jump* (**B**).

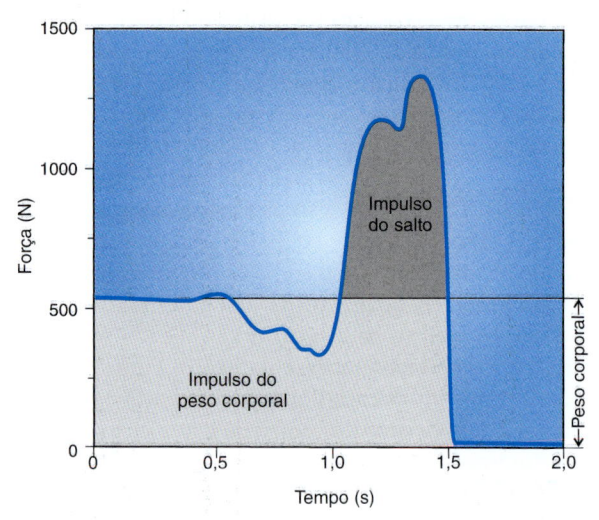

FIGURA 10.30 *FRS* vertical de um salto de contramovimento, ilustrando o impulso do peso corporal e o impulso do salto.

em que a linha de t_i até t_f representa o intervalo de tempo em que o indivíduo está em pé sobre a plataforma de força até o instante da decolagem. A área total sob a curva de força-tempo até que o indivíduo deixe a plataforma de força pode ser designada como $total_{imp}$, podendo ser calculada como uma integral:

$$total_{imp} = \int_{t_i}^{t_{salto}} F_x \, dt$$

em que a linha de t_i até t_{salto} representa o tempo em que o indivíduo permanece sobre a plataforma de força antes do salto. Então podemos determinar o impulso que impeliu o indivíduo no ar pela fórmula:

$$salto_{imp} = total_{imp} - PC_{imp}$$

Portanto, a relação impulso-momento pode ser formulada utilizando o impulso gerado pelo indivíduo para a execução do salto. Assim,

$$salto_{imp} = m(v_f - v_i)$$

em que v_i é a velocidade inicial do centro de massa e v_f é a velocidade de decolagem do centro de massa. Visto que $v_i = 0$,

$$salto_{imp} = m(v_f - 0)$$

Substituindo o impulso do salto ($salto_{imp}$) e a massa corporal (m) do indivíduo nessa equação, pode ser calculada a velocidade do centro de massa no instante da decolagem para o salto vertical. Então, a altura do centro de massa durante o salto é calculada com base nas equações para projéteis estudadas no Capítulo 8. Assim,

$$altura_{cm} = \frac{v^2_{cm}}{2g}$$

Esse cálculo tem mostrado estar em boa concordância com os valores calculados tendo como base dados obtidos por meio de filmes de alta velocidade. Komi e Bosco (44) registraram um erro de 2% no cômputo da plataforma de força.

Considere agora o perfil de força-tempo de um salto de contramovimento na Figura 10.30. O impulso do *PC*, o retângulo formado pelo peso corporal e o tempo de aplicação da força, foi calculado como sendo:

$$PC_{imp} = \int_{t_0}^{t_{1,5}} PC \, dt$$
$$PC_{imp} = 620,80 \text{ N} \cdot \text{s}$$

O impulso total, ou seja, a aplicação de força total desde o tempo 0 até o tempo 1,5 s, inclusive o *PC*, é:

$$total_{imp} = \int_{t_i}^{t_f} F_x \, dt$$
$$total_{imp} = 772,81 \text{ N} \cdot \text{s}$$

Portanto, o impulso do salto é:

$$salto_{imp} = total_{imp} - PC_{imp}$$
$$salto_{imp} = 772,81 \text{ N} \cdot \text{s} - 620,80 \text{ N} \cdot \text{s}$$
$$salto_{imp} = 152,01 \text{ N} \cdot \text{s}$$

Substituindo esse valor na relação impulso-momento linear, é possível solucionar a velocidade do centro de massa por ocasião da decolagem. Portanto, com a massa corporal do saltador igual a 56,2 kg, a velocidade da decolagem é:

$$salto_{imp} = m(v_f - v_i)$$
$$152,01 \text{ N} \cdot \text{s} = 56,2 \text{ kg}(v_f - 0)$$
$$V_f = \frac{152,01 \text{ N} \cdot \text{s}}{56,2 \text{ kg}}$$
$$v_f = 2,70 \text{ m/s}$$

A altura do centro de massa durante o salto pode ser calculada pela equação:

$$Altura_{cm} = \frac{v_{cm}^2}{2g}$$
$$Altura_{cm} = \frac{(2,70 \text{ m/s})^2}{2 \times 9,81 \text{ m/s}}$$
$$Altura_{cm} = 0,373 \text{ m}$$

Portanto, nesse salto em particular, o centro de massa foi elevado em 37,3 cm acima da sua altura inicial.

Essa técnica de cálculo foi utilizada por Dowling e Vamos (25) para identificação de fatores cinéticos e temporais relacionados ao desempenho do salto vertical. Esses autores observaram uma grande variação nos padrões de

> Consulte os dados referentes à caminhada no Apêndice C: calcule o impulso vertical, anteroposterior e mediolateral desde o contato (fotograma 0) até o primeiro pico vertical (fotograma 18). Utilizando os valores do impulso, calcule as velocidades geradas até esse ponto.

aplicação de força entre os indivíduos, o que dificultou a identificação das características de um bom desempenho. Curiosamente, Dowling e Vamos registraram que havia necessidade de uma elevada força máxima, mas que isso não era suficiente para um bom desempenho. Concluíram que o padrão de aplicação da força era o fator mais importante no desempenho do salto vertical.

Efeito de uma força aplicada por certa distância

A palavra **trabalho** é utilizada para designar muitas coisas, geralmente algo que demanda esforço mental ou físico. Mas, em mecânica, trabalho tem significado mais específico e limitado. Trabalho mecânico é igual ao produto da magnitude de uma força aplicada contra um objeto e a distância na qual o objeto se move na direção da força, enquanto a força é aplicada ao objeto. Exemplificando, ao movimentar um objeto pelo chão, o indivíduo o empurra com uma força paralela ao chão. Se a força necessária para movimentar o objeto for igual a 100 N e o objeto for movimentado por 1 m, o trabalho realizado será 100 N·m. Mas o caso citado é muito específico. Em termos mais gerais, trabalho é:

$$W = F \times \cos \theta \times s$$

em que F é a força aplicada, s é o deslocamento e θ é o ângulo entre o vetor de força e a linha de deslocamento. A unidade de trabalho mecânico é derivada do produto da força em newtons pelo deslocamento em metros. As unidades de uso mais comum são o newton-metro e o joule (J). Estas são unidades equivalentes:

$$1 \text{ N·m} = 1 \text{ J}$$

Na Figura 10.31A, a força é aplicada a um bloco paralelo à linha de deslocamento, ou seja, a um ângulo de 0° em relação ao deslocamento. Tendo em vista que cos 0° = 1, o trabalho realizado é simplesmente o produto da força pela distância de deslocamento do bloco. Portanto, se a força aplicada foi de 50 N e o bloco foi deslocado em 0,1 m, o trabalho mecânico realizado é:

$$W = 50 \text{ N} \times \cos 0° \times 0,1 \text{ m}$$
$$= 50 \text{ N} \times 1 \times 0,1 \text{ m}$$
$$= 5 \text{ N·m}$$

Se a mesma força foi aplicada num ângulo de 30° ao longo da mesma distância, d (Fig. 10.31B), o trabalho realizado é:

$$W = 50 \text{ N} \times \cos 30° \times 0,1 \text{ m}$$
$$W = 50 \text{ N} \times 0,866 \times 0,1 \text{ m}$$
$$W = 4,33 \text{ N·m}$$

Portanto, mais trabalho será realizado se a força for aplicada paralelamente à direção do movimento do que se a força for aplicada formando um ângulo.

Como se pode deduzir dessa discussão, trabalho é realizado apenas quando o objeto se move e seu movimento é influenciado pela força aplicada. Se uma força atua sobre um objeto e não faz com que este se movimente, não é rea-

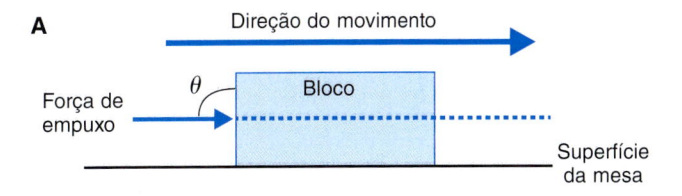

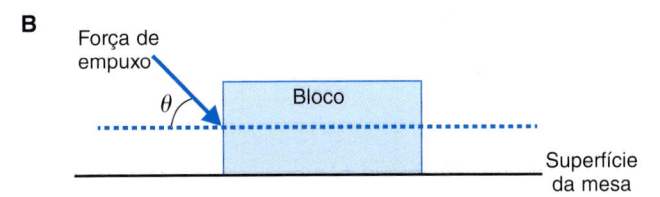

FIGURA 10.31 Trabalho mecânico realizado em um bloco. **A.** Uma força foi aplicada paralelamente à superfície ($\theta = 0°$; portanto, cos $\theta = 1$). **B.** Uma força foi aplicada formando um ângulo com a direção do movimento ($\theta = 30°$; portanto, cos $\theta = 0,866$).

lizado trabalho mecânico porque a distância deslocada é igual a zero. Exemplificando, durante uma contração isométrica, não ocorre trabalho, pois não há movimento. Um halterofilista que sustenta uma barra com 892 N acima da cabeça não está realizando trabalho mecânico. Mas, ao levantar a barra até um ponto acima da cabeça, o halterofilista realizou trabalho mecânico. Se a barra foi levantada 1,85 m, o trabalho realizado é:

$$W = 892 \text{ N} \times 1,85 \text{ m}$$
$$= 1\,650,2 \text{ J}$$

supondo-se que a barra do haltere foi levantada diretamente para cima.

Potência

Ao avaliar a quantidade de trabalho realizada por uma força, o tempo durante o qual a força é aplicada não é levado em consideração. Por exemplo, quando foi calculado o trabalho realizado pelo halterofilista para levantar a barra acima da cabeça, não foi levado em consideração o tempo despendido para o levantamento da barra. Independente de quanto tempo se levou para o levantamento da barra, a quantidade de trabalho realizado foi igual a 1 650,2 J. O conceito de potência leva em consideração o trabalho realizado por unidade de tempo. **Potência** é definida como a velocidade na qual uma força trabalha efetivamente:

$$P = \frac{dW}{dt}$$

em que W é o trabalho realizado e dt é o período de tempo no qual o trabalho foi realizado. Potência é medida em unidades de watts (W). A mudança no trabalho é expressa em joules e a mudança no tempo em segundos. Assim:

$$1 \text{ W} = 1 \text{ J/s}$$

Se a potência for lançada num gráfico como função do tempo, a área sob a curva será igual ao trabalho realizado.

Se o halterofilista levantou a barra em 0,5 s, a potência desenvolvida é:

$$P = 1\,650,2\ \text{J}/0,5\ \text{s}$$
$$= 3\,300,4\ \text{J}/\text{s}$$
$$= 3\,300,4\ \text{W}$$

A diminuição do tempo durante o qual a barra foi erguida para 0,35 s aumenta a potência desenvolvida pelo halterofilista para 4 714,86 W. Embora o trabalho realizado tenha permanecido constante, foi preciso desenvolver uma maior potência para que o trabalho mecânico fosse realizado com maior rapidez.

Outra definição para potência pode ser obtida pelo rearranjo da fórmula. Se o produto da força (F) pela distância ao longo da qual a força foi aplicada (s) substituir o trabalho mecânico realizado, a equação passa a ser:

$$P = \frac{d(F \times s)}{dt}$$

Rearranjando a equação:

$$P = F \times \frac{ds}{dt}$$

Considerando que ds/dt foi definido em um capítulo precedente como velocidade na direção s, pode-se perceber prontamente que:

$$P = F \times v$$

em que F é a força aplicada e v é a velocidade da aplicação da força.

Frequentemente confunde-se potência com força, trabalho, energia ou resistência. Mas potência é uma combinação de força e velocidade. Em muitas práticas esportivas, a potência, ou capacidade de usar a combinação de força e velocidade, é um aspecto fundamental. Uma dessas atividades, o halterofilismo, já foi discutida, mas há muitas outras, por exemplo, o arremesso de peso, a rebatida do beisebol e o boxe. O salto também depende da potência. Para gerar uma velocidade de decolagem de 2,61 m/s num salto vertical, Harman et al. (40) registraram a geração de picos de potência igual a 3 896 W. Em comparações de técnicas de salto, pesquisadores notaram diferenças na produção de pico de potência entre saltos de contramovimento (homens = 4 708 W; mulheres = 3 069 W) e *squat jumps* (homens = 4 620 W; mulheres = 2 993 W) (68).

Energia

Como ocorre com a palavra trabalho, o termo **energia** é frequentemente usado de maneira incorreta. Em termos simples, energia é a capacidade de realizar trabalho. Há muitos tipos de energia, por exemplo, luminosa, térmica, nuclear, elétrica e mecânica. Nos estudos biomecânicos, a principal preocupação é com a energia mecânica. A unidade de energia mecânica no sistema métrico é o joule. A energia mecânica tem duas formas: cinética e potencial.

A **energia cinética** (EC) refere-se à energia resultante do movimento. Um objeto possui energia cinética quando está em movimento, ou seja, quando possui alguma velocidade. A energia cinética linear é expressa algebricamente como:

$$EC = \frac{1}{2}mv^2$$

em que m é a massa do objeto, e v sua velocidade. Uma vez que essa expressão contém o quadrado da velocidade, qualquer mudança na velocidade aumenta consideravelmente a quantidade de energia no objeto. Se a velocidade for igual a zero, o objeto não possui energia cinética. Um valor aproximado para a energia cinética de um corredor com 625 N seria 3 600 J, enquanto um nadador com peso corporal comparável teria um valor de 125 J.

Um corpo em movimento deve ter alguma energia porque deve ser exercida uma força para que ele pare. Para fazer com que um objeto comece a se mover, é preciso que seja aplicada uma força ao longo de certa distância. Portanto, a energia cinética é a capacidade que um objeto em movimento tem de realizar trabalho resultante de seu movimento. A geração de um nível suficiente de energia cinética é especialmente importante quando se projeta um objeto ou corpo, por exemplo, no salto à distância, no arremesso e nas rebatidas do beisebol. Exemplificando, desenvolve-se energia cinética numa bola de beisebol por ocasião da fase de colisão com o bastão, e essa energia projetará a bola em velocidades superiores a 160 km/h. Foi demonstrado que, antes da colisão, a energia cinética fica na faixa de 320 J e 115 J, respectivamente, para o bastão e para bola (30). Depois do contato, foi registrado que a energia cinética do bastão caiu para 156 J e a energia cinética da bola subiu para 157 J (28). Com velocidades do bastão na faixa de 88,5 a 128,7 km/h e com velocidades da bola ao chegar ao ponto de colisão da ordem de 136,7 a 160 km/h, ocorre considerável intercâmbio de energia cinética.

A **energia potencial** (EP) é a capacidade de realizar trabalho em virtude da posição ou da forma. Um objeto pode conter energia armazenada, por exemplo, simplesmente por causa de sua altura ou de sua deformação. No primeiro caso, se uma barra de 30 kg for levantada acima da cabeça até uma altura de 2,2 m, serão realizados 647,5 J de trabalho para o levantamento da barra. Ou seja,

$$W = F \times s$$
$$= (30\ \text{kg} \times 9,81\ \text{m/s}^2) \times 2,2\ \text{m}$$
$$= 647,5\ \text{J}$$

Enquanto o haltere é mantido acima da cabeça, ele tem energia potencial de 647,5 J. O trabalho realizado para seu levantamento é também a energia potencial. A energia potencial aumenta gradualmente à medida que a barra é erguida. Se a barra é abaixada, a energia potencial diminui. A energia potencial é algebricamente definida como:

$$EP = mgh$$

em que m é a massa do objeto, g é a aceleração decorrente da gravidade e h é a altura. Portanto, quanto maior for o trabalho realizado para superar a força da gravidade, maior será a energia potencial.

Um objeto deformado pode também armazenar energia potencial. Esse tipo de energia potencial tem a ver com forças elásticas. Quando um objeto é deformado, a resistência à deformação aumenta quando o objeto é esticado. Assim, a força que deforma o objeto é armazenada, podendo ser liberada na forma de energia elástica. Esse tipo de energia, chamada **energia de deformação** (ED), é definida como:

$$ED = \frac{1}{2} k \times \Delta x^2$$

em que k é uma constante de proporcionalidade e Δx é a distância ao longo da qual o objeto foi deformado. A constante de proporcionalidade depende do material deformado, sendo com frequência chamada constante de rigidez porque representa a capacidade do objeto de armazenar energia.

Já foi discutido como certos tecidos – como os músculos e tendões – e certos dispositivos – como os trampolins para mergulho – podem armazenar essa energia de deformação e liberá-la para auxiliar o movimento humano. Na prática esportiva, numerosos tipos de equipamentos atendem a essa finalidade. São exemplos os trampolins de ginástica artística, os arcos para prática do arco e flecha e as varas para o salto com vara. Talvez o uso mais sofisticado do armazenamento da energia elástica seja o projeto da pista de corrida experimental da Universidade de Harvard. McMahon e Greene (52) analisaram a mecânica da corrida e as interações de energia entre o corredor e a pista para a formulação de um projeto ideal para a superfície da pista. Na primeira temporada dessa nova pista, foi observado um ganho médio na velocidade de 3%. Subsequentemente, foi determinada uma probabilidade de 93% de que qualquer indivíduo correria de modo mais rápido nessa nova pista (51).

Muitas circunstâncias no movimento humano podem ser compreendidas em termos dos intercâmbios entre energia cinética e energia potencial. A relação matemática entre as diferentes formas de energia foi formulada pelo cientista alemão von Helmholtz (1821-1894). Em 1847, ele definiu o que posteriormente passou a se chamar **lei da conservação de energia**. O principal aspecto dessa lei é que a energia não pode ser criada nem destruída. Nenhuma máquina, inclusive a máquina humana, pode gerar mais energia do que aquela que já contém. Segue-se, portanto, que a energia total de um sistema fechado é constante, pois a energia não pode entrar nem sair de um sistema fechado. Um sistema fechado é aquele que é fisicamente isolado de seu ambiente circunjacente. Esse ponto pode ser redigido matematicamente pela seguinte equação:

$$ET = EC + EP$$

em que ET é uma constante que representa a energia total do sistema. No movimento humano, isso ocorre apenas quando o objeto é um projétil, em que a única força externa que atua sobre o objeto é a força da gravidade, pois a resistência do fluido é desprezível.

Considere o exemplo de um projétil numa trajetória ascendente. No ponto de liberação (ou de lançamento), o projétil tem energia potencial igual a zero e grande energia cinética. Com a ascensão do projétil, a energia potencial aumenta, enquanto a energia cinética diminui porque a gravidade está retardando o voo. No pico da trajetória, a velocidade do projétil é igual a zero e a energia cinética é igualmente zero, mas a energia potencial está em seu nível máximo. A energia total do sistema não mudou, pois aumentos na energia potencial resultaram em decréscimos iguais na energia cinética. No voo para baixo, ocorre inversão das formas de energia. Essas mudanças na energia estão ilustradas na Figura 10.32.

Quando um objeto é movimentado, dizemos que foi realizado trabalho mecânico sobre ele. Portanto, se não ocorre nenhum movimento, não é realizado trabalho mecânico. Intuitivamente, deve haver alguma relação trabalho-energia, a capacidade de realizar trabalho. Essa relação extremamente útil é chamada **teorema do trabalho-energia**. Esse teorema afirma que o trabalho realizado é igual à mudança na energia:

$$W = \Delta E$$

em que W é o trabalho realizado e ΔE é a mudança na energia. Ou seja, para que o trabalho mecânico seja realizado, deverá ocorrer variação no nível de energia. A variação de energia refere-se a todos os tipos de energia no sistema – cinética, potencial, química, térmica e luminosa. Exemplificando, se um praticante de ginástica de trampolim pesar 780 N e estiver a uma altura de pico de 2 m acima do trampolim, a energia potencial (com base na altura acima do trampolim) será:

$$EP = 780 \text{ N} \times 2 \text{ m}$$
$$EP = 1\,560 \text{ J}$$

Considerando a inexistência de movimento horizontal, no instante do impacto a energia cinética é de 1 560 J, enquanto a energia potencial é igual a zero. A energia

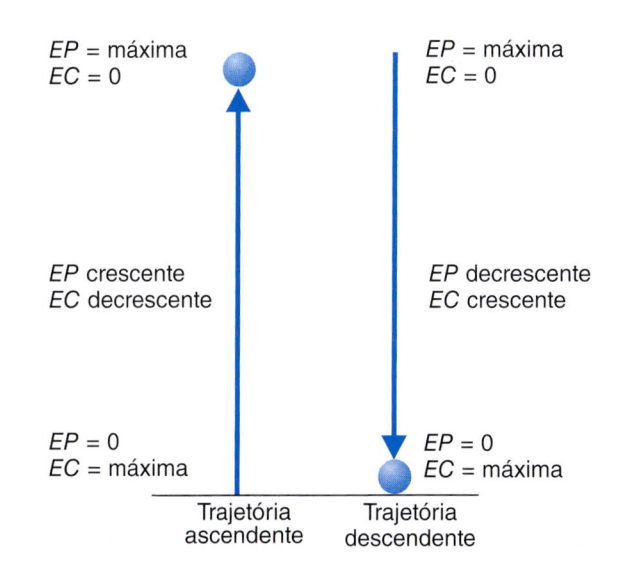

FIGURA 10.32   Mudanças na energia potencial (*EP*) e na energia cinética (*EC*) quando uma bola é projetada diretamente para cima e quando a bola cai na direção da Terra.

cinética tem esse valor inicial e, quando o trampolim se deforma, a energia potencial de deformação aumenta, enquanto a energia cinética chega ao valor zero. O trabalho realizado no trampolim é:

$$W = \Delta EC$$
$$W = 1\,560\ J - 0\ J$$
$$W = 1\,560\ J$$

Esse valor, 1 560 J, é também o valor da energia potencial de deformação da cama elástica. Quando a cama retorna a seu estado inicial, a energia potencial de deformação muda desse valor para zero, constituindo o trabalho realizado pelo trampolim no atleta.

Para avaliar o trabalho realizado, é preciso avaliar o nível de energia do sistema em diferentes instantes no tempo. Essa mudança na energia representa o trabalho realizado no sistema. Exemplificando, um sistema tem um nível de energia de 26,3 J na posição 2 e 13,1 J na posição 1. O trabalho realizado é:

$$W = \Delta E$$
$$W = 26,3\ J - 13,1\ J$$
$$W = 13,2\ J$$

Tendo em vista que esse trabalho tem um valor positivo, ele é considerado como trabalho positivo. Por outro lado, se o nível de energia é 22,4 J na posição 1 e 14,5 J na posição 2, então:

$$W = \Delta E$$
$$W = 14,5\ J - 22,4\ J$$
$$W = -7,9\ J$$

Agora, o trabalho realizado é negativo, e dizemos que o trabalho foi realizado sobre o sistema.

A relação trabalho-energia tem utilidade nos estudos biomecânicos para análise do movimento humano. Os pesquisadores têm utilizado esse método analítico para determinar o trabalho realizado durante diversos movimentos; contudo, o maior uso dessa técnica tem ocorrido na área da locomoção. O cálculo do trabalho total realizado resultante do movimento de todos os segmentos do corpo é chamado **trabalho interno**. Esse cálculo foi utilizado por muitos pesquisadores, particularmente aqueles que estudam a locomoção (60, 64, 85, 87, 90). Para um segmento isolado, o trabalho linear realizado sobre ele é:

$$W_s = \Delta EC + \Delta EP$$
$$W_s = \Delta\left(\frac{1}{2}mv^2\right) + \Delta(mgh)$$

em que W_s é o trabalho realizado sobre o segmento, ΔEC é a mudança na energia cinética linear do centro de massa do segmento e ΔEP é a mudança na energia potencial do centro de massa do segmento. O trabalho realizado no corpo total é o somatório do trabalho realizado em todos os segmentos, sendo calculado como:

$$W_c = \sum_{i-1}^{n} W_{si}$$

em que W_c é o trabalho corporal total e T_{si} é o trabalho realizado no 1º segmento. Uma limitação básica desse cálculo é que ele não leva em consideração toda a energia de um segmento e, portanto, não computa a energia do corpo total. Exemplificando, a energia de deformação decorrente da deformação dos tecidos e a energia cinética angular não são levadas em consideração. Trabalho angular será discutido no Capítulo 11.

Deriva-se o trabalho interno do corpo total para um determinado movimento pelo somatório das mudanças nas energias do segmento ao longo do tempo. Ou seja, a mudança na energia em cada instante do tempo é somada para a duração de realização do movimento. Habitualmente, esse período nos estudos de locomoção é o tempo para uma passada. A análise do trabalho mecânico realizado é extremamente valiosa como parâmetro global do comportamento do corpo sem um conhecimento detalhado do movimento. Podem ser aplicados diversos algoritmos para o cálculo do trabalho (15,60,64,85,87,90). Esses modelos incorporaram fatores para a quantificação de parâmetros, como trabalho positivo e negativo, o efeito da energia elástica muscular e a quantidade de trabalho negativo atribuível a origens musculares. A principal diferença entre esses algoritmos é o modo como a energia é transferida no âmbito de um segmento e entre segmentos. A transferência de energia no âmbito de um segmento refere-se a mudanças de uma forma de energia para outra, como ocorre na mudança de energia potencial para energia cinética. A transferência de energia entre segmentos refere-se à troca da energia total de um segmento para outro. Atualmente, não há consenso sobre qual modelo é o mais apropriado; na verdade, alguns argumentaram que nenhum desses métodos é correto (13). Assim, os valores do trabalho mecânico para uma única passada de um indivíduo durante uma corrida pode variar de 532 W a 1 775 W (86), embora esses valores devam ser interpretados com cautela.

Se for considerado que toda energia é transferida entre segmentos, pode-se ilustrar o ponto na passada no qual ocorre a transferência. A Figura 10.33 ilustra graficamente a magnitude da transferência entre segmentos durante a passada de uma corrida. A magnitude da transferência de energia diminui durante a fase de apoio e aumenta desde a fase de apoio médio até um máximo depois da elevação dos dedos (86).

Quando o trabalho é calculado ao longo do tempo, como numa passada locomotora, o resultado é frequentemente apresentado como potência, com unidades em watts. De modo geral, os valores de potência são medidos em relação à massa corporal, resultando em unidades de watts por quilograma de massa corporal. Hintermeister e Hamill (42) investigaram a relação entre a potência mecânica e o gasto de energia. Esses autores relataram que a

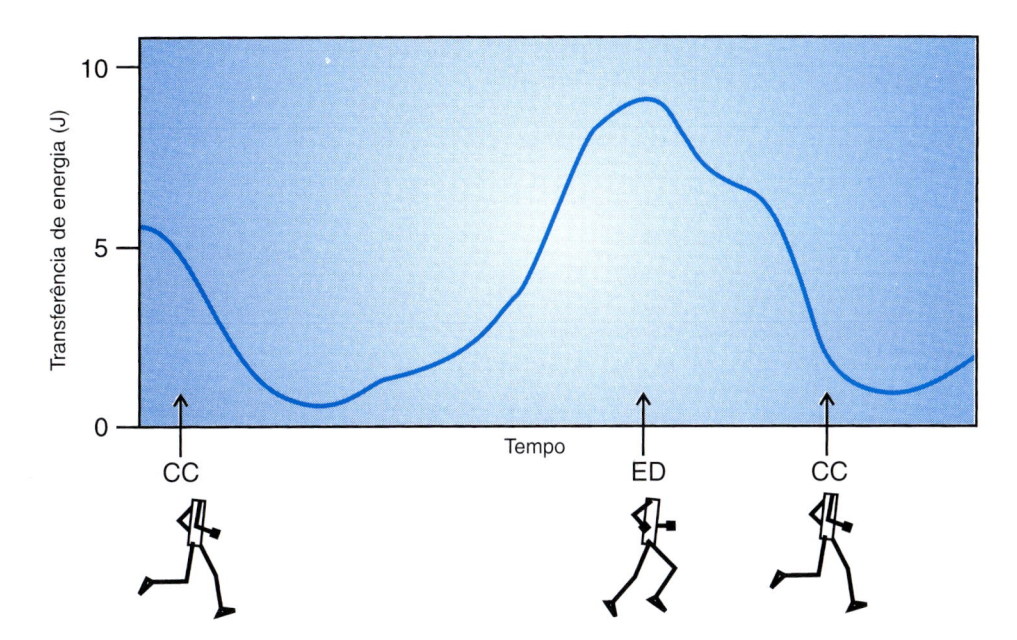

FIGURA 10.33 A magnitude da transferência entre segmentos durante uma única passada de corrida. [Adaptado de Williams, K. R. (1980). A biomechanical and physiological evaluation of running efficiency. Dissertação inédita para doutorado, The Pennsylvania State University.]

potência mecânica influenciava de modo significativo o gasto de energia, independentemente da velocidade da corrida. Mas, com o uso de diversos algoritmos representativos de métodos diferentes de transferência de energia, a potência mecânica motivou, na melhor das hipóteses, apenas 56% da variação no gasto de energia. Observe que esses algoritmos frequentemente são questionados como mecanicamente incorretos (13).

Foram oferecidas duas explicações possíveis para essa relação tão tênue entre trabalho mecânico e consumo de energia. A primeira é que os métodos de cálculo estão incompletos (13). A segunda envolve a lei de conservação de energia. Essa lei afirma que a energia não é criada nem destruída, mas pode ser mudada de uma forma para outra. Ou seja, a energia potencial pode ser mudada para energia cinética ou térmica. Contudo, nem toda energia é ou pode ser usada para a realização de trabalho mecânico. De fato, a maior parte da energia muscular disponível servirá para manter o metabolismo do músculo; apenas cerca de 25% da energia será utilizada para o trabalho mecânico (74). Assim, o teorema do trabalho-energia, quando aplicado para determinar o trabalho mecânico do corpo, não leva em consideração toda a energia no sistema.

Por outro lado, **trabalho externo** pode ser definido como o trabalho realizado por um corpo sobre um objeto. Por exemplo, o trabalho realizado pelo corpo para elevar o centro de massa do corpo total durante a caminhada subindo um plano inclinado é considerado como trabalho externo. Frequentemente, o trabalho externo é calculado durante a marcha ou corrida numa esteira rolante inclinada, como:

$$\text{Trabalho externo} = PC \times \text{Velocidade da esteira rolante} \times \text{Grau percentual} \times \text{Duração}$$

em que PC é o peso corporal do indivíduo, grau percentual é a inclinação da esteira rolante, e duração é o período de tempo para completar o percurso da caminhada ou da corrida. O produto da velocidade da esteira rolante, do grau percentual e da duração é a distância vertical total percorrida. Se o grau percentual for igual a zero, ou seja, se a superfície da marcha (ou da corrida) estiver nivelada, a distância vertical percorrida será igual a zero. Portanto, andar numa superfície nivelada resulta na não realização de trabalho externo.

Aplicações de forças especiais

FORÇA CENTRÍPETA

No Capítulo 9, foram relacionadas as cinemáticas linear e angular quando lançamos mão das situações nas quais um objeto se movia ao longo de uma trajetória curva. Demonstrou-se que a aceleração centrípeta atua na direção do centro de rotação quando um objeto se movimenta por uma trajetória curva. Essa é a aceleração radial na direção do centro do círculo. A força radial que ocorre em uma trajetória curva e que gera a aceleração é chamada **força centrípeta**. Utilizando a segunda lei do movimento de Newton, F = ma, pode ser obtida uma fórmula para a força centrípeta. A força não é diferente de outras forças, sendo gerada por empuxo ou tração. A força é chamada centrípeta por causa de seu efeito: gera uma mudança na direção da velocidade. A magnitude da força centrípeta (que procura o centro) é calculada pela seguinte fórmula:

$$F_C = m\omega^2 r$$

em que F_C é a força centrípeta, m é a massa do objeto, ω é a velocidade angular e r é o raio de rotação. A força centrípeta também pode ser definida como:

$$F_C = \frac{mv^2}{r}$$

em que v é a velocidade tangencial do segmento.

A terceira lei de Newton afirma que para cada ação ocorre uma reação igual e contrária. Exemplificando, um corredor que se movimenta ao longo de uma curva da pista de corrida aplica uma **força de cisalhamento** no solo, resultando em uma *FRS* de cisalhamento igual e oposta à força aplicada. A força de cisalhamento de reação constitui uma força centrípeta. A Figura 10.34 é um diagrama de corpo livre do corredor se movimentando ao longo da trajetória curva e mostrando a força centrípeta, a força de reação vertical e a resultante desses dois componentes de força. A força centrípeta no pé do corredor tende a imprimir um movimento giratório para fora. Para contrabalançar essa rotação para fora, o corredor se inclina na direção do centro da curva. Hamill et al. (39) registraram que essa *FRS* de cisalhamento aumentava com a diminuição do raio de rotação.

A resultante da força de reação vertical e da força centrípeta deve passar através do centro de massa do corredor. Se a força centrípeta aumentar, o corredor se inclinará mais para o centro de rotação, e o vetor resultante ficará menos vertical. Conforme foi mencionado no Capítulo 9, curvas com aclive em pistas de corrida reduzem a força de cisalhamento aplicada pelo corredor e, portanto, reduzem os efeitos da força centrípeta. À medida que o aclive se acentua, a força resultante do corredor atua mais longitudinalmente e o componente de cisalhamento diminui.

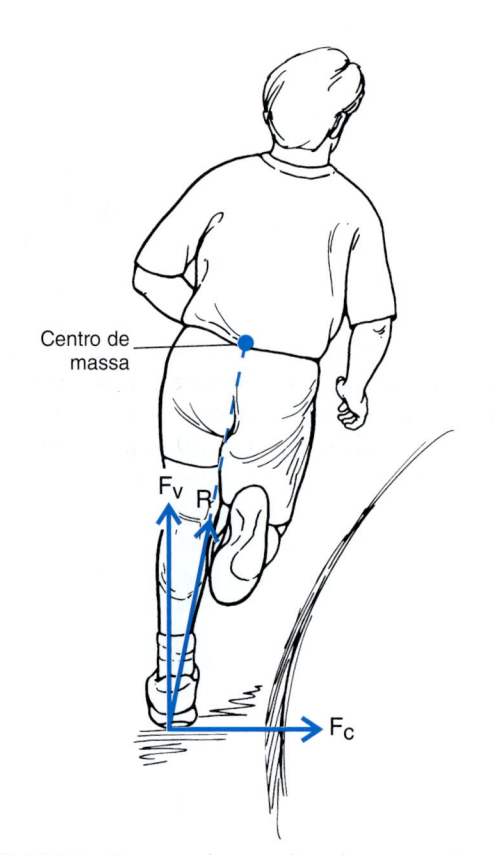

FIGURA 10.34 Diagrama de corpo livre de um corredor na curva de uma pista de corrida. F_c é a força centrípeta, F_v é a força de reação vertical e R é a resultante de F_c e F_v.

PRESSÃO

Até esse ponto na discussão de forças, consideramos o modo pelo qual uma força faz com que um objeto acelere para obter um estado de movimento. Mas também é preciso discutir como se distribuem as forças, particularmente as forças de impacto. O conceito de **pressão** é utilizado para descrever a distribuição das forças. Define-se pressão como a força por unidade de área. Ou seja,

$$P = \frac{F}{A}$$

em que *F* é uma força e *A* é a área na qual a força é aplicada. A unidade de pressão é N/m². Outra unidade de pressão utilizada com frequência é o pascal (Pa) ou o quilopascal (kPa). Um pascal é igual a 1 N/m². Se um indivíduo com peso corporal igual a 650 N é sustentado pelas plantas dos pés com uma área aproximada de 0,018 m², a pressão incidente sobre as plantas dos pés seria:

$$P = \frac{650 \text{ N}}{0,018 \text{ m}^2}$$
$$P = 36,11 \text{ kPa}$$

Outro indivíduo com menor peso corporal, como 500 N, e plantas dos pés com área idêntica, teria uma pressão de:

$$P = \frac{500 \text{ N}}{0,018 \text{ m}^2}$$
$$P = 27,78 \text{ kPa}$$

Se as plantas dos pés do indivíduo mais pesado tivessem maior área, por exemplo 0,025 m², a pressão seria de 26,00 kPa. A pressão sobre as plantas dos pés do indivíduo mais pesado é superior à pressão incidente nas plantas do indivíduo mais leve, embora o *PC* seja diferente. Essas pressões parecem ser bastante altas, mas imagine se essas pessoas fossem mulheres calçando sapatos de salto do tipo agulha, que têm uma área de superfície muito menor do que os sapatos comuns. Um exemplo mais dramático seria se esses indivíduos estivessem calçando patins de gelo, que têm área de contato nitidamente menor com a superfície do gelo em comparação com a sola de um sapato normal ou mesmo de um sapato feminino com salto agulha. Por outro lado, se esses indivíduos estivessem calçando esquis ou botas para caminhar na neve profunda, a pressão seria bastante menor por causa da grande área dos esquis ou botas em contato com a neve. Dessa forma, as pessoas podem andar na neve sem afundarem.

O conceito de pressão é especialmente importante em atividades nas quais ocorrem colisões. Geralmente, quando uma força de impacto deve ser minimizada, deverá ser recebida na maior área possível. Exemplificando, ao aterrissar de uma queda, a maioria dos atletas tenta rolar para distribuir a força de impacto pela maior área possível. Nas artes marciais, é gasto um tempo considerável no aprendizado de como cair corretamente; essa é uma aplicação específica da pressão como força por unidade de área.

Diversas atividades esportivas nas quais sobejam as colisões têm equipamento protetor especial planejado para reduzir a pressão. São exemplos as ombreiras no futebol americano e no hóquei no gelo; caneleiras para futebol, hóquei no gelo, hóquei de campo e beisebol (para o *catcher* ou receptor); luvas de boxe; e capacetes protetores no beisebol. Em todos esses exemplos, o objetivo do planejamento do equipamento protetor é distribuir a força do impacto pela maior área possível para que ocorra redução da pressão.

Com o uso de uma plataforma de força, é possível obter uma medida do **centro de pressão** (CDP), uma medida de deslocamento indicativa da trajetória do vetor *FRS* resultante na plataforma de força. CDP é igual à média ponderada dos pontos de aplicação de todas as forças que atuam para baixo na plataforma de força. Considerando que o CDP é uma medida geral, ele pode não estar próximo das áreas máximas de pressão. Contudo, essa medida fornece um padrão geral e tem sido amplamente utilizada na análise da marcha. Cavanagh e Lafortune (17) demonstraram padrões de CDP diferentes para pessoas que pisam com a parte posterior ou com a parte média do pé. A Figura 10.35 ilustra padrões representativos de CDP. Cavanagh e Lafortune sugeriram que a informação sobre o CDP pode ter utilidade no planejamento de calçados, mas esses padrões não foram relacionados com êxito à função do pé durante a locomoção. Miller (55) observou que os dados sobre o CDP fornecem apenas informação limitada sobre a distribuição geral da pressão sobre a planta do pé.

Recentemente, foram desenvolvidos métodos de mensuração de padrões de pressão local sob o pé ou sob o calçado. Um exemplo desse tipo de dado disponível nesses sistemas está apresentado na Figura 10.36. Cavanagh et al. (16) desenvolveram um desses sistemas de mensuração, tendo registrado áreas locais diferenciadas de alta pressão no pé durante toda a fase de contato com o solo. As maiores pressões foram medidas no calcanhar, nas cabeças dos metatarsais e no hálux. Esses pesquisadores (16) também

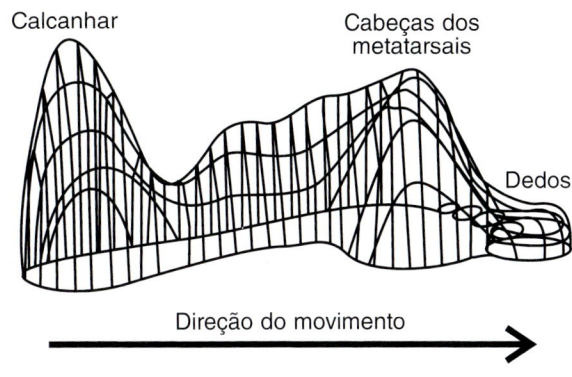

FIGURA 10.36   Padrão de distribuição da pressão de um pé normal durante a caminhada. [Adaptado de Cavanagh, P. R. (1989). The biomechanics of running and running shoe problems. In B. Segesser, W. Pforringer (Eds.) *The Shoe in Sport*. London: Wolfe, 3-15.]

compararam os padrões de pressão durante a corrida com os pés descalços e com diversos materiais de espuma presos ao pé. Esses pesquisadores observaram que o pico de pressão sofria redução quando os voluntários usavam os materiais de espuma, mas as mudanças no padrão de pressão durante o período de apoio foram semelhantes. Foti et al. (32), utilizando um aparelho de mensuração de pressões na palmilha, registraram que, durante o contato do calcanhar na caminhada, calçados com solas internas mais macias distribuíam melhor a pressão do pé para o calçado em comparação com calçados de sola interna dura. Pode-se deduzir que calçados com solas internas mais macias proporcionam uma sensação mais confortável para o usuário.

Cinética linear da locomoção

Os perfis de *FRS* mudam constantemente com o tempo, sendo em geral apresentados como uma função do tempo. A magnitude dos componentes das *FRS* para a corrida é muito maior do que para a caminhada. A magnitude das *FRS* também irá variar como função da velocidade locomotora (38,56), aumentando com a velocidade da corrida. O componente vertical da *FRS* é muito maior em magnitude do que os outros componentes e vem recebendo maior atenção dos biomecânicos (Fig. 10.37). Na caminhada, o componente vertical tem um valor máximo de 1 a 1,2 *PC* e, na corrida, o valor máximo pode ser de 3 a 5 *PC*. O componente vertical de força na caminhada tem uma forma bimodal característica; ou seja, tem dois valores máximos. O primeiro pico modal ocorre durante a primeira metade do apoio e caracteriza a parte dessa fase em que todo o corpo é abaixado, após o contato do pé. A força ascende acima do *PC* quando ocorre a sustentação completa do peso e a massa corporal é acelerada para cima. Então, a força abaixa quando o joelho se flexiona, promovendo uma redução parcial da carga. O segundo pico representa o empuxo ativo contra o solo para que o indivíduo se movimente para o próximo passo. A Figura 10.38 apresenta uma comparação dos perfis dos componentes verticais da *FRS* para a caminhada e para a corrida.

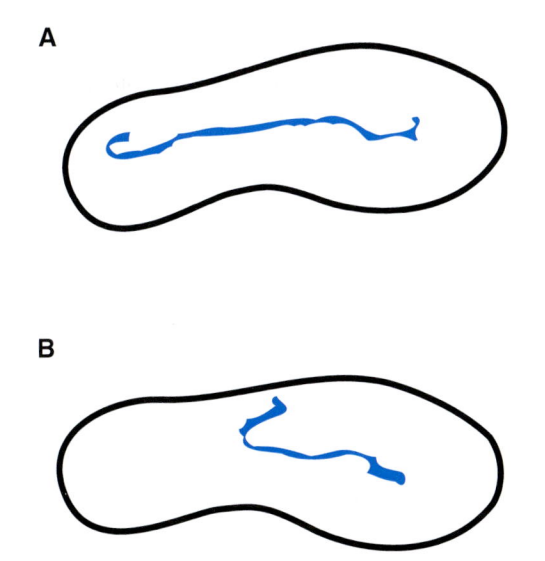

FIGURA 10.35   Padrões de centro de pressão para o pé esquerdo. **A.** Corredor com padrão de queda do pé do tipo calcanhar-dedos. **B.** Corredor com padrão de contato do mediopé.

A

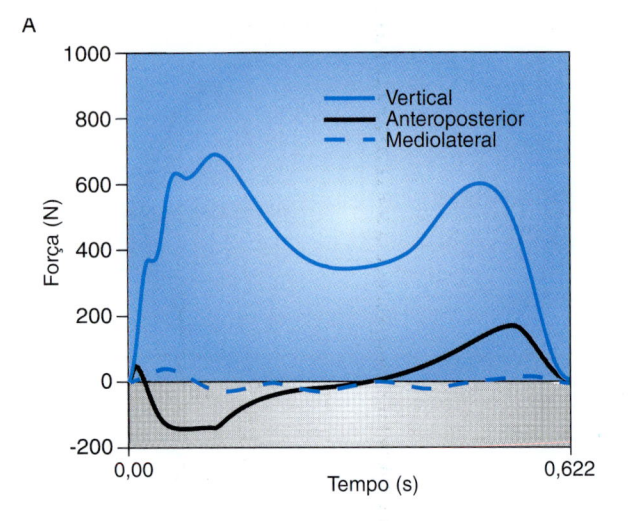

B

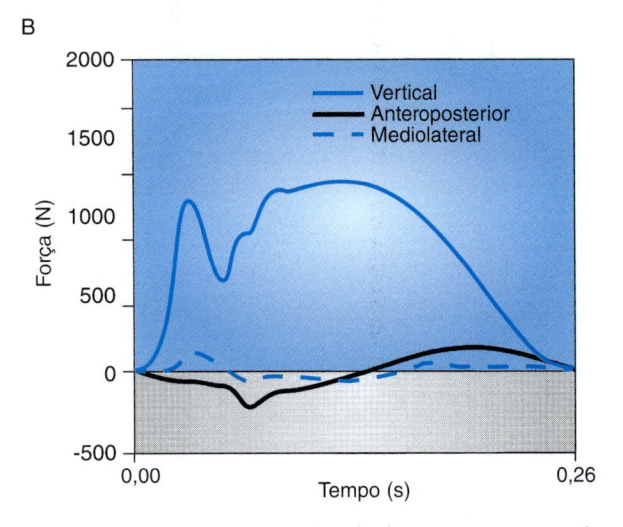

FIGURA 10.37   *FRS* para a caminhada (**A**) e para a corrida (**B**). Note a diferença na magnitude entre o componente vertical e os componentes de cisalhamento.

Na corrida, a forma do componente vertical da *FRS* depende do padrão de descida do pé do corredor (Fig. 10.39). Em geral, esses padrões de passada são conhecidos como padrões de calcanhar-dedo e do meio do pé. A curva do corredor para o contato do calcanhar possui dois picos diferenciáveis. O primeiro pico ocorre muito rapidamente após o contato inicial, sendo frequentemente denominado de **pico passivo**. Esta denominação – *pico passivo* – refere-se ao fato de que essa fase não está sob controle muscular (58) e é influenciada pela velocidade do impacto, pela área de contato entre a superfície e o pé, pelos ângulos articulares no momento do impacto, pela rigidez da superfície e pelo movimento dos segmentos (24). Esse pico é também conhecido como **pico de impacto**. O corredor cujo contato ocorre com o meio do pé exibe pouco ou nenhum pico de impacto. O segundo pico no componente vertical da *FRS* ocorre durante a fase de apoio médio e geralmente tem maior magnitude que o pico de impacto. Nigg (58) refere-se ao segundo pico como **pico ativo**, indicando o papel que os músculos desempenham no desenvolvimento da força para aceleração do corpo para sua decolagem do solo. Qualquer que seja o tipo de padrão de passada, os corredores exibem esse pico.

O componente anteroposterior da *FRS* também exibe uma forma característica, semelhante na caminhada e na corrida, mas de magnitude diferente (Fig. 10.40). O componente F_y atinge magnitudes de 0,15 *PC* na caminhada e de até 0,5 *PC* na corrida. Durante a locomoção, esse componente exibe uma fase negativa durante a primeira metade do apoio como resultado de uma força de atrito horizontal para trás entre o calçado e a superfície. Essa fase prossegue para se tornar positiva próximo ao apoio médio, ao ser gerada força pelos músculos que exercem empuxo para trás contra o solo.

O componente mediolateral da *FRS* é extremamente variável e não possui padrão consistente de um indivíduo para outro. É muito difícil a interpretação desse componente de força sem um vídeo ou sem um registro filmado do contato do pé. A Figura 10.41 ilustra os perfis de caminhada e corrida para o mesmo indivíduo. A grande variedade no posicionamento do pé em relação à posição dos dedos volta-

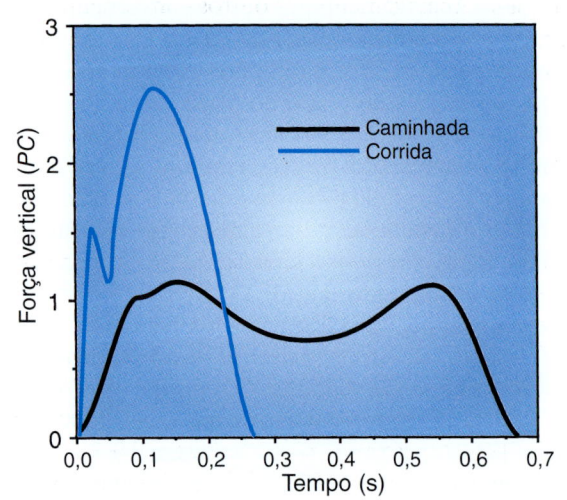

FIGURA 10.38   *FRS* vertical para a caminhada e para a corrida.

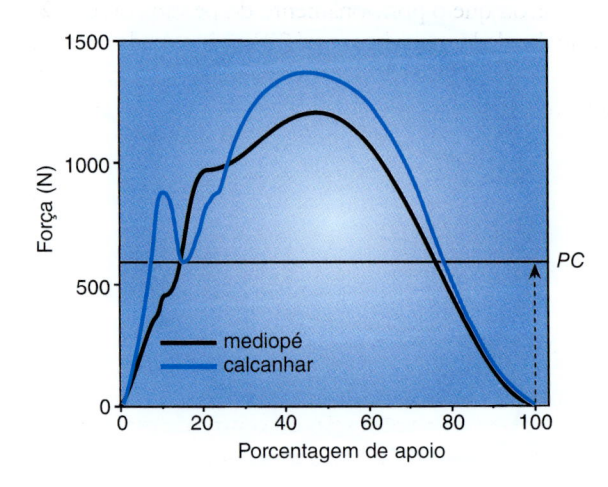

FIGURA 10.39   Perfis verticais da *FRS* de um corredor que utiliza um padrão de queda do pé do tipo calcanhar-dedos e de um corredor que faz o contato com o solo inicialmente com o mediopé.

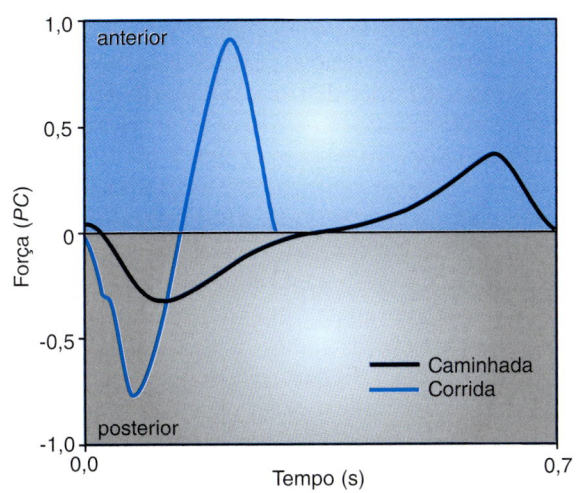

FIGURA 10.40 *FRS* anteroposterior (de frente para trás) para a caminhada e para a corrida.

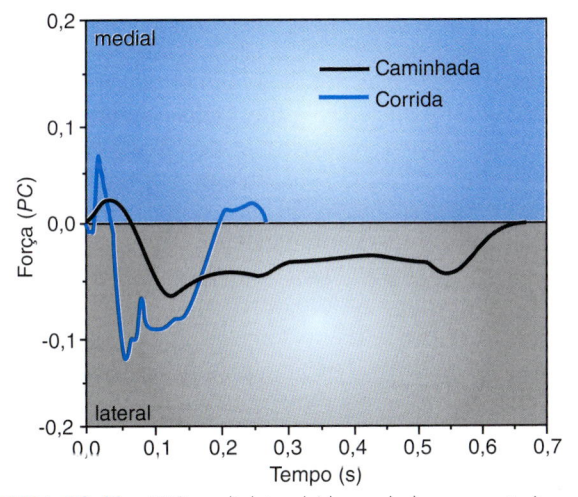

FIGURA 10.41 *FRS* mediolateral (de um lado para outro) para a caminhada e para a corrida.

dos para dentro (adução do antepé) ou voltados para fora (abdução do antepé) pode ser uma razão para essa falta de consistência no componente mediolateral. Um estudo demonstrou que o posicionamento do pé varia desde 12° no ângulo dos dedos para dentro até 29° no ângulo dos dedos para fora, e também que o posicionamento dos dedos para fora no momento do contato do calcanhar gera forças e impulsos mediolaterais maiores (72). A magnitude do componente mediolateral varia de 0,01 *PC* na caminhada até 0,1 *PC* na corrida.

Os biomecânicos pesquisaram as *FRS* na tentativa de relacionar essas forças à cinemática do membro inferior, particularmente à atividade dos pés. Foram envidados esforços no sentido de relacionar essas forças aos perfis de supinação e pronação do retropé de corredores a fim de identificar possíveis lesões ou auxiliar no desenvolvimento de calçados esportivos (35,37). Tendo em vista que a *FRS* é representativa da aceleração do centro de massa corporal total, o uso de dados de *FRS* para essas finalidades provavelmente extrapola as informações proporcionadas pelas *FRS*.

Como ilustração para esse ponto, será apresentado um método para o cálculo do componente vertical da *FRS* pro-

posto por Bobbert et al. (8). Nesse método, esses pesquisadores utilizaram valores cinematicamente derivados das acelerações dos centros de massa de cada um dos segmentos do corpo. O componente vertical da *FRS* reflete as acelerações dos segmentos corporais individualizados, resultantes do movimento dos segmentos. O somatório das forças verticais de todos os segmentos do corpo, inclusive o efeito da gravidade, é o componente vertical da *FRS*. Ou seja:

$$F_z = \sum_{i-1}^{n} m \left(a_{zi} - g \right)$$

em que F_z é o componente vertical de força (forças com direção para cima são definidas como positivas), m_i é a massa do iº segmento, n é o número de segmentos, a_{zi} é a aceleração vertical do iº segmento (acelerações para cima são definidas como positivas), e g é a aceleração decorrente da gravidade. O componente anteroposterior da *FRS* reflete as acelerações horizontais (i. e., na direção do movimento) dos segmentos do corpo do indivíduo. Utilizando métodos semelhantes, esse componente da força pode ser calculado como:

$$F_y = \sum_{i-1}^{n} \left(m_i a_{yi} \right)$$

em que a_{yi} é a aceleração horizontal do iº segmento. Analogamente, o componente mediolateral da *FRS* reflete as acelerações de um lado para outro dos segmentos do corpo do indivíduo:

$$F_x = \sum_{i-1}^{n} \left(m_i a_{xi} \right)$$

em que a_{xi} é a aceleração de um lado para outro do iº segmento. Se o centro de massa for um ponto isolado que representa o centro de massa de todos os segmentos do corpo, o componente vertical será:

$$F_z = m(a_z - g)$$

em que m é a massa corporal total, a_z é a aceleração vertical do centro de massa, e g é a aceleração decorrente da gravidade. Analogamente, os outros componentes podem ser representados como massa corporal total multiplicada pela aceleração do centro de massa. Ou seja:

$$F_y = m a_y$$
$$F_x = m a_x$$

Portanto, *FRS* representa a força necessária para acelerar o centro de gravidade total do corpo (55) e não pode ser diretamente associada à atividade do membro inferior. Por isso, deve-se ter cuidado ao descrever a atividade do membro inferior utilizando dados de *FRS*.

Tendo em vista que a *FRS* se relaciona ao movimento do centro de massa corporal total, o perfil de força anteroposterior pode ser relacionado ao perfil de aceleração do centro de massa durante a fase de apoio. O Capítulo 8 discute um estudo de Bates et al. (6), que ilustra o padrão de velocidade horizontal do centro de massa durante a fase de apoio da passada de um corredor (Fig. 10.42*A*). Quando essa curva foi diferenciada, gerou-se uma curva de aceleração (Fig. 10.42*B*). Essa curva tem a forma característica do componente anteroposterior da força por ter uma aceleração negativa seguida de uma aceleração positiva. Em conformidade com a segunda lei do movimento de Newton, se cada ponto ao longo dessa curva fosse multiplicado pela massa corporal (*m*) do corredor, o componente anteroposterior da *FRS* seria gerado da seguinte maneira:

$$F_y = ma_y$$

Por outro lado, a curva de aceleração poderia ser calculada pela divisão do componente F_y da força pela massa corporal do corredor.

$$a_y = \frac{F_y}{m}$$

A geração das curvas, tanto pelo uso do procedimento cinemático como pela coleta do componente anteroposterior da *FRS*, levará à mesma conclusão. A parte negativa do componente de força é frequentemente chamada *fase de frenagem* e indica uma força contra o corredor que funciona como freio para o atleta, ou seja, para diminuição de sua velocidade. A parte positiva do componente é chamada *fase de propulsão* e indica uma força na direção

do movimento que funciona acelerando o corredor e, portanto, aumenta sua velocidade. Se a velocidade da corrida for constante, as fases negativa e positiva serão simétricas, indicando que não ocorre perda da velocidade. Se a parte negativa da curva for maior do que a parte positiva, o corredor diminuirá a velocidade mais do que aumentará. Por outro lado, se a parte positiva for maior do que a parte negativa, o corredor aumentará a aceleração.

A aplicação da relação impulso-momento outra vez confirma que o corredor deve diminuir a velocidade durante a primeira parte da fase de apoio, aumentando na parte final (Fig. 10.43). A área sob a parte negativa do componente de força, ou impulso negativo, serve para reduzir a velocidade do corredor, ou seja, mudar a velocidade em curso para algum valor menor. A área positiva, ou impulso positivo do componente, serve para acelerar o corredor, ou seja, mudar a velocidade de valor mais baixo para uma nova velocidade mais rápida. Se a mudança positiva na velocidade for equivalente à sua mudança negativa, o indivíduo está correndo em velocidade constante. A Figura 10.44 ilustra as mudanças nos impulsos de frenagem e de propulsão ao longo de várias velocidades de corrida (38). Em muitas circunstâncias no laboratório, durante a coleta de dados da *FRS*, verifica-se a relação entre o impulso negativo e o impulso positivo para determinar se o corredor se encontra em velocidade constante, crescente ou decrescente. Contudo, mesmo se o indivíduo estiver mantendo uma velocidade constante de corrida, raramente a relação entre o impulso positivo e o negativo será igual a 1,0 para qualquer período de apoio considerado numa passada. Mas a relação média ao longo de vários contatos do pé fica nas proximidades desse índice.

Ocorre uma troca de energia mecânica durante a caminhada e a corrida, embora haja diferenças nas flutuações da energia. O trabalho externo na caminhada tem dois componentes: um decorrente de forças inerciais, como resultado de mudanças de velocidade na direção para a frente, e o outro decorrente do deslocamento cíclico do centro de gravi-

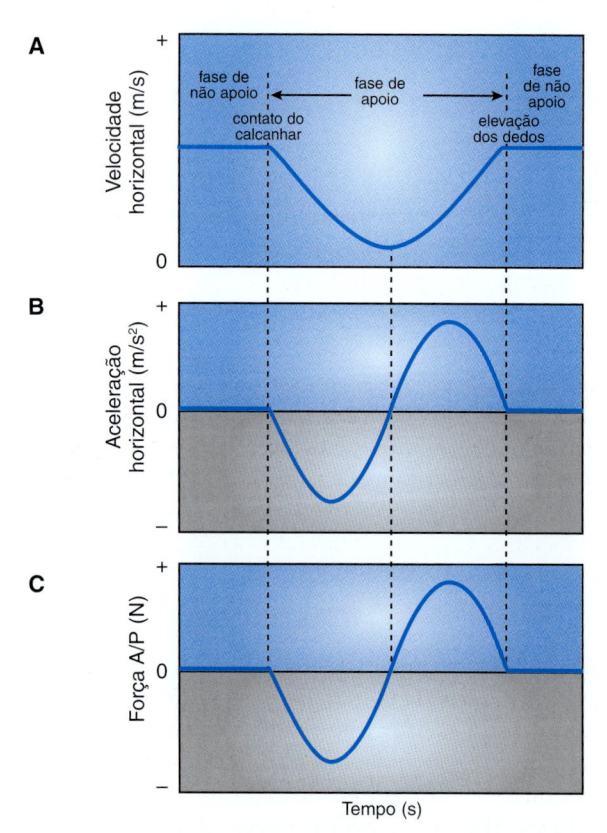

FIGURA 10.42 **A.** Velocidade horizontal do centro de massa de um corredor. **B.** Se a curva de velocidade em (**A**) for diferenciada, será gerada uma curva de aceleração horizontal do centro de massa. **C.** A multiplicação de cada ponto ao longo dessa curva pela massa corporal do corredor resulta na geração da *FRS* anteroposterior.

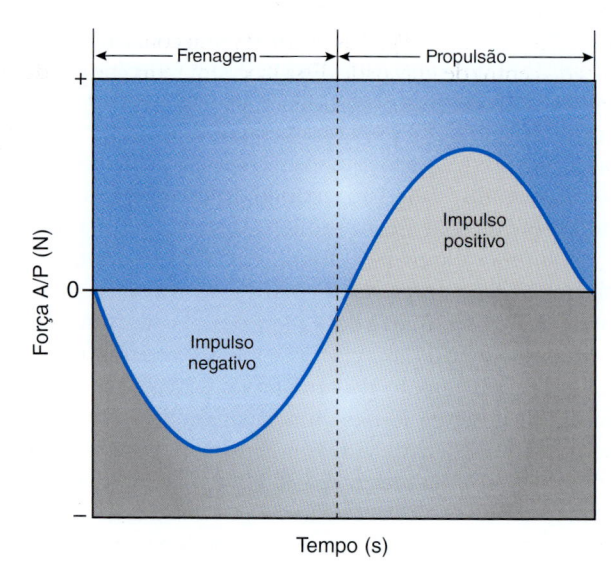

FIGURA 10.43 *FRS* anteroposterior ilustrando os impulsos de frenagem e de propulsão.

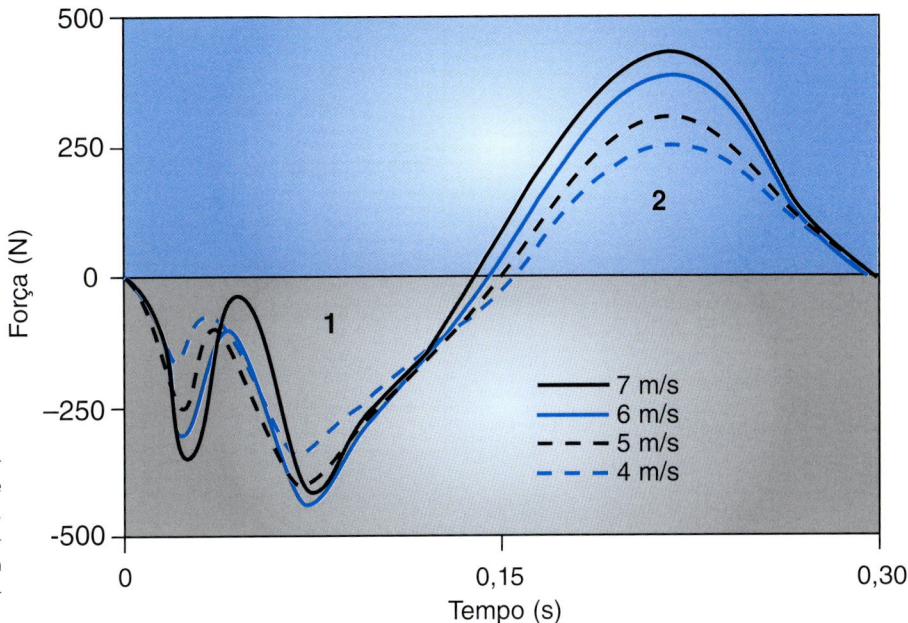

FIGURA 10.44 Mudanças na *FRS* anteroposterior como função da velocidade de corrida. A área 1 é o impulso de frenagem, e a área 2 é o impulso de propulsão. [Adaptado de Hamill, J., et al. (1983). Variations in GRF parameters at different running speeds. *Human Movement Science*, 2:47-56.]

dade para cima. O trabalho realizado para acelerar na direção lateral é apenas uma pequena fração do trabalho total, o que fica evidenciado pelas pequenas forças e pelos pequenos deslocamentos (75). Durante a caminhada, o movimento do centro de gravidade fica modelado como um pêndulo invertido. Em cada passo, o centro de gravidade fica atrás ou à frente do ponto de contato entre o pé e o solo (22). Quando o centro de gravidade se situa atrás do ponto de contato, como ocorre durante o contato do calcanhar na fase de apoio, as *FRS* causam aceleração negativa e há diminuição na energia cinética em decorrência da perda da velocidade para a frente. Uma ocorrência concomitante com a perda de energia cinética é a elevação no centro de gravidade, quando o corpo ultrapassa a linha referencial do membro de apoio. Isso aumenta a energia potencial gravitacional, que atinge um nível máximo no meio da fase de apoio. Enquanto o centro de gravidade se movimenta à frente do ponto de contato, a energia cinética aumenta porque a energia potencial gravitacional diminui com a redução na altura do centro de gravidade. Essa troca em forma de pêndulo entre energia potencial e cinética permite que o trabalho muscular seja poupado em até 65% (75). Essa conservação da energia não é perfeita e, assim, ocorre flutuação da energia total do centro de gravidade (22). Na verdade, a troca resultante na energia mecânica geral durante a caminhada é pequena.

Na corrida, ocorre maior flutuação da energia mecânica. Nessa prática, a energia cinética se comporta de modo semelhante ao que ocorre na caminhada, atingindo níveis mínimos na parte do apoio médio em decorrência da desaceleração causada pela *FRS* horizontal, e aumentando na segunda metade da fase de apoio. O comportamento da energia potencial é diferente do que ocorre na caminhada, pois atinge um mínimo na fase de apoio médio por causa da flexibilidade e da flexão do membro de apoio (31). A excursão vertical geral do centro de massa é também menor à medida que a velocidade de corrida aumenta (31). Não ocorre a troca pendular entre energia potencial e energia

cinética observada na caminhada, em que essas energias estão defasadas em 180° (31). A troca de energia conserva menos de 5% do trabalho mecânico necessário para erguer e acelerar o centro de massa (31). Contudo, uma quantidade substancial de energia mecânica é conservada graças ao armazenamento e retorno da energia elástica nos tecidos.

Cinética linear da tacada de golfe

No movimento de *swing* do golfe, são geradas forças lineares substanciais sobre o solo em resposta às acelerações dos segmentos. Outros locais de aplicação de força importantes situam-se entre a mão e o taco de golfe e – mais importante ainda – entre a cabeça do taco e a bola no momento do contato. As *FRS* variam entre os membros direito e esquerdo. *FRS* verticais elevadas são geradas entre o pé direito (para o golfista destro) e o solo durante o *backswing* (quando o taco inicia seu movimento para trás) e ocorre uma rápida transferência de força para o pé esquerdo antes do impacto, o que resulta em uma força de pico superior a 1 *PC* (88). Na direção mediolateral, desenvolve-se uma *FRS* lateral no pé direito ao longo do *backswing* e do topo desse movimento até o momento imediatamente anterior ao impacto e uma força medial impele o corpo na direção da bola. No instante do impacto, esse quadro sofre inversão para retardo do movimento do corpo da direita para a esquerda (88). Na direção anteroposterior, é gerada uma força quando o corpo gira em torno de um eixo vertical; no *backswing,* isso resulta em uma força para trás no pé esquerdo e numa força para a frente no pé direito. Esse quadro fica invertido no *downswing* (a descida do taco), quando o corpo gira para o impacto (88). Essencialmente, os padrões de geração da *FRS* com a utilização dos diferentes tipos de taco são os mesmos, apenas ocorrendo mudanças nas magnitudes das forças. A Figura 10.45 ilustra as *FRS* e os padrões do centro de pressão para os dois

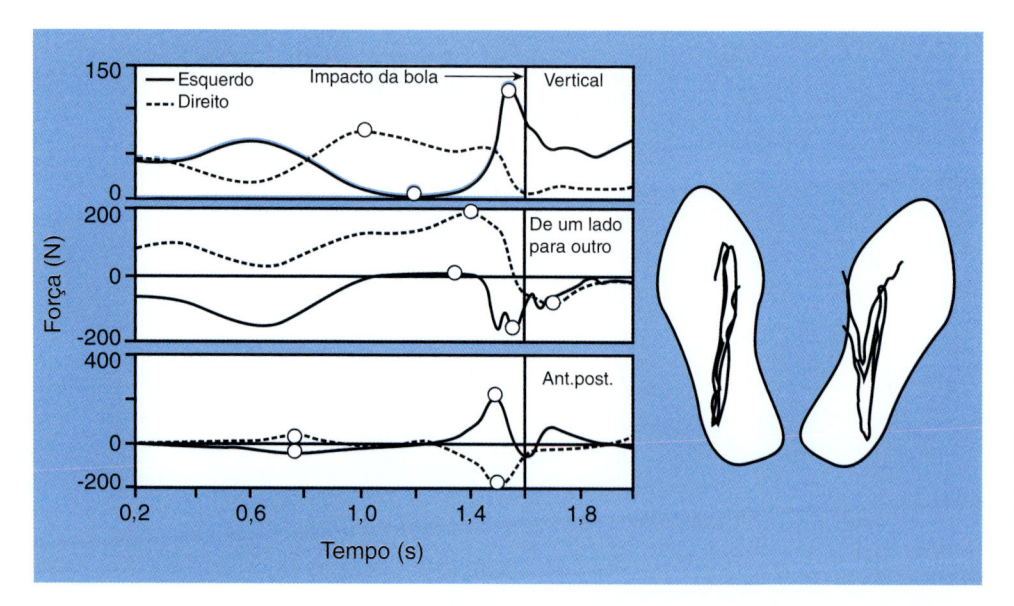

pés. Os valores máximos para *FRS* vertical para um indivíduo representativo que calce sapatos de golfe com pinos comuns foram de 1096 N no pé da frente e de 729 N no pé de trás (89). A força anteroposterior máxima na direção anterior foi de 166 N gerada no pé da frente e de 143 N na direção posterior, gerada no pé de trás. A força lateral máxima foi gerada no pé da frente, situando-se no valor de 161 N (89).

Foi demonstrado que as forças atuantes sobre o corpo em decorrência do movimento de *swing* variam entre 40 e 50% do *PC* (49). Essas forças devem ser controladas pelo golfista para obter um bom *swing*. Um bom golfista iniciará lentamente o *downswing* e, por consequência, as forças atuantes sobre ele produzirão uma suave aceleração. Um golfista inexperiente iniciará o *downswing* com uma aceleração maior. A força centrípeta gerada por essa rápida aceleração gira o taco, reduz a aceleração e pode na realidade causar aceleração negativa mais tarde. As forças atuantes sobre o corpo como resultado do movimento de *swing* atingem valores em torno de 40% do *PC* no terço final do *downswing* (Fig. 10.46). Essas forças são direcionadas para trás, devendo ser controladas pela flexão dos joelhos e por uma base ampla de apoio. A força gerada pelo *swing* atinge seu valor máximo no contato, tendo direção vertical e sendo facilmente resistida pelo corpo (49).

Como resultado das forças atuantes sobre o corpo, são geradas forças significativas na articulação do joelho. Forças compressivas nas partes anterior e posterior do joelho atingem valores que se aproximam, respectivamente, de 100% e 72% do *PC* para as partes anterior e posterior da articulação do joelho (33). Também são geradas forças de cisalhamento. Forma-se uma força de cisalhamento anterior na parte de trás do joelho (10% do *PC*) e forças de cisalhamento posteriores estão presentes nas articulações dos joelhos direito e esquerdo, com valores respectivos de aproximadamente 39% e 20% do *PC* (33). Para um golfista canhoto, deve-se inverter os valores para os joelhos direito e esquerdo.

Também foram medidas as forças lineares no punho e no ombro. A Figura 10.47 ilustra as forças resultantes que atuam

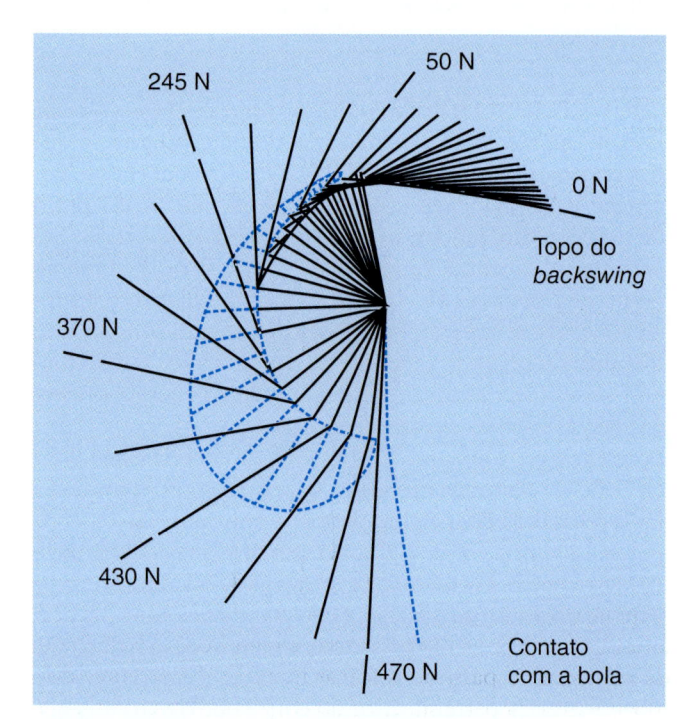

FIGURA 10.46 Forças geradas pelo golfista Bobby Jones em decorrência do seu movimento de *swing*. [Adaptado de Mather, J. S. B. (2000). Innovative golf clubs designed for the amateur. In A. J. Subic, S. J. Haake (Eds.). *The Engineering of Sport: Research, Development and Innovation.* Malden: Blackwell Science, 61-68.]

sobre o punho e sobre o ombro. É importante que essas forças sejam medidas porque elas determinam a aceleração final do taco. As forças de pico na direção da bola são maiores para o segmento do braço (650 N) do que para o segmento do taco (aproximadamente 300 N), e a força de pico no ombro ocorreu 85 ms antes do impacto em comparação com 60 ms antes do impacto para o taco (57). As forças de pico nas direções vertical e anteroposterior também ocorreram mais cedo no segmento do braço, o que sugere alguma interação cronológica entre os segmentos.

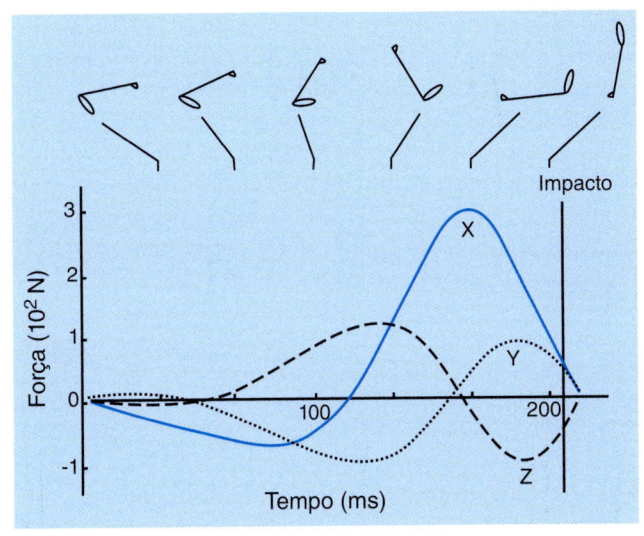

FIGURA 10.47 Forças geradas na articulação radiocarpal nas três direções. [Adaptado de Neal, R. J., Wilson, B. D. (1985). 3D kinematics and kinetics of the golf swing. *International Journal of Sports Biomechanics*, 1:221-232.]

Quando o jogador usa um taco *iron*, a bola de golfe se desloca para cima como reação à ação da cabeça do taco para baixo, com a face do taco mantida em posição e como resultado do ângulo da face do taco. O contato com a bola não é para cima e, se o *swing* for para essa direção, o resultado provável será a colisão na parte superior da bola, tendo por consequência uma bola descendente. Um estudo (50) relatou que a magnitude da força de impacto foi de 15 kN aplicados durante cerca de 500 ms.

Cinética linear da propulsão da cadeira de rodas

Para realizar a propulsão em uma cadeira de rodas, a mão agarra a borda da roda e gera uma força de empuxo. Depois da fase de empuxo, as mãos retornam à posição inicial antes que seja feito novo contato com a borda. Nessa fase de recuperação passiva, as forças inerciais decorrentes dos movimentos da parte superior do corpo podem continuar a influenciar o movimento da cadeira de rodas (81) de modo que o balanço do tronco para trás provoque uma força de reação capaz de impelir a cadeira de rodas para a frente.

A mão empurra a borda em determinado ângulo, mas apenas a componente tangencial da força em relação à borda da roda contribui para a propulsão (67). O vetor da força de propulsão tangencial para a borda está direcionado para cima na posição da mão de −15° até o ponto morto superior e direcionado para baixo a +60° a partir do ponto morto superior (79). Foi demonstrado que essa força chega apenas a 67% da força total aplicada à borda pela mão. A Figura 10.48 (82) ilustra uma amostra representativa das forças na borda de propulsão geradas a uma velocidade de 1,39 m/s e uma produção de potência de 0,5 W/kg. Nesse exemplo, as forças para baixo aplicadas à borda de propulsão foram praticamente iguais ao dobro das forças horizontais aplicadas para a frente.

A força para fora foi a menor das três forças, tendo aumentado apenas no terço final da fase de empuxo. A força de propulsão propriamente dita pode ser calculada pela divisão do torque na borda de propulsão da roda pelo raio (contado desde o eixo da roda até a borda de propulsão) (83).

Um dos principais fatores determinantes da direção de aplicação da força é o custo associado a cada aplicação de força em particular. Se uma força for aplicada perpendicularmente a uma linha que vai desde a mão até o cotovelo, ou desde a mão até o ombro, o custo aumenta a cada articulação (67). A postura de cada indivíduo influencia o custo e o efeito, como resultado do modo individual de se sentar na cadeira de rodas e de segurar a borda de propulsão em determinado ponto. Grandes forças de reação articular geradas na articulação do ombro mudam com a posição da mão. Exemplificando, foi determinado que as forças médias da articulação do ombro no ponto morto superior e em 15° em relação ao ponto morto superior são de 1900 e 1750 N, respectivamente, tendo sido cerca de 10 vezes as forças resultantes médias na articulação (79).

A técnica de propulsão também influencia o rendimento. Foi demonstrado que uma técnica de propulsão circular gera menor potência média (37,1 watts) do que a técnica de bombeamento (44,4 watts) (84). Diferenças individuais nas posições dos ombros e dos cotovelos também podem influenciar a eficácia da propulsão. Exemplificando, se um indivíduo abaixa o ombro durante a fase de empuxo, poderá resultar uma força propulsiva mais vertical e menos efetiva.

A construção da cadeira de rodas também pode influenciar a propulsão. A posição do eixo em relação ao ombro altera de modo significativo a biomecânica da borda de propulsão. Se a distância vertical entre o eixo e o ombro aumentar, o ângulo de empuxo ficará diminuído, assim como a força disponível para a propulsão também sofrerá redução (10). Foi demonstrado que melhoras na propulsão da cadeira de rodas estão associadas a posições do eixo mais anteriores (10). Do

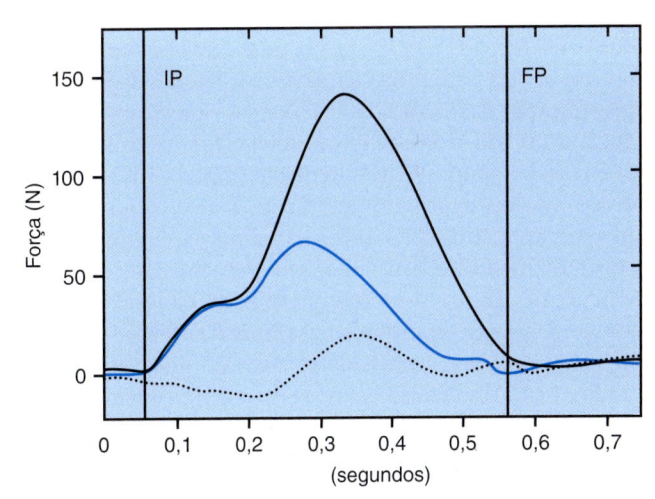

FIGURA 10.48 Forças verticais (*em preto*), forças anteroposteriores (*em cinza*) e forças mediolaterais (*linha pontilhada*) aplicadas pela mão à borda da roda da cadeira de rodas. [Adaptado de Veeger, H. E., et al. (1989). Wheelchair propulsion technique at different speeds. *Scandinavian Journal of Rehabilitation Medicine*, 21:197-203.] IP: início da propulsão; FP: final da propulsão.

mesmo modo, rodas traseiras inclinadas (cambadas), cuja distância no topo entre as rodas é menor que a distância na parte mais baixa das rodas, orientam a borda de propulsão para que mimetize mais de perto a força de aplicação. Isso facilita um uso mais efetivo da extensão dos cotovelos (83).

Resumo

Cinética linear é o ramo da mecânica que lida com as causas do movimento linear, ou forças. Todas as forças têm magnitude, direção, ponto de aplicação e linha de ação. As leis que determinam o movimento dos objetos foram formuladas por Sir Isaac Newton e formam a base para a análise mecânica do movimento humano:

1. **Lei da inércia:** todo corpo continua em seu estado de repouso ou de movimento uniforme em linha reta, a menos que seja compelido a mudar esse estado por uma força externa.
2. **Lei da aceleração:** a mudança de momento de um corpo é proporcional à força incidente e ocorre na direção da força.
3. **Lei de ação e reação:** para toda ação há sempre uma reação igual e oposta.

As forças podem ser categorizadas como de contato ou de não contato. A força de não contato mais importante que atua durante o movimento humano é a gravidade. As forças de contato incluem a força de reação do solo (*FRS*), a força de reação articular, o atrito, a resistência do fluido, a força inercial, a força muscular e a força elástica.

A *FRS*, uma aplicação direta da terceira lei de Newton, possui três componentes: um componente vertical e dois componentes de cisalhamento que atuam paralelamente à superfície do solo. A força de reação articular, a força resultante que atua através de uma articulação, possui os componentes compressivo e de cisalhamento. O atrito é resultante da interação entre duas superfícies, sendo uma força que atua paralelamente à interface das duas superfícies e em uma direção oposta à do movimento. O coeficiente de atrito é a quantificação da interação entre as duas superfícies. A resistência do fluido refere-se à transferência de energia de um objeto para o fluido através do qual o objeto se movimenta. O vetor de resistência do fluido possui dois componentes: sustentação e arrasto. O arrasto atua numa direção oposta à do movimento, e a sustentação é perpendicular ao componente de arrasto. A inércia é resultante da força aplicada por um segmento sobre outro, sem interferência das ações musculares. A força muscular é a tração do músculo em sua inserção, resultando em movimento numa articulação. Geralmente, as forças musculares são calculadas como forças resultantes, não como forças musculares individuais, embora procedimentos matemáticos complexos possam avaliar forças musculares individuais. A força elástica é resultante do retorno de um material até seu comprimento original depois de ter sofrido deformação.

Diagrama de corpo livre é uma ilustração esquemática de um sistema com todas as forças externas representadas por setas vetoriais em seus pontos de aplicação. Forças internas não são apresentadas em diagramas de corpo livre. De modo geral, as forças musculares não são representadas nesses diagramas, a menos que o sistema envolva apenas um segmento.

As análises que utilizam a lei de Newton geralmente são realizadas pelo uso de um dos três cálculos a seguir: o efeito de uma força em um instante do tempo ($F = ma$); o efeito de uma força aplicada durante determinado tempo (relação impulso-momento); e o efeito de uma força aplicada ao longo de certa distância (teorema do trabalho-energia). Na primeira técnica, a análise pode ser um caso estático (quando a = 0) ou dinâmico (quando a ≠ 0). O caso linear bidimensional estático é determinado com a aplicação das seguintes equações:

$$\Sigma F_x = 0 \text{ para o componente horizontal}$$
$$\Sigma F_y = 0 \text{ para o componente vertical}$$

O caso dinâmico 2D utiliza as seguintes equações:

$$\Sigma F_x = ma_x \text{ para o componente horizontal}$$
$$\Sigma F_y = ma_y \text{ para o componente vertical}$$

A relação impulso-momento diz respeito à relação entre a força aplicada durante certo tempo e a mudança no momento linear:

$$F \times dt = mv_{final} - mv_{inicial}$$

O lado esquerdo da equação ($F \times dt$) é o impulso, enquanto o lado direito ($mv_{final} - mv_{inicial}$) descreve a mudança no momento. O impulso é definido como a área sob a curva força-tempo e, assim, é igual à mudança no momento. Esse tipo de análise tem sido utilizado em pesquisas para avaliação da altura do centro de massa durante o salto vertical em associação com as equações de aceleração constante.

O trabalho é o produto da força aplicada pela distância ao longo da qual a força foi aplicada. A energia, a capacidade de realizar trabalho, possui duas formas: cinética e potencial. A relação entre trabalho e energia é definida pelo teorema do trabalho-energia, que afirma que a quantidade de trabalho realizado é igual à mudança na energia. O trabalho mecânico é calculado por meio da mudança na energia mecânica. Ou seja:

$$W = \Sigma EC + \Sigma EP$$

em que *EC* é a energia cinética translacional e *EP* é a energia potencial. O trabalho pode ser calculado tanto para um único segmento como para o corpo todo. Quando esse cálculo se faz segmento a segmento, é calculado o trabalho interno, ou o trabalho realizado nos segmentos pelos músculos para sua movimentação. Quando a quantidade de trabalho realizado é relacionada ao tempo durante o qual foi realizado o trabalho, está sendo avaliada a potência desenvolvida.

Algumas aplicações de forças especiais são: definições para força centrípeta, pressão, trabalho mecânico, energia e potência. A pressão é igual à força por unidade de área.

Revisão de equações para cinética linear

Cálculo	Dados	Fórmula
Composição de vetores: magnitude da força resultante	Forças horizontais e verticais	$R = \sqrt{F_x^2 + F_y^2}$
Ângulo de aplicação da força	Forças horizontais e verticais	$\tan \theta = \dfrac{F_y}{F_x}$
Força vertical	Força resultante, ângulo de aplicação	$F_y = R \operatorname{sen} \theta$
Força horizontal	Força resultante, ângulo de aplicação	$F_x = R \cos \theta$
Aceleração (a)	Força (F), massa (m)	$a = \dfrac{F}{m}$
Aceleração vertical (a)	Força vertical (F_y), massa (m)	$a_y = \dfrac{\left(F_y - mg\right)}{m}$
Força	Aceleração, massa	$F = ma$
Peso (P)	Massa	$P = ma = mg$
Momento (p)	Massa, velocidade	$p = mv$
Impulso	Momento ($m \times v$)	$\text{Impulso} = mv_{final} - mv_{inicial}$
Velocidade	Força, tempo, massa	$V = \dfrac{F \times t}{m}$
Força	Momento, tempo de aplicação da força	$F = \dfrac{mv}{t}$
Força de atrito (F_a)	Força normal (N), coeficiente de atrito (μ)	$F_a = \mu N$
Coeficiente de atrito	Força de atrito e força normal	$\mu = \dfrac{F_a}{N}$
Coeficiente de atrito	Dados para força de reação do solo	$\mu = \dfrac{F_y}{F_z}$
Força de arrasto da resistência do fluido	Coeficiente de arrasto (C_a), área frontal do objeto (A), viscosidade do fluido (ρ), velocidade do objeto em relação ao fluido (v)	$F_{arrasto} = \dfrac{1}{2} C_a A \rho v^2$
Força centrípeta	Massa do objeto (m), velocidade tangencial (v), raio de rotação (r)	$F_c = \dfrac{mv^2}{r}$
Força centrípeta	Massa do objeto (m), velocidade angular (ω), raio de rotação (r)	$F_c = m\omega^2 r$
Pressão	Força, área	$P = \dfrac{F}{A}$
Trabalho	Força, deslocamento (s)	$W = Fs$
Trabalho	Mudanças na energia cinética (EC)	$W = \dfrac{1}{2}mv_2^2 - mv_1^2$
Trabalho horizontal	Força, ângulo de aplicação da força, deslocamento	$W = F \cos \theta\, s$
Energia potencial (EP)	Massa, altura vertical (h)	$EP = mgh$
Energia cinética (EC)	Massa, velocidade	$EC = \dfrac{1}{2}mv^2$
Energia de deformação (ED)	Constante de proporcionalidade (k), distância do objeto deformado (Δx)	$ED = \dfrac{1}{2}k\Delta x^2$
Potência	Trabalho (W), tempo (t)	$P = \dfrac{W}{t}$
Potência	Força, velocidade	$P = Fv$

QUESTÕES PARA REVISÃO

Verdadeiro ou falso

1. ____ A massa de um objeto é uma boa estimativa de sua inércia.

2. ____ Ao puxar ou empurrar um objeto, seus músculos podem tecnicamente apenas puxar ou criar forças tensivas.

3. ____ Quando um vetor de força é resolvido em seus componentes ortogonais, a magnitude do vetor resultante é sempre maior do que qualquer um dos componentes.

4. ____ Se a distância entre seu centro de massa e o centro de massa da Terra é constante, assim também é a gravidade.

5. ____ A quantidade de energia que você transmite para a água enquanto está nadando é proporcional à perturbação da água.

6. ____ Durante a caminhada, a magnitude da *FRS* do ponto mais alto ao mais baixo é vertical, mediolateral e anteroposterior.

7. ____ Um objeto em movimento não irá parar a menos que alguma força externa atue sobre ele.

8. ____ Energia potencial é proporcional à massa de um objeto e inversamente proporcional à sua altura desde o solo.

9. ____ Força é um vetor.

10. ____ Duas forças de tração e empuxo atuantes sobre o mesmo ponto ao mesmo tempo podem ser combinadas e representadas como uma força resultante.

11. ____ O *backspin* aplicado sobre uma bola de golfe é um exemplo do efeito Magnus, no qual a baixa pressão na parte inferior e a alta pressão na parte superior da bola faz que ela adquira força de sustentação vertical.

12. ____ Somente o componente de força tangencial à borda de uma cadeira de rodas provoca a propulsão.

13. ____ Uma força tem de ser aplicada ao longo de algum intervalo de tempo para que um impulso seja gerado.

14. ____ A força de atrito depende da área de contato e do coeficiente de atrito entre dois objetos de interesse.

15. ____ Se uma força de 100 N é aplicada para erguer um objeto com massa de 10 kg, esse objeto será acelerado para cima.

16. ____ Você executou saltos verticais sobre uma plataforma de força duas vezes. A vez em que você gerou maior impulso vertical foi aquela em que você saltou mais alto.

17. ____ Gravidade e atrito são exemplos de forças externas.

18. ____ A força normal é sempre dirigida verticalmente.

19. ____ O fluxo laminar tem mais probabilidade de ocorrer quando o objeto que passa através do fluido é pequeno, possui uma superfície lisa e se move lentamente.

20. ____ Considerando que sua massa é constante quando você está dormindo, você pode diminuir a pressão ao se deitar de costas em vez de deitar-se de lado.

21. ____ O centro de pressão sob seu pé esquerdo na posição em pé pode estar em uma localização de pressão zero.

22. ____ Um praticante de salto com vara durante o voo possui apenas energia cinética.

23. ____ Quando você está em pé e parado, a soma de todas as forças externas atuantes sobre o seu corpo equivale sempre a zero.

24. ____ Um disco de *shuffleboard* tem sua velocidade reduzida à medida que desliza sobre o solo. Sua mudança em energia é equivalente à mudança em potência.

25. ____ A pessoa A, que tem metade da massa da pessoa B, será capaz de provocar o mesmo impulso sobre um objeto que a pessoa B se ela se mover com o dobro da velocidade da pessoa B.

Múltipla escolha

1. Uma força de 100 N é aplicada a uma caixa em um ângulo de 60° em relação à horizontal por meio de uma corda. Qual quantidade de força "ergue" a caixa e qual quantidade de força a "puxa" ao longo da superfície?
   a. 86,6 N; 50 N
   b. 100 N; 100 N
   c. 50 N; 50 N
   d. 50 N; 86,6 N

2. Os componentes horizontal e vertical de uma força são 108 e 22 N, respectivamente. Qual é a magnitude do vetor resultante?
   a. 130 N
   b. 110 N
   c. 106 N
   d. 12 148 N

3. Uma bola de 4,12 N precisa ser acelerada na direção vertical em 20 m/s^2 para alcançar sua altura-alvo. Quanta força precisa ser exercida na direção vertical para alcançar essa meta?
   a. 0,206 N
   b. 4,85 N
   c. 8,4 N
   d. 4,12 N

4. A força paralela a uma superfície é de 380 N e a força perpendicular à superfície é de 555 N. O coeficiente de atrito é 0,66. Qual é a força de atrito?
   a. 841 N
   b. 617 N
   c. 251 N
   d. 366 N

5. Na questão 4, se a força de 380 N é a força anterior aplicada por um pé no solo durante a caminhada, o que a pessoa fará?
   a. Irá cair, porque a força de atrito é menor que a força aplicada

b. Irá cair, porque a força de atrito faz com que o pé "se fixe" ao solo, uma vez que é maior que a força anterior

c. Continuará caminhando normalmente, uma vez que a força de atrito é suficiente para evitar escorregamento

d. Não há informações suficientes para responder esta questão

6. Se a perna de um indivíduo exerce uma força de 9 N à medida que se move 0,4 m dentro de 0,2 segundo, qual é a potência gerada pela perna?

a. 18 W
b. 45 W
c. 0,72 W
d. 4,5 W

7. Se o coeficiente estático de atrito de um tênis de basquete sobre uma determinada superfície de jogo é 0,58 e a força normal é 911 N, qual força horizontal é necessária para fazer o calçado deslizar?

a. <1.570 N
b. >306 N
c. >528 N
d. <528 N

8. Um indivíduo levanta um peso de 80 kg a uma altura de 2,02 m. Quando o peso é mantido acima da cabeça, qual é a energia potencial? Qual é a energia cinética?

a. EP = 0 J, EC = 162 J
b. EP = 162 J, EC = 0 J
c. EP = 0 J, EC = 1 585 J
d. EP = 1 585 J, EC = 0 J

9. Calcule o impulso de uma força que aumenta em uma velocidade constante de 0,0 a 3,0 N ao longo de 3,0 segundos e então diminui em uma velocidade constante diferente de 3,0 a 0,0 N em 4,0 segundos.

a. 27,0 Ns
b. 10,5 Ns
c. 21 Ns
d. 3,0 Ns

10. Considere o seguinte diagrama de corpo livre. Usando análise estática, solucione as forças horizontal e vertical de C que manterão este sistema em equilíbrio se A = 331 N, B = 79 N, e P = 50 N.

a. F_y = 342,5 N; F_x = 59,6 N
b. F_y = −59,6 N; F_x = −342,5 N
c. F_y = 59,6 N; F_x =342,5 N
d. F_y = −9,6 N; F_x = −342,5 N

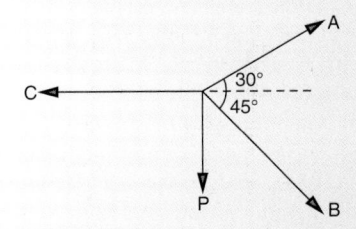

11. Calcule a altura do centro de massa acima considerando sua altura inicial durante um *squat jump* com base nas seguintes informações: PC = 777 N, força vertical total = 899 N, e tempo de aplicação de força = 0,93 segundo.

a. 0,21 m
b. 0,12 m
c. 0,10 m
d. 0,073 m

12. Calcule a velocidade de decolagem de um salto com base no seguinte gráfico hipotético (peso do saltador = 700 N).

a. 1,40 m/s
b. 0,71 m/s
c. 16,1 m/s
d. 1,96 m/s

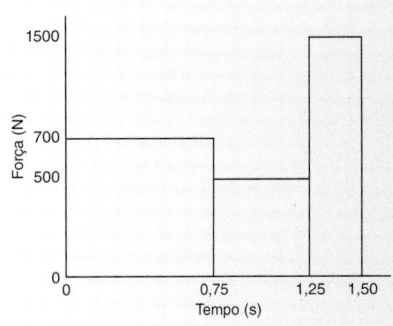

13. Você está parado em um aclive de 2% e depois em um aclive de 10%. Em qual situação a força de atrito é menor?

a. No aclive de 2%, porque a força normal é menor
b. No aclive de 10%, porque a força normal é menor
c. Ela permanece constante, porque sua massa e gravidade permanecem constantes
d. O aclive não afeta a força de atrito

14. Um objeto é empurrado horizontalmente por um bastão ao longo de uma mesa em uma velocidade constante. Qual(is) desta(s) afirmação(ões) é(são) verdadeira(s)?

a. A aceleração linear equivale a zero.
b. A força aplicada é igual à força de atrito cinética.
c. A força aplicada equivale a zero.
d. Todas as alternativas
e. Alternativas a e b

15. Um carro de 1 300 kg começa a descer uma pista com uma inclinação de 30°. As pessoas correm para tentar detê-lo. Quanta força elas precisam aplicar para parar o carro?

a. 1 300 N
b. 11 044 N
c. 12 753 N
d. 6 377 N

16. Um jogador de futebol americano que pesa 150 kg corre em direção a outro jogador a 11,1 m/s. Quanta força precisa ser aplicada em 2,0 segundos para fazê-lo parar?

a. 1 665 N
b. 13,5 N
c. 833 N
d. É preciso saber a massa do outro jogador para resolver essa questão.

17. Você desce a mesma montanha em um trenó quando (a) há neve na parte de baixo e (b) quando há apenas grama na parte de baixo no momento em que a montanha se torna nivelada. Considerando que você alcançou a parte de baixo da montanha com a mesma velocidade, por que você não se desloca tão longe antes de vir a parar na grama?

a. Exige-se mais trabalho para desacelerar na neve
b. Você tem menos energia cinética na grama
c. Você se desloca a mesma distância; simplesmente leva mais tempo para parar na grama
d. O trabalho exercido pelo atrito para desacelerar acontece mais rápido na grama

18. Se o impulso de frenagem em uma *FRS* anterior–posterior pela curva de tempo para a corrida é maior que o impulso de propulsão, o que o corredor está fazendo?
a. Desacelerando
b. Acelerando
c. Correndo com uma velocidade constante
d. Não está se movendo

19. Uma mulher de 608 N mergulha de uma plataforma de 10 m. Qual é sua energia potencial e cinética em um ponto de 7 m do mergulho?
a. EC = 1 824 J; EP = 4 255 J
b. EC = 4 255 J; EP = 1 825 J
c. EC = 41 744 J; EP = 17 903 J
d. EC = 17 903 J; EP = 41 744 J

20. Uma força constante de 160 N atua sobre um objeto na direção horizontal. A força movimenta o objeto para a frente 75 m em 2,3 segundos. Qual é a massa do objeto?
a. 22,6 kg
b. 5,64 kg
c. 11,28 kg
d. 60 kg

21. Um caminhão de 14 000 kg viaja a 20 m/s. Qual seria a velocidade de um caminhão de 10 000 kg com o mesmo momento linear?
a. 28 m/s
b. 20 m/s
c. 32 m/s
d. 40 m/s

22. Em uma partida de futebol americano, o jogador que corre com a bola é detido com uma força de 4 100 N por um jogador de defesa que pesa o equivalente a 1 000 N. Qual é a aceleração desse adversário?
a. 9,81 m/s^2
b. 102 m/s^2
c. 40,2 m/s^2
d. 4,1 m/s^2

23. Qual é a pressão na superfície inferior do pé de uma pessoa que pesa 85 kg apoiada sobre a parte anterior de um dos pés em contato com uma área de aproximadamente 100 cm^2?
a. 8 500 N/cm^2
b. 0,85 N/cm^2
c. 8,34 N/cm^2
d. 83,4 N/cm^2

24. O trabalho calculado no tempo 1 e no tempo 2 foi 925 e 998 N·m, respectivamente. Calcule a potência considerando que o intervalo de tempo foi de 0,049 segundo.
a. 811 W
b. 18 878 W
c. 39 245 W
d. 1 923 W

25. Quanta potência é gerada na direção horizontal por uma força de 950 N aplicada a um objeto em um ângulo de 40°, fazendo com que o objeto se mova horizontalmente por 4 m em 1,6 segundo?
a. 4 658 W
b. 1 527 W
c. 2 375 W
d. 1 819 W

Referências bibliográficas

1. Alexander, R. M. (1984). Elastic energy stores in running vertebrates. *American Zoologist*, 24:85–94.
2. Andres, R. O., Chaffin, D. B. (1985). Ergonomic analysis of slip-resistance measurement devices. *Ergonomics*, 28:1065–1079.
3. Asmussen, E., Bonde-Peterson, F. (1974). Apparent efficiency and storage of elastic energy in human muscles during exercise. *Acta Physiologica Scandinavica*, 92:537–545.
4. Ayoub, M. M., Mital, A. (1989). *Manual Materials Handling*. London: Taylor & Francis.
5. Barthels, K. M., Adrian, M. J. (1975). Three-dimensional spatial hand patterns of skilled butterfly swimmers. In L. Lewillie, J. P. Clarys (Eds.). *Swimming II*. Baltimore: University Park, 154–160.
6. Bates, B. T., et al. (1979). Variations of velocity within the support phase of running. In J. Terauds, G. Dales (Eds.). *Science in Athletics*. Del Mar, CA: Academic, 51–59.
7. Bergmann, G., et al. (1995). Is staircase walking a risk for the fixation of hip implants? *Journal of Biomechanics*, 28:535–553.
8. Bobbert, M. F., et al. (1991). Calculation of vertical ground reaction force estimates during running from positional data. *Journal of Biomechanics*, 24:1095–1105.
9. Boda, W. L., Hamill, J. (1990). A mechanical model of the Maxiflex "B" springboard. *Proceedings of the VI biannual meeting of the Canadian Society of Biomechanics*. Quebec City: 109–110.
10. Boniger, M. L., et al. (1997). Wrist biomechanics during two speeds of wheelchair propulsion: An analysis using a local coordinate system. *Archives Physical Medicine Rehabilitation*, 78:364–371.
11. Brancazio, P. J. (1984). *Sports Science*. New York: Simon & Schuster.
12. Buck, P. C. (1985). Slipping, tripping and falling accidents at work: A national picture. *Ergonomics*, 28:949–958.
13. Caldwell, G. E., Forrester, L. W. (1992). Estimates of mechanical work and energy transfers: demonstration of a rigid body power model of the recovery leg in gait. *Medicine and Science in Sports and Exercise*, 24(12):1396–1412.
14. Cajori, F. (1934). *Sir Isaac Newton's Mathematical Principles* (translated by Andrew Motte in 1729). Berkeley, CA: University of California.
15. Cavagna, G. A., et al. (1976). The sources of external work in level walking and running. *Journal of Physiology*, 262:639–657.
16. Cavanagh, P. R. (1989). The biomechanics of running and running shoe problems. In B. Segesser, W. Pforringer (Eds.). *The Shoe in Sport*. London: Wolfe, 3–15.

17. Cavanagh, P. R., Lafortune, M. A. (1980). Ground reaction forces in distance running. *Journal of Biomechanics*, 15:397–406.

18. Chaffin, D. B., Andersson, G. B. J. (1991). *Occupational Biomechanics* (2nd Ed.). New York: Wiley.

19. Clarke, T. E., et al. (1983). The effects of shoe cushioning upon ground reaction forces in running. International *Journal of Sports Medicine*, 4:376–381.

20. Cohen, H. H., Compton, D. M. J. (1982, June). Fall accident patterns. *Professional Safety*, 16–22.

21. Councilman, J. E. (1968). *Science of Swimming*. Englewood Cliffs, NJ: Prentice-Hall, Inc.

22. Detrembleur, C., et al. (2000). Motion of the body center of gravity as a summary indicator of the mechanics of human pathological gait. *Gait and Posture*, 12:243–250.

23. DeVita, P., Skelly, W. (1992). Effect of landing stiffness on joint kinetics and energetics in the lower extremity. *Medicine and Science in Sports and Exercise*, 24:108–115.

24. Dixon, S. J., et al. (2000). Surface effects on ground reaction forces and lower extremity kinematics in running. *Medicine and Science in Sports and Exercise*, 32:1919–1926.

25. Dowling, J. J., Vamos, L. (1993). Identification of kinetic and temporal factors related to vertical jump performance. *Journal of Applied Biomechanics*, 9:95–110.

26. Dufek, J. S., Bates, B. T. (1990). The evaluation and prediction of impact forces during landings. *Medicine and Science in Sports and Exercise*, 22:370–377.

27. Dufek, J. S., Bates, B. T. (1991). Dynamic performance assessment of selected sport shoes on impact forces. *Medicine and Science in Sports and Exercise*, 23:1062–1067.

28. Elftman, H. (1939). Forces and energy changes in the leg during walking. *American Journal of Physiology*, 125:339–356.

29. Elliott, B. C., White, E. (1989). A kinematic and kinetic analysis of the female two point and three point jump shots in basketball. *Australian Journal of Science and Medicine in Sport*, 21:7–11.

30. Fallon, L. P., et al. (2000). Determining baseball bat performance using a conservation equations model with field test validation. In A. J. Subic, S. J. Haake (Eds.). *The Engineering of Sport: Research, Development, and Innovation*. Oxford: Blackwell Science, 201–211.

31. Farley, C. T., Ferris, D. P. (1998). Biomechanics of walking and running: Center of mass movements to muscle action. In J. Holloszy (Ed.). *Exercise and Sport Science Reviews*, 253–281.

32. Foti, T., et al. (1992). Influence of footwear on weight-acceptance plantar pressure distribution during walking. In R. Rodano (Ed.). *Biomechanics in Sports X*. Milan: Edi-Ermes, 243–246.

33. Gatt, C. J., et al. (1999). A kinetic analysis of the knees during a golf swing. In M. R. Farrally, A. J. Cochran (Eds.). *Science and Golf III: Proceedings of the 1998 World Scientific Congress of Golf*. Champaign, IL: Human Kinetics, 20–28.

34. Giddings, V. L., et al. (2000). Calcaneal loading during walking and running. *Medicine Science in Sports and Exercise*, 32:627–634.

35. Hamill, J., Bates, B. T. (1988). A kinetic evaluation of the effects of in vivo loading on running shoes. *Journal of Orthopaedic and Sports Physical Therapy*, 10:47–53.

36. Hamill, J., et al. (1984). Ground reaction force symmetry during walking and running. *Research Quarterly for Exercise and Sport*, 55:289–293.

37. Hamill, J., et al. (1989). Relationship between selected static and dynamic lower extremity measures. *Clinical Biomechanics*, 4:217–225.

38. Hamill, J., et al. (1983). Variations in ground reaction force parameters at different running speeds. *Human Movement Science*, 2:47–56.

39. Hamill, J., et al. (1987). The effect of track turns on lower extremity function. *International Journal of Sports Biomechanics*, 3:276–286.

40. Harman, E. A., et al. (1990). The effects of arms and countermovement on vertical jumping. *Medicine and Science in Sports and Exercise*, 22:825–833.

41. Hawkins, D., Hull, M. L. (1993). Muscle force as affected by fatigue: Mathematical model and experimental verification. *Journal of Biomechanics*, 26:1117–1128.

42. Hintermeister, R. A., Hamill, J. (1992, August). *Mechanical power and energy in level treadmill running. Proceedings of the North American Congress Of Biomechanics II*. Chicago, 213–214.

43. Komi, P. V. (1990). Relevance of in vivo force measurements to human biomechanics. *Journal of Biomechanics*, 23:23–34.

44. Komi, P. V., Bosco, C. (1978). Utilization of stored elastic energy in leg extensor muscles by men and women. *Medicine and Science in Sports*, 10:261–265.

45. Komi, P. V., et al. (1987). In vivo registration of Achilles tendon forces in man. I. Methodological development. *International Journal of Sports Medicine*, 8(suppl):3–8.

46. Kyle, C. R. (1989). *The wind resistance of the human figure in sports. Proceedings of the First IOC World Congress on Sports Sciences*. Colorado Springs, 287–288.

47. Kyle, C. R., Caizzo, V. L. (1986). The effect of athletic clothing aerodynamics upon running speed. *Medicine and Science in Sports and Exercise*, 18:509–513.

48. Lees, A. (1981). Methods of impact absorption when landing from a jump. *Engineering Medicine*, 10:207–211.

49. Mather, J. S. B. (2000). Innovative golf clubs designed for the amateur. In A. J. Subic, S. J. Haake (Eds.). *The Engineering of Sport: Research, Development and Innovation*. Malden: Blackwell Science, 61–68.

50. Mather, J. S. B., Jowett, S. (2000). Three-dimensional shape of the golf club during the swing. In A. J. Subic, S. J. Haake (Eds.). *The Engineering of Sport: Research, Development and Innovation*. Malden: Blackwell Science, 77–85.

51. McMahon, T. A., Greene, P. R. (1978). Fast running tracks. *Scientific American*, 239(6):148–163.

52. McMahon, T. A., Greene, P. R. (1979). The influence of track compliance on running. *Journal of Biomechanics*, 12:893–904.

53. McNitt-Gray, J. L. (1991). Kinematics and impulse characteristics of drop landings from three heights. *International Journal of Sports Biomechanics*, 7:201–224.

54. Miller, D. I., Nelson, R. C. (1973). *Biomechanics of Sport*. Philadelphia: Lea & Febiger.

55. Miller, D. I. (1990). Ground reaction forces in distance running. In P. R. Cavanagh (Ed.). *Biomechanics of Distance Running*. Champaign, IL: Human Kinetics, 203–224.

56. Munro, C. F., et al. (1987). Ground reaction forces in running: a re-examination. *Journal of Biomechanics*, 20:147–155.

57. Neal, R. J., Wilson, B. D. (1985). 3D kinematics and kinetics of the golf swing. *International Journal of Sports Biomechanics*, 1:221–232.

58. Nigg, B. M. (1983). External force measurements with sports shoes and playing surfaces. In B. M. Nigg, B. Kerr (Eds.).

Biomechanical Aspects of Sports Shoes and Playing Surfaces. Calgary: University of Calgary, 11–23.

59. Nigg, B. M., et al. (2000). *Biomechanics and Biology of Movement.* Champaign, IL: Human Kinetics.

60. Norman, R. W., et al. (1976). Re-examination of the mechanical efficiency of horizontal treadmill running. In P. V. Komi (Ed.). *Biomechanics V-B.* Baltimore: University Park, 87–93.

61. Ozguven, H. N., Berme, N. (1988). An experimental and analytical study of impact forces during human jumping. *Journal of Biomechanics,* 21:1061–1066.

62. Pandy, M. G., Zajac, F. E. (1991). Optimal muscular coordination strategies for jumping. *Journal of Biomechanics,* 24:1–10.

63. Panzer, V. P, et al. (1988). Lower extremity loads in landings of elite gymnasts. In G. deGroot, et al. (Eds.). *Biomechanics XI.* Amsterdam: Free University Press, 727–735.

64. Pierrynowski, M. R., et al. (1980). Mechanical energy transfer in treadmill walking. *Ergonomics,* 24: 1–14.

65. Ramey, M. R., Williams, K. R. (1985). Ground reaction forces in the triple jump. *International Journal of Sport Biomechanics,* 1:233–239.

66. Rogers, M. M. (1988). Dynamic biomechanics of the normal foot and ankle during walking and running. *Physical Therapy,* 68:1822–1830.

67. Rozendaal, L. A., Veeger, H. E. J. (2000). Force direction in manual wheel chair propulsion: balance between effect and cost. *Clinical Biomechanics,* 15:S39–S41.

68. Sayers, S. P., et al. (1999). Cross-validation of three jump power equations. *Medicine and Science in Sports and Exercise,* 31:572–577.

69. Schleihauf, R. E. (1979). A hydrodynamic analysis of swimming propulsion. In J. Terauds, E. W. Bedington (Eds.). *Swimming III.* Baltimore: University Park Press, 70–109.

70. Scott, S. H., Winter, D. A. (1990). Internal forces at chronic running injury sites. *Medicine and Science in Sports and Exercise,* 22:357–369.

71. Scott, S. H., Winter, D. A. (1991). Talocrural and talocalcaneal joint kinematics and kinetics during the stance phase of walking. *Journal of Biomechanics,* 24:743–752.

72. Simpson, K. J., Jiang, P. (1999). Foot landing position during gait influences ground reaction forces. *Clinical Biomechanics,* 14:396–402.

73. Sprigings, E., et al. (1989). Development of a model to represent an aluminum springboard in diving. International *Journal of Sport Biomechanics,* 5:297–307.

74. Stainsby W. N., et al. (1980). Exercise efficiency: validity of baseline subtractions. *Journal of Applied Physiology,* 48(3):518–522.

75. Tesio, L., et al. (1998). The 3-D motion of the center of gravity of the human body during level walking. I. Normal subjects at low and intermediate walking speeds. *Clinical Biomechanics,* 13:77–82.

76. Valiant, G. A. (1987). Ground reaction forces developed on artificial turf. In H. Reilly and A. Lees (Eds.). *Proceedings of the First World Congress of Science and Medicine in Football.* London: E&FN, 143–158.

77. Valiant, G. A., Cavanagh, P. R. (1985). A study of landing from a jump: Implications for the design of a basketball shoe. In D. A. Winter, et al. (Eds). *Biomechanics IX-B.* Champaign, IL: Human Kinetics, 117–122.

78. Valiant, G. A., et al. (1986). Measurements of the rotational friction of court shoes on an oak hardwood playing surface. *Proceedings of the North American Congress on Biomechanics.* 295–296.

79. Van der Helm, F. C. T., Veeger, H. E. J. (1996). Quasi-static analysis of muscle forces in the shoulder mechanism during wheelchair propulsion. *Journal of Biomechanics,* 29:39–52.

80. van Ingen Schenau, G. J. (1982). The influence of air friction in speed skating. *Journal of Biomechanics,* 16:449–453.

81. Vanlandewijck, Y. C., et al. (1994). Wheelchair propulsion efficiency: Movement pattern adaptations to speed changes. *Medicine and Science in Sports and Exercise,* 26:1373–1381.

82. Veeger, H. E., et al. (1989). Wheelchair propulsion technique at different speeds. *Scandinavian Journal of Rehabilitation Medicine,* 21:197–203.

83. Veeger, H. E. J., et al. (1991). Load on the upper extremity in manual wheelchair propulsion. *Journal of Electromyography and Kinesiology,* 1:270–280.

84. Walpert, R. A., Kyle, C. J. (1989). *Aerodynamics of the human body in sports. XII International Congress of Biomechanics Proceedings.* 346–347.

85. White, S. C., Winter, D. A. (1985). Mechanical power analysis of the lower limb musculature in race walking. *International Journal of Sports Biomechanics,* 1:15–24.

86. Williams, K. R. (1980). *A biomechanical and physiological evaluation of running efficiency.* Unpublished doctoral dissertation, The Pennsylvania State University.

87. Williams, K. R., Cavanagh, P. R. (1983). A model for the calculation of mechanical power during distance running. *Journal of Biomechanics,* 16:115–128.

88. Williams, K. R., Cavanagh, P. R. (1983). The mechanics of foot action during the golf swing and implications for shoe design. *Medicine and Science in Sports and Exercise,* 15:247–255.

89. Williams, K. R., Sih, B. L. (1999). Ground reaction forces in regular-spike and alternative-spike golf shoes. In M. R. Farrally, A. J. Cochran (Eds.). *Science and Golf III: Proceedings of the 1998 World Scientific Congress of Golf.* Champaign, IL: Human Kinetics, 568–575.

90. Winter, D. A. (1979). A new definition of mechanical work done in human movement. *Journal of Applied Physiology,* 46: 79–83.

91. Winter, D. A. (1990). Biomechanics and Motor Control of *Human Movement* (2nd ed.). New York: Wiley.

CINÉTICA ANGULAR

O Capítulo 10 discutiu a ideia de que o movimento não ocorre a menos que seja aplicada uma força externa. Também foram discutidas as características de uma força, entre elas a linha de ação e o ponto de aplicação. Se a linha de ação e o ponto de aplicação de uma força são cruciais, pode-se entender que o tipo de movimento gerado depende dessas características. Exemplificando, uma enfermeira que empurra uma cadeira de rodas exerce duas forças iguais, uma em cada alça de empurrar. O resultado é que as linhas de ação e os pontos de aplicação das duas forças fazem com que a cadeira de rodas se movimente em linha reta. Mas o que acontece quando a enfermeira empurra a cadeira de rodas com apenas um dos braços, aplicando uma força a apenas uma das alças de empurrar? Ainda ocorre aplicação de uma força, mas o movimento é totalmente diferente. De fato, a cadeira de rodas irá sofrer translação e rotação (Fig. 11.1). A situação que acabamos de descrever realmente representa a maioria dos tipos de movimentos que ocorre quando um ser humano se movimenta. Não é comum que uma força ou sistema de forças causem translação pura. De fato, a maior parte das aplicações de força no movimento humano causa translação e rotação simultaneamente.

O ramo da mecânica que estuda as causas do movimento é chamado cinética. O ramo da mecânica que estuda as causas do movimento angular é chamado **cinética angular**.

Torque ou momento de força

Quando uma força provoca uma rotação, a rotação ocorre em torno de um ponto pivô, e a linha de ação da força precisa atuar à distância desse ponto. Quando uma força é aplicada de modo que provoca uma rotação, o produto dessa força pela distância perpendicular à sua linha de ação é conhecido como **torque** ou **momento de força**. Esses termos são sinônimos, sendo utilizados de maneira intercambiável na literatura. Torque não é uma força, mas meramente o efeito de uma força ao causar rotação. Portanto, define-se torque como a tendência de uma força causar rotação em torno de um eixo específico. Em uma análise 2D, o eixo em torno do qual o torque atua não é nem o horizontal nem o vertical. O torque atua em torno de um eixo que é perpendicular ao plano x-y. Esse é o chamado eixo z. Assim, os torques citados neste capítulo sempre atuam em torno do eixo z (Fig. 11.2).

CARACTERÍSTICAS DO TORQUE

Há dois componentes importantes do torque: magnitude da força e a distância mais curta, ou perpendicular, desde o ponto pivô até a linha de ação da força. Do mesmo modo, qualquer discussão de um torque deve fazer referência a um eixo específico que funciona como ponto pivô. Em termos matemáticos, torque é:

$$T = F \times r$$

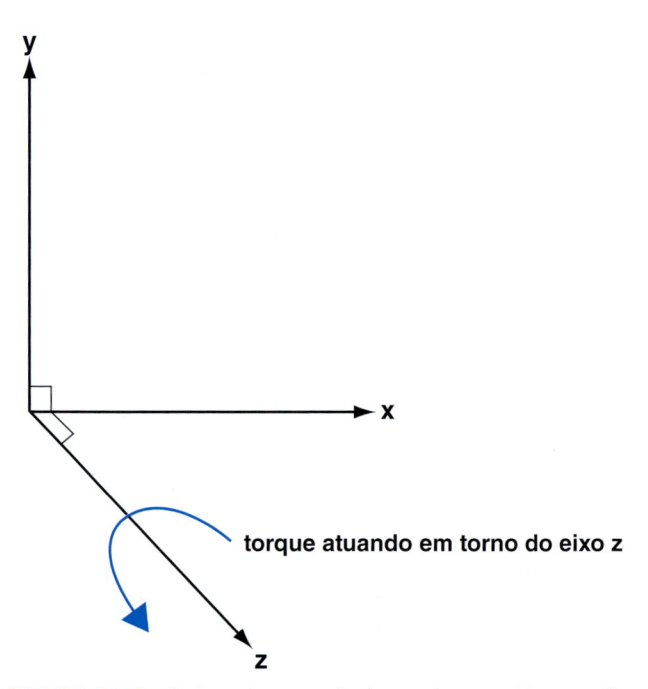

FIGURA 11.1 Vista de cima de uma cadeira de rodas. **A.** A cadeira de rodas sofre translação para a frente pelas forças F_1 e F_2. **B.** A cadeira de rodas irá girar e fazer translação se for aplicada apenas uma força, F_1.

FIGURA 11.2 O eixo z é perpendicular ao plano x-y. Numa análise 2D, os torques atuam em torno do eixo z. Um torque positivo "sairia" da página, enquanto um torque negativo "entraria" na página.

em que T é o torque, F é a força aplicada em newtons e r é a distância perpendicular (usualmente em metros) desde a linha de ação da força até o ponto pivô. Considerando que é o produto de uma força (em newtons) por uma distância (em metros), o torque tem como unidade newton-metro (N·m). A distância, r, é conhecida como *braço do torque* ou **braço do momento** da força (esses termos também podem ser utilizados alternadamente). Esse conceito está ilustrado na Figura 11.3. Se a força atuar diretamente através do ponto pivô ou eixo de rotação, o torque será igual a zero, porque o braço do momento também será igual a zero. Portanto, independentemente da magnitude da força, o torque será zero (Fig. 11.3A).

Na Figura 11.3B, uma força de 20 N é aplicada perpendicularmente a uma alavanca num ponto situado a 1,1 m do eixo. Tendo em vista que a força não é aplicada através do eixo de rotação, a menor distância até o eixo é a distância perpendicular desde o ponto de contato da força até o eixo. O torque gerado por essa força pode ser calculado como:

$$T = F \times r$$
$$T = 20 \text{ N} \times 1,1 \text{ m}$$
$$T = 22 \text{ N·m}$$

Outro método de calcular um torque utiliza as funções trigonométricas. A Figura 11.3C ilustra um exemplo de uma força de 20 N aplicada à distância de 1,44 m do eixo ou rotação num ângulo de 50° em relação à alavanca. Essa é uma situação mais comum que o caso anterior. Para calcular o torque, podemos calcular o braço do momento, obtendo o produto do seno do ângulo pela distância de atuação da força a partir do eixo de rotação. Essencialmente, esse produto forneceria a distância perpendicular da linha de aplicação da força ao eixo de rotação. Os cálculos seriam:

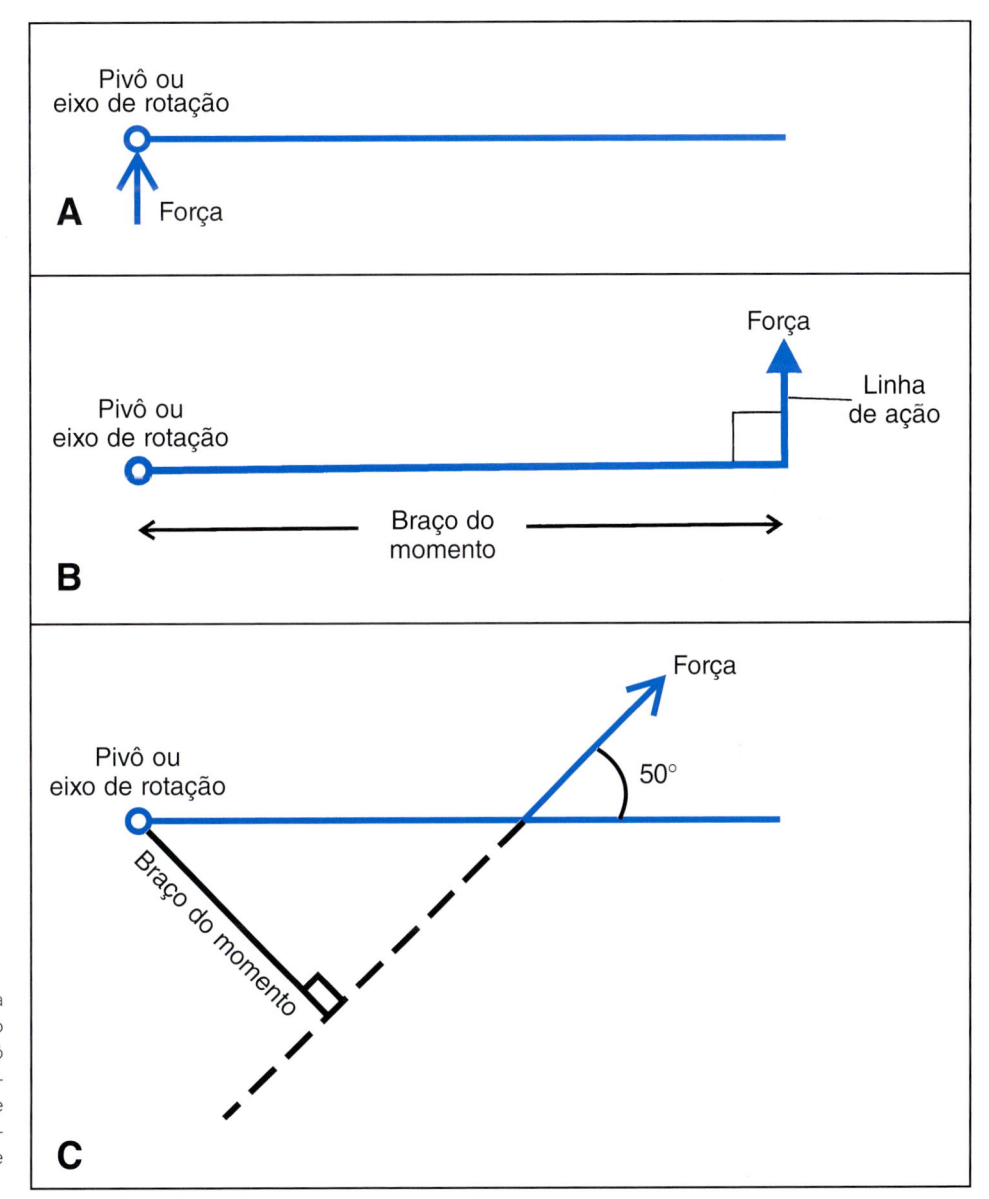

FIGURA 11.3 Quando uma força é aplicada, ela não causará rotação se for aplicada através do ponto pivô (**A**) ou gerará um torque se for aplicada a alguma distância do eixo (**B** e **C**). O braço do momento é a distância perpendicular desde a linha de ação da força até o eixo de rotação.

$$T = F\ \text{sen}\ \theta \times r$$
$$T = 20 \times \text{sen}\ 50° \times 1,44\ \text{m}$$
$$T = 20\ \text{N} \times 0,766 \times 1,44\ \text{m}$$
$$T = 22\ \text{N·m}$$

Nesse caso, a distância perpendicular do braço do momento é igual a 1,1 m, como tivemos no exemplo precedente, e o torque é igual. A segunda fórmula utilizando o seno do ângulo para o cálculo do torque é, na verdade, um caso mais geral da fórmula original. Se o ângulo entre o braço do momento e a linha de aplicação da força for de 90°, então o seno de 90° é igual a 1, e simplesmente assumimos que temos uma distância perpendicular. Em qualquer outro caso (em que o ângulo é diferente de 90°), o produto do seno do ângulo pela distância a partir do eixo de rotação nos dará a distância perpendicular.

Quando a força não é aplicada através do ponto pivô, como na Figura 11.3 *B* e *C*, dizemos que o torque resulta de uma **força excêntrica**, literalmente uma força fora do centro. Embora uma força excêntrica cause principalmente rotação, ela também causa translação. A Figura 11.4 ilustra exemplos de aplicações de torque. A força pode ser gerada por músculos que estejam tracionando a certa distância da articulação (Fig. 11.4*A*), pelo peso de um segmento do corpo atuando para baixo e distante de uma articulação (Fig. 11.4*B*), ou por uma força proveniente do solo atuando à distância, afastada do centro de gravidade (Fig. 11.4*C*).

Torque é um valor vetorial e, portanto, possui magnitude e direção. A magnitude é representada pela quantidade da magnitude da força multiplicada pela magnitude do braço do momento perpendicular à linha de aplicação da força. A direção é determinada pela convenção da regra da mão direita. Nessa convenção, os dedos da mão direita são posicionados ao longo da linha do braço do momento, ficando encurvados na direção da rotação. A direção para a qual estiver apontando o polegar indicará o sinal positivo

ou negativo do torque. Conforme foi observado em casos de medição angular, uma direção anti-horária é considerada positiva (23) e uma direção horária é considerada negativa. Assim, um torque na direção anti-horária é positivo, enquanto um torque na direção horária é negativo. Em um sistema, os torques podem ser avaliados por meio de operações vetoriais, conforme foi descrito para as forças. Ou seja, torques podem ser compostos num torque resultante.

O conceito de torque é comum no cotidiano, por exemplo, no uso de uma chave de boca para afrouxar a porca num parafuso. A aplicação de força à chave de boca produz rotação, fazendo com que a porca se afrouxe. Intuitivamente, segura-se a chave de boca na sua extremidade, conforme mostra a Figura 11.5*B*. Se a pessoa segurar a chave de boca dessa forma, irá maximizar o braço do momento e, portanto, o torque. Se a chave de boca fosse segurada pelo meio, o torque cairia pela metade, ainda que a mesma força fosse aplicada (Fig. 11.5*A*). Para a obtenção do mesmo torque como no primeiro caso, a força deve ser duplicada. Portanto, o aumento da magnitude da força e/ou o aumento do braço do momento pode aumentar o torque.

Frequentemente o conceito de torque é aplicado na avaliação da reabilitação. Exemplificando, se um indivíduo está com o cotovelo lesionado, o terapeuta pode utilizar uma técnica de resistência manual para avaliar a articulação. O fisioterapeuta ofereceria resistência à flexão do cotovelo de seu paciente ao exercer uma força na posição média do antebraço. Isso cria torque, que o paciente deve suplantar. À medida que o paciente progredir, o fisioterapeuta poderá exercer aproximadamente o mesmo nível de força no punho, em vez de na parte média do antebraço. Ao aumentar o braço do momento e manter constante a força, o fisioterapeuta aumentou o torque que o paciente precisa suplantar. Essa técnica bastante simples pode ajudar o fisioterapeuta na formulação de um programa individual de reabilitação.

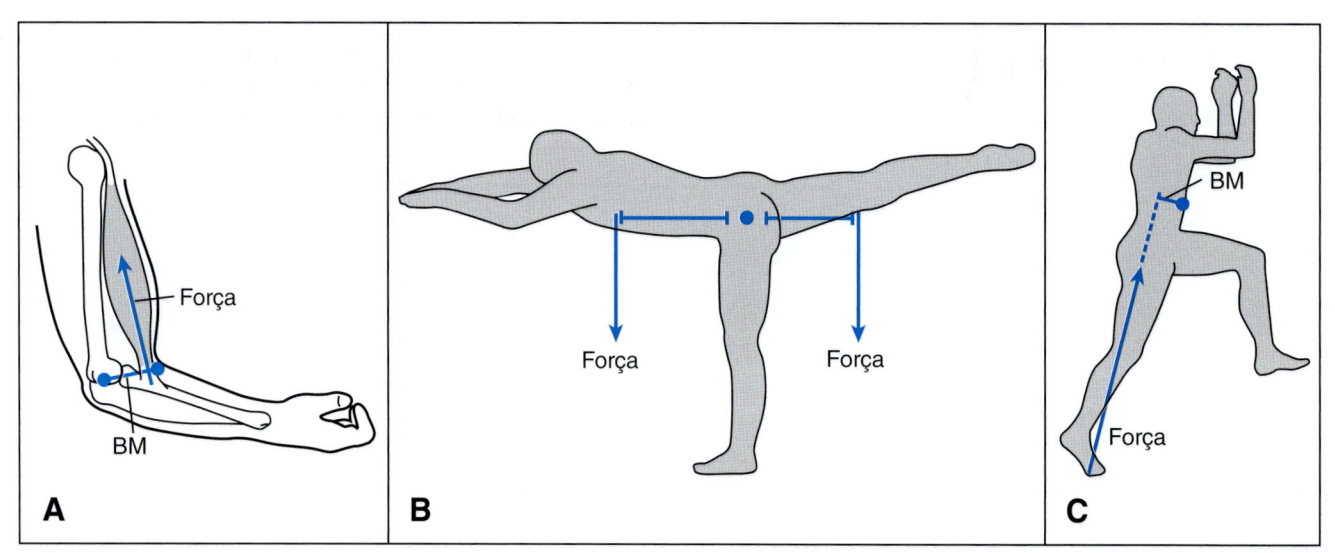

FIGURA 11.4   Modo como os torques costumam ser gerados pela força muscular, (**A**) pela força gravitacional (**B**) e pela força de reação do solo (**C**). *BM*, braço do momento.

A

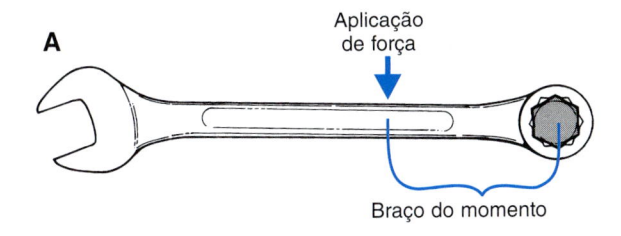

Aplicação
de força

Braço do momento

B

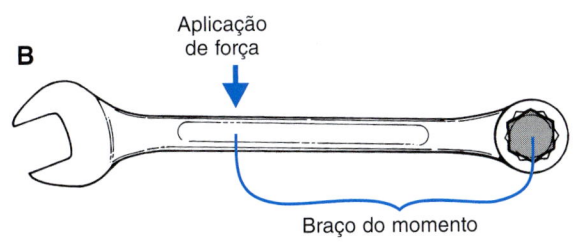

Aplicação
de força

Braço do momento

FIGURA 11.5   Chave de boca com dois pontos de aplicação de força. Ao segurar a chave na sua extremidade (**A**), será gerado um torque maior do que se a ferramenta for segurada perto do ponto de rotação (**B**), porque o braço do momento é maior em B do que em A.

PAR DE FORÇAS

Um ginasta que deseja executar um giro em torno de um eixo longitudinal aplica não apenas uma, mas duas forças paralelas em direções opostas. Ao aplicar uma força para trás com um pé e uma força para a frente com o outro pé, o ginasta cria dois torques que geram rotação em torno do eixo longitudinal (Fig. 11.6). Essa dupla de

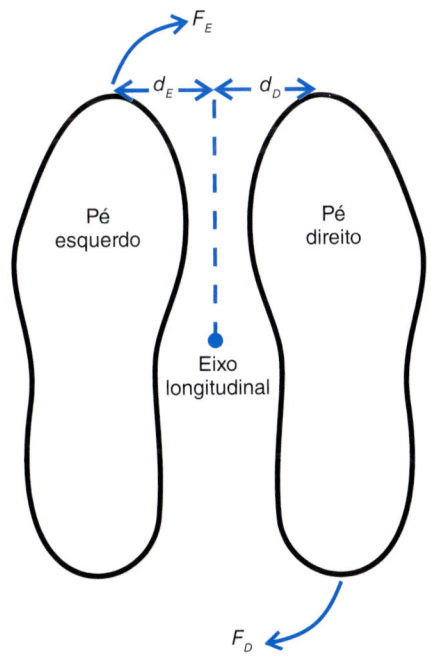

F_E

d_E d_D

Pé
esquerdo

Pé
direito

Eixo
longitudinal

F_D

FIGURA 11.6   O pé direito cria um torque, $F_D \times d_D$, enquanto o pé esquerdo cria outro torque, $F_E \times d_E$. Tendo em vista que esses dois torques são iguais e na mesma direção angular, o par de forças resultará em rotação em torno do eixo longitudinal que atravessa o centro de massa.

forças é chamada **par de forças**. Um par de forças consiste em duas forças paralelas que são iguais em magnitude e que atuam em direções opostas. Essas duas forças atuam à distância de um eixo e geram rotação em torno desse eixo. Um par de forças pode ser imaginado como dois momentos de força, cada um criando rotação em torno do eixo longitudinal do ginasta. Entretanto, torques também podem causar translação, mas, visto que a translação causada por cada torque se dá na direção oposta, a translação do corpo fica cancelada. Portanto, um par de forças provoca exclusivamente rotação em torno de um eixo, sem que ocorra translação. Ao posicionar os pés ligeiramente afastados, o ginasta na Figura 11.6 pode aumentar o braço do momento e, portanto, causar maior rotação.

Um par de forças é calculado pela seguinte fórmula:

$$\text{Par de forças} = F \times d$$

em que F é uma das forças iguais e opostas e d é a distância entre as linhas de ação das duas forças. Embora não existam na anatomia humana pares de forças verdadeiros, frequentemente o corpo humano utiliza pares de forças. Exemplificando, ocorre criação de um par de forças quando o indivíduo usa o polegar e o dedo indicador para girar a tampa de um recipiente a fim de abri-lo.

Leis do movimento de Newton: Análogos angulares

O caso linear das leis do movimento de Newton foi apresentado no Capítulo 10. Essas leis podem ser reafirmadas para a representação dos análogos angulares. Cada quantidade linear possui um análogo angular correspondente. Exemplificando, o análogo angular da força é o torque; da massa é o momento de inércia; e da aceleração é a aceleração angular. Esses análogos podem substituir diretamente as leis lineares para criar os análogos angulares.

PRIMEIRA LEI: LEI DA INÉRCIA

Um corpo em rotação continuará num estado de movimento angular uniforme, a menos que um torque externo incida sobre ele. Definido matematicamente, como no caso linear:

$$\text{Se } \Sigma T = 0, \text{ então } \Delta\omega = 0$$

Ou seja, se o somatório dos torques é igual a zero, o objeto se encontra ou em estado de repouso ou em rotação com velocidade angular constante.

Mas, para entender completamente essa equação, devemos primeiramente discutir o conceito de inércia no caso angular. No caso linear, de acordo com a primeira lei do movimento de Newton, inércia é a tendência de um objeto em resistir a uma mudança na velocidade linear. A medida da inércia de um objeto é sua massa. A contraparte angular da massa é o **momento de inércia**. Trata-se de uma quantidade que indica a resistência de um objeto à mudança no movimento angular. Ao contrário de sua contraparte linear (a massa), o momento de inércia de um corpo não depende apenas da massa do objeto, mas também da distribuição da massa com relação ao eixo de rotação. O momento de inércia também terá valores diferentes por existirem muitos eixos em torno dos quais um objeto pode girar. Ou seja, o momento de inércia não é fixo, mas mutável.

Se utilizarmos como exemplo uma ginasta girando no ar numa posição de *layout*, poderemos ilustrar o modo no qual o momento de inércia muda. Suponha que a ginasta gire em torno de um eixo longitudinal que atravessa seu centro de massa. O centro de massa é o ponto no qual toda a massa parece estar concentrada; os cálculos serão apresentados mais adiante, neste capítulo. A massa da ginasta está distribuída ao longo desse eixo e com relativa proximidade em relação a ele (Fig. 11.7*A*). Entretanto, se a ginasta girar em torno de um eixo transversal que passe pelo seu centro de massa, a mesma massa estará distribuída a uma distância muito maior em relação ao eixo de rotação (Fig. 11.7*B*). Considerando que existe maior distribuição da massa que gira em torno do eixo transversal em comparação com a massa que gira em torno do eixo longitudinal, o momento de inércia é maior no primeiro caso. Ou seja, há maior resistência à rotação em torno do eixo transversal do que em torno do eixo longitudinal. A ginasta também pode alterar a distribuição da massa em torno de um eixo mudando a posição do seu corpo, por exemplo, ao assumir uma posição curvada, fazendo com que mais massa corporal fique mais perto do eixo transversal. Com isso, ela diminui o momento de inércia. Ao executar vários saltos mortais no ar, a ginasta assumirá uma posição extremamente encolhida, praticamente colocando a cabeça entre os joelhos na tentativa de reduzir o momento de inércia. A ginasta procede dessa forma para oferecer menor resistência à aceleração angular, o que lhe permitirá realizar os vários saltos mortais.

Observa-se também na corrida o conceito de redução do momento de inércia para aumentar o movimento angular. Durante a fase de balanço, o pé é movimentado para a frente,

vindo de trás do corpo até o ponto, no solo, onde ocorrerá o próximo contato. Mas assim que o pé deixa o solo, a perna se flexiona consideravelmente no joelho, e o pé é elevado até próximo às nádegas. O efeito dessa ação é diminuir o momento de inércia do membro inferior em relação a um eixo transversal que passa pela articulação do quadril. Isso permite que o membro gire para a frente mais rapidamente do que ocorreria se o membro inferior não estivesse flexionado. Essa ação é uma característica diferenciadora da ação do membro inferior dos corredores velocistas. A Figura 11.8 ilustra a mudança no momento de inércia do membro inferior durante a ação de recuperação numa corrida.

Calcular um momento de inércia não é tarefa simples. Se considerarmos que todos os objetos são constituídos por determinado número de pequenas partículas, cada uma delas com sua própria massa e sua própria distância do eixo de rotação, o momento de inércia pode ser representado em termos matemáticos:

$$I = \sum_{i=1}^{n} m_i r_i^2$$

em que I é o momento de inércia, n representa o número de massas de partículas, m_i representa a massa da partícula iº, e r_i é a distância da partícula iº a contar do eixo de rotação. Ou seja, o momento de inércia é igual ao somatório dos produtos da massa pela distância do eixo de rotação ao quadrado, para todas as partículas de massa que constituem o objeto. Uma análise dimensional resulta em unidades de quilograma-metro ao quadrado ($kg \cdot m^2$) para o momento de inércia.

Considere agora a ilustração na Figura 11.9. Esse objeto hipotético se compõe de cinco pontos de massa, cada um com massa igual a 0,5 kg. As distâncias r_1 a r_5 representam a distância do eixo de rotação. Os pontos de massa estão afastados entre si por 0,1 m; a primeira massa se encontra a 0,1 m do eixo y-y. Cada ponto de massa está situado a 0,1 m do eixo x-x. O momento de inércia em torno do eixo y-y é:

$$
\begin{aligned}
I_{y-y} &= \sum_{i=1}^{n} m_i r_i^2 \\
&= m_1 r_1^2 + m_2 r_2^2 + m_3 r_3^2 + m_4 r_4^2 + m_5 r_5^2 \\
&= 0,5 \text{ kg} \times (0,1 \text{ m})^2 + 0,5 \text{ kg} \times (0,2 \text{ m})^2 + \\
&\quad 0,5 \text{ kg} \times (0,3 \text{ m})^2 + 0,5 \text{ kg} \times (0,4 \text{ m})^2 + \\
&\quad 0,5 \text{ kg} \times (0,5 \text{ m})^2 \\
&= 0,005 \text{ kg} \cdot \text{m}^2 + 0,02 \text{ kg} \cdot \text{m}^2 + 0,045 \text{ kg} \cdot \text{m}^2 + \\
&\quad 0,08 \text{ kg} \cdot \text{m}^2 + 0,125 \text{ kg} \cdot \text{m}^2 \\
&= 0,275 \text{ kg} \cdot \text{m}^2
\end{aligned}
$$

Se o eixo de rotação for mudado para o eixo x-x, o momento de inércia do objeto em torno desse eixo passará a ser:

$$
\begin{aligned}
I_{x-x} &= \sum_{i=1}^{n} m_i r_i^2 \\
&= m_1 r_1^2 + m_2 r_2^2 + m_3 r_3^2 + m_4 r_4^2 + m_5 r_5^2 \\
&= 0,5 \text{ kg} \times (0,1 \text{ m})^2 + 0,5 \text{ kg} \times (0,1 \text{ m})^2 + \\
&\quad 0,5 \text{ kg} \times (0,1 \text{ m})^2 + 0,5 \text{ kg} \times (0,1 \text{ m})^2
\end{aligned}
$$

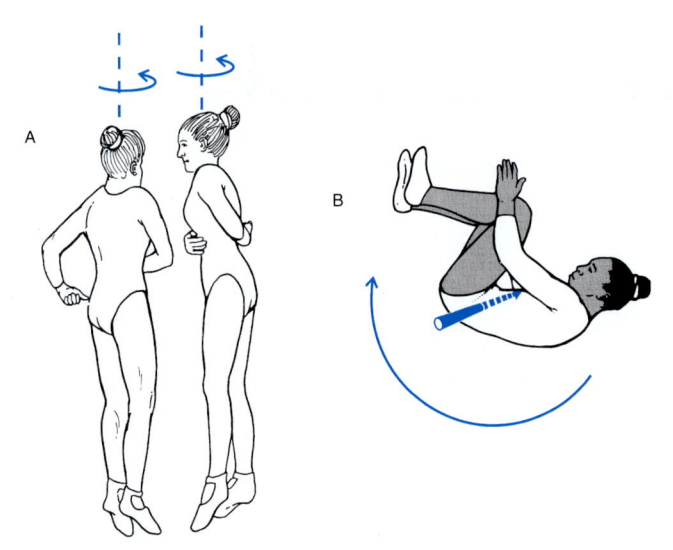

FIGURA 11.7 Distribuição da massa de um indivíduo em torno do eixo longitudinal que atravessa o centro de massa corporal total (**A**) e em torno de um eixo transversal que também passa por esse centro de massa (**B**).

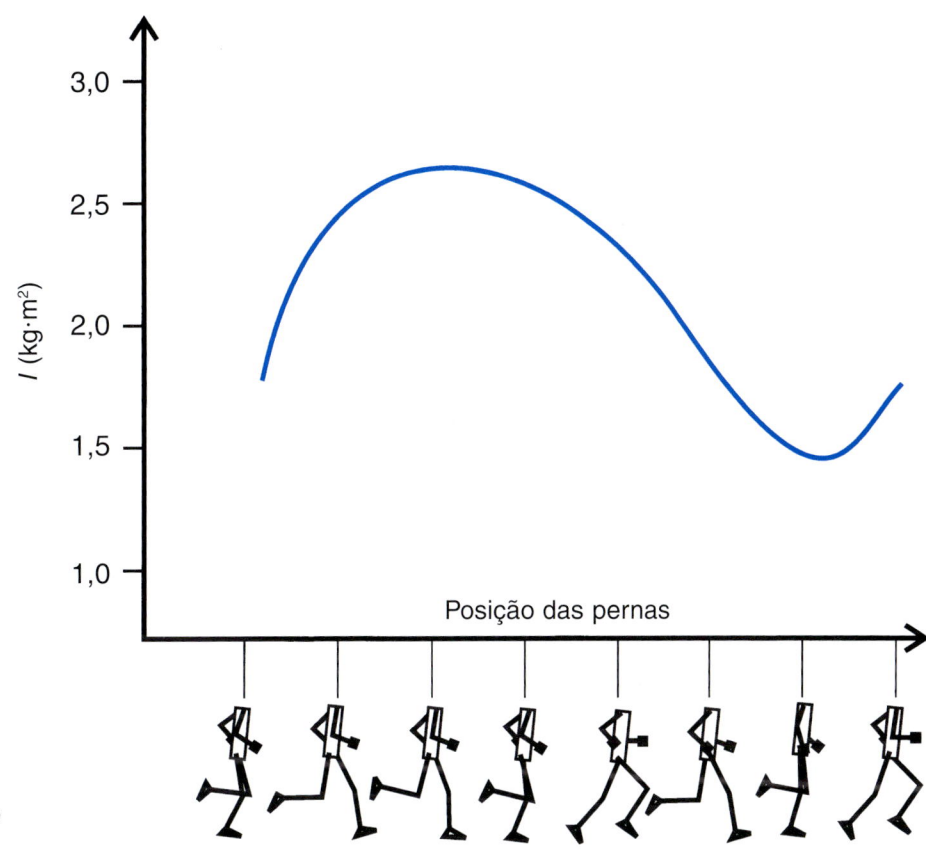

FIGURA 11.8 Mudanças no momento de inércia das pernas durante a passada.

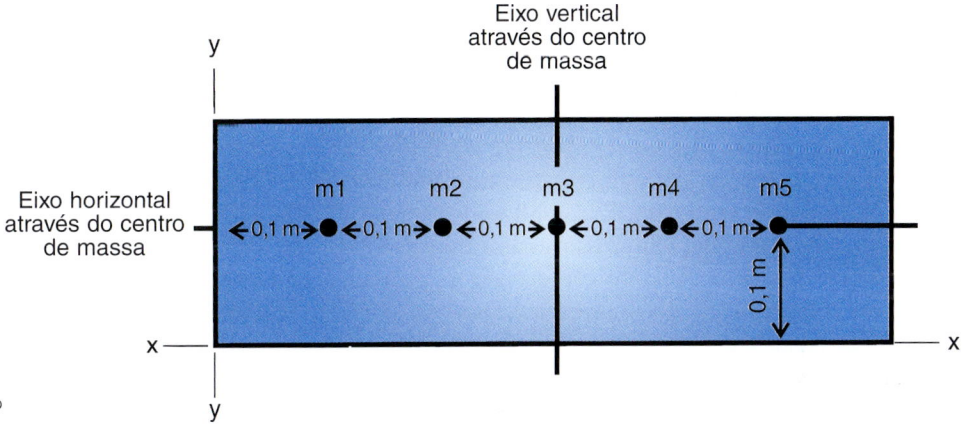

FIGURA 11.9 Sistema hipotético de massa de cinco pontos.

$$0,5 \text{ kg} \times (0,1 \text{ m})^2 +$$
$$= 0,005 \text{ kg·m}^2 + 0,005 \text{ kg·m}^2 + 0,005 \text{ kg·m}^2 +$$
$$0,005 \text{ kg·m}^2 + 0,005 \text{ kg·m}^2$$
$$= 0,025 \text{ kg·m}^2$$

Portanto, a mudança no eixo de rotação, do eixo y-y para o eixo x-x, reduz dramaticamente o momento de inércia, resultando em menor resistência ao movimento angular em torno do eixo x-x em comparação com o que ocorre em torno do eixo y-y. Se for utilizado um eixo que atravessa o centro de massa do objeto, a massa do ponto 3 não influenciaria o momento de inércia, porque o eixo atravessa diretamente esse ponto. Assim:

$$I_{CM} = \sum_{i=1}^{n} m_i r_i^2$$
$$= m_1 r_1^2 + m_2 r_2^2 + m_4 r_4^2 + m_5 r_5^2$$
$$= 0,5 \text{ kg} \times (0,2 \text{ m})^2 + 0,5 \text{ kg} \times (0,1 \text{ m})^2 +$$
$$0,5 \text{ kg} \times (0,1 \text{ m})^2 + 0,5 \text{ kg} \times (0,2 \text{ m})^2$$
$$= 0,02 \text{ kg·m}^2 + 0,005 \text{ kg·m}^2 + 0,005 \text{ kg·m}^2 +$$
$$0,02 \text{ kg·m}^2$$
$$= 0,05 \text{ kg·m}^2$$

Com base nesses exemplos, agora deve ter ficado claro que o momento de inércia muda de acordo com o eixo de rotação.

No corpo humano, os segmentos não estão construídos com a mesma simplicidade desse exemplo. Cada segmento é constituído por diferentes tipos de tecidos como osso, músculo e pele, que não estão uniformemente distribuídos. Os segmentos do corpo também têm formas irregulares. Isso significa que um segmento não tem densidade uniforme, e, portanto, seria impraticável determinar o momento de inércia de segmentos do corpo humano usando o método de partícula-massa. Por meio de diversos métodos, foram determinados os valores para o momento de inércia de cada segmento corporal. Os valores de momento de inércia foram obtidos experimentalmente, com base em estudos com cadáveres (10), modelos matemáticos (20,21) e técnicas gama (63). Jensen (27) desenvolveu equações de previsão especificamente para crianças, com base em sua massa corporal e altura.

Para que se tenha um grande nível de precisão, é preciso calcular um momento de inércia que seja específico para determinado indivíduo. Em sua maioria, as técnicas que proporcionam valores para momentos de inércia de segmentos fornecem informações sobre o raio de giro do segmento, e a partir daí pode ser calculado o momento de inércia. **Raio de giro** denota a distribuição da massa do segmento em torno do eixo de rotação e é a distância desde o eixo de rotação até um ponto no qual se pode considerar que a massa esteja concentrada sem alterar as características inerciais do segmento. Assim, o momento de inércia de um segmento pode ser calculado pela fórmula:

$$I = m(\rho l)^2$$

em que I é o momento de inércia, m é a massa do segmento, l é o comprimento do segmento, e a letra grega rho (ρ) é o raio de giro do segmento, como proporção do comprimento do segmento. Exemplificando, consideremos a perna de um indivíduo com massa de 3,6 kg e comprimento de 0,4 m. A proporção do raio de giro em relação ao comprimento do segmento é igual a 0,302, com base nos dados de Dempster (10). Essa informação é suficiente para calcular o momento de inércia da perna em torno de um eixo que passa pelo centro de massa. Assim, o momento de inércia é:

$$I_{CM} = m(\rho l)^2$$
$$= 3,6 \text{ kg} \times (0,302 \times 0,4 \text{ m})^2$$
$$= 0,0525 \text{ kg·m}^2$$

A Tabela 11.1 ilustra o raio de giro como uma proporção dos valores de comprimento dos segmentos, com base no trabalho de Dempster (10).

Utilizando a técnica do raio de giro, também podemos calcular o momento de inércia em torno de um eixo de rotação que atravessa as extremidades proximal e distal do segmento. No exemplo precedente, o raio de giro como uma proporção do comprimento do segmento junto à extremidade proximal da perna é 0,528. Portanto, o

TABELA 11.1	**Raios de giro como proporção do comprimento do segmento em relação a um eixo transversal**		
Segmento	**Centro de massa**	**Proximal**	**Distal**
Cabeça, pescoço, tronco	0,503	0,830	0,607
Braço	0,322	0,542	0,645
Antebraço	0,303	0,526	0,647
Mão	0,297	0,587	0,577
Coxa	0,323	0,540	0,653
Perna	0,302	0,528	0,643
Pé	0,475	0,690	0,690

De Dempster, W. T. (1955). Space requirements of the seated operator. *WADC Technical Report*. Wright-Patterson Air Force Base, 55-159.

momento de inércia em torno da extremidade proximal do segmento é calculado como:

$$I_{proximal} = m(\rho_{proximal} l)^2$$
$$= 3,6 \text{ kg} \times (0,528 \times 0,4 \text{ m})^2$$
$$= 0,161 \text{ kg·m}^2$$

No ponto de referência distal do segmento da perna, o momento de inércia é:

$$I_{distal} = m(\rho_{distal} l)^2$$
$$= 3,6 \text{ kg} \times (0,643 \times 0,4 \text{ m})^2$$
$$= 0,238 \text{ kg·m}^2$$

O valor do momento de inércia para qualquer segmento geralmente é fornecido para um eixo que passa através do centro de massa do segmento. Esse valor do momento de inércia é o menor valor possível de qualquer eixo paralelo através do segmento. Exemplificando, na Figura 11.10, três eixos transversais paralelos estão traçados através do segmento da perna. Esses eixos atravessam o ponto de referência proximal, o centro de massa e o ponto de referência distal. Considerando que a massa do segmento está distribuída regularmente em torno do centro de massa, o momento de inércia em relação ao eixo do centro de massa é pequeno, e os momentos de inércia em relação aos demais eixos são maiores, mas não iguais. Isso ficou evidenciado na

Utilizando o MaxTRAQ, importe o arquivo de vídeo do apoio intermediário da mulher que está andando. Digitalize os pontos terminais da perna (i. e., joelho e tornozelo), converta esses valores em unidades reais (i. e., metros) e calcule o momento de inércia nos eixos transversais que atravessam os pontos finais (proximal e distal) do segmento.

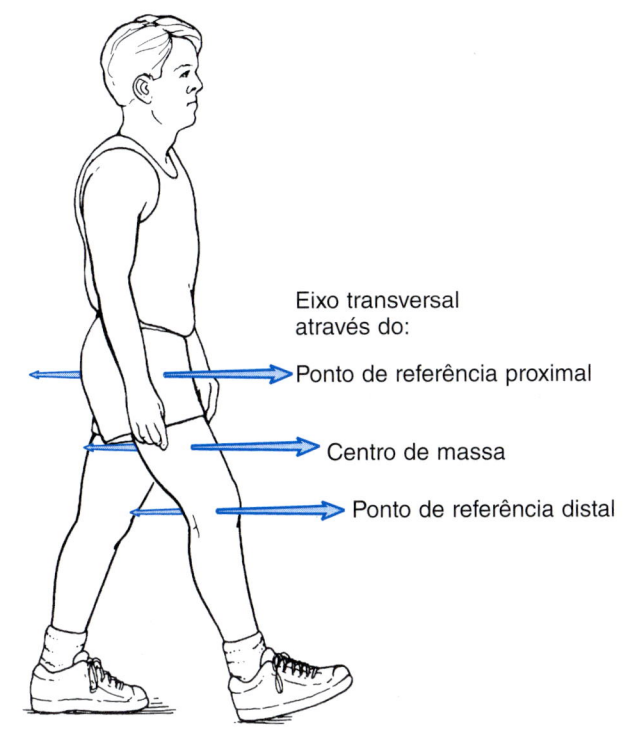

Eixo transversal
através do:

Ponto de referência proximal

Centro de massa

Ponto de referência distal

FIGURA 11.10 Eixos transversais paralelos passam pelos pontos de referência proximal e distal e pelo centro de massa da coxa.

ocasião dos cálculos de inércia. Tendo em vista que a massa da maioria dos segmentos está distribuída mais próxima da extremidade proximal do segmento, o momento de inércia em relação ao eixo proximal é menor do que em relação a um eixo paralelo que atravessa o ponto de referência distal.

O momento de inércia pode ser calculado em relação a qualquer eixo paralelo se forem fornecidos os seguintes dados: momento de inércia em relação a um eixo, massa do segmento e distância perpendicular entre os eixos paralelos. Esse cálculo é conhecido como **teorema dos eixos paralelos**. Vamos supor que o momento de inércia em relação a um eixo transversal que passa pelo centro de massa de determinado segmento é conhecido e há necessidade de calcular o momento de inércia em relação a um eixo transversal paralelo que passa pelo ponto de referência proximal. Esse teorema afirma que:

$$I_{prox} = I_{cm} + mr^2$$

em que I_{prox} é o momento de inércia em relação ao eixo proximal, I_{cm} é o momento de inércia em torno do eixo do centro de massa, m é a massa do segmento, e r é a distância perpendicular entre os dois eixos paralelos. Com base no cálculo realizado no exemplo da perna, foi determinado que o momento de inércia em relação a um eixo que atravessa o centro de massa é igual a 0,0525 kg·m². Se o centro de massa for 43,3% do comprimento do segmento a contar da extremidade proximal, poderá ser calculado o momento de inércia em relação a um eixo paralelo que atravessa o ponto de referência proximal do segmento. Se o comprimento do segmento é 0,4 m, a distância entre a extremidade proximal do segmento e o centro de massa é:

$$d = 0,433 \times 0,4 \text{ m}$$
$$= 0,173 \text{ m}$$

Portanto, o momento de inércia em relação ao ponto de referência proximal é:

$$I_{prox} = I_{cm} + mr^2$$
$$= 0,0525 \text{ kg·m}^2 + 3,6 \text{ kg} \times (0,173 \text{ m})^2$$
$$= 0,161 \text{ kg·m}^2$$

Esse valor é o mesmo que foi calculado utilizando-se o raio de giro e a proporção do comprimento do segmento com base nos dados de Dempster (10). Pode-se perceber que o momento de inércia em relação a um eixo que atravessa o centro de massa é menor que o momento de inércia em relação a qualquer outro eixo paralelo através de qualquer outro ponto no segmento.

SEGUNDA LEI: LEI DA ACELERAÇÃO ANGULAR

Um torque externo produzirá a aceleração angular de um corpo que seja proporcional ao torque e esteja na direção dele e que seja inversamente proporcional ao momento de inércia do corpo.

Essa lei pode ser escrita algebricamente como:

$$\Sigma T = I\alpha$$

em que ΣT é o somatório dos torques externos que atuam sobre um objeto, I é o momento de inércia do objeto, e α é a aceleração angular do objeto em torno do eixo z (num plano X-Y). Exemplificando, se um indivíduo faz abdução do braço em relação ao corpo, mobilizando o segmento para uma posição horizontal, o torque do ombro resultará numa aceleração angular do braço. Quanto maior for o momento de inércia do braço em torno de um eixo que atravessa o ombro, menor será a aceleração angular do segmento.

Também nesse caso, a expressão da relação na segunda lei de Newton é análoga ao caso linear. Ou seja, o somatório dos torques externos é igual à mudança no momento angular com relação à variação do tempo. Ou seja:

$$T = I\alpha$$
$$T = I\frac{d\omega}{dt}$$
$$T = I\frac{dI\omega}{dt}$$

em que $dI\omega$ é a mudança no momento angular. Assim, a segunda lei de Newton pode ser novamente aplicada:

$$T = \frac{dH}{dt}$$

em que H é o momento angular. Isto é, o torque é igual à mudança do momento angular com relação à variação do tempo. Para mudar o momento angular de um objeto, deve-se aplicar um torque externo ao objeto. O momento angular pode aumentar ou diminuir, mas qualquer que seja o caso, há necessidade do torque externo. **Momento angular** é a quantidade de movimento angular de um objeto expressa em kg·m²·s⁻¹. O momento angular é um vetor, e a regra da mão direita determina a direção do vetor. Também nesse caso, rotações no sentido anti-horário são positivas, e rotações no sentido horário são negativas.

Como ocorre no caso linear, com a multiplicação cruzada da equação precedente, obtemos:

$$T \times dt = dI\omega$$

Ou seja, o produto do torque pelo tempo de sua aplicação é igual à mudança no momento angular. A quantidade $T \times dt$ é conhecida como *impulso angular*.

Quando a gravidade é a única força externa atuante sobre um objeto, como, por exemplo, no movimento de um projétil, o momento angular gerado por ocasião da decolagem permanece constante por toda a duração do voo. Esse princípio é conhecido como **conservação do momento angular** e é derivado da primeira lei de Newton: o momento angular de um sistema permanecerá constante a menos que seja aplicado ao sistema um torque externo. Momento angular é conservado durante o voo, porque o vetor do peso do corpo, que atua através do centro de gravidade corporal total, não cria torque, pois o braço do momento é igual a zero. Não há movimento ou torque interno gerado nos segmentos que possa influenciar o momento angular gerado na decolagem. Esse princípio permite que mergulhadores e ginastas realizem manobras aéreas pela manipulação de seus momentos de inércia e velocidades angulares, porque seu momento angular é constante.

Consideremos agora o momento angular de um ginasta que realiza um salto mortal no ar em torno de um eixo transversal que passa pelo centro de massa corporal total (Fig. 11.11). O torque aplicado durante determinado tempo no ponto de decolagem determina a quantidade de momento angular. Durante a fase do voo, o momento angular não muda. Contudo, o ginasta pode manipular o momento de inércia de modo a girar com maior ou menor rapidez em torno do eixo transversal. Na decolagem, o ginasta está numa posição de *layout*, com um momento de inércia relativamente grande e uma velocidade angular ou frequência de giro relativamente pequena. Quando o ginasta assume a posição encolhida, o momento de inércia diminui e a velocidade angular aumenta proporcionalmente, porque a quantidade de momento angular é constante. Tendo completado a rotação necessária e já na preparação para a aterrissagem, o ginasta "se abre", assumindo novamente a posição de *layout*, aumentando o momento de inércia e diminuindo a frequência de giro. Se essas ações forem realizadas com êxito, o ginasta aterrissará sobre os pés.

Até esse ponto, apenas o momento angular em torno de um eixo isolado foi discutido. O momento angular em relação a um eixo pode ser transferido para outro eixo. Isso ocorre em muitas atividades em que o corpo é um projétil. Embora o momento angular total seja constante, ele pode ser transferido, por exemplo, de um eixo transversal que passa pelo cen-

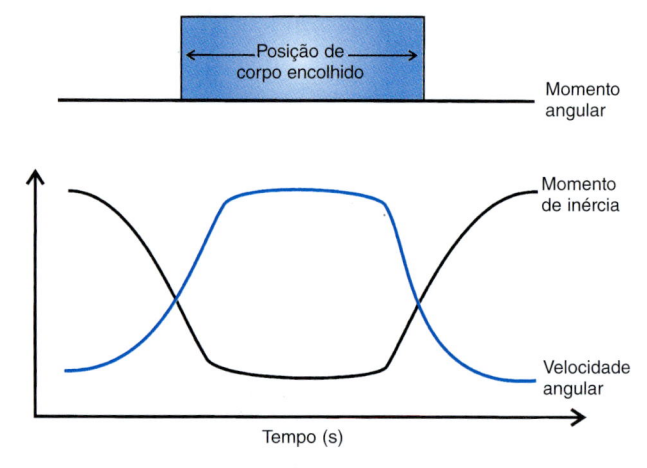

FIGURA 11.11   Momento angular, momento de inércia e velocidade angular de um mergulhador ao completar um salto mortal no ar. Durante toda a parte aérea do mergulho, o momento angular corporal total do mergulhador é constante. Quando o mergulhador se encontra numa posição de *layout*, o momento de inércia aumenta e a velocidade angular diminui proporcionalmente. Durante a parte do mergulho em que o atleta encolhe o corpo, a velocidade angular aumenta e o momento de inércia diminui proporcionalmente.

tro de massa para um eixo longitudinal que passa pelo centro de massa. Exemplificando, um saltador pode girar em torno do eixo longitudinal e dar início a ações que geram um salto mortal em torno do eixo transversal. Esse salto é conhecido como 1 e 1/2 salto mortal com parafuso. Pesquisadores investigaram os movimentos dos braços e quadris para realizar essa mudança no momento angular (15,56,64,65). Outras atividades que lançam mão dos princípios da transferência do momento angular são o esqui estilo livre e a ginástica artística.

Rotações podem ser iniciadas no meio do ar, mesmo quando o momento angular corporal total é igual a zero. Elas são denominadas rotações com momento igual a zero. Um exemplo clássico dessa situação é a ação de um gato quando é lançado de uma posição de costas. O gato inicia uma rotação com momento igual a zero e aterrissa sobre as patas. Quando ele começa a cair, arqueia suas costas, ou se dobra, para que sejam criadas duas seções do corpo, uma seção dianteira e outra traseira, e dois eixos de rotação diferentes (Fig. 11.12A). As patas dianteiras do gato são mobilizadas para junto de sua cabeça, diminuindo o momento de inércia da seção dianteira, e a parte superior do tronco faz rotação de 180° (Fig. 11.12B). O gato estende seus membros posteriores e faz rotação da seção traseira na direção oposta para contrabalançar a rotação do segmento dianteiro. Tendo em vista que o momento de inércia da seção traseira é maior do que o da seção dianteira, a distância angular percorrida pela seção traseira é relativamente pequena. Para completar a rotação, o gato faz com que as patas traseiras e a cauda fiquem alinhadas com seu tronco e gira a seção traseira em torno de um eixo que a atravessa (Fig. 11.12C). A reação da parte dianteira do gato à rotação da seção traseira é pequena porque ele cria um grande momento de inércia ao estender as patas dianteiras. Finalmente, o gato já girou o suficiente para

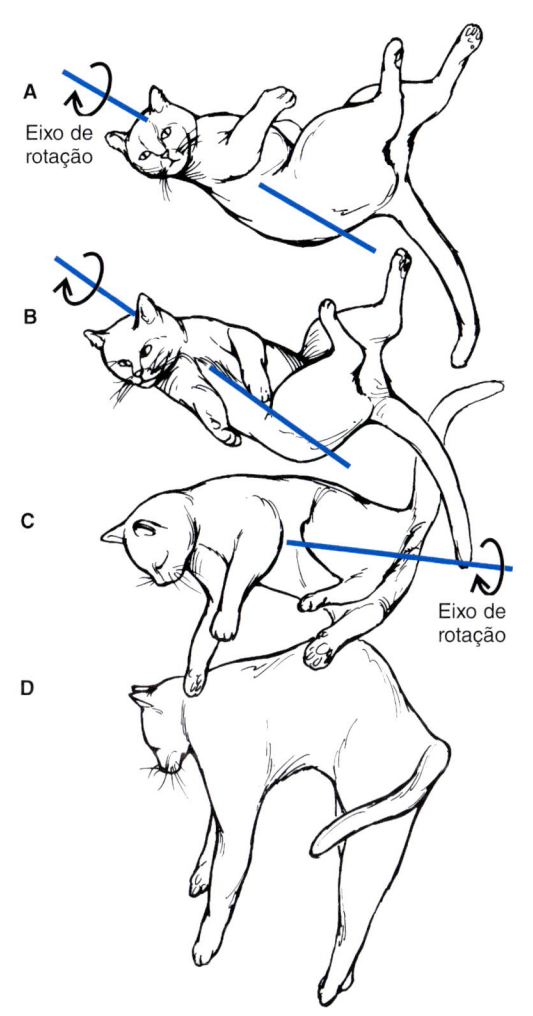

FIGURA 11.12 Um gato inicia uma rotação no ar na ausência de torque externo.

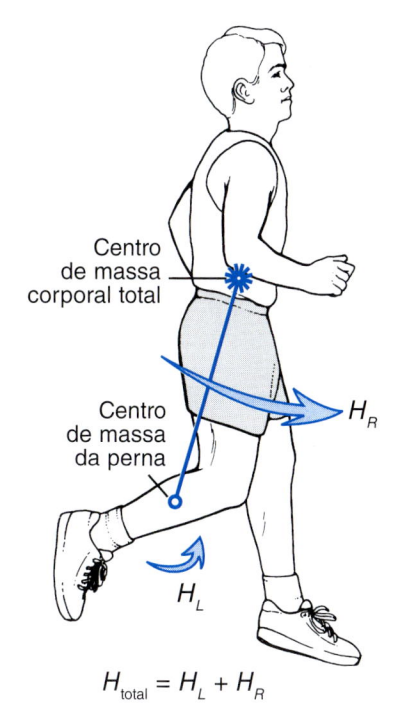

$$H_{total} = H_L + H_R$$

FIGURA 11.13 Ilustração dos momentos angulares local (H_L) e remoto (H_R) do segmento da perna.

aterrissar ereto sobre as quatro patas (Fig. 11.12*D*). A utilização dessas ações em esportes como salto ornamental e atletismo vem recebendo atenção considerável (12,15).

Durante o movimento humano, diversos segmentos fazem rotação. Quando isso ocorre, cada segmento individual tem um momento angular em relação ao centro de massa do segmento e também em relação ao centro de massa corporal total. O momento angular de um segmento em torno de seu próprio centro de massa é conhecido como **momento angular local** do segmento. O momento angular de um segmento em relação ao centro de massa corporal total é conhecido como **momento angular remoto** do segmento. O momento angular total do segmento se compõe tanto do aspecto local como do aspecto remoto (Fig. 11.13). Em termos algébricos:

$$H_{total} = H_{local} + H_{remoto}$$

Se for calculado o momento angular total de um indivíduo, devem-se considerar os aspectos local e remoto de cada segmento. Portanto,

$$H_{total} = \sum_{i-1}^{n} H_{local} + \sum_{i-1}^{n} H_{remoto}$$

em que i representa cada segmento e n é o número total de segmentos.

Momento angular local é expresso como:

$$H_{local} = I_{cm}\omega$$

em que H_{local} é o momento angular local do segmento, I_{cm} é o momento de inércia em relação a um eixo que atravessa o centro de massa do segmento, e ω é a velocidade angular do segmento em torno de um eixo que atravessa seu centro de massa. O aspecto remoto do momento angular é calculado como:

$$H_{remoto} = md\omega'^2$$

em que H_{remoto} é o momento angular remoto, m é a massa do segmento, d é a distância desde o centro de massa do segmento até o centro de massa corporal total, e ω' é a velocidade angular do segmento em torno de um eixo que atravessa o centro de massa corporal total (24). A Figura 11.14 ilustra as proporções referentes aos momentos angulares local e remoto no momento angular total num salto com duas rotações e meia para a frente. Nesse caso, o momento angular remoto representa maior proporção do momento angular total em comparação com a parte referente ao momento angular local.

Essa técnica para calcular o momento angular corporal total já foi utilizada em diversos estudos biomecânicos. O esporte de saltos ornamentais, por exemplo, é uma área de estudo que envolve as particularidades do momento angular de muitos tipos de saltos. Hamill et al. (19) verificaram que o momento angular de saltadores de plataforma aumentava com o aumento do número de rotações exigi-

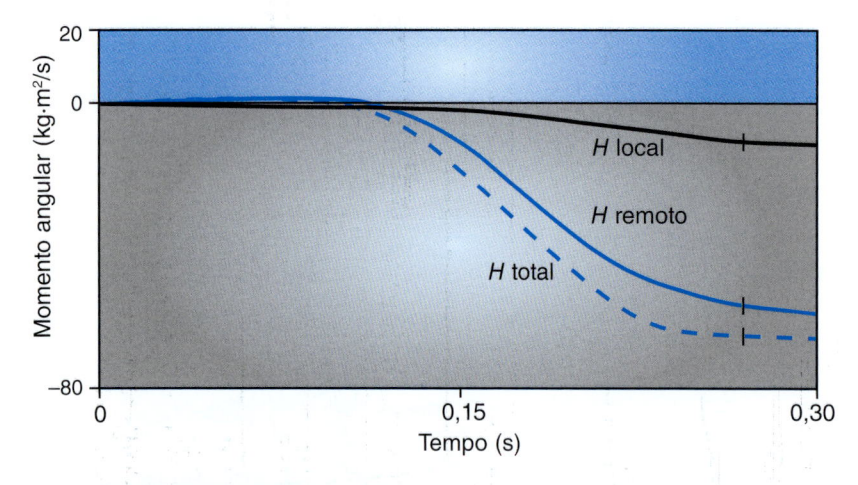

FIGURA 11.14 Relação entre momento angular corporal total, momento angular local total e momento angular remoto total de um mergulhador durante um mergulho com duas rotações e meia para a frente. A *marca* assinala o instante de decolagem para o salto. [Adaptado de Hamill, J., et al. (1986). Angular momentum in multiple rotation non-twisting dives. *International Journal of Sports Biomechanics*, 2:78-87.]

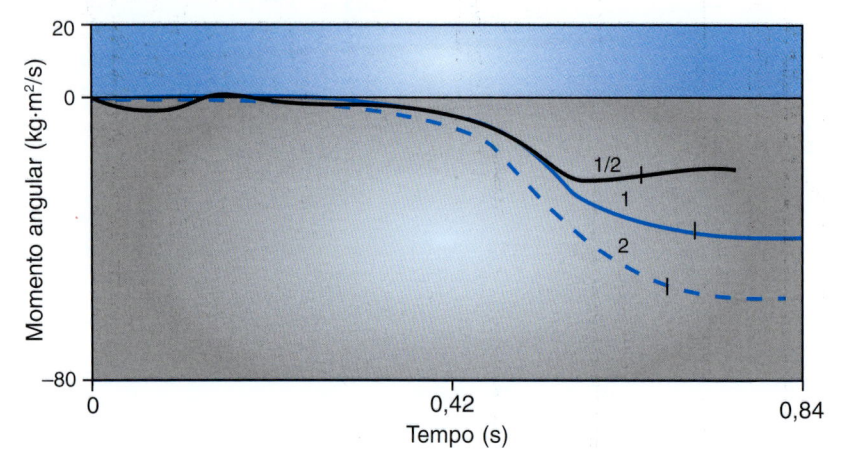

FIGURA 11.15 Perfis de mergulhos de costas com meia rotação, uma rotação e duas rotações, ilustrando o acúmulo do momento angular na plataforma. A *marca* assinala o instante de decolagem para o salto. [Adaptado de Hamill, J., et al. (1986). Angular momentum in multiple rotation non-twisting dives. *International Journal of Sports Biomechanics*, 2:78-87.]

das pelo salto (Fig. 11.15). Foram informados valores de até 70 kgm²/s para saltos de trampolim (37). A inclusão de um movimento de giro (*twist*) num salto com várias rotações faz com que o saltador dependa ainda mais dos momentos angulares (49).

Hinrichs (25) analisou o movimento dos membros superiores durante a corrida ao considerar o momento angular. Esse pesquisador utilizou uma análise tridimensional (3D) para determinar o momento angular em relação aos três eixos cardinais que atravessam o centro de massa corporal total. Hinrichs relatou que os braços contribuíam de forma significativa apenas em relação ao eixo longitudinal vertical. Os braços geravam momentos angulares alternadamente positivos e negativos e tendiam a cancelar o padrão de momentos angulares opostos das pernas. Esses achados estão ilustrados na Figura 11.16. Constatou-se que a parte superior do tronco girava juntamente com os braços, enquanto a parte inferior do tronco girava juntamente com as pernas.

TERCEIRA LEI: LEI DE AÇÃO E REAÇÃO

Para cada torque exercido por um corpo em relação a outro corpo, existe um torque igual e oposto exercido por este corpo em relação àquele.

Essa lei ilustra exatamente o mesmo princípio que vale para o caso linear. Quando dois objetos interagem, o torque exercido pelo objeto A sobre o objeto B é contrabalançado por um torque igual e oposto exercido pelo objeto B sobre o objeto A. Esses torques são iguais em magnitude, porém opostos em direção:

$$\Sigma T_{\text{A sobre B}} = -\Sigma T_{\text{B sobre A}}$$

Geralmente, o torque gerado por uma parte do corpo para rotação dessa parte resulta num contratorque por outra parte do corpo. Esse conceito se aplica a atividades como o salto em distância. Exemplificando, o atleta praticante dessa modalidade esportiva projeta as pernas para a frente e para cima na preparação para a aterrissagem. Para contrabalançar esse torque da parte inferior do corpo, o restante do corpo se movimenta para a frente e para baixo, gerando um torque igual e oposto ao torque da parte inferior do corpo. Embora o torque e o contratorque sejam iguais e opostos, a velocidade angular dessas duas partes do corpo é diferente porque os momentos de inércia são diferentes.

Mas quando torques iguais são aplicados a corpos diferentes, a aceleração angular resultante pode não ser a mesma por causa da diferença nos momentos de inércia dos respectivos corpos. Ou seja, o efeito de um corpo sobre outro pode ser maior do que o efeito desse último corpo sobre aquele. Tomando um exemplo do beisebol, ao executar um movimento de pivô durante uma jogada dupla, o jogador da segunda base salta no ar e arremessa a bola para o da primeira base. Ao arremessar a bola, os

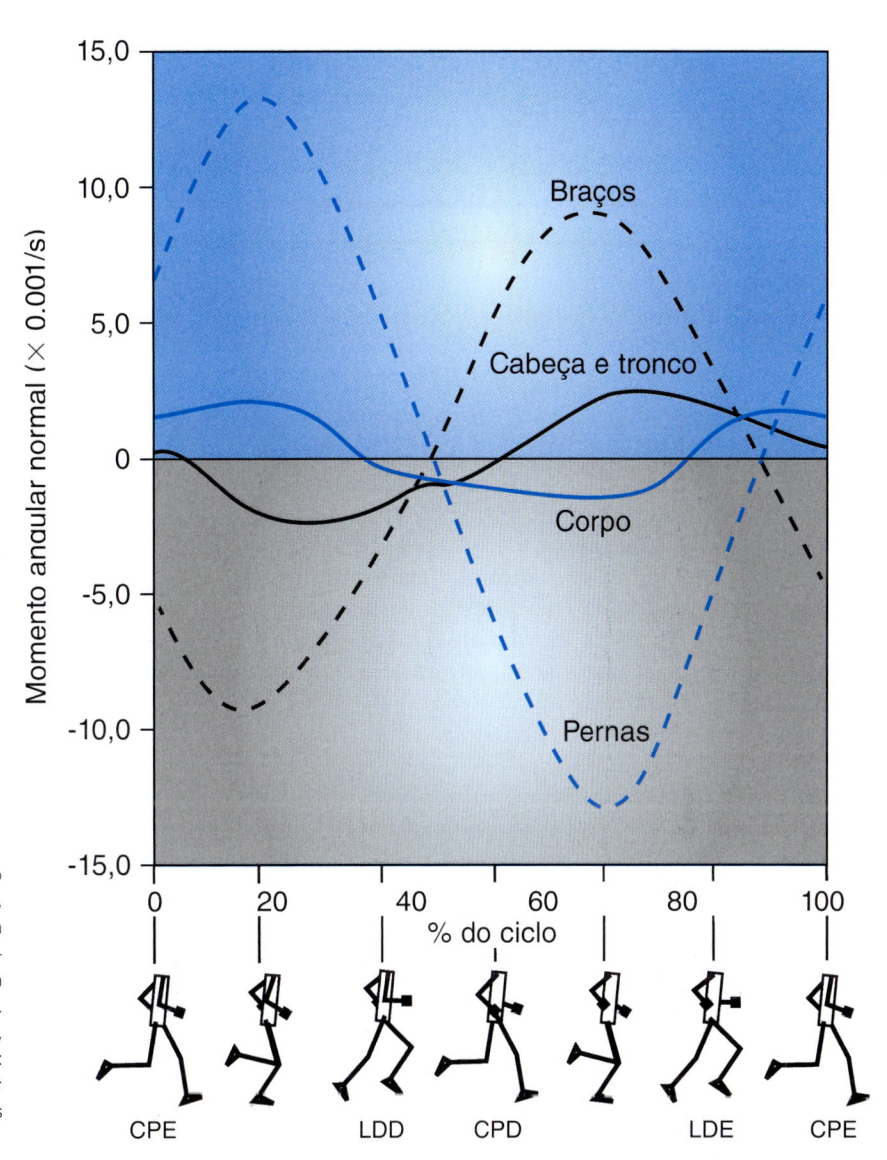

FIGURA 11.16 Componente vertical do momento angular dos braços, cabeça e tronco, pernas e corpo total de um corredor em uma velocidade média de corrida. [Adaptado de Hinrichs, R. N. (1987). Upper extremity function in running. II: Angular momentum considerations. *International Journal of Sports Biomechanics*, 3:242-263.] CPE: contato do pé esquerdo; LDD: levantamento dos dedos do pé direito; CPD: contato do pé direito; LDE: levantamento dos dedos do pé esquerdo.

músculos do braço arremessador do jogador criam um torque quando o braço acompanha o arremesso. O resto do corpo precisa contrabalançar esse torque. Esses torques são iguais e opostos, mas exercem efeito muito diferente sobre os respectivos segmentos. Enquanto o braço passa por uma grande aceleração angular, o corpo faz uma aceleração angular muito menor porque o momento de inércia do corpo é maior do que o momento de inércia do braço.

Centro de massa

O peso corporal de um indivíduo é produto da massa e da aceleração decorrente da gravidade. O vetor do peso corporal tem origem num ponto conhecido como **centro de gravidade**, ou o ponto em torno do qual todas as partículas do corpo estão uniformemente distribuídas. O ponto em torno do qual a massa corporal está uniformemente distribuída é conhecido como **centro de massa**. As denominações *centro de massa* e *centro de gravidade* com frequência são usadas como sinônimos. Entretanto, o centro de gravidade refere-se apenas à direção vertical, porque essa é a direção na qual atua a gravidade. A denominação mais geral é centro de massa.

Se o centro de massa é o ponto em torno do qual a massa está uniformemente distribuída, também deve ser o ponto de equilíbrio do corpo. Portanto, o centro de massa pode ser definido mais adequadamente como o ponto em torno do qual o somatório dos torques é igual a zero. Ou seja,

$$\Sigma T_{cm} = 0$$

A Figura 11.17 mostra um objeto que consiste em dois pontos de massa. O ponto A resulta num torque no sentido anti-horário em torno do ponto C, enquanto o ponto B resulta num torque horário, também em torno do ponto C. Se esses dois torques forem iguais, o objeto fica equilibrado e o ponto C pode ser considerado o centro de massa. Isso não implica que a massa desses dois pontos de massa seja idêntica, mas que os torques criados pelas massas são iguais (Fig. 11.17).

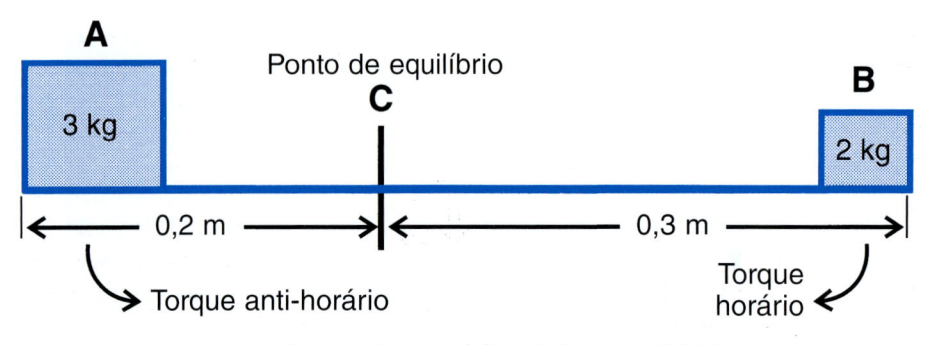

$$\text{Torque A} = (3 \text{ kg} \bullet 9,81 \text{ m/s}^2) \bullet 0,2 \text{ m} = 5,89 \text{ N·m}$$
$$\text{Torque B} = (2 \text{ kg} \bullet 9,81 \text{ m/s}^2) \bullet 0,3 \text{ m} = 5,89 \text{ N·m}$$

FIGURA 11.17 Sistema de forças de dois pontos equilibrado no centro de massa.

O centro de massa é um ponto teórico cuja localização pode mudar de instante a instante durante um movimento. A mudança de posição do centro de massa é decorrente das posições em rápida mudança dos segmentos do corpo durante o movimento. De fato, o centro de massa não precisa necessariamente estar dentro dos limites do objeto. Por exemplo, o centro de massa de uma rosca está dentro do espaço interno (orifício), mas fora de sua massa física. No caso de um atleta, as posições dos segmentos também podem colocar o centro de massa fora do corpo. Em atividades como salto em altura e salto com vara, em que o corpo precisa passar curvado em torno da barra, certamente o centro de massa se situa fora dos limites do corpo (23).

CÁLCULO DO CENTRO DE MASSA: MÉTODO DOS SEGMENTOS

Cálculo do centro de massa do segmento

Há diversos modos de calcular o centro de massa de um objeto utilizando técnicas de equilíbrio. O método mais comum consiste em calcular o centro de massa dos segmentos individuais; em seguida, esses centros são combinados para proporcionar a localização do centro de massa do sistema total. Essa abordagem, chamada **método dos segmentos**, envolve o conhecimento das massas e a localização dos centros de massa de cada um dos segmentos do corpo. As coordenadas bidimensionais provenientes de dados digitalizados (x, y) e as propriedades dos segmentos previamente mencionadas são utilizadas para analisar um segmento de cada vez e, em seguida, calcular o centro de massa corporal total. A estimativa da posição do centro de massa corporal total é feita a partir da utilização de um modelo que supõe que o corpo é um conjunto de segmentos rígidos. O centro de massa corporal total é calculado usando os parâmetros inerciais de cada segmento e sua posição.

Antes de apresentar os cálculos para esse método, é preciso abordar a fonte da informação relativa aos segmentos do corpo. Têm sido utilizados pelo menos três métodos para derivação dessa informação. São eles: medidas baseadas em estudos com cadáveres, modelagem geométrica matemática e escaneamento da massa.

Vários pesquisadores apresentaram fórmulas que estimam a massa e a localização do centro de massa dos diversos segmentos com base em estudos com cadáveres (8-10,36). Esses pesquisadores desenvolveram equações de regressão ou previsão que possibilitam a estimativa da massa e a localização do centro de massa. A Tabela 11.2 apresenta as equações de previsão de Chandler et al. (8). Esses parâmetros previstos baseiam-se em parâmetros conhecidos, como, por exemplo, peso corporal total e comprimento ou circunferência do segmento. Um exemplo de uma equação de regressão baseado em Clauser et al. (9) para estimativa da massa do segmento da perna é o seguinte:

$$\begin{aligned}\text{massa} \atop \text{da perna} = \quad &0,111 \text{ circunferência da panturrilha} \\ &+ 0,047 \text{ altura da tíbia} \\ &+ 0,074 \text{ circunferência do tornozelo} - 4,208\end{aligned}$$

em que todas as dimensões de comprimento são medidas em centímetros. Habitualmente, a localização do centro de massa do segmento é apresentada como uma porcentagem do comprimento do segmento desde a extremidade proximal ou distal do segmento.

TABELA 11.2	Equações de previsão do peso do segmento e localização do centro de massa	
Segmento	**Peso (N)**	**Centro de massa***
Cabeça	0,032 PC + 18,70	66,3
Tronco	0,532 PC – 6,93	52,2
Braço	0,022 PC + 4,76	50,7
Antebraço	0,013 PC + 2,41	41,7
Mão	0,005 PC + 0,75	51,5
Coxa	0,127 PC – 14,82	39,8
Perna	0,044 PC – 1,75	41,3
Pé	0,009 PC + 2,48	40,0

*Localização a partir da extremidade proximal, como porcentagem. De Chandler, R. F. et al. (1975). *Investigation of inertial properties of the human body*. AMRL Technical Report. Wright-Patterson Air Force Base, 74-137.

Outros pesquisadores têm lançado mão de modelos geométricos matemáticos para previsão das massas dos segmentos e localizações dos centros de massa. Isso tem sido feito pela representação dos segmentos corporais individualizados como sólidos geométricos regulares (1,20-22). Utilizando esse método, os segmentos corporais são representados como cones truncados (p. ex., braço, antebraço, coxa, perna e pé), cilindros (p. ex., tronco) ou esferas elípticas (p. ex., cabeça e mão). Um desses modelos, o modelo de Hanavan, está ilustrado na Figura 11.18. Equações de regressão baseadas na geometria desses sólidos requerem a contribuição de várias medidas para cada segmento. Exemplificando, o segmento da coxa depende da mensuração da circunferência das partes superior e inferior da coxa, comprimento da coxa e massa corporal total para que possam ser estimados os parâmetros desejados para o segmento.

O terceiro método para determinação das características necessárias do segmento é a técnica gama sugerida por Zatsiorsky e Seluyanov (66). Faz-se uma medida de um feixe de radiação-gama antes e depois de sua passagem através do segmento. Isso permite o cálculo da massa por unidade de área da superfície; assim, são geradas equações de previsão para determinar as características do segmento. A seguinte equação é um exemplo baseado nesses dados e é capaz de prever a massa do segmento da perna:

$$y = -1,592 + 0,0362 \times \text{massa corporal} + 0,0121 \times \text{altura do corpo}$$

em que y é a massa da perna em quilogramas. A equação a seguir pode prever a localização do centro de massa ao longo do eixo longitudinal para o mesmo segmento:

$$y = -6,05 - 0,039 \times \text{massa corporal} + 0,142 \times \text{altura do corpo}$$

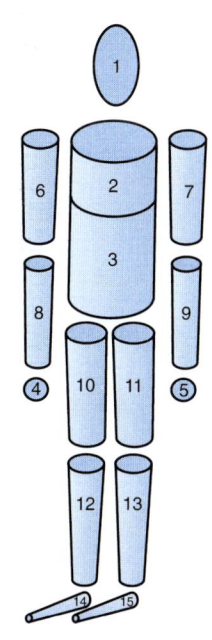

FIGURA 11.18   Representação do corpo humano utilizando sólidos geométricos. [Adaptado de Miller, D. I., Morrison, W. E. (1975). Prediction of segmental parameters using the Hanavan human body model. *Medicine and Science in Sports and Exercise*, 7(3):207-212.]

em que y é a localização do centro de massa como porcentagem do comprimento do segmento.

Todos esses métodos foram utilizados na literatura para determinar as características do centro de massa dos segmentos e fornecem estimativas razoáveis desses parâmetros. Numa análise biomecânica típica, pesquisadores obterão medidas de altura e peso, coletarão dados de posição nos pontos de referência do segmento e calcularão a localização do centro de massa e o peso proporcional do segmento, utilizando informações fornecidas por estudos prévios descritos na literatura. As Tabelas 11.3 e 11.4 apresentam estimativas da localização do centro de massa e pesos proporcionais apresentados por quatro estudos (8-10, 41). O segmento da coxa na posição de elevação dos dedos (fotograma 76) no Apêndice B será utilizado como exemplo para cálculo desses parâmetros. O indivíduo representado no Apêndice B é uma mulher com peso de 50 kg. Utilizando os dados de Plagenhoef mostrados na Tabela 11.2 (41), a massa da coxa de uma mulher é igual a 0,1175 vezes sua massa corporal total. Assim, para essa mulher, a massa da coxa seria:

$$m_{\text{coxa}} = 0,1175 \times 50 \text{ kg}$$
$$m_{\text{coxa}} = 5,88 \text{ kg}$$

De acordo com os dados para segmentos de Plagenhoef, o centro de massa se situa a 42,8% do comprimento da coxa medido a partir da extremidade proximal ao longo do eixo longitudinal do segmento. Considere as coordenadas dos pontos de referência do segmento na fase de elevação dos dedos na Figura 11.19. A localização do centro de massa seria:

$$x_{\text{cm}} = x_{\text{p}} - (\text{comprimento do segmento na direção de } x \times 0,428)$$
$$x_{\text{cm}} = x_{\text{p}} - [(x_{\text{p}} - x_{\text{d}}) \times 0,428]$$
$$x_{\text{cm}} = 846,6 + [(846,6 - 861,4) \times 0,428]$$
$$x_{\text{cm}} = 852,9 \text{ mm}$$

em que x_{cm} é a localização do centro de massa, x_{p} é a localização da articulação do quadril, e x_{d} é a localização da articulação do joelho, tudo na direção horizontal. Analogamente para a direção y, ou vertical:

$$y_{\text{cm}} = y_{\text{p}} - (\text{comprimento do segmento na direção de } y \times 0,428)$$
$$y_{\text{cm}} = y_{\text{p}} - [(y_{\text{p}} - y_{\text{d}}) \times 0,428]$$
$$y_{\text{cm}} = 833,2 - [(833,2 - 464,3) \times 0,428]$$
$$y_{\text{cm}} = 675,3 \text{ mm}$$

em que y_{cm} é a localização do centro de massa, y_{p} é a localização da articulação do quadril, e y_{d} é a localização da articulação do joelho, tudo na direção vertical. O centro de massa do segmento é (852,9; 675,3) no fotograma de referência. O centro de massa deve estar situado entre os valores das extremidades proximal e distal dos segmentos. Esse procedimento deve ser efetuado para cada segmento, utilizando as coordenadas dos centros das articulações para que os segmentos sejam definidos.

TABELA 11.3 — Localização do CM: Porcentagem do comprimento dos segmentos a partir da extremidade proximal

Segmento	Plagenhoef et al., 1983 (7 homens, 9 mulheres)	Clauser, 1969 (13 cadáveres homens)	Dempster, 1955 (8 cadáveres homens)	Chandler et al., 1975 (6 cadáveres homens)
Cabeça, pescoço	H = 55,0 M = 55,0	H = 46,4	H = 50,0	H = 66,3
Tronco	H = 44,5 M = 39,0	H = 43,8	H = 45,0	H = 52,2
Tronco inteiro	H = 63,0 M = 56,9		H = 60,4	
Braço	H = 43,6 M = 45,8	H = 51,3	H = 43,6	H = 50,7
Antebraço	H = 43,0 M = 43,4	H = 39,0	H = 43,0	H = 41,7
Mão	H = 46,8 M = 46,8	H = 48,0	H = 49,4	H = 51,5
Coxa	H = 43,3 M = 42,8	H = 37,2	H = 43,3	H = 39,8
Perna	H = 43,4 M = 41,9	H = 37,1	H = 43,3	H = 41,3
Pé	H = 50,0 M = 50,0	H = 44,9	H = 42,9	H = 40,0

M, mulher; H, homem.

TABELA 11.4 — Peso do segmento: Porcentagem do peso corporal total

Segmento	Plagenhoef et al., 1983 (37 homens, 100 mulheres)	Clauser, 1969 (13 cadáveres homens)	Dempster, 1955 (8 cadáveres homens)	Chandler et al., 1975 (6 cadáveres homens)
Cabeça, pescoço	H = 8,26 M = 8,2	H = 7,30	H = 7,9	H = 7,35
Tronco	H = 46,8 M = 45,22	H = 50,7	H = 51,1	H = 51,66
Tronco inteiro	H = 55,1 M = 53,2			
Braço	H = 3,25 M = 2,90	H = 2,60	H = 2,70	H = 3,26
Antebraço	H = 1,87 M = 1,57	H = 1,60	H = 1,60	H = 1,84
Mão	H = 0,65 M = 0,50	H = 0,70	H = 0,60	H = 0,67
Coxa	H = 10,50 M = 11,75	H = 10,3	H = 9,70	H = 9,4
Perna	H = 4,75 M = 5,35	H = 4,30	H = 4,50	H = 4,01
Pé	H = 1,43 M = 1,33	H = 1,50	H = 1,40	H = 1,45

M, mulher; H, homem.

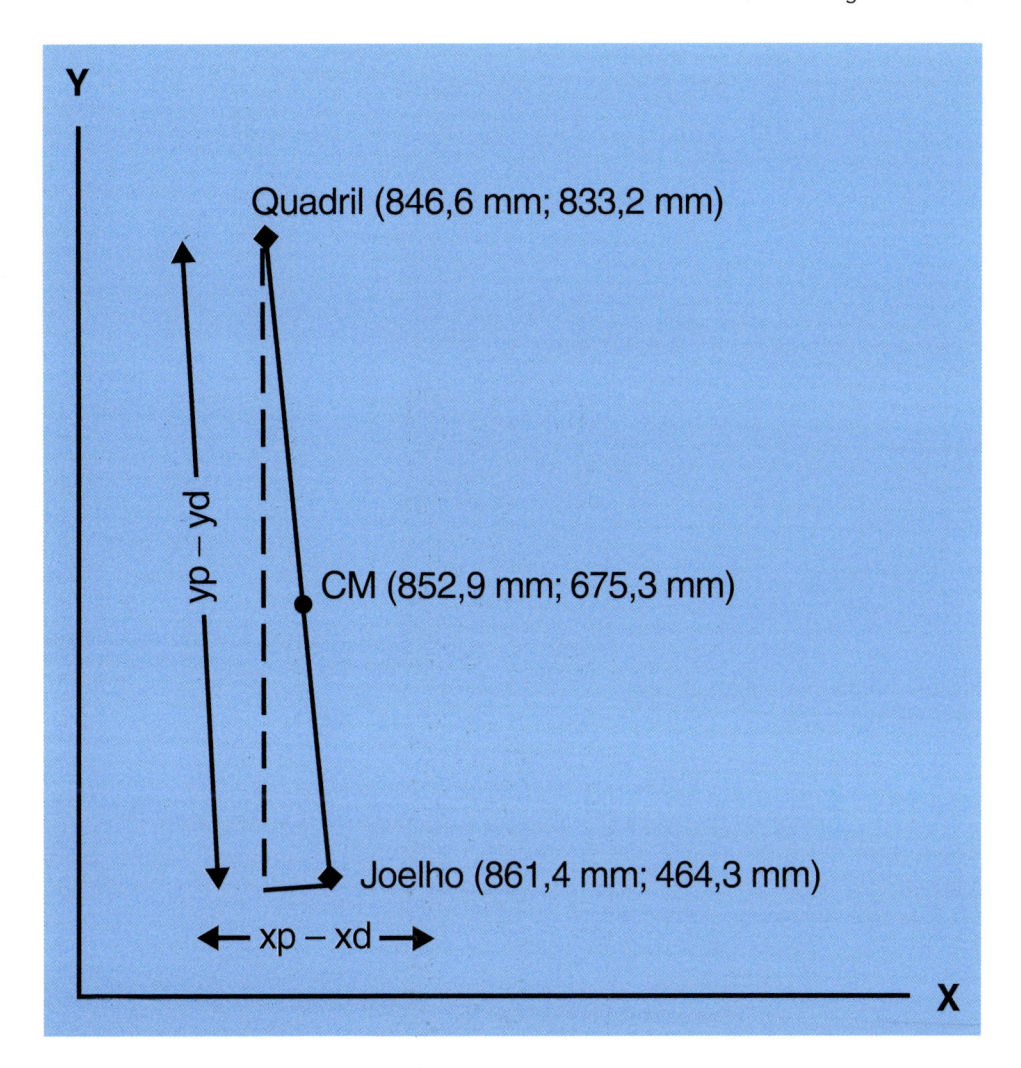

FIGURA 11.19 Segmento da coxa e coordenadas dos pontos de referência do segmento num instante durante a elevação dos dedos na caminhada (Ver Apêndice C). *CM*, centro de massa.

Consulte os dados referentes à caminhada no Apêndice C. Calcule a localização do centro de gravidade da perna desde o contato do pé com o solo (fotograma 0) até a fase de elevação dos dedos (fotograma 79), alternando a cada quarto fotograma. Faça o gráfico da trajetória do centro de gravidade da perna.

Utilizando o MaxTRAQ, digitalize as posições do joelho e do tornozelo no vídeo da mulher na posição de apoio intermediário da deambulação. Calcule o centro de massa da perna. Nota: Essa mulher tem massa corporal de 50 kg.

Cálculo do centro de massa corporal total

Tão logo tenham sido determinadas as localizações dos centros de massa dos segmentos, pode ser calculado o centro de massa corporal total. Consideremos a ilustração de um modelo hipotético de três segmentos na Figura 11.20. A massa e a localização do centro de massa de cada segmento foram previamente determinadas. Para determinar a localização horizontal do centro de massa, é calculado o torque em torno do eixo *y*, utilizando o conceito de que o so-

matório dos torques em torno do centro de massa para o sistema em seu todo é igual a zero. Há quatro torques que devem ser levados em consideração, três criados pelos centros de massa dos segmentos e um pelo centro de massa para o sistema como um todo. Assim:

$$m_1 g x_1 + m_2 g x_2 + m_3 g x_3 = M g x_{cm}$$

em que *m* é a massa dos respectivos segmentos, *M* é a massa total do sistema, *g* é a aceleração em decorrência da gravidade, *x* é a localização dos centros de massa dos segmentos, e x_{cm} é a localização do centro de massa do sistema. Tendo em vista que o parâmetro *g* está presente em cada termo da equação, ele pode ser removido da equação, resultando em:

$$m_1 x_1 + m_2 x_2 + m_3 x_3 = M x_{cm}$$

Depois da substituição dos valores da Figura 11.20 nessa equação, permanece apenas uma quantidade desconhecida, x_{cm}. Assim:

$$1(1) + 2(1) + 3(3) = 6x_{cm}$$
$$x_{cm} = \frac{12}{6}$$
$$x_{cm} = 2$$

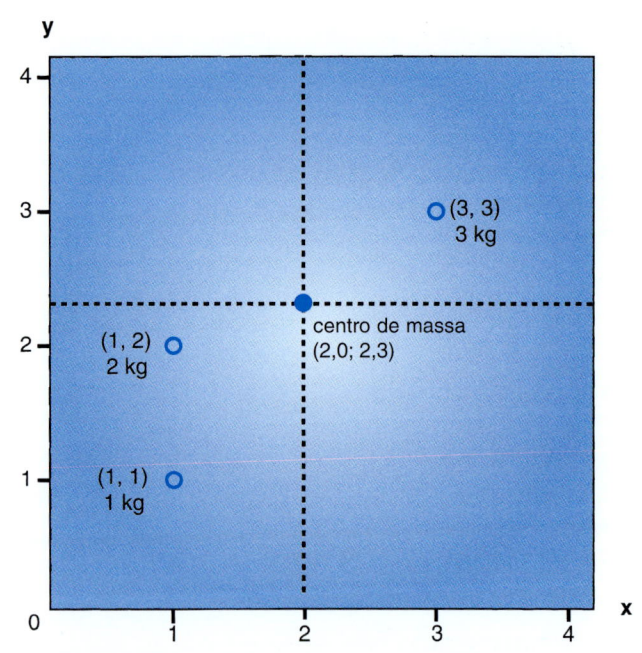

FIGURA 11.20 Localização do centro de massa de um sistema de massa de três pontos.

Portanto, o centro de massa se encontra a 2 unidades do eixo y. Lançando mão do mesmo procedimento, a localização vertical do centro de massa do sistema pode ser feita pela determinação dos torques em torno do eixo y. Portanto, a localização vertical do centro de massa do sistema pode ser calculada por:

$$m_1 y_1 + m_2 y_2 + m_3 y_3 = M y_{cm}$$
$$1(1) + 2(2) + 3(3) = 6 y_{cm}$$
$$y_{cm} = \frac{14}{6}$$
$$y_{cm} = 2,3$$

O centro de massa se encontra a 2,3 unidades do eixo x. Portanto, o centro de massa desse sistema total é (2; 2,3). Na direção x, a massa se encontra distribuída de modo uniforme entre os lados esquerdo e direito e, portanto, a localização do centro de massa é basicamente no centro. Não é isso que ocorre na direção y. A massa total não está distribuída proporcionalmente entre as partes superior e inferior porque a maior parte da massa se encontra mais perto da parte superior do sistema. Desse modo, y_{cm} está mais perto da maior parte da massa do sistema. A localização do centro de massa do sistema está representada na Figura 11.20 pela intersecção das *linhas tracejadas.*

O exemplo anterior pode ser utilizado para generalização do procedimento a fim de calcular o centro de massa corporal total. Nesse exemplo, tanto para a posição horizontal como para a posição vertical, os produtos da coordenada do centro de massa do segmento pela massa do segmento (para cada segmento) foram adicionados e, em seguida, divididos pela massa corporal total. Em termos algébricos:

$$X_{cm} = \frac{\sum_{i=1}^{n} m_i x_i}{M}$$

em que x_{cm} é a localização horizontal do centro de massa corporal total, n é o número total de segmentos, m_i é a massa do $i^{\underline{o}}$ segmento, M é a massa corporal total, e x_i é a localização horizontal do centro de massa do $i^{\underline{o}}$ segmento. Analogamente, para a direção vertical:

$$Y_{cm} = \frac{\sum_{i=1}^{n} m_i y_i}{M}$$

em que y_{cm} é a localização vertical do centro de massa corporal total, n é o número total de segmentos, m_i é a massa do $i^{\underline{o}}$ segmento, M é a massa corporal total, e y_i é a localização vertical do centro de massa do $i^{\underline{o}}$ segmento.

Essa técnica para cálculo do centro de massa corporal total é utilizada em muitos estudos biomecânicos e baseia-se nas características do segmento e nas coordenadas determinadas por uma análise cinemática. Para a maioria das situações, supõe-se que o corpo seja um modelo constituído por 14 segmentos (cabeça, tronco e dois de cada: braços, antebraços, mãos, coxas, pernas e pés). Em certas situações, nas quais as ações dos membros são simétricas, bastará utilizar um modelo de oito segmentos (cabeça, tronco, braço, antebraço, mão, coxa, perna e pé), embora deva ser considerada a massa dos segmentos não digitalizados.

Como um exemplo dessa técnica, consideremos a ilustração de um saltador na Figura 11.21, que mostra as coordenadas dos pontos de referência dos seus segmentos. Utilizando um modelo de oito segmentos (cabeça e pescoço, tronco, braço, antebraço, mão, coxa, perna e pé), calculamos as coordenadas da localização do centro de massa para cada segmento. Para tanto, utilizamos qualquer um dos conjuntos de dados antropométricos disponíveis. Exemplificando, caso se considere que o saltador é um homem (massa corporal = 70 kg), as localizações dos centros de gravidade dos segmentos podem ser calculadas utilizando os dados obtidos de cadáveres por Dempster (10). A localização do centro de massa dos segmentos, medido desde a extremidade proximal, é calculada para cada segmento pelo uso das localizações estimadas do centro de massa (Tabela 11.5):

$$CM_x = x_p - [(x_p - x_d) \times \text{localização estimada do } CM \text{ como \% do comprimento do segmento}]$$
$$CM_y = y_p - [(y_p - y_d) \times \text{localização estimada do } CM \text{ como \% do comprimento do segmento}]$$

Nesse exemplo, o centro de massa de cada segmento é calculado como a distância a partir do ponto de referência proximal. Em seguida, as localizações das coordenadas x e y do centro de massa são utilizadas para calcular o torque de cada segmento pela multiplicação da localização do centro de massa pelas porcentagens da massa do segmento. Ou seja:

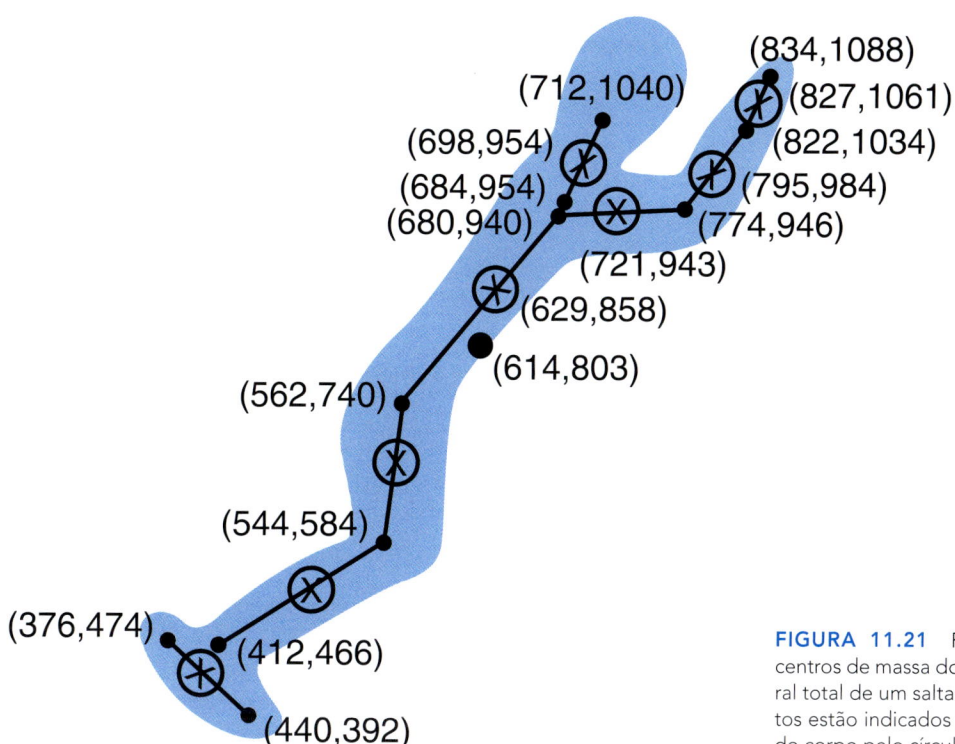

FIGURA 11.21 Pontos de referência dos segmentos, centros de massa dos segmentos e centro de massa corporal total de um saltador. Os centros de massa dos segmentos estão indicados por um "X", e o centro de massa total do corpo pelo círculo preto grande.

TABELA 11.5 Cálculo do centro de massa corporal total

Segmento	Equação para localização do CM do segmento	Massa do segmento $\times$ CM do segmento – x	Massa do segmento $\times$ CM do segmento – y
Cabeça, pescoço $x, y_{alto\ da\ cabeça}$ = (712, 1.040) $x, y_{meio\ do\ ombro}$ = (684, 954)	$x = x_{alto\ da\ cabeça} + 0{,}50\ (x_{meio\ do\ ombro}$ $- x_{alto\ da\ cabeça}) = 712 + 0{,}5 \times$ $(684 - 712) = 698$ $y = y_{alto\ da\ cabeça} + 0{,}50(y_{meio\ do\ ombro}$ $- y_{alto\ da\ cabeça}) = 1.040 + 0{,}5\ (954 - 1.040) = 997$ $CM_{cabeça\ e\ pescoço} = (698, 997)$	% $PC_{cabeça\ e\ pescoço} \times$ $CM - x = 0{,}079 \times 698$ $= 55{,}14$	% $PC_{cabeça\ e\ pescoço} \times CM\quad y$ $= 0{,}079 \times 997 = 78{,}76$
Tronco $x, y_{meio\ do\ ombro}$ = (684, 954) $x, y_{meio\ do\ quadril}$ = (562, 740)	$x = x_{meio\ do\ ombro} + 0{,}45(x_{meio\ do\ quadril}$ $- x_{meio\ do\ ombro}) = 684 + 0{,}45(562 - 684) = 629{,}1$ $y = y_{meio\ do\ ombro} - 0{,}45(y_{meio\ do\ quadril}$ $+ y_{meio\ do\ ombro}) = 954 + 0{,}45(740 - 954) = 857{,}7$ $CM_{tronco} = (629{,}1;\ 857{,}7)$	% $PC_{tronco} \times CM - x$ $= 0{,}511 \times 629{,}1 = 321{,}47$	% $PC_{tronco} \times CM - y$ $= 0{,}511 \times 857{,}7 = 438{,}29$
Braço dir. e esq. $x, y_{cotovelo}$ = (774, 946) x, y_{ombro} = (680, 940)	$x = x_{ombro} + 0{,}436(x_{cotovelo} - x_{ombro})$ $= 680 + 0{,}436(774 - 680) = 721$ $y = y_{ombro} + 0{,}436(y_{cotovelo} - y_{ombro})$ $= 940 + 0{,}436(946 - 940) = 942{,}6$ $CM_{braço} = (721;\ 942{,}6)$	% $PC_{braço} \times CM - x$ $= 0{,}027 \times 721 = 19{,}47$	% $PC_{braço} \times CM - y$ $= 0{,}027 \times 942{,}6 = 25{,}45$
Antebraço dir. e esq. x, y_{punho} = (822, 1.034) $x, y_{cotovelo}$ = (774, 946)	$x = x_{cotovelo} + 0{,}43(x_{punho} - x_{cotovelo})$ $= 774 + 0{,}43(822 - 774) = 794{,}6$ $y = y_{cotovelo} + 0{,}43(y_{punho} - y_{cotovelo})$ $= 946 + 0{,}43(1.034 - 946) = 983{,}8$ $CM_{antebraço} = (794{,}6;\ 983{,}8)$	% $PC_{antebraço} \times CM - x$ $= 0{,}016 \times 794{,}6 = 12{,}71$	% $PC_{antebraço} \times CM - y$ $= 0{,}016 \times 983{,}8 = 15{,}74$

(continua)

TABELA 11.5	Cálculo do centro de massa corporal total *(continuação)*		
Segmento	Equação para localização do *CM* do segmento	Massa do segmento × *CM* do segmento – x	Massa do segmento × *CM* do segmento – y
Mão dir. e esq. x, $y_{\text{ponta do dedo}}$ = (834, 1.088) x, y_{punho} = (822, 1.034)	$x = x_{\text{punho}} + 0,494(x_{\text{ponta do dedo}} - x_{\text{punho}})$ = 822 + 0,494(834 – 822) = 827,9 $y = y_{\text{punho}} + 0,494(y_{\text{ponta do dedo}} - y_{\text{punho}})$ = 1.034 + 0,494(1.088 – 1.034) = 1.060,7 $CM_{\text{mão}}$ = (827,9; 1.060,7)	% $PC_{\text{mão}}$ × CM – x = 0,006 × 827,9 = 4,97	% $PC_{\text{mão}}$ × CM – y = 0,006 × 1.060,7 = 6,36
Coxa dir. e esq. x, y_{quadril} = (562, 740) x, y_{joelho} = (544, 584)	$x = x_{\text{quadril}} + 0,433(x_{\text{joelho}} - x_{\text{quadril}})$ = 562 + 0,433(544 – 562) = 554,2 $y = y_{\text{quadril}} + 0,433(y_{\text{joelho}} - y_{\text{quadril}})$ = 740 + 0,433(584 – 740) = 672,5 CM_{coxa} = (554,2; 672,5)	% PC_{coxa} × CM – x = 0,097 × 554,2 = 53,76	% PC_{coxa} × CM – y = 0,097 × 672,5 = 65,23
Perna dir. e esq. x, y_{joelho} = (544, 584) x, $y_{\text{tornozelo}}$ = (412, 466)	$x = x_{\text{joelho}} + 0,433(x_{\text{tornozelo}} - x_{\text{joelho}})$ = 544 + 0,433(412 – 544) = 486,8 $y = y_{\text{joelho}} + 0,433(y_{\text{tornozelo}} - y_{\text{joelho}})$ = 584 + 0,433(466 – 584) = 532,9 CM_{perna} = (486,8; 532,9)	% PC_{perna} × CM – x = 0,045 × 486,8 = 21,91	% PC_{perna} × CM – y = 0,045 × 532,9 = 23,98
Pé dir. e esq. x, $y_{\text{calcanhar}}$ = (376, 474) x, $y_{\text{ponta do dedo}}$ = (440, 392)	$x = x_{\text{calcanhar}} + 0,429(x_{\text{ponta do dedo}} - x_{\text{calcanhar}})$ = 376 + 0,429(440 – 376) = 403,5 $y = y_{\text{calcanhar}} + 0,429(y_{\text{ponta do dedo}} - y_{\text{calcanhar}})$ = 474 + 0,429(392 – 474) = 438,8 $CM_{\text{ponta do pé}}$ = (403,5; 438,8) CM CORPORAL TOTAL (x, y)	% $PC_{\text{pé}}$ × CM – x = 0,014 × 403,5 = 5,65 CM_x = Σ dos segmentos CM_x = 55,14 + 321,47 + 19,47 + 19,47 + 12,71 + 12,71 + 4,97 + 4,97 + 53,76 + 53,76 + 21,91 + 21,91 + 5,65 + 5,65 = 613,55	% $PC_{\text{pé}}$ × CM – y = 0,014 × 438,8 = 6,14 CM_y = Σ dos segmentos CM_y = 78,76 + 438,29 + 25,45 + 25,45 + 15,74 + 15,74 + 6,36 + 6,36 + 65,23 + 65,23 + 23,98 + 23,98 + 6,14 + 6,14 = 802,76

$$\text{Torque do segmento}_x = \text{segmento } cm_x \times \text{porcentagem estimada da massa do segmento}$$

$$\text{Torque do segmento}_y = \text{segmento } cm_y \times \text{porcentagem estimada da massa do segmento}$$

Em seguida, x_{cm} pode ser calculado somando-se os produtos dos segmentos; y_{cm} é calculado por procedimento semelhante utilizando as equações apresentadas anteriormente neste capítulo, e expressas a seguir.

$$x_{\text{cm}} = \frac{\sum_{i=1}^{n} m_i x_i}{M}, \qquad y_{\text{cm}} = \frac{\sum_{i=1}^{n} m_i y_i}{M}$$

Portanto, as coordenadas do centro de massa corporal total em unidades digitalizadas são (614, 803), estando indicadas na Figura 11.21 pelo ponto preto.

Rotação e alavanca

DEFINIÇÕES

O resultado de um torque é produzir uma rotação em torno de um eixo. Se forem consideradas rota-

Consulte os dados no Apêndice C. Utilizando os dados de Plagenhoef para mulheres, calcule a localização do centro de massa de um sistema com três ligações, consistindo em coxa, perna e pé, para o fotograma 15.

Utilizando o MaxTRAQ, importe o arquivo de vídeo da mulher na posição de apoio intermediário da deambulação e digitalize o quadril direito, o joelho direito, o tornozelo direito e a cabeça do quinto metatarsal direito. Utilizando dados de Plagenhoef para as mulheres, calcule a localização do centro de massa de um sistema de três ligações composto pela coxa, pela perna e pelo pé. Nota: Essa mulher tem massa corporal de 58 kg.

ções em torno de um ponto fixo, poderemos discutir o conceito de alavanca. **Alavanca** é uma barra rígida que é girada em torno de um ponto fixo ou eixo denominado **fulcro** (ou **ponto de apoio**). A alavanca consiste em uma **força de resistência**, uma **força de esforço**, uma estrutura semelhante a uma barra e um ponto de apoio. Além disso, há dois momentos ou braços de alavanca designados como **braço de esforço** e **braço de resistência**. Braço de esforço é a distância perpendicular desde a linha de ação da força de esforço até o ponto de apoio. Braço de resistência é a distância perpendicular desde a linha de ação da força de resistência até o ponto de apoio. Tendo em vista que tanto a força de esforço como a força de resistência atuam à distância do ponto de apoio, essas forças geram torques em torno do ponto de apoio.

Podemos utilizar um exemplo anatômico, como o segmento do antebraço, para ilustrar uma alavanca (Fig. 11.22). O osso longo do segmento do antebraço é a estrutura semelhante a uma barra, e a articulação do cotovelo é o ponto de apoio. A força de resistência pode ser o peso do segmento e, possivelmente, uma carga adicionada, transportada na mão ou no punho. A força de esforço é produzida pela tensão criada nos músculos para a extensão do cotovelo. A Figura 11.23 ilustra vários exemplos de mecanismos simples que, na verdade, são tipos diferentes de alavancas.

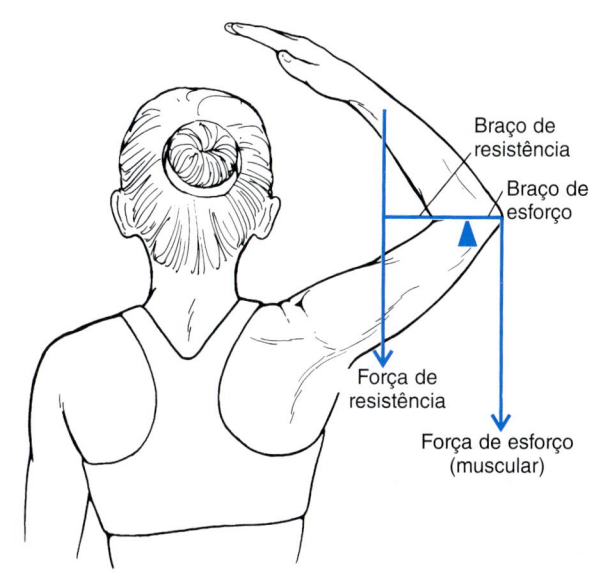

FIGURA 11.22 Uma alavanca anatômica ilustrando o braço de resistência, o braço de esforço e o ponto de apoio (articulação do cotovelo).

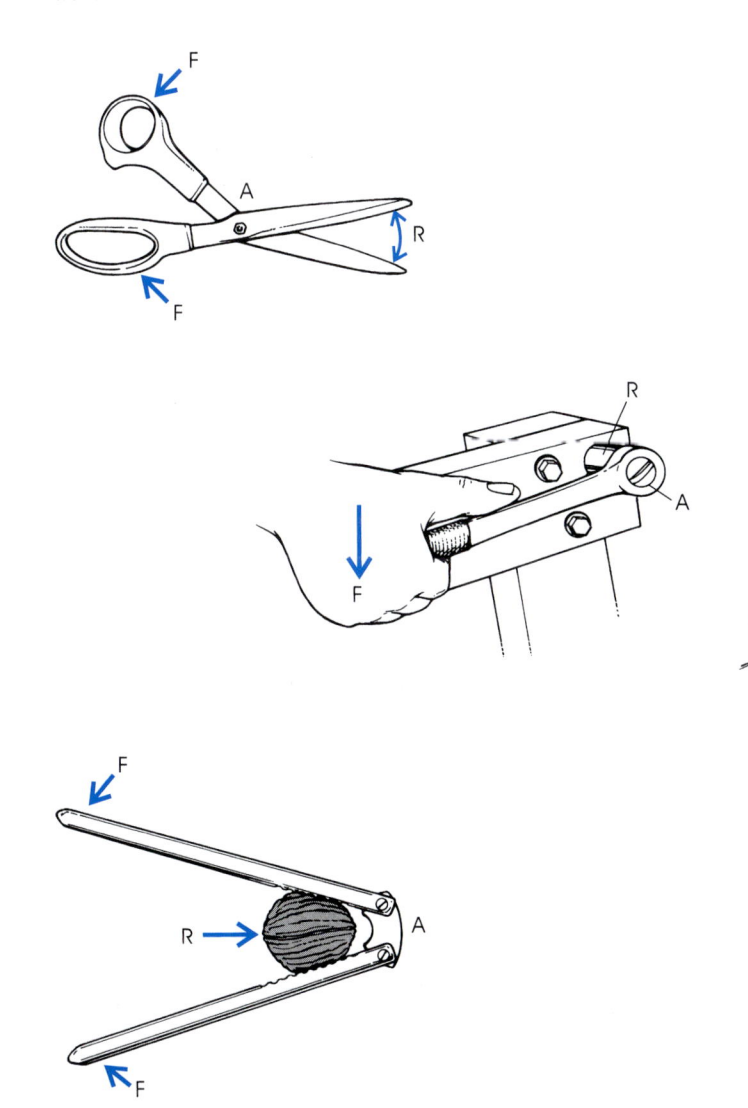

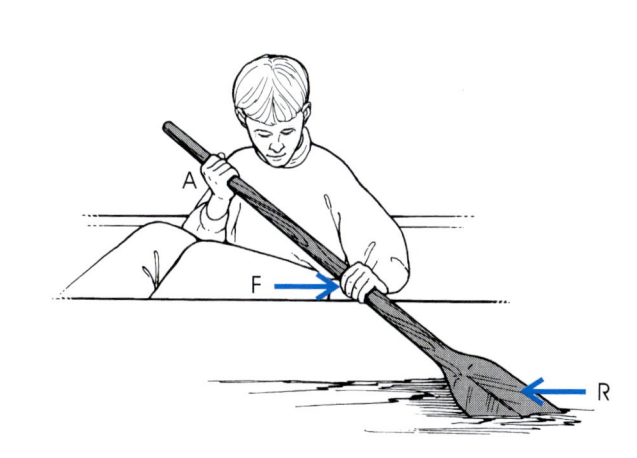

FIGURA 11.23 Alavancas.

Uma alavanca pode ser avaliada por sua eficácia mecânica, mediante o cálculo de sua vantagem mecânica. Define-se **vantagem mecânica** (VM) como a relação entre o braço de esforço e o braço de resistência. Ou seja:

$$VM = \frac{\text{Braço de esforço}}{\text{Braço de resistência}}$$

Na construção de uma alavanca, qualquer uma das três situações a seguir pode definir a função da alavanca. O caso mais simples é quando $VM = 1$, em que o braço de esforço é igual ao braço de resistência. Nesse caso, a função da alavanca consiste em alterar a direção do movimento ou equilibrar a alavanca, mas não ampliar nem a força de esforço nem a força de resistência. O segundo caso ocorre quando $VM > 1$, quando o braço de esforço é maior do que o braço de resistência. Nesse caso, o braço de esforço maior amplifica o torque criado pela força de esforço. Então, quando $VM > 1$, diz-se que a alavanca aumenta a força de esforço. Na terceira situação, $VM < 1$, o braço de esforço é menor que o braço de resistência. Nesse caso, há necessidade de uma força de esforço muito maior para suplantar a força de resistência. Mas a força de esforço tem ação ao longo de uma pequena distância e, como resultado, a força de resistência é mobilizada por uma distância muito maior no mesmo período de tempo (Fig. 11.24). Portanto, quando $VM < 1$, dizemos que ocorreu aumento da velocidade do movimento.

CLASSES DE ALAVANCAS

Há três classes de alavancas. Numa **alavanca de primeira classe**, a força de esforço e a força de resistência se encontram em lados opostos do ponto de apoio. São exemplos corriqueiros dessa configuração de alavanca a gangorra, a balança de pratos e o pé de cabra. Uma alavanca de primeira classe pode ser configurada de muitas maneiras, e sua vantagem mecânica pode ser igual a 1, maior que 1 ou menor que 1. Existem alavancas de primeira classe no sistema musculoesquelético do corpo humano. Os músculos agonistas e antagonistas que atuam simultaneamente em lados opostos de uma articulação criam uma alavanca de primeira classe. Mas, na maioria dos casos, a alavanca de primeira classe no corpo humano funciona com uma vantagem mecânica igual a 1. Ou seja, a alavanca funciona de modo a equilibrar ou mudar a direção da força de esforço.

Um exemplo da primeira situação é a ação dos músculos esplênios visando a equilibrar a cabeça sobre a articulação atlantoccipital (Fig. 11.25). A segunda situação, em que a alavanca muda a direção da força de esforço, é observada na ação de muitas proeminências ósseas, chamadas processos. Esse tipo de alavanca de primeira classe é uma polia. Um exemplo dessa alavanca é a ação da patela na extensão do joelho. Nesse caso, o ângulo de tração dos músculos quadríceps fica alterado pela ação de deslizamento da patela sobre a fossa intercondilar do fêmur.

ALAVANCA DE SEGUNDA CLASSE

Numa **alavanca de segunda classe**, a força de esforço e a força de resistência atuam no mesmo lado do ponto de apoio. Nessa classe de alavanca, a força de resistência atua entre o ponto de apoio e a força de esforço. Ou seja, o braço da força de resistência é menor do que o braço de esforço e, portanto, a vantagem mecânica é maior que 1. Um exemplo de alavanca de segunda classe em situações cotidianas é o carrinho de mão (Fig. 11.26). Com o uso do carrinho de mão, forças de esforço podem ser aplicadas de modo a atuar contra forças de resistência muito significativas fornecidas pela carga transportada no carrinho de mão. São pouquíssimos os exemplos de alavancas de segunda classe no corpo humano, embora o ato de se elevar nas pontas dos dedos dos pés seja frequentemente proclamado, e também contestado, como uma alavanca desse tipo. Essa ação é empregada no treinamento com pesos, sendo conhecida como levantamento da panturrilha. Tendo em vista serem tão poucos os exemplos de alavancas de segunda classe no corpo humano, é mais seguro dizer que os seres humanos não foram "planejados" para aplicar grandes forças através de sistemas de alavancas.

ALAVANCA DE TERCEIRA CLASSE

Numa **alavanca de terceira classe**, a força de esforço e a força de resistência também se situam no mesmo lado do ponto de apoio. Mas, nessa disposição, a força de esforço atua entre o ponto de apoio e a linha de ação da força de resistência. Como resultado, o braço da força de esforço é menor do que o braço da força de resistência e, portanto, a vantagem mecânica é menor que 1. Um exemplo desse tipo de alavanca é a pá de pedreiro, quando a mão mais próxima da pá aplica a força de esforço (Fig. 11.27). Portanto, é preciso que seja aplicada uma grande força de esforço para que seja suplantada uma força

FIGURA 11.24 Alavanca de primeira classe, em que a vantagem mecânica é menor que 1, ou seja, o braço de esforço é menor que o braço de resistência. Mas a distância linear mobilizada pela força de esforço é menor que a mobilizada pela força de resistência no mesmo período de tempo.

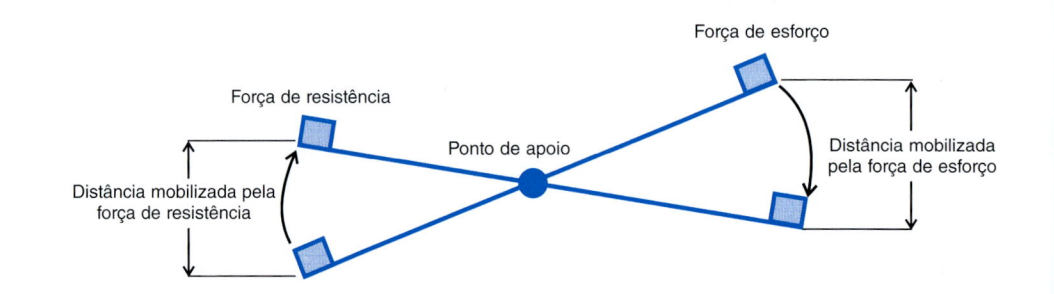

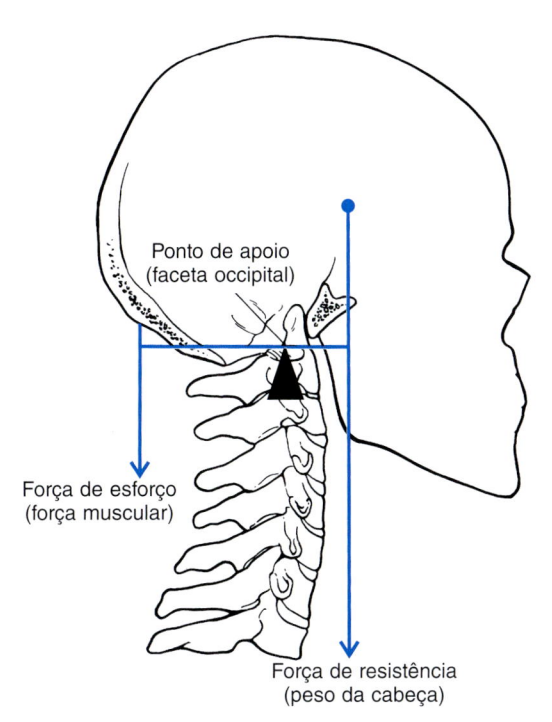

FIGURA 11.25 Alavanca anatômica de primeira classe em que o peso da cabeça é a força de resistência, os músculos esplênios fornecem a força de esforço, e o ponto de apoio é a articulação atlantoccipital.

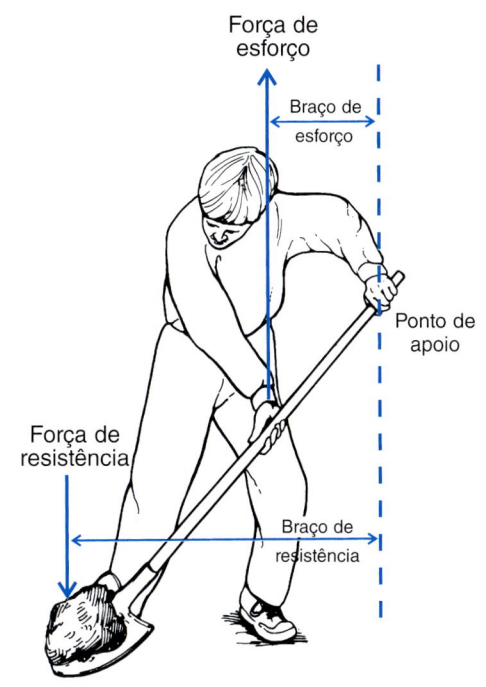

FIGURA 11.27 Uma pessoa utilizando uma pá é um exemplo de alavanca de terceira classe.

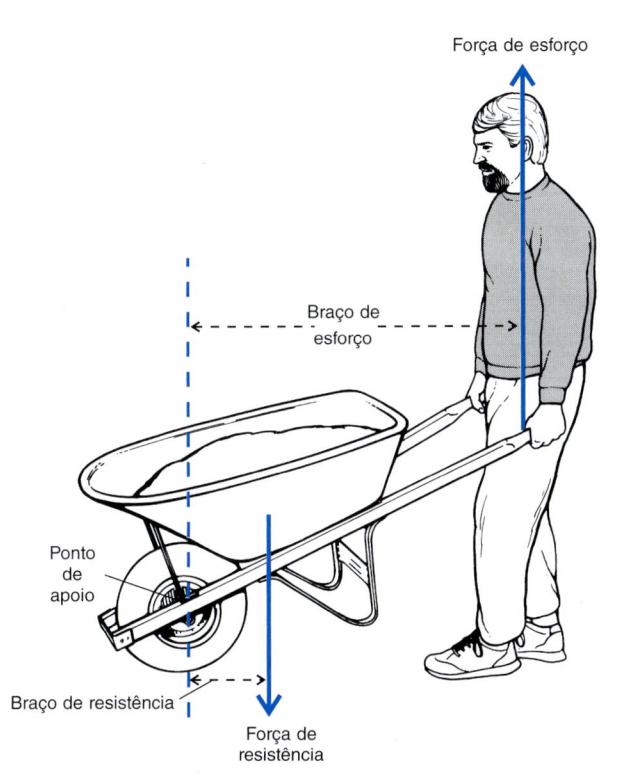

FIGURA 11.26 Carrinho de mão como alavanca de segunda classe. A força de resistência situa-se entre o ponto de apoio e a força de esforço. Tendo em vista que o braço de esforço é maior que o braço de resistência, *VM* > 1 e a força de esforço fica aumentada.

de resistência moderada. Numa alavanca de terceira classe, aplica-se uma grande força de esforço para que seja obtida a vantagem do aumento da velocidade de movimento. Esse é o tipo mais importante de disposição de alavanca no corpo humano, porque quase todas as articulações dos membros funcionam como alavancas de terceira classe. Provavelmente não estaremos extrapolando se concluirmos que, do ponto de vista de planejamento, parece haver ênfase na maior velocidade de movimento (exemplificada pelas alavancas de terceira classe) no sistema musculoesquelético, em detrimento da capacidade de aplicação de maiores forças de esforço da alavanca de segunda classe. A Figura 11.28 ilustra a disposição de uma alavanca de terceira classe no corpo humano.

Tipos de torque

Torques atuantes num corpo são criados por uma força com ação à distância, longe do eixo de rotação. Assim, qualquer um dos diferentes tipos de forças discutidas no Capítulo 10 pode gerar um torque, caso a força seja aplicada numa direção que não passe através do eixo ou do ponto pivô. A gravidade, que é uma força de não contato, gera um torque em qualquer momento em que a linha de gravidade não esteja atravessando o ponto pivô. Conforme está ilustrado na Figura 11.29, a gravidade que atua no segmento do tronco produz um torque na direção horária em torno das vértebras lombares (Fig. 11.29*A*), e o peso do braço e do haltere produz um torque na direção anti-horária em torno da articulação do ombro (Fig. 11.29*B*). Um torque muscular, para manter estaticamente as posições, deve contrabalançar ambos os torques gravitacionais.

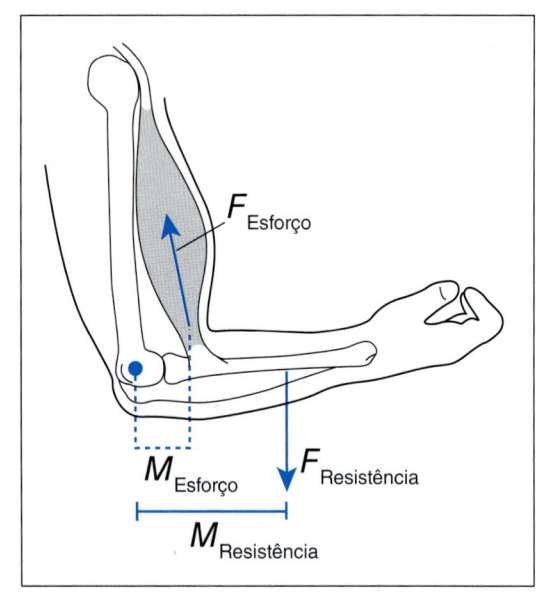

FIGURA 11.28 O braço mantido em flexão no cotovelo é uma alavanca anatômica de terceira classe: a força de resistência é o peso do braço, o ponto de apoio é a articulação do cotovelo, e a força de esforço é proporcionada pelos músculos flexores do cotovelo.

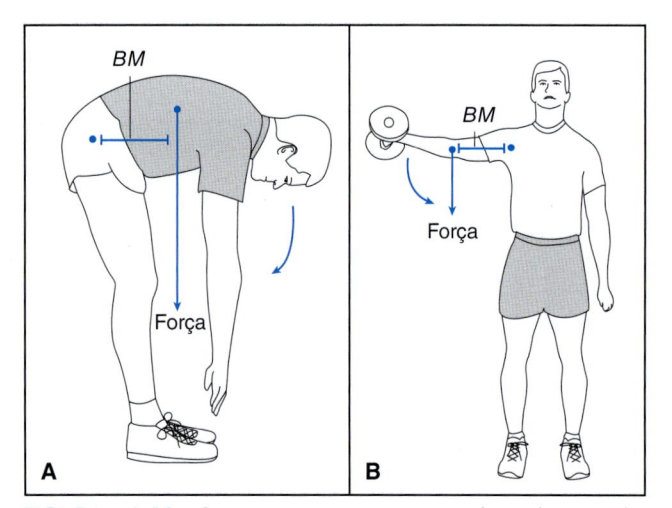

FIGURA 11.29 Os torques gravitacionais criados pelo peso dos segmentos do corpo atuantes à distância da articulação, em movimentos como flexão do tronco (**A**) e elevação lateral do braço com peso (**B**), devem ser contrabalançados por torques musculares atuantes na direção oposta. BM, braço momento.

Forças de contato também produzem torques se forem aplicadas corretamente. Exemplificando, são gerados torques em torno do centro de gravidade em modalidades como salto ornamental e ginástica artística, mediante o uso da força de reação do solo, juntamente com configurações corporais que movimentem o centro de massa à frente ou atrás da aplicação da força. Consideremos a Figura 11.30*A*, em que a força de reação do solo gerada num salto mortal para trás é aplicada a certa distância do centro de massa, causando uma rotação na direção horária em torno do centro de massa. Outra força de contato importante, a força muscular, também gera torques em torno de eixos articulares, conforme mostra a Figura 11.30*B*.

Representação de torques atuantes em um sistema

Comumente, um diagrama de corpo livre que ilustre torques num sistema é combinado com forças lineares para identificar e analisar as causas do movimento. Muitas análises biomecânicas são iniciadas com um diagrama de corpo livre para cada segmento do corpo. Conhecida como modelo de segmentos ligados, essa metodologia pode gerar um modelo estático ou dinâmico. Considere o modelo do levantamento-terra ilustrado na Figura 11.31, mostrando o levantamento (Fig. 11.31*A*) e o diagrama de corpo livre para os segmentos da perna, coxa, tronco, braço e antebraço (Fig. 11.31*B*). Se for estruturado um modelo de segmentos ligados, podemos indicar as forças atuantes nas articulações (F_x, F_y) e o centro de massa (*CM*), juntamente com os momentos (*M*) atuantes nas articulações.

Análise utilizando as leis do movimento de Newton

O Capítulo 10 apresentou três variações das leis de Newton que descrevem a relação entre a cinemática e a cinética de um movimento. Podemos gerar um análogo angular para cada uma das três abordagens. Na maioria das análises biomecânicas, tanto as relações lineares como angulares são determinadas para que seja descrita a relação de causa e efeito no movimento. As análises lineares previamente discutidas apresentaram três abordagens categorizadas como o efeito de uma força num instante do tempo, o efeito de uma força durante determinado período de tempo e o efeito de uma força aplicada a determinada distância. Uma análise completa também levará em consideração a contraparte angular e examinará o efeito de um torque num instante do tempo, o efeito de um torque durante determinado período de tempo e o efeito de um torque aplicado a determinada distância. Cada uma dessas abordagens fornece informações diferentes, tendo utilidade em relação à questão específica sobre torque e momento angular a ser solucionada.

EFEITOS DO TORQUE EM UM INSTANTE DO TEMPO

Consideramos a segunda lei do movimento de Newton com os efeitos de um torque e a aceleração angular resultante. Assim:

$$\Sigma T = I\alpha$$

Quando a aceleração angular é igual a zero, avalia-se um caso estático. Teremos uma **análise dinâmica** quando a aceleração for diferente de zero. Observe que os torques atuam em torno do eixo perpendicular ao plano *x-y* (ou seja, o eixo *z*) e a aceleração angular também ocorre em torno desse eixo.

A aplicação da segunda lei de Newton para relações de causa e efeito tanto angulares como lineares deve levar em consideração equações lineares e angulares. No movimento

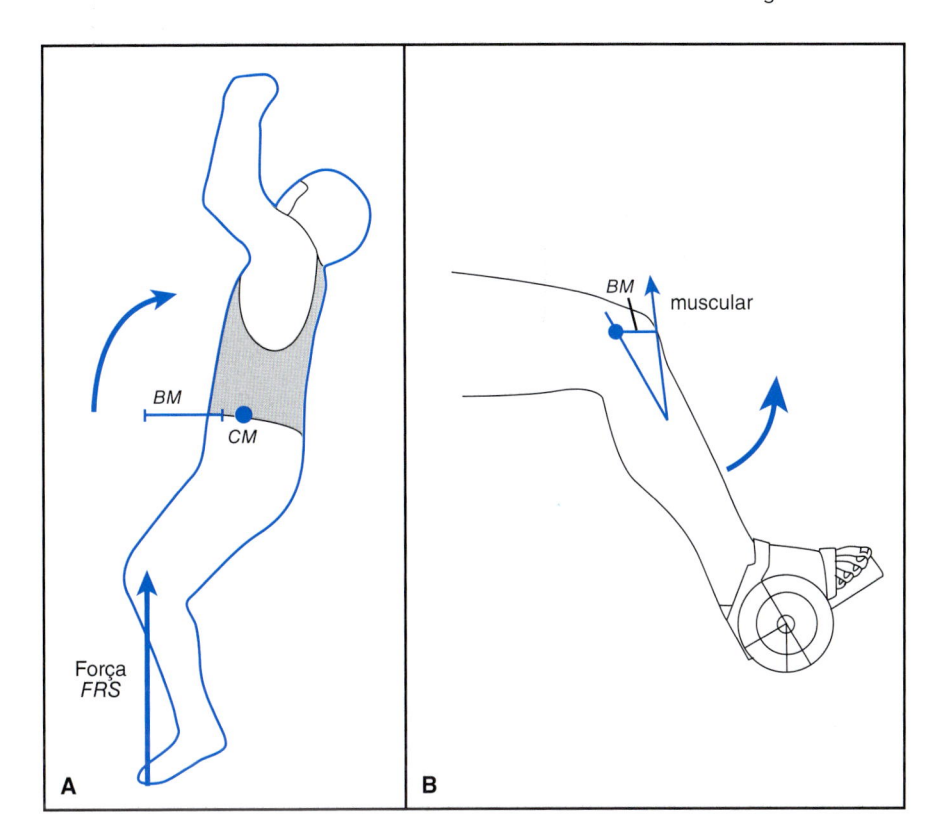

FIGURA 11.30 Forças de contato como as forças de reação do solo (**A**) e as forças musculares (**B**) criam torques porque a linha de ação da força não atravessa o centro de massa nem o eixo da articulação, respectivamente. *BM*, braço do momento; *CM*, centro de massa; *FRS*, força de reação do solo.

linear, são determinados os efeitos de uma força e as acelerações resultantes em determinado instante do tempo. No caso do movimento angular, são determinados os efeitos de um torque e as acelerações angulares resultantes.

Análise estática

O caso estático envolve sistemas em repouso ou que se movimentam em velocidade constante. Existe um estado de **equilíbrio** quando a aceleração do sistema é igual a zero. Conforme explicado no Capítulo 10, existe equilíbrio linear quando o somatório das forças atuantes no sistema é igual a zero. O equilíbrio também depende da equivalência dos torques atuantes no sistema quando as forças não são concorrentes. Forças concorrentes não coincidem no mesmo ponto e, portanto, causam rotação em torno de algum eixo. O somatório de todas essas

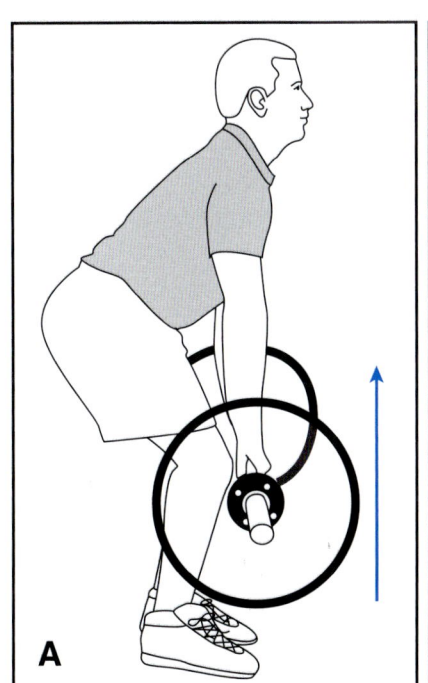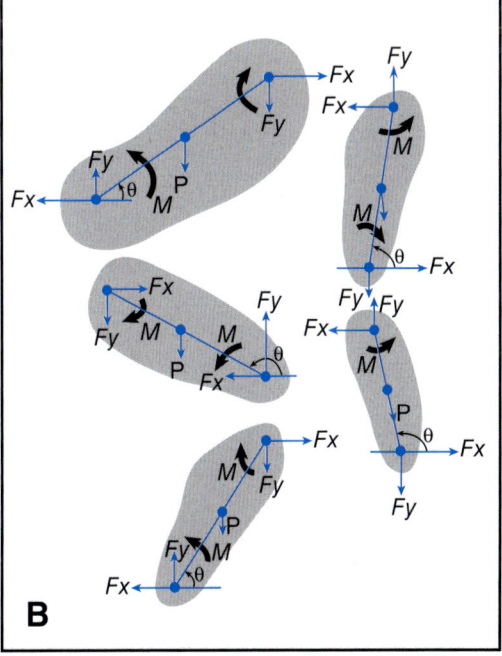

FIGURA 11.31 Agachamento (**A**) como diagrama de corpo livre (**B**), utilizando um modelo de segmentos ligados que ilustra as forças (F_x e F_y) atuantes nas articulações e os centros de massa juntamente com os momentos (*M*) atuantes nas articulações.

rotações é igual a zero, e o sistema resultante permanece em repouso ou se movimenta em velocidade angular constante. Ou seja, o somatório dos momentos de força ou torques no sistema considerado deve ser igual a zero. Assim, podemos expressar algebricamente esse conceito da seguinte maneira:

$$\Sigma T_{\text{sistema}} = 0$$

Anteriormente, sugeriu-se uma convenção em que momentos ou torques causadores de uma rotação na direção anti-horária deviam ser considerados positivos, enquanto torques na direção horária seriam considerados negativos. Portanto, para satisfazer essa condição de equilíbrio, o somatório dos momentos anti-horários deve ser igual ao somatório dos momentos horários, e não pode ocorrer aceleração angular.

Consideremos agora o diagrama de corpo livre na Figura 11.32, em que está descrito um sistema de alavanca de primeira classe. No lado esquerdo do ponto de apoio, A pesa 670 N e se encontra a 2,3 m do eixo de rotação. Esse indivíduo causaria um momento anti-horár io, ou positivo. No lado direito, B pesa 541 N, se encontra a 2,85 m do ponto de apoio e causaria um momento horário ou negativo. Para que esse sistema fique em equilíbrio, é preciso que o torque horário seja igual ao torque anti-horário. Assim,

$$T_A = 670 \text{ N} \times 2,3 \text{ m}$$
$$T_A = 1.541 \text{ N·m}$$

e

$$T_B = 541 \text{ N} \times 2,85 \text{ m}$$
$$T_B = 1.541 \text{ N·m}$$

Para que esse sistema fique em equilíbrio:

$$\Sigma T = 0$$
$$T_A - T_B = 0$$
$$T_A = T_B$$

Tendo em vista que T_A é positivo e T_B é negativo, e que suas magnitudes são iguais, esses momentos se anulam e não ocorre rotação. Quando o indivíduo à esquerda empurrar para cima (sem outras forças ex- ternas), esse sistema entrará em repouso, numa posição equilibrada.

Tipicamente, vários torques atuam num sistema que envolve o movimento humano. A Figura 11.33A mostra o antebraço de um indivíduo segurando uma barra. Para determinar a ação na articulação do cotovelo, seria útil ter conhecimento do momento gerado pelos músculos em torno dessa articulação. Se a articulação do cotovelo for considerada o eixo de rotação, haverá dois torques negativos ou horários nesse sistema. Um torque negativo é resultante do peso do antebraço e da mão que atua através do centro de massa do sistema antebraço-mão, e o outro é resultante do peso da barra. O torque anti-horário ou positivo é resultante da força muscular que atua através da articulação do cotovelo. Para que o sistema fique em equilíbrio, o momento resultante dos músculos deve se igualar aos dois momentos negativos. Assim,

$$\Sigma T = 0$$
$$T_{Fm} - T_{\text{antebraço-mão}} - T_{\text{barra}} = 0$$

Considere agora o diagrama de corpo livre desse sistema, ilustrado na Figura 11.33B. O momento muscular que se faz necessário para manter o sistema em equilíbrio pode ser calculado a partir da informação existente no diagrama. O complexo antebraço-mão pesa 45 N, e o centro de massa está situado a 0,15 m da articulação do cotovelo. O peso da barra é igual a 420 N, e seu centro de massa está situado a 0,4 m da articulação do cotovelo. O momento gerado pelo peso do antebraço e da mão é:

$$T_{\text{antebraço-mão}} = 45 \text{ N} \times 0,15 \text{ m} = 6,75 \text{ N·m}$$

e o momento gerado pela barra é:

$$T_{\text{barra}} = 420 \text{ N} \times 0,4 \text{ m} = 168 \text{ N·m}$$

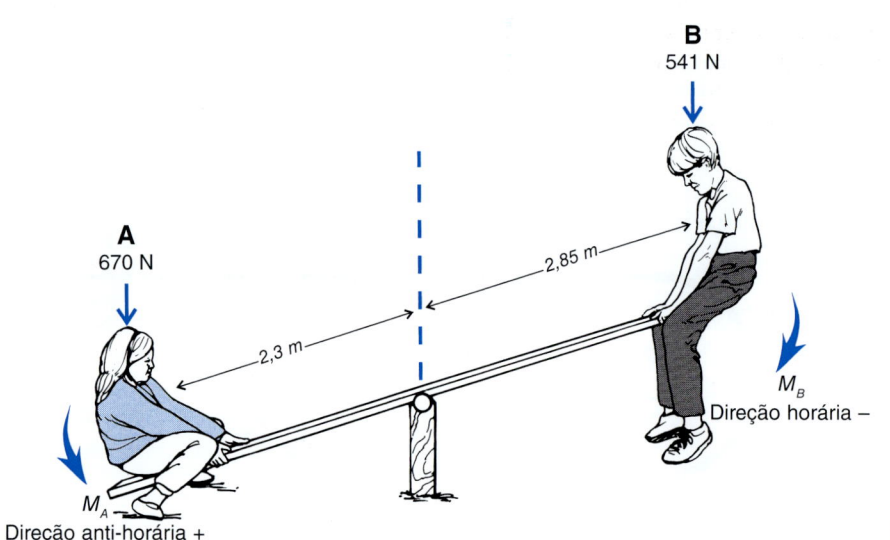

FIGURA 11.32 A gangorra, uma alavanca de primeira classe.

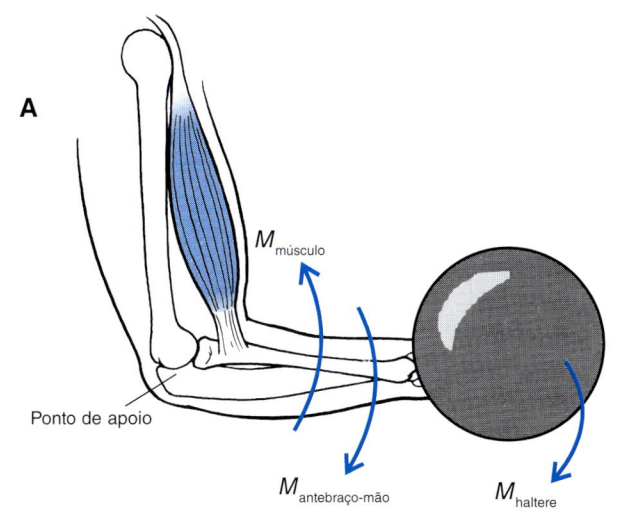

A

$M_{\text{músculo}}$

Ponto de apoio

$M_{\text{antebraço-mão}}$

M_{haltere}

B

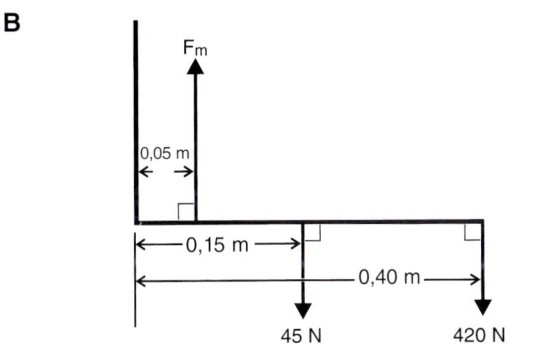

F_m

0,05 m

0,15 m

0,40 m

45 N

420 N

FIGURA 11.33 Antebraço durante um instante de uma flexão de bíceps (**A**) e diagrama de corpo livre do sistema (**B**).

Então, podemos calcular o momento decorrente da força muscular:

$$T_{Fm} - T_{\text{antebraço-mão}} - T_{\text{barra}} = 0$$
$$T_{Fm} - 6,75 \text{ N·m} - 168 \text{ N·m} = 0$$
$$T_{Fm} = 6,75 \text{ N·m} + 168 \text{ N·m}$$
$$T_{Fm} = 174,75 \text{ N·m}$$

O músculo deve criar um torque de 174,75 N·m para contrabalançar o peso do antebraço, mão e barra. Esse torque muscular não pode ser atribuído diretamente a qualquer músculo que cruze a articulação. O momento muscular calculado é o somatório final de todas as ações musculares envolvidas. Nesse caso, considerando que o braço está sendo mantido em flexão, o momento muscular resultante é decorrente da ação dos flexores do cotovelo, mas não se pode dizer com exatidão quais flexores do cotovelo estão mais envolvidos. Na verdade, pode-se supor que, sendo essa uma posição estática, pode estar ocorrendo cocontração considerável.

Para determinar a ação muscular, é preciso levar em consideração o torque resultante em relação à articulação. O torque resultante é o somatório de todos os torques atuantes na articulação, nesse caso, o cotovelo. Assim:

$$T_{\text{cotovelo}} = T_{Fm} - T_{\text{antebraço-mão}} - T_{\text{barra}}$$
$$T_{\text{cotovelo}} = 174,75 \text{ N·m} - 6,75 \text{ N·m} - 168 \text{ N·m}$$
$$T_{\text{cotovelo}} = 0$$

O momento resultante em relação à articulação do cotovelo é igual a zero, indicando que a ação muscular precisa ser isométrica. Se o braço do momento dos flexores do cotovelo foi estimado como situado a 0,05 m dessa articulação, a força muscular deve ser:

$$F_m = \frac{T_m}{0,05 \text{ m}}$$
$$F_m = \frac{174,75 \text{ N·m}}{0,05 \text{ m}}$$
$$F_m = 3.495 \text{ N}$$

Pode-se perceber que a força muscular precisa ser consideravelmente maior do que as duas outras forças, porque o braço do momento para o músculo é muito pequeno se for comparado com o braço do momento para o sistema antebraço-mão ou para a barra.

Considerem agora a Figura 11.34. Nesse diagrama de corpo livre, o braço está posicionado numa postura semelhante à ilustrada na Figura 11.33, mas essa barra pesa 100 N, e o torque muscular medido é igual a 180 N·m. Todas as demais medidas nessa situação são as mesmas do exemplo anterior. Assim, podemos avaliar o momento resultante no cotovelo:

$$T_{\text{cotovelo}} = T_{Fm} - T_{\text{antebraço-mão}} - T_{\text{barra}}$$
$$T_{\text{cotovelo}} = 180 \text{ N·m} - 6,75 \text{ N·m} - 40 \text{ N·m}$$
$$T_{\text{cotovelo}} = 133,25 \text{ N·m}$$

Considerando que o torque resultante no cotovelo é positivo, a rotação ocorre na direção anti-horária e, portanto, a ação muscular é do tipo flexora.

Nas situações descritas anteriormente, o braço estava paralelo ao solo, e os braços de torque desde o eixo

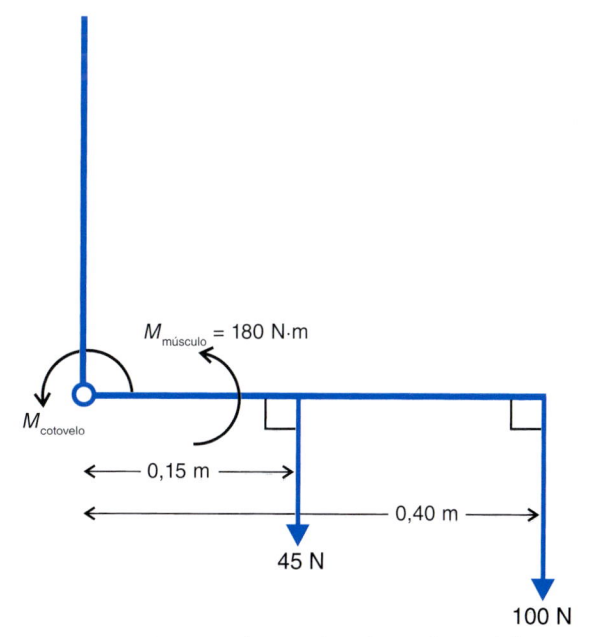

$M_{\text{músculo}} = 180 \text{ N·m}$

M_{cotovelo}

0,15 m

0,40 m

45 N

100 N

FIGURA 11.34 Diagrama de corpo livre de uma flexão de bíceps em determinado instante, quando o antebraço se encontra na horizontal.

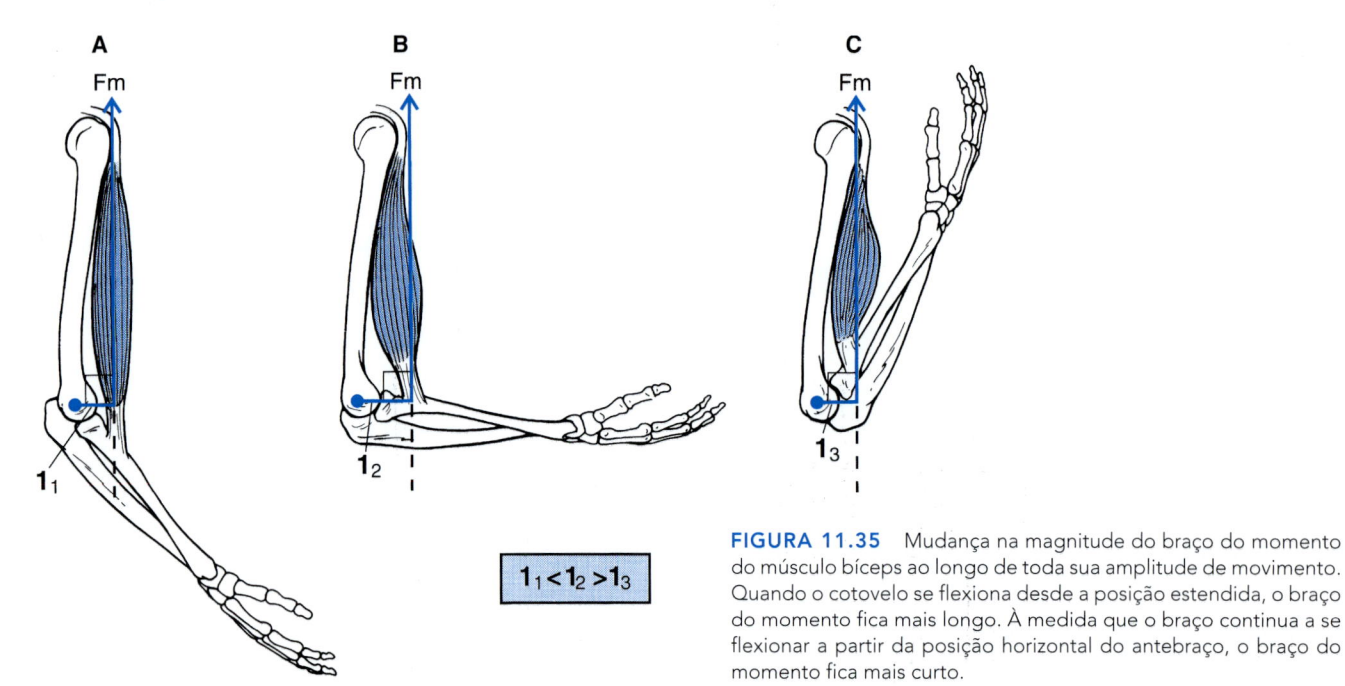

$$1_1 < 1_2 > 1_3$$

FIGURA 11.35 Mudança na magnitude do braço do momento do músculo bíceps ao longo de toda sua amplitude de movimento. Quando o cotovelo se flexiona desde a posição estendida, o braço do momento fica mais longo. À medida que o braço continua a se flexionar a partir da posição horizontal do antebraço, o braço do momento fica mais curto.

de rotação eram simplesmente as distâncias medidas ao longo do segmento até as linhas de ação das forças. Mas quando o braço faz flexão ou extensão na articulação do cotovelo, os braços do torque mudam. Na Figura 11.35, os braços do momento para a força muscular estão ilustrados com o antebraço em três posições. Com o cotovelo estendido (Fig. 11.35A), o braço do momento é bastante pequeno. Com a flexão no cotovelo (Fig. 11.35B), o braço do momento aumenta até que o antebraço fique paralelo ao solo. Com a continuação da flexão além desse ponto (Fig. 11.35C), o braço do momento fica novamente menor. Portanto, a magnitude do braço do momento da força muscular depende do grau de flexão ou extensão que ocorre numa articulação. A mudança no braço do momento durante a flexão e a extensão do membro também vale para os braços do momento referente ao peso do sistema antebraço-mão e a qualquer coisa que o indivíduo esteja segurando na mão.

Na Figura 11.36, o antebraço é mantido em certo ângulo θ abaixo da horizontal. O valor d descreve a distância desde o eixo de rotação até o centro de massa do antebraço. No entanto, o braço do momento para o peso do antebraço é a distância a. As linhas a e d formam os lados de um triângulo retângulo com a linha de ação da força. Portanto, com o ângulo θ, a função cosseno pode ser aplicada para o cálculo do comprimento a. Assim,

$$\cos \theta = \frac{a}{d}$$
$$a = d \times \cos \theta$$

Considere que o antebraço tem um ângulo igual a zero quando está paralelo ao solo. Quando o antebraço se estende, o ângulo aumenta até chegar aos 90° na posição de completa extensão. O cosseno de 0° é igual a 1

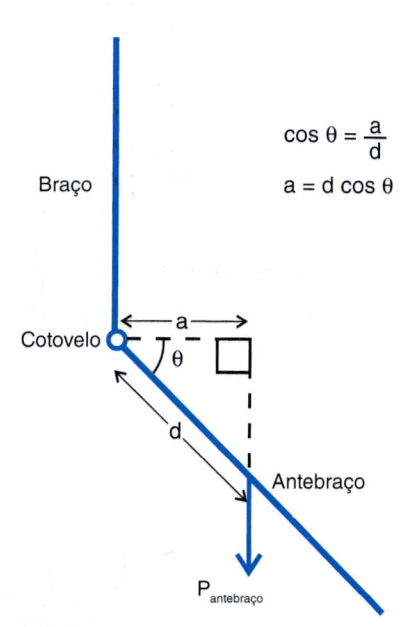

FIGURA 11.36 Usa-se o cosseno do ângulo de inclinação do antebraço para calcular o braço do momento quando o antebraço não está paralelo à horizontal.

e, à medida que o ângulo se torna maior com a extensão do antebraço, o cosseno se torna menor, até que em 90° é igual a 0. Se o ângulo θ se tornar maior à medida que o braço se estende, o braço do momento deve ficar correspondentemente menor, porque a distância d não muda. Quando o ângulo θ fica igual a 90°, o antebraço está em completa extensão e o braço do momento é igual a zero, porque a linha de ação da força decorrente do peso do antebraço atravessa o eixo de rotação.

Considere um indivíduo fazendo flexão de bíceps com um peso. O antebraço fica posicionado a 25° abaixo da horizontal, de modo que o cotovelo está ligeiramente estendido (Fig. 11.37*A*). O diagrama de corpo livre correspondente está apresentado na Figura 11.37*B*. O braço do momento para o peso do antebraço pode ser calculado com base na distância desde o eixo de rotação até o centro de massa e o ângulo no qual o antebraço está posicionado:

$$a = 0,15 \text{ m} \times \cos 25°$$
$$a = 0,15 \text{ m} \times 0,9063$$
$$a = 0,14 \text{ m}$$

Analogamente, podemos calcular o braço do momento para o peso da barra segurada pela mão:

$$b = 0,4 \text{ m} \times \cos 25°$$
$$b = 0,4 \text{ m} \times 0,9063$$
$$b = 0,36 \text{ m}$$

Os braços do momento são menores do que seriam caso o antebraço fosse mantido paralelo ao solo.

Esse problema pode ser solucionado para a força muscular utilizando os mesmos princípios de uma análise estática (discutidos anteriormente). Ou seja:

$$\Sigma T = 0$$

Se, por convenção, o momento decorrente da força muscular for considerado positivo e os momentos decorrentes do peso do antebraço e da barra forem considerados negativos, então:

$$T_{Fm} - T_{\text{braço}} - T_{\text{peso}} = 0$$

Lembre-se que torque é o produto de uma força por seu braço do momento. Assim, substituindo todos os valores conhecidos nessa equação e em seguida rearranjando-a, teremos:

$$(F_m \times 0,05 \text{ m}) = (45 \text{ N} \times 0,14 \text{ m})$$
$$+ (420 \text{ N} \times 0,36 \text{ m})$$

Essa equação pode ser resolvida para determinar a força muscular necessária para manter essa posição numa postura estática. Assim,

$$F_m = \frac{6,3 \text{ N·m} + 151,2 \text{ N·m}}{0,05 \text{ m}}$$
$$F_m = 3.150 \text{ N}$$

O músculo precisa exercer uma força muito maior do que o peso do antebraço e da barra, porque o braço do momento ou torque do músculo é relativamente pequeno. Ao que parece, o corpo humano fica em grande desvantagem quando há necessidade de gerar grandes momentos de força em torno de uma articulação. Mas, em sua maioria, nossas articulações estão dispostas como alavancas de terceira classe, o que indica que a amplitude de movimento é aumentada. Portanto, os músculos podem exercer grandes forças, mas apenas durante períodos muito breves.

Equilíbrio estático: Estabilidade e equilíbrio corporal

O conceito de estabilidade está intimamente relacionado ao conceito de equilíbrio. A definição de **estabilidade** se assemelha muito à de equilíbrio, pois diz respeito à resistência tanto à aceleração linear como à aceleração angular. A capacidade de um indivíduo em assumir e manter uma posição estável é conhecida como **equilíbrio corporal**. Mesmo numa posição estável ou equilibrada, o indivíduo pode estar sujeito a forças externas.

Se um corpo se encontrar num estado de equilíbrio estático e for ligeiramente deslocado por uma força, esse objeto poderá retornar à sua posição original, continuar a se mover em afastamento de sua posição original, ou parar e assumir uma nova posição. Se o objeto for deslocado como resultado do trabalho realizado por uma força e retornar à sua posição original, dizemos que ele se encontra num estado de **equilíbrio estável**. Se o objeto for deslocado e tender a aumentar seu deslocamento, ele se encontra num **equilíbrio instável**. Estamos diante de um estado de **equilíbrio neutro** se o objeto for deslocado por uma força e não retornar à posição de onde havia sido deslocado.

A Figura 11.38 ilustra esses estados de equilíbrio. Na Figura 11.38*A*, uma bola sobre uma superfície côncava exemplifica equilíbrio estático. Quando a bola é deslocada para um dos lados da superfície por alguma força, ela retorna à sua posição original. Na Figura 11.38*B*, é apresentado um exemplo de equilíbrio instável: uma força desloca uma

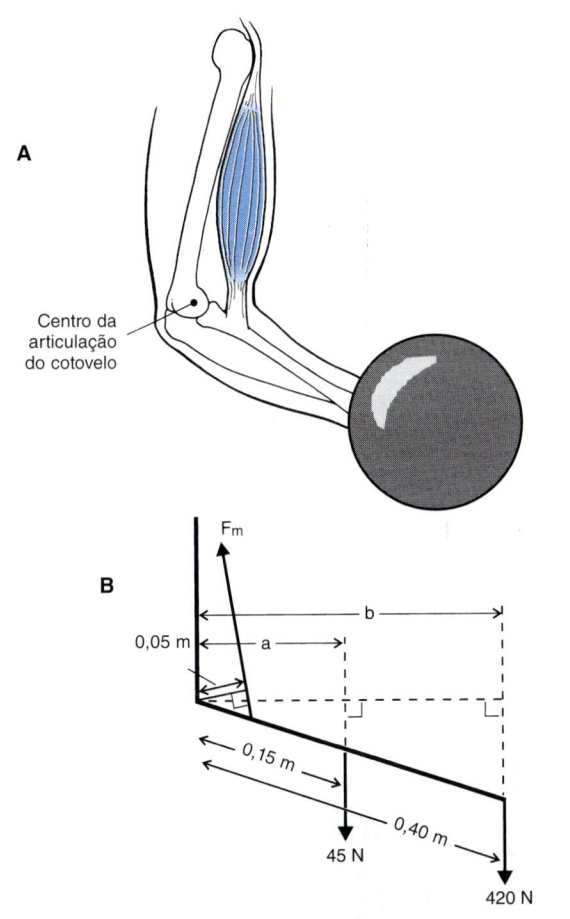

A

Centro da
articulação
do cotovelo

B

F_m

0,05 m ⊢ a ⊣ ⊢——— b ———⊣

0,15 m

0,40 m

45 N

420 N

FIGURA 11.37   Antebraço em determinado instante durante uma flexão de bíceps (**A**) e diagrama de corpo livre dessa posição (**B**). O antebraço está inclinado abaixo da horizontal.

bola sobre uma superfície convexa. A bola irá repousar numa nova posição e não em sua posição original. A Figura 11.38C ilustra o conceito de equilíbrio neutro. Nesse caso, quando uma bola é colocada numa superfície plana e é aplicada uma força, ela se movimentará até uma nova posição.

O corpo humano, com seus vários segmentos, é muito mais complexo do que uma bola, mas pode assumir os diferentes estados de equilíbrio. Exemplificando: ao ficar equilibrado de cabeça para baixo, com as mãos apoiadas no solo, o indivíduo se encontra numa posição de equilíbrio instável, e uma criança sentada num balanço está num estado de equilíbrio estável.

Diversos fatores determinam a estabilidade de um objeto. O primeiro fator é o local por onde passa a linha de gravidade em relação à base de apoio. Um objeto estará mais estável se a linha de gravidade estiver passando pelo centro geométrico da base de apoio. Geralmente, o aumento da área da base de apoio aumenta a estabilidade. Mas um corpo pode estar estável em uma direção e instável em outra. Exemplificando, quando um indivíduo afasta os pés, isso não somente aumenta a área da base de apoio como também faz com que ele fique estável caso seja empurrado na direção mediolateral. Esta ação, contudo, não auxilia a estabilidade na direção anteroposterior. O aumento da base de apoio, para permitir que a linha de gravidade caia dentro dessa base, pode ser ilustrado pelo exemplo de um indivíduo usando um andador. A Figura 11.39A ilustra esse caso. A base de apoio é produzida pelas posições das pernas do indivíduo e pelas pernas do andador. O andador aumenta a base de apoio, e o indivíduo fica posicionado de tal modo que a linha de ação do centro de massa se situa no centro geométrico dessa base.

A estabilidade de um objeto também é inversamente proporcional à altura do centro de massa. Ou seja, um objeto com centro de massa baixo tenderá a ser mais estável do que um objeto com centro de massa alto (Fig. 11.39B). Se os dois objetos representados na Figura 11.39B forem submetidos ao mesmo deslocamento angular em decorrência das forças indicadas, a linha de gravidade do centro de massa do objeto à esquerda recairá mais para fora do limite da base de apoio com maior rapidez do que a linha de gravidade do centro de massa do objeto à direita (o objeto menor). Portanto, o trabalho realizado para mover o objeto à esquerda seria menor do que o trabalho realizado para o objeto à direita. No futebol americano, por exemplo, os jogadores de defesa se agacham numa postura de três apoios para manter baixo seu centro de massa. Isso aumenta sua estabilidade, e assim é menos provável que sejam deslocados por seus adversários atacantes.

O último fator que influencia a estabilidade é a massa do objeto. De acordo com as equações de movimento, quanto maior for a massa de um objeto, maior será sua estabilidade (Fig. 11.39C). A segunda lei de Newton afirma que a força aplicada a um objeto é proporcional à sua massa e à sua aceleração. Assim, é preciso que seja aplicada uma força maior para mover um objeto com maior massa. A movimentação de um piano, por exem-

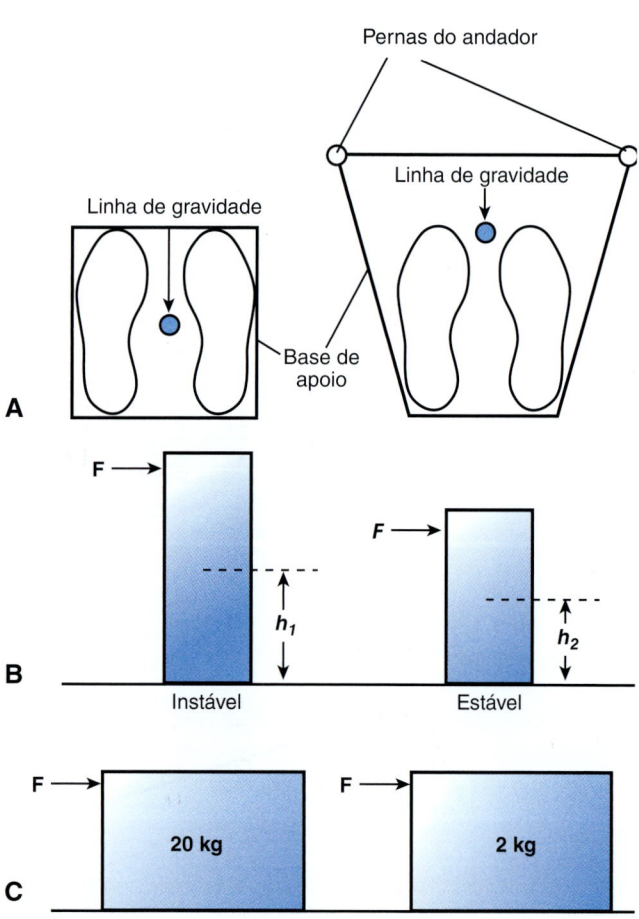

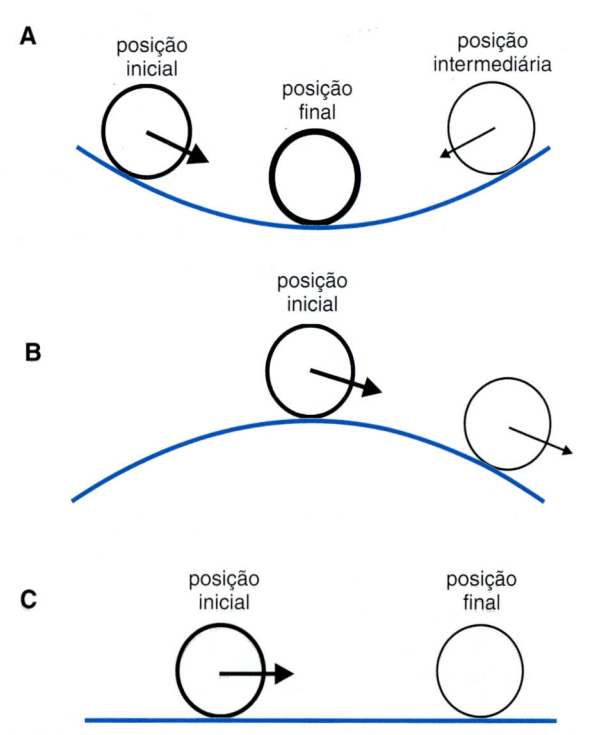

FIGURA 11.38 Exemplos com uma bola. **A.** Equilíbrio estável. **B.** Equilíbrio instável. **C.** Equilíbrio neutro.

FIGURA 11.39 Fatores que influenciam a estabilidade de um objeto. **A.** Aumento da base de apoio. **B.** Redução da altura do centro de massa. **C.** Aumento da massa do sistema.

plo, é extremamente difícil por causa de sua massa. Muitos esportes, como a luta greco-romana e o judô, em que a estabilidade é fator fundamental, levam em consideração a massa corporal ao separar os competidores em divisões por peso, em razão da estabilidade desproporcional dos indivíduos mais pesados.

Aplicações da estática

Aparentemente, pode-se ter a ideia de que as análises estáticas são limitadas em sua utilidade, pois descrevem situações em que não ocorre movimento ou em que o movimento ocorre numa velocidade constante. Contudo, a *análise estática* de forças e momentos musculares tem sido amplamente utilizada na ergonomia, embora a tarefa possa envolver algum movimento. A avaliação das tarefas em locais de trabalho como, por exemplo, levantar objetos e manusear materiais, vem sendo realizada de maneira consideravelmente detalhada com a ajuda de análises estáticas. A aplicação da análise estática para determinar a força estática ou isométrica de um indivíduo é uma metodologia amplamente aceita para a determinação da capacidade de uma pessoa em levantar objetos. Muitos pesquisadores sugeriram que essa avaliação estática deveria ser utilizada como avaliação de triagem pré-admissão de candidatos a empregos com tarefas que envolvem manuseio de materiais (7,29,42). Lind et al. (32) informaram que a resistência estática numa tarefa de manipulação de materiais é influenciada pela postura do indivíduo que está realizando a tarefa. Garg e Chaffin (17) desenvolveram um modelo para avaliação de trabalhos envolvendo resistência estática. A Figura 11.40 ilustra um diagrama de corpo livre desse modelo de levantamento de peso (6). Esse modelo foi apresentado no Capítulo 10 para ilustrar um diagrama de corpo livre para as forças lineares atuantes no sistema (Fig. 11.40*A*). Pela adição dos momentos de forças em cada articulação (Fig. 11.40*B*), é possível avaliar o modelo de levantamento total (Fig. 11.40*C*).

As técnicas de análise estática também vêm sendo utilizadas na reabilitação clínica. Com bastante frequência, não é desejável a ocorrência de movimento de um corpo ou de um segmento de corpo, e assim pode-se realizar uma avaliação estática. Exemplificando, a colocação de um paciente em tração exige a implementação de um sistema de forças estático. Muitos sistemas de órteses para problemas esqueléticos como escoliose e joelho valgo (joelhos em X) utilizam um sistema de forças estático para contrabalançar as forças causadoras do problema (Fig. 11.41). Análises estáticas têm sido utilizadas no cálculo de forças musculares e vêm sendo realizadas por diversos pesquisadores em muitas articulações (18,39,44).

Análise dinâmica

Conforme comentado no Capítulo 10, deve-se usar uma análise dinâmica quando as acelerações são diferentes de

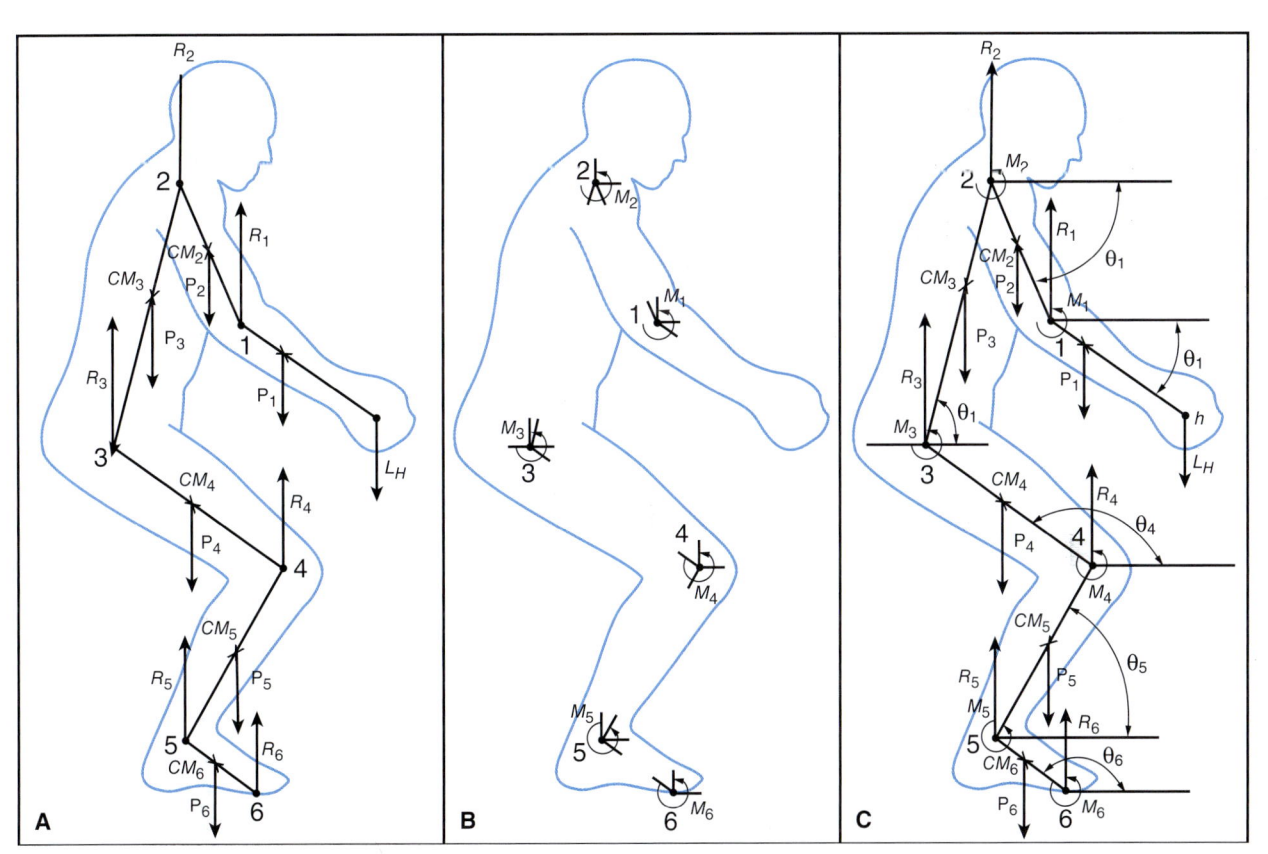

FIGURA 11.40 Diagrama de corpo livre de um modelo de levantamento estático em vista sagital, ilustrando as forças reativas lineares (**A**) e momentos de forças (**B**) nas articulações. Esses dados são combinados para a geração do modelo de levantamento total (**C**). [Adaptado de Chaffin, D. B., Andersson, G. B. J. (1991). *Occupational Biomechanics*. 2. ed. New York: Wiley.]

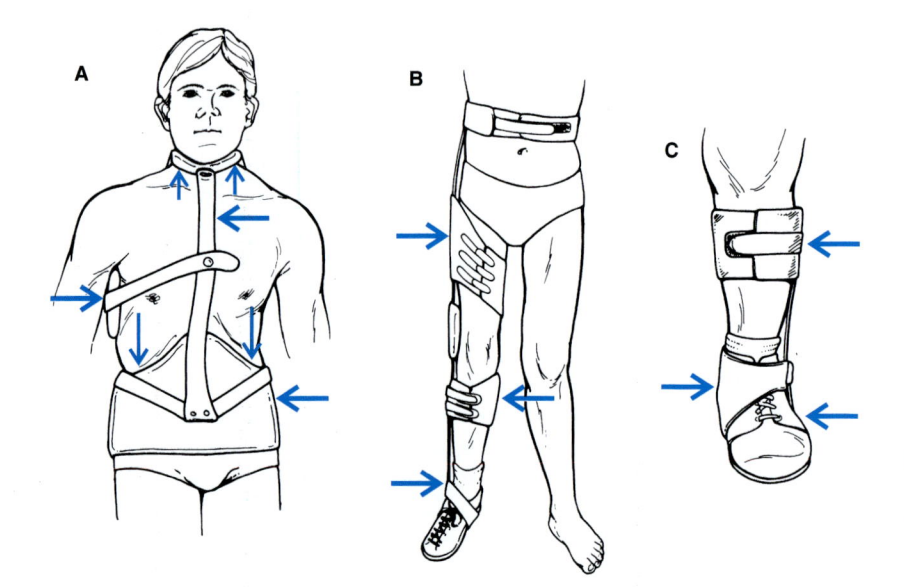

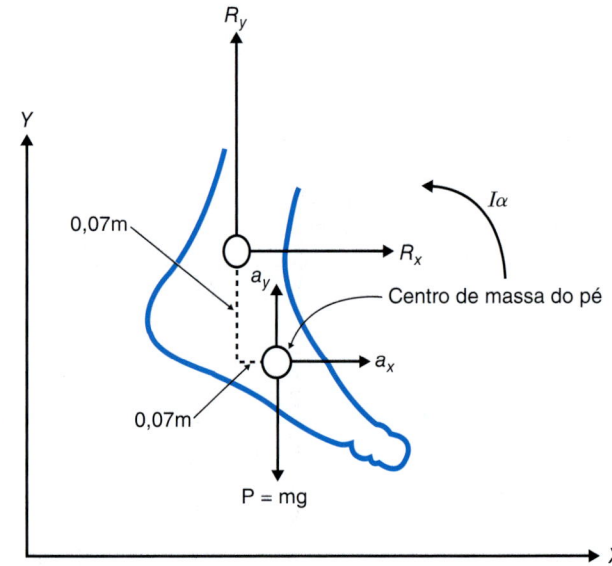

FIGURA 11.41 Sistemas de órteses que ilustram sistemas de força estáticos. **A.** Órtese cervical. **B.** Órtese de três pontos de pressão para correção de joelho valgo. **C.** Órtese para correção de deformidade do pé.

zero. A segunda lei de Newton lança as bases para a análise dinâmica mediante o exame da relação força-aceleração. No caso linear, as equações de movimento para uma situação bidimensional são:

$$\Sigma F_x = ma_x$$
$$\Sigma F_y = ma_y$$

em que a aceleração linear é decomposta em seus componentes horizontal (x) e vertical (y). O equivalente angular, no que tange à relação torque-aceleração angular, é:

$$\Sigma T_z = I\alpha_z$$

em que I é o momento de inércia, e α a aceleração angular. Num sistema bidimensional, a aceleração angular ocorre em torno do eixo z. Se $\alpha_z = 0$, o movimento será puramente linear. Se $a_x = 0$, e $a_y = 0$, o movimento será puramente rotacional. Se α_z, a_x e $a_y = 0$, estaremos diante de um caso estático. Os torques atuantes num corpo são gerados por uma força de contato ou gravitacional que atuam à distância do eixo de rotação. $I\alpha_z$ é o torque inercial semelhante a ma_x e ma_y.

Num caso dinâmico, devem ser levadas em consideração as acelerações angulares e as propriedades inerciais dos segmentos corporais que opõem resistência a essas acelerações. Conforme já discutido no Capítulo 10, numa abordagem **dinâmica inversa**, cada segmento é avaliado a partir do segmento mais distal, avançando sistematicamente ao longo das ligações segmentares. Considere a Figura 11.42, que ilustra um diagrama de corpo livre do pé durante a fase de balanço do ciclo da marcha. No Capítulo 10, foi realizada uma análise dinâmica das forças lineares mediante a aplicação das equações de cinética linear bidimensional. As forças de reação articular no tornozelo foram determinadas, e seus valores foram –1,57 N para R_x e 20,3 N para R_y.

FIGURA 11.42 Diagrama de corpo livre do pé durante a fase de balanço de uma passada na caminhada. Por convenção, os momentos e forças na articulação proximal são positivos, conforme indicado no diagrama.

Para determinar o momento resultante atuante na articulação talocrural, é preciso que sejam avaliados todos os momentos atuantes no sistema. Se o centro de massa do pé for considerado o eixo de rotação, três momentos estarão atuando nesse sistema – dois como resultado das forças de reação articular e o próprio momento resultante do tornozelo. Considerando que já são conhecidos os valores das forças de reação articular e seus braços do momento, o momento de inércia do pé em torno de um eixo que passa pelo centro de massa e a aceleração angular do pé, podemos calcular o momento resultante do tornozelo. Assim:

$$\Sigma M_{cm} = I_{cm}\alpha_z$$
$$M_{tornozelo} - M_{Rx} - M_{Ry} = I_{cm}\alpha_z$$

em que $M_{tornozelo}$ é o momento muscular resultante no tornozelo, M_{Rx} é o momento resultante da força de reação horizontal no tornozelo, M_{Ry} é o momento resultante da força de reação vertical no tornozelo, e $I_{cm}\alpha_z$ é o produto do momento de inércia do pé pela aceleração angular do pé. Na equação geral dos momentos atuantes no pé, os momentos M_{Rx} e M_{Ry} provocarão uma rotação horária do pé em torno do centro de massa desse segmento. Por convenção, rotações na direção horária são negativas e, portanto, esses momentos são negativos. Substituindo os valores apropriados obtidos na Figura 11.42 e aqueles calculados nas equações precedentes e rearranjando a equação, teremos:

$$M_{tornozelo} = I_{cm}\alpha_z + M_{Rx} + M_{Ry}$$

$$M_{tornozelo} = (0{,}0096 \text{ kg·m}^2 \times -14{,}66 \text{ rad/s}^2)$$
$$+ (0{,}07 \text{ m} \times -1{,}57 \text{ N}) + (0{,}07 \text{ m} \times 20{,}3 \text{ N})$$

$$M_{tornozelo} = -0{,}141 \text{ N·m} - 0{,}11 \text{ N·m} + 1{,}421 \text{ N·m}$$

$$M_{tornozelo} = 1{,}17 \text{ N·m}$$

O momento resultante nesse instante do tempo é positivo, o que significa uma rotação na direção anti-horária. Rotação anti-horária do pé indica atividade de dorsiflexão. Como ocorre também no caso estático, com esse tipo de análise não se pode determinar os músculos exatos que estão atuando no processo. Portanto, não se pode afirmar se a atividade muscular é de dorsiflexão concêntrica ou de dorsiflexão excêntrica.

Foi afirmado que, comumente, uma **análise dinâmica** avança das articulações mais distais para as articulações mais proximais. Os dados derivados desse cálculo da análise do segmento do pé são utilizados para calcular o momento muscular resultante no joelho. O cálculo continua até a coxa, para o cálculo do momento do quadril. A análise é realizada para cada articulação em cada instante no tempo do movimento em questão, para que seja criado um perfil dos momentos musculares resultantes para o movimento completo.

Aplicações da dinâmica

Análises dinâmicas têm sido utilizadas em muitos estudos biomecânicos em diversas atividades, com o objetivo de determinar os momentos resultantes em várias articulações. Essas atividades são ciclismo (43), transporte de cargas assimétricas (11), halterofilismo (31), salto (57) e arremesso (14). A Figura 11.43 ilustra os torques resultantes para as articulações do quadril, joelho e tornozelo num estudo comparativo de saltos de contramovimento em uma e duas pernas realizado com 10 jogadores de voleibol (57). Os torques articulares ao longo da fase de impulso para deixar o solo demonstraram que o salto com apenas uma perna gerou torques articulares de pico mais altos nas três articulações e torques médios maiores nas articulações do quadril e do tornozelo.

EFEITOS DO TORQUE APLICADO DURANTE DETERMINADO PERÍODO DE TEMPO

Para que ocorra movimento angular, torques devem ser aplicados durante determinado período de tempo. No caso

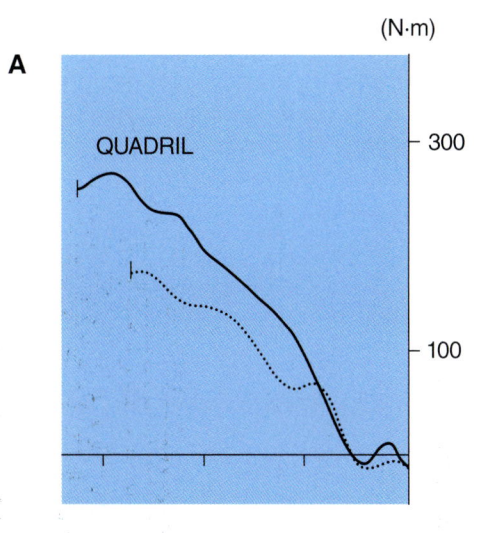
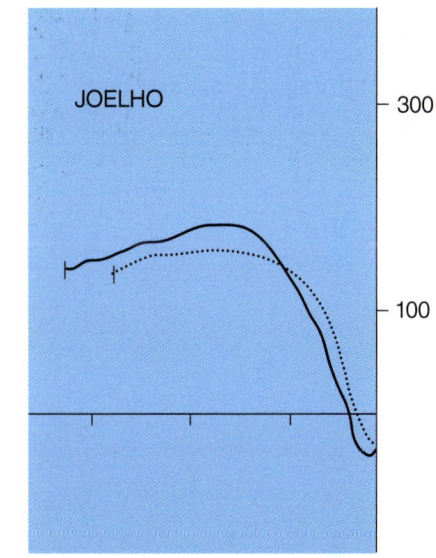
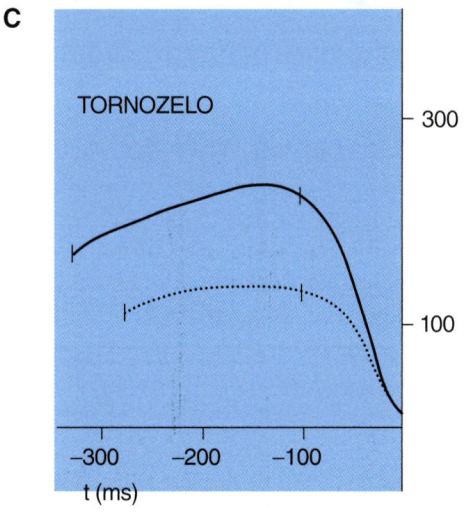

FIGURA 11.43 Torques das articulações do quadril (**A**), joelho (**B**) e tornozelo (**C**) produzidos pela fase de impulsão para a decolagem de saltos de contramovimento em uma perna (linha contínua) e em duas pernas (linha pontilhada). [Modificado de Van Soest, A. J., et al. (1985). A comparison of one-legged and two-legged countermovement jumps. *Medicine and Science in Sports and Exercise*, 17:635-639.]

linear, o produto de uma força aplicada durante determinado período foi descrito como **impulso**. Para o análogo angular, a aplicação de um torque durante determinado tempo é conhecida como *impulso angular*. Como ocorre no caso linear, podemos derivar esse conceito da segunda lei do movimento de Newton:

$$T = I\alpha$$

$$T = I \times \frac{d\omega}{dt}$$

$$T = \frac{d(I \times \omega)}{dt}$$

$$T \times dt = d(I \times \omega)$$

ou

$$T \times dt = dI\omega_{final} - dI\omega_{inicial}$$

O lado esquerdo da equação é o impulso angular, e o lado direito descreve uma mudança no momento angular. Conhecida como **relação impulso-momento**, a equação demonstra que, quando um torque é aplicado durante determinado período de tempo, ocorre uma mudança no momento angular. Considere o salto mortal na mesa, ilustrado na Figura 11.44. O ginasta entra em contato com a mesa depois de ter gerado uma grande velocidade horizontal linear durante a aproximação, que é convertida em alguma velocidade vertical e num momento angular. Ao fazer contato com o aparelho, a ação de bloqueio gera dois torques. Considerando que o ginasta se aproxima do aparelho em determinado ângulo, o contato com a mesa gera tanto uma força vertical (F_y) como uma força horizontal (F_x). A força vertical no aparelho aumenta a velocidade vertical do salto, mas cria um torque na direção horária em torno do centro de massa, que é o produto de F_y e d_x. Esse impulso angular ($T \times t$) muda o momento angular e diminui o giro anti-horário criado pelo momento angular gerado por ocasião da decolagem do trampolim situado à frente do aparelho. A força horizontal exercida na mesa atua de maneira oposta, diminuindo a velocidade horizontal e aumentando o momento angular gerado na prancha. É gerado um torque na direção anti-horária em torno do centro de massa, por meio do impulso gerado por F_x multiplicado por d_y. Com isso, ocorre um aumento no momento angular decorrente daquele gerado na decolagem. Takei (53) indicou que a perda no momento angular gerado pela aplicação da força vertical foi maior do que o ganho correspondente gerado pela força horizontal, resultando em perda do momento angular enquanto o ginasta se encontrava sobre a mesa. Em ginastas olímpicos de elite, o momento angular por ocasião do contato foi, em média,

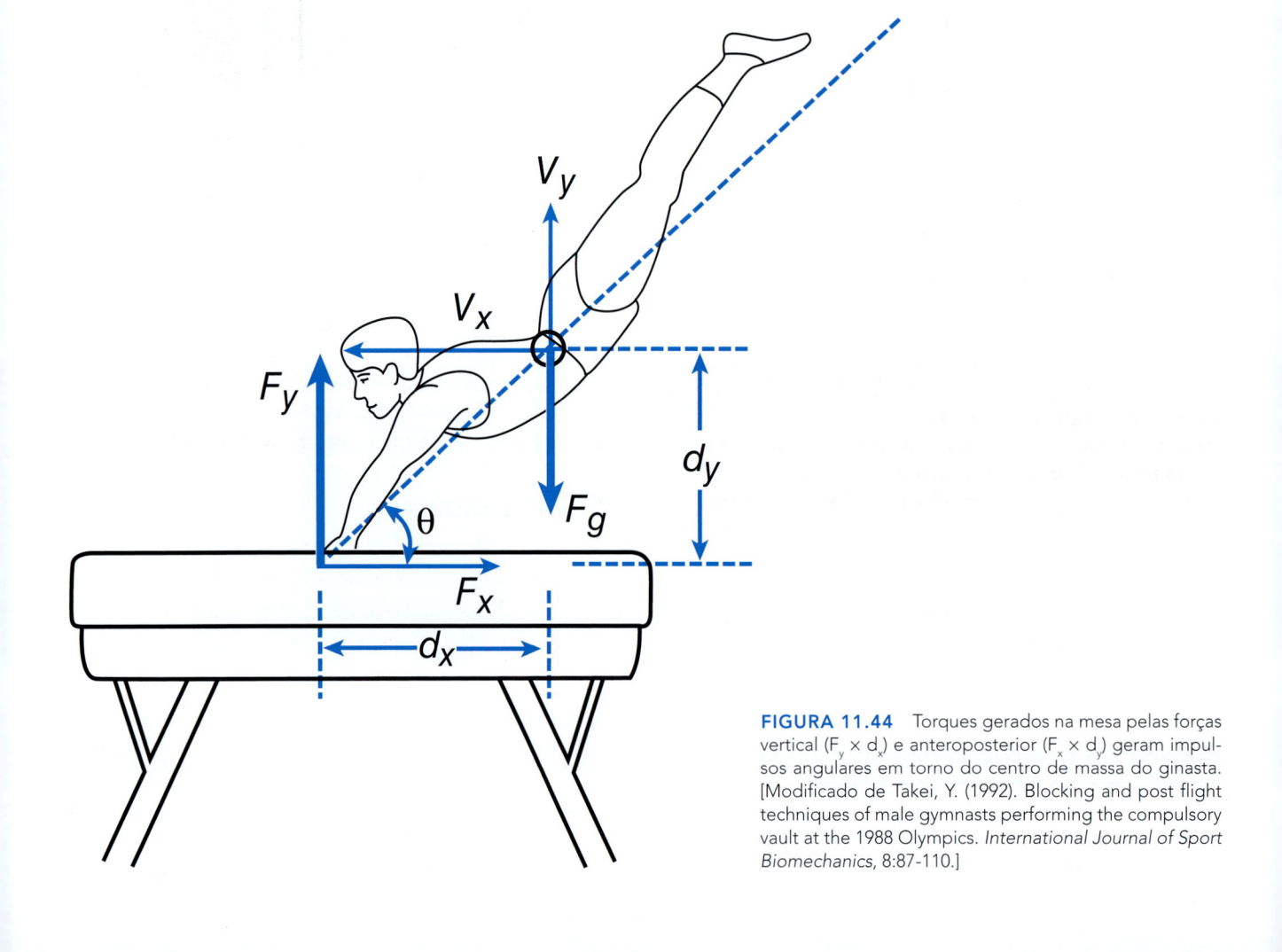

FIGURA 11.44 Torques gerados na mesa pelas forças vertical ($F_y \times d_x$) e anteroposterior ($F_x \times d_y$) geram impulsos angulares em torno do centro de massa do ginasta. [Modificado de Takei, Y. (1992). Blocking and post flight techniques of male gymnasts performing the compulsory vault at the 1988 Olympics. *International Journal of Sport Biomechanics*, 8:87-110.]

de 95,3 kg·m²/s nos saltos com maiores pontuações e de 92,4 kg·m²/s nos saltos com menores pontuações, e o momento angular foi reduzido de –33 e – 27,4 kg·m²/s, respectivamente, durante a fase de contato com a mesa, em decorrência desses impulsos angulares (52).

TRABALHO ANGULAR: EFEITOS DO TORQUE APLICADO EM DETERMINADA DISTÂNCIA

Trabalho angular mecânico é definido como o produto da magnitude do torque aplicado contra um objeto pela distância angular em que o objeto faz rotação na direção do torque, enquanto o torque está sendo aplicado. Em forma algébrica, temos:

$$\text{Trabalho angular} = T \times \Delta\theta$$

em que T é o torque aplicado e $\Delta\theta$ é a distância angular. Considerando que o torque tem como unidade N·m e que a distância angular tem como unidade o radiano, a unidade de trabalho angular pode ser newton-metro (N·m) ou joule (J), as mesmas unidades utilizadas no caso linear.

Para ilustrar o trabalho angular, se um torque de 40,5 N·m for aplicado ao longo de uma rotação de 0,79 rad, o trabalho realizado em rotação será:

$$\text{Trabalho angular} = T \times \Delta\theta$$
$$\text{Trabalho angular} = 40,5 \text{ N·m} \times 0,79 \text{ rad}$$
$$\text{Trabalho angular} = 32,0 \text{ N·m ou } 32,0 \text{ J}$$

Assim, dizemos que foram realizados 32 N·m de trabalho pelo torque, T.

Quando um músculo se contrai e produz tensão para movimentar um segmento, é gerado um torque na articulação e o segmento é mobilizado ao longo de algum deslocamento angular. Os músculos que promoveram a rotação do segmento realizam trabalho angular mecânico. Para diferenciar entre os tipos de ações musculares, o trabalho angular realizado pelos músculos é caracterizado como trabalho positivo ou negativo. **Trabalho positivo** está associado a ações musculares concêntricas, ou ações em que o músculo se encurta enquanto cria tensão. Exemplificando, se um halterofilista realizar uma flexão de bíceps com uma barra, a fase em que os cotovelos se flexionam para levantar a barra é a fase concêntrica (Fig. 11.45A). Durante esse movimento, os músculos flexores do halterofilista realizam trabalho na barra. Por outro lado, **trabalho negativo** está associado a ações musculares excêntricas, ou ações em que o músculo se alonga enquanto cria tensão. Numa flexão de bíceps, quando o halterofilista está baixando a barra, resistindo à tração exercida pela gravidade, os músculos flexores realizam trabalho negativo (Fig. 11.45B). Nesse caso, a barra realiza trabalho nos músculos. Embora tenha sido constatado que o trabalho positivo exige maior gasto metabólico do que o trabalho negativo, não foi encontrada uma relação direta entre trabalho mecânico dos músculos e trabalho fisiológico.

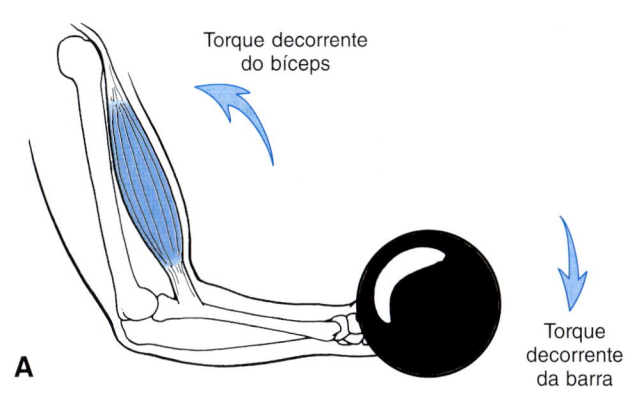

A

Torque decorrente do bíceps > torque decorrente da barra

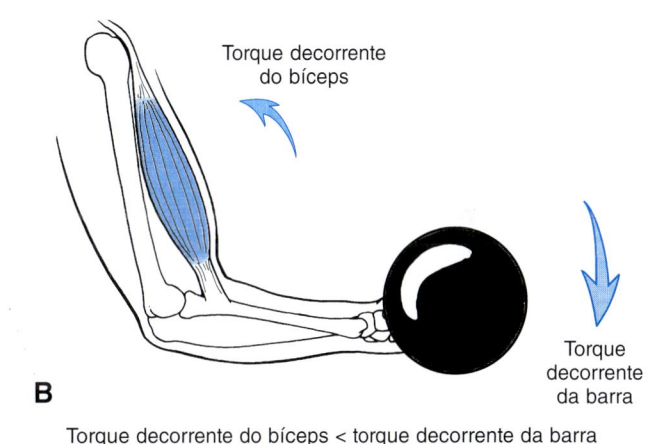

B

Torque decorrente do bíceps < torque decorrente da barra

FIGURA 11.45   Trabalho muscular positivo (**A**) e trabalho muscular negativo (**B**) durante uma flexão de bíceps com barra.

Aplicações especiais do torque

O movimento angular tem aplicações especiais do torque comparáveis às aplicações da força no caso linear. Muitas das aplicações angulares são análogas ao que ocorre no caso linear e apresentam definições semelhantes.

POTÊNCIA ANGULAR

No Capítulo 10, potência foi definida no caso linear como o trabalho realizado por unidade de tempo, ou o produto da força pela velocidade. **Potência angular** pode ser analogamente definida como:

$$\text{Potência} = \frac{dW}{dt}$$

em que dW é o trabalho angular realizado e dt é o tempo durante o qual o trabalho foi realizado. Potência angular também pode ser definida como no caso linear, utilizando os análogos angulares de força e velocidade, torque e velocidade angular. **Potência angular** é o trabalho angular realizado por unidade de tempo, sendo calculada como o produto do torque pela velocidade angular:

$$\text{Potência angular} = T \times \omega$$

em que T é o torque aplicado em N·m e ω é a velocidade angular em radianos por segundo. Assim, potência angular tem como unidade N·m/s, ou watts.

Frequentemente, utiliza-se o conceito de potência angular na descrição da potência muscular mecânica. **Potência muscular** é determinada pelo cálculo do torque resultante do músculo que está atuando através da articulação e a velocidade angular da articulação. O momento muscular resultante descreve a atividade muscular final através de uma articulação e não representa qualquer músculo em particular que atravesse a articulação. Também não leva em consideração a situação na qual podem estar atuando músculos biarticulares, nem o fato de que pode ocorrer cocontração desses músculos. Essa atividade muscular final numa articulação é simplesmente descrita como ações flexoras ou extensoras, mas não se pode averiguar se a atividade muscular é concêntrica ou excêntrica. Mas o momento muscular resultante pode ser utilizado juntamente com a velocidade angular da articulação para determinar a natureza concêntrica ou excêntrica da ação muscular. Conforme discutido anteriormente, ações musculares concêntricas estão relacionadas ao trabalho positivo dos músculos, e ações excêntricas se ligam ao trabalho negativo dos músculos. Tendo em vista que o trabalho realizado pelos músculos raramente é constante com o passar do tempo, deve ser empregado o conceito de potência muscular. Potência muscular é a frequência da mudança do trabalho no tempo, sendo definida como o produto do momento muscular resultante pela velocidade angular da articulação. A potência muscular se expressa algebricamente pela seguinte fórmula:

$$P_{\text{músculo}} = M_j \times \omega_j$$

em que $P_{\text{músculo}}$ é a potência muscular em unidades de watts (W), M_j é o momento muscular resultante em N·m, e ω_j é a velocidade angular da articulação em radianos por segundo.

A potência muscular pode ser positiva ou negativa. Considerando que potência é a frequência da mudança do trabalho no tempo, a área localizada sob a curva de potência-tempo é o trabalho realizado. Exemplificando, se M_j e ω_j são ambos positivos ou ambos negativos, a potência muscular será positiva. Se esses parâmetros tiverem polaridades opostas, a potência muscular será negativa. Potência muscular positiva representa trabalho positivo, ou uma ação resultante concêntrica. Se M_j for positivo e ω_j negativo, ou se M_j for negativo e ω_j positivo, a potência muscular será negativa. Potência muscular negativa indica uma ação resultante excêntrica.

A Figura 11.46 ilustra as possibilidades de trabalho positivo e de trabalho negativo da articulação do cotovelo. Na Figura 11.46A, M_j e ω_j são positivos, indicando um momento flexor com o antebraço se movimentando numa

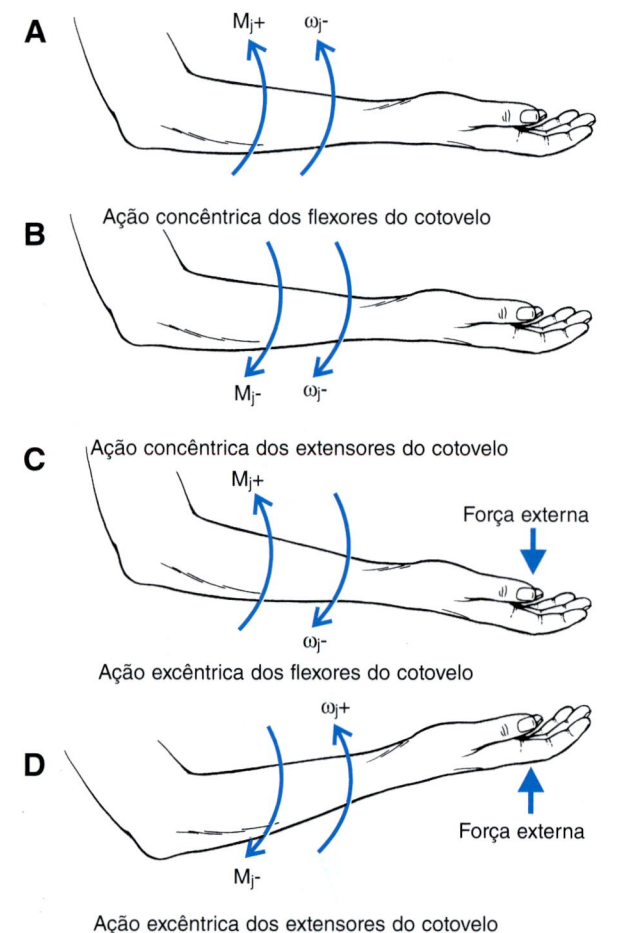

FIGURA 11.46   Definição de potência positiva e negativa na articulação do cotovelo: (A) e (B) resultam em potência positiva; (C) e (D) resultam em potência negativa.

direção flexora. A potência muscular resultante é positiva, indicando uma ação concêntrica dos flexores do cotovelo. Na Figura 11.46B, tanto M_j como ω_j são negativos, resultando numa potência muscular positiva, ou numa ação concêntrica. O antebraço se estende, indicando que a ação muscular é uma ação concêntrica dos extensores do cotovelo. Na Figura 11.46C, M_j é positivo, ou um momento flexor, mas o braço tem ω_j negativo, indicando extensão. Nesse caso, uma força externa está fazendo com que o braço se estenda, enquanto os flexores do cotovelo oferecem resistência. Isso resulta numa ação excêntrica dos flexores do cotovelo, sendo verificada pela potência muscular negativa. A Figura 11.46D ilustra o caso em que ocorre ação excêntrica dos extensores do cotovelo.

A Figura 11.47 ilustra os perfis de velocidade angular-tempo, momento muscular resultante-tempo e potência muscular-tempo durante uma flexão do cotovelo seguida pela extensão dessa articulação. Na fase flexora do movimento, inicialmente o momento muscular resultante é positivo, mas se torna negativo quando o braço fica mais flexionado. Portanto, a parte inicial resulta numa potência positiva, ou numa contração concêntrica dos músculos flexores. Na última parte da fase flexora, a potência é negativa, indicando contração muscular excêntrica. A contração

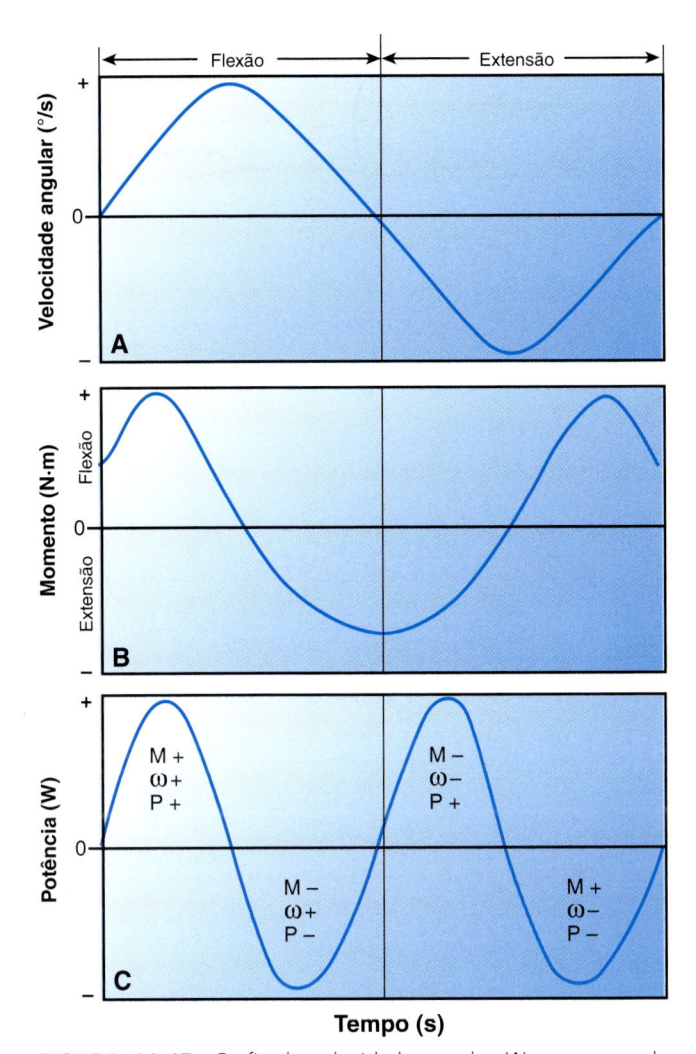

FIGURA 11.47 Perfis de velocidade angular (**A**), momento de força (**B**) e potência muscular (**C**) durante um movimento de flexão-extensão do cotovelo.

excêntrica dos músculos extensores do cotovelo ocorre para que o membro seja desacelerado. Mas, tendo em vista que nesse ponto a potência é negativa, isso não significa que inexista atividade muscular flexora. Simplesmente significa que a atividade predominante é extensora. Na parte extensora do movimento, a situação se inverte. Na parte inicial da extensão, a atividade muscular é de extensão concêntrica. Na parte final, o perfil de potência muscular indica novamente atividade concêntrica flexora para desaceleração do membro.

A análise dos momentos musculares resultantes da força e da potência muscular tem sido amplamente utilizada na pesquisa biomecânica. Winter e Robertson (63) e Robertson e Winter (46) pesquisaram as necessidades de potência durante a caminhada. Robertson (45) descreveu as funções de potência dos músculos da perna durante a corrida para identificar qualquer característica comum entre um grupo de corredores. Gage (16) informou sobre o uso dos perfis de momento de força e potência muscular numa comparação pré-operatória e pós-operatória. Portanto, a análise da potência muscular no membro inferior durante a locomoção parece ser um instrumento poderoso tanto na pesquisa como na clínica.

ENERGIA

No Capítulo 10, energia cinética translacional (ECT) foi definida em termos de massa e velocidade. **Energia cinética rotacional** (ECR) também pode ser definida de maneira análoga, utilizando os análogos angulares de massa e velocidade – momento de inércia e velocidade angular. Assim, energia cinética rotacional é definida algebricamente como:

$$ECR = \frac{1}{2}I\omega^2$$

em que *ECR* é a energia cinética rotacional, *I* é o momento de inércia, e ω é a velocidade angular. Assim, ao ser definida a energia total do sistema, a energia cinética rotacional deve ser adicionada à energia cinética translacional e à energia potencial. Portanto, energia mecânica total é definida como:

energia total = energia cinética translacional + energia cinética potencial + energia cinética rotacional

ou

$$ET = ECT + EP + ECR$$

Na discussão da cinemática angular, observou-se que segmentos isolados exibem grandes velocidades angulares durante a corrida. Assim, se foi considerado um segmento isolado, pode-se intuitivamente esperar que a energia cinética rotacional possa influenciar a energia total do segmento de maneira mais significativa do que a energia cinética translacional. Winter et al. (62), por exemplo, lançaram a hipótese de que contribuições angulares da perna seriam importantes para as mudanças na energia segmentar total numa corrida. Williams (59) ofereceu o seguinte exemplo para ilustrar que isso não ocorre dessa maneira.

Considere um modelo teórico de um segmento do membro inferior submetido tanto a movimento translacional como rotacional (Fig. 11.48). Se for considerado o segmento da perna, a velocidade linear do centro de massa da perna é:

$$v_{PERNAcm} = \omega r$$

em que ω é a velocidade angular da perna e *r* é a distância desde o joelho até o centro de massa da perna. Se os valores para o segmento da perna forem: momento de inércia = 0,0393 kg·m², massa = 3,53 kg, e r = 0,146 m, a magnitude da energia cinética rotacional será:

$$ECR = \frac{1}{2}I\omega^2$$
$$ECR = 0,5 \times 0,0393\,\mathrm{kg \cdot m^2} \times \omega^2$$
$$ECR = 0,0197\,\omega^2$$

Nas mesmas circunstâncias, a energia cinética translacional da perna será:

$$ECT = \frac{1}{2}mv^2$$

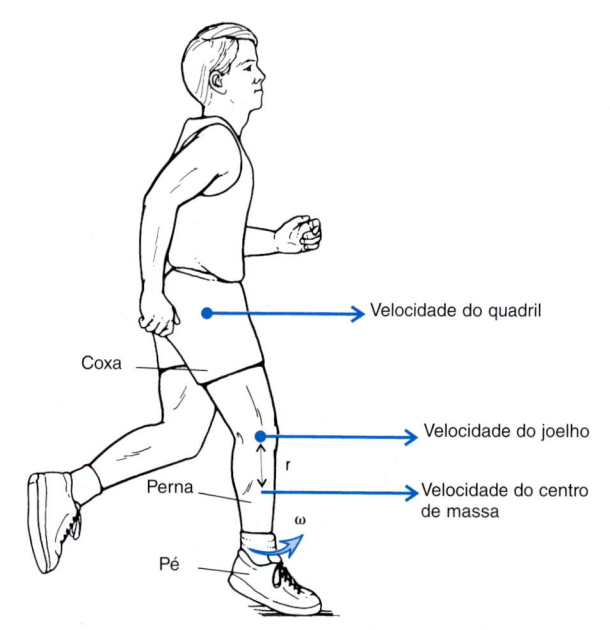

FIGURA 11.48   Representação teórica das velocidades rotacionais e translacionais da coxa e da perna durante uma corrida. [Adaptado de Williams, K. R. (1980). A *Biomechanical and Physiological Evaluation of Running Efficiency*. Dissertação de doutorado inédita, The Pennsylvania State University.]

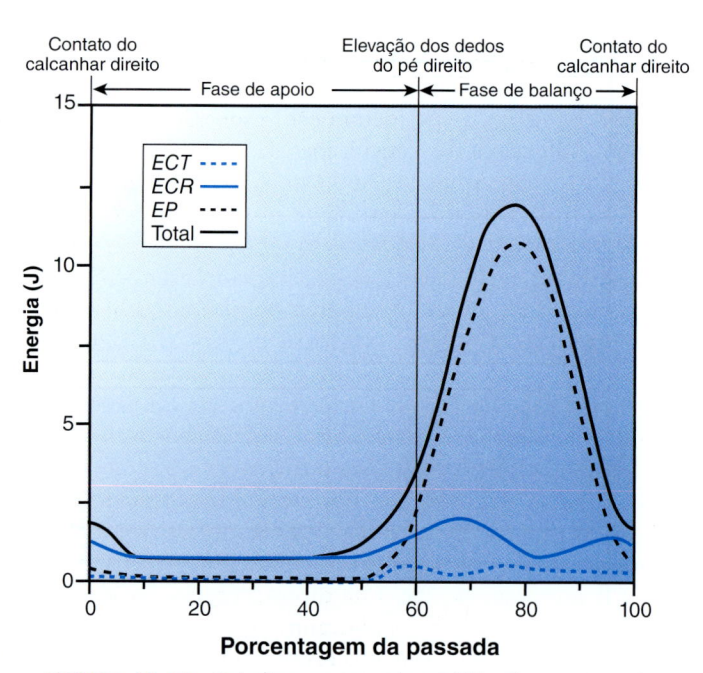

FIGURA 11.49   Relação entre energia total (Total), energia cinética rotacional (*ECR*), energia cinética translacional (*ECT*) e energia potencial (*EP*) do pé durante uma passada na caminhada.

em que *m* e *v* são, respectivamente, a massa e a velocidade linear da perna. Fazendo a substituição da expressão ωr nessa equação para a velocidade linear *v*, a equação fica sendo:

$$ECT = \frac{1}{2}\,\text{m}\,(\omega r)^2$$

$$ECT = 0,5 \times 3,53\,\text{kg} \times (0,146\,\text{m} \times \omega)^2$$

$$ECT = 0,0376\,\omega^2$$

Tendo em vista que ω^2 é igual em ambas as respostas, os dois tipos de energia podem ser avaliados com base nos valores de 0,0197 multiplicado por ω^2 para a energia rotacional e de 0,0376 multiplicado por ω^2 para a energia translacional. Assim, a energia cinética translacional é praticamente o dobro da energia cinética rotacional. De fato, Williams (59) afirmou que a energia cinética rotacional da maioria dos segmentos será muito menor do que a energia cinética translacional. A Figura 11.49 ilustra a relação entre os componentes da energia para o pé durante uma passada na caminhada. Nessa figura, a magnitude da energia total é composta principalmente de energia cinética translacional durante a fase de apoio e de energia potencial durante a fase de balanço.

Relação trabalho-energia

Trabalho angular mecânico foi definido como o produto de um torque aplicado a um objeto pela distância pela qual o objeto se deslocou durante a aplicação do torque. Considera-se que ocorreu realização de trabalho angular com relação a um objeto quando ocorreu movimento ao longo de certa distância angular. Energia rotacional também foi definida como a capacidade de realizar trabalho angular. Portanto, também se aplica o **teorema de trabalho-energia**,

$W = \Delta E$. Ou seja, para que seja realizado um trabalho mecânico, é preciso que ocorra uma mudança no nível de energia. O trabalho angular realizado num objeto é:

$$W_{\text{angular}} = \Delta ER$$

$$W_{\text{angular}} = \Delta\,\frac{1}{2}\,I\omega^2$$

em que W_{angular} é o trabalho angular realizado no objeto e ΔER é a mudança na energia cinética rotacional em torno do centro de massa. Para calcular o trabalho mecânico a ser realizado, também devem ser levadas em consideração as outras formas de energia, como a energia potencial e a energia cinética. Com a inclusão de mais essas duas formas de energia, o trabalho realizado no objeto fica sendo:

$$W_{\text{objeto}} = \Delta EC + \Delta EP + \Delta ER$$

$$W_{\text{objeto}} = \Delta\left(\frac{1}{2}\,mv^2\right) + \Delta(mgh) + \left(\Delta\,\frac{1}{2}\,I\omega^2\right)$$

em que W_{objeto} é o trabalho realizado no objeto, ΔEC é a mudança na energia cinética linear do centro de massa do objeto [$\Delta(1/2\ mv^2)$], ΔEP é a mudança na energia potencial do centro de massa do objeto [$\Delta(mgh)$], e *ER* é a mudança na energia rotacional em torno do centro de massa do objeto [$\Delta(1/2\ I\omega^2)$]. Exemplificando, numa rebatida do beisebol, o objetivo é a geração de máxima energia no contato para que possa ser gerado máximo trabalho na bola. São importantes tanto a energia cinética linear como a energia cinética rotacional do bastão. A energia potencial também tem influência, pois o bastão armazena energia no cabo que, mais tarde, é transferida como energia cinética local por ocasião do impacto (13).

Cinética angular da locomoção

A cinética angular da locomoção, especificamente os momentos de força das articulações do membro inferior, foi amplamente pesquisada (3,60,61). Winter (60) afirmou que o momento de força resultante proporcionava informações diagnósticas valiosíssimas ao ser feita a comparação da marcha de um indivíduo lesionado com a marcha de uma pessoa sem lesão. Outra área de pesquisa comum para a marcha é a potência muscular mecânica. Potência muscular é o produto dos momentos musculares resultantes pela velocidade angular. Ocorre potência positiva quando os momentos articulares resultantes produzem movimento concêntrico como, por exemplo, momentos flexores que acompanham o movimento do segmento na direção da flexão. Potência negativa está associada à ação muscular excêntrica, quando os momentos resultantes de força muscular ocorrem na direção oposta ao movimento do segmento. Exemplificando, ocorreria potência negativa quando um momento resultante de extensão do joelho fosse gerado enquanto essa articulação estivesse se movimentando em flexão. Não é raro observar a potência flutuando entre os pólos negativo e positivo várias vezes ao longo do ciclo tanto na caminhada como na corrida.

A Figura 11.50 ilustra a cinemática articular, os momentos resultantes de força muscular e as correspondentes potências dos momentos resultantes no quadril, joelho e tornozelo durante uma passada na caminhada. Na articulação do quadril, é gerado um momento resultante extensor durante a aplicação de carga na fase de apoio inicial, tendo continuidade pela fase de apoio médio e até o apoio final. No final da fase de apoio, há nova absorção da potência, quando ocorre desaceleração da extensão do quadril pelos flexores do quadril (40). Em preparação para a fase de elevação dos dedos, os flexores do quadril se encurtam para gerar potência para o início da fase de balanço. A flexão do quadril tem continuidade na fase de balanço em decorrência da geração de potência por meio dos momentos flexores, até que termina no final do balanço pela ação de um momento extensor do quadril.

Na articulação do joelho, a resposta à carga envolve flexão dessa articulação, controlada pelos extensores do

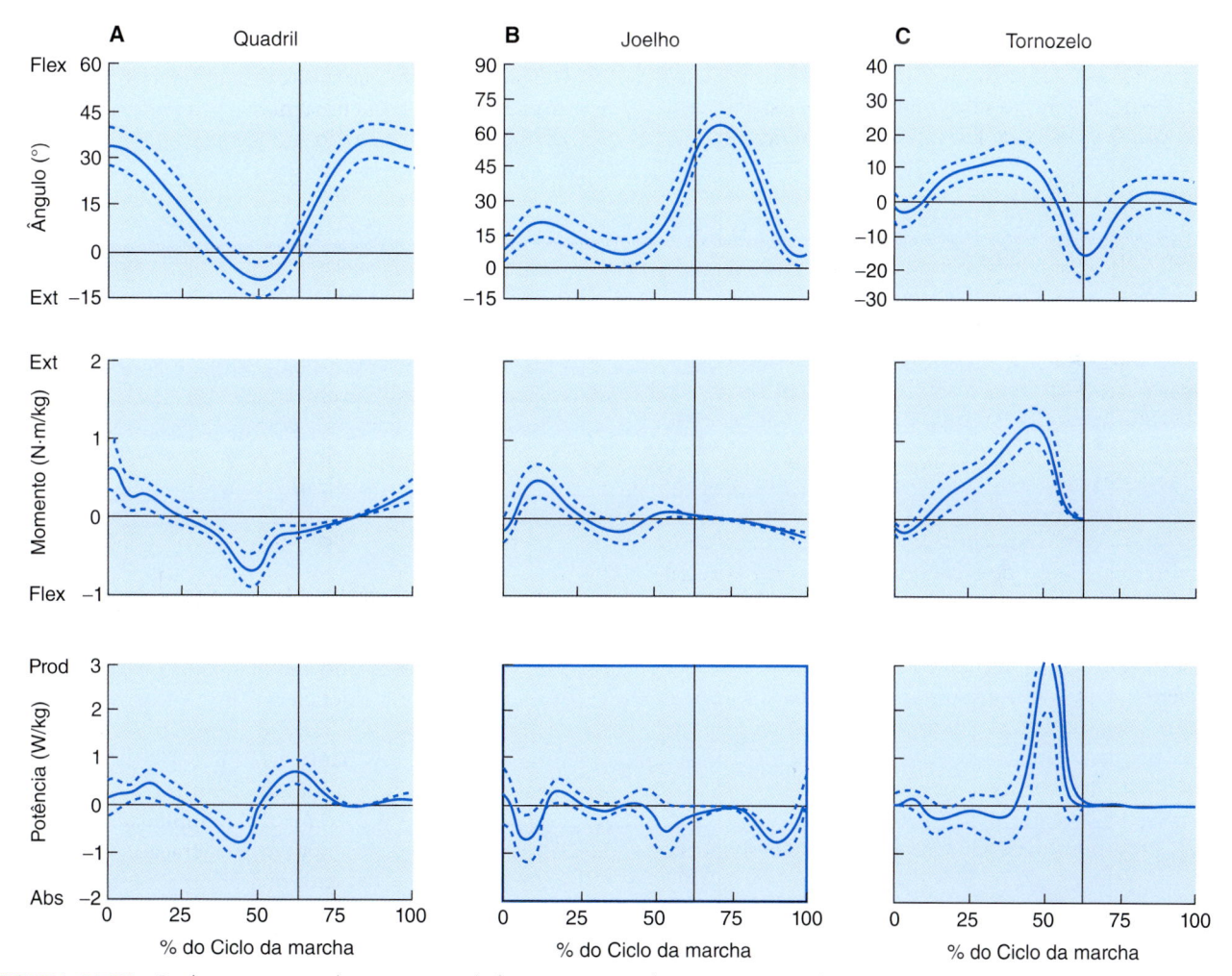

FIGURA 11.50   Deslocamento angular, momentos de força e potência durante uma passada na caminhada. **A**. Quadril. **B**. Joelho. **C**. Tornozelo. A transição da fase de apoio para a fase de balanço está indicada pela linha contínua. [Adaptado de Ounpuu, S. (1994). The biomechanics of walking and running. *Foot and Ankle Injuries*, 13:843-863.]

joelho, que se movimentam até a fase de apoio médio, em que há um momento resultante extensor na articulação sob o controle dos extensores do joelho. No final da fase de apoio, ocorre novamente um momento flexor do joelho que evolui até um pequeno momento extensor, também controlado pelos extensores. Durante a fase de balanço, ocorre mínima produção de potência até o final dessa fase, quando ocorre um momento resultante flexor do joelho controlado excentricamente para refrear a extensão, com vistas ao contato do pé.

A articulação talocrural exibe um momento resultante dorsiflexor durante a aplicação de carga da fase de apoio, quando o pé é abaixado até o solo. Uma transição até um momento resultante de flexão plantar do tornozelo ocorre primeiro por meio de ações excêntricas de flexão plantar para controlar o movimento do corpo sobre o pé. Essas ações são seguidas pela continuação de um momento resultante de flexão plantar, quando os flexores plantares avançam o membro de forma concêntrica para a fase de balanço. No próprio início da fase de balanço, a flexão plantar tem continuidade sob o controle da atividade excêntrica de dorsiflexão. Já na fase de balanço, será gerada mínima potência no tornozelo.

Os padrões de momento e potência nas articulações podem mudar, dependendo da velocidade da caminhada. Exemplificando, há três padrões básicos de momento na articulação do joelho: um padrão bifásico, um momento flexor que opõe resistência a um momento extensor externo e um momento extensor depois do contato do calcanhar (26). Em velocidades menores, há mais uso de um momento flexor, com pouca flexão dos joelhos e pequenos momentos do joelho durante a fase de apoio médio, resultando numa potência articular negativa (26). Numa caminhada mais rápida, ocorrem mais momentos de flexão e extensão do joelho e maior geração de energia no início da fase de apoio, e esses fenômenos são seguidos, ainda no início dessa fase, por absorção de energia.

A Figura 11.51 ilustra a cinemática das articulações, os momentos de força resultantes da musculatura e as correspondentes potências dos momentos resultantes no quadril, joelho e tornozelo durante uma passada na corrida (40). Os momentos de força e potências na corrida são maiores em magnitude do que aqueles na caminhada. Os momentos de força do membro inferior aumentam em magnitude à medida que aumenta a velocidade de locomoção. Cavanagh et al. (4) e Mann e Sprague (34) informaram ter

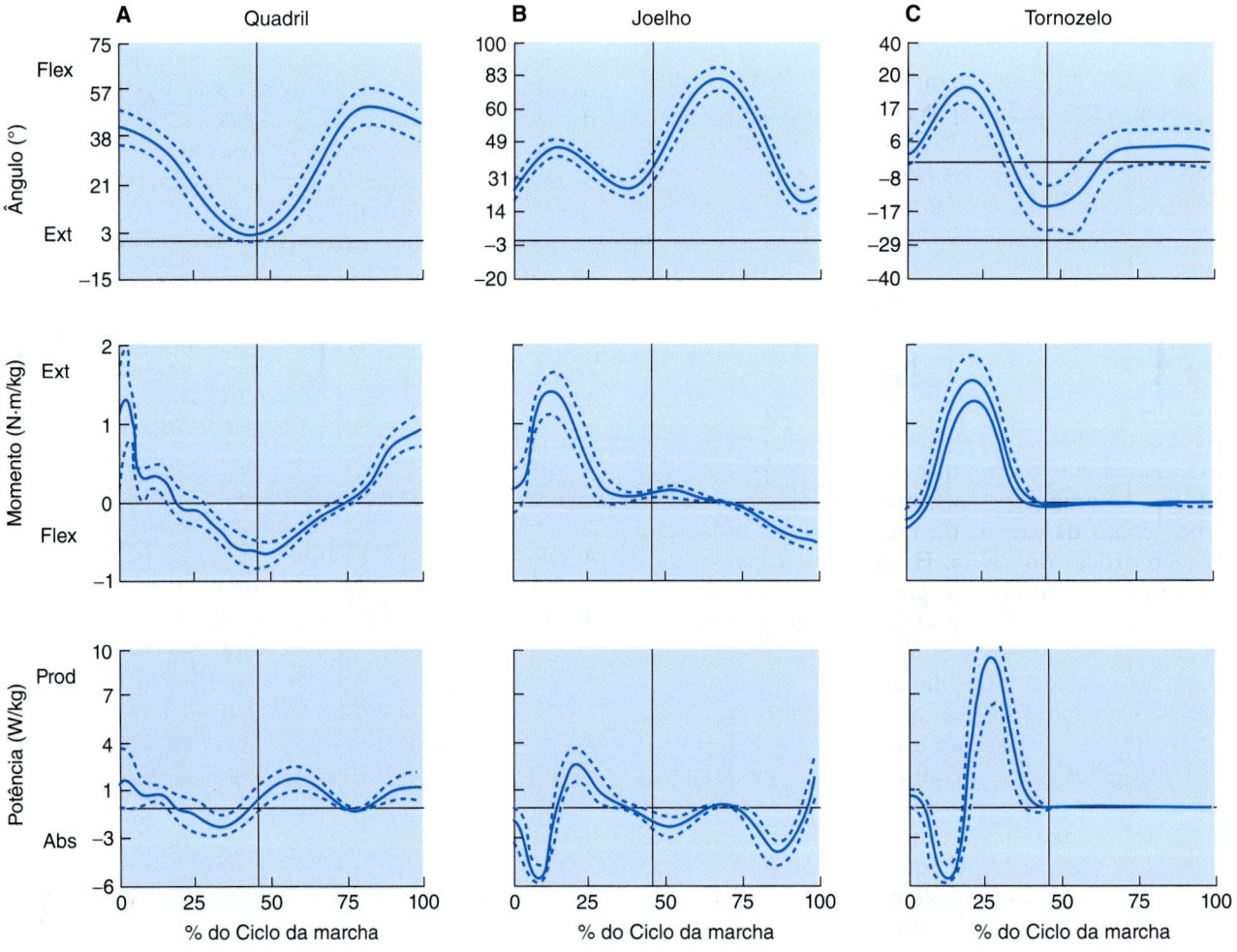

FIGURA 11.51 Deslocamento angular, momentos de força e potência durante uma passada de corrida. **A.** Quadril. **B.** Joelho. **C.** Tornozelo. A transição da fase de apoio para a fase de balanço está indicada pela linha contínua. [Adaptado de Ounpuu, S. (1994). The biomechanics of walking and running. *Foot and Ankle Injuries*, 13:843-863.]

observado variabilidade considerável nas magnitudes dos momentos de força entre indivíduos que corriam na mesma velocidade. No caso de corrida mais lenta, geralmente essa variabilidade é menor no tornozelo e maior no quadril.

De modo semelhante à caminhada, a articulação do quadril se estende tanto durante o estágio de carga como no estágio propulsivo da fase de apoio inicialmente por meio de uma extensão concêntrica do quadril e, mais tarde, durante o apoio por meio de uma flexão excêntrica dessa articulação. A flexão concêntrica do quadril tem continuidade na fase de balanço, enquanto a coxa é projetada para a frente. Isso continua até o final da fase de balanço, quando os extensores do quadril terminam o movimento de flexão da articulação e iniciam uma extensão do quadril (40).

Na articulação do joelho, a resposta à carga é semelhante à observada na caminhada, envolvendo flexão controlada pelos extensores do joelho, prolongando-se até a fase de apoio médio, onde há um momento resultante extensor do joelho. No início da fase de balanço, um pequeno momento extensor resultante do joelho controla a flexão dessa articulação. Mais tarde na fase de balanço, um momento resultante flexor refreia o joelho em rápida extensão.

As potências e os momentos articulares resultantes no tornozelo também são semelhantes aos da caminhada, dependendo do estilo de corrida. Para corredores com um padrão típico de contato do calcanhar, a articulação talocrural exibe um pequeno momento resultante dorsiflexor durante a fase de aplicação de carga, seguido por um momento resultante de flexão plantar do tornozelo para o restante da fase de apoio. Na fase de apoio médio, o momento resultante de flexão plantar do tornozelo controla a rápida dorsiflexão e, no final do apoio, o momento de flexão plantar gera uma flexão plantar rápida. Na fase de balanço, é gerada mínima potência no tornozelo.

Cinética angular da tacada de golfe

As próprias dimensões físicas e características do taco influenciam a cinética angular do movimento de *swing* do golfe. A composição dos materiais, tanto da haste (corpo) como da cabeça do taco de golfe, influencia as características do *swing*. Hastes fabricadas em grafite ou materiais compostos geralmente são mais leves e mais fortes. O golfista pode fazer o movimento de *swing* mais rápido se seu taco for mais leve, realizando a mesma quantidade de trabalho angular. O acréscimo de massa ao taco aumenta o torque articular no ombro e no tronco na última metade do *swing* (30). Corpos de taco mais rígidos colidem com a bola mais diretamente; corpos flexíveis golpeiam a bola para mais longe, mas seu controle é mais difícil, o que influencia na precisão da tacada (51). A razão pela qual o corpo do taco mais rígido permite maior controle é porque irá envergar e torcer menos enquanto comprimirá mais a bola, criando uma trajetória mais representativa do ângulo real do taco (35). Um taco de aço com bom controle da direção pode ser melhor para o golfista iniciante do que um taco com

haste de grafite que pode alcançar maior distância, mas cujo controle é mais difícil. As características físicas mais desejáveis do taco são um alto momento de inércia e um baixo centro de gravidade (50).

As características físicas do taco de golfe também podem influenciar o desempenho. Um aumento na massa da cabeça do taco aumenta o torque articular, tanto no ombro como no tronco, na segunda metade do *swing* (30). Além disso, se o peso na cabeça do taco puder ser distribuído para a periferia da face de contato da cabeça, a área ideal de contato com a bola aumentará, oferecendo maior tolerância a tacadas descentradas (50). Se o centro de gravidade da cabeça do taco for abaixado, isso poderá ter como consequência uma trajetória mais alta, e, se o centro de gravidade puder ser transferido para o "calcanhar" da cabeça do taco, será obtido um *spin* da direita para a esquerda (50).

O comprimento do taco influencia a quantidade de torque gerada no ombro, e o taco mais longo resulta em aumento do torque. Isso faz com que o ombro se abra mais cedo e aumenta a aceleração linear do punho (30). Os *drivers* atuais são 5% mais longos que os *drivers* de 10 anos atrás; mesmo considerando que podem dar melhores resultados, o *swing* e o controle desses tacos são mais difíceis (35).

O ângulo que o corpo do taco faz com o solo é chamado ângulo de *lie*, e esse ângulo determina como a face de contato na cabeça do taco ficará orientada. Os ângulos de *lie* variam, dependendo do taco: desde aproximadamente 55° para um madeira 1, até cerca de 63° para um ferro 9. O ângulo de *lie* pode ser alterado se o comprimento do taco não se adequar às dimensões físicas do golfista. Os comprimentos de exemplos de tacos são 110 cm para os madeira 1 e 90 cm para os ferro 9 (51). Se o taco for demasiadamente curto para o golfista, comumente a tacada será mais curta por causa das velocidades mais baixas. Do mesmo modo, se o taco for demasiadamente longo, será preciso que o golfista fique mais ereto, podendo haver necessidade de segurar o taco mais perto da metade da sua haste a fim de reduzir o controle e alterar o ângulo de *lie* (51). Com um ângulo de *lie* mais baixo, ocorre elevação do ponto ideal de contato com a bola, e isso faz com que o golfista acerte a bola em sua parte superior.

A alteração do comprimento do taco afeta a aceleração angular. Exemplificando, na parte superior do *backswing*, a alavanca representada pelo taco fica encurtada pela flexão do cotovelo direito. No *downswing*, a alavanca do taco fica mais comprida (33). Na verdade, quando o golfista faz a reversão do taco na parte superior do *upswing* (ascensão do taco), o torque aplicado ao corpo do taco provoca seu envergamento no ponto onde a cabeça do taco acompanha a linha do corpo do taco (35). O torque aplicado através dos ombros acelera o taco, e ocorre uma rotação do corpo rígido com o ângulo do punho mantido constante. Isso faz com que o corpo do taco fique perpendicular ao movimento de *swing*. Em seguida, as mãos permitem que o taco acelere em relação ao punho e, na última parte do *swing*, o corpo do taco sofre rotação de 90° no punho para fazer com que a face de colisão da cabeça do taco seja preparada para o impacto (35).

A distância percorrida pela bola de golfe está relacionada à velocidade da cabeça do taco por ocasião do contato. Essa velocidade é determinada pelo torque aplicado pelo golfista ao sistema braço-taco de golfe e pelo controle do torque no taco pelos punhos (28). Se os punhos puderem ser defletidos mais tardiamente no movimento de *downswing*, para um dado torque, será gerada maior velocidade da cabeça do taco. Na fase de acompanhamento da tacada, o momento angular do *swing* conduz o braço direito sobre o braço esquerdo e estimula a rotação do tronco e também da cabeça (33).

A Figura 11.52 mostra o torque gerado no punho em relação aos eixos vertical (*y*), anteroposterior (*z*) e médio-lateral (*x*) no movimento de *swing* de um golfista profissional. No *backswing*, é gerado um torque positivo em relação ao eixo anteroposterior (*z*), enquanto é mantido o ângulo entre o taco e o braço. No início do *downswing*, é gerado um torque negativo em relação ao mesmo eixo para que o taco seja mantido para trás e para que seja mantido o mesmo ângulo entre o taco e o braço. No "fundo" do *downswing*, forma-se um grande torque positivo, enquanto o punho se deflete e acelera o taco até o impacto (38). As rotações em torno do eixo mediolateral (*x*) são máximas quando o taco é conduzido para trás da cabeça. Nesse ponto, os torques em relação aos eixos vertical (*y*) e anteroposterior (*z*) são iguais a zero, pois o taco está paralelo ao plano vertical/anteroposterior. O torque em relação ao eixo vertical (*y*) é máximo no início do *downswing*, quando o corpo gira em torno do apoio.

Cinética angular da propulsão da cadeira de rodas

A locomoção numa cadeira de rodas com o uso da borda de propulsão manual é atividade extenuante e envolve quantidade significativa de geração de trabalho mecânico pelos músculos dos membros superiores. O valor dos momentos articulares nas articulações do ombro e do cotovelo é influenciado pela direção de aplicação da força linear. Ocorre a geração de um grande momento no cotovelo quando a aplicação de força à borda de propulsão é perpendicular a uma linha que vai desde a mão até o cotovelo, e esse momento fica minimizado quando a força é aplicada ao longo dessa mesma linha (48). Do mesmo modo, as forças propulsivas, que são perpendiculares à linha entre a mão e o ombro, resultam em grandes momentos no ombro.

Na propulsão de uma cadeira de rodas, os torques na articulação do ombro são responsáveis pela maior parte da potência externa (54). Os torques de pico na articulação do ombro são maiores do que os gerados na articulação do cotovelo (58). Torques muito pequenos são criados na articulação radiocarpal, onde é gerado um efeito de frenagem (58). Os torques gerados nas articulações do cotovelo e do punho representam um terço e um quinto dos torques gerados na articulação do ombro (5). As faixas de variação dos torques articulares para as articulações são, aproximadamente, 5 a 9 N·m no punho, 9 a 25 N·m no cotovelo e 25 a 50 N·m no ombro (47, 54). A Figura 11.53 ilustra um momento final típico do ombro em uma pessoa paraplégica durante a propulsão da cadeira de rodas (55).

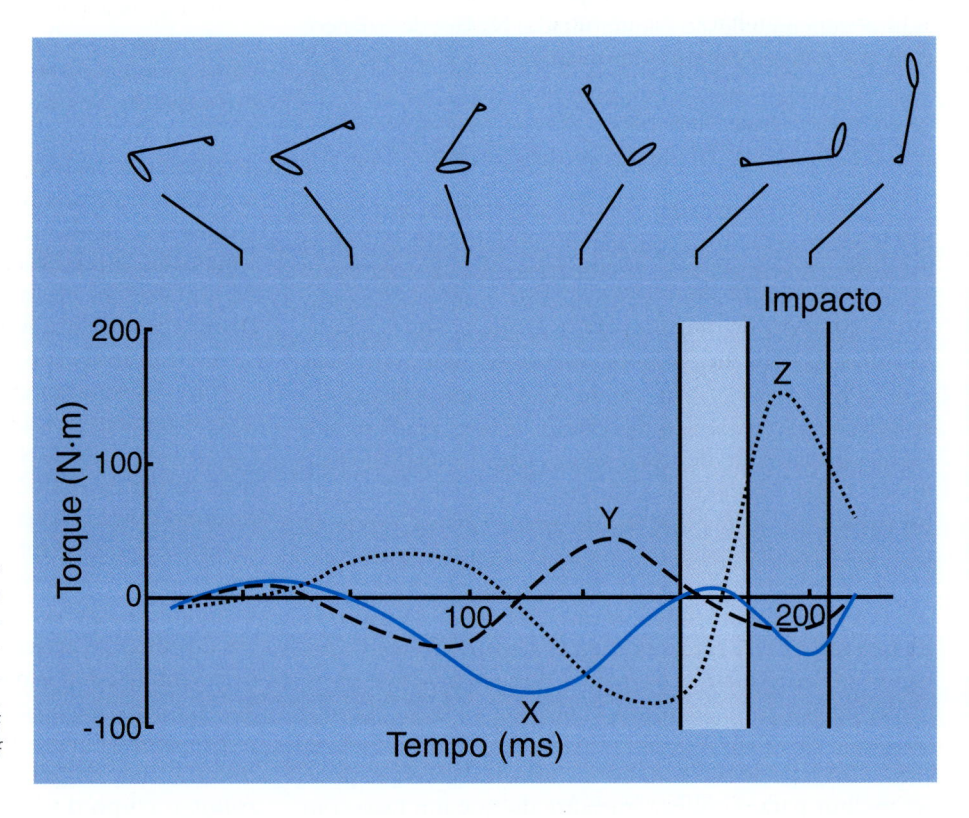

FIGURA 11.52 Torques articulares atuantes na articulação radiocarpal em torno dos eixos vertical (Y), anteroposterior (Z) e mediolateral (X). A linha contínua indica o momento do impacto. [Adaptado de Neal, R. J., Wilson, B. D. (1985). 3D kinematics and kinetics of the golf swing. *International Journal of Sports Biomechanics*, 1:221-232.]

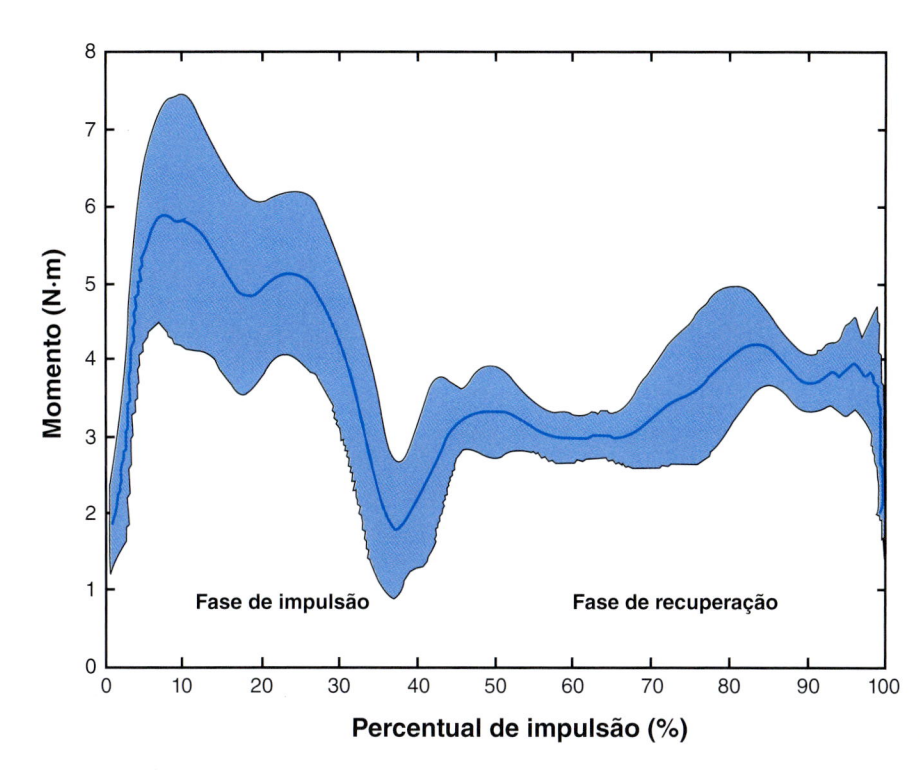

Fase de impulsão

Fase de recuperação

Percentual de impulsão (%)

FIGURA 11.53   Exemplo de momento final do ombro (indivíduo paraplégico) durante a propulsão da cadeira de rodas (média e desvio-padrão com base em cinco experimentos; tempo normalizado para 100% de um ciclo completo). [Adaptado de van Drongelen, S., et al. (2005). Mechanical load on the upper extremity during wheelchair activities. *Archives of Physical Medicine and Rehabilitation*, 86:1214-1220.]

Em condições de baixas velocidades e resistências, a propulsão da cadeira de rodas é gerada principalmente pelo movimento dos membros superiores no plano sagital, e metade do trabalho da articulação do ombro se perde na forma de trabalho negativo no punho e no cotovelo (5). Com o aumento da carga de trabalho e da velocidade, ocorre um aumento simultâneo na direção e na magnitude dos torques articulares. Maior extensão e abdução na articulação do ombro, juntamente com maior torque na articulação do cotovelo, contribuem para o melhor desempenho (5). Especula-se que esse aumento na abdução do ombro seja uma abdução forçada por causa da rotação do braço num sistema em cadeia fechada (54). A Figura 11.54 traz um exemplo dos padrões de torque para flexão e extensão do ombro, adução do ombro, flexão do cotovelo e flexão e extensão do punho para a propulsão da cadeira de rodas. Os torques maiores foram gerados por meio da flexão e da adução do ombro. O torque da flexão do ombro atingiu seu pico imediatamente antes do pico no torque da extensão do cotovelo. O torque da adução do ombro controlou a abdução do ombro criada em decorrência do movimento do braço num sistema de cadeia fechada. Forma-se um torque resultante flexor no cotovelo no início da fase de propulsão, que se transforma num torque extensor, tendo continuidade durante o restante da propulsão. Basicamente, os torques do punho são de extensão ao longo da maior parte da fase de propulsão. Também há um momento de pronação e um momento maior de desvio radial atuando no punho durante a maior parte da fase de propulsão (2).

Resumo

Torque, *momento* e *momento de força* são termos que podem ser utilizados como sinônimos. Tem-se um torque quando a linha de ação de uma força atua a uma distância de um eixo de rotação. A magnitude do torque é o produto da força pela distância perpendicular que vai do eixo de rotação até a linha de ação. A unidade de torque é o newton-metro (N·m). Torques provocam movimento rotacional de um objeto em torno de um eixo. Torques são vetores e, portanto, devem ser considerados em termos de magnitude e direção. A regra da mão direita define se o torque é positivo (rotação anti-horária) ou negativo (rotação horária).

As leis do movimento de Newton podem ser reafirmadas, a partir do caso linear, para seus análogos angulares. Os análogos angulares dessas leis são:

1. Um corpo em rotação continuará num estado de movimento angular uniforme, a menos que um torque externo atue sobre ele.
2. Um torque externo gerará uma aceleração angular de um corpo que seja proporcional ao (e na direção do) torque e inversamente proporcional ao momento de inércia do corpo.
3. Para cada torque exercido por um corpo sobre outro corpo, um torque igual e oposto será exercido por esse segundo corpo no primeiro.

Momento de inércia é o análogo angular da massa. O momento de inércia de um objeto, ou a resistência ao movimento angular, depende do eixo em torno do qual o objeto

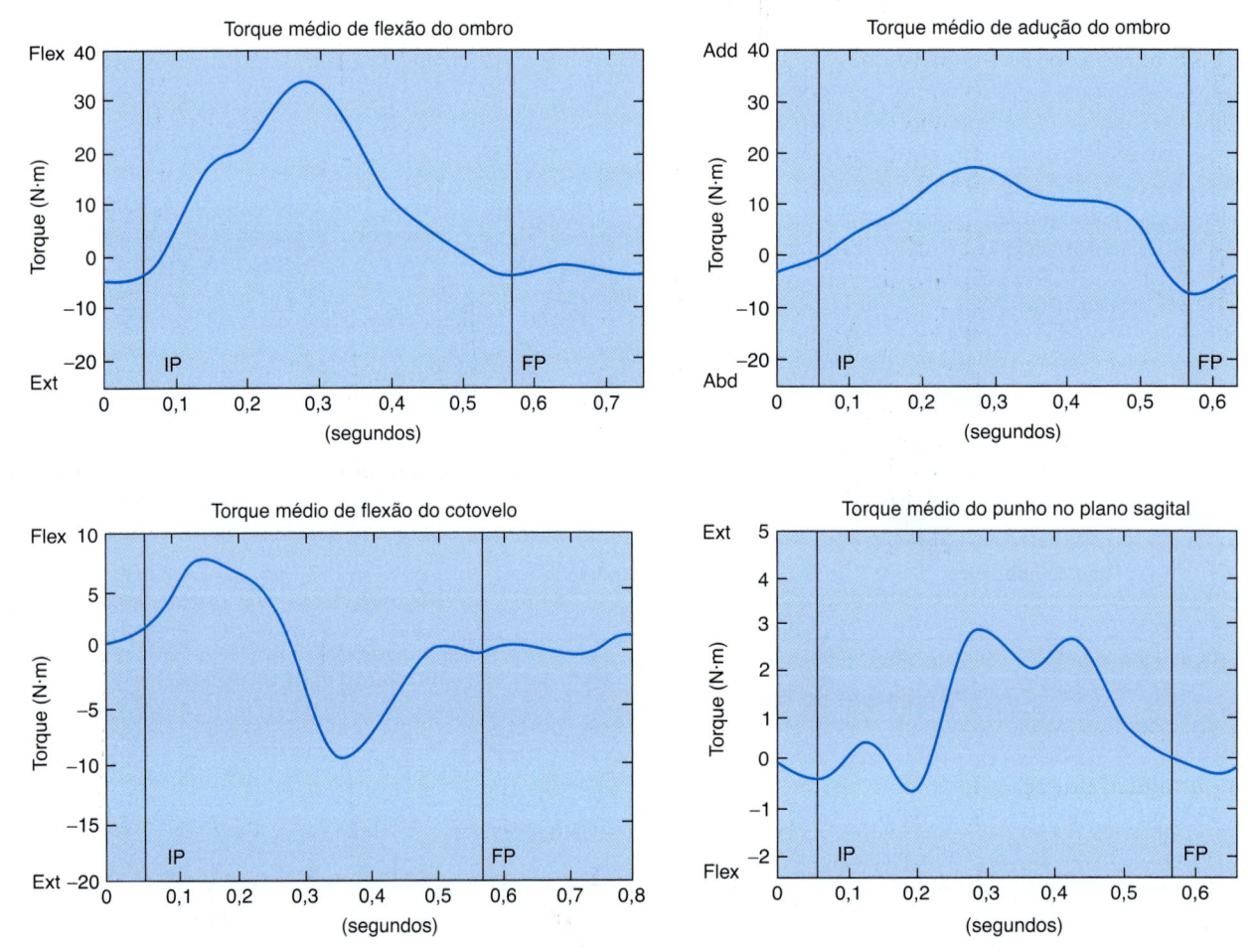

FIGURA 11.54 Torque de flexão do ombro (em cima, à esquerda), torque de adução do ombro (em cima, à direita), torque de flexão do cotovelo (embaixo, à esquerda) e torque do punho no plano sagital (embaixo, à direita) para a propulsão da cadeira de rodas. IP, início da propulsão; FP, final da propulsão. [Adaptado de Veeger, H. E. J., et al. (1991). Load on the upper extremity in manual wheelchair propulsion. *Journal of Electromyography and Kinesiology*, 1:270-280.]

realiza rotação. O cálculo do momento de inércia do segmento pode ser efetuado usando o raio de giro na equação:

$$I_{cm} = m(\rho_{cm} L)^2$$

em que I_{cm} é o momento de inércia com relação a um eixo transversal que passa pelo centro de massa, m é a massa do segmento, ρ_{cm} é uma porcentagem que descreve a relação entre o raio de giro em torno do centro de massa e o comprimento do segmento, e L é o comprimento do segmento.

Momento angular é o análogo angular do momento linear e se refere à quantidade de rotação de um objeto. O momento angular de um corpo multissegmentar deve ser entendido em termos de momento angular local e remoto. Momento angular local é o momento angular de um segmento em relação a seu próprio centro de massa. Momento angular remoto é o momento angular de um segmento em relação ao centro de massa corporal total. O momento angular total de um segmento é o somatório dos aspectos local e remoto do segmento. O momento angular corporal total é o somatório dos aspectos local e remoto de todos os segmentos. O análogo angular da primeira lei do movimento de Newton é uma afirmação da lei de conservação do momento angular.

O conceito de torque pode ser utilizado para definir o centro de massa de um objeto. O somatório dos torques em relação ao centro de massa de um objeto é igual a zero. Ou seja:

$$\Sigma T = 0$$

Essa relação define o centro de massa como o ponto de equilíbrio do objeto.

O centro de massa em geral é calculado utilizando-se o método dos segmentos; esse método implica no cálculo dos parâmetros dos segmentos do corpo como, por exemplo, localização do centro de massa e a porcentagem do segmento com relação à massa corporal total. A localização de um centro de massa de segmento depende das coordenadas das extremidades proximal e distal do segmento. Sua definição é obtida com:

s_{cm} = ponto final proximal – (comprimento do segmento × % do comprimento a contar da extremidade proximal do segmento)

$$s_{cm} = s_{proximal} - [(s_{proximal} - s_{distal}) \times \%L]$$

em que s_{cm} é a localização do centro de massa do segmento, $s_{proximal}$ é o ponto (por coordenadas) da extremidade proximal do segmento, s_{distal} é o ponto (por coordenadas) da extremidade distal do segmento e $\%L$ é a localização do centro de massa do segmento em forma da porcentagem do comprimento do segmento a contar da sua extremidade proximal. A localização do centro de massa corporal total com o método dos segmentos também aplica o conceito de que o somatório dos torques com relação ao centro de massa é igual a zero. Esse cálculo utiliza a fórmula:

$$S_{cm} = \sum_{i=1}^{n} \frac{m_i s_i}{M}$$

em que S_{cm} é a localização do centro de massa corporal total, n é o número de segmentos, m_i é a massa do i^o segmento, s_i é a localização do centro de massa do segmento, e M é o centro de massa corporal total.

Alavanca é um mecanismo simples com um ponto de equilíbrio chamado fulcro (ou ponto de apoio) e duas forças – uma força de esforço e uma força de resistência. A vantagem mecânica (VM) de uma alavanca é definida como a relação entre braço do momento de esforço e braço do momento de resistência. As alavancas podem ampliar a força ($VM > 1$), aumentar a velocidade de rotação ($VM < 1$) ou mudar a direção do empuxo ($VM = 1$). As três classes de alavancas baseiam-se na relação entre as forças de esforço e resistência e o ponto de apoio. Mas, no corpo humano, há predomínio do aumento da velocidade do movimento por alavancas de terceira classe. Nos membros inferiores, a maioria das alavancas é desse tipo.

Algumas aplicações especiais do torque são: trabalho angular, energia cinética rotacional e potência angular. Esses conceitos podem ser desenvolvidos, bastando fazer, no caso linear, a substituição pelo equivalente angular apropriado. Trabalho angular é definido como:

$$\text{Trabalho angular} = T \times \Delta\theta$$

em que T é o torque aplicado e $\Delta\theta$ é a distância angular ao longo da qual foi aplicado o torque. Energia cinética rotacional (ECR) é a capacidade de realizar trabalho angular, sendo definida como:

$$ECR = \frac{1}{2}I\omega^2$$

em que I é o momento de inércia do segmento em relação a seu centro de massa, e ω é a velocidade angular do segmento. Potência angular é definida de duas maneiras: como a velocidade de realizar trabalho angular,

$$\text{Potência angular} = \frac{dW}{dt}$$

em que W é o trabalho mecânico realizado e dt é o período de tempo durante o qual o trabalho é realizado; ou como o produto do torque pela velocidade angular,

$$\text{Potência angular} = T \times \omega$$

em que T é o torque, e ω a velocidade angular.

Pode-se efetuar uma análise do movimento angular escolhendo uma das três técnicas a seguir: o efeito de um torque num instante no tempo ($T = I\alpha$), o efeito de um torque aplicado durante determinado período (relação impulso-momento), e o efeito de um torque aplicado em determinada distância (teorema do trabalho-energia).

Na primeira técnica, o caso 2D estático é determinado utilizando-se as seguintes equações:

$\sum F_x = 0$ para o componente horizontal
$\sum F_y = 0$ para o componente vertical
$\sum T_z = 0$ para a rotação

Já no caso 2D dinâmico, a seguinte equação é utilizada:

$\sum F_x = ma_x$ para o componente horizontal
$\sum F_y = ma_y$ para o componente vertical
$\sum T_z = I\alpha_z$ para a rotação

Em ambos os casos, o objetivo é determinar o momento muscular resultante com relação a uma articulação. A relação impulso momento diz respeito ao torque aplicado ao longo do tempo de acordo com a mudança no momento:

$$T \times dt = I\omega_{final} - I\omega_{inicial}$$

O lado esquerdo da equação ($T \times dt$) é o impulso angular, enquanto seu lado direito ($I\omega_{final} - I\omega_{inicial}$) descreve a mudança no momento angular. No terceiro tipo de análise, o trabalho angular mecânico é calculado por meio da mudança na energia mecânica. Ou seja:

$$W = \Delta ECR$$

em que ECR é a energia cinética rotacional.

Revisão de equações para a cinética angular

Cálculo	Dados	Fórmula
Torque	Força (F), braço do momento (r)	$T = F \times r$
Torque	Momento de inércia (I), aceleração angular (α)	$T = I\alpha$
Aceleração angular (α)	Torque (T), momento de inércia (I)	$\alpha = \dfrac{T}{I}$
Centro de massa do sistema (x_{cm}, y_{cm})	Massa (m), localização (x, y)	$x_{cm} = \dfrac{m_1 x_1 + m_2 x_2 + \cdots + m}{\text{Massa total}}$ $y_{cm} = \dfrac{m_1 y_1 + m_2 y_2 + \cdots + m}{\text{Massa total}}$
Vantagem mecânica (VM)	Comprimento do braço de esforço (BE), braço de resistência (BR)	$VM = \dfrac{BE}{BR}$
Momento de inércia (I)	Massa (m), distância do eixo (r)	$I = mr^2$
Momento de inércia (I)	Aceleração angular (α), torque (T)	$I = \dfrac{T}{\alpha}$
Momento de inércia (I)	Massa (m), comprimento (l), raio de giro (r)	$I = m(\rho l)^2$
Momento angular (H)	Momento de inércia (I), velocidade angular (ω)	$H = I\omega$
Impulso angular	Momento angular ($I \times \omega$)	Impulso angular $= I\omega_{final} - I\omega_{inicial}$
Velocidade angular	Torque, tempo, momento de inércia	$\omega = \dfrac{T \times t}{I}$
Trabalho angular	Torque e deslocamento ($\Delta\theta$)	$W = T\Delta\theta$
Trabalho angular	Mudanças na energia cinética rotacional (ECR)	$W = \Delta ECR$
Trabalho horizontal	Força (F), ângulo de aplicação da força (θ), deslocamento (Δs)	$W = F \cos\theta\, \Delta s$
Energia potencial (EP)	Massa (m), aceleração devida à gravidade (g) e altura (h) vertical	$EP = mgh$
Energia cinética rotacional (ECR)	Momento de inércia (I), velocidade angular (ω)	$ECR = \dfrac{1}{2}I\omega^2$
Potência angular	Trabalho angular (W), tempo (t)	$P = \dfrac{dW}{dt}$
Potência angular	Torque (T), velocidade angular (ω)	$P = T \times \omega$

QUESTÕES PARA REVISÃO

Verdadeiro ou falso

1. ____ Para que uma força cause uma rotação, ela precisa não passar pelo ponto pivô.

2. ____ Por convenção, torques no sentido horário são considerados positivos.

3. ____ Alavancas de terceira classe, nas quais o esforço e as forças de resistência estão no mesmo lado do fulcro, são as mais importantes do corpo.

4. ____ Alavancas de segunda classe exigem grandes forças de esforço em relação às forças de resistência e maximizam a velocidade de movimento.

5. ____ O momento decrescente de inércia ao ir de uma posição do corpo estendida para uma posição com pernas e braços encolhidos durante a execução de um mortal para trás permite girar mais rapidamente.

6. ____ Para trabalhar seus músculos deltoides ainda mais durante uma elevação lateral de braços, curve ligeiramente seus cotovelos, trazendo o peso para mais perto do tronco.

7. ____ O braço de momento da força muscular permanece constante ao longo de toda a amplitude de movimento.

8. ____ Pode-se aumentar a estabilidade de um objeto elevando-se a altura do centro de massa ou aumentando sua massa.

9. ____ Um momento resultante positivo indica que a aceleração angular está ocorrendo.

10. ____ A soma de torques ao redor do centro de massa de um objeto equivale sempre a zero.

11. ____ Um *VM* > 1 indica que o braço de esforço excede o braço de resistência, o que amplia o momento criado pela força de esforço.

12. ____ O momento angular aumenta se o momento de inércia aumenta e diminui quando a velocidade angular diminui.

13. ____ A única força que cria um momento ao redor do ombro quando um braço é mantido aberto para o lado é o peso do braço todo.

14. ____ A potência da articulação do quadril é proporcional ao momento dessa articulação e à velocidade em que a coxa realiza rotação.

15. ____ O braço de momento é sempre medido a partir do ponto de aplicação da força ao eixo de rotação.

16. ____ O momento de inércia ao redor de um eixo passa sempre através do centro de massa de um segmento.

17. ____ Um par de forças produz apenas rotação sem translação porque os dois torques atuam na mesma direção.

18. ____ O momento angular corporal total pode ser aumentado durante um salto ornamental se o mergulhador impulsionar os braços vigorosamente para baixo.

19. ____ O momento de inércia em relação a um eixo que atravessa o centro de massa é menor que o momento de inércia em relação a outro eixo perpendicular que atravessa qualquer outro ponto no segmento.

20. ____ A aceleração final no taco de golfe durante o *downswing* é atribuída ao momento de inércia que diminui à medida que o centro de massa do taco aproxima-se do eixo de rotação.

21. ____ Assim que o ginasta deixa o cavalo, o momento angular permanece constante enquanto ele está no ar, se a resistência do ar não for considerada.

22. ____ A resistência da coxa para rodar em torno de seu eixo longitudinal é maior que sua resistência para rodar em torno do eixo mediolateral.

23. ____ Durante a fase de apoio da corrida, potência positiva nas articulações do quadril, joelho e tornozelo indica contrações excêntricas.

24. ____ A direção do vetor de torque muda o vetor de força que gira em torno do eixo de rotação.

25. ____ A energia cinética rotacional do pé é mais influenciada pela velocidade angular do pé que por seu momento de inércia.

Múltipla escolha

1. Uma força de 393 N é exercida 20 cm a partir do eixo de rotação. Qual é o momento de força resultante?
   a. 786 N·m
   b. 78,6 N·m
   c. 19,7 N·m
   d. 197 N·m

2. Um objeto possui um momento de inércia de 184 kg·m². Um torque de 84 N·m é aplicado ao objeto. Qual é a aceleração angular?
   a. 2,19 rad/s²
   b. 15.460 rad/s²
   c. 0,46 rad/s²
   d. 125 rad/s²

3. Uma ginasta que pesa 55 kg aplica uma força vertical de reação ao solo de 1 100 N em 0,17 m atrás do centro de massa durante um salto mortal para a frente. Suponha que ela esteja voltada para o lado direito. Qual o torque gerado em torno do centro de massa?
   a. 279 N·m
   b. −92 N·m
   c. 187 N·m
   d. −187 N·m

4. Se uma massa de 20,29 kg atua para baixo 0,29 m a partir do eixo de rotação sobre uma extremidade de um trampolim e outra força de 85 N também atua para baixo, qual o braço de momento da segunda força para equilibrar esse sistema?
   a. 0,68 m
   b. 58 m
   c. 0,069 m
   d. O sistema não é equilibrado; ocorrerá rotação angular

5. Qual é o torque gerado no cotovelo por uma força de 206 N que traciona o antebraço em um ângulo de 110° em relação ao horizonte em um ponto situado a 16,5 cm a partir do eixo de rotação do cotovelo? O antebraço está posicionado horizontal em relação ao solo.
   a. 1 163 N·m
   b. 11,6 N·m
   c. 31,9 N·m
   d. 3 194 N·m

6. Quanto torque precisa ser gerado pelos flexores do quadril para manter reta uma tornozeleira de 80 N em uma posição de 90°? A tornozeleira está situada a 0,73 m em relação à articulação do quadril. A coxa e a perna pesam 130 N. O braço de momento para os músculos flexores do quadril é 0,08 m.
   a. 58,4 N·m
   b. 106 N·m
   c. 1 323 N·m
   d. Não há informações suficientes

7. Calcule a energia rotacional de um segmento, considerando que a massa do segmento é 2,2 kg, o momento de inércia é 0,57 kg·m², e a velocidade angular é 25 rad/s.
   a. 178 J
   b. 7,13 J
   c. 356 J
   d. 102 J

8. Uma força de 300 N é aplicada em um ponto situado a 1,3 m a partir do eixo de rotação, fazendo que uma porta giratória acelere a 309,4°/s². Qual é o momento de inércia da porta a partir de seu eixo de rotação?
   a. 72,2 kg·m²
   b. 1,26 kg·m²
   c. 2 106 kg·m²
   d. 55,6 kg·m²

9. Se o momento resultante em uma articulação é de 37,6 N·m e a velocidade angular no mesmo instante de tempo é 4,40 rad/s, qual a potência angular nessa articulação?
   a. 0,12 W
   b. 165 W
   c. 8,55 W
   d. 9 480 W

10. O centro de massa do seguinte sistema de três pontos com massas de 6, 5 e 4 kg nas coordenadas (6,0), (5,5) e (−4, −3), respectivamente, é ____.
    a. 5,1; 4,1
    b. 3,0; 0,87
    c. 5,1; 2,5
    d. 3,0; 1,4

11. Qual o momento angular se a força for de 66 N, o braço de alavanca for de 7,7 m, e o tempo for de 1,2 segundo?
    a. 424 kg·m²/s
    b. 79,2 kg·m²/s
    c. 508 kg·m²/s
    d. 610 kg·m²/s

12. Onde está o centro de massa de um segmento no espaço se a extremidade proximal está em (213, 400), e a extremidade distal está em (378, 445), e se o centro de massa for 42,9% da extremidade proximal do segmento?
    a. 162, 191
    b. 142, 381
    c. 284, 419
    d. 381, 142

13. Calcule o momento de inércia de um taco de beisebol em relação à sua extremidade proximal se sua massa for de 2,1 kg e tiver um raio de giro de 0,58 e um comprimento de 0,869 m.
    a. 0,614 kg·m²
    b. 0,920 kg·m²
    c. 0,533 kg·m²
    d. 1,12 kg·m²

14. Um torque de 73 N·m resulta em um objeto que gira 52,72° em 0,86 segundo. Quanto trabalho angular foi realizado?
    a. 4 476 J
    b. 3 850 J
    c. 78,1 J
    d. 67,2 J

15. Por que os deltoides precisam gerar um torque maior quando seu braço-antebraço está mais próximo ao lado do corpo em vez de reto em 90°?
    a. Porque o braço de momento do centro de massa do braço–antebraço é maior.

b. Porque o componente do peso do braço–antebraço que causa um momento é maior.
    c. O torque é o mesmo porque a distância da articulação do ombro ao centro de massa do braço–antebraço é constante.
    d. O torque é menor porque o braço de momento do centro de massa do braço–antebraço é menor.

16. Considere o seguinte diagrama de corpo livre. Usando análise estática, calcule o torque muscular que irá colocar este sistema em equilíbrio, considerando que a massa da perna e do pé é de 5,4 kg; a distância da articulação do joelho ao centro de massa do sistema perna–pé é 0,232 m; o peso da barra é 150 N; e a distância da articulação do joelho ao centro de massa da barra é 0,514 m.
    a. 89,4 N·m
    b. 64,8 N·m
    c. 78,4 N·m
    d. Não há informações suficientes para calcular N·m

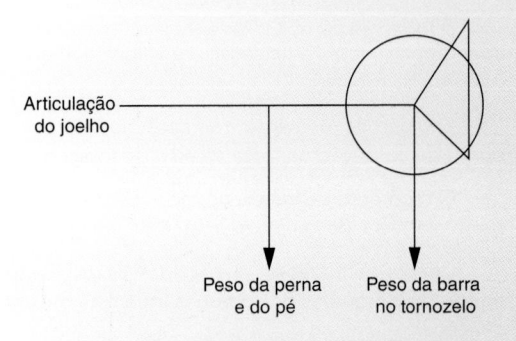

17. Considerando que a perna está em um ângulo de 35° abaixo da horizontal, calcule o braço de momento do torque causado pelo peso da perna, dado que a distância ao centro de massa da perna é de 0,17 m a partir da articulação do joelho.
    a. 0,10 m
    b. 0,14 m
    c. 0,15 m
    d. 0,17 m

18. Considere o seguinte diagrama de corpo livre. Usando análise estática, calcule a força do tendão do calcâneo que colocará este sistema em equilíbrio se d_1 é 0,043 m, d_2 é 0,041 m, e d_3 é 0,126 m.
    a. 239 N
    b. 5 578 N
    c. 5 557 N
    d. 10,3 N

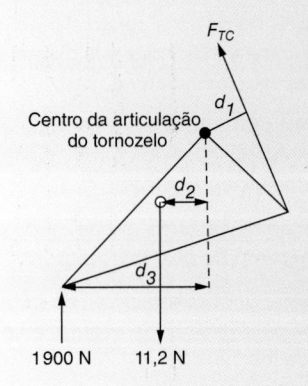

19. Você está tentando tornar um exercício abdominal mais difícil. Qual das seguintes estratégias o ajudará a conseguir isso?
    a. Manter os braços atrás da cabeça e não sobre o peito.
    b. Balançar os braços em direção às pernas conforme ergue o tronco para cima.
    c. Colocar um peso sobre os pés.
    d. Você não consegue tornar um abdominal mais difícil a menos que sustente um peso adicional.

20. Considere o seguinte diagrama de corpo livre. Usando análise estática, calcule o momento no cotovelo se d_1 for 0,039 m, d_2 for 0,142 m e d_3 for 0,450 m. Qual é a força muscular resultante?
    a. 2957 N
    b. 2393 N
    c. 93,3 N
    d. 1084 N

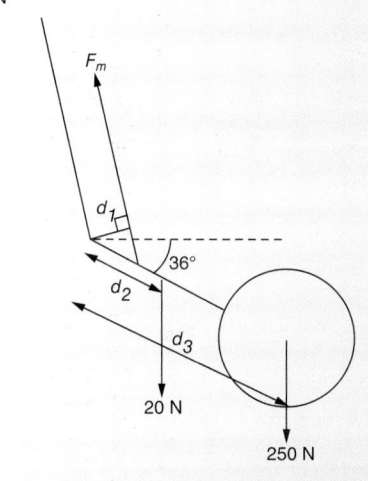

21. Considere o seguinte diagrama do bíceps braquial atuando sobre o rádio em duas posições articulares. O ângulo de tração da força do bíceps braquial muda de 15° para 30°. Se a força muscular for de 1600 N e o local de inserção do músculo estiver a 0,042 m do eixo articular, qual será a mudança no torque articular aplicado pelo bíceps braquial de 15° a 30°?
    a. 16,2 N·m
    b. 17,4 N·m
    c. 33,6 N·m
    d. 67,2 N·m

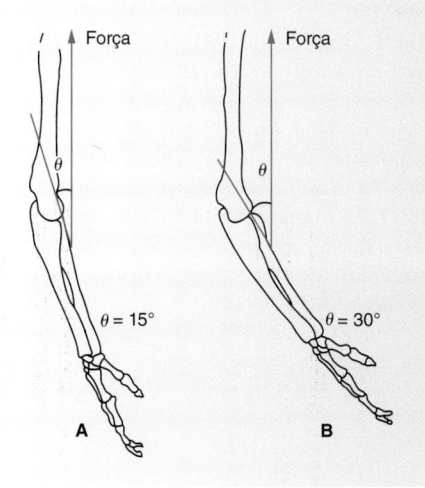

22. Qual é a energia total do segmento, considerando que a massa é de 3,9 kg; v_x é 1,45 m/s; v_y é 2,78 m/s; o momento de inércia é 0,0726 kg·m²; a velocidade angular é de 9,0 rad/s; e a altura do centro de massa é 0,67 m?
    a. 396,1 J
    b. 66,91 J
    c. 65,04 J
    d. 47,74 J

23. Qual é o trabalho realizado sobre o segmento, considerando as seguintes informações? O tempo entre os fotogramas é 0,01 segundo.

	ECT	ECR	EP
Fotograma 2	48,8	2,5	37,8
Fotograma 130	6,0	2,0	3,9

    a. 60,3 J
    b. 8,4 J
    c. 77,2 J
    d. 42,8 J

24. Durante o exercício de extensão do joelho, o grupo muscular extensor do joelho aplica um torque de 250 N·m em uma contração isométrica contra a almofada do aparelho. Se o ângulo da articulação do joelho está sendo mantido em um ângulo de 38° abaixo da horizontal e a almofada do aparelho está a 0,35 m da articulação do joelho, quanta força está sendo aplicada na almofada?
    a. 250 N
    b. 1160 N
    c. 714 N
    d. 906,5 N

25. Durante a caminhada, a articulação do joelho gera 60 N·m de torque extensor durante o mesmo intervalo da fase de apoio quando a articulação do joelho moveu-se de 8,02° de flexão a 14,9° de flexão em 0,02 segundo. Determine a potência dos músculos da articulação do joelho.
    a. −360 W
    b. 360 W
    c. 20640 W
    d. −20640 W

Referências bibliográficas

1. Amar, J. (1920). *The Human Motor*. London: G. Routledge & Sons.
2. Boniger, M. L., et al. (1997). Wrist biomechanics during two speeds of wheelchair propulsion: An analysis using a local coordinate system. *Archives Physical Medicine Rehabilitation*, 78:364–371.
3. Cavanagh, P. R., Gregor, R. J. (1976). Knee joint torque during the swing phase of normal treadmill walking. *Journal of Biomechanics*, 8:337–344.
4. Cavanagh, P. R., et al. (1977). A biomechanical comparison of elite and good distance runners. *Annals of New York Academy of Sciences*, 301–328.

5. Cerquiglini, S., et al. (1981). Biomechanics of wheelchair propulsion. In A. Moretti, et al. (Eds.). *Biomechanics VII-A*. Baltimore: Park Press, 411–419.

6. Chaffin, D. B., Andersson, G. B. J. (1991). *Occupational Biomechanics* (2nd ed.). New York: Wiley.

7. Chaffin, D. B., et al. (1977). *Pre-employment Strength Testing in Selecting Workers for Materials Handling Jobs*. Cincinnati: National Institute for Occupational Safety and Health. Pub. No. CDC-99–74–62.

8. Chandler, R. F., et al. (1975). Investigation of inertial properties of the human body. *AMRL Technical Report*. Wright-Patterson Air Force Base, 74–137.

9. Clauser, C. E. (1969). Weight, volume, and center of mass of segments of the human body. *AMRL Technical Report*. Wright-Patterson Air Force Base, 69–70.

10. Dempster, W. T. (1955). Space requirements of the seated operator. *WADC Technical Report*. Wright-Patterson Air Force Base, 55–159.

11. Devita, P., et al. (1991). Effects of asymmetric load carrying on the biomechanics of walking. *Journal of Biomechanics*, 24:119–1129.

12. Dyson, G. (1973). *The Mechanics of Athletics*. London: University of London.

13. Fallon, L. P., et al. (2000). Determining baseball bat performance using a conservation equations model with field test validation. In A. J. Subic, S. J. Haake (Eds.). *The Engineering of Sport: Research, Development, and Innovation*. Oxford: Blackwell Science, 201–211.

14. Feltner, M. E., Dapena, J. (1986). Dynamics of the shoulder and elbow joints of the throwing arm during the baseball pitch. *International Journal of Sports Biomechanics*, 2:235–259.

15. Frolich, C. (1979). Do springboard divers violate angular momentum conservation? *American Journal of Physics*, 47:583–592.

16. Gage, J. R. (1992). Millions of bits of data: How can we use it to treat cerebral palsy? *Proceedings of the Second North American Congress on Biomechanics*, 291–294.

17. Garg, A., Chaffin, D. B. (1975). A biomechanical computerized simulation of human strength. *Transactions of the American Institute of Industrial Engineers*, 7:1–15.

18. Ghista, D. N., Roaf, R. (1981). *Orthopaedic Mechanics: Procedures and Devices*, Vol. 2. New York: Academic Press.

19. Hamill, J., et al. (1986). Angular momentum in multiple rotation non-twisting platform dives. *International Journal of Sports Biomechanics*, 2:78–87.

20. Hanavan, E. P. (1964). A mathematical model of the human body. *AMRL Technical Report*. Wright-Patterson Air Force Base, 64–102.

21. Hatze, H. (1980). A mathematical model for the computational determination of parameter values of anthropomorphic segments. *Journal of Biomechanics*, 13:833–843.

22. Hatze, H. (1981). Estimation of myodynamic parameter values from observations on isometrically contracting muscle groups. *European Journal of Applied Physiology*, 46:325–338.

23. Hay, J. G. (1975). Straddle or flop. *Athletic Journal*, 55:83–85.

24. Hay, J. G., et al. (1977). A computational technique to determine the angular momentum of a human body. *Journal of Biomechanics*, 10:269–277.

25. Hinrichs, R. N. (1987). Upper extremity function in running. II: Angular momentum considerations. *International Journal of Sports Biomechanics*, 3:242–263.

26. Holden, J. P., et al. (1997). Changes in knee joint function over a wide range of walking speeds. *Clinical Biomechanics*, 12:375–382.

27. Jensen, R. K. (1987). The growth of children's moment of inertia. *Medicine and Science in Sports and Exercise*, 18:440–445.

28. Jorgensen, T. (1970). On the dynamics of the swing of a golf club. *American Journal of Physics*, 38:644–651.

29. Kamon, E., et al. (1982). Dynamic and static lifting capacity and muscular strength of steelmill workers. *American Industrial Hygiene Association Journal*, 43:853–857.

30. Kaneko, Y., Sato, F. (2000). The adaptation of golf swing to inertia property of golf club. In A. J. Subic, S. J. Haake (Eds.). *The Engineering of Sport: Research, Development and Innovation*. Malden, MA: Blackwell Science, 469–476.

31. Lander, J. E. (1984). *Effects of Center of Mass Manipulation on the Performance of the Squat Exercise*. Unpublished doctoral dissertation, University of Oregon.

32. Lind, A. R., et al. (1978). Influence of posture on isometric fatigue. *Journal of Applied Physiology*, 45:270–274.

33. Maddalozzo, G. F. (1987). An anatomical and biomechanical analysis of the full golf swing. *National Strength and Conditioning Association*, 9:6–8, 77–79.

34. Mann, R., Sprague, P. (1982). Kinetics of sprinting. In J. Terauds (Ed.). *Biomechanics of Sports*. Del Mar, CA: Academic.

35. Mather, J. S. B., Jowett, S. (2000). Three-dimensional shape of the golf club during the swing. In A. J. Subic, S. J. Haake (Eds.). *The Engineering of Sport: Research, Development and Innovation*. Malden: Blackwell Science, 77–85.

36. Miller, D. I., Morrison, W. E. (1975). Prediction of segmental parameters using the Hanavan human body model. *Medicine and Science in Sports*, 7:207–212.

37. Miller, D. I., Munro, C. F. (1984). Body segment contributions to height achieved during the flight of a springboard dive. *Medicine and Science in Sports and Exercise*, 16:234–242.

38. Neal, R. J., Wilson, B. D. (1985). 3D kinematics and kinetics of the golf swing. *International Journal of Sports Biomechanics*, 1:221–232.

39. Olsen, V. L., et al. (1972). The maximum torque generated by the eccentric, isometric and concentric contractions of the hip abductor muscles. *Physical Therapy*, 52:149–158.

40. Ounpuu, S. (1994). The biomechanics of walking and running. *Foot and Ankle Injuries*, 13:843–863.

41. Plagenhoef, S., et al. (1983). Anatomical data for analyzing human motion. *Research Quarterly for Exercise and Sport*, 54:169–178.

42. Pytel, J. L., Kamon, E. (1981). Dynamic strength test as a predictor for maximal and acceptable lifting. *Ergonomics*, 24:663–672.

43. Redfield, R., Hull, M. L. (1986). On the relation between joint moments and pedalling rates at constant power in cycling. *Journal of Biomechanics*, 19:317–324.

44. Reilly, D. T., Martens, M. (1972). Experimental analysis of the quadriceps muscle force and the patello-femoral joint reaction force for various activities. *Acta Orthopaedica Scandinavica*, 43:126–137.

45. Robertson, D. G. E. (1987). Functions of the leg muscles during the stance phase of running. In B. Jonsson (Ed.). *Biomechanics X-B*. Champaign, IL: Human Kinetics, 1021–1027.

46. Robertson, D. G. E., Winter, D. A. (1980). Mechanical energy generation, absorption, and transfer amongst segments during walking. *Journal of Biomechanics*, 13:845–854.

47. Rogers, M. M. (1988). Dynamic biomechanics of the normal foot and ankle during walking and running. *Physical Therapy*, 68:1822–1830.

48. Rozendaal, L. A., Veeger, H. E. J. (2000). Force direction in manual wheel chair propulsion: Balance between effect and cost. *Clinical Biomechanics*, 15:S39–S41.

49. Sanders, R. H., Wilson, B. D. (1990). Angular momentum requirements of the twisting and non-twisting forward 1 1/2 somersault dive. *International Journal of Sports Biomechanics*, 3:47–53.

50. Shira, C. (2000). Advanced materials in golf clubs. In A. J. Subic, S. J. Haake (Eds.). *The Engineering of Sport: Research, Development and Innovation*. Malden, MA: Blackwell Science, 51–59.

51. Shoup, T. E., (1986). The anthropometric basis for fitting of golf clubs. In E. D. Rekow (Ed). *Medical Devices and Sporting Equipment*. New York: American Society of Mechanical Engineers, 13–16.

52. Takei, Y. (1991). A comparis on of techniques used in performing the men's compulsory gymnastic vault at the 1988 Olympics. *International Journal of Sport Biomechanics*, 7:54–75.

53. Takei, Y. (1992). Blocking and postflight techniques of male gymnasts performing the compulsory vault at the 1988 Olympics. *International Journal of Sport Biomechanics*, 8:87–110.

54. Van der Helm, F. C. T., Veeger, H. E. J. (1996). Quasi-static analysis of muscle forces in the shoulder mechanism during wheelchair propulsion. *Journal of Biomechanics*, 29:39–52.

55. van Drongelen, S., et al. (2005). Mechanical load on the upper extremity during wheelchair activities. *Archives of Physical Medicine and Rehabilitation*, 86:1214–1220.

56. van Gheluwe, B. (1981). A biomechanical simulation model for airborne twists in backward somersaults. *Human Movement Studies*, 7:1–22.

57. Van Soest, A. J., et al. (1985). A comparison of one-legged and two-legged countermovement jumps. *Medicine and Science in Sports and Exercise*, 17:635–639.

58. Veeger, H. E. J., et al. (1991). Load on the upper extremity in manual wheelchair propulsion. *Journal of Electromyography and Kinesiology*, 1:270–280.

59. Williams, K. R. (1980). *A Biomechanical and Physiological Evaluation of Running Efficiency*. Unpublished doctoral dissertation, The Pennsylvania State University.

60. Winter, D. A. (1983). Moments of force and mechanical power in jogging. *Journal of Biomechanics*, 16:91–97.

61. Winter, D. A. (1984). Kinematic and kinetic patterns in human gait: variability and compensating effects. *Human Movement Science*, 3:51–76.

62. Winter, D. A., et al. (1976). Analysis of instantaneous energy of normal gait. *Journal of Biomechanics*, 9:253–257.

63. Winter, D. A., Robertson, D. G. E. (1978). Joint torque and energy patterns in normal gait. *Biological Cybernetics*, 142:137–142.

64. Yeadon, M. R., Atha, J. (1985). The production of a sustained aerial twist during a somersault without the use of asymmetrical arm action. In D. A. Winter et al. (Eds.). *Biomechanics IX-B*. Champaign, IL: Human Kinetics, 395–400.

65. Yeadon, M. R. (1989). Twisting techniques used in springboard diving. *Proceedings of the First IOC World Congress on Sport Sciences*, 307–308.

Sistema internacional de unidades (SI)

Todas as medidas na literatura biomecânica são expressas de acordo com o sistema internacional de unidades. Esse sistema de medida utiliza unidades que estão relacionadas entre si por uma potência de 10. A Tabela A.1 apresenta os prefixos associados a essas potências.

A medida padrão de comprimento no sistema internacional de unidades é o metro. Essa medida padronizada foi originalmente indicada por duas marcas em uma barra confeccionada com uma liga de platina-irídio mantida no International Bureau of Weights and Measures (Departamento Internacional de Pesos e Medidas) em Sèvres, França. A Tabela A.2 ilustra o uso desses prefixos em unidades de comprimento de uso comum.

O sistema uniforme para o registro de valores numéricos é conhecido como Sistema Internacional de Unidades, ou SI. Esse sistema foi desenvolvido por meio de uma cooperação internacional com vistas à padronização da descrição de informações científicas. As dimensões básicas utilizadas na biomecânica são **massa, comprimento, tempo, temperatura, corrente elétrica, quantidade de substância** e **intensidade luminosa**. As unidades básicas no SI correspondentes às dimensões básicas são quilograma, metro, segundo e kelvin. A Tabela A.3 apresenta as unidades básicas do SI.

As demais unidades de medida utilizadas em estudos biomecânicos são derivadas. Essas unidades estão apresentadas na Tabela A.4. As conversões comuns são mostradas na Tabela A.5.

TABELA A.1   Prefixos para as potências de 10

Prefixo	Multiplicador	Símbolo	Exemplo
giga	10^9	G	gigabite (Gb)
mega	10^6	M	megawatt (MW)
quilo	10^3	k	quilograma (kg)
centi	10^{-2}	c	centímetro (cm)
mili	10^{-3}	m	miligrama (mg)
micro	10^{-6}	μ	microssegundo (μs)
nano	10^{-9}	n	nanossegundo (ns)

TABELA A.2   Unidades de comprimento

Unidade métrica	Potência	Símbolo
quilômetro	10^3	km
metro	—	m
decímetro	10^{-1}	dm
centímetro	10^{-2}	cm
milímetro	10^{-3}	mm
micrômetro	10^{-6}	μm

TABELA A.3	Unidades de medida básicas	
Dimensão	**Unidade**	**Símbolo**
Massa	quilograma	kg
Comprimento	metro	m
Tempo	segundo	s
Temperatura	kelvin	K
Corrente elétrica	ampere	A
Quantidade de substância	mol	mol
Intensidade luminosa	candela	cd

TABELA A.4	Unidades de medida derivadas	
Dimensão	**Unidade**	**Símbolo**
Aceleração	metro por segundo ao quadrado	m/s^2
Ângulo	radiano	rad
Área	metro ao quadrado	m^2
Capacitância	farad	F
Concentração	mol por metro cúbico	mol/m^3
Densidade	massa por unidade de volume	kg/m^3
Energia	joule	J
Fluxo luminoso	lúmen	lm
Impulso	força $\times$ tempo	N·s
Momento	quilograma-metro por segundo	kg·m/s
Momento de inércia	quilograma-metro ao quadrado	$kg·m^2$
Potência	watts	W
Pressão	pascal	Pa
Resistência	ohm	Ω
Velocidade	metro por segundo	m/s
Torque	newton-metro	N·m
Trabalho	joule	J
Voltagem	volt	V
Volume	metro cúbico	m^3

TABELA A.5   Conversões comuns

Comprimento

1 pol = 25,40 mm	1 pol = 2,54 cm	1 pé = 0,3048 m	1 pé = 30,48 cm
1 jarda = 0,9144 m	1 milha = 1 609,34 m	1 cm = 0,3937 pol	1 cm = 0,0328 pé
1 m = 39,37 pol	1 m = 3,2808 pés	1 m = 1,0936 jarda	1 km = 0,6214 milha

Área

1 pol^2 = 645,16 mm^2	1 pé^2 = 0,0929 m^2	1 jarda^2 = 0,8361 m^2	1 cm^2 = 0,155 pol^2
1 m^2 = 10,76 pés^2			

Volume

1 pol^3 = 16,387 cm^3	1 pé^3 = 0,0283 m^3	1 jarda^3 = 0,7645 m^3	1 jarda^3 = 0,7645 m^3
1 cm^3 = 0,061 pol^3	1 m^3 = 35,32 pés^3	1 m^3 = 1,308 jarda^3	

Massa

1 onça = 28,349 g	1 lb = 0,4536 kg	1 slug = 14,5939 kg	1 slug = 32,2 lb
1 g = 0,0353 onça	1 kg = 2,2046 lb	1 kg = 0,0685 slug	

Densidade

1 lb/pé^3 = 16,02 kg/m^3	1 slug/pé^3 = 515,38 kg/m^3

Momento de inércia

1 slug/pé^2 = 1,36 kg/m^2	1 lb/pé^2 = 0,042 kg/m^2

Velocidade

1 pol/s = 24,4 mm/s	1 pé/s = 0,305 m/s	1 mph = 0,447 m/s	1 mph = 1,467 pé/s
1 m/s = 3,60 km/h	1 m/s = 3,28 pés/s	1 m/s = 2,237 m/h	1 cm/s = 0,0328 pé/s

Força

1 poundal = 0,1383 N	1 lb·força = 4,448 N	1 kg·força = 9,81 N	1 N = 0,102 kg
1 N = 0,2248 lb			

Pressão

1 poundal/pé^2 = 1,4881 Pa	1 libra·força/pé^2 = 47,889 Pa	1 libra·força/pol^2 = 6,8947 Pa	
1 mm Hg = 133,322 Pa			

Trabalho e energia

1 foot poundal = 0,0421 J	1 pé libra·força = 1,3558 J	1 pé libra·força = 0,1383 kg·m	1 kgm = 7,2307 pés·lb
1 Btu = 1,0551 kJ	1 quilocaloria = 4,1868 kJ	1 J = 0,7376 pé·lb	1 J = 0,1020 kg·m

Potência

1 cv (inglês) = 745,700 W	1 cv (métrico) = 735,499 W	1 pé·lb força/s = 1,3558 W	

Torque

1 N·m = 0,74 lb·pé	1 lb/pé = 1,36 N·m	1 kg·m = 7,23 lb/pés	1 kg·cm = 0,0723 lb/pé

BTU, British Thermal Unit (unidade térmica inglesa).

Funções trigonométricas

Trigonometria é um ramo da matemática que trata das medidas dos lados e ângulos de triângulos bem como de suas inter-relações. Muitos conceitos na biomecânica pressupõem o conhecimento da trigonometria. Um triângulo é composto por três lados e três ângulos. A soma dos três ângulos é igual a 180°. Triângulo retângulo é aquele em que um ângulo é reto, isto é, mede 90°. Portanto, a soma dos outros dois ângulos também é igual a 90°. Considere na Figura B.1 o triângulo com vértices A, B e C e lados de comprimento AB, AC e BC.

O lado oposto ao ângulo reto, AB, é sempre o lado mais longo no triângulo retângulo e recebe a denominação de hipotenusa. Os outros dois lados são designados de acordo com os demais ângulos considerados. Se é considerado o ângulo A, o lado AC é chamado lado adjacente, e o lado BC é chamado lado oposto. Se é considerado o ângulo B (como mostrado na Figura B.2), BC é o lado adjacente e AC é o lado oposto.

Com base no triângulo retângulo, as funções trigonométricas podem ser definidas. Função matemática é uma quantidade cujo valor varia de acordo com outras quantidades. As funções trigonométricas dependem dos valores dos dois ângulos agudos (i. e., < 90°) em um triângulo retângulo e dos comprimentos dos lados do triângulo e variam de acordo com esse valores. As funções trigonométricas são as relações entre os comprimentos dos lados do triângulo, com base em um dos seus dois ângulos agudos. Existem seis funções trigonométricas: seno (abreviatura: sen); cosseno (abreviatura: cos); tangente (abreviatura: tan); cossecante; secante; e cotangente.

Em biomecânica, apenas as três primeiras funções são importantes. Assim, as funções trigonométricas são definidas para o ângulo A (Fig. B.2A) da seguinte forma:

1. O seno de um ângulo é a relação entre o lado oposto ao ângulo e a hipotenusa.

$$\operatorname{sen} A = \frac{\text{lado oposto}}{\text{hipotenusa}} = \frac{BC}{AB}$$

2. O cosseno de um ângulo é a relação entre o lado adjacente ao ângulo e a hipotenusa.

$$\cos A = \frac{\text{lado adjacente}}{\text{hipotenusa}} = \frac{AC}{AB}$$

3. A tangente de um ângulo é a relação entre o lado oposto ao ângulo e seu lado adjacente.

$$\tan A = \frac{\text{lado oposto}}{\text{lado adjacente}} = \frac{BC}{AC}$$

Analogamente, as relações para o ângulo B na Figura B.2B podem ser definidas como:

$$\operatorname{sen} B = \frac{\text{lado oposto}}{\text{hipotenusa}} = \frac{AC}{AB}$$

$$\cos B = \frac{\text{lado adjacente}}{\text{hipotenusa}} = \frac{BC}{AB}$$

$$\tan B = \frac{\text{lado oposto}}{\text{lado adjacente}} = \frac{AC}{BC}$$

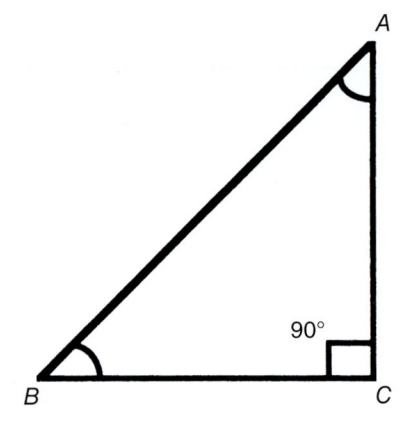

FIGURA B.1   Triângulo retângulo com um ângulo reto C (90°) e dois ângulos agudos, A e B, cuja soma é igual a 90°.

Para qualquer ângulo considerado, as relações formadas pelos lados do triângulo retângulo serão sempre as mesmas. Exemplificando: o seno de um ângulo de 32° sempre será igual a 0,5299, independentemente do tamanho dos lados do triângulo. O mesmo vale para o cosseno e para a tangente do ângulo. Os valores para seno, cosseno e tangente dos ângulos podem ser apresentados em tabelas. A Tabela B.1 apresenta esses valores para ângulos que variam de 0° a 90°.

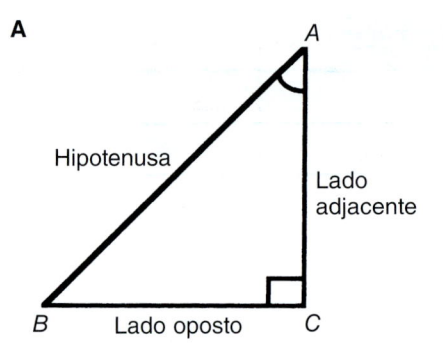

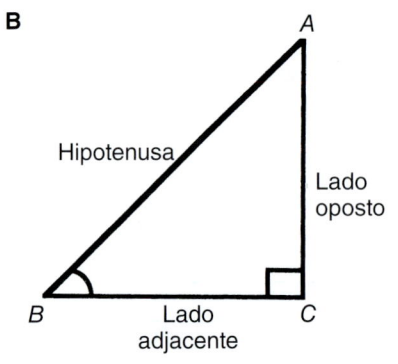

FIGURA B.2   Descrições dos lados de um triângulo retângulo com base nos ângulos agudos A (**A**) e B (**B**).

TABELA B.1   Funções trigonométricas

Ângulo					Ângulo				
Graus	Radiano	Seno	Cosseno	Tangente	Graus	Radiano	Seno	Cosseno	Tangente
0	0,000	0,0000	0,0000	0,0000	20	0,349	0,3420	0,9397	0,3640
1	0,017	0,0175	0,9998	0,0175	21	0,367	0,3584	0,9336	0,3839
2	0,035	0,0349	0,9994	0,0349	22	0,384	0,3746	0,9272	0,4040
3	0,052	0,0523	0,9986	0,0524	23	0,401	0,3907	0,9205	0,4245
4	0,070	0,0698	0,9976	0,0699	24	0,419	0,4067	0,9135	0,4452
5	0,087	0,0872	0,9962	0,0875	25	0,436	0,4226	0,9063	0,4663
6	0,105	0,1045	0,9945	0,1051	26	0,454	0,4384	0,8988	0,4877
7	0,122	0,1219	0,9925	0,1228	27	0,471	0,4540	0,8910	0,5095
8	0,140	0,1392	0,9903	0,1405	28	0,489	0,4695	0,8829	0,5317
9	0,157	0,1564	0,9877	0,1584	29	0,506	0,4848	0,8746	0,5543
10	0,175	0,1736	0,9848	0,1763	30	0,524	0,5000	0,8660	0,5774
11	0,192	0,1908	0,9816	0,1944	31	0,541	0,5150	0,8572	0,6009
12	0,209	0,2079	0,9781	0,2126	32	0,559	0,5299	0,8480	0,6249
13	0,227	0,2250	0,9744	0,2309	33	0,576	0,5446	0,8387	0,6494
14	0,244	0,2419	0,9703	0,2493	34	0,593	0,5592	0,8290	0,6745
15	0,262	0,2588	0,9659	0,2679	35	0,611	0,5736	0,8192	0,7002
16	0,279	0,2756	0,9613	0,2867	36	0,628	0,5878	0,8090	0,7265
17	0,297	0,2924	0,9563	0,3057	37	0,646	0,6018	0,7986	0,7536
18	0,314	0,3090	0,9511	0,3249	38	0,663	0,6157	0,7880	0,7813
19	0,332	0,3256	0,9455	0,3443	39	0,681	0,6293	0,7771	0,8098

(continua)

TABELA B.1   Funções trigonométricas *(continuação)*

Ângulo					Ângulo				
Graus	Radiano	Seno	Cosseno	Tangente	Graus	Radiano	Seno	Cosseno	Tangente
40	0,698	0,6428	0,7660	0,8391	66	1,152	0,9135	0,4067	2,2460
41	0,716	0,6561	0,7547	0,8693	67	1,169	0,9205	0,3907	2,3559
42	0,733	0,6691	0,7431	0,9004	68	1,187	0,9272	0,3746	2,4751
43	0,750	0,6820	0,7314	0,9325	69	1,204	0,9336	0,3584	2,6051
44	0,768	0,6947	0,7193	0,9657	70	1,222	0,9397	0,3420	2,7475
45	0,785	0,7071	0,7071	1,0000	71	1,239	0,9455	0,3256	2,9042
46	0,803	0,7193	0,6947	1,0355	72	1,257	0,9511	0,3090	3,0777
47	0,820	0,7314	0,6820	1,0724	73	1,274	0,9563	0,2924	3,2709
48	0,838	0,7431	0,6691	1,1106	74	1,292	0,9613	0,2756	3,4874
49	0,855	0,7547	0,6561	1,1504	75	1,309	0,9659	0,2588	3,7321
50	0,873	0,7660	0,6428	1,1918	76	1,326	0,9703	0,2419	4,0108
51	0,890	0,7771	0,6293	1,2349	77	1,344	0,9744	0,2250	4,3315
52	0,908	0,7880	0,6157	1,2799	78	1,361	0,9781	0,2079	4,7046
53	0,925	0,7986	0,6018	1,3270	79	1,379	0,9816	0,1908	5,1446
54	0,942	0,8090	0,5878	1,3764	80	1,396	0,9848	0,1736	5,6713
55	0,960	0,8192	0,5736	1,4281	81	1,414	0,9877	0,1564	6,3138
56	0,977	0,8290	0,5592	1,4826	82	1,431	0,9903	0,1392	7,1154
57	0,995	0,8387	0,5446	1,5399	83	1,449	0,9925	0,1219	8,1443
58	1,012	0,8480	0,5299	1,6003	84	1,466	0,9945	0,1045	9,5144
59	1,030	0,8572	0,5150	1,6643	85	1,484	0,9962	0,0872	11,4300
60	1,047	0,8660	0,5000	1,7321	86	1,501	0,9976	0,0698	14,3010
61	1,065	0,8746	0,4848	1,8040	87	1,518	0,9986	0,0523	19,0810
62	1,082	0,8829	0,4695	1,8807	88	1,536	0,9994	0,0349	28,6360
63	1,100	0,8910	0,4540	1,9626	89	1,553	0,9998	0,0175	57,2900
64	1,117	0,8988	0,4384	2,0503	90	1,571	1,0000	0,0000	∞
65	1,134	0,9063	0,4226	2,1445					

Os valores dessa tabela também podem ser utilizados para determinar o ângulo quando os lados do triângulo são conhecidos. Considere o triângulo retângulo na Figura B.3. O comprimento da hipotenusa, AC, é igual a 0,05 m, e o comprimento do lado oposto ao ângulo C mede 0,03 m. A relação AB/AC é o seno do ângulo C. Assim,

$$\text{sen } C = \frac{AB}{AC} = \frac{0,03 \text{ m}}{0,05 \text{ m}} = 0,6$$

Se forem examinados os valores dos senos na Tabela B.1, pode-se determinar que o ângulo cujo seno seja igual a 0,6 mede aproximadamente 37°. Este é o arcosseno do ângulo. Assim:

$$C = \text{arco seno } \frac{AB}{AC}$$

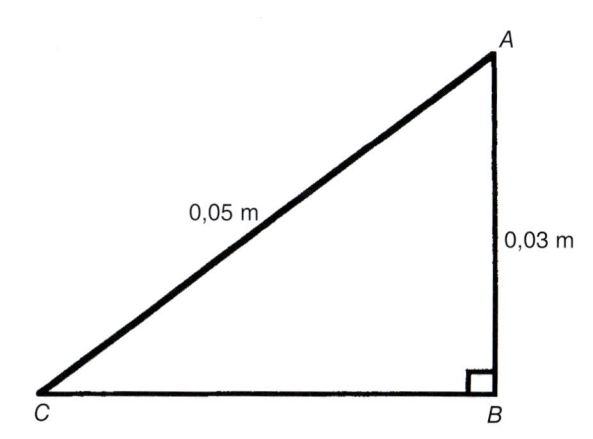

FIGURA B.3 Triângulo retângulo com dois lados de comprimentos conhecidos e dois ângulos desconhecidos.

A relação do lado AB com a hipotenusa AC é o cosseno do ângulo A na Figura B.3. A relação também é igual a 0,6, e o ângulo cujo cosseno é igual a 0,6 mede aproximadamente 53°. Esse é o arco cosseno de um ângulo.

Duas outras relações trigonométricas úteis são aplicáveis a todos os triângulos, e não apenas a triângulos retângulos. A primeira dessas relações é a *lei dos senos*, a qual afirma que a relação do comprimento de qualquer lado com o seno do ângulo oposto àquele lado é igual à relação de qualquer outro lado com o ângulo oposto a esse lado. Considere o triângulo na Figura B.4.

Para esse triângulo, a lei dos senos pode ser formulada da seguinte forma:

$$\frac{A}{\operatorname{sen} \alpha} = \frac{B}{\operatorname{sen} \beta} = \frac{C}{\operatorname{sen} \gamma}$$

A outra relação trigonométrica aplicável a qualquer triângulo é a *lei dos cossenos*. Essa relação afirma que o quadrado do comprimento de qualquer lado de um triângulo é igual à soma dos quadrados dos outros dois lados menos o dobro do produto dos comprimentos dos outros dois lados pelo cosseno do ângulo oposto ao lado original. Considere o triângulo na Figura B.4. Para o lado A desse triângulo, a lei dos cossenos pode ser descrita pela seguinte equação:

$$A^2 = B^2 + C^2 - 2BC \cos \alpha$$

Analogamente, a lei dos cossenos pode ser aplicada aos lados B e C.

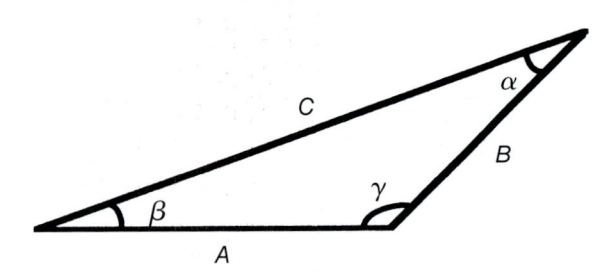

FIGURA B.4 Triângulo escaleno (sem ângulo reto, três ângulos diferentes).

Amostra de dados cinemáticos e cinéticos

Voluntário: mulher pesando 50 kg.

Atividade: amostra de caminhada a 120 Hz; um ciclo desde o contato do pé direito com o solo até novo contato do mesmo pé.

Marcadores: cabeça, ombro D, cotovelo D, punho D, mão D, crista ilíaca (CI) D, trocanter maior (TM) D, joelho D, tornozelo D, calcanhar D, quinto metatarsal (met) D e dedo do pé D.

Eventos na passada: contato do pé direito com o solo (CPD), contato do pé esquerdo com o solo (CPE) e levantamento dos dedos do pé direito (LDD).

TABELA C.1		Dados cinemáticos em milímetros									
Quadro n°	Cabeça$_x$	Cabeça$_y$	Ombro$_x$	Ombro$_y$	Cotovelo$_x$	Cotovelo$_y$	Punho$_x$	Punho$_y$	Mão$_x$	Mão$_y$	CI$_x$	CI$_y$
−1	−28,0	1458,9	−155,1	1340,3	−272,4	1122,5	−337,1	891,2	−383,3	821,1	−129,7	959,4
0	−16,1	1460,1	−142,8	1340,4	−259,5	1122,3	−323,6	890,6	−369,1	820,3	−117,0	960,8
1	−5,8	1460,2	−132,4	1340,0	−249,1	1121,8	−313,2	889,9	−358,8	819,6	−105,7	961,0
2	5,5	1460,4	−120,8	1339,6	−237,4	1121,3	−301,5	889,2	−347,2	818,9	−93,3	961,2
3	17,6	1460,7	−108,5	1339,3	−225,0	1120,9	−288,9	888,6	−334,6	818,1	−80,1	961,6
4	30,1	1461,2	−95,7	1339,2	−211,9	1120,4	−275,4	887,9	−321,1	817,3	−66,5	962,1
5	42,9	1461,9	−82,6	1339,1	−198,3	1120,1	−261,2	887,3	−306,7	816,4	−52,6	962,9
6	55,9	1462,8	−69,2	1339,3	−184,3	1119,8	−246,2	886,7	−291,4	815,6	−38,6	963,9
7	69,1	1463,8	−55,7	1339,6	−169,9	1119,6	−230,6	886,2	−275,4	814,7	−24,5	965,1
8	82,2	1465,0	−42,1	1340,1	−155,3	1119,6	−214,3	885,7	−258,6	813,9	−10,5	966,6
9	95,4	1466,5	−28,4	1340,8	−140,4	1119,6	−197,4	885,4	−241,1	813,1	3,6	968,2
10	108,6	1468,0	−14,6	1341,7	−125,3	1119,7	−179,9	885,1	−222,8	812,3	17,6	970,1
11	121,7	1469,8	−0,9	1342,7	−110,0	1120,0	−161,8	884,9	−203,8	811,6	31,5	972,2
12	134,7	1471,6	12,8	1344,0	−94,5	1120,3	−143,1	884,8	−184,0	810,9	45,3	974,4
13	147,6	1473,6	26,6	1345,4	−78,9	1120,8	−123,9	884,9	−163,6	810,4	59,0	976,7
14	160,4	1475,8	40,2	1346,9	−63,1	1121,3	−104,2	885,0	−142,4	809,9	72,7	979,2
15	173,1	1478,0	53,9	1348,6	−47,2	1121,9	−84,0	885,2	−120,7	809,5	86,3	981,7
16	185,7	1480,3	67,5	1350,4	−31,1	1122,6	−63,4	885,6	−98,3	809,4	99,8	984,3
17	198,2	1482,7	81,1	1352,3	−14,9	1123,3	−42,4	886,1	−75,3	809,4	113,2	986,9
18	210,6	1485,2	94,7	1354,3	1,4	1124,2	−21,0	886,8	−51,8	809,6	126,5	989,4
19	222,8	1487,8	108,2	1356,4	17,9	1125,0	0,8	887,6	−27,8	810,0	139,7	991,9
20	235,0	1490,3	121,7	1358,5	34,5	1126,0	22,9	888,6	−3,3	810,7	152,7	994,4
21	247,1	1492,9	135,1	1360,7	51,2	1127,0	45,2	889,8	21,6	811,7	165,7	996,7
22	259,2	1495,5	148,5	1363,0	68,0	1128,0	67,9	891,1	46,8	812,9	178,6	998,9
23	271,2	1498,0	161,8	1365,3	84,8	1129,1	90,7	892,7	72,4	814,4	191,4	1001,0
24	283,1	1500,5	175,1	1367,6	101,8	1130,2	113,8	894,4	98,2	816,2	204,1	1002,9
25	295,1	1502,9	188,3	1369,9	118,8	1131,3	137,0	896,3	124,3	818,3	216,7	1004,7
26	307,0	1505,2	201,6	1372,1	135,8	1132,4	160,4	898,4	150,5	820,6	229,3	1006,3
27	318,9	1507,4	214,7	1374,2	152,9	1133,4	183,8	900,6	176,9	823,2	241,7	1007,7
28	330,7	1509,3	227,9	1376,2	169,9	1134,4	207,3	903,0	203,4	826,0	254,1	1008,9
29	342,6	1511,2	241,0	1378,1	187,0	1135,4	230,9	905,4	229,9	829,0	266,4	1009,9
30	354,5	1512,7	254,1	1379,7	204,0	1136,2	254,5	907,9	256,5	832,1	278,7	1010,7
31	366,3	1514,1	267,2	1381,1	221,0	1136,8	278,1	910,5	283,0	835,3	290,9	1011,3
32	378,2	1515,2	280,2	1382,3	238,0	1137,3	301,7	913,1	309,5	838,6	303,0	1011,6
33	390,1	1516,1	293,3	1383,3	254,9	1137,7	325,2	915,8	335,9	842,0	315,1	1011,8
34	402,0	1516,7	306,3	1383,9	271,8	1137,8	348,7	918,4	362,3	845,4	327,2	1011,7
35	413,9	1517,0	319,3	1384,2	288,7	1137,7	372,2	921,1	388,5	848,9	339,3	1011,4
36	425,9	1517,0	332,3	1384,2	305,5	1137,4	395,5	923,7	414,6	852,4	351,5	1010,8
37	437,8	1516,7	345,3	1383,9	322,3	1136,9	418,6	926,3	440,5	855,8	363,6	1010,1
38	449,8	1516,2	358,2	1383,3	339,1	1136,1	441,7	928,8	466,2	859,3	375,8	1009,1
39	461,8	1515,4	371,3	1382,4	355,9	1135,1	464,5	931,4	491,7	862,8	388,0	1007,8
40	473,8	1514,3	384,3	1381,2	372,6	1133,9	487,2	933,8	517,0	866,3	400,2	1006,4
41	485,9	1512,9	397,4	1379,7	389,3	1132,5	509,6	936,2	542,0	869,7	412,5	1004,8
42	498,0	1511,4	410,5	1378,0	406,0	1130,9	531,7	938,6	566,6	873,2	424,8	1002,9
43	510,1	1509,6	423,7	1376,1	422,6	1129,2	553,6	940,9	590,9	876,7	437,2	1000,9

(continua)

Quadro n°	TM$_x$	TM$_y$	Joelho$_x$	Joelho$_y$	Tornozelo$_x$	Tornozelo$_y$	Calcanhar D$_x$	Calcanhar D$_y$	Met$_x$	Met$_y$	Dedo do pé D$_x$	Dedo do pé D$_y$	Eventos de passada
–1	–151,9330	815,6667	60,0000	499,2000	179,6667	122,5333	137,0667	32,5333	318,8667	107,8000	389,6000	174,6000	
0	–138,8750	817,3138	71,2735	500,1740	184,3008	122,2974	139,1965	33,7988	321,1163	101,7447	393,5727	166,1098	CPD
1	–151,9	815,7	60,0	499,2	179,7	122,5	137,1	32,5	318,9	107,8	389,6	174,6	
2	–138,9	817,3	71,3	500,2	184,3	122,3	139,2	33,8	321,1	101,7	393,6	166,1	
3	–127,4	817,4	81,5	499,7	188,6	121,4	141,0	35,7	324,5	97,2	399,1	158,3	
4	–114,7	817,6	92,8	499,2	193,2	120,4	142,8	37,8	328,1	92,2	405,0	149,8	
5	–101,3	818,0	104,7	498,8	198,0	119,4	144,8	39,9	331,7	87,0	410,9	141,1	
6	–87,5	818,6	116,9	498,6	202,7	118,4	146,7	42,0	335,3	81,8	416,6	132,4	
7	–73,4	819,5	129,2	498,5	207,2	117,5	148,6	43,9	338,6	76,7	421,9	124,0	
8	–59,1	820,6	141,5	498,6	211,5	116,6	150,3	45,8	341,7	71,9	426,8	116,1	
9	–44,9	822,0	153,6	498,8	215,5	115,8	151,9	47,5	344,5	67,3	431,1	108,7	
10	–30,7	823,7	165,4	499,0	219,1	115,1	153,4	49,1	346,9	63,2	435,0	102,0	
11	–16,7	825,6	176,8	499,3	222,4	114,5	154,7	50,5	349,1	59,5	438,3	96,0	
12	–2,8	827,7	187,6	499,6	225,3	114,0	155,9	51,7	351,0	56,2	441,0	90,7	
13	11,0	829,9	197,9	499,9	227,8	113,6	156,9	52,8	352,5	53,4	443,4	86,1	
14	24,6	832,3	207,5	500,1	229,9	113,2	157,7	53,7	353,9	51,0	445,3	82,3	
15	38,0	834,8	216,4	500,2	231,8	113,0	158,4	54,5	355,0	49,0	446,9	79,1	
16	51,2	837,4	224,8	500,3	233,4	112,8	158,9	55,2	355,9	47,5	448,2	76,4	
17	64,3	840,1	232,5	500,4	234,7	112,6	159,3	55,7	356,6	46,2	449,2	74,3	
18	77,1	842,7	239,7	500,3	235,9	112,6	159,6	56,2	357,2	45,2	450,0	72,5	
19	89,8	845,3	246,3	500,3	236,9	112,6	159,8	56,6	357,7	44,5	450,6	71,2	
20	102,3	847,8	252,5	500,2	237,7	112,6	160,0	56,9	358,1	44,1	451,1	70,1	
21	114,7	850,3	258,3	500,1	238,5	112,8	160,1	57,2	358,5	43,7	451,5	69,2	
22	126,8	852,7	263,7	500,0	239,1	112,9	160,2	57,5	358,7	43,6	451,9	68,5	
23	138,9	855,1	268,8	499,8	239,7	113,1	160,2	57,7	359,0	43,5	452,1	67,8	
24	150,8	857,3	273,7	499,7	240,2	113,2	160,2	57,9	359,2	43,5	452,3	67,3	
25	162,6	859,4	278,3	499,5	240,7	113,4	160,3	58,1	359,3	43,6	452,5	66,8	
26	174,3	861,4	282,7	499,4	241,1	113,6	160,3	58,3	359,5	43,6	452,6	66,3	
27	186,0	863,2	286,9	499,2	241,5	113,9	160,4	58,4	359,7	43,7	452,8	65,8	
28	197,5	864,9	291,0	499,1	241,9	114,1	160,4	58,6	359,8	43,8	452,9	65,3	
29	209,0	866,5	294,9	498,9	242,2	114,3	160,5	58,8	359,9	43,9	453,0	64,8	
30	220,4	867,9	298,8	498,7	242,6	114,6	160,6	59,0	360,0	44,0	453,1	64,3	
31	231,8	869,1	302,5	498,6	242,9	114,8	160,7	59,2	360,1	44,1	453,3	63,8	
32	243,1	870,2	306,2	498,4	243,3	115,1	160,9	59,5	360,2	44,2	453,4	63,3	
33	254,4	871,0	309,8	498,2	243,6	115,3	161,0	59,7	360,3	44,2	453,5	62,8	
34	265,7	871,7	313,4	498,0	243,9	115,6	161,2	60,0	360,4	44,3	453,7	62,4	
35	276,9	872,2	317,0	497,8	244,2	115,9	161,4	60,3	360,5	44,3	453,8	61,9	
36	288,1	872,5	320,7	497,5	244,6	116,2	161,6	60,7	360,6	44,4	453,9	61,5	
37	299,4	872,6	324,4	497,2	244,9	116,5	161,8	61,1	360,6	44,4	454,1	61,1	
38	310,6	872,5	328,2	496,9	245,2	116,9	162,0	61,5	360,7	44,5	454,2	60,7	
39	321,9	872,2	332,1	496,6	245,6	117,2	162,3	62,0	360,7	44,6	454,4	60,3	
40	333,3	871,8	336,1	496,2	246,0	117,6	162,6	62,6	360,8	44,6	454,5	59,9	
41	344,7	871,1	340,4	495,7	246,4	118,0	162,9	63,2	360,8	44,7	454,7	59,6	
42	356,1	870,3	344,8	495,2	246,9	118,4	163,3	63,9	360,8	44,7	454,8	59,3	
43	367,6	869,4	349,5	494,6	247,4	118,9	163,6	64,6	360,8	44,8	455,0	58,9	

(continua)

| TABELA C.1 | Dados cinemáticos em milímetros (continuação) |

Quadro n°	Cabeça$_x$	Cabeça$_y$	Ombro$_x$	Ombro$_y$	Cotovelo$_x$	Cotovelo$_y$	Punho$_x$	Punho$_y$	Mão$_x$	Mão$_y$	CI$_x$	CI$_y$
44	522,3	1507,7	437,0	1374,1	439,2	1127,3	575,1	943,1	614,7	880,1	449,7	998,7
45	534,5	1505,6	450,4	1371,9	455,7	1125,3	596,2	945,3	638,1	883,6	462,1	996,4
46	546,7	1503,3	463,9	1369,5	472,1	1123,3	616,9	947,4	661,0	887,0	474,7	994,0
47	559,0	1501,0	477,5	1367,2	488,4	1121,2	637,2	949,5	683,4	890,4	487,3	991,5
48	571,3	1498,7	491,2	1364,8	504,6	1119,0	657,1	951,5	705,2	893,8	500,0	988,9
49	583,8	1496,3	504,9	1362,5	520,6	1116,9	676,4	953,5	726,4	897,1	512,8	986,4
50	596,2	1494,0	518,8	1360,2	536,5	1114,9	695,3	955,3	746,9	900,3	525,7	983,8
51	608,8	1491,8	532,8	1358,0	552,1	1112,9	713,6	957,1	766,8	903,4	538,7	981,3
52	621,4	1489,6	546,8	1356,0	567,5	1111,0	731,4	958,7	786,0	906,4	551,9	978,9
53	634,0	1487,6	560,8	1354,1	582,7	1109,3	748,7	960,3	804,5	909,2	565,2	976,5
54	646,8	1485,8	574,9	1352,3	597,6	1107,6	765,3	961,7	822,3	911,9	578,7	974,3
55	659,6	1484,2	589,0	1350,8	612,2	1106,2	781,5	963,0	839,3	914,3	592,4	972,3
56	672,4	1482,7	603,1	1349,5	626,5	1104,9	797,0	964,1	855,7	916,4	606,4	970,4
57	685,3	1481,6	617,2	1348,4	640,5	1103,7	812,0	965,1	871,4	918,3	620,5	968,7
58	698,2	1480,6	631,2	1347,5	654,2	1102,9	826,4	965,9	886,4	919,8	634,9	967,3
59	711,1	1480,0	645,1	1346,9	667,6	1102,2	840,3	966,6	900,7	921,1	649,5	966,0
60	724,1	1479,6	658,8	1346,6	680,7	1101,7	853,6	967,1	914,3	922,0	664,3	965,1
61	737,0	1479,5	672,5	1346,5	693,5	1101,5	866,3	967,4	927,3	922,5	679,2	964,3
62	750,0	1479,6	686,0	1346,6	706,0	1101,4	878,6	967,5	939,6	922,7	694,3	963,8
63	762,9	1480,1	699,3	1347,0	718,1	1101,6	890,3	967,4	951,3	922,5	709,4	963,5
64	775,8	1480,8	712,5	1347,7	730,0	1102,0	901,4	967,2	962,3	922,0	724,5	963,4
65	788,8	1481,7	725,5	1348,5	741,6	1102,6	912,1	966,8	972,7	921,1	739,5	963,5
66	801,7	1482,8	738,3	1349,5	752,9	1103,3	922,3	966,2	982,6	919,8	754,5	963,8
67	814,6	1484,2	751,0	1350,7	763,9	1104,2	932,0	965,5	991,8	918,3	769,3	964,3
68	827,5	1485,7	763,5	1352,0	774,6	1105,3	941,2	964,6	1000,4	916,4	784,0	964,9
69	840,4	1487,4	775,8	1353,5	785,1	1106,4	950,0	963,6	1008,4	914,2	798,4	965,6
70	853,3	1489,2	787,9	1355,1	795,3	1107,6	958,3	962,4	1015,9	911,8	812,5	966,4
71	866,3	1491,1	799,9	1356,7	805,3	1109,0	966,2	961,1	1022,7	909,1	826,4	967,3
72	879,2	1493,1	811,8	1358,4	815,1	1110,4	973,6	959,6	1029,0	906,2	840,0	968,3
73	892,1	1495,2	823,4	1360,1	824,6	1111,8	980,6	958,0	1034,8	903,1	853,2	969,4
74	905,0	1497,3	834,9	1361,9	834,0	1113,3	987,2	956,3	1040,0	899,9	866,1	970,6
75	917,9	1499,5	846,3	1363,6	843,2	1114,8	993,3	954,5	1044,7	896,5	878,8	971,8
76	930,8	1501,7	857,5	1365,3	852,2	1116,3	999,1	952,6	1048,8	893,1	891,1	973,2
77	943,7	1503,9	868,7	1367,1	861,0	1117,8	1004,4	950,5	1052,4	889,6	903,3	974,6
78	956,6	1506,1	879,7	1368,8	869,7	1119,4	1009,4	948,5	1055,6	886,0	915,1	976,2
79	969,4	1508,3	890,6	1370,4	878,3	1120,9	1014,0	946,3	1058,2	882,5	926,9	977,8
80	982,3	1510,4	901,5	1372,0	886,7	1122,4	1018,2	944,1	1060,4	879,0	938,5	979,6
81	995,1	1512,4	912,4	1373,5	895,1	1124,0	1022,1	941,8	1062,2	875,5	950,0	981,4
82	1007,8	1514,4	923,3	1375,0	903,3	1125,5	1025,7	939,6	1063,6	872,0	961,6	983,3
83	1020,6	1516,2	934,2	1376,4	911,5	1126,9	1029,0	937,2	1064,6	868,6	973,1	985,3
84	1033,4	1518,0	945,2	1377,6	919,7	1128,4	1032,0	934,9	1065,2	865,3	984,8	987,2
85	1046,1	1519,5	956,3	1378,8	927,8	1129,8	1034,8	932,6	1065,5	862,1	996,5	989,2
86	1058,8	1520,9	967,4	1379,8	935,9	1131,2	1037,3	930,3	1065,6	858,9	1008,4	991,1
87	1071,5	1522,1	978,7	1380,7	944,1	1132,5	1039,7	928,0	1065,3	855,8	1020,5	992,9
88	1084,2	1523,1	990,1	1381,4	952,3	1133,7	1041,9	925,6	1064,8	852,8	1032,7	994,6
89	1096,9	1523,9	1001,7	1381,9	960,7	1134,8	1044,0	923,3	1064,2	850,0	1045,1	996,1
90	1109,5	1524,4	1013,4	1382,3	969,1	1135,7	1046,1	921,1	1063,3	847,2	1057,7	997,5

(continua)

Quadro n°	TM$_x$	TM$_y$	Joelho$_x$	Joelho$_y$	Tornozelo$_x$	Tornozelo$_y$	Calcanhar D$_x$	Calcanhar D$_y$	Met$_x$	Met$_y$	Dedo do pé D$_x$	Dedo do pé D$_y$	Eventos de passada
44	402,3	865,6	365,4	492,3	249,3	120,6	165,0	67,6	360,8	45,0	455,4	58,0	
45	414,0	864,1	371,4	491,4	250,1	121,3	165,5	68,8	360,9	45,1	455,6	57,7	
46	425,8	862,6	377,8	490,5	251,1	122,1	166,2	70,3	360,9	45,2	455,8	57,3	
47	437,6	860,9	384,6	489,5	252,2	123,0	166,9	72,0	361,0	45,2	455,9	57,0	
48	449,6	859,2	391,8	488,4	253,4	124,1	167,7	73,9	361,1	45,3	456,1	56,7	
49	461,7	857,4	399,5	487,2	254,9	125,3	168,7	76,1	361,3	45,4	456,3	56,3	
50	474,0	855,6	407,7	486,1	256,6	126,7	169,9	78,7	361,5	45,4	456,6	55,9	
51	486,4	853,9	416,4	484,9	258,5	128,4	171,2	81,7	361,8	45,5	456,8	55,5	
52	499,1	852,1	425,6	483,7	260,8	130,3	172,9	85,1	362,1	45,6	457,1	55,1	
53	511,9	850,4	435,5	482,5	263,4	132,4	174,9	88,9	362,5	45,6	457,4	54,6	
54	525,0	848,7	445,9	481,3	266,5	134,9	177,2	93,3	362,9	45,7	457,8	54,1	
55	538,3	847,1	456,9	480,1	270,0	137,6	180,1	98,2	363,5	45,9	458,2	53,5	
56	551,8	845,6	468,6	479,0	274,0	140,7	183,4	103,8	364,1	46,1	458,7	52,9	
57	565,6	844,2	481,0	477,8	278,6	144,1	187,4	109,9	364,9	46,4	459,3	52,2	
58	579,7	842,8	494,1	476,7	283,8	147,8	192,1	116,6	365,9	46,9	460,1	51,4	
59	594,0	841,6	507,9	475,6	289,7	151,9	197,6	124,0	367,1	47,5	461,0	50,4	CPE
60	608,6	840,4	522,5	474,5	296,4	156,3	204,0	131,9	368,6	48,4	462,1	49,4	
61	623,5	839,4	538,0	473,4	303,9	161,0	211,4	140,5	370,5	49,6	463,5	48,2	
62	638,5	838,4	554,3	472,4	312,3	166,1	220,0	149,7	372,8	51,1	465,1	46,9	
63	653,7	837,6	571,4	471,3	321,8	171,5	229,8	159,4	375,6	52,9	467,2	45,5	
64	669,1	836,8	589,4	470,2	332,2	177,1	240,9	169,5	379,1	55,2	469,8	44,0	
65	684,5	836,1	608,3	469,1	343,8	183,0	253,3	180,0	383,3	57,9	472,9	42,3	
66	700,0	835,4	628,0	468,1	356,6	189,1	267,1	190,7	388,5	61,1	476,7	40,6	
67	715,4	834,9	648,6	467,0	370,5	195,3	282,4	201,6	394,8	64,7	481,5	39,0	
68	730,8	834,4	670,0	466,0	385,6	201,6	299,0	212,4	402,3	68,8	487,2	37,4	
69	746,0	833,9	692,1	465,0	402,0	207,8	317,0	223,0	411,2	73,3	494,2	36,1	
70	761,1	833,5	714,9	464,2	419,6	214,1	336,3	233,2	421,6	78,1	502,6	35,1	
71	775,9	833,2	738,3	463,5	438,3	220,2	356,7	242,8	433,7	83,2	512,7	34,6	
72	790,6	832,9	762,3	463,0	458,2	226,0	378,3	251,7	447,7	88,4	524,7	34,5	
73	804,9	832,8	786,6	462,8	479,1	231,6	400,7	259,7	463,6	93,6	538,7	35,0	
74	819,1	832,8	811,3	462,9	501,1	236,8	423,9	266,8	481,5	98,7	555,0	35,9	
75	833,0	832,9	836,3	463,4	524,0	241,5	447,8	272,7	501,5	103,6	573,7	37,3	
76	846,6	833,2	861,4	464,3	547,9	245,6	472,3	277,5	523,5	108,1	594,7	39,1	LDD
77	860,1	833,7	886,5	465,7	572,6	249,1	497,3	281,0	547,5	112,1	618,1	41,0	
78	873,4	834,4	911,6	467,5	598,2	251,9	522,8	283,3	573,5	115,4	643,7	43,1	
79	886,5	835,3	936,6	469,8	624,5	254,0	548,8	284,4	601,1	118,0	671,5	45,1	
80	899,6	836,4	961,5	472,5	651,5	255,2	575,2	284,1	630,5	119,8	701,3	47,0	
81	912,5	837,7	986,0	475,7	679,2	255,6	602,0	282,7	661,3	120,8	732,9	48,7	
82	925,5	839,1	1010,3	479,2	707,5	255,2	629,2	280,0	693,4	121,0	766,2	50,2	
83	938,5	840,7	1034,2	482,9	736,4	253,9	656,9	276,1	726,8	120,4	800,9	51,5	
84	951,6	842,4	1057,8	486,9	765,8	251,8	685,0	271,1	761,3	119,0	837,0	52,6	
85	964,7	844,2	1080,9	491,0	795,7	249,0	713,7	265,0	796,8	117,1	874,3	53,5	
86	977,9	846,0	1103,5	495,1	826,2	245,4	742,9	257,8	833,3	114,6	912,5	54,3	
87	991,2	847,7	1125,7	499,2	857,2	241,1	772,6	249,8	870,7	111,6	951,7	55,0	
88	1004,6	849,5	1147,4	503,3	888,6	236,2	803,0	240,8	908,8	108,3	991,7	55,7	
89	1018,2	851,1	1168,6	507,1	920,6	230,7	834,0	231,1	947,7	104,8	1032,3	56,6	
90	1031,8	852,6	1189,3	510,8	953,0	224,8	865,6	220,8	987,2	101,2	1073,4	57,7	

(continua)

TABELA C.1 — Dados cinemáticos em milímetros (continuação)

Quadro n°	Cabeça$_x$	Cabeça$_y$	Ombro$_x$	Ombro$_y$	Cotovelo$_x$	Cotovelo$_y$	Punho$_x$	Punho$_y$	Mão$_x$	Mão$_y$	CI$_x$	CI$_y$
91	1122,2	1524,6	1025,3	1382,4	977,7	1136,6	1048,1	918,8	1062,4	844,5	1070,3	998,7
92	1134,8	1524,5	1037,3	1382,3	986,4	1137,2	1050,1	916,6	1061,5	842,0	1083,1	999,7
93	1147,5	1524,2	1049,5	1382,0	995,4	1137,8	1052,1	914,4	1060,5	839,6	1096,0	1000,4
94	1160,1	1523,6	1061,9	1381,5	1004,5	1138,1	1054,3	912,3	1059,5	837,3	1108,9	1000,9
95	1172,7	1522,7	1074,5	1380,7	1013,8	1138,3	1056,6	910,2	1058,7	835,1	1122,0	1001,1
96	1185,4	1521,5	1087,2	1379,8	1023,4	1138,3	1059,1	908,2	1058,0	833,1	1135,1	1001,0
97	1198,1	1520,0	1100,1	1378,6	1033,2	1138,1	1061,8	906,3	1057,6	831,2	1148,2	1000,7
98	1210,7	1518,3	1113,1	1377,1	1043,2	1137,7	1064,8	904,5	1057,4	829,5	1161,4	1000,1
99	1223,5	1516,4	1126,3	1375,6	1053,5	1137,1	1068,1	902,8	1057,5	827,9	1174,7	999,2
100	1236,2	1514,3	1139,6	1373,8	1064,0	1136,4	1071,8	901,1	1058,0	826,5	1188,0	998,0
101	1249,1	1512,0	1153,0	1371,8	1074,6	1135,6	1075,9	899,6	1058,9	825,1	1201,4	996,7
102	1262,0	1509,6	1166,5	1369,8	1085,5	1134,6	1080,3	898,1	1060,3	823,9	1214,8	995,0
103	1274,9	1507,1	1180,1	1367,6	1096,5	1133,6	1085,2	896,8	1062,2	822,8	1228,3	993,2
104	1287,9	1504,5	1193,7	1365,3	1107,7	1132,4	1090,5	895,5	1064,6	821,8	1241,8	991,2
105	1300,8	1501,8	1207,3	1363,0	1119,0	1131,2	1096,3	894,3	1067,6	820,9	1255,3	989,0
106	1313,8	1499,2	1220,9	1360,6	1130,3	1130,0	1102,4	893,2	1071,2	820,0	1268,8	986,8
107	1326,7	1496,5	1234,5	1358,3	1141,6	1128,7	1109,0	892,2	1075,4	819,3	1282,3	984,4
108	1339,6	1493,8	1247,9	1355,9	1152,8	1127,5	1116,0	891,3	1080,1	818,5	1295,7	982,0
109	1352,3	1491,2	1261,1	1353,6	1164,0	1126,4	1123,3	890,5	1085,4	817,8	1308,9	979,5
110	1364,8	1488,8	1274,0	1351,4	1175,0	1125,3	1130,8	889,7	1091,1	817,2	1322,0	977,1
111	1377,0	1486,4	1286,5	1349,2	1185,7	1124,2	1138,5	889,0	1097,2	816,6	1334,7	974,8
112	1388,7	1484,2	1298,5	1347,2	1196,1	1123,3	1146,3	888,4	1103,5	816,0	1346,9	972,5
113	1399,9	1482,2	1309,9	1345,4	1206,0	1122,4	1153,9	887,8	1109,9	815,4	1358,5	970,4
114	1410,3	1480,4	1320,4	1343,7	1215,2	1121,7	1161,2	887,3	1116,2	814,9	1369,4	968,5
115	1419,7	1478,9	1330,0	1342,2	1223,6	1121,0	1168,1	886,9	1122,2	814,4	1379,3	966,8
116	1428,0	1477,6	1338,4	1341,0	1231,0	1120,5	1174,3	886,5	1127,8	814,0	1387,9	965,4
117	1435,0	1476,5	1345,3	1340,0	1237,2	1120,0	1179,6	886,3	1132,5	813,7	1395,2	964,2
118	1440,4	1475,7	1350,8	1339,2	1242,1	1119,7	1183,8	886,0	1136,4	813,4	1400,9	963,3
119	1444,3	1475,2	1354,7	1338,7	1245,6	1119,5	1186,8	885,9	1139,2	813,2	1404,9	962,7
120	1446,7	1474,9	1357,2	1338,4	1247,9	1119,3	1188,8	885,8	1141,0	813,1	1407,6	962,3
121	1448,5	1474,6	1358,9	1338,2	1249,5	1119,2	1190,2	885,7	1142,4	813,0	1409,4	962,1
122	1535,0	1468,6	1446,3	1331,3	1332,7	1115,0	1271,0	881,7	1222,5	807,7	1503,3	954,1

(continua)

Quadro n°	TM$_x$	TM$_y$	Joelho$_x$	Joelho$_y$	Tornozelo$_x$	Tornozelo$_y$	Calcanhar D$_x$	Calcanhar D$_y$	Met$_x$	Met$_y$	Dedo do pé D$_x$	Dedo do pé D$_y$	Eventos de passada
91	1045,5	853,9	1209,5	514,1	985,9	218,6	898,0	209,9	1027,2	97,7	1114,9	59,0	
92	1059,3	855,0	1229,1	517,2	1019,2	212,0	931,1	198,6	1067,7	94,2	1156,6	60,8	
93	1073,1	855,9	1248,3	519,9	1052,9	205,2	964,8	187,0	1108,6	91,1	1198,5	62,9	
94	1087,0	856,5	1266,9	522,2	1087,0	198,4	999,2	175,3	1149,8	88,3	1240,5	65,6	
95	1100,9	856,9	1285,0	524,0	1121,5	191,6	1034,4	163,5	1191,1	85,9	1282,3	68,9	
96	1114,9	857,0	1302,5	525,5	1156,1	184,8	1070,1	151,9	1232,5	84,0	1323,9	72,9	
97	1128,9	856,8	1319,5	526,5	1191,0	178,4	1106,4	140,4	1273,9	82,7	1365,1	77,5	
98	1142,9	856,3	1336,1	527,0	1226,0	172,2	1143,1	129,3	1315,1	82,1	1405,8	82,8	
99	1156,8	855,5	1352,1	527,1	1261,0	166,4	1180,1	118,7	1355,9	82,1	1445,9	88,9	
100	1170,8	854,4	1367,6	526,7	1295,9	161,1	1217,4	108,6	1396,2	82,9	1485,2	95,6	
101	1184,6	853,1	1382,6	526,0	1330,5	156,4	1254,6	99,3	1435,9	84,3	1523,6	102,9	
102	1198,4	851,5	1397,3	524,8	1364,6	152,2	1291,7	90,7	1474,7	86,4	1560,9	110,8	
103	1212,1	849,6	1411,5	523,3	1398,2	148,6	1328,3	82,9	1512,4	89,2	1597,1	119,1	
104	1225,7	847,5	1425,4	521,6	1430,9	145,6	1364,3	75,9	1548,8	92,4	1631,9	127,8	
105	1239,2	845,3	1439,0	519,6	1462,7	143,2	1399,4	69,8	1583,9	96,1	1665,2	136,6	
106	1252,5	842,9	1452,3	517,4	1493,3	141,3	1433,4	64,6	1617,3	100,1	1697,0	145,3	
107	1265,8	840,4	1465,4	515,2	1522,5	139,8	1465,9	60,2	1648,9	104,2	1727,0	153,9	
108	1278,8	837,8	1478,2	512,9	1550,1	138,7	1496,7	56,5	1678,6	108,3	1755,3	162,0	
109	1291,7	835,2	1490,8	510,6	1576,0	137,8	1525,6	53,4	1706,1	112,3	1781,7	169,6	
110	1304,2	832,7	1503,2	508,4	1600,1	137,1	1552,4	50,9	1731,5	115,9	1806,2	176,4	
111	1316,4	830,2	1515,2	506,3	1622,2	136,5	1576,9	48,8	1754,5	119,1	1828,7	182,4	
112	1328,2	827,9	1526,9	504,4	1642,2	135,9	1599,1	47,1	1775,1	121,7	1849,1	187,5	
113	1339,3	825,8	1538,1	502,7	1660,1	135,2	1618,6	45,6	1793,3	123,8	1867,4	191,6	
114	1349,7	823,8	1548,6	501,1	1675,7	134,5	1635,6	44,3	1809,1	125,2	1883,6	194,7	
115	1359,1	822,1	1558,2	499,8	1689,1	133,7	1650,0	43,1	1822,5	126,1	1897,5	197,1	
116	1367,3	820,6	1566,7	498,8	1700,2	132,9	1661,8	42,1	1833,4	126,6	1909,2	198,7	
117	1374,2	819,5	1573,9	497,9	1708,9	132,2	1671,0	41,3	1842,1	126,7	1918,5	199,7	
118	1379,6	818,6	1579,5	497,2	1715,5	131,5	1677,8	40,6	1848,5	126,6	1925,6	200,2	
119	1383,5	818,0	1583,5	496,8	1719,9	131,0	1682,4	40,1	1852,9	126,4	1930,4	200,5	
120	1386,0	817,6	1586,2	496,5	1722,7	130,7	1685,2	39,8	1855,6	126,2	1933,5	200,5	
121	1387,7	817,3	1588,0	496,3	1724,5	130,4	1687,0	39,6	1857,3	126,0	1935,5	200,5	CPD
122	1483,7	808,7	1679,0	487,3	1780,3	116,5	1731,3	38,7	1917,9	95,7	1937,5	200,4	

TABELA C.2 Dados cinéticos em Newtons

Número	F_x	F_y	F_z	Eventos	Número	F_x	F_y	F_z	Eventos
−1	0,0	0,0	0,0		39	−10,7	−7,1	275,7	
0	1,6	−0,2	7,0	CPD	40	−12,3	−3,5	285,8	
1	−1,3	6,2	53,3		41	−12,1	−3,0	288,7	
2	1,7	9,5	111,1		42	−13,1	−0,5	304,0	
3	9,5	−4,7	184,4		43	−13,0	1,9	313,4	
4	21,1	−22,6	235,5		44	−14,3	5,1	337,0	
5	29,0	−41,4	289,7		45	−12,3	9,1	351,1	
6	30,0	−54,6	335,5		46	−13,1	13,0	379,4	
7	26,0	−66,6	385,8		47	−12,5	18,4	396,7	
8	18,2	−73,6	428,0		48	−14,5	22,6	428,9	
9	10,7	−82,6	459,7		49	−14,9	29,7	451,7	
10	6,9	−85,7	485,9		50	−16,0	34,6	482,5	
11	5,8	−89,9	499,8		51	−16,9	43,3	508,2	
12	1,4	−89,6	520,2		52	−18,2	49,0	533,8	
13	−5,7	−93,1	529,9		53	−20,2	57,4	558,3	
14	−14,6	−92,3	545,7		54	−21,5	63,2	574,1	
15	−19,1	−89,9	545,0		55	−23,8	71,7	592,9	
16	−25,3	−88,2	555,6		56	−24,5	78,3	600,9	
17	−26,9	−82,4	550,0		57	−26,5	85,8	610,6	
18	−28,1	−76,8	553,0		58	−24,9	93,0	604,6	
19	−25,9	−68,8	540,6		59	−24,9	99,0	604,4	
20	−24,8	−62,7	533,2		60	−22,2	104,5	583,8	
21	−22,7	−54,3	514,2		61	−20,4	107,4	570,0	
22	−21,1	−49,4	496,5		62	−17,0	110,5	535,1	
23	−19,6	−42,0	474,9		63	−14,3	110,7	503,3	
24	−17,8	−38,1	444,9		64	−9,7	109,1	452,5	
25	−17,3	−31,9	428,5		65	−6,3	101,1	404,7	
26	−16,1	−28,6	397,5		66	−3,8	91,2	345,5	
27	−17,3	−23,9	382,3		67	−3,1	77,4	285,3	
28	−15,6	−21,3	356,4		68	−3,6	66,5	228,9	
29	−16,3	−19,2	341,4		69	−3,1	51,3	171,8	
30	−14,5	−17,3	316,3		70	−4,3	39,7	128,9	
31	−14,2	−16,4	310,0		71	−4,4	26,8	88,2	
32	−11,9	−14,4	290,3		72	−4,6	18,2	61,7	
33	−11,2	−14,5	288,3		73	−2,4	10,2	34,1	
34	−9,9	−12,9	275,9		74	−2,0	5,4	25,2	
35	−9,6	−13,1	275,0		75	0,0	2,9	9,3	
36	−9,5	−10,4	269,7		76	−1,5	0,9	11,0	LDD
37	−9,5	−11,2	271,8						
38	−10,3	−7,6	273,8						

Exemplo numérico para cálculo do movimento de um projétil

O movimento de um projétil pode ser analisado utilizando-se as equações de aceleração constante, pois enquanto um objeto está no ar a aceleração vertical é constante em –9,81 m/s² e a aceleração horizontal é constante em 0 m/s². As equações exatas que você usa e a ordem em que as utiliza dependerão das informações disponíveis e das informações que precisam ser encontradas. Há muitas possibilidades de exemplos a serem dados, portanto desenvolvemos um método que lhe permitirá resolver qualquer problema que envolva movimento de projéteis.

1) $v_f = v_i + at$

2) $s_f = s_i + v_i t + \frac{1}{2} at^2$

3) $v_f^2 = v_i^2 + 2a(s_f - s_i)$

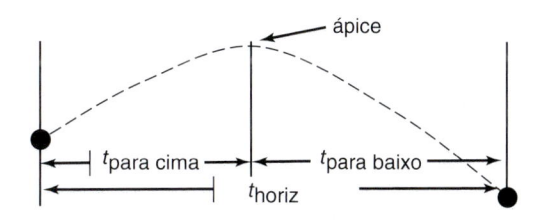

Passo 1

Decomponha a direção vertical em uma fase para cima e uma fase para baixo. A direção horizontal terá uma única fase. Há seis variáveis usadas pelas equações de aceleração constante (duas posições, duas velocidades, aceleração e tempo). Se criarmos uma grade como a mostrada abaixo, teremos uma célula para cada variável em cada fase. Observe que as variáveis finais (f) para a fase VERT$_{para cima}$ são as mesmas variáveis iniciais (i) para a fase VERT$_{para baixo}$. Além disso, a velocidade horizontal não se altera, de modo que v_i e v_f são as mesmas para HORIZ. E, ainda, $t_{para cima} + t_{para baixo} = t_{horiz}$.

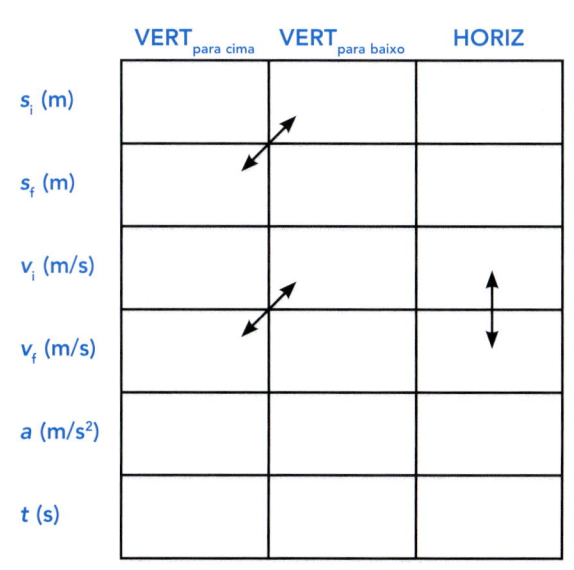

Passo 2

Preencha com os dados que você já sabe. Você pode sempre definir seu sistema de coordenadas de modo a fazer da posição de lançamento a sua origem, ou você pode considerar a origem no solo. v_f para a fase VERT$_{\text{para cima}}$ e v_i para a fase VERT$_{\text{para baixo}}$ serão sempre zero porque o objeto está mudando a direção vertical no ápice do voo. A grade ficará assim se optarmos pela origem na posição de lançamento:

	VERT$_{\text{para cima}}$	VERT$_{\text{para baixo}}$	HORIZ
s_i (m)	0		0
s_f (m)			
v_i (m/s)		0	
v_f (m/s)	0		
a (m/s²)	−9,81	−9,81	0
t (s)			

Passo 3

Leia o problema e insira todos os valores informados. Por exemplo, se um arremessador de peso lança um peso em um ângulo de 40° a partir da altura de 2,2 m com uma velocidade de 13,3 m/s, você pode preencher as células adicionais decompondo o vetor de velocidade nos componentes vertical e horizontal. Você nem sempre receberá as mesmas informações para poder começar.

	VERT$_{\text{para cima}}$	VERT$_{\text{para baixo}}$	HORIZ
s_i (m)	0		0
s_f (m)		−2,2	
v_i (m/s)	13,3 seno 40 = 8,55	0	13,3 cosseno 40 = 10,19
v_f (m/s)	0		10,19
a (m/s²)	−9,81	−9,81	0
t (s)			

Passo 4

Se houver apenas um espaço em branco em uma das colunas, você poderá usar uma das equações de aceleração constante para encontrar o valor para aquela célula. Se houver mais de um espaço em branco, escolha uma fórmula que possua apenas um valor desconhecido e resolva-a. Continue até que todas as células da coluna tenham um valor e então passe para uma coluna diferente. Observe que se o lançamento e a aterrissagem estiverem na mesma altura, você poderá usar o fato de que $t_{\text{para cima}}$ e $t_{\text{para baixo}}$ equivalem a ½ de t_{horiz} (a mesma quantidade de tempo é despendida no movimento para cima e no movimento para baixo).

	VERT$_{\text{para cima}}$	VERT$_{\text{para baixo}}$	HORIZ
s_i (m)	0	3,73	0
s_f (m)	(eq. 2) s_f = 3,73	−2,2	(eq. 1) s_f = 20,08
v_i (m/s)	8,55	0	10,19
v_f (m/s)	0	(eq. 3) v_f = −10,78	10,19
a (m/s²)	−9,81	−9,81	0
t (s)	(eq. 1) $t_{\text{para cima}}$ = 0,87	(eq. 1) $t_{\text{para baixo}}$ = 1,10	$t_{\text{para cima}} + t_{\text{para baixo}}$ t_{horiz} = 1,97

Este procedimento pode ser usado para calcular qualquer uma das variáveis cinemáticas na tabela desde que você tenha informações suficientes para começar. A distância que o peso percorreu sob essas condições foi de 20,08 m. Ele percorreu 3,73 m mais alto que a altura de lançamento e esteve no ar por 1,97 segundo. Em nossa discussão inicial de projéteis e equações de aceleração constante, a resistência do ar foi considerada insignificante. A matemática da resistência do ar está bem além do escopo deste livro porque exige a resolução de equações diferenciais. No entanto, isso pode ser de interesse para saber que se essas condições iniciais são usadas para resolver esse problema levando em consideração a resistência do ar, uma redução de 1,46% na amplitude do arremesso seria encontrada. Considerando a resistência do ar, o arremesso seria de 0,3 m menos, ou um total de 19,78 m.

Glossário

Abdução: movimento lateral de um segmento em afastamento da linha mediana ou do plano sagital.

Abdução horizontal: uma combinação de extensão e abdução do braço ou da coxa.

Aceleração angular: mudança na velocidade angular por unidade de tempo.

Aceleração centrípeta: componente da aceleração linear orientado para o eixo de rotação.

Aceleração radial: ver Aceleração centrípeta.

Aceleração tangencial: mudança na velocidade linear por unidade de tempo de um corpo que se move ao longo de uma trajetória curva.

Acetábulo: a cavidade côncava, em forma de taça, situada na superfície lateral, inferior e anterior da pelve.

Acoplamento excitação-contração: estimulação eletroquímica da fibra muscular que inicia a liberação de cálcio e a subsequente formação de pontes transversas entre os filamentos de actina e miosina, levando à contração.

Actina: proteína da miofibrila, perceptível por suas faixas claras. Juntamente com a miosina, é responsável pela contração e pelo relaxamento do músculo.

Adução: movimento lateral de um segmento na direção da linha mediana ou plano sagital.

Adução horizontal: uma combinação de flexão e adução do braço ou da coxa.

Aferente primário do tipo Ia: fibra sensorial que mede a velocidade de alongamento no interior do fuso muscular.

Aferente secundário do tipo II: fibra sensorial que mede o comprimento da fibra no interior do fuso muscular.

Agonista: um músculo responsável pela produção de um movimento específico por meio de ação muscular concêntrica.

Alavanca: mecanismo simples que amplia a força ou a velocidade do movimento.

Alavanca de primeira classe: sistema de alavanca em que o ponto de apoio se situa entre a força de esforço e a força de resistência.

Alavanca de segunda classe: sistema de alavancas em que a força de resistência está entre a força de esforço e o ponto de apoio.

Alavanca de terceira classe: sistema de alavancas em que a força de esforço está entre o ponto de apoio e a força de resistência.

Alça gama: arco reflexo que funciona com o reflexo de estiramento, em que vias motoras descendentes fazem sinapse com motoneurônios (tanto alfa como gama) da fibra muscular e do fuso muscular.

Alongamento balístico: a mobilização de um membro até o final da sua amplitude de movimento por meio de movimentos rápidos iniciados por fortes contrações musculares e continuados pelo momento.

Alongamento-contração: ver Ciclo de alongamento-contração.

Alongamento estático: movimentação lenta de um membro até o final da sua amplitude de movimento, sendo então mantida a posição final.

Amplitude de movimento ativa: amplitude de movimento alcançada por meio de alguma contração voluntária de um agonista, criando o movimento articular.

Amplitude de movimento passiva: o grau de movimento que ocorre entre dois segmentos adjacentes por meio de manipulação externa como, por exemplo, a gravidade e o controle manual.

Análise dinâmica: análise mecânica de um objeto enquanto ele está em aceleração.

Análise estática: análise das forças e torques atuantes sobre um objeto quando somam igual a zero. Ocorre sempre que o objeto não está se movendo ou está se movendo com velocidade constante.

Análise qualitativa: descrição não numérica ou avaliação do movimento com base na observação direta.

Análise quantitativa: descrição numérica ou avaliação do movimento com base em dados coletados durante a execução do movimento.

Anatomia: ciência da estrutura do corpo.

Anatomia funcional: estudo dos componentes do corpo necessários para obtenção de um movimento ou função humana.

Anfiartrose: tipo de articulação cujos ossos estão conectados por cartilagem; pode ser permitido algum movimento nessas articulações. Também chamada de articulação cartilagínea.

Ângulo: figura formada por duas linhas que se encontram num ponto – o vértice.

Ângulo absoluto: ângulo de um segmento medido a partir da horizontal direita que descreve a orientação do segmento no espaço.

Ângulo articular: ângulo entre dois segmentos, que é relativo e não muda com a orientação do corpo.

Ângulo de inclinação: ângulo formado pelo colo do fêmur no plano frontal.

Ângulo de penação: ângulo formado pelos fascículos e pela linha de ação (tração) do músculo.

Ângulo de transporte: ângulo entre a ulna e o úmero com o cotovelo estendido; 10° a 25°.

Ângulo do segmento: ângulo do segmento com relação à horizontal direita, que é absoluto e muda conforme a orientação do corpo.

Ângulo Q: ângulo formado pelo eixo longitudinal do fêmur e pela linha de tração do ligamento da patela.

Ângulo relativo (ângulo da articulação): o ângulo compreendido entre dois segmentos adjacentes.

Antagonista: um músculo responsável pela oposição à ação muscular concêntrica do agonista.

Antepé: região do pé que inclui os metatarsais e as falanges.

Anterior: posição em frente a um ponto de referência designado.

Anteversão: Grau em que uma estrutura anatômica é rodada para a frente. Ver também o oposto – retroversão.

Ápice: o ponto mais elevado de uma parábola e o ponto mais elevado atingido por um projétil em sua trajetória.

Apófise: crescimento ósseo, por exemplo, um processo, tubérculo ou tuberosidade.

Apofisite: inflamação da apófise ou de um crescimento ósseo externo.

Apofisite de tração: inflamação da apófise (processo, tuberosidade), causada por uma força de tração dos tendões.

Apofisite do calcâneo: inflamação da epífise no calcâneo.

Apofisite ilíaca: inflamação dos locais de inserção do glúteo médio e do tensor da fáscia lata na crista ilíaca.

Aponeurose: uma expansão tendínea do músculo achatada ou em forma de fita, que se conecta ao osso.

Aponeurose plantar: faixa fibrosa de aponeurose que avança ao longo da superfície plantar do pé, desde o calcâneo até a articulação metatarsofalângica.

Arco longitudinal: dois arcos (medial e lateral) formados pelos tarsais e metatarsais, que avançam ao longo do pé e participam tanto da absorção de choques como do apoio, enquanto o pé sustenta o peso.

Arco reflexo monossináptico: o arco reflexo em que um neurônio sensorial é estimulado e facilita a estimulação de um motoneurônio espinal.

Arco transverso: arco formado pelos tarsais e metatarsais; avança transversalmente ao pé, contribuindo para a absorção de choques na sustentação do peso.

Área de secção transversal: área de corte de um objeto, geralmente um músculo ou osso cortado perpendicular ao eixo longitudinal.

Arrasto de forma: tipo de resistência dos fluidos que resulta de uma diferença de pressão no fluido entre diferentes lados do objeto.

Arrasto de superfície: tipo de resistência de um fluido resultante do atrito entre a superfície do objeto e o fluido.

Arrasto propulsivo: conceito de que as forças de arrasto podem ser usadas para impulsionar o corpo para a frente em situações como a do nado livre (*crawl*).

Arrasto viscoso: ver Arrasto de superfície.

Articulação acromioclavicular: articulação situada entre o acrômio da escápula e a extremidade lateral da clavícula.

Articulação calcaneocubóidea: a articulação entre os ossos calcâneo e cuboide; parte da articulação transversa do tarso.

Articulação cartilagínea: um tipo de articulação cujos ossos estão conectados por cartilagem. Pode ser permitido algum movimento nessas articulações. Também chamada de anfiartrose.

Articulação condilar: um tipo de diartrose que é biaxial, com um plano de movimento que domina o movimento da articulação.

Articulação deslizante: um tipo de diartrose com superfícies planas que permite a translação entre os dois ossos; também chamada articulação plana.

Articulação do ombro: a articulação situada entre a cabeça do úmero e a cavidade glenoidal na escápula.

Articulação elipsóidea: um tipo de diartrose com 2 graus de liberdade que se parece com a articulação esferóidea.

Articulação em gínglimo: um tipo de diartrose que permite 1 grau de liberdade.

Articulação escapulotorácica: uma articulação fisiológica entre a escápula e o tórax.

Articulação esferóidea ("bola e soquete"): um tipo de diartrose que permite movimento ao longo de três planos.

Articulação esternoclavicular: articulação situada entre o esterno e a clavícula.

Articulação intercarpal: articulação situada entre os ossos carpais.

Articulação interfalângica: articulação situada entre a falange dos dedos das mãos e dos pés.

Articulação intracapsular: articulação situada no interior da cápsula articular.

Articulação mediocarpal: articulação situada entre as fileiras proximal e distal dos ossos carpais da mão.

Articulação metacarpofalângica: articulação situada entre os metacarpais e as falanges da mão.

Articulação patelofemoral: articulação entre a superfície posterior da patela e a incisura troclear no fêmur.

Articulação plana: um tipo de diartrose com superfícies planas que permitem a translação entre os dois ossos; também chamada de articulação deslizante.

Articulação radiocarpal: articulação situada entre o rádio e os ossos carpais (escafoide e semilunar).

Articulação radioulnar: articulação (superior e inferior) situada entre o rádio e a ulna.

Articulação sacroilíaca: forte articulação sinovial situada entre o sacro e o ílio.

Articulação selar: tipo de diartrose com duas superfícies em forma de sela, permitindo 2 graus de liberdade.

Articulação sinovial: articulação com movimentos livres; também chamada de diartrose.

Articulação talocalcânea: articulação do tálus com o calcâneo.

Articulação talocalcaneonavicular: articulação entre o tálus e os ossos naviculares; é parte da articulação transversa do tarso.

Articulação talocrural: a articulação da tíbia e da fíbula com o tálus; a articulação do tornozelo.

Articulação tarsometatarsal: articulação entre os tarsais e os metatarsais.

Articulação tibiofemoral: articulação entre a tíbia e o fêmur; articulação do joelho.

Articulação tibiofibular distal: articulação entre a extremidade distal da fíbula e a extremidade distal da tíbia.

Articulação tibiofibular proximal: articulação entre a cabeça da fíbula e a região inferior posterolateral do côndilo da tíbia.

Articulação tibiotalar: articulação entre a tíbia e o tálus.

Articulação trocóidea: tipo de diartrose que permite o movimento em um plano – pronação, supinação ou rotação.

Articulação umerorradial: articulação situada entre o rádio e o úmero.

Articulação umeroulnar: articulação situada entre a ulna e o úmero; é comumente chamada de cotovelo.

Articulações interfalângicas distais: articulações que separam a porção mais distal das falanges e o osso proximal adjacente.

Articulações metatarsofalângicas: articulações entre os metatarsais e as falanges do pé.

Assíncrono: descrição de eventos que não ocorrem ao mesmo tempo. Na contração do músculo esquelético, o espaçamento da ativação da unidade motora.

Atrito: força que resiste ao movimento quando dois objetos deslizam um contra o outro.

Atrito cinético: força de atrito entre dois objetos que se movem em relação um ao outro.

Atrito rotacional: o atrito decorrente de dois objetos em contato que estão girando um em relação ao outro.

Áxis: a segunda vértebra cervical.

Axônio: prolongamento do neurônio que transporta os impulsos nervosos desde o seu corpo celular. A via de deslocamento do impulso nervoso.

Biomecânica: estudo do movimento e do efeito das forças em sistemas biológicos.

Bolsa: saco fibroso preenchido por líquido, situado entre ossos e tendões ou outras estruturas; reduz a fricção durante os movimentos.

Bolsa infrapatelar: bolsa situada entre o ligamento da patela e a tíbia.

Bolsas subacromiais: bolsas localizadas entre o acrômio e a inserção do músculo supraespinal.

Braço de esforço: em um sistema de alavancas, o braço de esforço é a distância perpendicular entre a linha de ação do vetor da força de esforço e o eixo de rotação.

Braço de resistência: em um sistema de alavancas, o braço de resistência é a distância perpendicular entre a linha de ação do vetor de força de resistência e o eixo de rotação.

Braço de torque: ver Braço do momento.

Braço do momento: distância perpendicular da linha de ação da força ao ponto pivô.

Bursite: inflamação de uma bolsa (bursa).

Bursite do olécrano: irritação das bolsas do olécrano, causada geralmente pela queda sobre o cotovelo.

Bursite retrocalcânea: inflamação da bolsa entre o tendão do calcâneo e o calcâneo.

Bursite subacromial: inflamação das bolsas subacromiais, comum na síndrome de compressão.

Camada limítrofe: a camada de moléculas de ar mais próxima de um objeto. Essa camada tende a se mover com o objeto.

Capítulo do úmero: eminência da extremidade distal do epicôndilo lateral do úmero; articula-se com a cabeça do rádio no cotovelo.

Cápsula: tecido conjuntivo fibroso que envolve a articulação do tipo diartrose.

Cartilagem articular: cartilagem hialina que consiste em tecido conjuntivo fibroso resistente.

Cartilagem hialina: ver Cartilagem articular.

Cavidade glenoidal: depressão na escápula superior lateral que forma a cavidade para a articulação do ombro.

Célula de Renshaw: interneurônio que recebe impulsos excitatórios de ramos colaterais de outros neurônios e, em seguida, produz um efeito inibitório em outros neurônios.

Células de Schwann: células que revestem o axônio e produzem mielinização, que consiste em numerosas camadas concêntricas da membrana plasmática dessas células.

Centro de gravidade: o ponto em torno do qual a força gravitacional se equilibra. Corresponde ao centro de massa, na maioria dos casos.

Centro de massa: o ponto em torno do qual a distribuição da massa tem soma igual a zero.

Centro de pressão: o ponto em torno do qual a distribuição da pressão tem soma igual a zero.

Ciclo de alongamento-contração (alongamento-encurtamento): sequência comum de ações articulares em que uma ação muscular excêntrica, ou pré-alongamento, precede uma ação muscular concêntrica.

Cinemática: área de estudo que examina os componentes espaciais e temporais do movimento (posição, velocidade e aceleração).

Cinemática angular: descrição do movimento angular, inclusive posições, velocidades e acelerações angulares, sem levar em consideração as causas do movimento.

Cinesiologia: estudo do movimento humano.

Cinética: estudo das forças que atuam sobre um sistema.

Cinética angular: área da mecânica que envolve as causas do movimento angular, principalmente torques.

Cinética linear: estudo da causa de translação (forças).

Circundução: movimento que é uma combinação de flexão, adução, extensão e abdução.

Clavícula: um osso longo em forma de S que se articula com a escápula e o esterno.

Código de frequência (código de sincronismo): a frequência de disparo dos potenciais de ação.

Coeficiente de atrito: relação entre a força de atrito e a força normal entre dois corpos.

Colágeno: substância presente no tecido conjuntivo que é a principal proteína da pele, tendão, ligamento, osso e cartilagem.

Componente elástico em paralelo: o componente passivo em um modelo muscular que, em termos comportamentais, desenvolve tensão com o alongamento.

Componente elástico em série: componente passivo em um modelo muscular que, em termos comportamentais, desenvolve tensão na contração e durante o alongamento.

Composição de vetor: a soma de dois ou mais vetores para obter um vetor resultante.

Concêntrica: ação muscular em que a tensão provoca visível encurtamento no comprimento do músculo; é realizado trabalho positivo.

Côndilo: projeção arredondada em um osso.

Condrócitos: células da cartilagem.

Condromalacia patelar: destruição cartilaginosa no lado inferior da patela; cartilagem mole e fibrilada.

Conservação do momento angular: conceito de que o momento angular de um objeto não pode se modificar a menos que um torque externo atue sobre ele.

Contração: a resposta da força de um músculo a um estímulo isolado.

Contralateral: no lado oposto.

Contratilidade: a capacidade do tecido muscular em encurtar-se quando recebe estimulação suficiente.

Coracoclavicular: ligamento que conecta o processo coracoide da escápula à clavícula.

Corpo celular: a parte do neurônio que contém o núcleo e um nucléolo nítido. O corpo celular recebe a informação por meio dos dendritos e a envia por meio do axônio. É também chamado de soma.

Corpúsculo de Pacini: receptor sensorial na pele que é estimulado por pressão.

Coxa plana: degeneração e recalcificação (osteocondrite) da epífise do capítulo (cabeça) do fêmur, também chamada de doença de Legg-Calvé-Perthes.

Coxa valga: aumento no ângulo de inclinação do colo do fêmur (>125°).

Coxa vara: diminuição no ângulo de inclinação do colo do fêmur (<125°).

Curva de tensão-deformação: um gráfico da tensão aplicada a um material contra a deformação imposta pela tensão.

Dedo de Jersey: avulsão do tendão flexor dos dedos causada por hiperextensão forçada.

Dedo de Morton: condição em que o segundo metatarsal é mais longo que o primeiro.

Dedo em gatilho: estalido durante a flexão e a extensão dos dedos, causado por nódulos existentes nos tendões.

Dedo em martelo: lesão por avulsão dos tendões extensores dos dedos na falange distal; é causada por uma flexão forçada.

Déficit bilateral: a perda da força e também do impulso neural para os músculos, mediante ativação bilateral dos dois membros.

Deformação residual: diferença entre o comprimento inicial de um material e o comprimento depois que o material ultrapassou o ponto de escoamento.

Deformidade em botoeira: enrijecimento da articulação interfalângica proximal, causado por lesão no mecanismo extensor do dedo.

Degeneração: deterioração do tecido; uma alteração química no tecido do corpo; alteração de tecido para uma forma menos ativa em termos funcionais.

Dendritos: prolongamentos do neurônio que recebem informações e as transmitem para o seu corpo celular.

Densidade mineral óssea: quantidade de mineral medida por unidade de volume de tecido ósseo.

Depressão: movimento do segmento para baixo (escápula e clavícula); retorno do movimento de elevação.

Deslocamento angular: diferença entre a posição angular final e a posição angular inicial de um corpo em rotação.

Despolarização: redução no potencial de uma membrana.

Diáfise: o corpo de um osso longo.

Diagrama de corpo livre: esboço de um objeto(s) e de todas as forças externas e momentos atuantes sobre ele(s).

Diagrama do tipo ângulo-ângulo: gráfico em que o ângulo de um segmento é assinalado como função do ângulo de outro segmento.

Diartrose: articulação de livre movimento; também chamada de articulação sinovial.

Dinâmica: ramo da mecânica em que o sistema em estudo passa a exibir aceleração.

Dinâmica inversa: processo de calcular forças e momentos com base na cinemática e na antropométrica de um corpo.

Distal: posição relativamente distante de um ponto de referência designado.

Distensão: lesão de músculo, tendão ou junção miotendínea causada por excessivo alongamento ou por demasiada tensão; laceração e ruptura de fibras musculares ou tendíneas.

Doença de Legg-Calvé-Perthes: degeneração e recalcificação (osteocondrite) da epífise do capítulo (cabeça) do fêmur; também chamada de coxa plana.

Doença de Osgood-Schlatter: irritação da epífise na tuberosidade da tíbia, causada pelo uso excessivo do grupo muscular do quadríceps femoral.

Domínio de frequência: técnica de análise em que a potência do sinal é lançada em um gráfico como função da frequência do sinal.

Domínio temporal: parâmetro que é apresentado como função do tempo.

Dorsal: ver Posterior.

Dorsiflexão: rotação do pé para cima no plano sagital; movimento na direção da perna.

Efeito Magnus: a tendência que um objeto em giro tem de se mover em uma trajetória curva enquanto se move num fluido.

Efeito molinete: compressão da fáscia plantar durante a hiperextensão das articulações metatarsofalângicas que resulta em um pé mais rígido.

Eixo anteroposterior: eixo que atravessa o centro de massa do corpo e avança da direção posterior para a anterior.

Eixo de rotação: linha imaginária em torno da qual um objeto gira.

Eixo longitudinal: eixo que atravessa o centro de massa do corpo e avança de cima para baixo.

Eixo mediolateral: eixo que atravessa o centro de massa do corpo e avança da direita para a esquerda.

Elasticidade: capacidade do tecido muscular de retornar a seu comprimento em repouso, depois de removida uma força de alongamento.

Eletromiografia: medida da atividade elétrica do músculo.

Eletromiograma: o sinal registrado da atividade elétrica do músculo.

Elevação: movimento de um segmento para cima, por exemplo, a escápula e a clavícula.

Eminência hipotenar: a crista na palma da mão, no lado ulnar, criada pela presença de músculos intrínsecos que atuam no dedo mínimo.

Eminência intercondilar: crista óssea na face articular superior que separa a superfície em compartimentos medial e lateral.

Eminência tenar: crista ou elevação no lado radial da palma da mão, formada pelos músculos intrínsecos que atuam no polegar.

Endomísio: a bainha que circunda cada fibra muscular.

Energia: capacidade de realizar trabalho.

Energia cinética: capacidade de um objeto de realizar trabalho em virtude de sua velocidade.

Energia cinética rotacional: a capacidade que um objeto possui de realizar trabalho em razão de sua velocidade angular.

Energia de deformação: capacidade que um objeto possui de realizar trabalho em virtude da deformação de materiais elásticos.

Energia potencial: capacidade que um objeto possui de realizar trabalho em razão de sua altura.

Entorse: lesão de um ligamento circunjacente a uma articulação; a ruptura das fibras de um ligamento.

Envelope linear: processo pelo qual um sinal de eletromiografia retificado tem a maioria de seus componentes de alta frequência removidos por meio de um filtro passa-baixa.

Epicondilite: inflamação do epicôndilo ou de tecidos ligados ao epicôndilo, por exemplo, epicondilite medial e lateral.

Epicôndilo: eminência em um osso acima do côndilo.

Epicôndilo lateral: projeção da face lateral da extremidade distal do úmero, permitindo fixação aos extensores da mão e dos dedos.

Epicôndilo medial: projeção da face medial da extremidade distal do úmero, permitindo fixação aos flexores da mão e dos dedos.

Epífise: a extremidade de um osso longo.

Epifisite com deslizamento da cabeça do fêmur: deslocamento da epífise da cabeça do fêmur, causado por forças externas que levam a cabeça do fêmur para trás e medialmente, criando uma inclinação da placa de crescimento.

Epifisite femoral distal: inflamação da epífise na inserção dos ligamentos colaterais do joelho.

Epimísio: uma bainha densa e fibrosa que reveste o músculo inteiro.

Equilíbrio: 1) um estado de repouso em que diversas forças atuantes sobre um objeto estão equilibradas; 2) um estado de equilíbrio.

Equilíbrio estável: existe quando, após uma força ou torque ser aplicado, um objeto retorna à sua posição original.

Equilíbrio instável: existe quando, após uma força ou torque terem sido aplicados, um objeto continua a se deslocar a partir da posição original.

Equilíbrio neutro: ocorre quando um objeto é deslocado e sua posição permanece constante.

Equino: uma limitação da dorsiflexão causada por um tendão do calcâneo curto ou por músculos gastrocnêmio e sóleo retraídos.

Esqueleto apendicular: os ossos dos membros.

Esqueleto axial: os ossos da cabeça, do pescoço e do tronco.

Estabilidade: 1) um estado de equilíbrio; 2) capacidade de uma articulação de resistir à luxação.

Estabilizador: músculo responsável pela estabilização de um segmento adjacente.

Estática: ramo da mecânica em que o sistema em estudo não sofre aceleração.

Estresse ósseo: ver Fratura por estresse.

Estrutura de referência absoluta: estrutura de referência em que a origem está no centro de uma articulação e não se move com o segmento.

Estrutura de referência relativa: estrutura de referência em que a origem se situa no centro da articulação, e um dos eixos está posicionado ao longo de um dos segmentos.

Eversão: o movimento em que a margem lateral do pé se ergue, de modo que a planta do pé fica voltada na direção oposta à linha mediana do corpo.

Excêntrica: ação muscular em que a tensão se desenvolve no músculo, e o músculo se alonga; é realizado trabalho negativo.

Exercício em cadeia aberta: exercícios em que a mão ou o pé estão livres para se mover.

Exercício em cadeia fechada: exercícios que utilizam ações musculares excêntricas e concêntricas com os pés fixados no solo. Os movimentos têm início com segmentos distais aos pés (tronco e coxa) e avançam na direção dos pés, por exemplo, em um agachamento.

Exercício isocinético: exercício em que a ação muscular concêntrica é gerada para mobilizar um membro contra um aparelho que tem velocidade controlada. O indivíduo tenta desenvolver tensão máxima ao longo da amplitude total de movimento na velocidade especificada do movimento.

Exercício isotônico: exercício em que uma ação muscular excêntrica e/ou concêntrica é gerada para mobilizar um peso específico ao longo de uma amplitude de movimento.

Extensão: movimento de um segmento que se afasta de um segmento adjacente, de modo que o ângulo entre os dois segmentos é aumentado.

Extensão horizontal (abdução): movimento de um segmento elevado (braço e perna) em afastamento do corpo na direção posterior.

Extensibilidade: a capacidade do tecido muscular em alongar além do comprimento em repouso.

Face articular superior: área nivelada da extremidade proximal da tíbia.

Faceta: pequena superfície plana em um osso, onde este se articula com outra estrutura.

Facilitação autogênica: excitação dos motoneurônios alfa gerada internamente, mediante alongamento ou outro tipo de *input*.

Facilitação neuromuscular proprioceptiva: técnica de reabilitação que intensifica a resposta de um músculo por meio de uma série de exercícios de contração-relaxamento.

Fáscia: lâmina ou faixa de tecido fibroso.

Fascículo: um feixe ou grupo de fibras musculares.

Fascite plantar: inflamação da aponeurose plantar.

Fator de segurança: a relação entre a tensão para alcançar o ponto de escoamento e a tensão da atividade cotidiana.

Fibra de contração lenta: pequena fibra de músculo esquelético inervada pelo motoneurônio alfa-2, com tempo de contração lento. Essa fibra é altamente oxidativa e de baixo teor glicolítico.

Fibra de contração rápida: fibra de músculo esquelético grande inervada pelo motoneurônio alfa-1; apresenta tempos de contração rápidos. Há dois subtipos de fibras de contração rápida: de baixo poder oxidativo e alto poder glicolítico (tipo IIb) e de poder oxidativo médio e alto poder glicolítico (tipo IIa).

Fibra em bolsa nuclear: uma fibra intrafusal, situada no interior do fuso muscular, com grande aglomeração de núcleos no centro. Os neurônios aferentes do tipo Ia se exteriorizam da parte média dessa fibra.

Fibra em cadeia nuclear: uma fibra intrafusal, situada no interior do fuso muscular, com núcleos arranjados em fileiras. Tanto neurônios sensoriais do tipo Ia como do tipo II se exteriorizam a partir dessa fibra.

Fibra extrafusal: fibras localizadas fora do fuso muscular; fibras musculares.

Fibra intrafusal: fibra situada no interior do fuso muscular.

Fibras: estruturas cilíndricas alongadas que contêm células constituintes dos elementos contráteis do tecido muscular.

Fibrocartilagem: tipo de cartilagem com feixes de fibras de colágeno espessos e dispostos paralelamente.

Flexão: movimento de um segmento na direção de um segmento adjacente, de modo que o ângulo entre os dois segmentos é diminuído.

Flexão horizontal (adução): movimento de um segmento elevado (braço e perna) em aproximação do corpo e na direção anterior.

Flexão lateral: movimento de flexão da cabeça ou do tronco.

Flexão plantar: movimento do pé para baixo no plano sagital; movimento em afastamento da perna.

Flexão plantar no primeiro raio: posição do primeiro metatarsal abaixo do plano das cabeças dos metatarsais adjacentes.

Flexão radial: movimento de flexão da mão para o lado do polegar, na direção do antebraço.

Flexão sacral: movimento anterior da parte superior do sacro.

Flexão ulnar: movimento de flexão da mão para o lado do dedo mínimo, na direção do antebraço.

Fluxo laminar: o fluxo suave de um líquido sobre um objeto que se move num fluido. O fluxo laminar ocorre em velocidades relativas mais baixas e quando o objeto é aerodinâmico. A diferença de pressão é minimizada.

Fluxo separado: à medida que aumenta a velocidade relativa de um objeto que está se movendo em um fluido, as moléculas de ar atrás desse objeto tendem a se separar, deixando um bolsão de ar ou região de baixa pressão.

Fluxo turbulento: o fluxo caótico de um fluido que ocorre atrás de um objeto que está se movendo num fluido. O fluxo turbulento ocorre em velocidades relativas mais rápidas e quando o objeto não é aerodinâmico.

Força: a quantidade máxima de esforço gerada por um músculo ou grupo muscular em um local de inserção no esqueleto; um esforço máximo.

Força ascencional propulsiva: força ascensional causada pelo grau de inclinação da mão, que atua na propulsão do nadador através da água.

Força centrípeta: força que mantém um objeto se movendo com uma velocidade angular constante.

Força de cisalhamento: força aplicada paralelamente à superfície, criando deformação internamente numa direção angular.

Força de osso sobre osso: a força entre dois ossos no corpo.

Força de reação articular: força em uma articulação que resulta dos pesos e das forças de inércia dos segmentos sobre a articulação. Não inclui as forças musculares.

Força de resistência: em um sistema de alavancas, consiste na força que resiste ao movimento.

Força de resistência dos fluidos: força que resiste ao movimento de um objeto num fluido.

Força de sustentação: componente do vetor da força de resistência do ar que é perpendicular à direção do movimento.

Força excêntrica: força que possui uma linha de ação que não atravessa o eixo de rotação.

Força torsional: força giratória que cria uma tensão de cisalhamento ao longo de todo o material.

Forças colineares: as forças são colineares quando possuem a mesma linha de ação. Podem ser opostas quanto à direção.

Forças concorrentes: forças diversas que passam por um ponto comum.

Forças coplanares: duas ou mais forças atuantes no mesmo plano.

Forças de contato: as forças entre dois objetos que estão em contato.

Fossa coronóidea: cavidade no úmero que recebe o processo coronoide da ulna durante a flexão do cotovelo.

Fossa do olécrano: uma depressão do úmero distal posterior; cria um espaço de alojamento para o olécrano da ulna na extensão do antebraço.

Fossa intercondilar: superfície convexa na superfície posterior distal do fêmur.

Fratura: quebra de um osso.

Fratura de Bennett: fratura longitudinal da base do primeiro metacarpal.

Fratura osteocondral: fratura na junção entre osso e cartilagem.

Fratura por avulsão: a separação de uma parte do osso por ruptura, ao ser aplicada uma força tensiva.

Fratura por estresse: microfratura óssea que ocorre pela ação repetida de forças que excede a resistência estrutural do osso ou a velocidade de remodelagem no tecido ósseo.

Fratura por fadiga: fratura óssea devida a sobrecargas anormais que atuam sobre osso normal.

Fratura por insuficiência: fratura óssea devida a sobrecargas normais que atuam em um osso fraco.

Fratura traumática: ruptura no osso como resultado de uma aplicação isolada de força de grande magnitude.

Fulcro: ver Ponto de apoio.

Fusiforme: arranjo de fibras em forma de fuso em um músculo.

Fuso muscular: um receptor sensorial encapsulado que se situa paralelamente às fibras musculares; responde ao alongamento do músculo.

Gânglios: corpos de células nervosas situados fora do sistema nervoso central.

Glenoumeral: ligamentos que conectam a cavidade glenoidal da escápula à cabeça do úmero.

Grau: unidade de medida angular que equivale a 1/360 de uma revolução.

Grau de liberdade: movimento de uma articulação em um plano.

Hiperabdução: movimento de abdução que excede o limite normal de abdução.

Hiperadução: movimento de adução que excede a amplitude normal de adução.

Hiperextensão: continuação da extensão além da posição neutra.

Hiperflexão: movimento de flexão que excede a amplitude normal de flexão.

Hiperpolarização: aumento no potencial de uma membrana.

Hipertrofia: aumento ou crescimento do tecido causado pelo aumento de suas células.

Histerese: A energia mecânica perdida por um material que sofreu deformação.

Ílio: osso superior do cíngulo do membro inferior.

Impulso: força multiplicada pelo tempo ou área sob a curva de força-tempo.

Impulso angular: o torque multiplicado pela duração do torque. Também calculado como a integral do torque com relação ao tempo.

Incisura troclear: um sulco profundo na extremidade proximal da ulna; articula-se com a tróclea do úmero.

Inércia: propriedade de uma massa que resiste a uma mudança de velocidade.

Inferior: posição abaixo de um ponto de referência designado.

Inibição recíproca: relaxamento do(s) músculo(s) antagonista(s) enquanto os músculos agonistas produzem uma ação articular.

Inserção: o local de inserção mais distal do músculo.

Insuficiência ativa: impossibilidade de geração de força por um músculo biarticular quando a posição da articulação encurta o músculo até que este não possa mais se contrair.

Insuficiência passiva: incapacidade do músculo biarticular de ser esticado a ponto de permitir a completa amplitude de movimento em todas as articulações por ele cruzadas, porque os antagonistas não podem ser mais alongados.

Interneurônio: pequeno neurônio de conexão na medula espinal; pode ser excitatório ou inibitório.

Inversão: movimento em que a margem medial do pé se ergue, de modo que a planta do pé fique voltada na direção da linha mediana do corpo.

Ipsilateral: no mesmo lado.

Irritabilidade: capacidade do tecido muscular de responder a um estímulo.

Isométrica: ação muscular em que ocorre tensão, mas não há mudança visível ou externa na posição da articulação; não é produzido trabalho externo.

Ísquio: o osso inferoposterior do cíngulo do membro inferior.

Joelho valgo (*genu valgum*): condição em que os joelhos estão anormalmente próximos, com aumento do espaço entre os tornozelos; joelhos em X.

Joelho varo (*genu varum*): condição em que os joelhos estão anormalmente afastados, com diminuição do espaço entre os tornozelos; pernas arqueadas.

Junção miotendínea: local onde o músculo e o tendão se unem; consiste em uma interface em camadas quando as miofibrilas e as fibras de colágeno do tendão se encontram.

Junção neuromuscular: região onde o motoneurônio entra em íntimo contato com o músculo esquelético; é também chamada placa motora terminal.

Lábio do acetábulo: borda de fibrocartilagem que circunda o acetábulo, aprofundando a depressão.

Lábio glenoidal: anel de fibrocartilagem em torno da borda da cavidade glenoidal que aprofunda a cavidade nas articulações do ombro e do quadril.

Lamelas: lâminas ósseas que compõem os tubos concêntricos que circundam um ósteon.

Lateral: posição relativamente distante da linha mediana do corpo.

Lei da conservação de energia: conceito que indica que a energia total de um sistema permanece constante a menos que exercida por uma fonte externa de energia.

Lei dos cossenos: caso geral do teorema de Pitágoras.

Lesão por uso excessivo: lesão causada por uma sobrecarga contínua e de baixo nível sobre um corpo.

Ligamento: uma faixa de tecido colagenoso fibroso que conecta o osso ou cartilagem entre si; fornece sustentação à articulação.

Ligamento anular do rádio: ligamento que se insere nas margens anterior e posterior da incisura radial; sustenta a cabeça do rádio.

Ligamento calcaneofibular: ligamento com inserção no maléolo lateral e na parte externa do calcâneo; limita o movimento do pé para trás e restringe a inversão.

Ligamento calcaneonavicular plantar: ligamento com inserção no calcâneo e no navicular; sustenta o arco e limita a abdução do pé.

Ligamento capsular: ligamento situado dentro da parede da cápsula; espessamento na parede capsular.

Ligamento colateral fibular: ligamento com inserção no epicôndilo lateral do fêmur e na cabeça da fíbula; resiste a forças em varo e fica tensionado em extensão.

Ligamento colateral medial: ligamento com inserção no maléolo medial, tálus, navicular e calcâneo; resiste a forças em valgo e limita a flexão plantar, dorsiflexão, eversão e abdução do pé.

Ligamento colateral tibial: ligamento com inserção no epicôndilo medial do fêmur, no côndilo medial da tíbia e no menisco medial; resiste a forças em valgo e limita a articulação do joelho em rotação medial e lateral; fica tensionado em extensão.

Ligamento coracoacromial: ligamento que conecta o processo coracoide da escápula ao acrômio.

Ligamento coracoumeral: ligamento que conecta o processo coracoide da escápula ao úmero.

Ligamento cruzado posterior: ligamento com inserção na espinha posterior da tíbia e no côndilo interno do fêmur; resiste a movimentos posteriores da tíbia em relação ao fêmur e restringe a flexão e a rotação do joelho.

Ligamento da patela: ligamento que conecta a patela à tuberosidade da tíbia.

Ligamento extracapsular: ligamento fora da cápsula articular.

Ligamento iliofemoral: ligamento com inserção na espinha ilíaca anterossuperior e na linha intertrocantérica do fêmur; oferece sustentação à articulação do quadril anterior e limitação em extensão e em rotação medial e lateral.

Ligamento interósseo do tarso: ligamento que conecta os tarsais adjacentes; apoia o arco e as articulações intertarsais.

Ligamento isquiofemoral: ligamento com inserção no acetábulo posterior e no ligamento iliofemoral; restringe a adução e a rotação medial da coxa.

Ligamento púbico: ligamento com inserção nos corpos dos ossos púbicos direito e esquerdo; mantém a relação entre os ossos púbicos direito e esquerdo.

Ligamento pubofemoral: ligamento com inserção na parte púbica do acetábulo, nos ramos superiores e na linha intertrocantérica; restringe a abdução e a rotação lateral do quadril.

Ligamento radiado da cabeça da costela: ligamento que se insere na cabeça das costelas e no corpo das vértebras; faz com que as costelas fiquem unidas às vértebras.

Ligamento talofibular: ligamento com inserção no maléolo lateral e na parte posterior do tálus; limita a flexão plantar e a inversão; oferece sustentação à parte lateral do tornozelo.

Ligamento transverso do joelho: ligamento com inserção nos meniscos medial e lateral; conecta os meniscos entre si.

Linha de ação: linha infinita que se estende ao longo da direção da força, com origem no ponto de atuação dessa força.

Líquido sinovial: líquido secretado pela membrana sinovial que reduz a fricção na articulação; o líquido muda de viscosidade em resposta à velocidade do movimento articular.

Luxação: deslocamento de um osso; separação das superfícies ósseas em uma articulação.

Luxação congênita do quadril: condição presente no nascimento, em que a articulação sofre subluxação ou luxação sem razão aparente.

Manguito rotador: quatro músculos que circundam a articulação do ombro: infraespinal, supraespinal, redondo menor e subescapular.

Material elástico: material que exibe apenas propriedades elásticas em uma curva de tensão-deformação.

Material viscoelástico: material que exibe propriedades não lineares em uma curva de tensão-deformação.

Mecanismo de aparafusamento: a ação de travamento no final da extensão do joelho; rotação lateral da tíbia em relação ao fêmur, causada por superfícies articulares incongruentes.

Medial: posição relativamente próxima à linha mediana do corpo.

Mediopé: região do pé que contém todos os tarsais, exceto o tálus e o calcâneo.

Membrana interóssea do antebraço: uma delgada camada de tecido que avança entre dois ossos (rádio e ulna, tíbia e fíbula).

Membrana sinovial: tecido conjuntivo vascularizado frouxo que reveste a cápsula articular.

Menisco: fibrocartilagem entre dois ossos que possui forma de disco ou de lua crescente.

Metáfise: a parte do corpo de um osso longo alargada em direção à extremidade.

Metatarsalgia: distensão dos ligamentos que sustentam os metatarsais.

Método dos segmentos: o processo de calcular o centro de massa de um sistema de massas por meio da obtenção de uma média ponderada dos componentes individuais.

Microtraumatismo: distúrbio ou condição anormal que, inicialmente, é demasiadamente pequeno para ser visualizado.

Mielinizadas: fibras nervosas que contêm uma bainha de mielina composta de uma substância lipídica com propriedades isolantes.

Miofibrila: filamento em forma de bastão contido no interior das fibras musculares e avançando ao longo delas; contém os elementos contráteis do músculo.

Miosina: a proteína espessa da miofibrila, perceptível por suas faixas escuras. Juntamente com a actina, é responsável pela contração e relaxamento do músculo.

Modelagem: reabsorção e deposição de tecido ósseo, com formação de osso em diferentes locais e velocidades, resultando na alteração da forma e do tamanho.

Módulo elástico: a parte linear de uma curva de tensão-deformação.

Momento angular: quantidade angular que se altera quando um impulso angular é aplicado a um objeto. É calculado como o produto do momento de inércia e da velocidade angular.

Momento angular local: momento em torno de um eixo local de rotação. Geralmente se refere ao momento em torno do centro de massa de um segmento.

Momento angular remoto: o momento em relação ao eixo de rotação de um sistema. Geralmente se refere ao momento em relação ao centro de massa do corpo.

Momento de força: torque causado por uma força excêntrica.

Momento de inércia: resistência de um objeto a mudanças no movimento angular. É determinado pela massa e pela distribuição de massa.

Monossináptico: arco reflexo que consiste em um motoneurônio e um neurônio sensorial.

Motoneurônio alfa: um neurônio aferente com um grande corpo celular no interior da medula espinal ou bastante próximo a ela e do qual um axônio longo se projeta da medula espinal para as fibras musculares inervadas pelo neurônio.

Motoneurônio gama: neurônio que inerva as extremidades contráteis do fuso muscular.

Motoneurônios: neurônios que transportam impulsos do encéfalo e da medula espinal até os receptores musculares.

Movimento angular: movimento em torno de um eixo de rotação em que diferentes regiões do mesmo objeto não se movem percorrendo a mesma distância no mesmo tempo.

Movimento linear: movimento em linha reta ou curva em que diferentes regiões do mesmo objeto se deslocam na mesma distância.

Multipeniforme: arranjo em forma de pena das fibras musculares em que as fibras avançam diagonalmente em afastamento de um ou de ambos os lados de um tendão que atravessa o músculo.

Músculo circular: músculo concentricamente arranjado em torno de uma abertura ou recesso.

Músculo convergente: músculo em forma de leque, com fibras largas que convergem para um local de inserção comum.

Músculo em fita: forma muscular em que não existe um ventre central.

Músculo plano: músculo delgado e largo.

Músculos isquiocrurais: grupo de músculos na parte posterior da coxa, formado pelo semimembranáceo, semitendíneo e bíceps femoral.

Nervos espinais: os 31 pares de nervos que se originam dos diversos níveis da medula espinal.

Neurônio: célula condutora no sistema nervoso, especializada em gerar e transmitir impulsos nervosos.

Neurônio sensorial: neurônio que transporta impulsos desde os receptores no corpo até o sistema nervoso central.

Neutralizador: músculo responsável pela eliminação ou cancelamento de um movimento indesejável.

Nodo de Ranvier: lacunas no axônio mielinizado em que o axônio está envolto apenas por prolongamentos das células de Schwann.

Nutação: ver flexão sacral.

Olécrano: projeção na ulna posterior proximal; encaixa-se na fossa do olécrano durante a extensão do antebraço.

Órgão tendinoso de Golgi: um receptor sensorial localizado na junção miotendínea e que responde à tensão gerada durante o alongamento e a contração do músculo. Inicia o reflexo de estiramento inverso se for atingido o limiar de ativação.

Origem: 1) intersecção dos eixos de um sistema de referência e o ponto de referência a partir do qual são tomadas as medidas; 2) o local de inserção mais proximal de um músculo.

Ósseo: com a natureza ou qualidade do osso.

Ossificação: formação de osso.

Osso cortical: tecido compacto e denso no exterior do osso que proporciona resistência e rigidez ao sistema esquelético. Também chamado osso compacto.

Osso ectópico: formação óssea que está situada fora de seu local normal.

Osso esponjoso: uma forma menos densa de tecido ósseo que possui uma arquitetura do tipo esponjosa. Geralmente encontrado nas extremidades proximal e distal de ossos longos.

Osso plano: um osso delgado, que consiste em finas camadas de osso compacto e esponjoso.

Osteoartrite: doença articular degenerativa caracterizada por destruição da cartilagem e do osso subcondral subjacente, estreitamento do espaço articular e formação de osteófitos.

Osteoblasto: tipo de célula óssea responsável pela deposição de tecido ósseo.

Osteócito: célula óssea que possui processos que transportam metabólitos, comunicam-se entre as células e ajudam a regular a homeostase mineral.

Osteoclasto: tipo de célula óssea responsável pela reabsorção de tecido ósseo.

Osteocondrite dissecante: inflamação do osso e cartilagem que resulta em ruptura de pedaços de cartilagem para dentro da articulação (do ombro e do quadril).

Ósteon: estrutura cilíndrica longa no osso que funciona como pilar de sustentação do peso.

Par de forças: duas forças de igual magnitude que atuam em direções opostas a certa distância de um eixo de rotação e geram rotação sem translação.

Paralela: dois objetos com distância constante entre si.

Passo: uma parte da passada que tem início em um evento que ocorre em uma das pernas até o mesmo evento na perna oposta.

Patela alta: tendão patelar longo.

Patela baixa: tendão patelar curto.

Pé anserino: a inserção combinada das expansões tendíneas provenientes dos músculos sartório, grácil e semitendíneo.

Pé cavo (*pes cavus*): pé com arco elevado.

Pé plano (*pes planus*): pé chato.

Peniforme: músculo cujas fibras avançam diagonalmente ao tendão.

Perimísio: bainha de tecido conjuntivo denso que reveste os fascículos.

Periodização: abordagem organizada de treinamento no qual os exercícios são alternados durante períodos específicos.

Periosteíte: inflamação do periósteo, caracterizada por sensibilidade e inchaço sobre o osso.

Periósteo: membrana branca de tecido conjuntivo que cobre a superfície externa de um osso, exceto sobre cartilagem articular.

Peso: força atuante sobre um objeto que resulta da gravidade entre o objeto e a Terra.

Pico ativo: o pico da força de reação do solo vertical na corrida, durante o apoio médio. É resultado da contração ativa do músculo.

Pico de impacto: a força de pico de alta frequência que ocorre quando dois objetos colidem rapidamente.

Pico passivo: pico de impacto de uma curva da força de reação do solo vertical. É chamado de "passivo" porque não está sob controle muscular.

Placa epifisial: o disco de cartilagem entre a metáfise e a epífise de um osso longo imaturo, que permite seu crescimento em comprimento.

Placas motoras terminais: uma expansão achatada do sarcolema do músculo que contém receptores para receber as expansões dos terminais axonais; é também chamada junção neuromuscular.

Plano: espaço bidimensional definido por três pontos não colineares.

Plano coronal: outro nome para plano frontal. Divide o corpo nas partes anterior e posterior.

Plano frontal (coronal): plano que divide o corpo nas metades anterior e posterior.

Plano horizontal: plano global que é paralelo ao solo.

Plano sagital: plano que divide o corpo nos lados direito e esquerdo.

Placa terminal articular: região óssea em uma articulação que faz contato com outro osso.

Planos cardinais: planos do corpo que se cruzam no centro de massa total do corpo.

Plataforma de força: instrumento usado para captar e registrar a força de reação do solo dinâmica.

Plica: crista ou prega na membrana sinovial.

Pliometria: técnica de treinamento que usa o ciclo de alongamento-encurtamento para aumentar a potência do atleta.

Polaridade: direção de rotação designada como positiva ou negativa.

Ponto de aplicação: ponto no qual um vetor de força atua sobre um objeto.

Ponto de apoio: o objeto que fornece o ponto pivô em um sistema de alavancas.

Ponto de escoamento: em uma curva de tensão-deformação, o ponto em que o material alcança a região plástica.

Ponto de ruptura: em uma curva de tensão-deformação, é o ponto em que a força aplicada causa ruptura completa do material.

Ponto de separação: ponto no qual a camada limítrofe de moléculas de fluido se separa do objeto quando ele está se deslocando nesse fluido.

***Pool* motor:** grupos de neurônios na medula espinal que inervam apenas um músculo.

Porosidade: a relação entre espaço poroso e o volume total.

Posição anatômica: posição de referência padronizada, utilizada nos diversos ramos da área da saúde.

Posição de contato parcial: posição da articulação com contato submáximo entre as duas superfícies articulares e em que as áreas de contato frequentemente mudam.

Posição de máximo contato: a posição da articulação com máximo contato entre as duas superfícies articulares e em que os ligamentos estão tensos, forçando os dois ossos a funcionarem como uma mesma unidade.

Posição fundamental: posição de referência padronizada semelhante à posição anatômica.

Posterior: posição atrás de um ponto de referência designado.

Potência: produto da força pela velocidade.

Potência angular: produto do trabalho angular e da velocidade angular, ou a frequência de realização do trabalho angular.

Potência muscular: quantidade que um músculo possui em razão da tensão e da velocidade de contração.

Potencial de ação: um sinal elétrico que se desloca pelo nervo ou pelo músculo com a mudança do potencial de membrana em decorrência da troca de íons.

Potencial de repouso: a voltagem que atravessa a membrana em condições de equilíbrio.

Potencial gradativo local: um sinal excitatório ou inibitório no nervo ou no músculo que não é propagado.

Preensão de força: uma posição de força da mão promovida pela flexão máxima dos dedos em torno do objeto em todas as três articulações digitais e com o polegar em adução no mesmo plano da mão.

Preensão de precisão: uma posição de movimentos finos da mão promovida pelo posicionamento dos dedos em mínimo grau de flexão e com o polegar perpendicular à mão.

Pressão: força de contato por unidade de área de contato.

Princípio do tamanho: princípio que descreve a ordem de recrutamento das unidades motoras em função do tamanho.

Princípio do tudo-ou-nada: a estimulação de uma fibra muscular que fará com que o potencial de ação se desloque por toda a fibra (limiar de ativação) ou não se desloque absolutamente por ela.

Processo coracoide: um processo encurvado que surge da parte superior do colo da escápula; projeta-se na articulação do ombro.

Processo coronoide: eminência larga na extremidade proximal da ulna; forma a parte anterior da fóvea troclear.

Pronação: rotação no antebraço (articulações radioulnares) ou no pé (articulações talocalcânea e transversa do tarso). Em relação à posição anatômica, a pronação radioulnar faz que a palma vire no sentido posterior. A pronação talocalcânea faz que a superfície plantar do pé vire no sentido lateral.

Proprioceptor: receptor sensorial na articulação, músculo ou tendão capaz de detectar estímulos.

Protração: movimento que descreve a ação de separação das escápulas.

Proximal: posição relativamente próxima a um ponto de referência designado.

Púbis: osso anteroinferior do cíngulo do membro inferior.

Radiano: medida de um ângulo no centro de um círculo descrito por um arco igual ao comprimento do raio do círculo (1 rad = 57,3°).

Raio de giração: distância que um objeto com um momento particular de inércia estaria localizado em relação a um eixo caso fosse uma massa de ponto.

Raio de rotação: distância linear desde o eixo de rotação até um ponto no corpo em rotação.

Reabsorção: fase da remodelagem óssea em que osso se perde pela atividade osteoclástica.

Recrutamento: sistema de ativação das unidades motoras.

Reflexo: resposta involuntária a um estímulo.

Reflexo cervical tônico: reflexo estimulado por movimentos da cabeça, propiciando a flexão e a extensão dos membros. Os braços se flexionam com a flexão da cabeça e se estendem com a extensão do pescoço.

Reflexo de estiramento: reflexo iniciado pelo alongamento do músculo que facilita uma contração do mesmo músculo por meio da estimulação do fuso muscular; é também chamado de reflexo miotático.

Reflexo de estiramento inverso: reflexo iniciado por alta tensão no músculo, o que inibe a sua contração através do órgão tendinoso de Golgi, provocando relaxamento de um músculo em vigorosa contração.

Reflexo extensor cruzado: reflexo causador de extensão de um membro flexionado ao ser estimulado por flexão rápida ou por uma ação de retirada do membro contralateral.

Reflexo flexor: reflexo iniciado por um estímulo doloroso que provoca uma ação de retirada ou flexão do membro, que se afasta do estímulo.

Reflexo miotático: reflexo iniciado pelo alongamento do músculo, que facilita a contração do mesmo músculo por meio da estimulação do fuso muscular; é também chamado de reflexo de estiramento.

Reflexo postural do labirinto: reflexo estimulado pela inclinação ou giro do corpo que altera o líquido existente na orelha interna. O corpo responde de modo a restaurar o equilíbrio, mobilizando a cabeça para a posição neutra ou estendendo os braços e as pernas para maior equilíbrio.

Reflexo propriospinal: reflexo processado em ambos os lados e em níveis diferentes da medula espinal; um exemplo é o reflexo extensor cruzado.

Reflexo supraespinal: reflexo conduzido até a medula espinal, mas processado no encéfalo; um exemplo é o reflexo postural do labirinto.

Região elástica: a área da curva de tensão-deformação anterior ao ponto de escoamento. A área em que o material retornará ao seu comprimento em repouso, ao ser removida a força aplicada.

Região plástica: em uma curva de tensão-deformação, a região entre o ponto de escoamento e o ponto de ruptura; na qual o material não retornará ao seu comprimento inicial depois de ter sofrido deformação.

Regra da mão direita: convenção que designa a direção de um vetor de movimento angular; os dedos da mão direita ficam flexionados na direção da rotação, e o polegar direito aponta na direção do vetor.

Relação comprimento-tensão: relação entre o comprimento do músculo e a tensão produzida por ele; as tensões mais altas ocorrem ligeiramente depois do comprimento em repouso.

Relação de inervação: número médio de fibras controladas por cada neurônio em um músculo.

Relação impulso-momento: conceito de que ocorre um impulso (força multiplicada por tempo) para mudar o momento (massa multiplicada por velocidade) de um objeto.

Remodelagem: reabsorção e formação óssea sequenciada no mesmo local, sem que ocorra mudança no tamanho e na forma do osso.

Repolarização: retorno ao potencial de repouso de uma membrana.

Resolução: decomposição de um vetor em seus componentes horizontal e vertical.

Retículo sarcoplasmático: sistema membranoso no interior da fibra muscular que forma saculações laterais nas proximidades dos túbulos-T.

Retificação: processo pelo qual a parte negativa de um sinal bruto de eletromiografia passa a ser positiva, de forma que o sinal completo é positivo.

Retináculo: faixa fibrosa que contém tendões ou outras estruturas.

Retração: movimento que descreve a ação de unir as escápulas.

Retropé: é a região posterior do pé; contém o tálus e o calcâneo.

Retroversão: grau em que uma estrutura anatômica é rotacionada para trás. Ver também o oposto, a anteversão.

Revolução: unidade de medida que descreve um ciclo completo de um corpo em rotação.

Ritmo escapuloumeral: a relação de movimento entre o úmero e a escápula durante os movimentos de elevação do braço; o úmero se movimenta 2 graus para cada 1 grau de movimento escapular ao longo de 180 graus de flexão ou abdução do braço.

Ritmo pelvifemoral: a relação de movimento entre a pelve e o fêmur durante movimentos da coxa no quadril.

Rotação: movimento em torno de um eixo de rotação em que nem todos os pontos do segmento ou corpo percorrem a mesma distância no mesmo tempo.

Rotação medial: movimento da superfície anterior de um segmento na direção da linha mediana; também chamada de rotação interna.

Rotação para baixo: ação em que a escápula oscila na direção da linha mediana do corpo.

Rotação para cima: ação pela qual a escápula gira para fora, afastando-se da linha mediana do corpo.

Ruptura: lesão em que o tecido sofre laceração ou ruptura de maneira violenta.

Sacro: osso triangular situado abaixo das vértebras lombares; consiste em cinco vértebras fundidas.

Sacroiliíte: inflamação na articulação sacroilíaca.

Sarcolema: fina membrana plasmática que reveste o músculo e se ramifica em seu interior, transportando impulsos nervosos.

Sarcômero: unidade contrátil das faixas existentes na miofibrila, indo de uma faixa Z até a faixa Z seguinte.

Sarcopenia: perda de massa muscular e declínio na qualidade do músculo com o avanço da idade.

Sarcoplasma: fluido retido dentro de uma fibra muscular pelo sarcolema.

Secção transversal anatômica: a secção transversal em ângulo reto com o eixo longitudinal do músculo.

Secção transversal fisiológica: área que é o somatório total de todas as secções transversais de fibras no músculo; a área perpendicular à direção das fibras.

Semipeniforme: arranjo em forma de pena das fibras em que as fibras musculares avançam diagonalmente em afastamento de um dos lados do tendão.

Sinapse: a junção ou ponto de contato rente entre dois neurônios ou entre um neurônio e uma célula-alvo.

Sinartrose: um tipo de articulação cujos ossos estão conectados por material fibroso; nessas articulações, é permitido pouco ou nenhum movimento; também chamada articulação fibrosa.

Síncrono: descreve eventos que ocorrem ao mesmo tempo. Na contração muscular, trata-se da ativação simultânea de unidades motoras.

Síndrome da dor patelofemoral: dor em torno da patela.

Síndrome da tensão medial: também chamada cotovelo de arremessador, é uma dor medial provocada por forças em valgo excessivas, que podem causar entorse ligamentar, epicondilite medial, tendinite ou fraturas por avulsão do epicôndilo medial.

Síndrome de compressão: irritação de estruturas acima da articulação do ombro, causada pela repetida compressão, quando o tubérculo maior é empurrado contra o lado inferior do acrômio.

Síndrome do compartimento anterior: compressão nervosa e vascular decorrente de hipertrofia dos músculos tibiais anteriores em um pequeno compartimento muscular.

Síndrome do estalido do quadril: um som de estalo que acompanha movimentos da coxa; é causada pela cápsula do quadril ou pelo tendão do iliopsoas ao se movimentar sobre uma superfície óssea.

Síndrome do trato iliotibial: inflamação do trato iliotibial causada pelo atrito sobre o epicôndilo lateral do fêmur durante a flexão e a extensão do joelho.

Síndrome do túnel do carpo: pressão e constrição do nervo mediano, causadas por ações repetidas do punho.

Síndrome tibial lateral: dor na parte anterolateral da perna, causada por tendinite do tibial anterior ou por irritação da membrana interóssea.

Síndrome tibial medial: dor acima do maléolo medial, causada por tendinite do tibial posterior ou irritação da membrana interóssea ou periósteo; também denominada "canelite", ou sensibilidade na musculatura pré-tibial.

Sinergista: músculo que executa o mesmo movimento do agonista.

Sínfise púbica: articulação cartilagínea que conecta os ossos púbicos dos ossos do quadril direito e esquerdo na pelve.

Sistema: em um diagrama de corpo livre, o objeto ou objetos sob consideração. Um sistema consistiria em um segmento corporal, um corpo ou vários corpos.

Sistema de Havers: ver Ósteon.

Sistema de referência: sistema para a localização de um ponto no espaço.

Sistema nervoso central: encéfalo e medula espinal.

Sistema nervoso periférico: todos os ramos nervosos situados externamente ao encéfalo e à medula espinal.

Sobrecarga progressiva: aumento gradual na tensão aplicada ao corpo durante o exercício por fatores variáveis, como carga, número de repetições, velocidade, repouso e volume.

Soma: a parte da célula nervosa que contém o núcleo e um nucléolo nítido. O soma recebe informação dos dendritos e envia informação por meio do axônio; é também chamado de corpo celular.

Subluxação: luxação parcial ou incompleta entre duas superfícies articulares.

Superior: posição acima de um ponto de referência designado.

Supinação: rotação do antebraço (articulações radioulnares) ou do pé (articulações talocalcânea e transversa do tarso). Em relação à posição anatômica, a supinação radioulnar faz que a palma vire no sentido anterior. A supinação talocalcânea faz que a superfície plantar do pé vire no sentido medial.

Tangente: 1) a relação entre o lado oposto a um ângulo e o ângulo adjacente num triângulo retângulo; 2) linha que toca uma curva em apenas um ponto.

Tendão: cordão fibroso, formado basicamente de colágeno, por meio do qual os músculos se inserem nos ossos.

Tendinite: inflamação de um tendão.

Tendinite do bicipital: inflamação no tendão do bíceps braquial.

Tenossinovite: inflamação da bainha que circunda um tendão.

Tensão: força por unidade de área.

Tensão de cisalhamento: quantidade de carga por área de secção transversal aplicada paralelamente ao plano de uma secção transversal do objeto submetido à carga.

Tensão normal: a quantidade de carga por área de secção transversal aplicada perpendicularmente ao plano de uma secção transversal do objeto submetido à carga.

Teorema de trabalho-energia: conceito de que o trabalho realizado sobre um objeto modificará a energia desse objeto.

Teorema dos eixos paralelos: método para calcular o momento de inércia em relação a um eixo de rotação de um objeto quando o momento de inércia em relação a um eixo paralelo é conhecido.

Teoria do filamento deslizante: teoria que descreve a contração muscular, em que a tensão se desenvolve nas miofibrilas quando a cabeça do filamento de miosina se prende a um local existente no filamento de actina.

Terminação de Ruffini: receptor sensorial na cápsula articular que responde à mudança na posição da articulação.

Tétano: a resposta da força do músculo a uma série de estímulos excitatórios, resultando em um somatório de respostas de contração.

Torque: o produto da magnitude de uma força pela distância perpendicular que vai desde a linha de ação da força até o eixo de rotação.

Trabalho: produto da força e da distância que o ponto de aplicação percorre na direção do vetor de força.

Trabalho angular: o torque multiplicado pela distância angular em que o objeto se move. A execução de trabalho angular sobre um objeto altera a energia angular.

Trabalho externo: trabalho realizado por forças externas.

Trabalho interno: trabalho realizado por forças internas.

Trabalho negativo: trabalho que ocorre quando a força atuante sobre um objeto se opõe ao movimento.

Trabalho positivo: trabalho que ocorre quando a força atuante sobre um objeto se dá na mesma direção do movimento.

Trabéculas: filamentos no interior do osso esponjoso que se adaptam à direção da força incidente no osso.

Trato iliotibial: faixa fibrosa de fáscia que avança desde o ílio até o côndilo lateral da tíbia.

Treinamento complexo: técnica de exercícios que combina os treinos pliométrico e de força com exercícios específicos de esportes, em um esforço para treinar os componentes neurais, a força muscular e a velocidade de produção de força.

Treinamento pliométrico: exercício que utiliza a sequência de atividade muscular de alongamento-contração.

Trocanter menor: projeção óssea sobre a base posterior do colo do fêmur.

Tróclea: parte medial da extremidade distal do úmero; articula-se com a incisura troclear da ulna.

Túbulo-T (túbulo transverso): estrutura no sarcolema que facilita a rápida comunicação entre potenciais de ação e miofilamentos no interior do músculo.

Túbulos transversos: invaginações do sarcolema que transmitem o potencial de ação muscular profundamente no interior do músculo.

Unidade motora: o nervo e todas as fibras musculares por ele inervadas.

Valgo: ângulo de segmento arqueado medialmente; força medial.

Valgo do antepé: eversão do antepé em relação ao retropé, com a articulação talocalcânea na posição neutra.

Varo: ângulo de segmento arqueado lateralmente; força lateral.

Varo do antepé: inversão do antepé em relação ao retropé, com a articulação talocalcânea na posição neutra.

Varo do retropé: inversão do calcâneo com desvio da tíbia na mesma direção.

Velocidade de condução: a velocidade na qual há propagação de um potencial de ação.

Velocidade escalar angular: a distância angular percorrida, dividida pelo tempo ao longo do qual ocorreu o movimento angular.

Velocidade tangencial: mudança na posição linear por unidade de tempo de um corpo que se move ao longo de uma trajetória curva.

Velocidade vetorial angular: frequência de tempo da mudança no deslocamento angular.

Ventral: ver Anterior.

Ventre: a parte central carnosa de um músculo.

Vértice: intersecção de duas linhas que formam um ângulo.

VM: a razão entre o braço de esforço e o braço de resistência em um sistema de alavanca. Indica a vantagem do sistema de alavanca.

Volume muscular: quantidade de espaço muscular determinada pela relação entre massa muscular dividida por sua densidade.

Nota: Os números de página seguidos de "f" indicam figuras; aqueles seguidos de "t" indicam tabelas.